OEUVRES
D'ORIBASE,

TEXTE GREC, EN GRANDE PARTIE INÉDIT,

COLLATIONNÉ SUR LES MANUSCRITS,

TRADUIT POUR LA PREMIÈRE FOIS EN FRANÇAIS;

AVEC UNE INTRODUCTION,

DES NOTES, DES TABLES ET DES PLANCHES,

PAR LES DOCTEURS

BUSSEMAKER ET DAREMBERG.

TOME TROISIÈME.

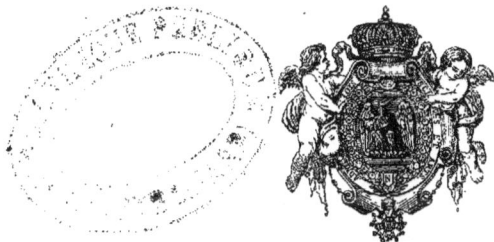

PARIS.

IMPRIMÉ PAR AUTORISATION DU GOUVERNEMENT

A L'IMPRIMERIE IMPÉRIALE.

M DCCC LVIII.

COLLECTION

DES

MÉDECINS GRECS ET LATINS

PUBLIÉE,

SOUS LES AUSPICES DU MINISTÈRE DE L'INSTRUCTION PUBLIQUE,

CONFORMÉMENT AU PLAN APPROUVÉ PAR L'ACADÉMIE DES INSCRIPTIONS ET BELLES-LETTRES

ET PAR L'ACADÉMIE DE MÉDECINE,

PAR LE D^R CH. DAREMBERG,

BIBLIOTHÉCAIRE DE LA BIBLIOTHÈQUE MAZARINE,

BIBLIOTRÉCAIRE HONORAIRE DE L'ACADÉMIE DE MÉDECINE.

A PARIS,

CHEZ J. B. BAILLIÈRE et FILS,

LIBRAIRES DE L'ACADÉMIE IMPÉRIALE DE MÉDECINE, RUE HAUTEFEUILLE, n° 19;

A Londres, chez H. Baillière, 219, Regent-street;

A New-York, chez H. Baillière, 290, Broad-way;

A Madrid, chez C. Bailly-Baillière, 11, Calle del Principe.

PRÉFACE.

Dietz de Königsberg, qui avait exploré les principales bibliothèques de l'Europe pour y étudier les manuscrits grecs médicaux, particulièrement ceux qui concernent Hippocrate et Oribase, annonça, en 1832 (Galeni *De dissectione muscul. et de consuet. libri*, Lipsiæ, in-8°, Præf. p. ix), qu'il avait découvert plusieurs chapitres inédits des livres XXI et XXII de la Collection médicale d'Oribase, chapitres qui traitaient du régime des femmes et des enfants. Ayant eu, en 1844 et 1845, l'occasion d'examiner à Berlin, après la mort de Dietz [1], les notices qu'il avait rapportées de son voyage, nous avons pu constater que les précieux chapitres en question avaient été découverts à Paris dans le manuscrit 2237 de la Bibliothèque impériale. Ce manuscrit contient les restes assez considérables d'une grande compilation faite, au commencement du xive siècle, par un auteur inconnu, qui avait mis à contribution Oribase, Aétius, Paul d'Égine, Nicolaus Myrepsus, Galien, et peut-être encore quelques autres auteurs. La partie de cette compilation qui nous intéresse principalement, pour le présent travail, est le livre IV. En tête du premier chapitre de ce livre (notre chap. 1 du liv. XXI, p. 1, sqq.), on lit même deux fois Ἐκ τοῦ κα′ βιβλίου τῶν τοῦ Ὀριβασίου, et en tête du huitième (notre chap. 1 du liv. XXII, p. 26 sqq.) : Ἐκ τοῦ κϛ′ βιβλίου Ὀρι-

---

[1] Voy. t. Iᵉʳ, p. iv-v du Plan de la Collection.

A

ϐασίου. En outre, on trouve encore trois fois, dans l'index ou
dans le texte de ce quatrième livre, la mention qu'un chapitre a été pris dans Oribase; la première fois, cette mention se
rapporte au quatorzième chapitre des livres incertains (p. 128
et 129); la seconde fois, à un chapitre qui se retrouve intégralement dans Aétius (IV, xxxvi); et la troisième, à un chapitre dont le texte n'existe plus dans le manuscrit, par suite
de l'ablation de plusieurs feuillets, mais qui est, d'après son
titre, le premier du livre XXIV d'Oribase (p. 273, sqq.).
Telles sont les raisons qui nous ont fait admettre que tous les
chapitres du livre IV de la compilation, qui ne se retrouvent
pas dans Aétius ou Paul d'Égine, ont été tirés d'Oribase, et ce
sont ces chapitres qui nous ont fourni le texte des pages 1-272
du présent volume. Il est probable que quelques-uns des chapitres qui se retrouvent dans Paul et Aétius ont été également tirés d'Oribase par le compilateur (voyez plus haut,
ligne 6), qui, en transcrivant ces chapitres, ne faisait que
suivre l'exemple d'Aétius ou de Paul d'Égine, lesquels les
avaient également admis dans leurs ouvrages. Mais, comme il
est complétement impossible de distinguer ces chapitres de
ceux que notre compilateur a pris immédiatement dans Aétius
ou Paul, et qui n'ont jamais fait partie de la Collection d'Oribase; comme, d'ailleurs, l'un de nous (M. Daremberg) se propose de publier ailleurs une description détaillée de tout le
manuscrit 2237, et qu'à l'aide de cette description on pourra
retrouver facilement les chapitres dont il s'agit, nous avons
cru devoir nous abstenir de publier les chapitres qui correspondent exactement à des chapitres d'Aétius ou de Paul.

Il nous est impossible d'admettre, avec Dietz, que les chapitres d'Oribase que nous avons tirés du ms. 2237 proviennent tous des livres XXI et XXII de la Collection. Voici pour
quelles raisons : dans sa préface (t. I, p. 2 et 3), Oribase dis-

tribue son ouvrage en cinq grandes sections : 1° matière de
l'hygiène et matière médicale; 2° nature et structure de
l'homme; 3° conservation de la santé et rétablissement des
forces chez les malades; 4° diagnostic et pronostic; 5° guérison des maladies et des symptômes. Les chapitres que
nous donnons comme étant tirés des livres XXI et XXII
(p. 1-79), ainsi que les chapitres 26-33 (p. 195-207) et 41-
45 (p. 215-272), parmi ceux que nous disons être tirés de
livres incertains, appartiennent à la deuxième section, les
chap. 1-25 de la même catégorie (p. 80-194), à la troisième,
et les chapitres 34 et 35 (p. 208-211), à la quatrième; quant
aux chapitres 36-40 (p. 211-214), il nous semble difficile
de déterminer s'ils faisaient partie de la troisième ou de la
quatrième section. Remarquons maintenant que les deux
livres anatomiques d'Oribase, qui de toute évidence rentraient
dans la deuxième section de sa Collection, sont le XXIV et
XXV. On en tirera nécessairement la conséquence que tous
les chapitres d'Oribase qui se rapportent à l'hygiène elle-même
(section que, dans l'opinion d'Oribase, il ne faut pas confondre
avec la matière de l'hygiène, pas plus qu'on ne confond la
matière médicale avec la thérapeutique) ou à la séméiotique,
ont été empruntés à des livres postérieurs au XXVᵉ. Nous
aurions donc pu placer ces chapitres après les livres anatomiques, mais nous avons jugé qu'il valait mieux ne pas séparer
les uns des autres les chapitres inédits que nous empruntons
au ms. 2237, et nous n'avons pas non plus changé l'ordre
dans lequel les chapitres en question se suivent dans le manuscrit, si ce n'est en supprimant les chapitres qui se retrouvent
intégralement dans Aétius ou Paul.

Notre texte de la partie des livres anatomiques d'Oribase
(XXIV et XXV) tirée de Galien résulte, à l'exception des
chapitres 60 et 61 du livre XXV, d'une collation du texte

A.

publié par Morel sur deux manuscrits de la Bibliothèque
impériale. Nous savions qu'il existe, dans les diverses bibliothèques de l'Europe, un assez grand nombre de manuscrits
récents qui contiennent ces deux livres; l'examen que l'un
de nous (M. Daremberg, à propos de son édition de Rufus,)
en avait fait nous a paru démontrer qu'une collation de
ces manuscrits serait tout à fait superflue; mais voici qu'au
moment même de livrer au public le présent volume, nous
avons appris qu'il existait, à Heidelberg, un manuscrit du
xiie siècle de ces mêmes livres anatomiques. Nous avons examiné
immédiatement ce manuscrit, et nous avons bientôt pu constater qu'il est le prototype de tous les autres. En tête de ce
manuscrit, quatre feuillets ont été coupés récemment, et, à
la fin, on trouve les traces beaucoup plus anciennes de l'ablation de trois autres feuillets. Tous les manuscrits des livres
anatomiques proviennent de ce manuscrit d'Heidelberg, soit
directement, soit qu'ils aient été copiés les uns sur les autres;
mais la copie ou les copies ont été faites avant l'ablation des
quatre premiers feuillets et après celle des trois derniers,
puisque tous finissent par le même mot (ὅσα, p. 504, l. 13)
que le manuscrit d'Heidelberg, et que, dans ledit manuscrit,
ce mot est précisément le dernier de la dernière ligne du
dernier feuillet subsistant. Plusieurs autres particularités, dont
nous rendrons compte ailleurs, confirment notre opinion.
Cette circonstance nous prouve encore que nous avons sa-
gement agi en n'encombrant pas nos pages de variantes tirées de manuscrits secondaires. L'importance du manuscrit
d'Heidelberg, et les nombreuses corrections que nous y avons
recueillies, nous ont paru justifier la publication supplémentaire des variantes de ce manuscrit (voy. p. 676-679).

Il nous reste maintenant à dire comment nous avons sup-
pléé à la lacune du manuscrit d'Heidelberg, et, par consé-

quent, de tous les autres manuscrits, pour les chapitres 60 et 61 du XXVᵉ livre, et pour la fin du chapitre 59. En examinant quelques-uns des papiers laissés par Dietz, nous y avons trouvé la notice que les chapitres d'Oribase sur l'angéiologie se trouvaient dans le manuscrit, T. III, 7, de la bibliothèque de l'Escurial. Lors de son séjour à l'Escurial, l'un de nous (M. Bussemaker) se fit un devoir d'examiner ce manuscrit. Voici les pièces qu'il contient : 1° un traité *Sur les muscles*, qui semble être un abrégé du traité de Galien *Sur la dissection des muscles*, et dont la première moitié manque, puisque le traité ne commence qu'au milieu du chapitre sur les muscles de l'avant-bras ; 2° un traité *Sur les os*, qui paraît être un abrégé du traité de Galien sur le même sujet ; 3° deux chapitres *Sur les veines et sur les artères*, qui semblent également être tirés du livre de Galien sur l'anatomie des vaisseaux ; 4° un traité *Sur les nerfs*, tiré encore, à ce qu'il paraît, du livre de Galien sur le même sujet ; 5° les deux livres de Galien *Sur le mouvement des muscles* ; 6° le livre de Galien *Sur les os* ; 7° le livre de Galien *Sur la dissection des muscles* ; 8° le livre de Galien *Sur les nerfs* ; 9° le livre de Galien *Sur les veines et les artères*, mutilé vers la fin. Aucune des pièces de ce manuscrit ne porte en tête un nom d'auteur. Il nous fut dès lors évident que la pièce 3 de notre manuscrit correspondait, pour Dietz, aux deux chapitres qui manquaient dans le livre XXV d'Oribase. Pour savoir si nous pouvions accepter cette opinion, nous avons comparé les pièces 2 et 4 du manuscrit avec les traités de Galien sur les os et sur les nerfs, ainsi qu'avec les chapitres d'Oribase qui y correspondent, et nous avons constaté que les pièces en question différaient des deux séries de chapitres correspondantes d'Oribase, surtout sous les deux rapports suivants : 1° les pièces du manuscrit de l'Escurial ne contiennent rien, ou presque rien, qui ne soit tiré

des livres de Galien sur les os et sur les nerfs [1], tandis que les
chapitres d'Oribase sur les mêmes sujets contiennent quelques
extraits d'autres livres de Galien, soit connus, soit inédits;
2° l'auteur des pièces de l'Escurial n'a pas toujours pris, dans
les traités de Galien dont il s'agit, les mêmes passages que
ceux qu'on lit dans les chapitres d'Oribase, *et vice versa*. Cette
comparaison nous laissait donc des doutes sur l'identité de
notre pièce 3 avec les chapitres perdus d'Oribase. Cependant nous avons fini par nous rallier à l'opinion de Dietz,
en nous fondant sur le fait que la pièce du manuscrit de l'Escurial contenait, outre les extraits du livre de Galien sur les
vaisseaux, extraits qui en forment la partie la plus considérable, quelques autres passages que nous avons vainement
cherchés dans les écrits de Galien publiés jusqu'à ce jour,
passages qui, par conséquent, semblent provenir de livres
perdus. Des considérations tout à fait analogues nous ont fait
emprunter au même manuscrit de l'Escurial (pièce n° 8),
la fin du chapitre 59, *Sur les nerfs de la moelle épinière* (voyez
p. 504-5).

Le manuscrit 446 suppl. de la Bibliothèque impériale contient des fragments d'Oribase dont le titre est : Ἐκ τῆς βίβλου
Ὀριβασίου τῆς πρὸς Ἰουλιανὸν τὸν βασιλέα Ἐκλογαὶ βοηθημάτων.
Parmi les nombreux chapitres dont se composent ces fragments,
il y en a quelques-uns que nous connaissons par d'autres
sources, circonstance qui fournit évidemment une preuve
très-forte en faveur de l'authenticité des autres chapitres contenus dans le susdit manuscrit; en comparant la rédaction de
ces chapitres les plus authentiques avec celle que les mêmes

---

[1] Quant au traité *Sur les os*, il n'y a d'exception à faire que pour le chapitre
des os de la tête, dont la rédaction diffère notablement de celle du traité original de Galien. Le traité *Sur les nerfs* ne présente d'exception que pour la clau-
sule, qui, du reste, pourrait très-bien provenir du copiste.

chapitres ont dans d'autres manuscrits, on reconnaît que l'auteur de la compilation du manuscrit de Paris a légèrement abrégé le texte original d'Oribase. M. Littré a publié dans la *Revue de philologie* (vol. II, n° 2 et 3) quatre chapitres d'Oribase tirés du manuscrit dont nous parlons, et, sur ces quatre chapitres, il y en a trois qui nous intéressent pour le moment; ce sont nos chap. 5-7 du livre XLIV. M. Littré a émis l'opinion que ces trois chapitres avaient sans doute fait partie du XLIVe livre, auquel ils se rattachaient par la nature de leur sujet, que les chapitres Περὶ φλεγμονῆς et ΙΙ. ἀποσ]ημάτων (pour nous 5 et 6) devaient précéder le chapitre qui, dans l'édition du cardinal Mai, est le premier (pour nous 8), tandis que le chapitre intitulé Θεραπεία ἀποσ]ημάτων (pour nous 7) devait venir immédiatement après ce même chapitre. Les raisons pour lesquelles M. Littré range les chapitres du livre XLIV d'Oribase dans cet ordre sont les suivantes : 1° le commencement du chapitre qui, dans l'édition du cardinal Mai, est le premier dudit livre, ne forme pas un commencement approprié pour un livre consacré aux abcès; 2° dans le manuscrit 446 suppl. le chapitre Περὶ ἀποσ]ημάτων (notre chapitre 6) ne forme qu'un seul chapitre avec celui qui est le premier du cardinal Mai (notre 8), sans la moindre interruption; 3° le chapitre 1 du cardinal Mai finit par les mots : ΄τοσαῦτα περὶ τῆς χειρουργίας τῶν ὑποπιπ]όντων ἀποσ]ημάτων· ἐξῆς δὲ περὶ τῆς Θεραπείας λεκτέον, et le troisième chapitre publié par M. Littré a justement pour titre Θεραπεία ἀποσ]η-μάτων. En outre, M. Littré (dans le but de démontrer plus sûrement qu'il y a des chapitres à intercaler) relève un passage de la préface du cardinal Mai, où il est dit que le livre XLIV est incomplet. L'authenticité des chapitres publiés par M. Littré ne saurait être révoquée en doute; mais nous ne saurions expliquer comment ces chapitres

pouvaient manquer dans le manuscrit du Vatican, qui a été
écrit évidemment avec l'intention de reproduire le texte
d'Oribase dans son intégrité; car, dans ce manuscrit, il n'y
a aucune irrégularité ou interruption dans les numéros des
chapitres. Quant à la remarque du cardinal sur les lacunes
du manuscrit, elle se rapporte ou au feuillet contenant la
plus grande partie des chapitres 2 et 3 (éd. Mai; pour nous
9 et 10), feuillet qui manquait d'abord, mais que Son Éminence a retrouvé plus tard (voy. p. 276 de son éd.), ou à la
circonstance que le premier feuillet du manuscrit du Vatican
commence au milieu d'un mot. Mais ce mot coupé fait partie d'un chapitre de Galien (notre chap. 1), classe de chapitres que le cardinal omettait par système, mais bien à tort.
Nous avons, du reste, de bonnes raisons pour croire qu'il
ne manque qu'un seul feuillet au commencement du manuscrit du Vatican, parce que le livre XLIV est le seul des livres
contenus dans ce manuscrit pour lequel l'index fasse défaut.
Or l'index des chapitres de ce livre, réuni aux lignes tirées
du texte de Galien que nous avons ajoutées pour compléter
la phrase qui commençait par le mot coupé, fournirait justement à peu près assez de matière pour remplir les deux
côtés d'un feuillet du manuscrit, et, en outre, en complé-
tant la phrase ainsi que nous l'avons fait, on aura un commencement très-approprié pour un livre sur les tumeurs
contre nature. Enfin, nous avons remarqué que le chapitre 4
du manuscrit et de notre édition finissait justement avec la
dernière ligne d'un feuillet, et que le chapitre 5 du manuscrit (1 de Mai, 8 de notre édition) commençait au haut du
feuillet suivant, et nous avons cru que c'était là l'endroit où
les chapitres publiés par M. Littré devaient être insérés.
Il nous semble, en outre, qu'on doit attacher plus d'importance à l'ordre des chapitres, dans un manuscrit qui donne le

texte original d'Oribase, que dans un document qui ne donne
que des extraits de son œuvre, et, pour cette raison, nous
pensons qu'il ne faut pas trop insister sur le fait que le chapitre Περὶ ἀποσ7ημάτων, qui est notre sixième, ne forme, dans
le manuscrit 446 suppl., qu'un seul et même chapitre avec celui qui, dans le manuscrit du Vatican, est intitulé Χειρουργία
ἀποσ7ημάτων (1, Mai; 8 de notre éd.). La promesse qui termine le même chapitre prouve, ce nous semble, que, dans le
traité original d'Héliodore, il était suivi d'un autre chapitre
Περὶ Θεραπείας ἀποσ7ημάτων; mais, comme nous avons des
preuves de la négligence qu'Oribase a quelquefois apportée
dans la rédaction de sa Collection médicale, il n'y a pour
nous rien d'étonnant qu'il ait laissé subsister cette promesse,
sans faire suivre le chapitre annoncé.

Paris, mars 1858.

LISTE

DES MANUSCRITS ET DES IMPRIMÉS QUI ONT SERVI POUR LA CONSTITUTION DU TEXTE DU TROISIÈME VOLUME D'ORIBASE, ET QUI N'ONT PAS ÉTÉ INDIQUÉS, T. I, P. LVII, OU T. II, P. V, OU QUE NOUS DEVONS RAPPELER ICI.

MANUSCRITS.

F.   Ms. 2237 de la Bibliothèque impériale (voy. t. II, p. v). Ce ms. contient : 1° la partie inédite, p. 1-272 ; 2° les cinq derniers chapitres du livre XXIV (xiv° siècle).

F^a et F^b.   Le chap. 7 du livre XXI et le chap. 21 des *livres incertains* se trouvent deux fois dans le ms. 2237 ; nous avons indiqué les leçons de la seconde rédaction par F^a pour le ch. 7 et par F^b pour le ch. 21.

V.   Ms. 16, ol. 35 (*mss. médic.*), de la bibliothèque impériale de Vienne. Ce manuscrit ne contient que le 44° des chapitres tirés des *livres incertains*, ainsi que les dernières lignes du chapitre précédent.

G.   Ms. 1883 de la Bibliothèque impériale. Ce ms. contient les chapitres 26-40 des *livres incertains*.

A.   Ms. 2151 de la Bibliothèque impériale de Paris.

B.   Ms. 2261 de la même bibliothèque.

C.   Ms. 2262 de la même bibliothèque.

D.   Ms. 2263 de la même bibliothèque.

E.   Ms. 2321 de la même bibliothèque. Ces cinq derniers manuscrits, tous récents, contiennent les *livres anatomiques* d'Oribase. Les deux premiers ont été collationnés intégralement par nous ; mais les trois autres ne l'ont été que pour les passages difficiles.

S.   Ms. T. III, 7, de la Bibliothèque de l'Escurial.—Voyez *Préface*, p. vii.

R.   Ms. Vat. 1835. — Voyez *Préface*, p. vii-viii. Ce manuscrit unique contient le livre XLIV publié par le cardinal Mai [1].

X.   Ms. 446 du supplément grec de la Bibliothèque impériale de Paris (xii° siècle). Contient les chapitres 5-8 et 23 du XLIV° livre.

Y.   Ms. 621 du supplément latin de la même bibliothèque (vii° siècle). Contient la traduction du ch. 5 du livre XLIV.

------

[1] Il est évident que le très-savant cardinal s'en est rapporté, pour transcrire son texte, à un copiste peu habile ou peu scrupuleux ; car la révision minutieuse que l'un de nous (M. Bussemaker) a faite, sur le manuscrit, des chapitres publiés par Son Éminence, a révélé une foule d'erreurs ou d'omissions.

Gal^a. Collation des traités de Galien *Des os, De la dissection des nerfs, De la dissection des vaisseaux*, sur le manuscrit cité plus haut de l'Escurial. — Voyez *Préface*, p. VII.

Gal^{ss}. Collation des abrégés des traités de Galien *Des os* et *De la dissection des nerfs*, sur le même manuscrit. — Voyez *Préface*, p. VII.

Pour le ms. d'Heidelberg n° 375, voy. *Préface*, p. IV, et p. 676.

IMPRIMÉS.

Sor. Sorani Ephesii *De arte obstetricia morbisque mulierum*, ex apographo Dietz ed. J. F. Lobeck. *Græce*. Regiom. Pruss. 1838, in-8°.

Ruf. Rufi Ephesii *Appell. partium corp. humani*, ed. Clinch. Lond. 1726, in-4°.

Ruf.^a Extrait du premier livre du même traité. (Clinch. p. 46-52.)

Mor. Oribasii *Collectaneorum artis medicæ liber quo totius corporis humani sectio explicatur*, Paris. 1556, in-8°, ap. Gu. Morelium.

Dund. Oribasii *Anatomica e libris Galeni*, ed. Gu. Dundass. Lugd. Bat. in-4°, 1735.

Goup. Sorani *De utero et pudendo muliebri*, ad calcem Rufi; ed. Jac. Goupylus. Paris. 1554, in-8°.

Mai. *Classic. auct. e codd. Vat. erutorum*, ed. A. Maio. t. IV. Romæ, 1831, in-8°.

Gal^d. Galeni *De dissectione musculorum*, ed. Dietz. Lipsiæ, 1832, in-8°.

Gal^k. Le même livre dans l'édition de Kühn. (T. XVIII^b, p. 926-1026.)

Gal.; Gal. ed.; Gal. K. — Comme dans les volumes précédents, ces signes indiquent l'édition que Kühn a donnée des œuvres de Galien (XXII vol. Lipsiæ, 1821-1833, in-8°); quand cette édition fait défaut, ils désignent celle de Chartier (XIII vol. Paris, 1679, in-fol.). — Dans les extraits tirés des livres de Galien *Sur les os* et *Sur la dissection des nerfs*, Gal. signifie ou la concordance entre le Galien imprimé et le Galien de l'Escurial, ou la concordance entre ces deux sources et l'extrait de Galien du manuscrit de l'Escurial. — Dans les extraits du traité de Galien *Sur la dissection des muscles* (à l'exception du dernier chapitre de cette catégorie, c'est-à-dire du 57°, *Des muscles du pied*), Gal. signifie la concordance entre les éditions de Dietz et de Kühn. — Dans le chapitre 57 du liv. XXV, Gal. signifie la concordance entre le texte des *Admin. anat.*, le texte publié par Kühn et le texte publié par Dietz. Ce chapitre provient originairement des *Admin. anat.*; il manque dans le livre *Sur la dissection des muscles*, où les copistes l'ont ajouté, et Dietz et Kühn ont suivi l'exemple donné par les copistes. — Dans les chapitres tirés du livre de Galien *Sur la dissection des vaisseaux*, Gal. signifie la concordance entre le Galien imprimé et le Galien de l'Escurial. — Voyez, du reste, *Préface* du t. II, p. II.

Gal. (Bas.) Galeni *Opera*, græce. Bas. 1538, in-fol.

Junt. Sixième éd. latine des Œuvres de Galien chez les Juntes. Venetiis, 1597, in-fol.

INDICATION

DES

LIVRES ET DES CHAPITRES DE GALIEN,

D'ARISTOTE, DE RUFUS ET DE SORANUS,

AUXQUELS CORRESPONDENT LES EXTRAITS D'ORIBASE.

EXTRAITS DU LIVRE XXI.

Cʜ. 1, §§ 1-3 Gal. e lib. deperd. § 1 : conf. *Elem.* I, 5, et *Nat. fac.* I, 2 ; t. I, p. 456-457, et t. II, p. 5. § 2 : conf. *Ven. sect.* 3 ; t. XI, p. 257. *Ib.* μόνον, κ.τ.λ. (p. 2, l. 1-2) : conf. *Elem.* I, 9 ; t. I, p. 484. § 3 : conf. *Simpl. med.* III, 2 ; t. XI, p. 543. § 4 : *Elem.* II, 1 ; t. I, p. 492. § 5 : *Plac. Hipp. et Plat.* VII, 4 ; t. V, p. 676-677. — Cʜ. 2, §§ 1-5 (p. 4. l. 8, σῶμα) : *Temper.* I, 8 ; t. I, p. 555-556. § 5, l. 8 (inde a τετ1άρων) -6 : *ib.* I, 2, p. 518. §§ 7-8 : *ib.* I, 8 et 9, p. 559. — Cʜ. 3, §§ 1-12 (p. 7, l. 14, θερμότερος) : *ib.* II, 2, p. 577-584. § 12 (p. 7, l. 14-p. 8, l. 4, ἀλλὰ... προσβολή) : *ib.* p. 598.—Cʜ. 4, §§ 1-2 (p. 8, l. 11, εὑρήσεις) : *ib.* I, 9, p. 567-568. § 2 (inde ab ὑγρότατον)- § 5 (p. 9, l. 8, ψυχρότερον) : *ib.* II, 3, p. 599-600. § 5 (p. 9, l. 8-9, καὶ οἱ... φύσει) : *ib.* I, 9, p. 569. §§ 6-8 : *ib.* II, 3, p. 600-601. §§ 9-12 : *ib.* p. 602-603. § 13 : *ib.* I, 9, et II, 3 ; p. 569 et 603. § 14 : *ib.* II, 3, p. 603.—Cʜ. 5, § 1 : *ib.* II, 1, p. 576. § 2 (p. 11, l. 9-11, Ἀλλὰ... διάκειται) : *ib.* I, 9, p. 566-567. § 2 (p. 11, l. 11-p. 12, l. 2, καὶ πρὸς.... ὀφθῆναι): *San. tu.* I, 6 ; t. VI, p. 30-31.

§§ 3-4 : *Temper.* II, 1 ; t. I, p. 576-577. § 5 : *Opt. corp. constit.* 3 ; t. IV, p. 745. — Cʜ. 6, § 1 (usque ad ξηροτέρα, p. 13, l. 2) : *Ars med.* 13 ; t. I, p. 343. § 1 (p. 13, l. 2-3 ; τούς τε ad fin.) : *San. tu.* VI, 3 ; t. VI, p. 390. § 2 (usque ad μελανότριχα, p. 13, l. 5) : *Ars med. ib.* § 2 (καὶ μετρ. δασ. p. 13, l. 5) : *Temper.* II, 5 ; t. I, p. 611. § 2 (inde a καὶ εὐρείας, p. 13, l. 5)- § 3 (usque ad ἐγένετο, p. 13, l. 9) : *ib.* 4, p. 605. § 3 (p. 13, l. 10, τὸ γὰρ... πιμελήν) : *ib.* p. 606. § 3 (p. 13, l. 10-11, τῆς θερμ.... ἀραιότητα) : *Ars med.* 16 ; t. I, p. 346. § 3 (p. 13, l. 11-13, καθάπερ ad fin.) : *Temper.* l. l.; p. 605. § 4 : *Ars med.* 15 ; t. I, p. 343. §§ 5-6 : *Temper.* l. l. §§ 7-8 : *ib.* p. 607. § 9 : *Ars med.* 16 ; t. I, p. 346. § 10 (usque ad εὐκράτου, p. 15, l. 1) : *Ars med.* 15 ; t. I, p. 343-344. § 10 (p. 15, l. 1, καὶ δασεῖα) : *Temper.* II, 5 ; t. I, p. 611. § 10 (p. 15, l. 1-2, τοσοῦτον ad fin.) : *Ars med.* 15 ; t. I, p. 344. § 11 : *Temper. ib.* 4 ; p. 604. § 12 : *Ars med.* 16 ; t. I, p. 346. § 13 : *ib.* 15, p. 344. § 14 : *Temper. ib.* § 15 : *Ars med.* l. l. § 16 (usque ad ἐσ1ί, p. 16, l. 1) : *Temper.* l. l. 5 ;

p. 611. § 16 (inde a τὰς δέ, p. 16,
l. 1)-§ 18 : ib. 6; p. 625-626. § 19-
20 : Ars med. 16; t. I, p. 345-346.
§§ 21-22 : Temper. l. l.; p. 626. §§ 23-
24 : Ars med. ib. p. 345. §§ 25-27 : ib.
p. 344. § 28 (usque ad ψυχρότητος,
p. 18, l. 7) : ib. p. 345. § 28 (p. 18,
l. 7-8, τὸ δὲ.... δύσθυμον) : Temper.

II, 6; t. I, p. 643. § 28 (p. 18, l. 8-9,
συλλήβδην ad fin.) : Ars med. 16; t. I,
p. 345. § 29 : Temper. l. l.; p. 640.
§§ 30-31 : ib. p. 642-643. §§ 32-35 :
Ars med. l. l.; p. 346-347. §§ 36-37 :
Temper. l. l.; p. 622-623. §§ 38-42 : ib.
p. 626-629.

EXTRAITS DU LIVRE XXII.

Ch. 1, §§ 1-2 (usque ad οὐσίαν, p. 27,
l. 4) : Gal. Nat. fac. I, 5; t. II, p. 10-
11. § 2 (p. 27, l. 4-6, ὑπὸ..... ποιοῦσαν):
ib. 6, p. 15. § 3 : ib. II, 3, p. 82. § 4
(usque ad διαστάσεως, p. 27, l. 11) :
ib. I, 5, p. 11. § 4 (inde a τοῦ γάρ,
p. 27, l. 11) -5 : ib. 8, p. 18-19. § 6 :
ib. 10, p. 20-21. § 7 (usque ad ὄργανα,
p. 28, l. 11) : ib. p. 22. § 7 (p. 28,
l. 11-p. 29, l. ϼ, δεύτερον.... τινες):
ib. p. 23. § 7 (p. 29, l. 1-4, ἐπειδάν
ad fin.) : ib. 11, p. 24. §§ 8-10 : ib. II,
3, p. 83-85. §§ 11-12 : ib. III, 1; p. 144-
145. § 13 (usque ad ἐνεργούσης, p. 30,
l. 8) : ib. 6, p. 160. § 13 (p. 30, l. 8-
9, καὶ γὰρ..... ἄλλαις) : ib. 3, p. 149.
§ 14 : ib. 9, p. 178. § 15 e lib. deperd.:
conf. De bono prav. alim. succ. 5, t. VI,
p. 787. §§ 16-20 : Nat. fac. III, 7; t. II,
p. 162. §§ 21-24 : ib. p. 163-164. § 25
(usque ad ἐροῦμεν, p. 33, l. 6) : Plac.
Hipp. et Plat. VI, 8; t. V, p. 566. § 25
(p. 33, l. 7-8, ἕκαστον..... ἐστίν) : ib.
p. 568. § 25 (inde ab ὁποῖον, p. 33,
l. 8)-26: ib. p. 569-570. § 27 (usque ad
ὑπάρχει, p. 33, l. 5) : ib. p. 571. § 27
(inde a διόπερ, p. 33, l. 5) -28 (usque
ad αἷμα, p. 33, l. 14) : ib. p. 572. § 28
(p. 33, l. 14-16, καθάπερ ad fin.) : ib.
p. 567-568. § 29: Us. part. IV, 3; t. III,
p. 270. §§ 30-31 : ib. 4, p. 270-271.
§ 32 (usque ad ἀνέρχεται, p. 36, l. 3):
ib. p. 272. § 32 (inde a μία, p. 36,
l. 4) -35 : ib. 5, p. 272-273. §§ 36-37 :
ib. 6, p. 273-274. §§ 36-37 : ib. 6,

p. 273-274. §§ 38-41 : Nat. fac. III,
13; t. II, p. 198-200. §§ 42-43 : ib.
p. 201. § 44 (usque ad ἐγένετο, p. 39,
l. 14) : ib. p. 188. § 44 (p. 39, l. 14-
p. 40, l. 2, πᾶν ad fin.) : ib. p. 189.
§§ 45-46 : ib. 15, p. 211-212.—Ch. 2,
§ 1 : Us. part. XIV, 9; t. IV, p. 183.
Conf. Adv. Lycum, 7, t. XVIII, p. 238.
§§ 2-3 (usque ad ἐστίν, p. 41, l. 4) :
Us. part. ib. 10, p. 183. § 3 (inde ab ἀρτηρία, p. 41, l. 4) -4 (usque ad φαίνεται, p. 41, l. 12) : Sem. I, 10; t. IV,
p. 555-556. § 4 (p. 41, l. 12-p. 42,
l. 1, διάκενοι ad fin.) : Us. part. ib.
p. 184. §§ 5-13 (usque ad κύσεως,
p. 44, l. 8) : Sem. I, 15; t. IV, p. 565-
567. § 13 (p. 44, l. 8-10, εὐρύ ad f.) :
Us. part. l. l.; p. 187. §§ 14-16; Sem. l. l.;
p. 569-570. §§ 17-18 (usque ad ἐξη-
γοῦνται, p. 46, l. 3) : ib. p. 572-573.
§ 18 (p. 46, l. 4-8, διαδίδοται ad fin.):
ib. 16, p. 585. § 19 : ib. p. 587. §§ 20-
22 : ib. p. 588. §§ 23-26 : ib. 17, p. 590-
592. § 27 (usque ad τυγχάνει, p. 49,
l. 1) : Us. part. XIV, 4; t. IV, p. 209.
§ 27 (p. 49, l. 1-2, παράκ... αὐτῶν) :
Sem. II, 1; t. IV, p. 593. § 27 (p. 49,
l. 2, τῷ.... ὑστερῶν) : Ut. dissect. 9,
t. II, p. 899. § 27 (p. 49, l. 2-3, ἐν...
χωρίοις) : Us. part. l. l. 12, p. 195.
§ 27 (p. 49, l. 3, μικρ.... γεγονότες) :
Us. part. l. l., et Ut. dissect. l. l. § 27
(p. 49, l. 4-7, εἷς ad fin.) : Sem. l. l.
§ 28 (usque ad σπέρμα, p. 49, l. 13) :
Sem. l. l.; p. 594. Cf. Comm. in Aph. V,

48; t. XVII[b], p. 841. § 28 (inde a τοῖς,
p. 49, l. 13) -29 : *Us. part.* l. l. 11,
p. 192-193. §. 30 (usque ad ἀγγεῖα,
p. 50, l. 9) : *Sem.* II, 6; t. IV, p. 642-
643. Conf. *ib.* p. 650. § 30 (p. 50, l. 9-
12, τοῦτο.... πόρον) : *Us. part.* l. l.;
p. 189. § 30 (p. 50, l. 12-15; ἄτε ad
fin.) : *ib.* p. 191. § 31 : *Sem.* l. l.; p. 649.
§§ 32-34 : *Us. part. ib.* p. 191-192.
§ 35 : *ib.* p. 192. § 36 (usque ad δυνάμεως, p. 52, l. 6) e *lib. deperd :* conf.
Sem. I, 1, et II, 2; t. IV, p. 512 et 613.
§ 36 (p. 52, l. 6-8, δημιουργεῖ ad fin.) :
Sem. I, 10; t. IV, p. 546-547. § 37 :
ib. II, 2; p. 613-614. — Cʜ. 3, § 1 e
lib. deperd.: conf. *Us. part.* XIV, 9 et 3;
t. IV, p. 183 et 146, et *Comm. in Aph.*
V, 62; t. XVII[b], p. 863. § 2 : *Sem.* I,
2; t. IV, p. 514. §§ 3-4 (usque ad γο-
νήν, p. 54, l. 4) : *ib.* p. 515-516. § 4
(p. 54, l. 4-5, διά ad fin.) e *lib. dep* : cf.
Ut. dissect. 10; t. II, p. 903. §§ 5-6 :
Comm. in Aph. V, 61; t. XVII[b], p. 860.
§ 7 (usque ad κυήσειν, p. 54, l. 14) e
lib. deperd.: conf. *Us. part.* XIV, 11, et
Sem. I, 2; t. IV, p. 188 et 513-516.
§ 7 (inde a περισ[τ]έλλει, p. 54, l. 14)
-8 : *Nat. fac.* III, 3; t. II, p. 149-150.
§§ 9-13 e *lib. deperd.:* conf. *Nat. fac.* III,
3; t. II, p. 150; *Comm. in Aph.* V, 51
et 54; t. XVII[b], p. 843 et 850; *Comm.
in Hum.* I, § 19, t. XVI; p. 181; *Comm.
in Epid.* VI; v, 14; t. XVII[b], p. 274.
§ 14 (usque ad ἀποκριτική, p. 57, l. 9) :
Nat. fac. III, 3; t. II, p. 148. § 14
(p. 57, l. 9, καί..... σ]όμιον) : *ib.*
p. 150. § 14 (p. 57, l. 9-p. 58, l. 1,
προω[θ]εῖ ad fin.) : *ib.* p. 148-149. § 15 :
Comm. in Aph. V, 53; t. XVII[b], p. 849.
§ 16 (usque ad γάλα, p. 58, l. 9) : *ib.*
52, p. 844. § 16 (p. 58, l. 9-11, καί ad
fin.) : *ib.* paulo ante. § 17 : *ib.* § 18 :

Loc. affect. VI, 5; t. VIII, p. 437. § 19
e *lib. ined.*[1] : conf. *Comm. in Epid.* VI,
vii, 30; ed. Junt. VII, cl. III, l° 219 h.
§§ 20-21 : *Comm. in Aph.* V, 42; t. XVII[b],
p. 834-835. § 22 e *lib. deperd.* Conf.
Comm. in Epid. II, iii, 31; t. XVII,
p. 445. § 23 : *Comm. in Aph.* V, 60;
t. XVII[b], p. 858-859. § 24 e *lib. deperd.*
§ 25 : *Comm. in Aph.* l. l.; p. 859. § 26 :
ib. IV, 1, p. 653. § 27 (usque ad δεκαμήνων, p. 61, l. 9) e *lib. deperd.* : conf.
Fœt. form. 1; t. IV, p. 653, et *Comm.
in Epid.* II, iii, 31, 32 et 33; t. XVII,
p. 445 et 449. § 27 (inde a καί, p. 61,
l. 9) -§ 28 : *De septim. partu;* t. V,
p. 347, ed. Chart. § 29 : *Nat. fac.* III,
3; t. II, p. 151. — Cʜ. 5, §§ 1-2 e *lib.
deperd.* §§ 3-7 : *Arist. Hist. an.* VII, 4,
p. 584[b], l. 1-24. — Cʜ. 6, §§ 1-2 :
Hist. anim. X, 7, et *Gen. anim.* IV, 7,
p. 638, l. 10-18, et p. 775[b], l. 27-34.
§§ 3-4 (usque ad ἐμμένει, p. 66, l. 10) :
Hist. anim. l. l.; l. 18-26. § 4 (inde a
τῷ, p. 66, l. 10) -13 : *ib.* p. 638[b],
l. 7-37. §§ 14-17 : *ib.* 5; p. 636[b],
l. 39-p. 637, l. 10. — Cʜ. 7 e *lib. deperd.:* conf. *Hist. anim.* VII, 2; p. 582[b],
l. 11, sqq.; *Gen. anim.* I, 19, et IV, 5;
p. 727[b], l. 11, sqq., et 773-774.—Cʜ. 8,
§ 1 (usque ad ῥαδίως, p. 71, l. 6) :
Gal. Sem. I, 4; t. IV, p. 526. § 1 (inde
ab ἀφ[ισ]. p. 71, l. 7) -2 : *ib.* p. 527.
§§ 3-6 : *ib.* 6, p. 534-535. § 7 (usque
ad ἀρχήν, p. 72, l. 12) : *ib.* 7, p. 535.
§ 7 (p. 72, l. 12-p. 73, l. 5, ὅταν....
Θρέψιν) : *ib.* p. 536. § 7 (inde ab ὅ
τι, p. 73, l. 5) -8 (usque ad ἀγουσαι,
p. 73, l. 14) : *ib.* p. 538. § 8 (p. 73,
l. 14-p. 74, l. 5, τὴν ἀρχὴν..... συμφύσεως) : *Fœt. form.* 2; t. IV, p. 656.
§ 8 (p. 74, l. 5-11, καί ad fin.) : *Us.
part.* XV, 4; t. IV, p. 224-225. § 9 (us-

---

[1] Le *Commentaire sur Épid.* VI, ii, 48 (t. XVII, p. 1004) pourrait faire croire que
cette phrase a été tirée de la partie inédite des *Admin. anat.*; mais il n'en est rien; le *Commentaire sur Aphor.* V, 48 (t. XVII[b], p. 841) semble indiquer, au contraire, qu'elle se trouvait originairement dans le liv. V de l'*Anatomie d'Hippocrate.*

que ad καλοῦσι, p. 74, l. 13) : *ib.* 5, p. 231. § 9 (p. 74, l. 13-14, διὰ οὗ..... ὑμήν) : *ib.* p. 231 et 232, et *Ut. dissect.* 10, t. II, p. 907. § 9 (inde a καί, p. 74, l. 14)-10 (usque ad ὑμένα, p. 75, l. 2) e *libr. ined.*: conf. *Ut. dissect.* l. l.; p. 902 et 907. § 10 (p. 75, l. 2-4, τὴν...... ἡμέρας) : *Sem.* I, 7; t. IV, p. 538-539. § 10 (inde a συνεργασόμενον, p. 75, l. 4) -11 : *ib.* 10, p. 547-548. §§ 12-13 : *Us. part.* XV, 5; t. IV, p. 233. § 14 : *ib.*

p. 234. § 15 : *ib.* p. 235. § 16 (usque ad ἐπίκειται, p. 77, l. 8) : *ib.* p. 224. § 16 (p. 77, l. 8-9, κατά.... κεραίας) e *lib. deperd.* § 16 (inde a τούτοις, p. 77, l. 9) -17 (usque ad κυουμένου, p. 77, l. 10) : *Us. part.* l. l. § 17 (p. 77, l. 10-13, τὴν..... ὑμένας) : *Sem.* I, 10; t. IV, p. 546-547. § 17 (inde ab ὅσα, p. 77, l. 13) -18 : *ib.* 11, p. 551-552. § 19 : *ib.* 13, p. 560.

EXTRAITS DE LIVRES INCERTAINS.

Ch. 6 ne paraît pas être de Galien. V. *Not.* — Ch. 8 : Gal. e *lib. dep.* — Ch. 10 : *San. tu.* VI, 14; t. VI, p. 443-445. — Ch. 11, § 1 (usque ad διαφθείρεται, p. 114, l. 11) : *San. tu.* I, 1; t. VI, p. 2. § 1 (p. 114, l. 11-p. 115, l. 1, καί ad fin.) : *ib.* 2, p. 3. § 2 (usque ad ῥύσις, p. 115, l. 3) : *ib.* p. 6. § 2 (p. 115, l. 3-4, διά..... ἀναγκαῖον) : *ib.* 3, p. 8. § 2 (p. 115, l. 4-6, εἰ..... σῶμα) : *ib.* 2, p. 6. § 2 (inde a τούτῳ, p. 115, l. 6) -5 : *ib.* 3, p. 8-9. § 6 : *ib.* 4, p. 10. § 7 (usque ad μεμπλή, p. 116, l. 12) : *ib.* 5, p. 26-27. § 7 (inde a διττήν, p. 116, l. 12) -8 : *ib.* 6, p. 29. § 9 : *ib.* 7, p. 31-32. § 10 : an e *lib. deperd.?* — Ch. 12, § 1 (usque ad μέν, p. 117, l. 12) : *San. tu.* I, 7; t. VI, p. 32. § 1 (p. 117, l. 12-p. 118, l. 3, τὸν..... ἔπειτα). e *lib. deperd.* § 1 (inde a συμμέτροις, p. 118, l. 3) -2 (usque ad διάκειται, p. 118, l. 12) : *San. tu.* l. l. p. 32-33. § 2 (inde ab ἔσλιν, p. 118, l. 12) -9 e *lib. deperd.* — Ch. 13 ne paraît pas être de Galien. V. *Not.* — Ch. 14 : *San. tu.* I, 9; t. VI, p. 45-47. — Ch. 16, §§ 1-2 : *San. tu. ib.* p. 47. §§ 3-6 (usque ad οἷον, p. 136, l. 5) : *Simpl. med.* V, 21; t. XI, p. 771-772. § 6 (inde ab ἐρέβινθοι, p. 136, l. 5) -7 : *Simpl. med.*, suo quodque medicamentum loco. V. t. II, p. IX, not. § 8 : *Simpl.*

med. V, 21; t. XI, p. 773. § 9-12 : *ib.* 22, p. 773-775. — Ch. 17, §§ 1-7 : *San. tu.* I, 10; t. VI, p. 47-50. §§ 8-9 : *ib.* p. 53-54. §§ 10-13 : *ib.* 11, p. 54-56. § 14 : *ib.* p. 57. §§ 15-17 : *ib.* 12, p. 59-60. § 18 : source incon. — Ch. 18, § 1 (usq. ad προνοεῖσθαι, p. 144, l. 1) : *id.* § 1 (p. 144, l. 1, διαιτᾷν ad fin.) : *San. tu.* II, 1; t. VI, p. 81 ? § 2 : *ib.* 2, p. 83-84. § 3 : *ib.* V, 2, p. 313. § 4 (usque ad γυμνασίων, p. 145, l. 7) : *ib.* III, 4, p. 184. § 4 (inde ab ὥστε, p. 145, l. 7)-7 : *ib.* p. 185. § 8 (usque ad προσῆκεν, p. 146, l. 6) : *ib.* V, 2, p. 313. § 8 (inde a μήτε, p. 146, l. 6) -10 : *ib.* II, 12, p. 158-159. §§ 11-12 (usque ad ὑπαγορεύσει, p. 147, l. 7) : *ib.* V, 2, p. 313-314. § 12 (inde ab εἰ μέν, p. 147, l. 7) -21 (usque ad ἀμετρίας, p. 150, l. 13) : *ib.* p. 315-318. § 21 (p. 150, l. 13-p. 151, l. 4, οἷον ad fin.) : *ib.* III, 11, p. 224. § 22 : *ib.* 12, p. 225-226. § 23 : *ib.* p. 225. §§ 24-27 : *ib.* p. 226-227. — Ch. 25 ne paraît pas être de Galien. V. *Not.* — Ch. 26, § 1 (usque ad ἀγαθόν, p. 195, l. 4) : *Ars med.* 6, t. I, p. 320. § 1 (p. 195, l. 4-5, ὅπερ..... φασίν) : *Comm. in Epid.* VI, 1, 3; t. XVII, p. 819. § 1 (inde ab εἰ δέ, p. 195, l. 5) -2 (usque ad εὔτονον, p. 195, l. 9) : *Ars med.* l. l. § 2 (p. 195, l. 9-10, καὶ εἰ ad fin.) : *Comm. in Epid.*

l. 1. §3 : *Ars med.* l. 1.; p. 320-321. §§ 4-5 :
Comm. in Epid. l. 1. §§ 6-7 ; *ib.* p. 820.
§ 8 : *Ars med.* l. 1.; p. 322. §§ 9-11 : *Comm.
in Epid.* l. 1.; p. 821-822. — Cн. 27 :
Ars med. 9, t. I, p. 329-331.—Cн. 28 :
ib. 16, p. 346-348. — Cн. 29, §§ 1-4
(usque ad διαφοραί, p. 204, l. 2) : *ib.*
5, p. 318-319. § 4 (p. 204, l. 2-3, σημεῖα ad fin.) : *ib.* 6, p. 319. — Cн. 30 :
ib. 6, p. 319-320.—Cн. 31 : *ib.* p. 322.
— Cн. 32 : *ib.* p. 322-323. — Cн. 33,
§ 1 : *ib.* 18, p. 351-352. §§ 2-3 : *Differ.
morb.* 5, t. VI, p. 853-854. — Cн. 34,
§§ 1-2 : *Sympt. caus.* II, 1 ; t. VII,
p. 147-148. § 3 : *ib.* 2, p. 149-150. —
Cн. 35, §§ 1-2 : *ib.* p. 155. §§ 3-7 : *ib.*
p. 157-158. — Cн. 36, § 1 : *ib.* 5,
p. 191-192. § 2 (usque ad δυνάμεως,
p. 212, l. 3) -3 *e lib. deperd* : conf.
Plac. Hipp. et Plat. III, 1 ; VI, 9, et
VII, 3 ; t. V, p. 292, 582 et 601 ; *San.
tu.* II, 9 ; t. VI, p. 138 ; *Morb. caus.* 2,
et *Differ. febr.* I, 4 ; t. VII, p. 4 et 283.
§ 2 (inde a καὶ γάρ, p. 212, l. 3) -3 :
Sympt. caus. l. 1.; p. 192.—Cн. 37, § 1
(usque ad τἀναντία, p. 212, l. 10) : *ib.*
III, 1, p. 213. § 1 (p. 212, l. 10-12,
αἱ γάρ ad fin.) *e lib. deperd.* : conf. *Sympt.
caus.* I, 2, et III, 3 ; t. VII, p. 97 et
221 ; *Comm. in Aph.* II, 20 et 22 ;
t. XVII b, p. 496 et 503. — Cн. 38,
§§ 1-2 : *Ars med.* 23 ; t. I, p. 366. § 3 :
ib. p. 367. — Cн. 39 : *Sympt. caus.*
III, 4 ; t. VII, p. 229.—Cн. 40 : *Quod
animi mores corp. temper. sequuntur,* 6 ;
t. IV, p. 789. —Cн. 41 : totum lat. ed
Junt. VII, Cl. sp. fᵒ 61. §§ 1-2 *e lib. gr.*
ined. ἀναγκ. ἐπίσ1. ἰατρ. (p. 215, l. 3) :
conf. *Plac. Hipp. et Plat.* IX, 7 ; t. V,
p. 779. *ἐκ. τρ. ὁρμ. μορ.* (l. 5) : cf. *Us.*

part. I, 14 ; t. III, p. 45 ; *Fœt. form.*
6, et *Quod an. mores corp. temper. seq.,*
3 ; t. IV, p. 701 et 772 ; *Plac. Hipp. et
Plat.* VI, 1, et IX, 9 ; t. V, p. 506 et
793 ; *Loc. aff.* V, 1 ; t. VIII, p. 293 ;
Meth. med. IX, 10 ; t. X, p. 635-636 ;
Comm. in Alim. III, 10 ; t. XV, p. 292-
293 ; *Comm. in Hum.* I, 9, et *Comm. in
Prorrhet.* II, 39 ; t. XVI, p. 93 et 598 ;
Comm. in Tim. Plat. p. 8 et 10, ed.
Dar. § 3 (usque ad οὐσίαν, p. 217,
l. 2) : *Plac. Hipp. et Plat.* VII, 3 ; t. V,
p. 608. § 3 (p. 217, l. 2-4, ἀγνοεῖν ad
fin.) *e libr. græce deperd.* : conf. *Fœt.
form.* 6 ; *Subst. fac. nat. ; Quod an. mores
corp. temper. seq.* 3 ; t. IV, p. 699, 702,
761 et 772-776 ; *Plac. Hipp. et Plat.*
IX, 9 ; t. V, p. 793, et *Comm. in Epid.*
VI, v, 5 ; t. XVII b, p. 248. § 4 (usque ad
φλέγμα, p. 217, l. 10) : *Plac. Hipp. et
Plat.* VII, 3 ; t. V, p. 608-609. § 4
(p. 217, l. 10-11, πολυχρόνιον ad f.) :
an *Us. part.* IX, 3 ; t. III, p. 699? Cf. *ib.*
XVI, 10 ; t. IV, p. 322-323. § 5 (usque
ad κίνησιν, p. 218, l. 1) *e lib. græce
deperd.* : conf. *Nerv. dissect.* 1, t. II,
p. 831 ; *Us. part.* VIII, 4 ; t. III,
p. 625 ; *Plac. Hipp. et Plat.* III, 6 ;
t. V, p. 333, et *Comm. in Tim. Plat.* l.
1. § 5 (p. 218, l. 1-2, ὁ γάρ ad fin.) :
Sympt. caus. I, 8 ; t. VII, p. 139.
§§ 6-7 : *Plac. Hipp. et Plat.* VII, 3 ;
t. V, p. 600-601. — Cн. 42 : lat. ed.
Junt. VII, fragm. fᵒ 27 gh : conf. *Us.
part.* VI, 2 et 10 ; VII, 9 ; t. III,
p. 411, 448 et 546 ; *Loc. aff.* V, 3,
t. VIII, p. 323 et 324 [1].— Cн. 43 [2],
§§ 1-6 *e lib. deperd.* : conf. ad § 1 *Plac.
Hipp. et Plat.* II, 4 ; t. V, p. 234-235,
et *Musc. mot.* II, 9 ; t. IV, p. 461-462,

---

[1] Des passages cités, ainsi que d'un autre des *Admin. anat.* (VIII, 2 ; t. II, p. 659),
il semble résulter que ce chapitre a été tiré des trois livres que Galien a écrits *Sur le mouvement de la poitrine et du poumon.* (Voy. *Ars med.* 37 ; t. I, p. 409 ; *Anat. admin.* I, 1 ;
t. II, p. 217 ; *Libr. propr.* 2, et *Ord. libr. propr.* t. XIX, p. 17 et 55.)

[2] Ce chapitre est, sans doute, un extrait des deux livres que Galien avait écrits *Sur les
causes de la respiration* (*Ord. libr. propr.,* t. XIX, p. 55), et dont le petit traité de Galien que

et ad § 4 *Loc. aff.* VI, 5; t. VIII,
p. 417, et *Comm. in Aph.* V, 35;
t. XVII ᵇ, p. 824. § 7 : *Caus. resp.*
t. IV, p. 468. §§ 8-17 (usque ad εἰσίν,
p. 227, l. 5) *e lib. deperd.*: conf. ad
§ 11 *Loc. aff.* IV, 9; t. VIII, p. 271-
272. § 17 (p. 227, l. 5-11, εἰς... ὀκτώ) :
Caus. resp. t. IV, p. 467. § 17 (p. 227,
l. 11-15, ὦν ad fin.) *e lib. deperd.* § 18 :
Caus. resp. t. IV, p. 467-468. §§ 19-22
(usque ad αὐτός, p. 230, l. 3) *e lib.
deperd.* § 22 (p. 230, l. 3-4, οὗτος.....
μῦς) : *Caus. resp.*; t. IV, p. 469. § 22
(p. 230, l. 4-7, οὕτω ad fin.) *e lib.
deperd.*: conf. *Adm. Anat.* VIII, 2; t. II,
p. 657, et *Musc. mot.* II, 5; t. IV,
p. 441-442. — Cʜ. 44 *e lib. deperd.*[1] :
conf. ad § 1 *Us. part.* VII, 4 et 13;
t. III, p. 522 et 561-562; ad § 16 *San.
tu.* VI, 9; t. VI, p. 421; *sec. loc.* VII, 1;
t. XIII, p. 4; ad § 17 *Loc. aff.* IV, 9,
et *Puls. diff.* III, 6; t. VIII, p. 272 et
680; ad § 18 *Admin. anat.* VIII, 5-
9; t. II, p. 675-698, et inprimis
p. 687-688; ad §§ 22 et 23 *Us. part.*
VII, 5; t. III, p. 525 et 526; et *De voce
et anhel.* ap. Junt. Cl. sp. fᵒ 61 h; ad
§ 24 *Us. part.* l. l. 7, p. 534-535; *Comm.
I in Prorrhet.* 3, 17 et 19, et *Comm.*
II, 46; t. XVI, p. 509, 553, 555 et
611; *Comm.* II *in Epid.* III, 32; t. XVII,
p. 685; ad § 25 *Comm. in Epid.* VI, ɪᴠ,
24; t. XVIIᵇ, p. 201; ad § 37 *Us. part.*
XI, 10; l. l. p. 883; *Al. fac.* III, 5 ;

t. VI, p. 672-673, et *Meth. med.* XIV,
11; t. X, p. 983; ad § 39 *De voce et
anhel.* l. l. fᵒ 62 d; ad § 42 *Comm.* II
in Prorrhet. 44; t. XVI, p. 608; ad
§§ 50 et 51 *Loc. aff.* IV, 9; t. VIII,
p. 266-272. — Cʜ. 45, §§ 1-2 : *Musc.
mot.* I, 1; t. IV, p. 367. §§ 3-5 (usque
ad νεώτεροι, p. 249, l. 14) : *ib.* p. 368.
§ 5 (p. 249, l. 14-p. 250, l. 1, μικτή
ad fin.) : *ib.* p. 369. §§ 6-15 : *ib.* p. 370-
372. § 16 : *ib.* p. 373. § 17 (usque ad
εἴρηται, p. 253, l. 1) : *e lib. dep.*? § 17
(a λείποι, p. 253, l. 1) -20 (usque ad
τένοντα, p. 253, l. 10) : *Musc. mot.*
l. l. 2, p. 373-374. § 20 (inde a τό,
p. 253, l. 10) -24 : *ib.* p. 375-376.
§§ 25-26 : *ib.* 3, p. 377. § 27 : *ib.*
p. 378. §§ 28-30 : *ib.* p. 379-380. §§ 31-
33 : *ib.* 4, p. 384-385. §§ 34-35 : *ib.*
5; p. 390-391. §§ 36-38 : *ib.* 6, p. 391-
392. § 39 : *ib.* p. 393. §§ 40-44 : *ib.* 7,
p. 396-397. §§ 45-51 : *ib.* p. 398-399.
§ 52 : *ib.* 8, p. 403-404. § 53 (usque
ad ἑρμηνεῦσαι, p. 263, l. 7) : *ib.* 9,
p. 409. § 53 (inde a τῶν, p. 263, l. 7)
-57 (usque ad μυῶν, p. 265, l. 1) : *ib.*
p. 410-411. § 57 (p. 265, l. 1-7, ἄνευ
ad fin.) : *ib.* p. 413. §§ 58-66 : *ib.* II,
1, p. 422-425. §§ 67-70 : *ib.* 7, p. 450-
452. §§ 71-73 (usque ad μυός, p. 270,
l. 5) : *ib.* p. 453-454. § 73 (p. 270,
l. 5-7, λεκτέον..... κατέχειν) : *ib.* 8,
p. 454. § 73 (inde a φύλακας, p. 270,
l. 7) -78 : *ib.* p. 455-457.

---

nous avons encore actuellement sous ce nom (t. IV, p. 465-469) est probablement un autre
extrait. Voy. aussi le passage du traité *De loc. aff.* que nous citons à propos du § 11.

[1] La plupart des passages parallèles que nous citons à propos de ce chapitre semblent
prouver assez clairement qu'il a été tiré des quatre livres de Galien *Sur la voix.* (Voyez
Libr. propr. 1; t. XIX, p. 13.) Nous avons encore en latin deux autres extraits ou abrégés du même traité de Galien : le premier porte le titre *De voce et anhelitu*, et semble
suivre l'ordre primitif des quatre livres de Galien; il a été évidemment traduit en latin
sur une traduction arabe. (Cf. ed. Junt. VII, *cl. sp.* fol. 61 v°-63). L'autre porte le titre de
Vocalium instrumentorum dissectio. (Voy. même édit. *fragm.* fol. 28-30.)

LIVRE XXIV.

Cн. 1, §§ 1-6 : *Adm. anat.* IX, 1 ; t. II, p. 709-710. § 7 (usque ad παρέλαϐεν, p. 274, l. 14) : *ib.* p. 710-711. § 7 (inde ab ἐνθάδε, p. 274, l. 14) -8 : *ib.* p. 712. § 9 : *ib.* p. 713. §§ 10-11 : *Us. part.* VIII, 8 ; t. III, p. 656-657. § 12 : *ib.* 9, p. 659. § 13 : *ib.* p. 660. §§ 14-15 : *ib.* p. 660-662. § 16 : *Anat. adm.* IX, 2 ; t. II, p. 717. § 17 (usque ad ὑπάρχει, p. 277, l. 8) : *Us. part.* l. l. 6, p. 636. § 17 (p. 277, l. 8-13, καί ad fin.) : *ib.* p. 637. § 18 (usque ad ἐπιτήδειος, p. 278, l. 5) : *ib.* 10, p. 663. § 18 (inde a μία, p. 278, l. 6) -20 (usque ad κοιλίαν, p. 279, l. 4) : *ib.* 10 et 11, p. 665-666. § 20 (inde ab ἐκ, p. 279, l. 4) -21 : *ib.* 11, p. 667. § 22-23 (usque ad γεγονέναι, p. 280, l. 2) : *ib.* 14, p. 674-675. § 23 (inde ab ἡ δέ, p. 280, l. 2) -26 : *ib.* p. 677-679. § 27 : *ib.* p. 682. § 28 : *ib.* IX, 1, p. 686. § 29 (usque ad ῥαφαῖς, p. 283, l. 8) : *ib.* p. 688-689. § 29 (p. 283, l. 8-9 ; διὰ... γίνονται) : *Olf. instrum.* 2 ; t. II, p. 859. § 29 (p. 283, l. 9-13, ἅς ad fin.) : *Us. part.* l. l. ; p. 687. § 30 (usque ad ἐσ7ιν, p. 283, l. 15) : An *ib.* 3, p. 693 ? § 30 (p. 283, l. 15-p. 284, l. 6 ; αὐτή ad fin.) : *ib.* VIII, 7, p. 652. § 31 : *ib.* p. 651. § 32 (usque ad προϐλήματα, p. 284, l. 9) : *ib.* 7, p. 653. § 32 (p. 284, l. 10, καλ....ηθμοειδῆ) : *ib.* p. 652. § 32 (p. 284, l. 10-12, τῆς... ἐπιτελ.) : *ib.* p. 653. § 32 (p. 284, l. 12-15, διά ad fin.) : *ib.* p. 654. §§ 33-37 : *ib.* IX, 3, p. 693-695. §§ 38-44 : *ib.* 4, p. 696-699. § 45 (usque ad ἐποίησεν, p. 288, l. 11) : *ib.* p. 700.

§ 45 (p. 288, l. 11-p. 289, l. 3, ὅ τε..... ἀναπν.) : *ib.* p. 700-701. § 45 (p. 289, l. 4-5, κατασχ.... ἐγκεφ.) : *ib.* p. 702. § 46 (usque ad κεφαλῆς, p. 289, l. 9) : *ib.* 5, p. 705. § 46 (p. 289, l. 9 εἴσω τ. κρ. παρήγ.) : *ib.* p. 706. § 46 (p. 289, l. 10-11, διπλούμ. ad fin.) : *ib.* p. 707. — Cн. 2 : *Comm. in Epid.* VI, III, 1 ; t. XVII[b], p. 5 et 6.—Cн. 3 e parte inedita lib. IX *Admin. anat.* [1]. Conf. ad § 1 *Us. part.* XIII, 8 ; t. IV, p. 112-113 ; ad § 4 *Admin. anat.* VIII, 6 ; t. II, p. 683 et 684 ; ad § 5 *Musc. mot.* I, 1 ; t. IV, p. 371 ; ad § 6 sqq. *Plac. Hipp. et Plat.* II, 4 ; t. V, p. 239 ; ad § 10 *Sympt. caus.* I, 5 ; t. VII, p. 111 et 112, et *De voce et anhelitu*, ed. Junt. Cl. sp. f°. 63 ab. — Cн. 4, §§ 1-5 : *Us. part.* X, 1 ; t. III, p. 760-762. §§ 6-7 (usque ad ὄγκον, p. 296, l. 3) : *ib.* 2, p. 762. § 7 (inde ab ἐκ, p. 296, l. 3) -8 : *ib.* p. 763. §§ 9-19 : *ib.* p. 766-769. § 20 (usque ad φρουρῆται, p. 299, l. 10) : *ib.* 3, p. 769. § 20 (inde a παχύν, p. 299, l. 10) -21 : *ib.* p. 771. § 22 : *ib.* p. 772. §§ 23-24 (usque ad χρόαν, p. 300, l. 14) : *ib.* p. 778. § 24 (inde ab οὐδέν, p. 300, l. 14) -28 : *ib.* 4, p. 778-780. § 29 : *ib.* 6, p. 785-786. §§ 30-32 : *ib.* p. 787-788. § 33 (usque ad ἐνώσασα, p. 303, l. 13) : *ib.* 12, p. 813. § 33 (p. 303, l. 13-14, καλ.... ποιήσασα) : *ib.* p. 814. § 33 (p. 303, l. 14-15, μετά.... προήγ.) : *ib.* p. 813. § 33 (p. 303, l. 15-p. 304, l. 3 ; ὥσ7ε ad fin.) : *ib.* 14, p. 836. — Cн. 5, §§ 1-6 : *Instrum. odor.* 2, t. II, p. 858-

---

[1] On trouvera plusieurs fois, dans cette liste et dans les notes, la mention des livres inédits (fin de IX-XV) des *Administrations anatomiques* (voy. en tête du premier volume : *Plan de la collection*, p. xxx et suiv.) ; l'un de nous (M. Daremberg) s'est procuré la copie de ces livres d'après le manuscrit arabe d'Oxford, et il en possède une traduction, qu'il doit à l'obligeance et au savoir de M. G. Dugat.

860. § 7 : *Us. part.* XI, 11 ; t. III, p. 888-889. — CH. 6, §§ 1-2 : *Instrum. odor.* 1, t. II, p. 857-858. §§ 3-5 (usque ad σώματος, p. 307, l. 6) : *ib.* 3, p. 865-866. § 5 (p. 307, l. 6-8, καὶ... γίνεσθαι) : *Us. part.* VIII, 6 ; t. III, p. 647 ? § 5 (inde a τῆς, p. 307, l. 8) -7 (usque ad κίνησις, p. 308, l. 1) : *Instrum. odor.* 6 ; t. II, p. 884-885. § 7 (inde ab ἦν, p. 308, l. 1) -10 *e lib. deperd.* (exceptis verb. ἔσ7ε..... ἐγκέφαλος, l. 5-7, *e parte ined. lib. IX Admin. anat. desumptis*). Conf. ad § 10 *Instr. odor.* 4 ; t. II, p. 869 ; *Us. part.* VIII, 10 ; t. III, p. 663 ; *Plac. Hipp. et Plat.* VII, 5 ; t. V, p. 628 ; *Sympt. caus.* I, 4 ; t. VII, p. 104. — CH. 7 : *Us. part.* XI, 12 ; t. III, p. 895. — CH. 8, §§ 1-5 (usque ad ἰδέαν, p. 311, l. 3) *e lib. X ined.* Adm. anat. Conf. ad § 1 *Us. part.* IV, 8, et VII, 3 ; t. III, p. 282 et 520 ; *Comm. in Prognost.* III, 30 ; t. XVIII[b], p. 286. § 5 (p. 311, l. 3-6, διά ad fin.) : *Us. part.* XI, 10 ; t. III, p. 883. § 6 *e lib. deperd.* § 7 *e libro XI ined. Adm. anat.* Cf. ad § 7 *Musc. mot.* I, 3 ; t. IV, p. 377. — CH. 9, § 1 *e lib. XI Adm. anat.* §§ 2-3 (usque ad προστίθ. p. 312, l. 13) : *Us. part.* VII, 11 ; t. III, p. 551-552. § 3 (inde a τάς, p. 312, l. 13) -6 *e lib. XI Adm. anat.* §§ 7-12 (usque ad σ7ομάχου, p. 314, l. 15) : *Us. part.* l. l. ; p. 552-554. § 12, p. 314, l. 15-p. 315, l. 4, (τὴν δέ ad fin.) : *ib.* p. 554-555. §§ 13-14 : *ib.* 12, p. 557-558. §§ 15-16 : *ib.* 13, p. 560-561. § 17 (usque ad οὐσίαν, p. 316, l. 1) *e lib. deperd.* Conf. *Us. part.* l. l. ; p. 566. § 17 (p. 316, l. 1-2, πρῶτον..... ὄργανον) : *Us. part.* l. l. ; p. 560. § 17 (inde ab ἵνα, p. 316, l. 2) -21 : *Us. part.* l. l. ; p. 562-564. § 22 (usque ad πνεύμονα, p. 318, l. 5) : *ib.* 16, p. 586. § 22 (p. 318, l. 5-11 ; τήν ad fin.) : *ib.* p. 587. § 23-24 : *ib.* 17, p. 589. §§ 25-26 : *ib.* 18, p. 591. § 27 : *ib.* 16, p. 588. — CH. 10, §§ 1-4 :

Us. part. XI, 11 ; t. III, p. 888. § 4 : *ib.* p. 891. — CH. 11, §§ 1-3 : *ib.* VII, 3, p. 519. §§ 4-8 : *ib.* p. 520-521. § 9 : *ib.* 7, p. 532-533. § 10 : *ib.* p. 535-536. — CH. 12, §§ 1-3 (usque ad ὀργάνων, p. 324, l. 6) : *Anat. admin.* VII, 2 ; t. II, p. 591. § 3 (inde ab ἐπιτειν. p. 324, l. 6) -4 (usque ad γεννῶνται, p. 324, l. 8) : *ib.* p. 592. § 4 (inde a κατά, p. 324, l. 8) -7 : *Us. part.* VI, 3 ; t. III, p. 416-417. — CH. 13, § 1 : *ib.* 2, p. 411. §§ 2-4 : *ib.* p. 412-413. § 5 (usque ad τοιάδε, p. 327, l. 2) : *e lib. dep.* ? § 5 (ab αἱ, p. 327, l. 2) -9 : *Anat. admin.* VII, 5 ; t. II, p. 601-603. §§ 10-12 (usque ad ζῴου, p. 330, l. 2) : *ib.* 11, p. 625-626. § 12 (p. 330, l. 2-4, πεποίηκε.... τοῦτον) : *Us. part.* VI, 4 ; t. III, p. 421. § 12 (p. 330, l. 4-5, ἀπό ad fin.) : *ib.* p. 424. § 13 (usque ad ἔχειν, p. 330, l. 14) : *ib.* VII, 8, p. 539-540. § 13 (p. 330, l. 14-p. 331, l. 4, τὸ γάρ ad fin.) : *ib.* p. 541-542. — CH. 14 : *ib.* VI, 4 ; t. III, p. 424. — CH. 15, § 1 (usque ad συγκειμ. p. 332, l. 2) : *ib.* 8, p. 437. § 1 (p. 332, l. 2-3, μέση.... ἑκατέρας) : *Anat. admin.* VII, 7 ; t. II, p. 605. § 1 (p. 332, l. 3-4, περιλαμϐ. ad fin.) : *Us. part.* l. l. 7, p. 433. § 2 : *Anat. admin.* l. l. ; p. 605-606. § 3 : *ib.* 9, p. 615. §§ 4-7 : *ib.* p. 616-617. § 8 : *Us. part.* l. l. ; 11, p. 460. § 9 (usque ad ἀρτηρίαν, p. 334, l. 3) : *ib.* 10, p. 455. § 9 (inde a τρέφεται, p. 334, l. 3) -10 : *ib.* p. 450-451. § 11 : *ib.* p. 452. § 12 (usque ad ὀσ7οῦν, p. 335, l. 7) : *ib.* 19, p. 501. § 12 (p. 335, l. 7-10, οὐχ ad fin.) : *Anat. admin.* VII, 10 ; t. II, p. 618-619. § 13 : *Us. part.* l. l. ; p. 500. §§ 14-15 : *Anat. admin.* VII, 11, p. 623-624. § 16 (usque ad ἀγγείων, p. 336, l. 7) : *ib.* p. 625. § 16 (p. 336, l. 7-9, τά.... ἡμῖν) : *ib.* p. 624. § 16 (p. 336, l. 10-13, ἕν ad fin.) : *ib.* p. 625. § 17 : *Us. part.* l. l. ; 16, p. 492. §§ 18-20 : *ib.* 7,

p. 436. — Ch. 16, §§ 1-2 (usque ad
συμπέφ. p. 338, l. 7) : Anat. admin. l. l.
3, p. 595-596. § 2 (p. 338, l. 7-10, ὅν
ad fin.) : ib. 6, p. 604-605. — Ch. 17,
§§ 1-2 : Us. part. ib. 5, p. 426-428. § 3 :
ib. 6, p. 430-431. — Ch. 18, § 1, ib.
IV, 7, p. 275. § 2 : ib. p. 277. § 3 (usque ad ἧπαρ, p. 340, l. 15) : ib. p. 278.
§ 4 (p. 340, l. 15-p. 341, l. 1, ἀκρ....
ἀριστ.) : ib. 8, p. 284. § 4 (p. 340,
l. 1-2, ἀλλά ad f.) : ib. 7, p. 278. § 5 : ib.
8, p. 284-285. § 6 : ib. 9, p. 285-287.
§§ 7-9 : ib. 7, p. 279-280. § 10 : ib.
p. 281. § 11 (usque ad ἐντέρων, p. 343,
l. 4) : ib. 8, p. 282. § 11 (p. 343, l. 4-6,
κυκλοτ..... εὐθειῶν) : Anat. admin. VI,
7 ; t. II, p. 569. § 11 (p. 343, l. 6-9,
ἕλκειν..... ἐγκαρσ.) : Us. part. l. l. § 11
(p. 343, l. 9-11, κατά..... εἰσίν) : Nat.
fac. III, 8 ; t. II, p. 169. § 11 (p. 343,
l. 11-12, τοῖς ad fin.) : Us. part. l. l.
§§ 12-13 : Nat. fac. l. l. ; p. 169-170.
§§ 14-18 (usque ad τροφάς, p. 345,
l. 12) : ib. p. 171-172. §§ 18-20 e lib.
deperd. Conf. Nat. fac. l. l. p. 176-177,
et Us. part. XI, 8 ; t. III, p. 876. —
Ch. 19, § 1 : Us. part. IV, 17 ; t. III,
p. 323-324. § 2 : ib. p. 326. §§ 3-6 : ib.
p. 329-331. §§ 7-9 : ib. 18, p. 332-333.
§ 10 (usque ad στενή, p. 349, l. 4) :
Admin. anat. VI, 9 ; t. II, p. 572. § 10
(p. 349, l. 4, καὶ..... ἐπικαμπτ.) : Us.
part. V, 3 ; t. III, p. 345. § 10 (p. 349,
l. 4-5, κατά..... τεταμ.) ib. p. 347.
§§ 10 (inde a μετά, p. 349, l. 5) -12 :
Admin. anat. l. l. ; p. 572-573. — Ch. 20,
§ 1 : ib. 4, p. 549. § 2-3 : ib. p. 550.
§§ 4-5 : ib. p. 551. § 5 (usque ad τροφῆς, p. 351, l. 4) : Us. part. IV, 9 ;
t. III, p. 288. § 5 (p. 351, l. 4-7, οἷον....
κάτω) : ib. p. 290. § 5 (p. 351, l. 7-8,
καὶ... γασ7έρα) : ib. p. 288. § 5 (p. 351,
l. 8-10, περιτετ.... κάτω) : ib. p. 292?
§ 5 (p. 351, l. 10-12, καί ad fin.) : ib.
p. 288. — Ch. 21, § 1 (usque ad ὀλίγης, p. 352, l. 2) : ib. p. 286. § 1

(p. 352, l. 2-4, σύγκειται.... ἀγγείων) :
Admin. anat. l. l. ; 5 p. 556. § 1 (inde ab
ἀμφίεσμά, p. 352, l. 4) -2 : Us. part. l. l. ;
11, p. 295? §§ 3-6 : Admin. anat. l. l. ;
p. 559-560. — Ch. 22, § 1 : ib. p. 562.
§§ 2-3 : ib. 6, p. 563-564. — Ch. 23 :
Us. part. V, 2 ; t. III, p. 342-345. —
Ch. 24, § 1 e lib. deperd. : conf. Admin.
anat. VI, 4, et VIII, 2 ; t. II, p. 553 et
657 : Us. part. IV, 14 ; V, 15, et VII,
21 ; t. III, p. 314, 398 et 596 ; Plac.
Hipp. et Plat. VIII, 9 ; t. V, p. 716 ;
Loc. aff. V, 4, t. VIII, p. 327 sq. ; Comm.
I in Prognost. 24 et 28 ; t. XVIIIᵇ, p. 76
et 89. § 2 : Admin. anat. V, 8 ; t. II,
p. 521. § 3 (p. 356, l. 4-10) : ib. p. 522-
523. § 4 (p. 356, l. 10-12) : ib.
p. 523-524. — Ch. 25, §§ 1-5 : ib. VI,
8, p. 570-571. § 6 : ib. 11, p. 575.
§ 7 : ib. p. 576. § 8 : ib. paulo ante.
§ 9 (usque ad καλουμένου, p. 358,
l. 15) : ib. 12, p. 577-578. § 9 (p. 358,
l. 15, γεγονότα ad fin.) : Us. part. IV,
12 ; t. III, p. 300. §§ 10-11 (usque ad
βάθους, p. 359, l. 5) : Admin. anat. l. l. ;
p. 578. § 11 (p. 359, l. 5, ἵνα ad fin.) :
Us. part. l. l. ; 13, p. 310. § 12 : ib. 12,
p. 299. §§ 13-15 : ib. 14, p. 311-313.
— Ch. 26, §§ 1-3 : ib. 15, p. 316-317.
§ 4 : ib. p. 318. § 5 (usque ad δεξιά,
p. 361, l. 14) : Admin. anat. l. l. ; 10,
p. 573. § 5 (p. 361, l. 14-16, πρός ad
fin.) : Us. part. l. l. ; 16, p. 322. —
Ch. 27, § 1 (usque ad λοβῶν, p. 362,
l. 2) : Admin. anat. l. l. ; 13, p. 579. § 1
(p. 362, l. 2-3, ὁ δέ ad f.) : Us. part. V,
6 ; t. III, p. 367. §§ 2-4 (usque ad οὐρη-
τικός, p. 362, l. 10) : Admin. anat. l. l. ;
p. 579-580. § 4 (p. 362, l. 10-11, τόν
ad f.) : Us. part. l. l. ; 5, p. 362-363. §§ 5-
6 : Admin. anat. l. l. ; p. 581. § 7 (usque
ad αἵματος, p. 363, l. 2) : Us. part. l. l. ;
p. 363. § 7 (p. 333, l. 2, τῶν... ὀρόν) :
Admin. anat. VI, 2 ; t. II, p. 543, vel
Us. part. IV, 13, vel V, 5, vel 6 ; t. III ;
p. 303, 366 et 371, vel Sem. I, 16 ;

t. IV, p. 585, vel *Sympt. caus.* III, 3;
t. VII, p. 222, vel *Loc. aff.* V, 8,
t. VIII, p. 372, vel *Comm. in Epid.* VI,
1, 6; t. XVII, p. 836. § 7 (p. 363,
l. 3-4; κάντ. ad fin.): *Us. part.* V, 5;
t. III, p. 363. § 8 : *ib.* 9, p. 377-378.
— Cʜ. 28, §§ 1-2 : *ib.* 8, p. 374-375.
§ 3 : *ib.* 13, p. 390. — Cʜ. 29, §§ 1-2 :

Ut. dissect. 1, t. II, p. 887-888. §§ 3-6 :
ib. 2, p. 889-890. §§ 7-8 : *ib.* 3, p. 890.
— Cʜ. 30, § 1 (usque ad ἀπεργ. p. 367,
l. 12): *Us. part.* XV, 1; t. IV, p. 217.
§ 1 (p. 367, l. 12-p. 368, l. 1; καί ad
fin.) : *ib.* 2, p. 220. § 2 : *ib.* 3, p. 221.
§§ 3-8 : *ib.* p. 222-223. — Cʜ. 31-32 :
Sor. p. 5-14.

LIVRE XXV.

Cʜ. 1 : Ruf. p. 46-52, ed. Clinch.
— Cʜ. 2, §§ 1-2 : Gal. *Oss. ad tir. præf.*
t. II, p. 734. § 3 : *ib.* p. 736. §§ 4-7 :
ib. p. 733-734. — Cʜ. 3, § 1 : *ib.* 1,
p. 739. §§ 2-10 (usque ad φασίν, p. 396,
l. 13) : *ib.* p. 740-742. §§ 10 (inde ab
ἔγκειται, p. 396, l. 13)-17 : *ib.* p. 743-
745.— Cʜ. 4 : *ib.* 2, p. 746.— Cʜ. 5,
§§ 1-4 : *ib.* 3, p. 748-749. §§ 5-6 : *ib.*
4, p. 750. — Cʜ. 6, §§ 1-3 : *ib.* 5,
p. 753. §§ 4-5, *ib.* p. 754.—Cʜ. 7 : *ib.*
6, p. 754-755. — Cʜ. 8 e lib. *XI Adm.*
anat. Cf. *Musc. diss.* 14, p. 28-29 D.;
t. XVIII ᵇ, p. 957 K ¹. — Cʜ. 9,
§§ 1-4 (usque ad τράχηλον, p. 404,
l. 14): *Oss. ad tir.* 7, t. II, p. 755. § 4
(p. 404, l. 14-p. 405, l. 1, ἤ.... οὕτως) : *ib.* p. 756. § 4 (p. 405, l. 1-2,
ἐπ'ίά ad fin.) : *ib.* p. 755. § 5-12 : *ib.*
8, p. 756-758. — Cʜ. 10 : *ib.* 11,
p. 761-762.—Cʜ. 11 : *ib.* 12, p. 762-
763. — Cʜ. 12, § 1 : *ib.* 13, p. 763.
§§ 2-4 : *ib.* p. 764-765. — Cʜ. 13 : *ib.*
14, p. 765-767. — Cʜ. 14 : *ib.* 15,
p. 767. — Cʜ. 15, § 1 : *Us. part.* II,
2; t. III, p. 91-92. §§ 2-4 : *Oss. ad tir.*
16; t. II, p. 767-768. — Cʜ. 16 : *ib.*
17, p. 768-770. — Cʜ. 17, §§ 1-2 (usque ad κερκίδα, p. 414, l. 8) : *ib.* 18,
p. 770. § 2 (p. 414, l. 8-12, ἤ δέ ad
fin.) : *ib.* p. 771. — Cʜ. 18 : *ib.* 19,
p. 771-772.—Cʜ. 19 : *ib.* 20, p. 772.—
Cʜ. 20 : *ib.* 21, p. 773. — Cʜ. 21 : *ib.*

22, p. 774-775. — Cʜ. 22 : *ib.* 23,
p. 775. — Cʜ. 23, § 1 : *ib.* 24, p. 775.
§§ 2-6 (usque ad ποδός, p. 420, l. 5) :
ib. 776-777. §§ 6 (inde ab ἄρχεται,
p. 420, l. 5) -7 : *ib.* 25, p. 777-778.
— Cʜ. 24, §§ 1-4 : *Musc. dissect.* 2,
p. 6 D.; t. XVIIIᵇ, p. 930-931 K. § 5
(usque ad κινήσεις, p. 421, l. 11) : *Us.*
part. XI, 16; t. III, p. 916. § 5 (p. 421,
l. 11-12, ὑπό ad fin.) : *ib.* p. 915. —
Cʜ. 25, § 1 (usque ad μέρος, p. 422,
l. 3) : *ib.* p. 917. § 1 (p. 422, l. 3-4,
εἰς..... τελευτ.) : *Musc. dissect.* 1, p. 4
D; t. XVIIIᵇ, p. 929 K. § 1 (p. 422,
l. 4, ἡγνοημ...... ἀνατ.) : *ib.* p. 5 D;
p. 930 K. § 1 (p. 422, l. 4-6, ἄρχονται ad fin.) : *ib.* p. 4 D; p. 929 K.
§§ 2-3 : *Admin. anat.* IV, 2; t. II, p. 421.
§§ 4-5 : *Musc. dissect.* 1, p. 5 D; p. 930
K. — Cʜ. 26, § 1 : *Admin. anat.* IV, 4,
p. 435. §§ 2-3 : *Musc. dissect.* 3, p. 7-8
D; p. 931-932 K. — Cʜ. 27 : *ib.* 4,
p. 8 D; p. 932 K.—Cʜ. 28, § 1 : *ib.* 5,
p. 8 D; p. 932 K. § 2 : *Us. part.* X, 8;
III, t. p. 797. §§ 3-4 : *ib.* p. 798. § 5 :
Musc. dissect. 5; p. 9 D; p. 933 K. —
Cʜ. 29, § 1 : *Us. part.* X, 9, p. 804.
§§ 2-6 : *ib.* p. 805-806. § 7 (usque ad
ἔχει, p. 427, l. 7) : *ib.* p. 807. § 7
(p. 427, l. 7, τῷ....κινήσεως) : *ib.* 10,
p. 807. § 7 (inde ab ἀλλά, p. 427, l. 7)
-8 : *ib.* p. 808.—Cʜ. 30, §§ 1-3 : *Muscul.*
dissect. 6; p. 9 D; p. 933-934 K. § 4 :

¹ D signifie éd. de Dietz; K éd. de Kühn.

Us. part. XI, 3; t. III, p. 849. §§ 5-6 :
Musc. dissect. 7, p. 11 D; p. 935 K.
§ 7 (usque ad καταφ. p. 430, l. 4) : *ib.*
8, p. 12 D; p. 936 K. § 7 (p. 430, l. 5-
6, διά ad fin.) : *Us. part.* XI, 4, p. 853.
§§ 8-13 : *ib.* p. 854-855. — Cн. 31.
§§ 1-5 (usque ad γινομένη, p. 432,
l. 12) : *Musc. dissect.* 9, p. 12-14 D;
p. 936-937 K. § 5 (p. 432, l. 12-
p. 433, l. 1, τό ad fin.) : *Admin. anat.*
IV, 6; t. II, p. 450. §§ 6-7 (usque ad
κεφαλῆς, p. 433, l. 7) : *Musc. dissect.*
9, p. 14 D; p. 938 K. § 7 (p. 433,
l. 7-8, οἱ δέ ad fin.) : *Admin. anat.* l. l.;
p. 448? — Cн. 32 : *Musc. dissect.* 10,
p. 14-17 D; p. 938-940 K. — Cн. 33;
§§ 1-5 (usque ad ὁμοία, p. 437, l. 2) :
ib. 11, p. 17-18 D; p. 941-942 K. § 5
(p. 437, l. 2-3, καὶ γάρ ad fin.) : *ib.*
p. 19 D; p. 942-943 K. §§ 6-7 : *ib.*
p. 20 D; p. 943-944 K. § 8 : *ib.* p. 21
D; p. 944-945 K. §§ 9-16 : *ib.* p. 22-24
D; p. 945-947 K. §§ 17-22 (usque ad
περικείμ. p. 441, l. 8) : *ib.* p. 24-25 D;
p. 947-949 K. § 22 (p. 441, l. 8-9, ἄλλος
ad fin.) : *Us. part.* XII, 8; t. IV, p. 30.
— Cн. 34 : *Musc. dissect.* 12, p. 25-26
D; p. 949-950 K. — Cн. 35, §§ 1-5
(usque ad πλάγια, p. 443, l. 4) : *Musc.*
dissect. 13, p. 26-27 D; p. 950-951 K.
§ 5 (p. 443, l. 4, τό.... λάρυγγος) : *Us.*
part. VII, 11; t. III, p. 556. § 5 (inde
a καί, p. 443, l. 4) -6 (usque ad τέτ-
ταρσι, p. 443, l. 8) : *Musc. dissect.* 13,
p. 27 D; p. 951 K. § 6 (p. 443, l. 8-9,
στενοῦντες ad fin.) : *Us. part.* l. l. § 7 :
Musc. diss. 13, p. 27-28 D; p. 951 K.—
Cн. 36 : *ib.* 14, p. 29-30 D; p. 957-
959 K. — Cн. 37 : *ib.* 15, p. 30-32 D;
p. 959-961 K. — Cн. 38 : *ib.* 16,
p. 33 D; p. 961-962 K. — Cн. 39 : *ib.*
17, p. 33-36 D; p. 962-964 K. —
Cн. 40 : *ib.* 17, p. 36-37 D; p. 965-
966 K. — Cн. 41, § 1 : *ib.* 19, p. 37
D; p. 966 K. §§ 2-8 : *ib.* p. 43-45 D;
p. 972-974 K. — Cн. 42 : *ib.* 20, p. 45

D; p. 974 K. — Cн. 43, §§ 1-3 (usque
ad αὐχένος, p. 455, l. 7) : *ib.* 21, p. 46
D; p. 975 K. § 3 (inde ab ἐντεῦθεν,
p. 455, l. 8) -6 : *ib.* p. 47-48 D; p. 976-
977 K.—Cн. 44, § 1 : *ib.* 22, p. 49 D;
p. 978 K. §§ 2-6 : *ib.* p. 50-51 D; p. 979-
980 K. § 7 (usque ad αὐτός, p. 458,
l. 15) : *ib.* p. 52 D; p. 981 K. § 7 (inde
ab ὡς, p. 458, l. 15) -10 : *ib.* p. 54-55
D; p. 983-984 K. — Cн. 45, §§ 1-2 :
ib. 23, p. 59-60 D; p. 951-952 K. § 3
(usque ad πολλοῦ, p. 460, l. 9) : *ib.*
p. 61 D; p. 953 K. § 3 (inde a μετά,
p. 460, l. 9) -6 : *ib.* p. 62-64 D; p. 954-
955 K.—Cн. 46, § 1 (usque ad κλεῖν,
p. 462, l. 2) : *ib.* 24, p. 64 D; p. 955
K. § 1 (p. 462, l. 6, ὁμοίαν ad fin.) :
ib. p. 65 D; p. 956 K.—Cн. 47, § 1-2 :
ib. 25, p. 65-66 D; p. 988-989 K. § 3 :
Admin. anat. VIII, 3, t. II, p. 661. §§ 4-
5 : *Musc. dissect.* 25, p. 66 D; p. 989-
990 K. §§ 6-7 : *ib.* p. 67 D; p. 990-991
K. — Cн 48, § 1-2 : *ib.* 26, p. 68-69
D; p. 991-992 K. §§ 3-4 : *ib.* 27, p. 69
D; p. 992 K. — Cн. 49, § 1 (usque ad
λοξοί, p. 466, l. 4) : *ib.* 28, p. 69-70 D;
p. 993 K. § 1 (p. 466, l. 4-5, μέχρι...
ὁστῶν) : *Us. part.* V, 14; t. III, p. 393?
vel *Musc. dissect.* l. l.; p. 70, l. 8 D;
p. 992, l. 8 K? § 1 (p. 466, l. 5-8,
μέγιστοι ad fin.) : *Musc. dissect.* l. l.;
p. 70 D; p. 993 K. §§ 2-3 (usque ad
αὐτό, p. 466, l. 11) : *ib.* p. 73 D; p. 996
K. § 3 (inde a καταλείπει, p. 466, l. 11)
-5 (usque ad ἐνεργείᾳ, p. 467, l. 5) :
ib. p. 74 D; p. 997 K. § 5 (p. 467, l. 5-
6, προσστ. ad fin.) : *Us. part.* V, 16;
t. III, p. 406. —Cн. 50 : *Musc. dissect.*
29, p. 74-75 D; p. 997-998 K. —
Cн. 51 : *ib.* 30, p. 75 D; p. 998 K. —
Cн. 52 : *ib.* 31, p. 75 D; p. 998-999 K.
— Cн. 53, § 1 : *ib.* 32, p. 76-77 D;
p. 999 K. § 2 (usque ad μῦν, p. 469,
l. 8) : *ib.* p. 76 D; p. 999 K. § 2 (p. 469,
l. 8, οἷον..... πέρας) : *Us. part.* V, 14;
t. III, p. 392. § 2 (p. 469, l. 8-9, ὡς ad

fin.): *Musc. dissect.* l. l.; p. 76 D; p. 999 K. § 3 : *Us. part.* l. l. § 4 (usque ad ὄντες, p. 469, l. 11) : *Musc. dissect.* l. l.; p. 77 D; p. 999 K. § 4 (p. 469, l. 11-12, ἀνωτέρω.... Θέσιν) : *Us. part.* l. l. § 4 (p. 469, l. 12-p. 470 l. 3, ἐκφύονται..... ἕδραν) : *Musc. dissect.* l. l.; p. 77 D; p. 999-1000 K. § 4 (p. 470, l. 3-4, ἡνίκα....ἰσχυραῖς) : *Us. part.* l. l. § 4 (p. 470, l. 4-8, ὑπὸ...ἀνασπ.) : *Admin. anat.* VI, 14; t. II, p. 586-587. § 4 (p. 470, l. 8-11, καί ad fin.): *Us. part.* l. l. § 5 : *Musc. dissect.* l. l.; p. 77 D; p. 1000 K. — Ch. 54, § 1 (usque ad κινοῦντες, p. 471, l. 1) : *ib.* 33, p. 77 D; p. 1000 K. § 1 (p. 471, l. 1-3, ἤ..... πλευρᾶς) : *ib.* p. 78 D; p. 1001 K. § 1 (unde a κάμπτει, p. 471, l. 3)-3 (usque ad μηρόν, p. 471, l. 7) : *ib.* p. 79 D; p. 1002 K. § 3 (p. 471, l. 7-8, καί... μυῶν) : *Us. part.* XV, 8; t. IV, p. 257. § 3 (inde ab ἐπίκειται, p. 471, l. 8) -5 (usque ad τοὐπίσω, p. 472, l. 11) : *Musc. dissect.* l. l.; p. 79-81 D; p. 1002-1003 K. § 5 (p. 472, l. 11-12, δεύτερος... σαρκώδης) : *ib.* p. 82 D; p. 1004 K. § 5 (inde ad ἐκτείνων, p. 472, l. 13) -6 : *ib.* p. 82-83 D; p. 1005 K. §§ 7-10 : *ib.* p. 83-85 D; p. 1006-1007 K. — Ch. 55, § 1 (usque ad διάρθρωσιν, p. 474, l. 4) : *ib.* 34, p. 85 D; p. 1007 K. § 1 (inde a πρῶτος, p. 474, l. 4) -4 : *ib.* p. 86-88 D; p. 1009-1010 K. §§ 5-7 : *ib.* p. 88-89 D; p. 1011-1012 K. §§ 8-9 : *ib.* p. 92 D; p. 1013-1014 K. — Ch. 56, §§ 1-2 (usque ad πλατυν. p. 477, l. 11): *ib.* 35, p. 92-93 D; p. 1014-1015 K. § 2 (inde a πρῶτον, p. 477, l. 11) -3 : *ib.* p. 94 D; p. 1015-1016 K. §§ 4-10 : *ib.* p. 97-100 D; p. 1019-1022 K. § 11-12 : *ib.* p. 101-102 D; p. 1023 K. — Ch. 57 : *Admin. anat.* II, 9; t. II, p. 326-328; p. 103-105 D; p. 1024-1026 K. — Ch. 58, § 1-2 : *Nerv. dissect.* 1, t. II, p. 831. § 3 : *ib.* 2, p. 832. § 4 : *Us. part.* IX, 9; t. III, p. 721-722. §§ 5-9 : *Nerv. dissect.* 2, t. II, p. 832-833. § 10 : *ib.* 3, p. 833. § 11 (usque ad συζυγία, p. 485, l. 3) : *ib.* 4, p. 834. § 11 (p. 485, l. 3-4, τήν ad fin.) : *Us. part.* IX, 9; t. III, p. 722. § 12 : *Nerv. dissect.* 4, t. II, p. 834. §§ 13-15 : *ib.* 5, p. 834-835. §§ 16-17 (ad ὀδοῦσι, p. 486, l. 9): *ib.* p. 836. § 17 (p. 486, l. 9; κ. τ. βλ. κ. τ. ὀφρ.) : *Us. part.* l. l.; 15, p. 744. § 17 (p. 486, l. 9-10, καί τῷ... πρόσωπον) : *Nerv. diss.* l. l.; p. 837. § 17 (p. 486, l. 10-11, καί τῷ ....ὑπαλ.): *Us. part.* l. l. § 17 (inde a διὰ τούτων, p. 486, l. 11)-19: *Nerv. dissect.* l. l. § 20 (usque ad νεῦρα, p. 487, l. 11) : *Us. part.* l. l.; 8, p. 716. § 20 (p. 487, l. 11-p. 488, l. 1, ἐν...... ὀσ7ῶν) : *ib.* p. 719. § 21 (usque ad νομή, p. 488, l. 2) : *Nerv. dissect.* 5; t. II, p. 837. § 21 (inde a ἤ δέ, p. 488, l. 2) -22 : *Us. part.* l. l.; 9, p. 722. § 23 (usque ad νεύρων, p. 488, l. 6) : *Nerv. dissect.* 6, t. II, p. 837. § 23 (p. 488, l. 6-7, ἐκ.....ἀποφ.): *Us. part.* l. l.; 10, p. 723. § 23 (inde ab ἤν, p. 488, l. 7) -25: *Nerv. dissect.* l. l.; p. 837-838. § 26: *Us. part.* l. l.; 13, p. 738. § 27 : *ib.* 15, p. 744-745. §§ 28-30 (usque ad κτώμενος, p. 491, l. 1) : *ib.* 16, p. 746-747. § 30 (p. 491, l. 1-2, κείσθω..... ἐσ7ιν) : *Nerv. dissect.* 6, t. II, p. 839. § 31 (usque ad ἐκ, p. 491, l. 4) : *ib.* 7, p. 839. § 31 (p. 491, l. 4, τ. β.) : *Us. part.* l. l.; 11, p. 724. § 31 (p. 491, l. 4-7, ἐγκ. ad fin.) : *Nerv. dissect.* l. l. § 32 (usque ad διασπειρ. p. 491, l. 8) : *Us. part.* l. l.; p. 726. § 32 (p. 491, l. 8-11, τῷ ad fin.) : *ib.* p. 727 et 728. § 33 : *ib.* p. 729. § 34 : *ib.* p. 730-731. § 35 : *Nerv. dissect.* 10; t. II, p. 841-842. § 36 (usque ad συνάπ7. p. 493, l. 3) : *ib.* p. 841. § 37 (inde a λελήθ. p. 493, l. 3)-39 : *ib.* p. 842-844. § 40 (usque ad νεύρων, p. 494, l. 14) : *ib.* 8, p. 839. § 40 (p. 494, l. 14-p. 495, l. 3, τήν... ἀποχωρ.) : *Us part.* l. l.; 12, p. 732. § 40

(p. 495, l. 3-7, τῷ ad. fin.) : *Nerv. dissect.* 1. 1. § 41-42 : *ib.* 9, p. 839-840. § 43 : *Us. part.* 1. 1.; p. 732. § 44 : *ib.* 13, p. 735. — Cʜ. 59, § 1 (usque ad σπονδ., p. 496, l. 7) : *Nerv. dissect.* 11; t. II, p. 844. § 1 (inde a μίαν, p. 496, l. 7)-2 : *ib.* p. 845. §§ 3-5 : *ib.* 12, p. 845-846. §§ 6-8 : *ib.* 13, p. 846-848. § 9 : *ib.* 14, p. 848. §§ 10-11 (usque ad ὄντα, p. 500, l. 7.) ; *ib.* p. 849. § 11 (inde a καί, p. 500, l. 7) -15 : *ib.* 15, p. 850-851. §§ 16-21 : *ib.* 16, p. 851-853. §§ 22-27 : *ib.* 17, p. 854-856. — Cʜ. 60, § 1 (usque ad ὑμῖν, p. 505, l. 10) e lib. deperd.? § 1 (inde a πρέμνον, p. 505, l. 11)-2 : *Ven. et art. dissect.* 1; t. II, p. 779-780. § 3 : *ib.* p. 780. §§ 4-6 (usque ad πυλωροῦ, p. 506, l. 13) : *ib.* p. 781. § 6 (inde a κατασχ., p. 506, l. 13)-10 : *ib.* p. 782. § 11 : *ib.* p. 783. §§ 12-13 (usque ad φερομ. p. 508, l. 4): *ib.* p. 783-784. § 13 (inde a τοῦ, p. 508, l. 4)-15 (usque ad ἀναφ. p. 508, l. 11) : *ib.* p. 785. § 15 (inde ab ἐντ., p. 508, l. 11) -17 : *ib.* 2, p. 785-786. §§ 18-22 : *ib.* p. 787-789. § 23-26 (usque ad ἀριθμός, p. 512, l. 3) : *ib.* 3, p. 789-790. § 26 (inde a δύο, p. 512, l. 3)-31 (usque ad ἔχουσιν, p. 513, l. 10) : *ib.* p. 792-794. § 31 (p. 513, l. 11-p. 514, l. 1, αἱ δὲ.... μέρη) : *ib.* 4, p. 794-795. § 31 (p. 514, l. 2, μέχρι ..... μέσου) : *ib.* p. 796. § 31 (p. 514, l. 2-6, ἢ ψ. ad fin.):*ib.* p. 795. § 32 : *ib.* p. 796. §§ 33-37 (usque ad ἐκτείν., p. 516, l. 2) : *ib.* 5, p. 796-798. § 37 (p. 516, l. 2-9, κατά ad f.): *ib.* 6, p. 798. § 38 : *ib.* p. 799-800. § 39 (usque ad νομήν, p. 517, l. 4) : *ib.* 7, p. 801. § 39 (p. 517, l. 4-5, ἢ ..... πλ. τ. κλ.) e lib. deperd. § 39 (p. 517, l. 5-9,

πρὸ... ὅλας) : *Art. et ven. dissect.* 7; t. II, p. 801-802. § 39 (p. 517, l. 9-10, ὠμιαίαν ad fin.) e lib. deperd. § 40 : *Art. et ven. diss.* 1. 1.; p. 802. §§ 41-42 (usque ad εἴρηται, p. 518, l. 2) e lib. deperd. § 42 (p. 518, l. 2-4, τῶν δέ... μέρεσι) : *Ven. et art. dissect.* 1. 1.; p. 804-805. § 42 (p. 518, l. 4-5, δύο..... ἄλλη) e lib. deperd. § 42 (p. 518, l. 5-8, αἱ..... πνεύματος) : *Ven. et art. dissect.* 1. 1.; p. 803. § 42 (p. 518, l. 9-15, μετὰ..... ἄλληλα) : *ib.* p. 805. § 42 (inde a τὸ δέ, p. 518, l. 15) -44 (usque ad ῥαφῆς, p. 519, l. 5) : *ib.* p. 806. § 44 (inde ab ἔσωθεν, p. 519, l. 5) -45 (usque ad φλεβός, p. 519, l. 7) e lib. deperd. § 45 (p. 519, l. 7-14, μετέλθ. ad fin.) : *Ven. et art. dissect.* 8; t. II, p. 807-808. § 46 : *ib.*; p. 809. § 47 (usque ad ἀρισ]ερόν, p. 520, l. 4) e lib. deperd. Conf. *Admin. anat.* VI, 13; t. II, p. 580-581. § 47 (inde ab ἄν τε ἀῤῥ. p. 520, l. 4) -48 (usque ad μῦς, p. 520, l. 9) : *Ven. et art. dissect.* 1. 1.; p. 810. § 48 (inde ab ὥσ]ε, p. 520, l. 9) -52 (usque ad διανεμ. p. 521, l. 5) : *ib.* p. 811. § 52 (inde ab ἐφεξῆς, p. 521, l. 5) -59 : *ib.* p. 812-813. §§ 60-68 : *ib.* p. 814-816. — Cʜ. 61, § 1 (usque ad κατασχ., p. 525, l. 11) : *ib.* 9; p. 816. § 1 (p. 525, l. 11-p. 526, l. 1, διὰ... ὠφ.): *ib.* p. 817. § 1 (p. 526, l. 1-2, λεπ]ῆ... τῆσδε) : *ib.* p. 816. § 1 (p. 526, l. 2-3, καθάπερ... ἀορτή) : *ib.* 3; p. 780. §§ 2-7 (usque ad ἥπατι, p. 529, l. 5) : *ib.* p. 817-820. § 7 (inde a καὶ τοῖς, p. 529, l. 7)-10 (usque ad σκέλος, p. 530, l. 3):*ib.* p. 821-822. § 10 (inde ab ἄχρι, p. 530, l. 4) -11 e lib. deperd. Conf. *Ven. et art. dissect.* 9; t. II, p. 823, et *Puls. ad Teuthr.* 1; t. VIII, p. 453-454.

LIVRE XLIV.

Cʜ. 1, §§ 1-2 : *Meth. med.* XIII, 3; t. X, p. 877-878. §§ 3-4 (usque ad γί-

νονται, p. 532, l. 9) : *ib.* 6; p. 890-891. § 4 (inde ab ἐφεξῆς, p. 532,

l. 9) -5 (usque ad καιρός, p. 533, l. 8) :
ib. 9; p. 894-895. § 5 (p. 533, l. 8-11,
τῆς ad fin.) : ib. 8; p. 898. §§ 6-7 : ib.
9; p. 899-900. § 8 : Sec. gen. I, 4;
t. XIII, p. 381-382. §§ 9-10 (usque ad
ἐσίιν, p. 535, l. 15) : Tot. morb. temp.
3; t. VII, p. 444-445. § 10 (inde a
δυοῖν, p. 535, l. 15) -11 (usque ad ἀπό-
σίασις, p. 536, l. 7) : Inæq. intemp. 3;
t. VII, p. 737-738. § 11 (p. 536, l. 7-12,
el ad fin.) : ib. p. 739. § 12 : ib. 4;
p. 740. § 13 : Simpl. med. VI, 5, 10;
t. XI, p. 874. § 14 ; An Meth. med.
XIV, 4; t. X, p. 955? § 15 : Simpl. med.
VI, 1, 76; t. XI, p. 843. § 16 : ib. VI,
8, 6; t. XI, p. 887; VII, 10, 37;
t. XII, p. 34; VI, 9, 3; t. XI, p. 889.
§ 18 : ib. VI, 1, 25 (?), et 8; t. XI,
p. 823 (?), et 815. § 19 : ib. VI, 1, 9;
t. XI, p. 815. § 20 : ib. VII, 10, 48;
t. XII, p. 42. § 21 : ib. VI, 2, 7; t. XI,
p. 851. § 22 : ib. X, 2, 23; t. XII,
p. 301. § 23 : ib. XI, 1, 22, p. 343.
— Ch. 2, § 1 e lib. deperd. §§ 2-5 :
Venæ sect. 9; t. XI, p. 275-276. § 6 :
ad Glauc. II, 6; t. XI, p. 100-101. § 7 :
(usque ad ψῦχον, p. 540, l. 13) : Febr.
diff. II, 14; t. VII, p. 381-382. § 7
(inde ab εἴτε γάρ, p. 540, l. 13) -8 (usque ad νοσήμ., p. 541, l. 10) : Venæ
sect. 8, t. XI, p. 273-274. § 8 (p. 541,
l. 10-12, ἀσθενῆ ad fin.) e lib. deperd.
§ 9 : Sec. gen. I, 4; t. XIII, p. 393. § 10
e lib. deperd. : conf. Comm. in Alim. III,
26; t. XV, p. 369. § 11 : Febr. diff. II,
15; t. VII, p. 386-387. § 12-13 : Sympt.
caus. III, 2; t. VII, p. 223. § 14 : ad
Glauc. II, 2; t. XI, p. 78-79. § 15 : ib.
p. 79-80. §§ 16-24 : ib. p. 80-82.
§§ 25-26 : ib. 3; p. 84. — Ch. 3, § 1
(usque ad μορίοις, p. 547, l. 7) : Tum.
præt. nat. 3; t. VII, p. 715? § 1 (inde a
τὸ γάρ, p. 547, l. 7) -2 : Comm. in
Progn. I, 42; t. XVIIIᵇ, p. 107-108.
§ 3 (usque ad πέψιν, p. 548, l. 10) :
Diff. feb. I, 8; t. VII, p. 301. § 3

(p. 548, l. 10-12, τελέως ad fin.) : ib. 7;
p. 300? §§ 4-6 : Comm. in Prognost. I,
40; t. XVIIIᵇ, p. 102-103. §§ 7-10 :
Comm. in Epid. VI, 1, 13; t. XVII,
p. 856-857. § 11 : Comm. in Prognost.
II, 58; t. XVIIIᵇ, p. 198. §§ 12-13 :
ib. 57; p. 196-197. — Ch. 4, § 1 (usque ad συσίασης, p. 552, l. 1) : e
lib. deperd.? § 1 (inde a κατάπλ. p. 552,
l. 1)-2 (usque ad ἐσίιν, p. 552, l. 14) : ad
Glauc. II, 2; t. XI, p. 83-84. § 3 (inde
ab ἀκριβ., p. 552, l. 14) -4 (usque ad
συσίασης, p. 553, l. 1) e lib. deperd.?
§ 4 (inde ab ἀρχομ., p. 553, l. 1) -13
(usque ad συγχομ., p. 554, l. 14) : ib.
9; p. 118-120. § 13 (inde ab ὅ τι,
p. 554, l. 14) -14 : ib. p. 121. § 14-
16 : ib. p. 122-123. § 17 (usque ad
ὠμηλ., p. 555, l. 12) : Simpl. med. VI,
1, 1; t. XI, p. 801. § 17 (p. 555,
l. 12-13, καὶ ἄγν... ad fin.) e lib. deperd. :
cf. ib. 2; p. 807 et 810. § 18 (usque
ad διαφ., p. 555, l. 13) : ib. 7; p. 814.
§ 18 (p. 555, l. 13-14, καὶ ἄκ. ad fin.) :
ib. 13; p. 817. § 19 : ib. 45; p. 832.
§ 20 : ib. 5, 1; p. 867. § 21 : ib. VII,
16, 2; t. XII, p. 93-94. § 22 (usque
ad διαφ., p. 556, l. 6) : ib. 17, 10;
p. 116. § 22 (p. 556, l. 6-7; καὶ ad
fin.) : ib. VI, 8, 3; t. XI, p. 885-
886. § 23 : ib. VIII, 16, 19; t. XII,
p. 101-102. § 24 : ib. VI, 2, 14; t. XI,
p. 853. §§ 25-26 : ad Glauc. II, 9; t. XI,
p. 123-124. § 27 : ib. p. 124. § 28 e
lib. deperd. § 29 (usque ad σπλάγχνα,
p. 558, l. 3) : Meth. med. XIV, 12;
t. X, p. 985. § 29 (p. 558, l. 3-4, τὰ
ἔξ..... πωνομ.) e lib. deperd. § 29 (inde
à τὰ διά, p. 558, l. 4) -31 : Meth. med. l.
l.; p. 985-986. — Ch. 15, §§ 1-5 : ad
Glauc. II, 10; t. XI, p. 125-126. §§ 6-
7 : ib. p. 127-128. § 8 (usque ad με-
λίκρ., p. 593, l. 10) : ib. p. 129. § 8
(p. 593, l. 10-11, ὥσπερ..... χονία) :
ib. paulo ante. § 8 (inde ab εἰς δὲ τήν,
p. 593, l. 12) -26 : ib. p. 129-135.

SS 27-29 : *Tum. præt. nat.* 4; t. VII,
p. 717. S 30 : *ib.* 5; p. 718. S 31 (usque ad ἀφαιρεῖ, p. 599, l. 14) : *Simpl.
med.* VIII, 18, 47; t. XII, p. 135. S 31
(p. 599, l. 14, καὶ ὅπ. ad fin.) : *ib*,
19, 7; p. 152. S 32 : *ib.* VI, 5, 9;
t. XI, p. 874.— Сн. 16, SS 1-9 : *Meth.
med.* XIII, 5; t. X, p. 881-884. SS 10-
11 : *ib.* p. 884-885. S 12 : *ib.* p. 886.
S 13 *e lib. deperd.* SS 14-16 (usque ad
αὐτά, p. 604, l. 3) : *Meth. med.* l. l.
S 16 (inde a μή, p. 604, l. 4) -18 (usque ad γενναίως, p. 604, l. 11) : *ib.*
p. 887. S 18 (inde a διό, p. 604, l. 4)
-22 : *ib.* p. 888-889. SS 23-25 *e lib.
deperd.* — Сн. 25, S 1 : *ad Glauc.*
II, 11; t. XI, p. 135. S 2 : *Tum. præt.
nat.* 8; t. VII, p. 720-721. SS 3-
4 : *Comm. in Art.* IV, 16; t. XVIII,
p. 687-688. SS 5-7 : *Comm. in Fract.*
II, 20; t. XVIII^b, p. 455. SS 8-9 : *ad
Glauc.* II, 11; t. XI, p. 136. S 10 (p. 643,
l. 6-9; Ἡ τοίνυν..... τμηθῆναι) *e lib. deperd.* S 10 (inde ab ἢ ὅλον, p. 643,
l. 9) -13 (Πασίωνος, p. 644, l. 2) :
ad Glauc. II, 11; t. XI, p. 136-137.
S 13 (p. 644, l. 2-3, καὶ ἔτι... ὀξυμέλιτι) *e lib. deperd.* SS 14-23 : *ad lib.
deperd.* II, 11; t. XI, p. 137-139. S 24 *e lib.
deperd.* S 25 : *Simpl. med.* VII, 10,
S 12; t. XII, p. 14. S 26 (usque ad ἀκαλήφη, p. 646, l. 3) : *ib.* VI, 1, S 13; t. XI,
p. 818. S 26 (καὶ ὁπός ad fin.) : *ib.* IX,
19, S 7; t. XII, p. 142. S 27 : *ib.* VI,
9, S 3; t. XI, p. 885. — Сн. 27, S 1
(usque ad χυμός, p. 649, l. 8) : *Meth.
med.* XIV, 2; t. X, p. 948. S 1 (p. 649,
l. 8-9, φλεγμονή..... πρόσθεν) : *ib.*
p. 949. S 1 (p. 649, l. 9-p. 650, l. 1, inde
ab ὅταν δέ ad fin.) : *ib.* p. 948. SS 2-3 (ad
λέγεται, p. 650, l. 6) : *Tum. præt. nat.*
9; t. VII, p. 723. S 3 (p. 650, l. 6, ταύτας..... ὀνομάζουσιν) : *ad Glauc.* II,
1; t. XI, p. 77? SS 4-9 : *Meth. med.*
XIV, 3; t. X, p. 950-951. S 10 (p. 651,
l. 13, ἐμψυχόντων..... ϲλύψεως) *e lib. de-*

perd. S 10 (p. 651, l. 13-p. 652, l. 3, ὁποῖόν
..... σέρις) : *Meth. med.* XIV, 3; t. X,
p. 951. S 10 (Καὶ τὸ γλαύκιον, p. 652, l. 3) :
ib. 4, p. 955. S 10 (p. 652, l. 3-4, αἵ τε...
κηρωταί) : *ib.* 3, p. 951. S 11 *e lib. deperd.* S 12 : *Simpl. med.* I, 6; t. XI,
p. 391. SS 13-21 : *Meth. med.* X, 9;
t. X, p. 702-704. SS 22-25 : *ib.* XIV,
3; p. 951-953.— Сн. 29, SS 1-2 ; *Tum.
præt. nat.* 9; t. VII, p. 722-723. SS 3-5
(usque ad γεννῶν, p. 657, l. 11) : *Meth.
med.* XIV, 17; t. X, p. 1005-1006. S 5
(p. 657, l. 11-12, οὗτος..... ἕλκωσις) :
Tum. præt. nat. 13; t. VII, p. 727. S 5
(p. 657, l. 12-13, παχύτατος... ὀνομαζομένας) : *Meth. med.* XIV, 17; t. X, p. 1006.
S 5 (p. 657, l. 14, αἱ ad fin.) : *Tum.
præt. nat.* l. l. SS 6-7 (usque ad ἐκκενωθῇ,
p. 658, l. 15) : *Meth. med.* l. l. p. 1006-
1007. S 7 (p. 658, l. 15-p. 659, l. 7,
ποτὲ μὲν..... πάθει) : *ib.* p. 1008-1009.
S 8 (usque ad οὑρητικῶν, p. 659, l. 10) :
ib. p. 1010. S 8 (inde a τοὺς δὲ ἕρπ.,
p. 659, l. 10) -16 : *ad Glauc.* II,
3; t. XI, p. 85-88. S 17-18 : *Meth.
med.* XIV, 17; t. X, p. 1009-1010.
S 19 : *Simpl. med.* IX, 19, 7; t. XII,
p. 142. S 20 : *ib.* 22, 6, p. 154. S 21 :
ib. 18, 36, p. 129. SS 22-34 *e lib. deperd.* — Сн. 30, S 1 *e lib. deperd.* : cf.
Meth. med. XIV, 6; t. X, p. 962; *ad
Glauc.* II, 6; t. XI, p. 102-103, et *Sec.
gen.* VII, 9; t. XIII, p. 992. S 2 (usque
ad φαρμάκων, p. 665, l. 3) : *Sec. gen.*
l. l. S 2 (p. 665, l. 3-7, ἄρχεται ad
fin.) : *Simpl. med.* V, 7; t. XI, p. 726.
S 3-5 (usque ad λεόντειον, p. 666,
l. 5) : *Meth. med.* XIV, 4; t. X, p. 956-
957. S 5 (p. 666, l. 5-6, ὅπερ.....
ἐϲλι) : *Simpl. med.* XI, 2; t. XII,
p. 328. S 5 (καὶ παρδ. καὶ ἀρκ. p. 666,
l. 6) : *ad Glauc.* II, 6; t. XI, p. 105.
S 5 (p. 666, l. 6-7; ἔτι..... σλύραξ) :
Meth. med. XIV, 4; t. X, p. 957. S 6 :
Simpl. med. VI, 5, 17; t. XI, p. 877.
S 7 : an *ib.* 21, p. 878? S 8 (usque ad

φέρειν, p. 666, l. 11) : ib. X, 2, 22; t. XII, p. 297-298. § 8 (τῷ δὲ εἶναι ad fin., p. 666, l. 11-13) : Meth. med. XIV, 5; t. X, p. 957-958. § 9-14 (usque ad παιδάριον, p. 668, l. 11): ad Glauc. II, 6; t. XI, p. 105-107. § 14 (p. 668, l. 11-12, μετά ad fin.) : Sec. gen. VII, 1; t. XIII, p. 947. § 15 : ib. p. 948. §§ 16-17 (usque ad φάρμα-κον, p. 669, l. 10) : Meth. med. XIV, 5; t. X, p. 958. § 17 (p. 669, l. 13, πολλά ad fin.): ad Glauc. II, 6; t. XI, p. 107. §§ 18-21 : Meth. med. XIV, 5; t. X, p. 958-959. § 22 : Sec. gen. VII, 1; t. XIII, p. 950. § 23 e lib. deperd.: conf. ib. p. 951. — Cn. 31, § 1 (us-que ad ὄγκος, p. 671, l. 10): Meth. med. XIV, 4; t. X, p. 953. § 1 (p. 671, l. 10-11, καὶ εἰκ..... ἐπερείσεις) : ib. 7; p. 963. καὶ ἀνώδ. : ib. 4; p. 953. § 1

(p. 671, l. 11-13, ἔχων..... ὑπάρχει) e lib. deperd. Conf. ad Glauc. II, 5; t. XI, p. 101. § 1 (p. 671, l. 13-p. 672, l. 3, καὶ μάλιστα..... ἐλαίου) : Meth. med. XIV, 4; t. X, p. 953. § 1 (p. 672, l. 3-4, καὶ ὅλως ad fin.) e lib. deperd. §§ 2-6 (usque ad φάρμακον, p. 672, l. 13) : Meth. med. l. l.; p. 953-955. § 6 (inde ab ὁ γάρ τοι, p. 672, l. 14) -7 : ad Glauc. II, 4; t. XI, p. 102-103. § 8 : Simpl. med. VI, 9, 6; t. XI, p. 890. § 9 : ib. IX, 1, 2; t. XII, p. 177. § 10 (usque ad προσσ7έλλει, p. 673, l. 12) : ib. VI, 1, 16; t. XI, p. 819. § 10 (p. 673, l. 13, ὁμοίως ad fin.) : ib. 40, p. 829. — Cn. 32, § 1 : Sec. loc. V, 1; t. XII, p. 824-825. § 2 : Simpl. medicament. X, 1, 16; t. XII, p. 289. § 3 : ib. VII, 12, 6, p. 69.

ΟΡΕΙΒΑΣΙΟΥ
ΙΑΤΡΙΚΩΝ ΣΥΝΑΓΩΓΩΝ

ΕΚ ΤΟΥ ΚΑ΄ ΒΙΒΛΙΟΥ.

[ΑΝΕΚΔΟΤΟΝ.]

α΄. Περὶ τῶν καθ᾽ Ἱπποκράτη σʹοιχείων. Ἐκ τῶν Γαληνοῦ.

1 Ἐκ γῆς καὶ πυρὸς ὕδατός τε καὶ ἀέρος ἅπαντα ὅσα γενητὰ καὶ
φθαρτὰ σώματα τὴν κρᾶσιν ἔχειν ἐδείχθη, καὶ μόνος ἀληθὴς ὁ Ἱπποκράτους εἶναι λόγος, ὁ φάσκων, τῷ κεράννυσθαι τὰ σʹοιχεῖα ταῦτα
καὶ μεταβάλλειν εἰς ἄλληλα, πολυειδῶς ἀλλοιούμενα, τὰς τῶν ζῴων
2 καὶ φυτῶν ἐργάζεσθαι γενέσεις. Ἐπιδέδεικται δὲ καὶ δρασʹικὰς εἶναι 5
ποιότητας τέτʹαρας, ἤγουν θερμότητα, ψυχρότητα, ὑγρότητα καὶ

ORIBASE.
COLLECTION MÉDICALE.

EXTRAITS DU LIVRE XXI.

[PARTIE INÉDITE.]

1. DES ÉLÉMENTS SELON HIPPOCRATE. — TIRÉ DE GALIEN.

1 Il a été montré que tous les corps qui naissent et périssent sont formés
d'une combinaison de terre, de feu, d'eau et d'air, et que la seule doctrine conforme à la vérité est celle qu'enseigne Hippocrate (cf. *De la nat. de
l'homme*, § 1), lorsqu'il dit qu'en subissant des altérations très-variées ces
éléments se mêlent et se transforment l'un dans l'autre, et donnent ainsi
2 lieu à la formation des animaux et des plantes. Nous avons montré aussi
qu'il y a quatre propriétés actives, à savoir le chaud, le froid, l'humide

ξηρότητα· μόνον γὰρ αὗται φαίνονται διὰ ὅλων ἀλλοιοῦσαι τὰ σώματα. Λέγεται δὲ ἕκαστον τούτων οὐχ ἁπλῶς οὔτε θερμὸν, οὔτε   3
ψυχρὸν, οὔτε ξηρὸν, οὔτε ὑγρὸν, ἀλλὰ τὸ μὲν ὡς ἄκρατόν τε καὶ
ἄμικτον ἔχει τὴν ποιότητα κατὰ ἣν ὀνομάζεται, τὸ δὲ ὡς ἐπικρατοῦ-
5 σαν, εἶναι δὲ τὸ μὲν ἐπικρατήσει θερμὸν ἢ ψυχρὸν ἢ ὑγρὸν ἢ ξηρὸν οὐ στοιχεῖον, οὐδὲ πρῶτον, ἀλλὰ ὕστερον καὶ δεύτερον ἐκείνων,
ὧν κραθέντων ἐγένετο· τὸ δὲ ἄκρως θερμὸν ἢ ψυχρὸν ἢ ξηρὸν ἢ
ὑγρὸν αὐτὸ στοιχεῖον ὑπάρχει, ἄκρως δὲ ἕκαστον εἶναι τοιοῦτον οὐκ
ἄν τις ἄλλο φαίη παρελθὼν ὕδωρ καὶ γῆν, ἀέρα τε καὶ πῦρ. Δείξας   4
10 οὖν Ἱπποκράτης ἁπάντων τῶν ὄντων στοιχεῖα κοινὰ τὸ θερμὸν καὶ
τὸ ψυχρὸν, τὸ ὑγρὸν καὶ τὸ ξηρὸν, ἐφεξῆς ἐπὶ γένος ἕτερον στοι-
χείων μεταβαίνει, οὐκέτι πρῶτον ἐκεῖνο, τῶν ἐναίμων ζῴων δὲ ἴδιον,
αἷμα καὶ φλέγμα, ξανθὴν χολήν τε καὶ μέλαιναν. Πυρὶ μὲν οὖν   5
ἀνάλογόν ἐστιν ἡ ξανθὴ χολὴ, γῇ δὲ ἡ μέλαινα, τὸ δὲ φλέγμα τῷ
15 ὕδατι, καὶ διὰ τοῦτο θερμὴ μὲν καὶ ξηρὰ τὴν δύναμίν ἐστιν ἡ ξανθὴ

et le sec; car il n'y a que celles-là qu'on voit transformer les corps du
tout au tout. On n'applique pas d'une manière simple aux corps particuliers les épithètes de chaud, de froid, de sec et d'humide; mais tel   3
corps est appelé ainsi, parce qu'il possède, sans tempérament ou mélange,
la propriété d'après laquelle on le dénomme, et tel autre, parce que cette
propriété y prédomine; on dit encore que les corps chauds, froids, humides ou secs par prédominance, ne sont ni élémentaires, ni primitifs,
mais postérieurs et secondaires par rapport à ceux dont le mélange les
a formés, tandis que les corps chauds, froids, secs ou humides au suprême degré, sont eux-mêmes des éléments; or personne ne prétendra
qu'il existe des corps possédant chacune de ces propriétés au suprême
degré, si ce n'est l'eau, la terre, l'air et le feu. Après donc avoir montré   4
que le chaud, le froid, l'humide et le sec, sont les éléments communs de
tout ce qui existe, Hippocrate (ib. § 2) passe à une autre classe d'éléments,
classe qui n'est plus primitive, mais propre aux animaux pourvus de
sang : ce sont le sang, le flegme, la bile jaune et la bile noire. La bile   5
jaune est l'équivalent du feu, la bile noire celui de la terre, et le flegme
celui de l'eau; pour cette raison, eu égard à leurs propriétés, la bile

9. ἄλλῳ φ. παρελθεῖν F. — Ib. Ἀποδείξας Gal.

χολὴ καθάπερ τὸ ϖῦρ, ψυχρὰ δὲ ἡ μέλαινα καὶ ξηρὰ ϖαραπλησίως
τῇ γῇ, τὸ δὲ φλέγμα ψυχρὸν καὶ ὑγρὸν ὥσπερ τὸ ὕδωρ· μόνον δὲ
τὸ ἀερῶδες σΊοιχεῖον ἐν τοῖς τῶν ζῴων σώμασιν ὁρᾶται ϖλησίον
τῆς αὑτοῦ φύσεως ἔν τε ταῖς ἀναπνοαῖς καὶ τοῖς σφυγμοῖς, ἤδη δὲ
κἂν τοῖς ϖαλμώδεσι ϖάθεσιν, ἐμφυσήμασί τε καὶ οἰδήμασι καὶ ταῖς 5
6 καλουμέναις ϖνευματώσεσιν. Ἡ δὲ ἐξ ἁπάντων τῶν σΊοιχείων σύμμετρος σύσΊασις ἐγέννησε τὸ ἀκριβὲς αἷμα.

β'. Περὶ διαφορᾶς κράσεων.

1   Τῶν συνθέτων σωμάτων οὐδὲν οὔτε ἄκρως θερμὸν, οὔτε ἄκρως
ψυχρὸν, οὔτε ἄκρως ξηρὸν, οὔτε ἄκρως ὑγρόν ἐσΊιν καθάπερ τὰ
σΊοιχεῖα, ἀλλὰ ἤτοι μέσον ἄκρως εἴη τῶν ἐναντίων, ἢ θατέρῳ τῶν 10
2 ἄκρων ϖροσκεχώρηκεν. Εἰ μὲν δὴ μέσον ἀκριβῶς εἴη κατὰ ἑκατέραν
τῶν ἀντιθέσεων, ὡς μηδὲν μᾶλλον εἶναι θερμὸν ἢ ψυχρὸν, ἢ ξη-

jaune est chaude et sèche comme le feu, la bile noire, froide et sèche
comme la terre, et le flegme, froid et humide comme l'eau; pour ce
qui regarde l'élément aérien, les corps des animaux ne nous le présentent pas dans une condition qui se rapproche de son état naturel, si
ce n'est dans la respiration, dans le pouls, et aussi dans les maladies
de la nature des palpitations, ainsi que dans les emphysèmes, dans les
6 gonflements, et dans ce qu'on appelle *pneumatoses*. La combinaison bien
proportionnée de tous les éléments produit le sang pur.

2. DE LA DIFFÉRENCE DES TEMPÉRAMENTS.

1   Aucun corps composé n'est chaud, froid, sec ou humide au suprême
degré, comme le sont les éléments; mais, de deux choses l'une, ou il
tiendra exactement le milieu entre les qualités opposées, ou il se rap-
2 prochera de l'un des deux extrêmes. S'il tient exactement le milieu, eu
égard à chacune des deux combinaisons de qualités opposées, de façon
à n'être ni plutôt chaud que froid, ni plutôt sec qu'humide, on l'appel-

---

5. ἐμφυσήματά τε καὶ οἰδήματα καὶ   χείων Gal. — 7. σύσΊασις] κρᾶσις Gal.
ταῖς F. — 6. ἁπάντων τῶν τετΊάρων σΊοι-   — Ch. 2 ; l. 10. θάτερον F.

ρὸν ἢ ὑγρὸν, εὔκρατον αὐτὸ ἁπλῶς λεχθήσεται, ϑατέρου δὲ πλεο-
νεκτήσαντος, ἤτοι κατὰ τὴν ἑτέραν ἀντίθεσιν, ἢ κατὰ ἀμφοτέρας,
οὐκέτι εὔκρατον. Εἰ μὲν δὴ ϑερμὸν εἴη μᾶλλον ἢ ψυχρὸν, ὃ μᾶλλόν 3
ἐστι, τοῦτο λεχθήσεται. Κατὰ ταὐτὰ δὲ κἂν ψυχρὸν ᾖ μᾶλλον, ὀνο- 4
5 μασθήσεται ψυχρόν· ὡσαύτως δὲ καὶ ξηρὸν καὶ ὑγρόν. Εἰ δὲ ἐξ 5
ἑκατέρας τῆς ἀντιθέσεως ἐπικρατοίη ϑάτερον, ἤτοι ϑερμὸν ἅμα καὶ
ὑγρὸν, ἢ ϑερμὸν ἅμα καὶ ξηρὸν, ἢ ψυχρὸν ἅμα καὶ ξηρὸν, ἢ ψυχρὸν ἅμα καὶ ὑγρὸν ὀνομασθήσεται τὸ σῶμα· τετίάρων γὰρ ὑποκειμένων ποιοτήτων εἰς ἀλλήλας τὸ δρᾶν τε καὶ πάσχειν ἐχουσῶν,
10 ἓξ μὲν γίνονται συζυγίαι τῶν τεσσάρων ἀλλήλαις ἐπιπλεκομένων,
ἀλλὰ δύο τούτων ἀδύνατοι τυγχάνουσιν· οὔτε γὰρ ὑγρὸν ἅμα καὶ
ξηρὸν, οὔτε ϑερμὸν ἅμα καὶ ψυχρὸν δύναται συσίῆναι σῶμα. Λεί- 6
πεται οὖν τέτίαρας εἶναι συζυγίας κράσεων. Ἐννέα δὴ τὰς πάσας 7
συμβαίνει γίνεσθαι διαφορὰς τῶν κράσεων, μίαν μὲν εὔκρατον, οὐκ
15 εὐκράτους δὲ τὰς η', τέτίαρας μὲν τὰς ἁπλᾶς, τέτίαρας δὲ ἄλλας τὰς

lera tout simplement corps *bien tempéré;* mais, si l'un des deux extrêmes
prédomine, que ce soit eu égard à l'une des deux combinaisons, ou à toutes
les deux, on ne l'appellera plus *bien tempéré.* Si donc il est plutôt chaud 3
que froid, on lui donnera le nom de la propriété qu'il possède en proportion plus forte. De même, s'il est plutôt froid, on l'appellera froid; 4
et il en est encore de même pour le sec et l'humide. Si, dans chacune 5
des deux combinaisons de propriétés opposées, l'une des deux prédomine, on appellera le corps, ou à la fois chaud et humide, ou à la fois
chaud et sec, où à la fois froid et sec, ou à la fois froid et humide : en
effet, quatre qualités étant données qui puissent s'influencer mutuellement, soit activement, soit passivement, on obtiendra, en les reliant
tour à tour entre elles, six combinaisons; mais deux de ces combinaisons
sont impossibles, puiqu'il ne saurait exister un corps à la fois humide et
sec, ou chaud et froid. Le seul cas possible est donc qu'il y ait quatre com- 6
binaisons de tempéraments. Il en résulte, par conséquent, qu'il existe 7
en tout neuf espèces de tempérament, un modéré, et huit immodérés,

8 συνθέτους. Ἐν ἑκάσῃ δὲ τούτων τῶν κράσεων τὸ μᾶλλόν τε καὶ
ἧττον σάμπολυ.

γ'. Περὶ τῆς τῶν ἡλικιῶν κράσεως.

1 Τῶν δὲ ἡλικιῶν τὸ μὲν ἄρτι διαπλατίόμενον ἐν ταῖς μήτραις τῶν
κυουσῶν ζῴων ὑγρότατόν ἐσιι καὶ θερμότατον, εἴ γε ἡ σρώτη σύ-
σιασις ἐξ αἵματος αὐτοῦ καὶ σπέρματος, ὑγρῶν καὶ θερμῶν χρη- 5
2 μάτων. Καὶ τελειωθὲν δὲ καὶ τεχθὲν ἐσχάτως ἐσίὶν ἔτι ὑγρὸν, οὐκ
ἀγγείοις μόνον καὶ σπλάγχνοις καὶ σαρξὶν, ἀλλὰ καὶ τοῖς ὀσίοῖς
3 αὐτοῖς, ἃ δὴ ξηρότατα τῶν ἐν ἡμῖν ὑπάρχει μορίων. Οἱ δὲ γεγηρακότες ξηρὰ μὲν ἱκανῶς καὶ ἄνικμα καὶ ἄχυμα τά τε ὀσίᾶ σύμπαντα
καὶ τοὺς συνδέσμους ἔχουσιν, νευρώδη δὲ καὶ σκληρὰν τὴν σάρκα 10
4 καὶ τὰς ἀρτηρίας καὶ τὰς φλέβας καὶ τὰ νεῦρα δίκην ἱμάντων. Οἱ δὲ
ἐν τῷ μέσῳ τούτων καὶ τῶν ἄρτι γεγενημένων, ὅσοι μὲν ἤδη σρο-
βεβήκασι ταῖς ἡλικίαις, ὅσον ἀπολείπονται τοῦ γήρως, τοσοῦτον καὶ

8 dont quatre simples et quatre composés. Dans chacun de ces tempéraments, il existe une différence graduelle considérable entre le plus et le
moins.

3. DU TEMPÉRAMENT DES ÂGES.

1 Quant aux âges, l'embryon qui est actuellement encore en train de se
développer dans le sein de sa mère est très-humide et très-chaud, puisqu'il
se forme primitivement de sang et de sperme, qui sont tous les deux des
2 substances humides et chaudes. Lorsqu'il est développé et qu'il est venu
au monde, il est encore excessivement humide, non-seulement dans ses
vaisseaux, ses viscères et sa chair, mais aussi dans ses os mêmes, qui sont,
3 du reste, les plus secs de tous nos organes. Chez les vieillards, tous les os
et les ligaments sont très-secs et très-dépourvus d'humidité et de sucs; leur
chair est nerveuse et dure; il en est de même des artères, des veines et des
4 nerfs, qui ressemblent alors à des courroies. Quant aux sujets qui tiennent
le milieu entre les vieillards et les embryons à peine développés, ceux qui
sont déjà avancés en âge restent autant en deçà de l'excès de sécheresse

Cᴀ. 3; l. 5. αὐτῷ Gal. — 5-6. χρωμ. ἡμῖν F.— 9. ἄνικμος καὶ ἄχρουν τά τε F.
F.— 7. τόνον F. — 8. ξηρότατα αὐτῶν — 12. τούτ. τε καί F. — 13. γήρους F.

τῆς ἐσχάτης ξηρότητος, ὅσοι δὲ νεώτεροι καὶ ἔτι αὐξανόμενοι τοσοῦτον καὶ οὗτοι τῆς τῶν ἐμβρύων ὑγρότητος ἀποκεχωρήκασιν ὅσον
ταῖς ἡλικίαις προεληλύθασιν. Ἡ δὲ ἀκμὴ πάντων τῶν ζῴων ἐν   5
μέσῳ καθέστηκε τῶν ἀκροτήτων, οὔτε εἰς ἐσχάτην ἤκουσα ξηρότητα
5 τὸ γῆρας, οὔτε ἐν ὑγρότητι καὶ πλάδῳ πολλῷ καθεστῶσα καθάπερ
ἡ τῶν βρεφῶν ἡλικία. Τί γοῦν ἔνιοι τῶν ἰατρῶν ὑγρὸν ἀποφαίνον-   6
ται τὸ γῆρας; ἢ δῆλον ὅτι τῷ πλήθει τῶν περιτλωμάτων ἐξαπατη-
θέντες· διὰ αὐτὸ γάρ τοι τοῦτο ξηρότερον ἕκαστον γίνεται τῶν μορίων, ὅτι μηκέτι ὁμοίως ὑπὸ ἀρρωστίας τοῦ θερμοῦ τρέφεται νῦν.
10 Ὑγρὸς οὖν ὁ γέρων ἐστὶν οὐ τοῖς οἰκείοις μορίοις, ἀλλὰ τοῖς πε-   7
ριτλώμασιν, καὶ ξηρὸς οὐ τοῖς περιτλώμασιν, ἀλλὰ τοῖς μορίοις
αὐτοῖς· οὐχ ὑπὲρ τῶν περιτλωμάτων δὲ αὐτοῦ νῦν ὁ λόγος, ἀλλὰ
τῶν οἰκείων μορίων ἐστὶν, ὧν καὶ αἱ κατὰ φύσιν ἐνέργειαι συμ-
πληροῦσι τὴν ζωήν. Ὅτι μὲν δὴ ξηρότατον, ὡς ἐν ἡλικίαις, τὸ γῆ-   8

qu'ils sont encore éloignés de la vieillesse, tandis que les individus plus
jeunes et qui sont encore en croissance s'écartent de l'humidité des fœtus en proportion des progrès de leur âge. Chez tous les animaux, l'âge   5
adulte occupe une position moyenne entre les extrêmes; il n'atteint pas
l'excès de sécheresse qui constitue la vieillesse, mais il n'est pas non plus
dans l'état d'humidité et dans la surabondance de liquides qui caracté-
risent l'âge des petits enfants. Pourquoi donc quelques médecins affirment-   6
ils que la vieillesse est humide? évidemment parce que la grande quantité
des résidus les induit en erreur : car c'est par cela même que chaque
partie en particulier devient plus sèche, c'est-à-dire par ce fait que, en
raison de la faiblesse de la chaleur, la partie n'est plus, à cet âge, aussi
bien nourrie. Le vieillard est donc humide, non par ses organes propres,   7
mais par les résidus, et sec, non par les résidus, mais par les parties
elles-mêmes; or nous ne parlons pas, pour le moment, des résidus de
l'individu, mais de ses organes propres, dont les fonctions actives naturelles constituent la vie. De ce que nous venons de dire, il résulte   8

---

3. ἀκμὴ μάλιστα πάντων Gal. — 5.   φήναντο Gal. — 9. μὴ καθ' ὁμοίως F.
ὡς τὸ γῆρας Gal. — Ib. ἐν om. F. —   — 11. οὐχης (οὐχ' ἧς e corr.) περιτ.
6. ἐλλογίμων ἰατρῶν Gal. — 6-7. ἀπε-   F. — 13. καὶ ἑκάτα φύσεις F.

ρας, ἐκ τῶν εἰρημένων εὔδηλον · ὅτι δὲ καὶ ψυχρότατον, μάθοις ἂν
ἐκ τῶνδε · καὶ γὰρ ἀπ⸍ομένοις οἱ γέροντες ψυχρότατοι φαίνονται
καὶ ῥᾳδίως ἀποψύχονται καὶ μελαίνονται καὶ πελιδνοῦνται καὶ τοῖς
9 ψυχροῖς ἑτοίμως ἁλίσκονται νοσήμασιν. Ἀπόλωλε δὲ αὐτῶν ὀλίγου
δεῖν ὅλον τὸ αἷμα, καὶ διὰ τοῦτο συναπόλωλε αὐτῷ καὶ ἡ τῆς χροιᾶς 5
10 ἐρυθρότης. Ἀλλὰ καὶ πέψις αὐτοῖς καὶ ἀνάδοσις, ἐξαιμάτωσίς τε
καὶ θρέψις, ὄρεξίς τε καὶ κίνησις καὶ αἴσθησις ἀμυδρὰ πάντα καὶ
11 κακῶς διακείμενα. Καὶ τί γὰρ ἄλλο ἢ ὁδός ἐπὶ θάνατόν ἐσ⸍ι τὸ
γῆρας; ὥσ⸍ε εἴπερ ὁ θάνατός ἐσ⸍ι σβέσις τῆς ἐμφύτου θερμασίας,
12 εἴη ἂν καὶ τὸ γῆρας οἷον μαρασμός τις αὐτῆς. Οὐ μὴν οὐδὲ περὶ 10
τῆς τῶν παίδων ἡλικίας σύμφωνον λέγεται παρὰ τοῖς ἰατροῖς · οἱ
μὲν γὰρ τοὺς παῖδας ἀποφαίνονται θερμοτέρους εἶναι τῶν ἀκμαζόντων, οἱ δὲ ἔμπαλιν τοὺς ἀκμάζοντας τῶν παίδων · οὐδέτερος δὲ αὐτῶν ἁπλῶς φαίνεται θερμότερος, ἀλλὰ ὁ μὲν τῷ πλήθει τῆς δια-

évidemment que la vieillesse est très-sèche, autant qu'un âge peut l'être ;
ce que nous allons dire nous apprendra qu'elle est aussi très-froide : quand
on touche les vieillards, on s'aperçoit qu'ils sont très-froids ; de plus,
ils se refroidissent facilement, deviennent facilement noirs et livides, et
9 sont enclins à être pris de maladies froides. Presque tout leur sang a disparu, et, pour cette raison, la rougeur de leur teint a disparu en même
10 temps. De plus, la digestion, la dispersion de l'aliment dans l'intimité des
tissus, la sanguification, la nutrition, l'appétit, le mouvement et la sensation, toutes ces fonctions, dis-je, sont affaiblies et en mauvais état chez
11 les vieillards. En effet, qu'est-ce que la vieillesse, si ce n'est un acheminement vers la mort ? Si donc la mort est l'extinction de la chaleur innée,
12 la vieillesse sera, pour ainsi dire, sa langueur. Mais il y a dissidence
aussi dans ce que disent les médecins par rapport à l'âge des enfants :
quelques-uns affirment que les enfants sont plus chauds que les adultes ;
d'autres prétendent, au contraire, que les adultes sont plus chauds que
les enfants ; c'est qu'aucun de ces deux âges ne paraît être simplement
plus chaud, mais l'un est plus chaud par l'abondance de la perspiration,

---

2. ἀπ⸍όμενοι F, et sic sæp. — Ib. ψυ-
χροί Gal. — 3. καὶ ῥᾳδίως ἀποψύχ. om.
F. — 4. νουσήμασιν F, et sic sæpius. —
Ib. δὴ F. — 5. καί om. F. — 7. καὶ πρόσθεσις καὶ θρέψις Gal. — 11. περὶ τοῖς F ;
τοῖς Gal. — 13. ἔμπλοι (sic) F.

πνοῆς, ὁ δὲ τῇ δριμύτητι· τὸ γὰρ ἔμφυτον Θερμὸν ὁ παῖς ἔχει
πλέον, εἴ γε ἐξ αἵματος καὶ σπέρματος ἡ γένεσις αὐτῷ, ἐν δὲ τοῖς
ἀκμάζουσιν ὀλίγη καὶ ξηρὰ καὶ οὐχ ὁμοίως ἡδεῖα τῆς Θερμασίας ἡ
προσβολή.

δ΄. Περὶ τῆς τῶν μορίων κράσεως.

5 Τῶν δὲ μορίων πάντων τὸ μὲν δέρμα, καὶ μάλιστα τὸ τῆς χειρὸς, 1
μέσον ἐστὶν οὐ μόνον ἁπάντων τῶν τοῦ ἀνθρώπου μερῶν, ἀλλὰ
καὶ τῆς ὅλης οὐσίας πάντων τῶν ἐν γενέσει τε καὶ φθορᾷ σωμάτων, οὐ τὸ τετυλωμένον καὶ σκληρὸν, ἀλλὰ τὸ κατὰ φύσιν ἔχον, ᾧ
δὴ καὶ μάλιστά φαμεν ἀκριβοῦσθαι τὴν ἁφήν. Εἰ δὴ τοῦτο κανόνα 2
10 τε καὶ οἷον κριτήριον ἁπάντων τοῦ ζῴου τῶν μορίων προστησά-
μενος ἐξετάζοις μὲν, εὑρήσεις ὑγροτάτην τὴν πιμελὴν, δεύτερον
τὸ σαρκῶδες γένος, ἐφεξῆς δὲ ἑκάστου τῶν σπλάγχνων τὴν ἰδίαν

et l'autre par son âcreté : en effet, l'enfant a plus de chaleur innée, parce
qu'il est formé de sang et de sperme; mais, chez les adultes, la chaleur
qui vient nous frapper au contact est peu considérable et sèche, et ne
produit pas une sensation aussi agréable.

4. DU TEMPÉRAMENT DES PARTIES.

Entre toutes les parties, la peau, et surtout celle de la main, a un 1
tempérament moyen, non-seulement par rapport à toutes les parties du
corps humain, mais aussi par rapport à la substance entière de tous les
corps qui naissent et qui périssent, pourvu toutefois que la peau ne
soit pas calleuse et dure, mais dans son état naturel, état auquel se
rattache surtout aussi, nous osons l'affirmer, la précision du toucher. Si 2
donc on fait ses recherches en prenant une pareille peau comme type et
comme terme de comparaison pour toutes les parties du corps, on trouvera que la graisse est la plus humide, que la chair occupe le second
rang, et qu'après cela vient la substance propre de chaque viscère,

---

2. αἵματός τε καὶ F. — Ib. γέννησις
αὐτῶν F. — 3. ἰδία F.— Ib. ἡ om. F.—
4. ὑπερβολή F. — Ch. 4; l. 5. δέρμα]
δεῖγμα F. — Ib. χειρός ἐντός Gal. — 7.
τῇ γενέσει F. — 8. σκληρὸν καὶ λιθῶδες
Gal. — 9-10. τούτων κἂν (ou κάνον?) ὅρα
τέ (sic) F. — 11. μὲν τὴν πιμ. δεύτ. δέ
Gal.

3 οὐσίαν· καλοῦσι δὲ αὐτὸ οἱ περὶ Ἐρασίστρατον παρέγχυμα. Τὸ
ἴδιον οὖν τοῦ ἐγκεφάλου σῶμα καὶ πνεύμονος ἐφεξῆς ἐσῖι τῇ πι-
μελῇ κατὰ ὑγρότητα, καθὼς τῇ μαλακότητι πάρεσῖι τεκμαίρεσθαι·
οὐ γὰρ δὴ ὑπὸ ψυχροῦ γε πέπηγε ὅτι μηδὲ θερμῷ χέοιτο ἄν.

4 Πλησίον δὲ τούτων καὶ ὁ μυελός ἐσῖι τῇ φύσει· αὐτοῦ δὲ τοῦ ἐγ-   5
κεφάλου τὰ πρόσθεν ὑγρότερα τοσοῦτον ὅσον καὶ μαλακώτερα.

5 Πάντα μὴν ταῦτα δέρματος οὐχ ὑγρότερα μόνον, ἀλλὰ καὶ ψυχρότερα, καὶ ὅλως ἄναιμον πᾶν ἐναίμου ψυχρότερον, ὥσπερ καὶ οἱ
χιτῶνες τῆς ἀρτηρίας καὶ φλεβὸς ἄναιμοί τέ εἰσι καὶ ψυχροὶ φύσει.

6 Ἐγγυτάτω δέ ἐστι δέρματος καὶ ἡ τῶν μαλακῶν νεύρων φύσις, ἡ   10
δὲ τῶν σκληρῶν οἷόν περ αὐτὸ τὸ δέρμα, κατὰ ὑγρότητα δηλονότι
καὶ ξηρότητα· θερμότητι γὰρ ἀπολείπεται τοσοῦτον ὅσον εἰκὸς ἀπο-
7 λείπεσθαι τὸ παντελῶς ἄναιμον ἐναίμου σώματος. Ἡ δὲ τοῦ σπληνὸς καὶ ἡ τῶν νεφρῶν καὶ ἡ τοῦ ἥπατος σὰρξ ὑγροτέρα τοσοῦτον

3 substance qu'Érasistrate appelle *parenchyme*. La substance propre du cerveau et du poumon vient après la graisse, eu égard à l'humidité, ainsi
qu'on peut le conjecturer d'après sa mollesse; car cette substance ne s'est
pas solidifiée par le froid, attendu qu'elle ne saurait se fondre sous l'in-
4 fluence du chaud. Par sa nature, la moelle se rapproche aussi de ces subs·
tances, et les parties antérieures du cerveau lui-même sont d'autant plus
5 humides que les autres, qu'elles sont aussi plus molles. Mais toutes ces
parties, comparées à la peau, ne sont pas seulement plus humides, elles
sont aussi plus froides; et, en général, toute partie dépourvue de sang est
plus froide qu'une partie sanguine; d'après cette même règle, les tuniques
des artères et des veines sont à la fois dépourvues de sang et froides par
6 nature. La nature des nerfs mous se rapproche beaucoup aussi de celle de
la peau, et celle des nerfs durs est exactement l'analogue de celle de la
peau, sous le rapport de l'humidité et de la sécheresse, bien entendu;
car, pour la chaleur, elle lui est inférieure, et le degré de son infériorité
est tel qu'on peut s'attendre à le constater en comparant un organe
7 complétement dépourvu de sang à un organe sanguin. La chair de la
rate, des reins et du foie, est d'autant plus humide que la peau, qu'elle

1. αὐτήν Gal. — 4. θερμοῦ F. — Ib.   νὸν ταὐτοῦ δέρμ. F. — 10. Ἐγγυτάτω...
χεῖτ' ἄν F; χεῖται Gal. — 7. Πᾶν ταμη-   φύσις om. F. — 14. καὶ τῶν F.

δέρματος ὅσον καὶ μαλακωτέρα. Καὶ μὲν δὴ καὶ ἡ τῆς καρδίας σὰρξ 8
πάντων μὲν τούτων ξηροτέρα τοσοῦτον ὅσον περ καὶ σκληροτέρα,
θερμοτέρα δὲ οὐ τούτων μόνων, ἀλλὰ καὶ πάντων ἁπλῶς τῶν τοῦ
σώματος μορίων ἐσ7ὶν αὕτη. Αἱ δὲ ἶνες αἱ μὲν ὀλίγῳ τινὶ μᾶλλον, 9
5 αἱ δὲ ἧτ7ον βραχὺ δέρματος ψυχρότεραί τέ εἰσι καὶ ξηρότεραι · τινὲς
δὲ ὅμοιαί εἰσι κατὰ πᾶν τῇ παχυτάτῃ τοῦ αἵματος οὐσία. Πάντες 10
δὲ ὑμένες ἤδη ξηρότεροι δέρματος, ὥσπερ γε καὶ αἱ περὶ τὸν ἐγκέφαλόν τε καὶ νωτιαῖον μήνιγγες · ὑμένες γὰρ καὶ αἵδε. Καὶ μὲν δὴ 11
καὶ [οἱ] σύνδεσμοι πάντες εἰς ὅσον σκληρότεροι δέρματος, τοσοῦτον
10 καὶ ξηρότεροι · οἱ τένοντες δὲ τῶν συνδέσμων μέν εἰσι μαλακώτεροι,
δέρματος δὲ ἐναργῶς ἤδη σκληρότεροι. Χόνδροι δὲ μετὰ τοὺς συν- 12
δέσμους εἰσὶ καί τι μέσον δὲ ἀμφοῖν σῶμα · καλοῦσι δὲ αὐτὸ νευρο-
χονδρώδη σύνδεσμον. Θρὶξ δὲ καὶ ὄνυξ ψυχρότατά τε καὶ ξηρότατα 13
ἁπάντων ἐσ7ὶν, ἧτ7ον δὲ τούτων ὀσ7οῦν ψυχρόν ἐσ7ι καὶ ξηρὸν,

est aussi plus molle. La chair du cœur surpasse d'autant toutes ces 8
chairs-là en sécheresse, qu'elle les surpasse en dureté; toutefois, quant
à la chaleur, elle ne surpasse pas seulement ces parties, mais aussi,
pour le dire en un mot, elle l'emporte sur toutes les autres parties du
corps. Les fibres sont plus froides et plus sèches que la peau, mais cer- 9
taines le sont un peu plus, et certaines un peu moins; quelques-unes sont,
sous tous les rapports, semblables à la partie la plus épaisse de la substance du sang. Toutes les membranes sont plus sèches que la peau; il 10
en est de même des méninges qui entourent le cerveau et la moelle épinière, car ce sont là aussi des membranes. Tous les ligaments surpassent 11
aussi la peau en sécheresse au même degré qu'ils la surpassent en dureté; quant aux tendons, ils sont plus mous que les ligaments, mais
manifestement plus durs que la peau. Les cartilages viennent après les 12
ligaments, ainsi qu'une espèce de corps intermédiaire entre les deux, et
qu'on appelle ligament *neuro-cartilagineux*. Les poils et les ongles sont 13
les plus froids et les plus secs de tous les organes; les os sont moins
froids et moins secs qu'eux, mais ils le sont plus que les autres parties.

3. μόνον Gal. — 4. ἐσ7ὶν αὕτη om. — 9. [οἱ] ex. em.; om. F Gal. — Ib.
Gal. — 6. τῇ τοῦ δέρματος οὐσία Gal. εἰς τοσοῦτο Gal.

14 τῶν δὲ ἄλλων ϖλέον. Τῶν δὲ χυμῶν ὁ μὲν χρησ7ότατός τε καὶ
οἰκειότατος τὸ αἷμά ἐσ7ι, τούτου δὲ οἷον ὑπόσ7ασίς τις καὶ ἰλὺς ἡ
μέλαινα· ταῦτα ἄρα καὶ ψυχροτέρα τέ ἐστι καὶ ϖαχυτέρα τοῦ αἵμα-
τος· ἡ δέ γε ξανθὴ χολὴ θερμοτέρα μακρῷ· ψυχρότατον δὲ τῶν
ἐν τῷ ζῴῳ τὸ φλέγμα.   5

ε'. Διάγνωσις ἀρίσ7ης κράσεως κατασκευῆς.

1   Εὐκρατότατός ἐσ7ιν ἄνθρωπος, ὃς ἂν τῷ σώματι φαίνηται
μέσος ἀκριβῶς ἁπάντων τῶν ἄκρων, ἰσχνότητός τε καὶ ϖαχύτητος
καὶ μαλακότητός καὶ σκληρότητος, ἔτι δὲ θερμότητός τε καὶ ψυ-
2 χρότητος καὶ ὑγρότητος καὶ ξηρότητος. Ἀλλὰ καὶ διαπλάσεως ἀρί-
σ7ης τετύχηκεν ὁ οὕτως εὔσαρκος ἄνθρωπος καὶ ταῖς ἐνεργείαις 10
κάλλισ7α διάκειται, καὶ ϖρὸς τούτοις ἔτι τὸν ἀριθμὸν ἁπάντων
τῶν μορίων καὶ τὰ μεγέθη τὴν ϖρὸς ἄλληλα σύνταξιν χρησ7ὴν

14 Parmi les humeurs, le sang est la plus utile; c'est aussi celle qui est la
plus propre à notre nature; la bile noire est, pour ainsi dire, le sédiment
et la boue du sang; pour cette raison, elle est aussi plus froide et plus
épaisse que le sang; mais la bile jaune est beaucoup plus chaude, tandis
que le flegme est la plus froide des humeurs de l'économie animale.

5. MOYENS DE RECONNAÎTRE LA STRUCTURE DU CORPS QUI REPRÉSENTE LE MEILLEUR TEMPÉRAMENT.

1   L'homme le mieux tempéré est celui qui présente un corps tenant
exactement le milieu entre tous les extrêmes, entre la maigreur et l'excès
d'embonpoint, entre la mollesse et la dureté, enfin entre la chaleur et le
2 froid, entre l'humidité et la sécheresse. Mais un homme dont les chairs
sont dans cet excellent état possède aussi une très-bonne conformation
et se trouve dans une situation très-satisfaisante sous le rapport des
fonctions; de plus, toutes ses parties présentent, sous le rapport du
nombre et de la grandeur, une telle harmonie, que de cet ensemble

2. τις] τε Gal. — 2-3. ἰλὺς χολὴ ἡ   των τῶν Gal.— Ch. 5; l. 12. τῶν om. F.
Gal.— 4. ψυχρ. δὲ καὶ ὑγρότατον ἁπάν-   — Ib. τήν ex em.; καὶ τήν F Gal.

ταῖς ἐνεργείαις παρεχόμενα κεκτημένος, καὶ διὰ τοῦτο καὶ κάλλι-
σῖος ὀφθῆναι. Μέσος ἀκριβῶς ἐσῖι θρασύτητός τε καὶ δειλίας, μελ-   3
λησμοῦ τε καὶ προπετείας, ἐλέους τε καὶ φθόνου. Εἴη δὲ ἂν ὁ τοιοῦτος   4
εὐθὺς μὲν φιλόσῖοργος, φιλάνθρωπος, συνετὸς, ἐσθίειν δὲ καὶ πί-
5 νειν σύμμετρος, καὶ πέτῖει καλῶς τὰς τροφὰς οὐκ ἐν γασῖρὶ μόνον,
ἀλλὰ καὶ ἐν ταῖς φλεψὶ, καὶ κατὰ ὅλην τὴν ἕξιν τοῦ σώματος, ἀπάσας τε, συνελόντι φάναι, τάς τε φυσικὰς ἐνεργείας καὶ τὰς ψυχικὰς
ἀμέμπλως ἔχει · καὶ γὰρ καὶ ταῖς αἰσθήσεσιν ἀρίσῖως διάκειται καὶ
ταῖς τῶν κώλων κινήσεσιν, εὔχρους τέ ἐσῖι καὶ εὔπνους ἀεὶ καὶ
10 μέσος ὑπνώδους τε καὶ ἀγρύπνου, καὶ ψιλοῦ τριχῶν καὶ δασέος, καὶ
μέλανος καὶ λευκοῦ τὴν χρόαν καὶ τρίχας ἔχει, παῖς μὲν ὢν πυρ-
ροτέρας μᾶλλον ἢ μελαντέρας, ἀκμάζων δὲ ἔμπαλιν. Τὸ μὲν οὖν   5
τοιοῦτον σῶμα καὶ οὕτω κατωρθωμένον εἰς ἄκρον οὐ πάνυ τι συνεχῶς εἴωθε γίνεσθαι, τὸ δὲ ἀπολειπόμενον βραχὺ τοῦδε κἂν συνεχῶς
15 θεάσαιο.

résulte un bon arrangement favorable au jeu des fonctions ; pour cette
raison, il est aussi très-beau à voir. Il tient exactement le milieu entre   3
la témérité et la lâcheté, entre la lenteur et l'étourderie, entre la bienveillance et l'envie. Un tel homme sera nécessairement encore affectueux,   4
humain, intelligent, modéré dans l'usage des aliments et des boissons ;
élaborera bien ses aliments, non-seulement dans l'estomac, mais aussi
dans les veines et dans toute l'habitude du corps ; et, pour le dire en un
mot, il aura toutes les fonctions, tant naturelles que psychiques, dans un
état irréprochable ; car il se trouve dans une excellente condition par
rapport aux sens et aux mouvements des membres ; il est bien coloré et
toujours bien perméable à l'air ; il tient le milieu eu égard à la somnolence et à l'insomnie, au défaut et à la surabondance de poils, au teint
noir et au teint blanc ; ses cheveux sont, dans l'enfance, plutôt blonds
que noirs, tandis que, vers le milieu de la vie, c'est le contraire. Habituel-   5
lement on ne rencontre pas très-fréquemment un corps ainsi fait et qui
arrive tellement au suprême degré de ce qu'il faut ; mais on peut toujours en voir un qui s'en écarte peu.

3. δέ om. F. — 4. εὔθυμος φιλόσῖ.
Gal. — 6. καὶ καθόλου τήν F. — 8.
ἀμέμπῖος (sic) ἔχειν F. — Ib. διάγειται
F. — 9-10. ἀεὶ ἔμμεσος F. — 10. ἀγρύ-
πνος καὶ ψιλός F. — 11. λευκόν F. —
Ib. ἔχειν F.

ς΄. Διάγνωσις τῶν δυσκράτων σωμάτων.

1 Ὅσα δὲ σώματα τοῦ συμμέτρου θερμότερα μέν ἐστιν, οὐ μὴν
ὑγρότερα ἢ ξηρότερα, τούς τε ὀδόντας φύσει θᾶτίον αὐξηθήσεταί
2 τε ὁμοίως. Φανεῖται δὲ δήπου καὶ ἁπτομένοις θερμότερα τοσοῦτον
ὅσον πέρ ἐστι καὶ τῇ κράσει θερμότερα, καὶ πιμελῆς ἧττον ἔχοντα,
τῇ χρόᾳ δὲ ἐξέρυθρα καὶ μελανότριχα καὶ μετρίως δασέα καὶ εὐρείας 5
ἔχοντα τὰς φλέβας· ὥστε εὐλόγως εἰς ταὐτὸν συντρέχει φλεβῶν
3 εὐρύτης καὶ λεπτότης. Εἰ δὲ ἅμα τις εἴη πιμελώδης τε καὶ παχὺς
καὶ τὰς φλέβας εὐρείας ἔχοι, διὰ ἔθος οὗτος, οὐ φύσει πιμελώδης
ἐγένετο· τὸ γὰρ τῆς διαίτης ἀταλαίπωρον ἐπιθρέψειεν ἂν ποτε
τοῖς σαρκώδεσι μορίοις πιμελήν· τῆς θερμότητος δὲ ἴδιον καὶ τὸ 10
εὔψυκτον διὰ ἀραιότητα, καθάπερ καὶ τοῖς εὐρείας ἔχουσι τὰς φλέβας ἔνεστι καὶ χωρὶς βλάβης μακρὰς ἀσιτίας φέρειν, ἅτε δὴ πο-
4 λυαίμοις ὑπάρχουσιν. Ψυχροτέρας δὲ κράσεως σημεῖα τὸ ψυχρόν

6. MOYENS DE RECONNAÎTRE LES CORPS MAL TEMPÉRÉS.

1 Tous les corps dont la chaleur, mais non pas l'humidité ou la sécheresse, dépasse la moyenne, pousseront les dents plus vite que les autres
2 et croîtront avec la même rapidité. Ils se montreront aussi d'autant plus
chauds au toucher et auront d'autant moins de graisse, que leur tempérament dépasse davantage la moyenne; ils auront un teint d'un rouge
vif et des cheveux noirs; ils seront modérément velus et auront les veines
amples; il est donc naturel que l'ampleur des veines marche de pair avec
3 la maigreur. Si un individu est à la fois gras, gros et pourvu de veines
larges, ce n'est pas par nature, mais par son régime habituel qu'il est
devenu gras; en effet, un régime exempt de fatigues peut, parfois,
recouvrir de graisse les parties charnues; c'est aussi quelque chose de
propre au tempérament chaud de se refroidir facilement à cause de la
porosité, et cela par un effet analogue à celui en vertu duquel les individus à veines amples peuvent, sans inconvénient, supporter une absti-
4 nence prolongée, puisqu'ils ont beaucoup de sang. Les signes d'un

CH. 6; l. 2. θᾶτίοντας F. — 6. ἐς F. ἀραιότηταν F et sic sæpius. — 12. ἔνεστι
— Ib. τ΄ αὐτόν F et sic sæpius. — 11. δὲ καί F.

τε ἁπλομένοις, τὸ ἄτριχον, τὸ ϖιμελῶδες· ἡ χρόα δὲ τοῖς τοιούτοις ἅμα ταῖς θριξὶ λευκοτέρα· ϖολλῆς δὲ τῆς ψύξεως οὔσης ϖε-
λιδνή ϖώς ἐσ7ι καὶ μολιβδόχρους. Καὶ σ7ενὰς δὲ ἔχουσιν οἱ τοιοῦτοι 5
τὰς φλέβας, ὅθεν ὡς τὸ ϖολὺ συντρέχει ϖαχύτης σ7ενότητι τῶν
5 φλεβῶν· εἰ δέ τις σ7ενὰς μὲν ἔχει τὰς φλέβας, ἰσχνὸς δὲ ὑπάρχει,
οὐδὲ οὗτος ἐξ ἀνάγκης τοιοῦτος, ἀλλὰ διὰ ἔθος ἐγένετο. Δῆλον δέ· 6
ὅσοι σ7ενὰς ἔχουσι τὰς φλέβας ὀλιγόαιμοί τέ εἰσι καὶ μακρὰς
ἀσιτίας οὐ φέρουσιν. Εἰσὶ δέ τινες ἰσχνοὶ καὶ φλέβας ἔχοντες 7
μικρὰς, ἀλλὰ εἰ τέμοις ἐξ αὐτῶν ἡντινοῦν, ϖροπίπ7ει ϖιμελὴ, δῆ-
10 λον ὡς ὑποπεφυκυῖα τῷ δέρματι κατὰ τὸν ἔνδον ὑμένα. Σπάνιον 8
μὲν οὖν ἐπὶ ἀνδρῶν τὸ τοιοῦτον, ἐπὶ γυναικῶν δὲ καὶ ϖάνυ ϖολλάκις
εὑρισκόμενον· ἐσ7ὶ γὰρ φύσεως ψυχροτέρας καὶ ἀργοτέρου βίου
γνώρισμα τὸ τοιοῦτον. Ἔτι μὴν τῆς ψυχρᾶς κράσεώς ἐσ7ι καὶ τὸ 9
μὴ ῥᾳδίως ἐμψύχεσθαι διὰ ϖυκνότητα. Ἡ δὲ ξηρὰ σκληροτέρα τέ 10

tempérament froid sont le froid qu'on sent au toucher, l'absence de
poils, l'excès de graisse; le teint des sujets doués d'un pareil tempérament est, ainsi que les poils, blanchâtre, et, si le froid [du tempé-
rament] est intense, ce teint est, en quelque sorte, livide et plombé.
Ces sujets ont aussi les veines étroites, raison pour laquelle l'embonpoint 5
et l'étroitesse des veines marchent ordinairement de pair; si cependant
quelqu'un a les veines étroites, tout en étant maigre, ce n'est pas non
plus par nécessité, mais par son régime habituel qu'il l'est devenu. La 6
preuve en est que les gens à veines étroites ont peu de sang et ne supportent pas l'abstinence prolongée. Il y a certains individus qui sont 7
maigres, quoiqu'ils aient de petites veines, mais, quand, chez eux, on
incise une veine quelconque, il sort de la graisse qui a évidemment
poussé en dessous de la peau du côté interne de la membrane. Cet ac- 8
cident est rare chez les hommes; mais on le rencontre très-fréquemment chez les femmes, car c'est le signe d'un tempérament froid et
d'une vie oisive. Se refroidir difficilement pour cause de densité est en- 9
core le signe d'un tempérament froid. Le [corps des gens doués d'un] 10

2. ϖυρροτέρα Gal., Syn., Aët., Paul. 6. ἐξ ἀνάγκης φύσει τοιοῦτος Gal. — 7.
— 3. ἐσ7ι] εὖ F. — Ib. οἱ om. F. — οἱ μὲν γὰρ σ7ενὰς ἔχοντες Gal.

ἐσ]ι καὶ ἰσχνοτέρα τῆς εὐκράτου καὶ δασεῖα τοσοῦτον ὅσον περ
11 ἂν ᾖ ξηροτέρα· τὰ δὲ ἄλλα πάντα παραπλήσιος. Ἡ μὲν οὖν σκληρότης ἀχώρισ]ός ἐσ]ι τελέως τῆς ξηρᾶς κράσεώς, ἡ λεπ]ότης δὲ οὐ
μόνον ταῖς συμφύτοις ἔπεται κράσεσιν, ἀλλὰ καὶ ταῖς ἐπικτήτοις,
ἐξ ἔθους μακροῦ γενομένη, ὅταν διὰ φροντίδας καὶ ταλαιπωρίας 5
12 καὶ δίαιταν λεπ]ὴν καταξηρανθῶσί τινες. Σημεῖον δέ ἐσ]ι ξηρότητος καὶ τὸ δυσκίνητον καὶ ξηρὸν καὶ αὐχμηρὸν ὑπὸ τῶν ξηραινόν-
13 των γίνεσθαι τὸ σῶμα. Καὶ ἡ ὑγρὰ δὲ τὰ μὲν ἄλλα παραπλήσιός
14 ἐσ]ι τῇ εὐκράτῳ, μαλακωτέρα δὲ καὶ πολυσαρκοτέρα. Καὶ ταύτης
ἀχώρισ]ός ἐσ]ιν ἡ μαλακότης ὥσπερ γε καὶ ἡ παχύτης, οὐ τῇ συμ- 10
φύτῳ μόνον ἐπομένη κράσει, ἀλλὰ κἂν ἐξ ἔθους μακροῦ τινος λάδῃ
15 τὴν σύσ]ασιν ἐξ ἀργίας καὶ ἀβροτέρας διαίτης. Ἴδιον δέ ἐσ]ιν ὑγρό-
16 τητος καὶ τὸ βαρύνεσθαι τὸ σῶμα ὑπὸ τῶν ὑγραινόντων. Ἡ δὲ θερμὴ

tempérament sec est plus dur et plus maigre que celui des gens doués
d'un tempérament modéré, et il est également velu, le tout en proportion du degré de sa sécheresse; sous tous les autres rapports, le tem-
11 pérament sec ressemble au tempérament modéré. La dureté est complétement inséparable du tempérament sec; mais la maigreur n'est pas
seulement une conséquence des tempéraments innés; elle l'est aussi des
tempéraments acquis, puisqu'elle se produit par suite d'une habitude de
vie longtemps prolongée, certains individus étant desséchés par des sou-
12 cis, des fatigues, ou un régime ténu. C'est encore un signe de sécheresse,
lorsque, sous l'influence des desséchants, le corps devient sec, aride,
13 et éprouve de la difficulté à se mouvoir. Le tempérament humide ressemble aussi, sous tous les rapports, au tempérament modéré; seulement il rend les sujets plus humides et leur donne plutôt une masse
14 de chair. C'est encore une suite inévitable du tempérament humide que
la mollesse; il en est de même pour l'embonpoint; seulement, celui-ci
n'accompagne pas uniquement le tempérament inné, mais se rencontre
aussi lorsque, en raison d'une longue habitude, on a pris cette confor-
15 mation par suite d'oisiveté, ou d'un régime trop délicat. C'est encore
quelque chose de propre à l'humidité que le corps s'alourdisse sous
16 l'influence des humectants. Le tempérament sec et chaud rend extrê-

3. ἡ δὲ ἰσχνότης Syn., Aët. — 9. ἐσ]ω F. — Ib. εὐσαρκοτέρα Gal.

καὶ ξηρὰ δασεῖα μὲν ἐσχάτως ἐσ⟨τ⟩ὶ, τὰς δὲ τῆς κεφαλῆς τρίχας
εὐαυξεσ⟨τ⟩άτας τε καὶ μελαίνας καὶ πολλὰς ἔχει κατὰ τὴν νέαν ἡλικίαν, ἐπὶ δὲ προήκοντι τῷ χρόνῳ φαλάκρωσις ἐπακολουθεῖ. Καὶ αἱ 17
φλέβες δὲ εὐρεῖαι τυγχάνουσιν, ὥσπερ δὴ καὶ αἱ ἀρτηρίαι μεγάλαι
5 τέ εἰσιν ἅμα καὶ σφοδρότατα σφύζουσιν. Καὶ δὴ καὶ σύντονον καὶ 18
διηρθρωμένον καὶ μυῶδες καὶ ἀπίμελον ὅλον ἐσ⟨τ⟩ὶ τὸ σῶμα, καὶ τὸ
δέρμα σκληρόν τε καὶ μελάντερον. Μεταπεσούσης δὲ τῆς θερμῆς 19
καὶ ξηρᾶς κράσεως ἐν τῷ χρόνῳ τῆς παρακμῆς εἰς τὴν ψυχράν τε
καὶ ξηρὰν, ἡ ἕξις τῶν τοιούτων ἰσχνὴ μὲν ὡσαύτως καὶ σκληρά,
10 μελαγχολικὴ δέ ἐσ⟨τ⟩ι, καὶ διὰ τοῦτο μέλαινά τε ἅμα καὶ δασεῖα.
Κρατούσης δὲ τῆς ἑτέρας τῶν ποιοτήτων παρὰ πολὺ, τῆς δὲ ἑτέ- 20
ρας ὀλίγον τι τοῦ συμμέτρου παραλλατ⟨τ⟩ούσης, ἐπικρατήσει μὲν
τὰ τῆς κρατούσης, ἀμυδρὰ δὲ ἐσ⟨τ⟩αι τὰ τῆς ἑτέρας γνωρίσματα. Ψυ- 21
χρᾶς δὲ οὔσης καὶ ὑγρᾶς ὁ μὲν θώραξ σ⟨τ⟩ενὸς καὶ ἄτριχος ἔσ⟨τ⟩αι,
15 καθάπερ οὖν καὶ πᾶν τὸ σῶμα ψιλὸν τριχῶν, ἁπαλόν τε καὶ λευκὸν τὸ δέρμα καὶ ὑπόπυρρον ταῖς θριξὶ, καὶ μάλισ⟨τ⟩α ἐν νεότητι,

mement velu; il donne, pendant la jeunesse, des cheveux noirs, nombreux et qui croissent très-rapidement, mais auxquels succède, par les
progrès de l'âge, la calvitie. Dans ce tempérament, les veines sont 17
amples et les artères grandes; ces dernières battent très-fortement. Le 18
corps est robuste, bien articulé, musculeux et dépourvu de graisse; la
peau est dure et noirâtre. Quand, vers l'âge de retour, le tempérament 19
sec et chaud se change en tempérament sec et froid, l'habitude extérieure du corps des gens dont il s'agit reste de même maigre et dure,
mais elle est imprégnée de bile noire, et, par conséquent, à la fois
noire et velue. Si l'une des deux qualités prédomine fortement, tandis 20
que l'autre ne s'écarte que peu de la moyenne, les signes de la qualité
prédominante auront le dessus, et ceux de l'autre seront faibles. Dans 21
le tempérament froid et humide, la poitrine sera étroite et glabre; de
même tout le corps sera dépourvu de poils, la peau sera délicate et
blanche; les cheveux seront blonds clairs, surtout durant la jeunesse; en

2. πολλάς] οὔλας Gal. — 3. αἱ om. Gal. — 7. σκληρότερόν Gal., Syn., Aët.,
F; item l. 4. — 5. μέγιστον καὶ σφο- — 9. μὲν ὡσαύτως om. Gal. — 13.
δρότατον σφύζουσαι Gal. — 6. ἔσ⟨τ⟩αι ἐσ⟨τ⟩ι F.

22 καὶ οὐ φαλακροῦνται γηρῶντες. Εὐθὺς δὲ καὶ δειλοὶ καὶ ἄτολμοι
καὶ ὀκνηροὶ καὶ ἀδήλους ἔχοντες τὰς φλέβας καὶ παχεῖς καὶ πι-
μελώδεις, καὶ νεύροις καὶ μυσὶν ἄρρωσ]οι καὶ ἀδιάρθρωτοι καὶ
23 βλαισοὶ γίνονται. Τῆς ψυχρότητος δὲ καὶ τῆς ὑγρότητος ἐπὶ πλέον
αὐξηθείσης, τὰ μὲν ἄλλα κατὰ ἀναλογίαν ἔσ]αι τῆς τῶν ποιοτήτων 5
αὐξήσεως, ἡ χρόα δὲ ἅμα ταῖς θριξὶ πυρρά, καθάπερ κἂν ἐπὶ
24 πλεῖσ]ον αὐξηθῶσιν ἄμφω, πελιδνή. Εἰ δὲ ἄνισος ἡ αὔξησις εἴη
25 τῶν ποιοτήτων, ἐπικρατήσει τὰ τῆς μᾶλλον ηὐξημένης ἴδια. Ἡ δὲ
θερμὴ καὶ ὑγρὰ κρᾶσις μαλακωτέρα καὶ πολυσαρκοτέρα τῆς ἀρί-
σ]ης κράσεως εἰς τοσοῦτόν ἐσ]ιν εἰς ὅσον ἀμφοτέραις ηὐξήθη ταῖς 10
26 ποιότησιν. Ἐπὶ πλεῖσ]ον δὲ αὐξηθεῖσα τοῖς σηπεδονώδεσιν ἑτοίμως
27 ἁλίσκεται νοσήμασιν, ὅτι κακόχυμος ἑτοίμως γίνεται. Εἰ δὲ ὀλίγῳ
μὲν ὑγροτέρα, πάμπολυ δὲ εἴη θερμοτέρα, μαλακώτεροι μὲν ὀλίγῳ

22 vieillissant, on ne deviendra pas chauve. Nécessairement aussi, ces individus sont lâches, peureux et paresseux; ils ont les veines peu apparentes; ils sont gros et gras; leurs nerfs et leurs muscles sont faibles,
leurs articulations mal développées, et leurs jambes se tournent en de-
23 dans. Quand le froid et l'humidité ont beaucoup augmenté, les autres
signes sont en raison de l'excès de ces qualités; mais le teint devient
roux ainsi que les cheveux; il acquiert une couleur livide, quand l'exagé-
24 ration des deux qualités est extrêmement forte. Si les deux qualités n'ont
pas augmenté au même degré, les signes de la qualité dont l'augmenta-
25 tion est la plus forte prédomineront. Le tempérament chaud et humide
produit une mollesse et un embonpoint dont le degré dépassse d'autant
plus les états analogues propres au meilleur tempérament, que les deux
26 qualités dont il s'agit ont subi une augmentation plus forte. Si ce tempérament est très-fortement exagéré, on devient sujet à être attaqué de
maladies putrides, parce qu'il se forme facilement des humeurs mau-
27 vaises. Si l'excès d'humidité est peu considérable, tandis que celui de
la chaleur l'est beaucoup, le corps est un peu plus mou et un peu plus

2. ὀκν. καὶ μικρὰς καὶ ἀδήλους Gal. ἀδιόρισ]οι Paul.; ἀόρατοι, ἀόρισ]οι δέ
— Ib. καὶ παχεῖς om. Gal. — 3. μη- Synops. — 9. εὐσαρκοτέρα καὶ θερμο-
ροῖς Synops., Aët., Paul. — Ib. ἄρρ] τέρα τῆς Gal. — 13. δὲ εἴη] δεῖ F.

τῶν συμμέτρων οἱ τοιοῦτοι καὶ σαρκωδέσ]εροι, λασιώτεροι δὲ οὐκ
ὀλίγῳ, καὶ μὲν δὴ καὶ ἀπ]ομένοις οὐκ ὀλίγῳ Θερμότεροι. Εἰ δὲ τὸ 28
ψυχρὸν ἅμα τῷ ξηρῷ κατὰ ἴσον αὐξηθείη, φύσει σκληρὸν καὶ ἰσχνὸν
ἕξουσι τὸ σῶμα καὶ λευκὸν, ἄμυόν τε καὶ ἄναρθρον, ἀπ]ομένοις τε
5 ψυχρόν· ἡ πιμελὴ δὲ ὅμως αὐτοῖς, καίτοι γε ἰσχνοῖς οὖσι, παρέ-
σπαρται τῇ σαρκί· τὰ δὲ τῶν τριχῶν τῆς χρόας ἀνάλογον τῷ μέτρῳ
τῆς ψυχρότητος· τὸ δὲ τῆς ψυχῆς ἦθος ἄτολμον καὶ δειλὸν καὶ δύσθυμον, συλλήβδην δὲ εἰπεῖν, ἐπὶ τῶν κατὰ συζυγίαν κράσεων ἀεὶ
τῆς ἐπικρατούσης ποιότητος ἐπικρατήσει τὰ γνωρίσματα. Γινώσκειν 29
10 δὲ προσῆκεν ὅτι πολλάκις τὰ παρόντα γνωρίσματα τῆς ἔμπροσθεν
κράσεώς ἐσ]ιν, οὐ τῆς νῦν ὑπαρχούσης τῷ σώματι· φέρε γὰρ, εἴ τις
ἐτῶν γεγονὼς ἐξήκοντα, δασὺς ἱκανῶς εἴη, μὴ ὅτι νῦν ἐσ]ι ξηρὸς καὶ
Θερμὸς, δασὺν αὐτὸν οἰόμεθα ὑπάρχειν, ἀλλὰ ὅτι πρότερον μὲν
ἐγένετο τοιοῦτος, ὑπομένουσι δὲ αἱ τότε γεννηθεῖσαι τρίχες. Ἀλλὰ 30

charnu que celui des individus doués d'un tempérament moyen ; mais
il sera beaucoup plus velu et plus chaud au toucher. Si le froid et la 28
sécheresse ont simultanément augmenté au même degré, on aura le
corps naturellement dur, maigre et blanc, les articulations et les muscles peu apparents, et on sera froid au toucher ; quoique les individus
dont il s'agit soient maigres, ils ont cependant de la graisse disséminée
dans la chair ; la couleur de leurs cheveux sera en raison du degré de
froid de leur tempérament ; leur caractère sera lâche, peureux et triste,
et, pour le dire en un mot, dans les tempéraments par combinaison,
les signes de la qualité prédominante auront toujours le dessus. Il faut 29
savoir que les signes actuellement existants appartiennent souvent au
tempérament d'une époque antécédente, et non pas à celui qui règne
présentement dans le corps ; si nous supposons, par exemple, qu'un individu âgé de soixante ans soit fortement velu, nous n'admettons pas
qu'il l'est parce qu'il est actuellement sec et chaud, mais parce qu'il
l'était autrefois, et que les poils qui ont poussé alors sont restés. Tou- 30

2. καὶ μὲν δὴ..... ὀλίγῳ om. F. —   om. Gal. — 5. αὐτοῖς γέ τοι ἰσχνοῖς F.
4. λευκόν] ἄτριχον Gäl. — Ib. ἄμυον   — 6. καὶ τῆς χροιᾶς Gal. ; καὶ τῆς χροιᾶς
Synops., Aët., Paul. ; ἄβιον F 1ª m. ;   τοῦ σώματος Aët. — 12. ἔτη γεγ. ἐξη-
ἄβυον 2ª m. ; om. Gäl. — Ib. τε καὶ   κοσ]όν F. — 13. δασὺν...... ὑπάρχειν
ἄναρθρον καὶ ἄτριχον Syn., Aët., Paul. ;   om. Gal. — 14. γενηθ. F.

οὐδὲ ἐκ τῆς φύσεως τῶν περιτλωμάτων ἀδιορίσλως ὑπὲρ τῶν κράσεων ἀποφαίνεσθαι προσῆκεν· ἀθροίζεσθαι μὲν γὰρ ἐγχωρεῖ πε-
ρίτλωμα φλεγματῶδες, ὑγρὸν δὲ τὸ μόριον οὐκ εἶναι, ἀλλὰ ψυχρὸν μὲν ἐξ ἀνάγκης, ὑγρὸν δὲ οὐκ ἐξ ἀνάγκης· ἐκ γὰρ τῶν σιτίων,
οὐκ ἐξ αὐτοῦ τοῦ σώματος ἡμῶν γίνεται τὸ φλέγμα, τὴν φύσιν 5
ὑπαρχόντων ὑγρῶν, εἰ τύχοι, καὶ μὴ κρατηθέντων ὑπὸ τοῦ σώμα-
31 τος. Οὕτω γοῦν εἰ μέν τις ἐξ ἀρχῆς ἐγένετο ψυχρός τε καὶ ξηρὸς,
οὐ μελαγχολικὸς ὁ τοιοῦτος, ἀλλὰ φλεγματικός ἐσλι τοῖς περιτλώ-
μασιν· εἰ δὲ ξηρὸς ὢν καὶ θερμὸς, ἐκ μεταπλώσεως ἐγένετο ψυχρὸς
καὶ ξηρὸς, συγκαυθέντος τοῦ αἵματος, ἐξ ἀνάγκης ὁ τοιοῦτος εὐθὺς 10
32 ἤδη καὶ μελαγχολικός ἐσλιν. Ἐπιβλέπειν δὲ καὶ εἰ ὡσαύτως ἀλλήλοις
ἅπαντες οἱ μύες, ἢ οὐχ ὡσαύτως κέκρανται, συνεπισκοπούμενον ἐν
33 ἅπασι τὴν πηλικότητα τῶν ὑποβεβλημένων ὀσλῶν. Ἐνίοτε γοῦν
ἰσχνότερον εἶναι δοκεῖ τὸ μέρος, οὐκ ὂν ἰσχνότερον, ὅσον τοῖς μυσὶν,
34 ἀλλὰ διὰ τὴν σλενότητα τῶν ὀσλῶν τοιοῦτο φανταζόμενον. Οὕτω δὲ 15

tefois, il ne faut pas non plus se prononcer sans distinction sur les tempéraments d'après la nature des résidus; il est possible, en effet, qu'il y ait
accumulation de résidus flegmatiques, quoique la partie elle-même ne
soit pas humide; dans ce cas, elle est nécessairement froide, mais non pas
nécessairement humide, car le flegme ne provient pas de notre corps
même, mais des aliments, et il peut arriver, par exemple, que ces aliments sont naturellement humides et que le corps n'en a pas triomphé.
31 Si donc un individu est primitivement froid et sec, il ne sera pas atrabilaire, mais flegmatique, quant aux résidus; si, au contraire, étant chaud
et sec, il est devenu froid et sec par transformation de tempérament, attendu que le sang est brûlé, de toute nécessité cet individu sera dès lors
32 inévitablement atrabilaire. Il faut aussi faire attention aux muscles, et
rechercher, quand on les compare entre eux, s'ils ont, ou non, tous le
même tempérament, en remarquant en même temps quelle est pour tous
33 la condition des os sousjacents. Quelquefois, en effet, une partie semble
être assez maigre, quoiqu'elle ne le soit pas véritablement, du moins en
ce qui tient aux muscles; mais elle se présente seulement ainsi à cause
34 du peu de volume des os. De même une partie semble souvent assez

3. ὑγρὸν δὲ καὶ τὸ μόριον F. — 9. ξηρὸς ὢν καὶ θερμός om. Gal.

2.

καὶ παχύτερον εἶναι δοκεῖ πολλάκις, οὐ διὰ τὴν εὐρύτητα τῶν ὀστῶν,
ἀλλὰ διὰ τὸ τῆς σαρκὸς πλῆθος, ἥ τις αὐξανομένη τε καὶ μειου-
μένη, σκληροτέρα τε καὶ μαλακωτέρα γινομένη, ξηρότερον ἢ ὑγρότερον ἀποφαίνει τὸ μόριον, ἡ μὲν ὀλίγη τε καὶ σκληρὰ ξηρότερον,
5 ἡ πολλὴ δὲ καὶ μαλακὴ ὑγρότερον. Οὕτω δὲ καὶ αἱ μεταξὺ χῶραι 35
τῶν ὁμοιομερῶν σωμάτων ἤτοι πλέον ὑγρὸν, ἢ ἐλάχιστον ἐν ἑαυταῖς περιέχουσαι, ἤτοι παχύτερον, ἢ ὑγρότερον, ἢ λεπτότερον, ἢ
ξηρότερον ἀποφαίνουσι τὸ μόριον, ὑγρὸν μὲν ἔνθα λεπτοτέρα τε καὶ
πλέων ἐστὶν ἡ ὑγρότης, ξηρὸν δὲ ὅπου παχυτέρα τε καὶ ἐλάττων.
10 Χρὴ δὲ μηδὲ τοῦτο ἁπλῶς ὑπολαμβάνειν, ὡς εἴ τίς ἐστι φαλακρὸς, 36
εὐθὺς τοῦτον ἀναγκαῖον ξηρὰν ἔχειν ἅπαντος τοῦ σώματος τὴν κρᾶσιν, ἀλλὰ διορίζεσθαι πρότερον ἄμεινον, ὡς τῶν ἀνθρώπων τὸ σῶμα
τῶν μὲν ὁμαλῶς κέκραται σύμπαν, ἐνίων δὲ, καὶ οὐκ ὀλίγων τούτων, ἀνωμάλως διάκειται· τὰ μὲν γάρ τινα τῶν μορίων ὑγρότερα

épaisse, non à cause du volume des os, mais par suite de l'abondance
des chairs, lesquelles, en augmentant ou en diminuant, en durcissant ou
en se ramollissant, augmentent la sécheresse ou l'humidité de la partie;
si elles sont peu abondantes et dures, elles dessèchent la partie, tandis
qu'elles la rendent humide, si elles sont abondantes et molles. De même 35
encore les interstices des parties similaires peuvent contenir ou beaucoup
ou très-peu d'humidité dans leur intérieur, et, de cette façon, ils peuvent augmenter soit l'épaisseur ou l'humidité, soit la maigreur ou la
sécheresse de la partie; ils rendent la partie humide quand l'humidité
est plutôt ténue et abondante, et sèche, au contraire, quand elle est
plutôt épaisse et en petite quantité. Il ne faut pas non plus admettre 36
tout simplement comme une conséquence indispensable que, lorsqu'un
individu est chauve, il ait nécessairement un tempérament sec dans tout
le corps, mais il vaut mieux faire d'abord cette distinction, que, chez
certains hommes, tout le corps a un tempérament égal, tandis que, chez
d'autres, et ces gens-là sont assez nombreux, il est dans une situation
inégale; dans ce cas, en effet, certaines parties sont plus humides qu'il

---

1. καί om. F. — 3. γενομένη Gal. —
4. ἀποφ. τ. μ.] ἡ πολλὴ δὲ καὶ μαλακὴ
F. — Ib. μὲν οὖν Gal. — Ib. τὸ ξηρότερον Gal.; ξηρότερον ἢ ὑγρότερον F. —
5. τὸ ὑγρότερον Gal.; ἡ μὲν ὀλίγη τε
καὶ σκληρὰ ξηρότερον F. — 6. καὶ ἐλάχιστον F; ἢ ἐλάττον Gal. — 6-7. ἢ ἐν
ἑαυτοῖς F; om. Gal. — 8. ξηρόν F.

τοῦ προσήκοντός ἐσ7ι, τὰ δὲ ψυχρότερα, τὰ δὲ ξηρότερα, τὰ δὲ
37 θερμότερα, τὰ δὲ καὶ εὔκρατα παντελῶς. Τὸ μὲν οὖν ὁμαλὸν, εὔ-
ρυθμον, ἁπάσας τε τῶν μορίων ἀποσῶζον τὰς πρὸς ἄλληλα συμμετρίας ἐν μήκει καὶ πλάτει καὶ βάθει δυνατὸν ὅλον ὁμοίως κεκρᾶσθαι,
τὸ δὲ θώρακα μὲν ἔχον καὶ τράχηλον καὶ ὤμους μεγίσ7ους, ἰσχνὰ   5
δὲ καὶ μικρὰ τὰ κατὰ ὀσφὺν, καὶ σκέλη ξηρὰ, ἢ τούτων τὸ ἀνάπα-
38 λιν, πῶς ἂν ὁμοίως τοῖς μορίοις εἴη διακείμενον ἅπασιν; Οὔκουν
ἐπὶ τῶν τοιούτων ἐξ ἑνὸς χρὴ μορίου τεκμαίρεσθαι περὶ τοῦ παν-
τός· προσεπισκέπ7εσθαι δὲ δεῖ καὶ τὰς διαθέσεις τοῦ δέρματος·
κατὰ μὲν γὰρ τὴν εὔκρατον οἴκησιν ἐνδείκνυται τῶν ὑποκειμένων   10
μορίων τὴν φύσιν, οὐδὲ ταύτην πάντων ἁπλῶς, ἀλλὰ ὅσα ταῖς κράσεσιν ὡσαύτως ἔχει τῷ δέρματι· κατὰ δὲ τὰς ὑπὸ ταῖς ἄρκτοις καὶ
τῇ μεσημβρίᾳ χώρας ἐκ τῆς κατὰ τὸ δέρμα διαθέσεως οὐχ οἷόν τε
γνῶναι σαφῶς ὑπὲρ τῆς τῶν ἐντὸς μορίων κράσεως· ἀνώμαλος γὰρ

ne faut, d'autres, au contraire, sont plus froides, ou plus sèches, ou
plus chaudes, quelques-unes enfin sont complétement bien tempérées.
37 Si donc un corps est égal et bien proportionné, s'il conserve dans un
état moyen toutes les relations de longueur, de largeur et de profondeur, qui existent entre les parties, l'ensemble de ce corps peut avoir
un tempérament égal; mais comment le corps pourrait-il offrir la même
condition dans toutes ses parties, quand la poitrine, les épaules et le
cou sont volumineux, tandis que la région des lombes est chétive et
maigre, et que les jambes sont desséchées, ou quand c'est tout le con-
38 traire qui a lieu? Chez ces gens-là, il ne faut donc pas faire des conjec-
tures sur l'ensemble du corps, en se guidant d'après une seule partie;
mais il faut, de plus, faire attention à la condition de la peau; car, dans
les climats tempérés, cette membrane indique la nature des parties
sousjacentes; cette indication, cependant, ne s'étend pas indistincte-
ment à toutes les parties, mais seulement à celles qui ont le même
tempérament que la peau; dans les contrées voisines des Ourses ou du
midi, il n'est pas possible que la condition de la peau nous donne des
renseignements clairs sur le tempérament des parties intérieures; car,

---

2. ὁμαλῶς Gal. — 6. δὲ μικρά F. — τὸ ἀνάπ. om. Gal. — 7. Οὐκ οὖν F. —
Ib. λεπ7ὰ καὶ ξηρά Gal. — 6-7. ἢ τούτ. 8. ἀποφαίνεσθαι Gal. — 13. τῇ om. F.

ἢ τοῦ σώματος ἕξις ἐν ταῖς δυσκράτοις χώραις. Κελτοῖς μὲν γὰρ 39
καὶ Γερμανοῖς καὶ παντὶ τῷ Θρακίῳ τε καὶ Σκυθικῷ γένει ψυχρὸν
καὶ ὑγρὸν τὸ δέρμα, τὸ δὲ ἔμφυτον θερμὸν εἰς τὰ σπλάγχνα κατα-
πέφευγεν ἅμα τῷ αἵματι, κἀνταῦθα κυκωμένου καὶ στενοχωρουμένου
5 καὶ ζέοντος αὐτοῦ, θυμικοὶ καὶ ὀξεῖς καὶ ὀξύρροποι ταῖς γνώμαις
ἀποτελοῦνται· Αἰθίοψι δὲ καὶ Ἄραψι, καὶ ὅλως τοῖς κατὰ μεσημβρίαν, ἡ μὲν τοῦ δέρματος φύσις ξηρὰ καὶ διακεκαυμένη, τὸ δὲ ὅλον
σῶμα τῆς μὲν ἐμφύτου θερμότητος ἥκιστα μετέχει, θερμὸν δέ ἐστιν
ἀλλοτρίῳ τε καὶ ἐπικτήτῳ θερμῷ· καὶ γὰρ καὶ τούτῳ προσέχειν
10 δεῖ τὸν νοῦν, εἴπερ τινὶ καὶ ἄλλῳ, καὶ σκοπεῖσθαι κατὰ ἕκαστον
σῶμα, πότερον οἰκείῳ θερμῷ θερμόν ἐστιν, ἢ ἐπικτήτῳ. Πάντα 40
γοῦν τὰ τῶν ἐνοικούντων τὴν μεσημβρινὴν χώραν σώματα θερμὰ
μὲν ἐπικτήτῳ θερμῷ, ψυχρὰ δὲ οἰκείῳ. Ταῦτα οὖν ἅπαντα διορί- 41
ζεσθαι χρὴ τὸν μέλλοντα καλῶς διαγνώσεσθαι κρᾶσιν· οὐ γὰρ
15 ἁπλῶς, εἰ τὸ δέρμα μελάντερον, ἤδη θερμότερος ὁ ἄνθρωπος ὅλος,

dans les pays mal tempérés, l'habitude du corps est dans une situation
inégale. En effet, chez les Celtes, les Germains et toute la race des 39
Thraces et des Scythes, la peau est froide et humide, et la chaleur innée se réfugie conjointement avec le sang vers les viscères ; or, comme,
dans la profondeur du corps, le sang est mélangé, resserré, et entre en
ébullition, les peuples dont il s'agit deviennent colères, impétueux et
prompts à changer d'opinion ; chez les Éthiopiens, les Arabes, au contraire,
et, en général, chez les peuples méridionaux, la peau est le plus ordinairement sèche et brûlée, et l'ensemble du corps participe très-peu à la
chaleur innée, tandis qu'il est échauffé par une chaleur étrangère et acquise : en effet, c'est une question à laquelle il faut faire attention plus
qu'à toute autre et qu'on ne doit perdre de vue pour aucun individu,
que de savoir s'il est chaud par l'effet de sa chaleur propre, ou par celui
d'une chaleur acquise. Ainsi les corps de tous les habitants des pays 40
méridionaux sont chauds par rapport à la chaleur acquise, mais froids
sous le rapport de la chaleur innée. Celui donc qui veut bien recon- 41
naître les tempéraments, doit faire toutes ces distinctions ; car, si la peau
est noirâtre, il n'en résulte pas simplement que tout l'individu a une

1. κρᾶσις Gal.— 4. κεκομένου F.— 5. ὀξεῖς] θρασεῖς Gal.

ἀλλὰ εἰ πάντων τῶν ἄλλων ὡσαύτως ἐχόντων · καὶ γὰρ εἰ ὁ μέν
τις ἐν ἡλίῳ θερμῷ διέτριψεν ἐπιπλέον, ὁ δὲ ἐν σκιᾷ, τῷ μὲν ἔσ]αι
μελάντερον τὸ χρῶμα, τῷ δὲ λευκότερον · οὐδὲν δὲ τοῦτο πρὸς τὴν
τῆς ἄλλης κράσεως ὑπάλλαξιν · αὐτὸ μὲν γὰρ τὸ δέρμα ξηρότερον
ἡλιούμενον, ὑγρότερον δὲ ἔσ]αι σκιατραφούμενον, ἡ φυσικὴ δὲ οὐκ 5
εὐθὺς ὑπαλλαχθήσεται κρᾶσις οὔτε ἥπατος, οὔτε καρδίας, οὔτε τῶν
42 ἄλλων σπλάγχνων οὐδενός. Ἄρισ]ον οὖν ἑκάσ]ου τῶν μορίων ἴδια
πεπορίσθαι τῆς κράσεως καὶ τῆς κατασκευῆς γνωρίσματα.

ζ΄. Περὶ κατασκευῆς σωμάτων. Ἐκ τῶν Μνησιθέου.

1   Κατανοῆσαι δεῖ τὰς συμμετρίας τῶν σωμάτων · διὰ γὰρ τούτων
πρὸς ποῖα εὐφυῶς, ἢ τοὐναντίον, διακείμενοι τύγχανομεν, εἰδέναι 10
2 δυνατόν. Πειρασόμεθα οὖν τὰ μέγισ]α καὶ κυριώτατα διελθεῖν · ἐκ
3 γὰρ τούτων καὶ τὰ λοιπὰ ῥᾳδίως ἔσ]αι συνιδεῖν. Βουλόμενος δὴ

chaleur plus forte que la moyenne, mais seulement quand toutes les
autres conditions restent les mêmes : en effet, si tel individu a longtemps séjourné sous un soleil brûlant, et tel autre à l'ombre, le teint
du premier sera noirâtre, et celui du second blanchâtre ; mais cela ne
fait rien à la transformation du reste du tempérament, car la peau elle-
même se desséchera quand on l'exposera au soleil, et deviendra plus
humide quand on la tiendra à l'abri ; mais ni le tempérament naturel
du foie, ni celui du cœur, ni celui d'aucun autre viscère, ne subira
42 immédiatement de changement pour cela. Le mieux donc, c'est de se
procurer des indices spéciaux pour reconnaître le tempérament et la
structure de chaque partie.

7. DE LA STRUCTURE DU CORPS. — TIRÉ DE MNÉSITHÉE.

1   Il faut faire attention aux dimensions du corps ; car, à l'aide de ces
dimensions, nous pourrons savoir quelles influences nous sont favo-
2 rables, ou défavorables. Nous essayerons donc de parcourir les points les
plus considérables et les plus importants de ce sujet, puisque, par leur
3 intermédiaire, on pourra facilement saisir aussi les autres. Par exemple,

1. ἀεὶ πάντων F. — 3. δέρμα Gal. —   — 6. οὐδὲ καρδ. F. — Ch. 7 ; l. 11.
4. ὅλης Gal. — 5. ἡλ. ὑγρ. δέ om. F. γοῦν Fᵃ.

Θεωρεῖν, εὑρήσεις ταῖς τοῦ σλήθους διαφοραῖς ἀκολούθως ἔχοντας
ἡμῖν καὶ τοὺς πνεύμονας· ὡς γὰρ ἐπὶ πολὺ, τοὺς ἐξεσλικότας τὰ σλήθη
καὶ τοὺς ὤμους ἀνεσπασμένους μάλισλα ἔσλιν ἰδεῖν τοῖς περὶ τὸν
πνεύμονα νοσήμασιν ἁλισκομένους διὰ τὸ μέγεθος καὶ τὴν ἄμετρον
5 αὐτοῦ κοιλότητα καὶ μάνωσιν. Τὸν αὐτὸν δὴ τρόπον καὶ ὅσοι τὰ   4
δεξιὰ τοῦ θώρακος ἔχουσι μείζονα καὶ ἰσχυρότερα τῶν ἀρισλερῶν
δῆλοι γίνονται τὸ ἧπαρ ἔχοντες μεῖζον τοῦ συμμέτρου, καὶ μάλισλα
οἱ τοιοῦτοι τῶν ἀνθρώπων περιπίπλουσι τοῖς ἡπατικοῖς πάθεσιν.
Ὡσαύτως δὲ καὶ οἷς ἂν ᾖ μείζονα τὰ ἀρισλερά, τοὺς σπλῆνας ἔχον-   5
10 τες μείζους δῆλοι γίνονται· πολλάκις γὰρ αὐτοῖς ἐν ταῖς ἀρρω-
σλίαις ἐπισημαίνουσιν. Τὸ δὲ ὅλον οἱ μὲν ἀπλευρότατοι καὶ μικρο-   6
σληθότατοι καὶ φλεβωδέσλατοι καὶ ἀσαρκότατοι μεγαλοκοιλιώτατοι
καὶ μεγαλοσπλαγχνότατοι τυγχάνουσιν ὄντες· οἱ δὲ εὐπλευρότατοι
καὶ μεγαλοσληθότατοί τε καὶ εὐσαρκότατοι μικροσπλαγχνότατοί
15 τε καὶ μικροκοιλιώτατοι. Πάλιν ὅσοι μὲν ἄπλευροί εἰσι καὶ μέγα   7

si vous voulez y faire attention, vous trouverez que, chez nous, le poumon
suit les différences [de structure] de la poitrine : ordinairement, en
effet, on verra que ceux qui ont la poitrine saillante et les épaules ré-
tractées sont surtout pris par les maladies du poumon, à cause du volume, de l'excavation et de la porosité exagérées de cet organe. De même,   4
ceux qui ont le côté droit du *thorax* plus volumineux et plus robuste
que le côté gauche ont manifestement le foie démesurément volumineux, et ce sont surtout ces gens-là qui sont en proie aux maladies du
foie. De même encore, ceux qui ont le côté gauche plus volumineux,   5
ont évidemment la rate trop grande; en effet, quand ces gens sont malades, la rate donne souvent des signes de quelque affection. En gé-   6
néral, ceux qui ont les côtes très-effacées, la poitrine très-petite, les
veines très-apparentes et qui sont très-peu charnus, ont le canal intestinal très-large et les viscères très-grands; ceux, au contraire, qui ont
les côtes très-bien développées, la poitrine très-large, et qui ont des
chairs abondantes, ont les viscères [parenchymateux] très-petits et le
canal intestinal (*estomac et intestins*) très-étroit. De plus, les gens chez   7

2. ἡμᾶς F Fᵃ. — Ib. ἐπὶ τὸ πολύ Fᵃ. — 7-8. συμμέτρου· μάλισλα γὰρ οἱ Fᵃ.
— 5. δέ F. — 6. μείζω Fⁿ; item l. 9. — 14. ἀσαρκότατοι F.

τὸ διάσ1ημα ἔχουσιν ἀπό τε ὑποχονδρίων πρὸς τὰ ἄνω, οὗτοι δὲ
μεγαλοκοιλιώτατοι καὶ βορώτατοι τυγχάνουσιν ὄντες· ὅσοι δὲ
ἐξωγκωμένα τὰ ἐν τοῖς ὑποχονδρίοις ἔχουσι, πλήρης τούτων ἡ
μὲν ἄνω κοιλία καὶ μεγάλη, ἔντερα δὲ μικρά, διὰ ὃ καὶ οἱ πολλοὶ
τῶν τοιούτων δυσπαθοῦσι περὶ τὴν ἄνω κοιλίαν ἔν τε ταῖς πλησμο-   5
8 ναῖς καὶ ταῖς ἀσθενείαις. Τὴν δὲ ἄνω καὶ κάτω κοιλίαν μηδείς με
νομίσῃ λέγειν ἀγνοοῦντα διότι μονοκοίλιός ἐσ1ιν ὁ ἄνθρωπος, τὸ δὲ
9 κάτω ἔντερον ὑπόκειται παχύ· τοῦτο δὴ λέγω κάτω κοιλίαν. Τοῖς
μὲν οὖν προειρημένοις οὕτως ἔχει ταῦτα τὰ μέρη· ὧν δὲ ἂν ὦσιν
αἱ κοιλίαι κατεσπασμέναι, τούτων δὲ ἔσ1ιν ὁρᾶν τὰ ἔντερα μείζω· 10
διὸ καὶ ῥᾷον ἀπὸ τῶν πλησμονῶν ἀπαλλάτ1ουσιν οἱ τοιοῦτοι.

lesquels les côtes sont effacées et les hypocondres très-éloignés des parties supérieures ont le canal intestinal très-ample et sont très-voraces ;
quant aux gens qui ont la région des hypocondres tuméfiée, leur ventre
supérieur est plein et volumineux, tandis que les intestins sont petits :
pour cette raison, la plupart de ces gens souffrent du ventre supérieur
8 en cas d'excès de table ou de faiblesse. Qu'on ne croie pas que je me
sers des expressions *ventre supérieur* et *ventre inférieur*, parce que j'i-
gnore que l'homme n'a qu'un seul estomac, et qu'au-dessous se trouve
9 le gros intestin : c'est là ce que j'appelle *ventre inférieur*. Voilà de quelle
manière les organes dont il s'agit sont disposés chez les gens dont nous
parlons ; quant à ceux dont le ventre est rétracté, on peut voir que leurs
intestins sont assez grands : pour cette raison, ils se tirent aussi plus facilement des excès de table.

1. δέ om. F. — 3. ἐξωγκωμένα ex   μεγάλη e conj.; om. F Fᵃ. — 7. νομίσει
em.; ἐξογκώμενοι Fᵃ; ἐξογκούμενα F.   F Fᵃ. — 8. λέγουσι F. — Ib. τὴν κάτω
— Ib. τά.... ἔχουσι om. Fᵃ. — Ib. τὰ   Fᵃ — 9. δὲ ἂν e conj.; δῆλον F Fᵃ. —
ἐν e conj.; καὶ τά F. — 4. καί ante   10. κατεσπαρμέναι F Fᵃ.

ΕΚ ΤΟΥ ΚΒ΄ ΒΙΒΛΙΟΥ.

[ΑΝΕΚΔΟΤΟΝ.]

α΄. Περὶ φυσικῶν δυνάμεων καὶ ἐνεργειῶν. Ἐκ τῶν Γαληνοῦ.

Ἔργα τῆς φύσεως, ἔτι κυουμένου τε καὶ διαπλατ]ομένου τοῦ ζῴου,   1
τὰ σύμπαντά ἐσ]ι τοῦ σώματος μόρια· γενηθέντος δὲ, κοινὸν ἐπὶ
ἅπασιν ἔργον ἡ εἰς τὸ τέλειον ἑκάσ]ῳ μέγεθος ἀγωγή, καὶ μετὰ
ταῦτα ἡ μέχρι τοῦ δυνατοῦ διαμονή· ἐνέργειαι δὲ ἐπὶ τρισὶ τοῖς εἰ-
5 ρημένοις τρεῖς ἐξ ἀνάγκης, ἐπὶ ἑκάσ]ῳ μία, γένεσις καὶ αὔξησις
καὶ θρέψις. Ἀλλὰ ἡ μὲν γένεσις οὐχ ἁπλῆ τις ἐνέργεια τῆς φύ-   2
σεως, ἀλλὰ ἐξ ἀλλοιώσεώς τε καὶ διαπλάσεώς ἐσ]ι σύνθετος· ἵνα
μὲν γὰρ ὀσ]οῦν γένηται καὶ νεῦρον καὶ φλὲψ καὶ τῶν ἄλλων ἕκα-

EXTRAITS DU LIVRE XXII.

[PARTIE INÉDITE.]

1. DES FORCES ET DES FONCTIONS NATURELLES. — TIRÉ DE GALIEN.

Quand l'individu est encore en voie de se former dans le sein de sa   1
mère, toutes les parties du corps sont des œuvres de la nature; mais,
après la naissance, toutes ont une œuvre commune, c'est de faire parvenir
chacune d'elles au volume qu'elle doit avoir, et après cela de conserver
ces parties aussi longtemps que possible; il y a nécessairement trois fonctions qui répondent aux trois œuvres énumérées, pour chaque œuvre
une fonction : ce sont la formation, l'accroissement et la nutrition.
Mais la formation n'est pas une fonction simple de la nature; au con-   2
traire, elle est composée d'altération et de configuration : en effet, pour
qu'il se forme un os, un nerf, une veine, ou toute autre partie, il faut

CH. 1; l. 1. ἔτι μέν Gal. — 2. γεννηθέντος F Gal.

οἷον, ἀλλοιοῦσθαι χρὴ τὴν ὑποβεβλημένην οὐσίαν ἐξ ἧς γίνεται τὸ
ζῷον · ἵνα δὲ τὸ σχῆμα τὸ δέον καὶ θέσιν καὶ κοιλότητάς τινας καὶ
συμφύσεις καὶ τὰ ἄλλα τὰ τοιαῦτα κτήσηται, διαπλάτ7εσθαι χρὴ
τὴν ἀλλοιουμένην οὐσίαν ὑπὸ τῆς διαπλασ7ικῆς δυνάμεως ἣν καὶ
τεχνικὴν εἶναι λέγομεν, μᾶλλον δὲ ἀρίσ7ην καὶ ἄκραν τέχνην καὶ   5
3 πάντα τινὸς ἕνεκα ποιοῦσαν. Διαπλάτ7ειν δὲ τὰ μόρια πάντως δεῖ
διὰ ὅλων αὐτῶν ἐκτεταμένην, μηδενὸς ὄντος ἀψαύσ7ου μέρους αὐτῆς,
4 μηδὲ ἀνεξεργάσ7ου, μηδὲ ἀκοσμήτου. Ἡ δὲ αὔξησις ἐπίδοσίς ἐσ7ι
καὶ διάσ7ασις εἰς μῆκος καὶ πλάτος καὶ βάθος τῶν σ7ερεῶν μορίων
τοῦ ζῷου, ὦν περ καὶ ἡ διάπλασις ἦν, ἡ δὲ θρέψις πρόσθεσις τοῖς 10
αὐτοῖς ἄνευ διασ7άσεως · τοῦ γὰρ ἐπιρρέοντος ἐν εἴδει τροφῆς παντὶ
μορίῳ τοῦ τρεφομένου σώματος προσπλατ7ομένου, θρέψις μὲν ἡ
5 ἐνέργεια, θρεπ7ικὴ δὲ δύναμις ἡ αἰτία. Ἀλλοίωσις μὲν δὴ κάν-
ταῦθα τὸ γένος τῆς ἐνεργείας, ἀλλὰ οὐχ οἷα περ ἡ ἐν τῇ γενέσει ·

que la substance fondamentale, dont se forme l'animal, subisse une
altération; pour que cette partie prenne la forme et la position requises,
ainsi que certaines cavités et cohérences, enfin toutes les autres dispositions semblables qu'elle doit avoir, il importe que la substance qui subit
des altérations soit configurée par la force plastique, force que nous
appelons artistique, ou plutôt le meilleur et le plus parfait des arts, et
3 qui fait tout en vue de quelque but. Afin que cette force façonne les
parties, il faut nécessairement qu'elle les pénètre intimement, de façon
qu'aucune parcelle n'échappe au contact avec elle, ou aux élaborations
4 et aux arrangements qu'elle fait. La croissance est l'augmentation et
l'extension dans le sens de la longueur, de la largeur et de l'épaisseur
des parties solides de l'animal, parties auxquelles se rapportait aussi la
configuration; mais la nutrition est l'application [des éléments nutritifs]
contre ces mêmes parties, sans augmentation de volume : en effet, quand
la substance qui afflue à titre d'élément nutritif s'applique contre toutes
les parties de l'animal qui se nourrit, on appelle cette fonction *nutrition*,
5 et sa cause *force nutritive*. Dans ce cas, la fonction rentre aussi dans
le genre *altération*, mais cette altération n'est pas identique à l'altéra-

---

2. δὲ καὶ σχῆμα Gal. — 4. δυνάμεως   F. — 11. πάντα F. — 13. θεραπευ-
om. F. — 8. δὲ δή Gal. — 9. εἰς om.   τική F.

ἐκεῖ μὲν γὰρ οὐκ ὂν ὀστοῦν πρότερον ὕστερον ἐγένετο · κατὰ δὲ
τὴν θρέψιν τῷ ἤδη γεγονότι ἐξομοιοῦται τὸ ἐπιρρέον, καὶ διὰ τοῦτο
εὐλόγως ἐκείνην μὲν τὴν ἀλλοίωσιν γένεσιν, ταύτην δὲ ἐξομοίωσιν
ὠνόμασαν. Ἐπεὶ δὲ ὁμοιοῦσθαι καὶ μεταβάλλειν εἰς ἄλληλα πᾶσι
5 τοῖς οὖσίν ἐστιν ἀδύνατον, εἰ μή τινα ἔχει κοινωνίαν ἤδη καὶ συγ-
γένειαν ἐν ταῖς ποιότησι, διὰ τοῦτο πρῶτον μὲν οὐκ ἐκ πάντων
ἐδεσμάτων πᾶν ζῷον τρέφεσθαι πέφυκεν, ἔπειτα δὲ οὐκ ἐξ ὧν οἷόν
τέ ἐστιν, οὐδὲ ἐκ τούτων παραχρῆμα, καὶ διὰ ταύτην τὴν ἀνάγκην
πλειόνων ὀργάνων ἀλλοιωτικῶν τῆς τροφῆς ἕκαστον τῶν ζῴων
10 χρῄζει. Ἐν μὲν δὴ τοῦτο αἴτιον τοῦ πολλὰ γίνεσθαι τὰ περὶ τὴν
τῆς τροφῆς ἀλλοίωσιν ὄργανα · δεύτερον ἡ τῶν περιττωμάτων
φύσις · καὶ γὰρ καὶ τοῦτο τὸ γένος τῶν ἐν τῷ σώματι μορίων
ἐξεύρηται τῇ φύσει τοῖς περιττώμασι τῆς τροφῆς ἀνακείμενον ·
ἄλλο δὲ τρίτον ὑπὲρ τοῦ πάντη φέρεσθαι διὰ τοῦ σώματος ὅλου κα-

tion qui constitue la formation : en effet, dans le dernier cas, un os qui
n'existait pas auparavant se forme plus tard, tandis que, dans la nutrition, la matière qui afflue est assimilée à ce qui existe déjà : pour ce
motif, on a eu raison d'appeler la première espèce d'altération *formation*,
et la seconde *assimilation*. Mais, comme toutes les substances qui existent
ne peuvent pas s'assimiler l'une à l'autre, ou se transformer l'une dans
l'autre, à moins que leurs qualités n'aient déjà quelque chose de commun
et ne présentent quelque affinité, pour cette raison, en premier lieu,
tous les aliments ne peuvent servir à nourrir un animal quelconque, et,
en second lieu, ceux qui peuvent remplir ce but ne sauraient l'atteindre
du premier coup; cette nécessité fait que tout animal a besoin de plusieurs organes destinés à transformer les aliments. C'est là une des causes
de la multiplicité des organes destinés à cette transformation des aliments;
la seconde est la nature des résidus, et, en effet, la nature a aussi
inventé ce genre de parties du corps, je veux parler de celles qui sont
destinées aux résidus de la nutrition; un autre genre, qui est le troisième, consiste, pour ainsi dire, en routes nombreuses, tracées pour

3. γέννεσιν F, et sic plerumque. — — 12. φύσις om. F. — 13. τῇ φύσει]
4. ὀνομάζομεν Gal. — 5. ἔχοι F 1ª m.　σοι Gal.

τατετμημέναι πολλαὶ καθάπερ ὁδοί τινες· ἐπειδὰν γὰρ ἐκπέσῃ τῶν
ἀγγείων ὁ μέλλων θρέψειν ὁτιοῦν τῶν τοῦ ζῴου μορίων χυμὸς, εἰς
ἅπαν αὐτὸ διασπείρεται πρῶτον, ἔπειτα προστίθεται, κἄπειτα
8 προσφύεται, καὶ τέλος ὁμοιοῦται. Τίνος ἀλλοιοῦντος καὶ τίνος δια-
9 πλάττοντος; Ἢ δῆλον ὅτι τῆς φύσεως, ἢ τοῦ σπέρματος· ὁ γὰρ οὕτω   5
φάσκων ἐρεῖ ταὐτὸν, διότι τὸ πρότερον σπέρμα τοῦτο, ὅταν ἄρξηται
φύειν τε καὶ πλάττειν τὸ ζῷον, φύσις γίνεται· καθάπερ γὰρ ὁ
Φειδίας εἶχε τὰς δυνάμεις τῆς τέχνης καὶ πρὶν ψαύειν τῆς ὕλης,
ἐνήργει δὲ αὐταῖς περὶ τὴν ὕλην, οὕτω καὶ τὸ σπέρμα τὰς μὲν δυνάμεις οἴκοθεν ἐκέκτητο, τὰς δὲ ἐνεργείας οὐκ ἐκ τῆς ὕλης ἔλαβεν,   10
10 ἀλλὰ περὶ τὴν ὕλην ἐπεδείξατο. Τοῦτο δὴ καὶ τοσοῦτον ἕλξει τοῦ
αἵματος ὁπόσου δεῖται· δύναμιν [γὰρ] αἵματος ἔχει, καθάπερ ἡ λί-
11 θος τοῦ σιδήρου, τὴν ἑλκτικήν. Ἑλχθῆναι μὲν οὖν τι καὶ διὰ ταχέων δύναται, προσφῦναι δὲ καὶ τελέως ὁμοιωθῆναι τῷ τρεφομένῳ

que les éléments nutritifs se portent de tous côtés à travers le corps entier de l'animal : en effet, quand l'humeur destinée à nourrir une partie quelconque est tombée hors des vaisseaux, elle est d'abord disséminée dans toute la partie, ensuite elle s'y applique ; puis elle devient
8 adhérente, et enfin elle s'y assimile. Mais qui transforme et qui façonne
9 l'aliment ? Évidemment c'est ou la nature, ou le sperme, et, en effet, ces
deux réponses reviennent au même, parce que ce qui était d'abord
sperme devient plus tard nature, lorsqu'il a commencé à faire croître et
à figurer l'animal : car, ainsi que Phidias possédait les facultés artistiques
même avant de toucher à la matière, et que c'est à l'aide de ces facultés
qu'il agissait sur elle, de même le sperme possédait les facultés dès l'origine, et il n'emprunte pas son activité à la matière, mais il l'exerce sur
10 elle. Il attirera donc aussi autant de sang qu'il lui en faut : car il a la
faculté d'attirer le sang comme la pierre [aimantée] a celle d'attirer le fer.
11 Or l'attraction d'une substance quelconque peut se faire rapidement ; mais
l'adhérence, l'assimilation complète à l'organisme qui se nourrit, et la

7. διαπλάττειν Gal. — 8. εἶχε μὲν om. F. — Ib. ἔχει ἐπισπαστικήν Gal. —
τάς Gal. — Ib. παύειν F. — 12. [γὰρ] 14. προσφῦναι Gal.

καὶ μέρος αὐτοῦ γενέσθαι παραχρῆμα μὲν οὐχ οἷόν τε, χρόνῳ δὲ
πλείονι συμβαίνει καλῶς. Δεῖ δέ τινος κἀνταῦθα τῇ φύσει δυνάμεως 12
ἑτέρας εἰς πολυχρόνιον μονὴν τοῦ προσ⎞εθέντος τῷ μορίῳ χυμοῦ
κατῳκισμένης ἐν αὐτῷ τῷ θρεψομένῳ, τῆς καθεκτικῆς ὀνομαζομέ-
5 νης. Ἀλλὰ εἴπερ ἐφίεται καὶ ἕλκει καὶ ἀπολαύει κατέχουσα καὶ πε- 13
ρισ⎞ελλομένη, εἴη ἄν τι καὶ πέρας αὐτῇ τῆς ἀπολαύσεως, κἄπειτα
δὲ καιρὸς ἤδη τῶν περιτ⎞ῶν τῆς ἐκκρίσεως, τῆς προωσ⎞ικῆς δυνάμεως ἐνεργούσης · καὶ γὰρ οὖν καὶ ταύτην οὕτως ἐκάλεσαν, ἀπὸ τῶν
ἔργων αὐτῇ τὰ ὀνόματα θέμενοι, καθάπερ καὶ ταῖς ἄλλαις. Ἀναγκαῖαι 14
10 τοίνυν αἱ τέτ⎞αρες αὗται δυνάμεις ἅπαντι μορίῳ τῷ μέλλοντι θρέ-
ψεσθαι, καὶ διὰ τοῦτο ταύτας ὑπηρέτιδας εἶναι θρέψεως λέγομεν.
Σκοπὸν μὲν οὖν ἡ ἀλλοιωτικὴ δύναμις ἔχει τὴν θρέψιν τοῦ σώμα- 15
τος, ἐν δὲ τῇ πρὸς ταύτην ὁδῷ τὴν κατὰ γασ⎞έρα πέψιν ἐργάζεται
καὶ τὴν μετὰ ταύτην γινομένην αἱμάτωσιν ἐν ἥπατι · παρασκευάζε-
15 ται γὰρ ὥσπερ τῇ γασ⎞ρὶ πολλὰ τῶν σιτίων διὰ τῆς ἔξω τοῦ σώ-

transformation en partie même de cet organisme, ne peuvent pas se
faire instantanément ; pour que ces fonctions s'accomplissent bien, il
faut plus de temps. Alors la nature a besoin d'une autre force pour faire 12
rester longtemps en place l'humeur appliquée contre la partie ; cette
force est implantée dans l'organisme même qui doit se nourrir ; on l'appelle *force rétentive*. Mais, si cette force appelle, attire [les éléments de 13
la nutrition], et en jouit en les retenant et les entourant, cette jouissance
aura aussi son terme ; et c'est alors qu'arrive le temps pour excréter les
résidus par l'activité de la force *propulsive* : car on a encore donné ce
nom-là à la force dont il s'agit, en le déduisant, comme pour les autres,
de ses actes. Ces quatre forces sont donc indispensables à toute partie 14
qui doit se nourrir, et, pour cette raison, nous disons que ce sont des
servantes de la nutrition. La force altérative a donc pour but la nutrition 15
du corps, et, dans la route qu'elle parcourt pour arriver à ce but, elle
opère la digestion, qui se fait dans l'estomac, et la sanguification, qui,
après la digestion, a lieu dans le foie : car, de même qu'on prépare plusieurs aliments pour l'estomac par des altérations qui ont lieu hors du

1-2. δ' ἄν πλείονι Gal. — 2. συμβαί-
νοι F 2ᵃ m. Gal. — 4. κατῳκισμένους F.
Ib. αὐτῷ θρεψαμένῳ F.—Ib. θρεπ⎞ικῆς
F. — 7. προωσ⎞ικῆς] ἐκκριτικῆς Gal.
— 10-11. θρέψασθαι F. — 11. αὐτὰς
Gal.

ματος ἀλλοιώσεως ἐν ἑψήσεσί τε καὶ ὀπτήσεσι καὶ ταριχεύσεσι καὶ
ζυμώσεσιν, οὕτω τῷ μὲν ἥπατι διὰ τῆς ἐν κοιλίᾳ, τῷ δὲ ἄλλῳ σώματι διὰ τῆς ἐν ἥπατι, κατὰ λογισμόν τινα τῶν προτέρων μορίων
τοῖς δευτέροις ὑπηρετούντων, ἀλλὰ τῇ τάξει τῆς θέσεως, ἣν ὁ τῆς
16 τῶν ζώων γενέσεως δημιουργὸς ἐμηχανήσατο θεός. Ἀλλὰ ἐπεὶ τὰ 5
μὲν ἰσχυρότερα ταῖς δυνάμεσίν ἐστι μόρια, τὰ δὲ ἀσθενέστερα,
κρατήσει μὲν πάντα τῆς οἰκείας τῷ ζώῳ τροφῆς, οὐχ ὁμοίως δὲ
17 πάντα. Κρατήσει δὲ καὶ ἡ γαστὴρ ἄρα καὶ ἀλλοιώσει μὲν τὴν τροφήν, οὐ μὴν ὁμοίως ἥπατι καὶ φλεψὶ καὶ ἀρτηρίαις καὶ καρδίᾳ.
18 Πόσον οὖν ἐστιν ὃ ἀλλοιοῖ, καὶ δὴ θεασόμεθα, πλέον μὲν ἢ κατὰ 10
19 τὸ στόμα, μεῖον δὲ ἢ κατὰ τὸ ἥπάρ τε καὶ τὰς φλέβας. Αὕτη μὲν
οὖν ἡ ἀλλοίωσις εἰς αἵματος οὐσίαν ἄγει τὴν τροφήν, ἡ δὲ ἐν τῷ
στόματι μεθίστησι μὲν αὐτὴν ἐναργῶς εἰς ἕτερον εἶδος, οὐ μὴν εἰς

corps, et qui consistent à les bouillir, à les rôtir, à les saler et à les faire
fermenter, de même l'altération qui se fait dans l'estomac prépare l'a-
liment pour le foie, et celle qui se fait dans le foie le prépare pour
tout le corps, opérations pendant lesquelles les parties qui agissent les
premières rendent des services à celles qui leur succèdent, d'après une
espèce de calcul; seulement ces services doivent se rendre dans l'ordre
de la position qui a été assignée aux parties par le dieu qui préside à la
16 formation des animaux. Mais, comme certaines parties ont des forces plus
énergiques, et d'autres des forces plus faibles, toutes subjugueront l'aliment qui a de l'affinité avec l'animal, mais toutes ne le feront pas de la
17 même manière. L'estomac subjuguera et altérera donc l'aliment, mais
il ne le fera pas de la même manière que le foie, les veines, les artères
18 et le cœur. Nous verrons donc jusqu'où va cette altération; elle est plus
grande que l'altération qui a lieu dans la bouche, et plus petite que celle
19 qui se fait dans le foie et dans les veines. Ainsi cette dernière altération
amène l'aliment à se changer en la substance du sang, tandis que celle
qui a lieu dans la bouche lui imprime manifestement aussi une autre

2. ἐν τῇ κοιλίᾳ F. — 3. τῶν om. F.   Ib. καί om. F. — 10. ἢ F; it. l. 11.
— 4. τῆς δευτέρας F. — 7-8. δὲ κρατή-   — 11. καθ' ἥπαρ Gal. — 13. ἐνεργῶς
σει δὲ πάντα. Καὶ ἡ γαστὴρ ἄρα F. —   F.

τέλος γε μετακοσμεῖ. Μάθοις δὲ ἂν ἐπὶ τῶν ἐγκαταλειφθέντων ταῖς 20
διασ]άσεσι τῶν ὀδόντων σιτίων καὶ μεινάντων διὰ ὅλης νυκτός·
οὔτε γὰρ ἄρτος ἀκριβῶς ὁ ἄρτος ἐσ]ὶν, οὔτε κρέας ἔτι κρέας, ἀλλὰ
ὄζει μὲν τοιοῦτον οἷόν περ καὶ τοῦ ζῴου τὸ σ]όμα, διαλέλυται δὲ
5 καὶ διατέτηκε καὶ τὰς ἐν τῷ ζῴῳ τῆς σαρκὸς ἀπομέμακται ποιότητας. Τὰ δὲ μεμασημένα σιτία πρῶτον μὲν τῷ φλέγματι βέβρεκται 21
καὶ πεφύραται, δεύτερον δὲ καὶ τῷ χρωτὶ τοῦ σ]όματος ἅπαντι
πεπλησίακεν, ὥσ]ε πλέονα μεταβολὴν εἰληφέναι τῶν ἐν ταῖς κεναῖς
χώραις τῶν ὀδόντων ἐσφηνωμένων. Ἀλλὰ ὅσον τὰ μεμασημένα τού- 22
10 των ἐπὶ πλέον ἠλλοίωται, τοσοῦτον ἐκείνων τὰ καταποθέντα· μὴ
γὰρ οὐδὲ παράβλητον εἴη τὸ τῆς ὑπερβολῆς, εἰ τὸ κατὰ τὴν κοιλίαν
ἐννοήσαιμεν φλέγμα καὶ χολὴν καὶ πνεῦμα καὶ θερμασίαν καὶ ὅλην
τὴν οὐσίαν τῆς γασ]ρός. Εἰ δὲ συνεπινοήσαις αὐτῇ τὰ παρακείμενα 23
σπλάγχνα καθάπερ τινὶ λέβητι μεγάλῳ πυρὸς ἑσ]ίας πολλὰς, ἐξαι-

forme, mais ne le transforme pas complétement. Vous pourrez l'apprendre 20
par les aliments qui restent dans les interstices des dents et qui y séjournent toute une nuit : en effet, après ce séjour, le pain n'est plus
exactement du pain, ni la viande de la viande, mais ces aliments exhalent
la même odeur que la bouche de l'individu, ils se sont dissous et fondus,
et se sont approprié les qualités de la chair de l'individu. Les aliments 21
mâchés sont d'abord humectés et mélangés avec du flegme, ensuite ils
sont en contact avec toute la surface [interne] de la bouche; ils subissent
donc une altération plus forte que les aliments enclavés dans les interstices des dents. Mais autant l'altération subie par les aliments mâchés 22
surpasse celle des aliments enclavés entre les dents, autant l'altération
des premiers est dépassée par celle des aliments avalés : car, si on pense
au flegme, à la bile, à la chaleur et au pneuma contenus dans l'estomac, ainsi qu'à l'ensemble de la substance de cet organe, il n'y aurait pas
même de comparaison à faire pour la mesure suivant laquelle l'une de ces
altérations dépasse l'autre. Si, de plus, on songe aux viscères qui avoisi- 23
nent l'estomac, lequel peut être comparé à un grand chaudron placé près
de plusieurs foyers incandescents, on se convaincra que l'altération subie

1. καταλειφθ. F. — 3. κρ. ἐσ]ὶ τὸ κρ. — 11. παραβλάβητον F.—Ib. ὑποδοχῆς
Gal. — 7. σώματος F. —8. εἴληφε Gal. F. — 13. συνεπενόησες F.

σιόν τινα πεισθήσῃ τὴν ἀλλοίωσιν γίνεσθαι τῶν εἰς τὴν γαστέρα
24 καταποθέντων σιτίων. Πῶς δὲ ἂν ἐδύνατο ῥᾳδίως αἱματοῦσθαι μὴ
25 προπαρασκευασθέντα τῇ τοιαύτῃ μεταβολῇ; Ὅτι μὲν οὖν ὑπὸ τῆς
γαστρὸς ἀλλοιοῦνται τὰ καταποθέντα, δέδεικται σαφῶς· ὅτι δὲ ὁ
ἐκ τῆς γαστρὸς εἰς ἧπαρ ἀναδιδόμενος χυλὸς αἷμα φαίνεται γινόμε- 5
νος ὑπὸ τῆς οὐσίας τοῦ ἥπατος λαμβάνων τὴν ἀλλοίωσιν, νῦν ἐροῦ-
μεν· ἕκαστον γὰρ τῶν ὀργανικῶν τοῦ ζῴου μορίων πάντως ἕν γέ
τι τοιοῦτον ἔχει κατὰ αὐτὸ οἷον οὐκ ἄλλο τῶν πάντων ἐστίν· ὁποῖον
γάρ ἐστι τὸ τοῦ πνεύμονος σῶμα κατὰ τὴν οὐσίαν, οὐκ ἂν εὕροις
ἕτερον, οὐδὲ οἷον ἐγκέφαλος οὐδὲν ἄλλο τοιοῦτον, ὥσπερ οὐδὲ ὁποῖον 10
ἡ καρδία σῶμα κατὰ τὴν οὐσίαν ἐστίν, οὐδὲν ἀκριβῶς ἄλλο τοιοῦτον ὑπάρχει, καὶ νεφροὶ δὲ καὶ σπλὴν, ἑκάτερον αὐτῶν οἷον οὐκ
ἄλλο, καὶ διὰ τοῦτο ἕκαστον ἰδίαν ἔχει τὴν ἐνέργειαν ἐπὶ τῷ τῆς
26 οὐσίας ἰδίῳ. Οὐδὲν οὖν θαυμαστόν ἐστιν οὐδὲ τὸ τοῦ ἥπατος ἴδιον
σῶμα κατὰ τὴν ἑαυτοῦ φύσιν κεκτῆσθαι τὴν ἐνέργειαν· ἐρυθρότα- 15

par les aliments qui, grâce à la déglutition, passent dans l'estomac, est
24 exorbitante. Comment, d'ailleurs, pourraient-ils se transformer facilement
en sang, s'ils n'étaient pas d'abord préparés à une telle transformation ?
25 Nous avons donc montré clairement que l'estomac altère les aliments
avalés ; nous allons expliquer maintenant comment le chyle, qui de l'estomac remonte vers le foie, devient manifestement du sang, parce que la
substance du foie lui imprime une altération : en effet, chaque organe de
l'animal contient nécessairement en soi un élément constitutif tel, qu'il ne
ressemble à aucun de ceux qui sont propres à tous les autres organes ; car
le corps du poumon est tel, quant à la substance, que vous ne trouverez pas
d'autre corps semblable ; vous ne trouverez pas non plus un second organe
semblable au cerveau ; il n'existe pas non plus un second organe qui ressemble exactement à la masse du cœur sous le rapport de la substance ; enfin le rein et la rate ne ressemblent ni l'un ni l'autre à aucun autre organe,
et, pour cette raison, chaque organe a une fonction propre qui répond à la
26 spécialité de sa substance. Il n'y a donc rien d'étonnant non plus à ce que
la substance propre du foie possède une fonction correspondante à sa nature : car ce viscère est très-rouge comme le sang, et ne diffère du sang

5. χυμός Gal.

τον γάρ ἐσʹιν ὥσπερ τὸ αἷμα, τῷ ϖεπῆχθαι μόνον αὐτοῦ διαφέρον.
Μετέχει μὲν οὖν καὶ ἡ καρδία τοῦ τοιούτου χρώματος, ἀλλὰ οὐκ εἰς 27
ὅσον ἧπαρ· ὑγρότερον γάρ ἐσʹι τοῦτο τὸ σπλάγχνον τῆς καρδίας,
καὶ διὰ τοῦτο ἐρυθρότερόν τε καὶ μαλακώτερον· ἡ δὲ ξηροτέρα τε
5 καὶ θερμοτέρα τοῦ ἥπατος ὑπάρχει· διόπερ οὐδὲ τὸ ἴδιον αὐτῆς
αἷμα τοιοῦτόν ἐσʹιν οἷόν ϖερ τὸ τοῦ ἥπατος, ἀλλὰ ὅσον θερμότερον τὸ σπλάγχνον, τοσοῦτον ξανθότερον, ὅπερ ἴδιον χρῶμα ϖυρὸς
ξηροτέρου, καθάπερ ὑγροτέρου τὸ ἐρυθρόν. Αἵματος οὖν ὑγροτέρου 28
μὲν τὴν κρᾶσιν, ἐρυθροῦ δὲ τὴν χρόαν, ἡ ϖρώτη μὲν ἐν ἥπατι γένε-
10 σις· ὀχετοὶ δὲ ϖαράγοντες καὶ διανέμοντες αὐτὸ ϖαντὶ τῷ σώματι
φλέβες· αἵματος δὲ ξανθοῦ καὶ θερμοῦ καὶ λεπʹομεροῦς καὶ ϖνευμα-
τώδους ἡ μὲν ϖρώτη γένεσις ἐν τῇ τῆς καρδίας ἀρισʹερᾷ κοιλίᾳ, δια-
νέμουσι δὲ καὶ ϖαράγουσιν εἰς ὅλον τὸ ζῷον αἱ ἀρτηρίαι τὸ τοιοῦτον
αἷμα· καθάπερ γὰρ τὸ τῆς γασʹρὸς ϖεριτʹὸν ἐπιτήδειον γίνεται τῷ
15 ἥπατι, κατὰ τὸν αὐτὸν τρόπον τοῖς μετὰ ἧπαρ ἅπασι τὸ τούτου ϖάλιν αὐτοῦ ϖεριτʹόν. Νόει δέ μοι τὸν ἐκ τῆς κοιλίας εἰς τὸ ἧπαρ 29

que par sa coagulation. Le cœur, il est vrai, participe aussi à une pareille 27
couleur, mais pas au même degré que le foie; car ce dernier viscère est
plus humide et aussi plus rouge et plus mou que le cœur, tandis que le
cœur est plus sec et plus chaud que lui : en conséquence, le sang propre
du cœur n'est pas non plus semblable à celui du foie; au contraire, le
premier tire d'autant plus sur le jaune, que l'organe qui le contient est plus
chaud; or le jaune est la couleur propre du feu sec, comme le rouge est
celle du feu humide. Ainsi c'est dans le foie que se forme primitivement 28
le sang d'un tempérament humide et d'une couleur rouge, et les veines
sont les canaux qui le conduisent et le distribuent à tout le corps; c'est,
au contraire, dans le ventricule gauche du cœur que se forme primitivement le sang jaune, chaud, subtil et aérien, et ce sang-là est distribué et
mené dans toute l'économie par les artères : en effet, de même que le résidu de l'estomac devient utile au foie, de même le résidu de ce dernier
viscère devient, à son tour, utile à tous les organes qui lui succèdent. Fi- 29
gurez-vous avec moi que, par la chaleur du foie, le chyle, qui de l'esto-

2. τοῦ om. F. — 3. τοῦτο τὸ σπλάγ- ρός] αἵματος Gal. — 11. θερμοῦ] λε-
χνον] τοῦ F. — 6. τό om. F. — 7. ϖυ- πʹοῦ Gal.

ἀναδοθέντα χυλὸν ὑπὸ τῆς ἐν τῷ σπλάγχνῳ θερμασίας, ὥσπερ τὸν
οἶνον τὸν γλεύκινον, ζέοντά τε καὶ πετ̓όμενον καὶ ἀλλοιούμενον εἰς
αἵματος χρησ̓οῦ γένεσιν· ἐν δὲ τῇ ζέσει ταύτῃ τὸ μὲν ὑφισ̓άμε-
νον αὐτοῦ τῶν περιτ̓ωμάτων ὅσον ἰλυῶδές τε καὶ παχύ· τὸ δὲ ἐπι-
πολάζον, ὃ δὴ καὶ λεπ̓όν τε καὶ κοῦφόν ἐσ̓ιν, οἷον ἀφρός τις ἐπο- 5
30 χεῖται τῷ αἵματι. Τούτοις γοῦν εὔλογον ὄργανον παρασκευάζεσθαι
κοῖλον μὲν ὥσ̓ε ὑποδέχεσθαι ῥᾳδίως, προμήκεις δὲ αὐχένας οἷον
σ̓ομάχους τινὰς ἑκατέρωθεν τῆς κοιλότητος ἔχον, ἕλκειν μὲν τὸν
ἕτερον αὐτῶν τὸ περίτ̓ωμα, τὸν δὲ ἕτερον ἐκπέμπειν ἐπιτήδειον.
31 Τὴν μὲν οὖν τὸ κοῦφόν τε καὶ ξανθὸν περίτ̓ωμα δεξομένην κύσ̓ιν 10
ἡ φύσις ἐπέθηκε τῷ ἥπατι, τὸν δὲ τὸ παχύτερον καὶ ἰλυῶδες ἕλκοντα σπλῆνα ἐν τοῖς ἀρισ̓εροῖς μέρεσι κατέθετο, καί τινα οἷον
σ̓όμαχον, ἐκ τῶν σιμῶν αὐτοῦ μερῶν ἀποφύσασα φλεβῶδες ἀγγεῖον,
32 ἐπὶ τὰς πύλας ἐξέτεινεν. Ἀποθέμενος γοῦν ὁ παρασκευαζόμενος ἐν

mac marche vers ce viscère, entre en ébullition comme du vin nouveau,
s'élabore et se transforme de manière à produire du sang utile; or, pendant cette ébullition, une partie des résidus de ce viscère, celle bien entendu qui est féculente et épaisse, va au fond, tandis que la partie sur-
nageante, qui est ténue et légère, flotte sur le sang comme une espèce
30 d'écume. Il était donc naturel de préparer pour chacun de ces résidus un
organe qui fût creux, pour pouvoir les admettre facilement, et qui eût, de
chaque côté de sa cavité, des cols allongés semblables à une espèce d'embouchure, l'un propre à attirer les résidus, et l'autre propre à les ex-
31 pulser. Par conséquent, la nature a placé sur le foie la vésicule qui devait
recevoir le résidu léger et jaune, tandis qu'elle plaça au côté gauche la
rate, qui attire le résidu féculent et plus épais; puis, faisant naître de
la partie concave de ce viscère un vaisseau veineux (veine splénique) en
guise de canal d'embouchure, elle l'a allongé vers les portes [du foie].
32 Après qu'elle a déposé les deux résidus susdits, et que la chaleur innée

4. αὐτῷ Gal. — 5. τε καί om. F. δὲ τοῖς ἀρισ̓εροῖς μέρεσι τό F. — Ib.
6. σώματι F. — 6-7. εὐλόγως ὄργανα παχύτερον καὶ γλυῶδες ἢ καὶ μᾶλλον
παρεσκευάσ̓αι κοῖλα Gal. — 8. ἔχοντα ἰλυῶδες F. — 12. ἐν τοῖς ἀρισ̓εροῖς μέ-
F Gal. — 10. δεξαμένην Gal. — 11. τὸν ρεσι om. F.

ἥπατι χυμὸς εἰς τροφὴν τῷ ζῴῳ τὰ προειρημένα δύο περιτλώματα
καὶ τὴν ἐκ τῆς ἐμφύτου θερμασίας πέψιν ἀκριβῆ κτησάμενος ἐρυ-
θρὸς ἤδη καὶ καθαρὸς ἐπὶ τὰ κυρτὰ μόρια τοῦ ἥπατος ἀνέρχεται·
μία δὲ αὐτὸν ἐντεῦθεν φλὲψ ἐκδέχεται μεγίσlη, τῶν κυρτῶν τοῦ
5 ἥπατος πεφυκυῖα, πρὸς ἄμφω τὰ μέρη τοῦ ζῴου φερομένη, τό τε ἄνω
καὶ τὸ κάτω. Φαίης ἂν οἷόν τινα ἀγωγὸν μέγισlον αἵματος ὑπάρ- 33
χουσαν αὐτὴν ὀχετοὺς παμπόλλους ἀπορρέοντας ἴσχειν ἐλάτlους τε
καὶ μείζους εἰς πᾶν μόριον τοῦ ζῴου νενεμημένους. Ἀλλὰ γὰρ καὶ 34
κατὰ ταύτην ἔτι τὴν φλέβα πολλῆς ὑγρότητος λεπlῆς καὶ ὑδατώ-
10 δους μεσlόν ἐσlι τὸ αἷμα· καλεῖ δὲ αὐτὴν Ἱπποκράτης ὄχημα τροφῆς, ἐνδεικνύμενος αὐτῆς εὐθὺς ἅμα τῇ προσηγορίᾳ καὶ τὴν χρείαν·
οὔτε γὰρ ἐκ τῆς γασlρὸς εἰς τὰς φλέβας ἀναληφθῆναι καλῶς οἷόν τε
ἦν τὸν ἐκ τῶν σιτίων χυμὸν, οὔτε ῥᾳδίως διεξέρχεσθαι τὰς ἐν ἥπατι
φλέβας πολλὰς καὶ σlενὰς ὑπαρχούσας, εἰ μή τις αὐτῷ λεπlοτέρα
15 καὶ ὑδατώδης ὑγρότης ἀνεμέμικτο καθάπερ ὄχημα. Καὶ πρὸς ταύτην 35

l'a mise dans un état d'élaboration complète, l'humeur qui se prépare
dans le foie, pour servir de nourriture à l'individu, remonte déjà rouge
et pure vers la partie convexe du foie; à dater de ce point, elle est ad-
mise dans une veine très-considérable (*veine cave*), qui prend son origine
à la partie convexe du foie, et qui se porte vers les deux moitiés du corps,
la supérieure et l'inférieure. On dirait que c'est un très-grand conduit 33
pour le sang, pourvu d'un très-grand nombre de rigoles issues de lui,
plus ou moins considérables, et qui se distribuent dans toutes les parties
de l'organisme. Mais le sang contenu dans cette veine est encore rempli 34
de beaucoup de liquide ténu et aqueux, liquide qu'Hippocrate (*De l'a-
liment*, p. 383, éd. Foës) appelle *véhicule de la nourriture*, pour montrer
tout de suite, par le nom même, l'utilité de ce liquide : en effet, il n'é-
tait pas possible, pour l'humeur qui provient des aliments, de marcher
commodément de l'estomac vers les veines, ni de traverser aisément
les veines du foie, qui sont nombreuses et étroites, à moins qu'il ne s'y
trouvât mêlé un liquide aqueux et plus ténu, qui lui servît, pour ainsi
dire, de véhicule. C'est donc là le service que l'eau rend aux animaux : 35

5. διαπεφυκυῖα Gal. — 6. Φανεῖσαν   οἷον τὴν τῶν ἐκ F. — 15. ὑγρότητος
οἷον F. — Ib. μεσlόν Gal. — 12-13.   ἀναμέμικται F.

ἄρα τὴν χρείαν ὑπηρετεῖ τοῖς ζῴοις τὸ ὕδωρ· τρέφεσθαι μὲν γὰρ
οὐδὲν ἐξ αὐτοῦ δύναται μόριον, ἀναδοθῆναι δὲ ἐκ τῆς κοιλίας τὸ
θρέψον οὐκ ἐνεδέχετο, μὴ παραπεμπόμενον ὑπό τινος οὕτως ὑγροῦ.

36 Ταύτας γοῦν τὰς λεπ7ὰς ὑγρότητας, ὅταν τὸ σφέτερον ἔργον πλη-
ρώσωσιν, οὐκέτι ἐν τῷ σώματι χρὴ μένειν, ἄχθος ἀλλότριον ἐσομέ-   5
νας ταῖς φλεψὶ, καὶ ταύτης ἕνεκα τῆς χρείας οἱ νεφροὶ γεγόνασιν,
ὄργανα κοῖλα, στομάχοις τοῖς μὲν ἕλκοντα, τοῖς δὲ ἐκπέμποντα τὸ
37 λεπ7ὸν τοῦτο καὶ ὑδατῶδες περί7ωμα. Παράκεινται δὲ ἑκατέρωθεν
τῇ κοίλῃ φλεβὶ, τῇ μικρῷ πρόσθεν εἰρημένῃ τῇ μεγίσ7ῃ, μικρὸν
ὑποκάτω τοῦ ἥπατος, ὥσ7ε πᾶν ὅσον ἂν εἰς αὐτὴν αἷμα μεταλαμ-   10
βάνηται, παραχρῆμα καθαίρεσθαι, καὶ μόνον ἔτι τὸ καθαρὸν ἰέναι
πάντῃ τοῦ σώματος, βραχείας παντάπασιν ἀναμεμιγμένης αὐτῷ
τινος ὑδατώδους ὑγρότητος· οὐ γὰρ δὴ ἔτι γε δεῖται πολλοῦ τούτου
τοῦ ὀχήματος, ὡς ἂν εὐρείαις μὲν ὁδοῖς τοὐντεῦθεν ἀναχθησόμενον,

en effet, aucune partie ne saurait être nourrie par elle; mais la substance qui doit nourrir ne peut se répandre de l'estomac dans le corps,
36 à moins qu'un liquide aqueux ne lui fraye le chemin. Lors donc que
ce liquide aqueux a accompli son œuvre, il ne doit plus rester dans le
corps, puisque ce serait une matière étrangère qui pèserait sur les veines,
et c'est en vue de cet usage que les reins ont été créés : ce sont des organes creux, pourvus d'embouchures, les unes pour attirer, et les autres
37 pour expulser ce liquide ténu et aqueux. Ils sont des deux côtés adja-
cents à la veine cave, c'est-à-dire à cette veine très-considérable dont
nous avons parlé tout à l'heure, et sont situés un peu au-dessous du
foie, de telle sorte que tout le sang qui est transporté dans cette veine est
immédiatement purifié, et qu'à partir de ce point le sang pur se porte seul
de tous les côtés dans le corps; du moins la quantité de liquide aqueux
qui s'y trouve mêlé est très-peu considérable: en effet, il n'a plus besoin
d'une grande quantité de ce véhicule, parce que, dorénavant, il doit che-
miner par des voies larges; et qu'il est déjà devenu coulant par la liqué-

5. οὐκέτι] οὔτε F. — Ib. χρή om. F.   10-11. μεταβάλει καὶ μεταλαμβ. F. —
— 7. ἕλκοντα χρή F. — 9. τῇ μικρὸν   11. καθαιρεῖσθαι F. — Ib. τό om. F. —
πρόσθεν F. — 10. ὥσ7ε πᾶν om. F. —   14. ἐνεχθησόμενον Gal.

εὔρουν δὲ ἤδη τῇ χύσει γεγενημένον ἣν ἐκ τῆς Θερμότητος πρώτης
μὲν τῆς κατὰ τὸ ἧπαρ ἐκτήσατο· δευτέρας δὲ, καὶ πολὺ σφοδροτέρας, ἧς ἐπικτᾶται ἀπὸ καρδίας. Τῶν δὲ ὀργανικῶν μορίων ἕκαστον 38
εἰς ἑαυτὸ τὴν πλησιάζουσαν ἐπισπᾶται τροφὴν, ἐκβοσκόμενον αὐ-
5 τῆς ἅπασαν τὴν χρησ]ὴν νοτίδα, μέχρις ἂν ἱκανῶς κορεσθῇ, καὶ ταύτην ἐναποτίθεται ἑαυτῷ καὶ μετὰ ταῦτα προσφύει τε καὶ ὁμοιοῖ,
τουτέσ]ι τρέφεται. Καθάπερ τοῖς ζῴοις αὐτοῖς ὅρος ἐσ]ι τῆς ἐδωδῆς 39
τὸ πληρῶσαι τὴν γασ]έρα, κατὰ τὸν αὐτὸν τρόπον ἑκάσ]ῳ τῶν μορίων ὅρος ἐσ]ι τῆς προσθέσεως ἡ πλήρωσις τῆς οἰκείας ὑγρότητος. 40
10 Καὶ τοίνυν καὶ ἡ γασ]ὴρ πληρωθεῖσα καὶ ἀπολαύσασα καὶ κορε-
σθεῖσα βάρος ἡγεῖται τὸ λοιπὸν αὐτὸ καὶ περιτ]όν· εὐθὺς γοῦν ἀπο-
τρίβεταί τε καὶ ὠθεῖ κάτω, πρὸς ἕτερον ἔργον αὐτὴ τρεπομένη τὴν
πρόσφυσιν. Ἐν δὲ τούτῳ τῷ χρόνῳ διερχομένη τὸ ἔντερον ἅπαν ἡ 41
τροφὴ διὰ τῶν εἰς αὐτὸ καθηκόντων ἐξ ἥπατος ἀγγείων ἀναρπά-
15 ζεται, πλείσ]η μὲν εἰς τὰς φλέβας, ὀλίγη δὲ εἰς τὰς ἀρτηρίας· ἐν

faction que lui imprime la chaleur empruntée en premier lieu au foie, et,
en second lieu, à un degré d'intensité bien plus considérable, au cœur.
Chaque partie organique attire vers elle les éléments nutritifs voisins, 38
et leur soutire tout ce qu'ils contiennent de vapeurs utiles, jusqu'à ce
qu'elle en soit suffisamment saturée; ensuite elle dépose cette vapeur
dans son intérieur, se la rend adhérente et se l'assimile, c'est-à-dire elle
se nourrit. De même que, pour les animaux, le moment de cesser de man- 39
ger est celui où l'estomac est plein : de la même manière, pour chaque
partie, le moment pour cesser d'appliquer contre elle les éléments nutritifs est celui où elle est remplie d'humeur avec laquelle elle a de l'affinité. Lors donc que l'estomac s'est rempli, qu'il a joui et qu'il s'est 40
rassasié, il regarde ce qui reste comme un poids superflu, le repousse
aussitôt et le chasse vers le bas, pour s'occuper d'une autre fonction, celle
de se rendre adhérents les éléments nutritifs. Pendant ce temps, les ali- 41
ments traversent tout le canal intestinal, et sont attirés par les vaisseaux
qui du foie se portent vers le canal; une très-grande partie de ces aliments
se rend dans les veines, et une partie peu considérable dans les artères;

ɪ. Φύσει F. — 1-2. Θερμ. πρώτης   καὶ ἐπισπᾶται μᾶλλον F. — 7. Ὥσπερ
μὲν τῆς om. F. — 3. ἧς ἐπικτᾶται conj.;   οὖν Gal. — 11. τό om. Gal. — 14. ἐξ
ἐπικτᾶται τῆς F Gal. — 4. ἐπικτᾶται ἢ   ἥπατος om. Gal. — 14-15. ἀνασπάξ. F.

τούτῳ δὲ αὖ τῷ χρόνῳ καὶ τοῖς τῶν ἐντέρων προσ̓ίθεται χιτῶσιν.

42 Εἰ μὲν οὖν ἐπὶ τούτοις εὐθέως τὸ ζῷον λαμβάνοι τροφὴν, ἐν ᾧ πάλιν ἡ γασ̓ὴρ πέτ̓ει τε ταύτην καὶ ἀπολαύει, προσ̓ιθεῖσα πᾶν ἐξ
αὐτῆς τὸ χρησ̓ὸν τοῖς ἑαυτῆς χιτῶσιν, τὰ μὲν ἔντερα τελέως ὁμοιώ-
σει τὸν προσφύντα χυμὸν, ὡσαύτως δὲ καὶ τὸ ἧπαρ· ἐν ὅλῳ δὲ τῷ 5
σώματι πρόσφυσις τῶν προσ̓εθέντων τῆς τροφῆς ἔσ̓αι μορίων.

43 Εἰ δὲ ἄσιτος ἀναγκάζοιτο μένειν ἡ γασ̓ὴρ ἐν τούτῳ τῷ χρόνῳ,
παρὰ τῶν ἐν μεσεντερίῳ τε καὶ ἥπατι φλεβῶν ἕλξει τὴν τροφήν.

44 Καὶ μὴ θαυμάζωμεν, εἰ διὰ ὧν εἰς ἧπαρ ἀνεδόθη φλεβῶν ἐκ γασ̓ρὸς,
αὖθις εἰς αὐτὴν ἐξ ἥπατος ἐν ταῖς μακροτέραις ἀσιτίαις ἕλκεσθαί 10
τις δύναται τροφή· τὸ γὰρ τοῖς τοιούτοις ἀπισ̓εῖν ὅμοιόν ἐσ̓ι δήπου τῷ μὴ πισ̓εύειν, μηδὲ ὅτι τὰ καθαίροντα φάρμακα διὰ τῶν αὐτῶν σ̓ομάτων ἐξ ὅλου τοῦ σώματος εἰς τὴν γασ̓έρα τοὺς οἰκείους
ἐπισπᾶται χυμοὺς διὰ ὧν ἔμπροσθεν ἡ ἀνάδοσις ἐγένετο· πᾶν γὰρ

pendant ce même temps encore, ils sont appliqués contre les tuniques
42 des intestins. Si donc l'animal prend immédiatement après cela des aliments, le même temps que l'estomac emploie pour digérer les aliments
et pour en jouir, en appliquant contre ses tuniques tout ce qu'ils contiennent de bon, servira aux intestins pour s'assimiler complétement
l'humeur déjà adhérente; pour le foie, ce temps servira au même usage,
tandis que les parties de l'ensemble du corps l'utiliseront pour rendre
43 adhérente la portion des aliments qu'elles ont appliquée contre elles. Si,
au contraire, pendant ce temps, l'estomac est obligé de se passer d'ali-
44 ments, il tirera sa nourriture des veines du mésentère et du foie. Ne
nous étonnons donc pas si, en cas d'abstinence trop prolongée, les mêmes
veines par lesquelles l'aliment se rendait de l'estomac au foie deviennent à leur tour les voies par lesquelles une certaine quantité de nourriture peut être attirée du foie vers l'estomac : en effet, ne pas ajouter
foi à ces phénomènes reviendrait au même que si on refusait de croire
au fait que les médicaments purgatifs attirent de tout le corps vers le
canal intestinal les humeurs avec lesquelles ils ont de l'affinité, par les
mêmes bouches qui auparavant servaient à l'absorption; car il est évident

1. αὐτῷ F. — 7. μένειν] μέν F. — 8. ἕξει F. — 11. ἀπορεῖν Gal.

ἐκ παντὸς ἕλκειν φαίνεται καὶ παντὶ μεταδιδόναι καὶ μία τις εἶναι
σύρροια καὶ σύμπνοια πάντων. Ὅσα δὲ μορίων ἐπὶ πλέοι ἀλλοιου- 45
μένου δεῖται τοῦ μέλλοντος αὐτὰ θρέψειν χυμοῦ, τούτοις ὥσπερ τι
ταμιεῖον ἡ φύσις παρεσκεύασεν ἤτοι κοιλίας, ἢ σήραγγας, ἤ τι
5 ταῖς σήραγξιν ἀνάλογον· αἱ μὲν γὰρ σάρκες, αἵ τε τῶν σπλάγχνων
ἁπάντων αἵ τε τῶν μυῶν, ἐξ αἵματος αὐτοῦ τρέφονται, βραχεῖαν
ἀλλοίωσιν δεξαμένου· τὰ δὲ ὀστᾶ παμπόλλης ἐν τῷ μεταξὺ δεῖται
τῆς μεταβολῆς. Οἷόν περ τὸ αἷμα ταῖς σαρξί, τοιοῦτον ὁ μυελὸς 46
τοῖς ὀστοῖς, ἐν μὲν τοῖς μικροῖς τε καὶ ἀκοιλίοις κατὰ τὰς σήραγγας
10 αὐτῶν διεσπαρμένος, ἐν δὲ τοῖς μείζοσί τε καὶ κοιλίας ἔχουσιν ἐν
ἐκείναις ἠθροισμένος.

β'. Περὶ σπέρματος. Ἐκ τῶν Γαληνοῦ.

Τὸ σπέρμα πνεῦμά ἐστι καὶ ὑγρὸν ἀφρῶδες. Ὅταν μὲν οὖν εἰς 1-2

que toute partie, tour à tour, attire de toute autre et lui communique
quelque chose, et qu'entre toutes il n'y a qu'une communauté unique
de liquides et de pneuma. (Cf. *De alim.* p. 381, éd. Foës.) Toutes les par- 45
ties qui exigent que l'humeur destinée à les nourrir subisse une grande
altération ont reçu de la nature une espèce de réservoir constitué ou par
une cavité, ou par des canaux tortueux, ou par quelque chose d'analogue à ces canaux ; car les chairs, aussi bien celles de tous les viscères que
celles des muscles, sont nourries par le sang même, qui a subi seulement
une petite altération ; mais les os ont besoin d'une transformation considérable pour que le sang se change en leur nature. Ce que le sang est 46
pour les chairs, la moelle l'est pour les os, et, dans les os petits et dépourvus de cavités, elle est disséminée dans les canaux tortueux qu'ils
contiennent, tandis que, dans les os volumineux pourvus de cavités, c'est
dans ces cavités mêmes qu'elle s'accumule.

2. DU SPERME. — TIRÉ DE GALIEN.

Le sperme est du pneuma et du liquide écumeux. Si donc il tombe 1-2

8. μεταβολῆς ἵνα τραφῇ, καὶ ἔστιν   F. — Cн. 2 ; l. 12. πνευματῶδές ἐστι καὶ
οἷον Gal. — Ib. ὁ om. F. — 11. ἐκείνοις   οἷον ἀφρῶδες Gal.

οἰκεῖον ἐμπέσῃ χωρίον, ἀρχὴ γίνεται ζώου γενέσεως· ὅταν δὲ εἰς
ἀλλότριον, ἐκπνεῖ μὲν ἐξ αὐτοῦ τὸ πνεῦμα διὰ ταχέων, ὑπολείπεται
3 δὲ τὸ γλίσχρον ὑγρὸν εἰς ἑαυτὸ συνιζάνον. Ἡ δὲ γένεσις αὐτοῦ
τοιάδε ἐστίν· ἀρτηρία καὶ φλὲψ ἐπὶ ἑκάτερον ἰοῦσα φαίνεται τῶν
ὄρχεων, οὐκ εὐθεῖαν ὁδὸν ὥσπερ ἐπὶ τὰ ἄλλα σύμπαντα, πολυειδῶς 5
δὲ πρότερον ἐλιτἸομένη δίκην ἑλίκων, ἢ κιρσῶν, ὅθεν οἶμαι καὶ αὐτοῖς τοῖς ἀνατομικοῖς ἀνδράσιν ἐπῆλθε, κιρσοειδῆ μὲν ἐνίοις, ἑλι-
4 κοειδῆ δὲ ἄλλοις ὀνομάσαι τὴν φύσιν αὐτῶν. Ἐν δὲ δὴ ταῖς πολλαῖς
ἕλιξι ταύταις αἷς ποιοῦνται πρὶν ἐπὶ τοὺς ὄρχεις ἐξικέσθαι, κατὰ
βραχὺ λευκαινόμενον ἔνεσΊί σοι θεάσασθαι τὸ αἷμα, καὶ τέλος, 10
ἐπειδὰν ἤδη τοῦ ὄρχεως ἅπληται τὸ ἀγγεῖον, ἡ τοῦ σπέρματος οὐσία σαφῶς ἐν αὐτῷ φαίνεται, διάκενοι δὲ ὄντες καὶ σηραγγώδεις
οἱ ὄρχεις ὑποδέχονταί τε τὸ προπεπεμμένον ἐν τοῖς ἀγγείοις
ὑγρὸν, ἐκπέτἸουσί τε πάλιν τέλεον αὐτοὶ εἰς τὴν τοῦ ζώου γένεσιν

dans un endroit convenable, il devient le principe de la formation de l'animal; si, au contraire, il tombe dans un endroit peu approprié, le souffle
qu'il contient s'évapore rapidement, et il ne reste que le liquide visqueux,
3 qui s'affaisse sur lui-même. Le sperme se forme de la manière suivante :
on voit une artère et une veine s'acheminer vers chacun des deux testicules;
seulement elles ne marchent pas en ligne droite comme les vaisseaux de
toutes les autres parties, mais s'entortillent d'abord de mille manières
comme des vrilles ou des varices : c'est pour cette raison, je pense, que les
anatomistes ont cru devoir dire, les uns, que ces vaisseaux, eu égard à leur
nature, ressemblent à des varices; d'autres, qu'ils ressemblent à des vrilles.
4 Dans ces circonvolutions nombreuses que forment les vaisseaux dont il s'a-
git avant d'arriver aux testicules, on peut voir que le sang blanchit peu à
peu, et finalement, lorsque le vaisseau touche déjà au testicule, la substance du sperme y apparaît manifestement; les testicules, qui contiennent
des espaces vides et des cavernes, reçoivent le liquide déjà élaboré préalablement dans les vaisseaux spermatiques, et le rendent enfin à leur tour

4. ἰοῦσαι Gal. — 6. ἐλιτἸομένη ex
em.; ἐλιτἸόμενα F; ἑλισσόμεναι Gal.—
Ib. κιρσῶν ex em.; κινσῶν F; κισσῶν
Gal.; it. l. 7. — 9. ᾗς Gal. — 13.
προσπεμπόμενον F. — 14. ἐκπ. δὲ καὶ
αὐτοὶ πάλιν Gal.

ἀπεργαζόμενοι. Φέρονται δὴ γοῦν ἥ τε ἀρτηρία καὶ ἡ φλὲψ ἀπὸ   5
τῶν κατὰ ῥάχιν ἀγγείων ὁρμήσασαι διὰ τῶν λαγόνων κάτω μέχρι
περ ἂν ἐξίκωνται πρὸς τὴν καλουμένην ἐπιδιδυμίδα· μόριον δέ
ἐσῖιν αὕτη τοῦ ζῴου κατὰ τῆς κεφαλῆς ἐπικειμένη τοῦ ὄρχεως, ὡς
5 καὶ τοὔνομα ἐνδείκνυται, καὶ σήραγγές τε πολλαὶ διήκουσιν ἐξ
αὐτῆς πρὸς τὸν ὄρχιν ὑγροῦ θορώδους μεσῖαί. Ταύτῃ τῇ ἐπιδιδυ-   6
μίδι καὶ ἡ ἀρτηρία καὶ ἡ φλὲψ παραπεφύκασι κατὰ τὴν εἰρημένην
ἕλικα, καί τινα βραχεῖαν ἑαυτῶν ἀπονέμησιν αὐτῇ παρέχουσι, πρὶν
ἐμφῦναι τῷ ὄρχει. Καὶ μὲν δὴ καὶ ὁ πόρος ὁ σπερματικὸς, ὃν   7
10 ὀνομάζουσιν ἔνιοι κιρσοειδῆ παρασῖάτην, ἐντεῦθεν ἀρόμενος τὴν
γονὴν ἐπὶ τὴν ἔκφυσιν ἀναφέρει τοῦ αἰδοίου· μέχρι μὲν γὰρ ἐντὸς
τῶν λαγόνων ἐσῖὶν ἡ ἀρτηρία καὶ ἡ φλὲψ, ἅμα τοῖς γε ἄλλοις
ἅπασι τοῖς τῇδε τῷ κοινῷ πάντων καλύπῖεται σκεπάσματι, τῷ
περιτοναίῳ καλουμένῳ, τὸ δὲ ἀπὸ τοῦδε τέτρηται τὸ περιτόναιον
15 ἑκατέρωθεν ἀξιολόγῳ τρήματι καὶ πόρος ἀπὸ αὐτοῦ γίνεται μέγισῖος

parfaitement mûr pour engendrer un animal complet. L'artère et la veine   5
[spermatiques], qui proviennent des vaisseaux situés sur la colonne vertébrale, descendent à travers les flancs jusqu'à ce qu'elles parviennent à ce
qu'on appelle l'*épididyme*: c'est là une partie de l'animal placée par-dessus
la tête du testicule, comme d'ailleurs son nom l'indique, et il y a plusieurs
canaux tortûeux, pleins de liquide séminal, qui de l'épididyme vont au testicule. A côté de cet épididyme marchent l'artère et la veine à la hauteur   6
des circonvolutions dont nous venons de parler, et, avant de s'implanter
aux testicules, elles lui envoient un petit rameau. C'est encore dans l'épi-   7
didyme que le canal spermatique, appelé par quelques-uns *parastate vari-
queux* (canal déférent), va puiser le sperme pour le porter à l'origine de la
verge : en effet, aussi longtemps que l'artère et la veine sont dans l'intérieur des flancs, elles sont recouvertes, ainsi que tous les autres organes
de cette région, de l'enveloppe commune à tous, et qu'on appelle *péritoine*;
mais, à partir de ce point, le péritoine est percé de chaque côté d'un trou
considérable (*voy. les notes*), et, de ce trou, part un canal très-volumineux

2. ὁρμήσασαι ex em.; ὁρμεῖσαι F; ὁρ-   ex em.; θολώδους F; ὁρρώδους Gal. —
μηθεῖσαι Gal. — 4. ἐπικείμενον Gal. —   7. εἰρημέν. ὀλίγον ἔμπροσθεν Gal. —
5. σύριγγες πολλαί Gal. — 6. θορώδους   8. τινα] τήν F. — 10. ἀρχόμενος F.

8 εἰς τοὺς ὄρχεις καθήκων. Ἐν τούτῳ τῷ πόρῳ καὶ ἡ τῶν ἀγγείων
ἕλιξ γεννᾶται καὶ τὸ σπερματικὸν ἀγγεῖον ἐκ τῆς ἐπιδιδυμίδος
ἐκφυόμενον ἐπὶ τὰς λαγόνας ἀναβαίνει, ψαῦον μὲν κατὰ τὴν ἔκφυ-
9 σιν τοῦ ὄρχεως, οὐ μὴν ἐξ αὐτοῦ τὴν γένεσιν ἴσχον. Νόει δή μοι 5
πάλιν ἄνωθεν ἀρξάμενος καὶ προσέχων ἀκριβῶς τὸν νοῦν τῷ λόγῳ 5
κατὰ ἑκάτερον πόρον οἷον δίαυλόν τινα, καὶ τὴν μὲν ἀρτηρίαν ἅμα
τῇ φλεβὶ καταφερομένην, ἀναφερόμενον δὲ τὸ σπερματικὸν ἀγγεῖον,
ἐντεῦθεν δὲ πάλιν οὐ κατὰ τὰ ἔξω τῆς ἥβης ὀστᾶ, ἀλλὰ διὰ βάθους τε
καὶ ὑπ᾽ αὐτοῖς εἰς τὸ κάταντες φερόμενον, ἄχρις ἂν ἐπὶ τὸν τῆς κύστεως
10 ἐξίκηται τράχηλον, ᾧ συνεχὲς ὑπάρχει τὸ αἰδοῖον. Ἄντικρυς οὖν 10
δῆλόν ἐστι τῷ κατασκεψαμένῳ τὰ εἰρημένα διὰ τῶν ἀνατομῶν ὡς
τὸ σπερματικὸν ἀγγεῖον ὑπὲρ τοῦ μακροτάτου γενέσθαι τοσαύτην
ὁδὸν ἐκπεριέρχεται· βραχὺ γὰρ ἂν ἦν ἐσχάτως εἰ ἀπὸ τῆς ἐπιδιδυ-
11 μίδος εὐθὺ τοῦ τραχήλου τῆς κύστεως ἐφίκετο. Καὶ μὲν δὴ καὶ εἴπερ
ἐντὸς τοῦ περιτοναίου τῶν ὄρχεων ἡ θέσις ἐγένετο, τοῦ σπερμα- 15

8 qui se rend aux testicules. C'est également dans ce canal que se forment
les circonvolutions des vaisseaux, et que le vaisseau spermatique, qui sort
de l'épididyme, remonte vers les flancs, ce vaisseau touchant le testi-
9 cule au point de son origine, mais n'étant pas engendré par lui. Figurez-
vous de nouveau, en commençant par le commencement et en prêtant
une attention bien soutenue à ce que je vais dire, que, dans chaque canal,
le chemin rebrousse pour ainsi dire, que l'artère descend conjointement
avec la veine, tandis que le vaisseau spermatique remonte; mais qu'à
partir de là ce dernier vaisseau redescend de nouveau, non pas sur
la face extérieure des os du pubis, mais profondément et sous ces os, jusqu'à ce qu'il arrive au col de la vessie, dont la verge est la continuation.
10 Il est de toute évidence, pour celui qui veut scruter les faits que nous
venons d'énoncer, à l'aide de la dissection, que le vaisseau spermatique
fait un si grand détour afin de devenir très-long; car il aurait été extrêmement court, si, de l'épididyme, il se fût rendu tout droit au col de la vessie.
11 De même, si les testicules avaient été placés à l'intérieur du péritoine, la

3. ψαῦον] ψάβειν F. — 4. ἴσχον ex ἔξωθεν τῶν τῆς ἥβης ὀστῶν Gal. — 9.
em.; ἴσχων F; ἔχον Gal. — 8. οὐκ ἔτι ὑπό] ἐπί Gal. — 14. εὐθύς F.

τικοῦ τὸ ἥμισυ μέρος ἀπώλλυτο καὶ ἡ τῆς ἀρτηρίας τε καὶ φλεβὸς
ἕλιξ. Ἵνα οὖν ἐκείνη τε γένοιτο καὶ τὸ σπερματικὸν ἀγγεῖον αὐξη- 12
θείη, τόν τε τοῦ περιτοναίου πόρον ἡ φύσις ἐτέμετο καὶ τοὺς ὄρχεις ἔταξε κάτω· συμβαίνει γὰρ οὕτως ἐν μὲν τοῖς ἀγγείοις χρο-
5 νίζον τὸ αἷμα καὶ οἷον λιμνάζον πέτλεσθαί τε καὶ θρομβοῦσθαι,
μακρότατον δὲ γίνεσθαι τὸ σπερματικόν, ὅπως πλέον ἐξακοντίζοι
κατὰ μίαν ἐνέργειαν τὸ σπέρμα. Διὰ αὐτό γέ τοι τοῦτο καὶ κιρσω- 13
δέστερον ἐποίησεν αὐτὸ πλησίον τοῦ τραχήλου τῆς κύστεως, εὐρὺ
δὲ καί τινας οἷον κόλπους ἔχον, ὅταν ἤδη πλησίον γένηται τοῦ
10 αἰδοίου, ἵνα οἷόν τε ᾖ δέχεσθαι τὸ σπέρμα πολύ τε καὶ παχύ. Ἐπὶ 14
δὲ τῶν ἐκτμηθέντων τοὺς ὄρχεις ἄνευ τοῦ ψαῦσαι τῆς ἐπιδιδυμίδος
οὐδὲν μὲν πάσχει τὸ σπερματικὸν ἀγγεῖον, ἀπόλλυται δὲ τῶν ζῴων
οὐ τὸ σπερμαίνειν μόνον· ἕρμαιον γὰρ ἦν τοῦτό γε τοῖς ἀφροδισίων
ἀπέχεσθαι βουλομένοις· ἀλλὰ καὶ ἡ ἀνδρεία τε καὶ, ὡς ἂν εἴποι

moitié du vaisseau spermatique eût disparu ainsi que la circonvolution de
l'artère et de la veine. Afin donc que cette circonvolution existât et que le 12
vaisseau spermatique pût s'allonger, la nature a creusé le trou dans le
péritoine, et placé les testicules en bas : car, de cette manière, il advient
que le sang, en séjournant longtemps dans les vaisseaux et en y stagnant
pour ainsi dire, s'élabore et se forme en grumeaux, et que le vaisseau spermatique devient très-long, pour qu'il puisse éjaculer une grande quantité de sperme d'un seul coup. Pour cette même raison, la nature lui a 13
aussi donné la varicosité la plus prononcée dans le voisinage du col de la
vessie, tandis qu'elle l'a élargi et pourvu de certaines cavités là où il se
rapproche déjà de la verge, afin qu'il pût contenir une grande quantité
de sperme épais. Chez les animaux auxquels on coupe les testicules sans 14
toucher à l'épididyme, le vaisseau spermatique n'est nullement lésé, toutefois les animaux ne perdent pas seulement la faculté d'éjaculer du sperme
(car ce serait, en effet, autant de gagné pour ceux qui voudraient s'abstenir
des rapprochements sexuels), mais aussi la vigueur, et, pour ainsi dire,

2. γένηται F. — 2-3. αὐξυνθείη F.— καὶ ex em.; δέ F; καὶ μακρὸν καὶ Gal.
5. καὶ οἷον λιμνάζον om. Gal. — 6. γε- — Ib. γίνηται F. — 11. τμηθέντων F.
νέσθαι Gal. — 8. ἐποίησαν F. — 9. δὲ — 14. ἀνδρία Gal.

15 τις, ἀῤῥενότης. Οὕτω δὲ καὶ εἰ θήλεος ζώου τοὺς ὄρχεις ἐκτέμοις,
οὔτε ὀργᾷ ποτε τὸ τοιοῦτον, οὔτε προσίεται τὸ ἄῤῥεν ἀφροδισίου
16 κοινωνίας ἕνεκεν, ἀπόλλυσί τε, ὡς ἂν εἴποι τις, τὴν θηλύτητα. Τὰς
γοῦν θηλείας ὗς ἐκτέμνουσιν ἔνιοι, καὶ γίνονται πᾶσαι παραπλή-
σιαι τοῖς εὐνουχισθεῖσιν ἄῤῥεσιν ἱκανῶς εὐτραφεῖς τε καὶ πίονες,   5
ἥδιόν τε τὸ κρέας ἴσχουσι τῶν ἄλλων θηλειῶν ὥσπερ καὶ οἱ ἄῤῥενες
17 τῶν ἀῤῥένων. Ἀποψύχονται γοῦν οἱ ἀπολέσαντες τοὺς ὄρχεις, ὡς
ἑτέραν ἀρχὴν ἐμφύτου θερμότητος ἀφῃρημένοι, καταπίπτει τε πᾶς
ὁ τόνος αὐτοῖς ὡς εἰ καὶ γεγηρακότες ἔτυχον, οὔτε εὐρεῖα φλέψ,
οὔτε ἀνθηρὸν αἷμα, καὶ αἱ ἀρτηρίαι μικρὸν καὶ ἀῤῥωσ͟ον σφύζουσιν   10
18 ὥσπερ καὶ τοῖς γέρουσιν. Δῆλον γοῦν ὡς καὶ ῥώμης ἀρχὴ τοῖς
ζώοις εἰσὶ καὶ θερμότητα πολλὴν ἐπάρδουσι τῷ σύμπαντι σώματι
διὰ ἣν οἱ σ͟ερηθέντες αὐτῶν ἄτριχοι μὲν οὐ τὰ γένεια μόνον, ἀλλὰ
καὶ τὸ σύμπαν γίνονται σῶμα, μικρὰς δὲ, ὡς εἴρηται, τὰς φλέβας
ἴσχουσιν ὁμοίως ταῖς γυναιξὶν, οὐκ ἐπιθυμοῦσί τε ἀφροδισίων, ὡς   15

15 la virilité. De même, si vous coupez les testicules (*ovaires*) à un animal
femelle, cet animal n'entre plus en chaleur, il ne recherche plus le mâle
pour avoir avec lui des rapports sexuels, et il perd, pour ainsi dire, son
16 sexe féminin. Certaines gens châtrent les truies, et toutes ces truies deviennent, comme les mâles châtrés, très-corpulentes et très-grasses; leur chair
est plus agréable que celle des autres truies, comme celle des mâles châtrés
17 l'est plus que celle des autres mâles. Ceux qui ont perdu les testicules se
refroidissent donc, comme si on leur avait enlevé une seconde source de
chaleur innée; toute leur vigueur baisse comme si c'étaient des vieillards;
ils n'ont ni veines larges, ni sang d'un rouge vif, et leurs artères n'ont
18 que des battements petits et faibles comme chez les vieillards. Il est donc
clair que les testicules sont aussi pour les animaux un principe de force,
et qu'ils versent beaucoup de chaleur dans tout le corps, raison pour
laquelle les individus qui en sont privés perdent leurs poils, non-seulement ceux du menton, mais aussi ceux de tout le corps; ainsi que nous
venons de le dire, ils ont les veines petites comme celles des femmes,

1. ἐκτέμνοις Gal. — 2. τό post ποτε F. — 6. δέ F. — 7. γοῦν] τε F. —
om. F. — 4. ἔνιοι] οἱ παρ' ἡμῖν Gal. Ib. ὡς om. Gal. — 13. δ' ἣν ὑσ͟ερη-
— 5. ἄῤῥεσιν om. Gal. — Ib. τε om. θέντες F.

ἄλλο τι μᾶλλον ἢ ζῶον ὑπάρχοντες, ὥστε ταύτῃ γε καὶ τῆς καρδίας
αὐτῆς ϖλέον ἔχουσιν οἱ ὄρχεις, εἰ ϖρὸς τῷ ϑερμότητά τε καὶ ῥώμην τοῖς ζῴοις ϖαρέχειν ἔτι καὶ τῆς τοῦ γένους διαμονῆς ἐξηγοῦνται·
διαδίδοται γὰρ ἐξ αὐτῶν εἰς ὅλον τὸ σῶμα δύναμίς τις οἵα τοῖς μὲν
5 νεύροις αἴσθησίς τε καὶ κίνησις ἐξ ἐγκεφάλου, ταῖς δὲ ἀρτηρίαις
τοῦ σφύζειν ἐκ καρδίας, ἥ τις δύναμις ἐν μὲν τοῖς ἄῤῥεσιν εὐρω-
στίας τε καὶ ἀῤῥενότητος, ἐν δὲ τοῖς ϑήλεσιν αὕτη αἰτία τῆς
ϑηλύτητός ἐστιν. Ὅταν δὲ συνεχέσι λαγνείαις ἐκκενωθῇ ϖᾶν τὸ 19
σπέρμα, κατὰ τοῦτον τὸν καιρὸν οἱ ὄρχεις ἕλκουσιν ἐκ τῶν ὑπερ-
10 κειμένων φλεβῶν ὅσον ἐν αὐταῖς ϖεριέχεται ϑορῶδες ὑγρόν, ἔστι
δὲ ὀλίγον τοῦτο καὶ δροσοειδῶς ἀναμεμιγμένον τῷ αἵματι, βιαίως
δὲ ἀφαιρούμεναι ϖρὸς τῶν ὄρχεων αὐτὸ σφοδροτέραν ἐχόντων δύναμιν αὗται τῶν ὑπερκειμένων ἀντισπῶσιν, αἱ δὲ αὖ ϖάλιν τῶν
ἐφεξῆς, εἶτα ἐκεῖναι τῶν ἐχομένων, καὶ τοῦτο οὐ ϖαύεται γινόμενον

et ne recherchent pas les rapprochements sexuels, comme s'ils étaient
plutôt toute autre chose qu'un animal : sous ce rapport donc, les testicules
ont encore plus d'importance que le cœur, puisque, outre la chaleur
et la force qu'ils donnent aux animaux, ils président aussi à la perpétuité
de l'espèce, car ils communiquent à tout le corps une puissance du genre
de la puissance sensitive et motrice qui du cerveau va aux nerfs, et de
la puissance pulsative que le cœur communique aux artères, et cette
puissance est, pour les mâles, la cause de la vigueur et de la virilité, tandis
que, pour les femelles, elle est celle des caractères distinctifs du sexe
féminin. Lorsque, par suite d'excès vénériens habituels, tout le sperme a 19
été évacué, les testicules attirent des veines superposées tout ce qu'elles
contiennent de liquide séminal ; or ce liquide ne s'y trouve qu'en petite
quantité, mêlé au sang sous forme de rosée ; celles-ci, privées violemment
de ce liquide par les testicules, qui ont une action plus énergique qu'elles,
attirent à leur tour des veines situées au-dessus d'elles, celles-ci, de nouveau, de celles qui viennent après, et ces dernières, de celles qui leur sont
contiguës ; ce mouvement d'attraction ne cesse pas avant que ce trans-

2. τό F. — 5. αἰσθήσεώς τε καὶ κινή-   p. 47, l. 5, et p. 49, l. 10. — 13-14.
σεως Gal. — 7. αὐτῆς τῆς Gal. — 9-10.   τῶν ἐφεξῆς ex em.; αὐτῶν ἐφεξῆς Gal.;
ὑποκειμένων F. — 10. ϑολῶδες F ; item   ἐφεξῆς F.

20 ἄχρι περ ἂν εἰς πᾶν τοῦ σώματος μέρος ἡ μετάληψις ἐξίκηται. Διὰ
παντὸς τοίνυν τούτου γινομένου καὶ πάντων ὥσπερ ἐν χορῷ μετα-
διδόντων ἀλλήλοις, ἄχρι τοσούτου κενοῦσθαι τὰ κατὰ ὅλον τὸ ζῷον
ἀγγεῖά τε καὶ μόρια ἀναγκαῖόν ἐστιν ἄχρι περ ἂν ἐμπλησθῇ τὸ
21 ἰσχυρότατον. Οὐ μόνον δὲ τῆς θορώδους ὑγρότητος ἀφαιρεῖσθαι   5
πᾶσι τοῦ ζῴου. τοῖς μέρεσι συμβήσεται κατὰ τοὺς τοιούτους καιροὺς,
ἀλλὰ καὶ τοῦ πνεύματος τοῦ ζωτικοῦ · καὶ γὰρ καὶ τοῦτο ἐκ τῶν
ἀρτηριῶν ἐκκενοῦται μετὰ τῆς σπερματοειδοῦς ὑγρότητος, ὥστε
οὐδὲν θαυμαστὸν ἀσθενεστέρους ἀποτελεῖσθαι τοὺς λαγνεύοντας,
ἀφαιρουμένους τοῦ σώματος ἅπαντος ἑκατέρας τῶν ὑλῶν τὸ εἰλικρι-   10
22 νέστερον. Προσερχομένης δὲ τῆς ἡδονῆς, ἥ τις αὐτῇ κατὰ αὐτὴν
οὕτως ἐστὶν ἱκανὴ διαλύειν τὸν ζωτικὸν τόνον, ὥστε ἤδη τινὲς
ὑπερησθέντες ἀπέθανον, οὐδὲν ἔτι θαυμαστὸν ἀσθενεστέρους ἀπο-
23 τελεῖσθαι τοὺς ἀφροδισιάζοντας ἀμετρότερον. Τοῦτο μὲν οὖν τοιοῦτον · εἰ δέ τις ἔροιτο, τίνος ἕνεκεν ἡ ἐπιδιδυμὶς ὑπὸ τῆς μηδὲν εἰκῆ   15

20 port ne se soit propagé dans toutes les parties du corps. Si donc ce mouvement s'effectue perpétuellement, et si tous les vaisseaux et toutes les parties sont en communication mutuelle comme dans un chœur, vaisseaux
et parties doivent continuer indispensablement à s'épuiser, jusqu'à ce
21 que la partie la plus forte soit enfin rassasiée. Il arrivera, dans ces circonstances, que toutes les parties de l'animal ne sont pas seulement
spoliées de leur liquide séminal, mais aussi de leur souffle vital : en
effet, ce souffle est évacué des artères conjointement avec le liquide séminal : il n'y a donc rien d'étonnant à ce que les gens livrés au libertinage
s'affaiblissent, puisque la partie la plus pure de chacune des deux matières
22 leur est enlevée dans tout le corps. Il s'y ajoute encore le plaisir qui, considéré en lui-même, peut dissoudre la tension vitale à tel point, que des individus sont morts par excès de plaisir ; on ne doit donc plus être surpris
de ce que les gens qui font un usage immodéré des plaisirs de l'amour
23 s'affaiblissent. Voilà ce que j'avais à dire sur ce point-là ; si quelqu'un nous
demandait dans quel but l'épididyme a été créé par la nature, qui ne fait

1. ἐξικνῆται Gal. — 9. λαγνεύοντας   κρινέστατον Gal. — 13. ὑπερηδυσθέντες
ἀμετρότερον ἀφαιρουμένους. Gal. — 10.   Gal.—14. λαγνεύοντας Gal. — 15. τίνος
ἑκατέρου τῶν ὑγρῶν Gal. — 10-11. εἰλι-   οὖν ἕνεκεν Gal.

ποιούσης ἐγένετο Φύσεως, ἀποκριναίμεθα ἂν αὐτῷ τοῦ ὄρχεως καὶ
τοῦ σπερματικοῦ πόρου καὶ τῆς ἀρτηρίας τε καὶ Φλεϐὸς, ἐν οἷς
προαθροίζεται τὸ σπέρμα· μὴ γὰρ οἷόν τε εἶναι τὸν ὄρχιν ἀκινδύνως αὐτοῖς ἑνωθῆναι, σφοδροτάτης συντονίας ἐν τῇ προέσει τοῦ
5 σπέρματος γινομένης· νευρώδης μὲν γὰρ ὅ τε τῆς ἀρτηρίας καὶ
Φλεϐὸς χιτὼν, ὥσπερ καὶ τῶν σπερματικῶν ἀγγείων, ἀδενώδεις
δέ εἰσιν οἱ ὄρχεις καὶ μαλακοί. Ῥᾳδίως οὖν ἤμελλεν ἰσχυρᾷ τάσει 24
τὸ σκληρὸν ἀπορρήγνυσθαι τοῦ μαλακοῦ, λαϐαῖς ἠρτημένον ἀσθε-
νέσιν. Ἐξηύρηται τοίνυν τῇ Φύσει τὸ τῆς ἐπιδιδυμίδος σῶμα μέσον 25
10 οὐ τῇ θέσει μόνον, ἀλλὰ καὶ τῷ τῆς ὅλης οὐσίας εἴδει. Συνάπτονται 26
τοίνυν διὰ μέσης αὐτῆς οἱ ὄρχεις τοῖς σπερματικοῖς ἀγγείοις, μᾶλλον δὲ, εἰ χρὴ τἀληθὲς εἰπεῖν, ἀρχὴ καὶ ῥίζα τούτων ἐστὶν ἡ ἐπιδιδυμὶς, ἐξ ὅλου τοῦ ὄρχεως εἰς ἑαυτὴν ἀρυομένη τὸ σπέρμα. Τῶν δὲ 27
θηλειῶν οὐκ εἰσὶν αἰσθηταὶ καὶ σαφεῖς αἱ ἐπιδιδυμίδες ὅτι καὶ οἱ

rien en vain, nous lui répondrions que c'est à cause du testicule, du canal
spermatique, de l'artère et de la veine, dans lesquels s'accumule préalablement le sperme : en effet, dirions-nous, il ne saurait exister une union
exempte de danger entre le testicule et ces organes, vu l'excessive tension
qui a lieu pendant l'éjaculation du sperme ; car les tuniques de l'artère et
de la veine, ainsi que celles des vaisseaux spermatiques, sont nerveuses, tandis que les testicules sont glanduleux et mous. Pendant une tension vigou- 24
reuse, l'organe dur devait donc être facilement arraché de l'organe mou,
vu qu'il ne tient que par des attaches faibles. Par conséquent la nature a 25
inventé le corps de l'épididyme, qui tient le milieu entre les deux, non-
seulement par rapport à la position, mais aussi par rapport à toute l'espèce de sa substance. C'est donc par l'intermédiaire de l'épididyme que 26
les testicules sont reliés aux vaisseaux spermatiques, ou plutôt, s'il faut
dire la vérité, l'épididyme est le principe et la racine de ces vaisseaux, et
puise le sperme dans tout le testicule et l'attire vers lui. Les épididymes
des femelles ne tombent pas sous les sens, et ne sont pas manifestes, parce 27
que leurs testicules (ovaires) et leurs vaisseaux spermatiques (trompes)

1. ἐγένετο] γε F. — Ib. ἀποκρινώμεθα F. — 4-5. προσχύση τοῦ πνεύματος F. — 6. τὸ σπερματικὸν ἀγγεῖον F.
— 8. βλαϐαῖς F 2ᵃ m. — 13. ἀργομένη
F. — 13-14. Ἐπὶ δὲ τοῖς τῶν θηλ. ὄρχεσιν Gal. — 14. οἱ ex em.; om. F.

ὄρχεις καὶ τὰ σπερματικὰ ἀγγεῖα μικρὰ τυγχάνει· παράκεινται γὰρ
οἱ ὄρχεις ἐπὶ αὐτῶν τῷ πυθμένι τῶν ὑσ]ερῶν ἐν τοῖς κατὰ τὸ ἐπι-
γάσ]ριον χωρίοις, μικρότεροι πάνυ τῶν τῶν ἀρρένων γεγονότες,
εἷς ἑκατέρωθεν, ὁμοίαν ἀγγείων ἕλικα δεχόμενοι ταῖς ἐπὶ τῶν ἀρρένων, οὐ μὴν οὕτω μακρὰν, οὐδὲ εὐθεῖαν, οὐδὲ εἰς τὸν αὐτὸν τόπον 5
ἀφικνουμένην, ὅτι μηδὲ ἐκτὸς ἐχρῆν ὥσπερ τὸ ἄρρεν, ἀλλὰ εἰς τὰς
28 ἑαυτοῦ μήτρας θερμὸν καὶ ὀλίγον σπερμαίνειν τὸ θῆλυ. Τὸ γοῦν
ἐκ τοῦ ὄρχεως φυόμενον ἀγγεῖον εἰς μὲν τὴν κεραίαν τῆς μήτρας
καταφύεται, μεσ]ὸν δὲ φαίνεται σπέρματος, καὶ εἴσω τῆς μήτρας
διὰ τῆς κεραίας λεπ]ῷ σ]όματι προχεῖ θορῶδες ὑγρόν· αἱ γὰρ λεγό- 10
μεναι κεραῖαι, καθάπερ ἀπαντῶσαι τῷ σπερματικῷ πόρῳ, προμήκεις
ἑαυτῶν ἀποφύσεις ἐκτείνουσιν εἰς τὰ πλάγια, δι' ὧν ὑποδέχονται
τὸ σπέρμα· τοῖς τε γὰρ ἄλλοις τοῦ ζῴου μορίοις, καὶ ταῖς ὑσ]έραις
οὐχ ἥκισ]α, δύναμις ὑπάρχει ποιότητος οἰκείας ἑλκτικὴ, καὶ χρὴ

sont également petits : en effet, leurs testicules, qui sont beaucoup plus
petits que ceux des mâles, sont situés dans la région [inférieure] de
l'abdomen à côté du fond de la matrice, un de chaque côté, et ils reçoivent une circonvolution de vaisseaux semblable à celle qui existe chez
les mâles; cependant cette circonvolution n'est ni aussi longue, ni aussi
droite, et n'aboutit pas non plus au même endroit, parce que la femelle
ne devait pas, comme le mâle, éjaculer au dehors, mais dans sa propre
28 matrice, son sperme, qui est chaud et peu abondant. Par conséquent, le
vaisseau qui prend son origine au testicule s'implante à la corne de la
matrice, se présente plein de sperme, et verse à travers la corne par
un orifice étroit dans l'intérieur de la matrice un liquide séminal : en
effet, les organes qu'on appelle cornes de la matrice viennent, pour
ainsi dire, à la rencontre des vaisseaux spermatiques, et étendent latéralement des excroissances prolongées faisant partie de leur propre substance et à travers lesquelles elles reçoivent le sperme; car la matrice
possède bien plus encore que les autres organes une faculté attractive
de la qualité avec laquelle elle a de l'affinité, et elle doit nécessaire-

1. καί ex em.; om. F. — 2. τῶν ex   6-7. εἰς αὐτὰς τὰς μήτρας Gal. — 7.
em.; τῷ F. — 3. πάνυ τῶν ἀρρ. F. —   θερμὸν καὶ ὀλίγον om. Gal. — Ib. θερ-
4. ἑκατ. τοῦ πυθμένος Gal. Ut. diss. 9.   μαίνειν τῷ θήλει F. — 10 ὑγρὸν παχύ.
— 5. οὕτω μ., ο. εὐ., οὐδὲ om. Gal. —   Gal. — 11. πόρῳ om. F.

πάντως τινὰ καὶ σ⁁όμαχον ὑπάρχειν αὐταῖς εἰς τὴν ὁλκὴν τοῦ τοιούτου χυμοῦ παρεσκευασμένον· ἔσ⁁ι δὲ οἰκειότατος χυμὸς ταῖς ὑσ⁁έ-
ραις, οὗ καὶ τῆς ὑποδοχῆς ἕνεκα γεγόνασι, σπέρμα. Δι⁁λοῦ τοίνυν 29
ὑπάρχοντος τούτου, δι⁁λὸν αὐταῖς καὶ τῶν σ⁁ομάχων εἶδος ἐγένετο,
5 πρὸς μὲν τὴν παρὰ τοῦ ἄρρενος ὁλκὴν ὁ καλούμενος ὑπὸ τῶν ἀνατομικῶν αὐχὴν εἰς τὸ γυναικεῖον αἰδοῖον καθήκων, εἰς δὲ τὸ παρὰ
τῶν ἰδίων ὄρχεων αἱ κεραῖαι. Τίς δέ ἐσ⁁ιν ἡ τῶν ἀδενοειδῶν παρα- 30
σ⁁ατῶν χρεία, σκοπῶμεν, ἐπεὶ μηδὲ σπέρματος, ἀλλὰ ὀρώδους ὑγροῦ
τυγχάνουσιν ἀγγεῖα· τοῦτο γὰρ τὸ ἐν αὐτοῖς γεννώμενον ὑγρὸν εἰς
10 μὲν τὸν οὐρητικὸν ἐκχεῖται πόρον ἐπὶ τῶν ἀρρένων ἅμα τῷ σπέρ-
ματι, χρεία δὲ αὐτοῦ πρός τε τὴν ἀφροδισίων ἐπεγεῖραι συνουσίαν,
ἥδειν τε καὶ κατὰ τὴν ὁμιλίαν ἐπιτέγγειν τὸν οὐρητικὸν πόρον· ἅτε
γὰρ γλισχρότητά τινα καὶ πάχος ἔχον ἐλαίου τὸν πόρον ἐπαλεί-
φει, ὅπως μὴ καταξηρανθεὶς συνιζήσῃ τε καὶ κωλύσῃ φέρεσθαι
15 ῥᾳδίως δι᾿ αὐτοῦ τὸ οὖρον καὶ τὸ σπέρμα. Δύναιτο δὲ ἂν ἴσως ἡ 31
φύσις εὐλαβηθεῖσα τὴν ἐκ τοῦ οὔρου δῆξιν ἄλειμμα τοῦτο τῷ πόρῳ

ment avoir un col construit pour attirer l'humeur de cette nature; or
l'humeur avec laquelle la matrice a le plus d'affinité est le sperme,
puisqu'elle a été créée pour le recevoir. Mais, comme il existe deux es- 29
pèces de sperme, elle possède aussi une double espèce d'embouchures:
l'une pour attirer ce qui vient du mâle, c'est celle que les anatomistes
appellent *col*, et qui aboutit dans le vagin; l'autre pour attirer de ses
propres testicules, ce sont les cornes. Voyons maintenant quelle est l'u- 30
tilité des parastates glanduleux, puisque ce ne sont pas des réceptacles
de sperme, mais de liquide séreux; ce liquide, qui se forme dans eux,
est versé, chez les mâles, dans l'urètre conjointement avec le sperme;
son utilité consiste à exciter aux rapprochements sexuels, à cause de la
volupté et à humecter l'urètre pendant le coït : en effet, comme ce liquide a une certaine viscosité et l'épaisseur de l'huile, il enduit l'urètre,
de peur que, par suite de desséchement, il ne s'affaisse et n'empêche l'u-
rine et le sperme de le traverser facilement. Peut-être la nature, crai- 31
gnant l'irritation produite par l'urine, a-t-elle préparé ce liquide en guise

9. γενόμενον F. — 11. ἀφροδίσιον   13-14. ἐπαλείφειν F. — 16. ἄλειμμα]
Gal. — 13. ἔχον ἐλαίου δίκην Gal. —   ἅμα F.

32 τοῦ αἰδοίου σαρεσκευακέναι. Ἔναγχος γοῦν τις ἰσχνὰ καὶ ἄτροφα
καὶ ξηρὰ τὰ ταύτῃ σύμπαντα ἔχων μόρια διὰ τοῦτο ἡμῖν ἔδοξεν
ἀδυνατεῖν οὐρεῖν, εἰ μὴ σάμπολυ σρότερον ἀθροίσειε κατὰ τὴν
33 κύσιιν ὑγρὸν, ὅτι ξηρὸς ἦν αὐτῷ καὶ συνιζηκὼς ὁ σόρος. Ἐδεῖτο
οὖν ἀθρόου τε καὶ σολλοῦ τοῦ ἄνωθεν ἐπιπεμπομένου σφοδρῶς οὔρου 5
τῇ ῥύμῃ τῆς φορᾶς διοίγοντος αὐτόν· ἄλλως δὲ ἀδύνατον ἦν οὐρεῖν
34 τῷ ἀνθρώπῳ. Καὶ ἡ ἴασις δὲ τὴν δόξαν τῆς αἰτίας ἐπισιώσατο·
χρίσμασί τε γὰρ ἐλαιώδεσιν ἅπαν ἐπιτέγγοντες τὸ χωρίον ἀνατρέ-
φοντές τε τὸ ὅλον σῶμα· καὶ γὰρ κἀκεῖνο τελέως ἰσχνὸν ἦν· διὰ
ταχέων ὑγιᾶ τοῦτον τὸν ἄνθρωπον ἀπεφήναμεν· ὅθεν οὐδὲ τὸν ἐπὶ 10
σολλοῖς ἀφροδισίοις ὑπερξηρανθέντα τουτὶ τὸ ὑγρὸν, εἶτα ὁμοίως
τῷ σροειρημένῳ μόγις οὐροῦντα κακῶς ἐδόξαμεν ἰάσασθαι κελεύ-
35 σαντες ἐγκρατῶς διαγαγεῖν. Κατὰ μὲν οὖν τὰς συνουσίας ἀθρόον
ἐκπίπλει τοῦτο μετὰ τοῦ σπέρματος· ἐν δὲ τῷ λοιπῷ χρόνῳ κατὰ

32 d'onguent pour le canal de la verge. Récemment, du moins, il nous a
semblé que la raison pour laquelle un individu, qui avait tous les organes
de cette région maigres, exténués et secs, ne pouvait uriner à moins
qu'il n'y eût auparavant une grande accumulation de liquide dans la
33 vessie, était que son urètre était sec et affaissé. Il fallait donc qu'une
grande quantité d'urine fût poussée d'un seul coup violemment d'en
haut et déployât l'urètre par l'entraînement de son impulsion; sans cela
34 il était impossible à cet homme d'uriner. La guérison confirma l'opinion
que nous nous étions formée sur la cause de cette maladie : en effet, en humectant toute cette région avec des onguents huileux et en restaurant
tout le corps (car son corps était très-maigre aussi), nous rendîmes bien
vite cet homme à la santé : par conséquent, nous croyons avoir aussi
traité avec succès l'homme chez lequel le liquide parastatique était desséché outre mesure par suite d'excès vénériens, et qui ensuite urinait
avec peine de même que celui dont nous avons parlé d'abord, en lui
35 prescrivant la continence. Pendant le coït, ce liquide sort donc brusquement avec le sperme ; mais, en toute autre circonstance, il sort peu à peu,

1. Ἔνασχον (corr. ἔναγχος) γοῦν τε τό Ꝋ' ὅλον Gal. — 9-10. διὰ τούτων
ἔναγχος γοῦν τις F. — 1-2. ἄτροφα ὑγιᾶ τόν Gal. — 10. ἀπεδείξαμεν Gal.
ῥικνὰ καὶ ξηρά Gal. — 3. ἤθροισε Gal. — 12. οὐροῦντι F. — 13. διαιτᾶσθαι
— 4. αὐτοῦ Gal. — 7. ἡ om. F. — 9. Gal.

βραχὺ, καὶ διὰ τοῦτο ἀναίσθητον ἡμῖν ἐσῑιν. Τὸ μὲν οὖν ἐν τοῖς 36
ἀδενοειδέσι σαρασῑάταις ὑγρὸν οὐδαμῶς ἂν εἴη σπέρμα· τὸ δὲ ὄντως
σπέρμα δυεῖν ἀρχῶν ἔχειν φαίνεται λόγον, ὑλικῆς τε καὶ δρασῑικῆς·
εὐθὺς μὲν γὰρ ἐμπεσὸν ταῖς ὑσῑέραις τὰ δρασῑικὰ δρᾷ τῶν ἔργων,
5 διαπλάτῖον τε καὶ διατρέφον τὰ διαπλασθέντα τῇ διαπλαστικῇ τῆς
ἐν αὐτῷ φυσικῆς δυνάμεως· δημιουργεῖ δὲ οὐκ ἐξ αἵματος τήν γε
σρώτην γένεσιν, ἀλλὰ ἐξ αὐτοῦ τοῦ σπέρματος ἀρτηρίαν καὶ φλέβα
καὶ νεῦρον, ὀσῖοῦν τε καὶ ὑμένα. Καὶ τὸ καταμήνιον δὲ ὅτι μὴ 37
μόνον εἰς τὴν ὑλικὴν ἀρχὴν τοῦ ζῴου συμβάλλεται, ἀλλὰ καὶ εἰς
10 τὴν δυναμικὴν, μάθοις δὲ ἂν ἀναμνησθεὶς τῶν σερὶ τῆς γενέσεως
τοῦ σπέρματος λεχθέντων ὡς κατειργασμένον ἐσῖῖν ἀκριβῶς αἷμα
σρὸς τῶν σεριεχόντων ἀγγείων αὐτό· κατὰ γάρ τοι τοῦτον τὸν λόγον οὐ μόνον ὕλη τοῦ γεννηθησομένου τὸ αἷμα γένοιτο ἂν, ἀλλὰ καὶ
σπέρμα δυνάμει.

et, pour cette raison, nous ne nous en apercevons pas. Le liquide con- 36
tenu dans les parastates glanduleux ne saurait donc, en aucune façon,
être du sperme; mais le véritable sperme joue évidemment le rôle d'un
double principe, d'un principe matériel et d'un principe actif : en effet,
dès qu'il tombe dans la matrice, il remplit des fonctions actives, puisqu'il donne une forme au fœtus et qu'après cela il nourrit les organes
déjà formés au moyen de la partie formatrice de sa faculté naturelle, et,
lors de la formation primitive, il construit les artères, les veines, les
nerfs, les os et les membranes; non avec du sang, mais avec sa propre
substance. Quant aux menstrues, vous apprendrez qu'elles ne contri- 37
buent pas seulement au principe matériel de l'individu, mais aussi au
principe virtuel, si vous vous rappelez ce que nous avons dit de la formation du sperme, c'est-à-dire qu'il est du sang exactement élaboré par
les vaisseaux qui le contiennent : en effet, conformément à cette règle,
le sang ne sera pas seulement la matière de l'individu qui doit se former, mais il sera aussi du sperme en puissance.

13. γεννησαμένου F. — Ib. γίνοιτο Gal.

γ΄. Περὶ κυήσεως ἑπ7αμήνων.

1 Ἐπειδὴ τοίνυν θερμὸν καὶ ὑγρὸν καὶ πνευματῶδες ὂν τὸ σπέρμα
ταχέως ἀπόλλυσι τὴν δύναμιν, ὅταν ἐκπέσῃ τῶν οἰκείων μορίων,
ἐκ πολλῶν αὐτὸ δεῖ συνεργεῖσθαι πρὸς τὸ τάχος τῆς ἐκ τοῦ ἄρρενος εἰς τὸ θῆλυ μεταβάσεως, καὶ διὰ τοῦτο τὸ πρῶτον μὲν αὐτὴν
τὴν ἄφεσιν ἐκ τοῦ ἄρρενος εὔρωσ7ον προσήκει γίνεσθαι, δεύτερον 5
δὲ τὸν αὐχένα τῶν μητρῶν ἀναπεπλαμένον τε καὶ κατὰ εὐθὺ τεταμένον ὑπάρχειν, εἶτα τῶν καθηκόντων εἰς τὴν μήτραν ἀγγείων
ἀνεῷχθαί τε τὰ σ7όματα καὶ ξηρὰ πάσης ὑπάρχειν ὑγρότητος, καὶ
μάλισ7α τῆς φλεγματικῆς, καὶ πρὸς τούτῳ τὴν ὁλκὴν ἰσχυρὰν εἶναι
τῆς μήτρας· ἕλκει γὰρ τὴν γονὴν αἰσθητῶς, ὅταν ἐγκύμων ἡ γυνὴ 10
μέλλῃ γενήσεσθαι, καθάπερ γε καὶ περισ7έλλεται σαφῶς ἐπειδὰν
2 συλλάβῃ. Κινήσεώς γοῦν τινός φασιν αἰσθάνεσθαι κατὰ τὴν μήτραν,
οἷον ἰλυσπωμένης καὶ κατὰ βραχὺ συνιούσης εἰς ἑαυτήν, ἐπειδὰν
3 συλλάβωσι τὸ σπέρμα. Προφανῶς δὲ καὶ αὐτοῖς τοῖς ἀνδράσι πολ-

---

3. DE LA GESTATION DES FŒTUS DE SEPT MOIS.

1 Puisque donc le sperme est chaud, humide et pénétré de pneuma, et,
que, pour cette raison, il perd rapidement sa puissance, après être tombé
des organes qui lui sont destinés, plusieurs circonstances doivent coopérer à la rapidité de son passage du mâle dans la femelle : voilà pourquoi,
d'abord, l'éjaculation elle-même, de la part du mâle, doit se faire avec
vigueur; en second lieu, le col de la matrice doit être ouvert et tendu
droit [à sa rencontre]; ensuite les bouches des vaisseaux qui pénètrent dans
la matrice doivent être béantes et dépourvues de toute espèce d'humidité,
mais surtout d'humidité pituiteuse, et, en outre, l'attraction de la matrice
doit être puissante; car la matrice attire le sperme d'une manière perceptible aux sens, lorsque la femme va devenir enceinte, de même qu'elle l'en-
2 veloppe manifestement, quand la femme a conçu. Les femmes disent donc
aussi que, lorsqu'elles ont reçu et pris le sperme, elles sentent dans la matrice une espèce de mouvement, comme si elle rampait et se retirait peu à
3 peu sur elle-même. Souvent les hommes eux-mêmes ont aussi l'occasion

Ch. 3; l. 9. τοῦτο F. — 13. σπωμένης Gal. — 14. συλλαμβάνωσι Gal.

λάκις ὑπῆρξεν αἰσθέσθαι δίκην σικύας ἰατρικῆς εἴσω τὸ αἰδοῖον
ἐπισπωμένων τῶν ὑσλερῶν. Γίνεται δὲ μάλισλα τὸ τοιοῦτον ἄρτι   4
σεπαυμένων τῶν καταμηνίων, ἡνίκα μάλισλα συλλαμβάνουσιν αἱ
μῆτραι τὴν γονὴν, διὰ τὴν ἐκ τῆς ἀνασλομώσεως τῶν φλεβῶν γενο-
5 μένην τραχύτητα ῥαδίως κολλουμένου ταῖς μήτραις τοῦ σπέρματος.
Ἐπὶ μὲν οὖν τῶν ἀμέμπλως καθαιρομένων γυναικῶν, εἶτα ἐξαίφνης   5
ἐπισχεθεισῶν τὰς καθάρσεις ἄνευ φανερᾶς αἰτίας μετά τινος ἄσης,
εἰκότως αὐτὰς συνειληφέναι τεκμαιρόμεθα · γίνεται δὲ ἡ ἄση κατὰ
ὃν λόγον καὶ ἡ κίτλα τοῦ σλομάχου κακουμένου ταῖς συνειλη-
10 φυίαις. Ἀλλὰ ἐγχωρεῖ σοτε καὶ διὰ τὴν ἐν ὅλῳ τῷ σώματι κακο-
χυμίαν συμβῆναι τὸ τοιοῦτον, φρικώδεις τε καὶ συρετώδεις αὗται
γίνονται καὶ ταύτῃ διορίζονται τῶν κυουσῶν. Συλληφθείσης δὲ τῆς   7
γονῆς καὶ μεινάσης ἔνδον · οὐδαμῶς γὰρ ἐκκρίνεται ταῖς μελλούσαις
κυήσειν · σεριστέλλει μὲν ἡ καθεκτικὴ δύναμις τὰς μήτρας τῶν
15 κυουμένων σανταχόθεν, κλείει δὲ τὸν σόρον, ὥσλε εὐλόγως ταῖς

de sentir manifestement que leur membre viril est attiré à l'intérieur de
la matrice comme si c'était par une ventouse. Cela arrive principalement   4
immédiatement après la cessation des règles, époque à laquelle la matrice
s'empare surtout de la semence, ce liquide s'agglutinant facilement à elle
par suite des aspérités qui tiennent à la déhiscence des vaisseaux. Or
donc, lorsque, chez les femmes bien réglées, l'écoulement menstruel s'ar-   5
rête subitement sans cause manifeste, et que ce symptôme s'accompagne
d'une espèce de nausée, on conjecture avec vraisemblance que les femmes
ont conçu; cette nausée survient aux femmes qui ont conçu, de la même
manière que les appétits contre nature, par suite d'une affection de l'orifice de l'estomac. Quelquefois, cependant, ce symptôme peut provenir   6
aussi d'humeurs mauvaises répandues dans toute l'habitude du corps;
mais ces femmes-là sont prises de frissons et de fièvre, et, par ce moyen-
là, on les distingue des femmes enceintes. Quand la semence a été reçue   7
et reste dans l'intérieur (car elle n'est pas du tout rejetée chez les femmes
qui vont devenir enceintes), la force retentrice contracte dans tous les
sens la matrice de ces femmes et bouche le col de cet organe : il est donc

8-9. ἡ ἄση κατ' ὀλίγον ὥσπερ καί F.   δὲ τὸν σόρον om. Gal.
— 9. κεκακωμένου Gal. — 15. κλείει

μαιευτρίαις ἁπ]ομέναις τὸ σ]όμα τῶν ὑσ]ερῶν μεμυκὸς φαίνεται.

Ταῖς κυούσαις δὲ αὐταῖς κατὰ τὰς σρώτας ἡμέρας, καὶ μάλισ]α
8 κατὰ αὐτὴν ἐκείνην, ἐν ᾗπερ ἡ τῆς γονῆς σύλληψις γίνε]αι, κινουμένων τε καὶ συντρεχουσῶν εἰς ἑαυτὰς τῶν ὑσ]ερῶν αἴσθησις γίνεται, καὶ εἰ ἄμφω ταῦτα συμβαίη, μύσαι μὲν τὸ σ]όμα χωρὶς φλεγμο- 5
νῆς, ἢ τινος ἄλλου σαθήματος, αἴσθησιν δὲ τῆς κατὰ τὰς μήτρας
κινήσεως ἀκολουθῆσαι, σρὸς ἑαυτὰς ἤδη τὸ σπέρμα τὸ σαρὰ τοῦ
ἀνδρὸς εἰληφέναι τε καὶ κατέχειν αἱ γυναῖκες νομίζουσιν. Κλεισθείη
9 δὲ ἂν ὁ σόρος οὐ μόνον ὑπὸ τῆς δυνάμεως αὐτῆς τῆς διὰ τῶν σωμάτων τεταμένης, ἀλλὰ καὶ κατὰ σάθος, ἢ ξηρανθέντων τῶν σω- 10
μάτων, ἢ φλεγμηνάντων, ἢ σκιῤῥωθέντων. Τοῖς μὲν οὖν τρισὶ
10 τούτοις, ξηρότητι καὶ φλεγμονῇ καὶ σκίῤῥῳ, κοινὸν εἶναι σύμ-
π]ωμα συμβέβηκε σκληρότητα, καὶ διὰ τοῦτο, ἐπειδὰν κλείηται
σαρὰ φύσιν, ἕπεσθαι τῇ μύσει τὴν σκληρότητα, μόνῃ δὲ τῇ κατὰ
φύσιν μύσει τὴν φυσικὴν τοῦ μορίου δηλονότι φυλάτ]εσθαι τήν τε 15
ἄλλην κατασκευὴν ἅπασαν καὶ μαλακότητα· ὅταν μὲν γὰρ ἓν τοῦτο

tout simple qu'en les touchant les sages-femmes s'aperçoivent que l'o-
8 rifice de l'utérus est fermé. Les premiers jours, et surtout le jour même
où le sperme a été reçu, les femmes enceintes elles-mêmes sentent que
l'utérus se meut et se contracte sur lui-même, et, lorsqu'il y a coïncidence
de ces deux symptômes, occlusion de l'orifice de l'utérus sans inflammation, ou autre maladie, et apparition d'une sensation de mouvement
dans la matrice, les femmes sont d'avis qu'elles se sont emparées du sperme
9 viril et qu'elles le retiennent. Cependant la force qui pénètre les parties n'est pas la seule cause qui puisse fermer le canal de l'utérus ; cette
occlusion peut tenir aussi à une maladie, lorsque les organes sont dessé-
10 chés, enflammés, ou affectés de *squirrhe*. La dureté est donc un symptôme
commun de ces trois maladies, la sécheresse, l'inflammation et le squirrhe,
et, pour cette raison, quand l'utérus est fermé contre nature, cette occlusion est accompagnée de dureté, et il n'y a que l'occlusion conforme
à la nature qui laisse dans leur état naturel la mollesse aussi bien que
tous les autres éléments de structure de l'utérus : en effet, quand l'utérus

3. ᾗπερ ἂν..... γίνηται Gal.

μόνον αὐτῷ προσγένηται τὸ μεμυκέναι, μηδὲν κατὰ ἄλλο τῆς ἀρ-
χαίας κατασκευῆς ἐξεϛηκότι, τῆς διοικούσης τὰ σώματα Φύσεως
αὐτῆς ἔργον ἐϛὶ τὸ τοιοῦτον, καὶ κύειν ἀνάγκη τὴν ἄνθρωπον· ὅταν
δὲ σὺν τῷ μεμυκέναι καὶ σκληρὸν ᾖ, τῶν προειρημένων τι παθῶν
5 ἐνοχλεῖ τὸν αὐχένα τῶν ὑϛερῶν, ὡς καὶ αὐτὰ πάλιν τὰ πάθη διο-
ρισμοὺς ἰδίους ἔχειν· τὸ μὲν γὰρ ἐσκληρύνθαι κοινὸν ἁπάντων σύμ-
πτωμα, πρόσεϛι δὲ τῷ διὰ Φλεγμονὴν ἢ σκίῤῥον πεπονθότι παρὰ
Φύσιν ὄγκος τοῦ μέρους, τῷ δὲ διὰ ξηρότητα πλέον τοῦ δέοντος ἢ
ἰσχνότης πρὸς τῷ μηδὲ λαθεῖν δύνασθαι τὸν καθιέμενον δάκτυλον
10 τὴν τοσαύτην ξηρότητα διὰ ἣν ἠναγκάσθη μύειν τὸ στόμα. Πάλιν 11
δὲ αὖ Φλεγμονῆς καὶ σκίῤῥου διορισμὸς σαφὴς αὐτῇ τῇ ἀφῇ, θερ-
μὴν μὲν εὑρισκούσῃ τὴν Φλεγμονὴν, τὸν σκίῤῥον δὲ οὐχ ὅπως θερμότερον τοῦ κατὰ Φύσιν, ἀλλὰ καὶ ἧττον θερμόν. Καὶ μέντοι καὶ 12
κατὰ τὰς προσβολὰς τῶν δακτύλων ὀδυνᾶται μὲν τὰ Φλεγμαίνοντα,

ne présente aucun autre symptôme que l'occlusion, et ne s'écarte nullement, sous aucun autre rapport, de sa structure primitive, c'est là un effet
de l'action de la nature qui administre le corps, et il est de toute nécessité
que la femme soit enceinte; si, au contraire, outre l'occlusion, la matrice
est dure, le col de cet organe est atteint d'une des affections susdites, de
telle façon cependant que ces affections présentent à leur tour des signes
spéciaux qui les font reconnaître : car l'endurcissement est un symptôme
commun à toutes, mais l'utérus souffrant d'inflammation ou de squirrhe
présente, en outre, une tuméfaction contre nature de la partie, tandis
que l'utérus endurci par excès de sécheresse présente une diminution
de volume, sans compter qu'une sécheresse assez forte pour forcer l'orifice de l'utérus à se fermer ne saurait rester cachée au doigt explorateur.
Mais on peut distinguer clairement aussi l'inflammation du squirrhe à 11
l'aide du toucher; par lui, on s'aperçoit que l'inflammation est chaude,
tandis que le squirrhe non-seulement n'est pas plus chaud que l'organe
dans son état naturel, mais l'est même moins. De plus, au contact des 12
doigts, les parties enflammées éprouvent de la douleur, tandis que les
parties affectées de squirrhe non-seulement ne sont pas douloureuses,

---

5. αὐχένα τῶν παθῶν, εἰ (ἢ) καὶ δὲ διὰ F. — Ib. σκίῤῥον τῷ πεπον-
μᾶλλον τῶν ὑϛέρων F. — 7. δὲ τῷ θότι F.

τὰ σκιρρούμενα δὲ οὐχ ὅπως ὀδυνηθείη ἂν, ἀλλὰ οὐδὲ αἰσθάνοιτο τῷ
13 κατὰ φύσιν ὁμοίως. Καὶ εἰ ἐπινέμοιτο πλείονα τόπον ἡ φλεγμονὴ,
ὅ περ ὡς τὰ πολλὰ συμβαίνειν εἴθισται· σπάνιον γὰρ αὐτοῦ που
μένον περὶ τὰ ἔξω πέρατα σῖῆναι τὸ κακόν· ἀνάγκη πυρετὸν ἐπι-
γενέσθαι· τοῖς σκίρροις δὲ οὐχ ἕπεται πυρετός, ὥστε καὶ φλεγμο- 5
14 νῆς καὶ σκίρρου σαφεῖς οἱ διορισμοί. Πέρας δὲ τῆς τοῦ σῖόματος
μύσεως καὶ τῆς τοῦ κυουμένου κατὰ τὰς μήτρας μονῆς ἡ τελείωσις,
ἡνίκα λοιπὸν ἡ μὲν καθεκτικὴ δύναμις ἡσυχάζει, κινεῖται δὲ ἡ τέως
ἠρεμοῦσα ἡ ἀποκριτικὴ, καὶ ἀνοιγνῦσα τὸ σῖόμιον προωθεῖ τὸ πε-
ριεχόμενον· καλῶς γὰρ ἀπάντων γινομένων τῶν κατὰ τὴν κύησιν ἡ 10
ἀποκριτικὴ δύναμις ἡσυχάζει τελέως ὡς οὐκ οὖσα· κακοπραγίας δέ
τινος γενομένης ἢ περὶ τὸ χορίον, ἢ περὶ τινα τῶν ἄλλων ὑμένων,
ἢ περὶ τὸ κυούμενον αὐτὸ, καὶ τῆς τελειώσεως αὐτοῦ παντάπασιν
ἀπεγνωσμένης, οὐκ ἀναμένουσι τὸν ἐννεάμηνον αἱ μῆτραι χρόνον,
ἀλλὰ ἡ μὲν καθεκτικὴ δύναμις αὐτίκα δὴ πέπαυται καὶ παραχωρεῖ 15
κινεῖσθαι τῇ πρότερον ἀργούσῃ· πράτlει δὲ ἤδη τι καὶ πραγμα-

mais n'ont pas même une sensibilité égale à celle des parties dans leur
13 état naturel. Si l'inflammation envahit un espace plus étendu (ce qui
est le cas le plus ordinaire, car il est rare que, bornant ses progrès, le mal
s'arrête aux parties extérieures), il survient nécessairement de la fièvre ;
les squirrhes, au contraire, ne sont pas accompagnés de fièvre : par conséquent, les signes distinctifs entre l'inflammation et le squirrhe sont clairs.
14 Le terme de l'occlusion de l'orifice de la matrice et du séjour du fœtus
dans cet organe est l'évolution complète de ce dernier : à cette époque,
la force retentrice se repose, tandis que la force expulsive, qui, jusque-là,
avait chômé, se réveille, ouvre l'orifice et expulse le contenu de la matrice ;
lors donc que tout ce qui constitue la gestation se passe comme il faut,
la force expulsive reste complétement en repos, comme si elle n'existait
pas ; mais, s'il y a quelque dérangement du côté du chorion, ou d'une
des autres membranes, ou du fœtus lui-même, et si son évolution échoue
complétement, la matrice n'attend pas l'accomplissement des neuf mois ;
au contraire, la force retentrice cesse immédiatement son action et cède
le rôle actif à la force qui auparavant était en repos ; mais alors la force dite

10. μὲν γάρ Gal. — 12. χωρίον F et sic fere semper. — 16. ἤδη om. F.

τεύεται χρησ7ὸν ἡ ἀποκρι7ικὴ καὶ ϖροωσ7ικὴ καλουμένη δύναμις.
Καὶ τῶν γε φθείρειν μελλουσῶν ἰσχνοὶ μὲν ἀεὶ ϖροηγοῦνται τιτθοὶ, 15
σκληροὶ δὲ καὶ ϖλήρεις οὐκ ἀεί· τοὐπίπαν γὰρ ἐπὶ τούτων εἰς ἕτερόν τι μόριον ἡ Φύσις ἀποτίθεται τὸ ϖεριτ7όν· εἴ γε μὴν ἐπὶ τὰς
5 μήτρας αὐτὸ διώσαιτο, γενήσονται δὲ καὶ τότε ϖάντως ἰσχνοί.
Μήτε οὖν ἰσχνοὶ Φαινέσθωσαν οἱ τιτθοὶ καθάπερ ὅτε ἦν ἀκύμων ἡ 16
γυνή· τοῦτο γὰρ τὸ σημεῖον αἵματος ἔνδειαν ἐνδείκνυται, καὶ διὰ
τοῦτο ἐπ᾽ αὐτῶν διαφθείρεται τὸ ἔμβρυον· μήτε οὕτω μεσ7οὶ τυγχα-
νέτωσαν ὡς ἀπορρεῖν τὸ γάλα, καὶ μάλισ7α κατὰ τοὺς ϖρώτους
10 μῆνας· ϖληροῦνται γὰρ ἐπὶ ϖλεῖον, ὀλίγον ἀναλίσκοντος τοῦ κυουμένου, τοῦτο δὲ αὐτὸ γίνεται διὰ τὴν ἀσθένειαν αὐτοῦ. Διῃρμένοι 17
τοίνυν εἰς τοσοῦτον ἔσ7ωσαν ὡς σ7ερεοὺς αὐτοὺς ἀπ7ομένοις Φαί-
νεσθαι· μέση γὰρ ἡ τοιαύτη κατάσ7ασίς ἐσ7ι τῶν ἀντιτύπων διὰ τὸ
ϖεπληρῶσθαι σφοδρῶς καὶ τῶν μαλακῶν τε καὶ χαλαρῶν διὰ τὴν
15 ἔνδειαν τοῦ αἵματος. Τὰ μὲν οὖν ἄρρενα τοὐπίπαν ἐν τοῖς δεξιοῖς 18

expulsive, ou propulsive, entre en action et produit quelque effet efficace.
Chez les femmes qui doivent avorter, les mamelles commencent toujours 15
par s'amaigrir, mais il faut remarquer qu'elles ne deviennent pas toujours
dures et pleines; car, en général, chez ces femmes, la nature dépose ses
résidus dans quelque autre organe; cependant, si elle les pousse vers la
matrice, dans ce cas les mamelles s'amaigriront nécessairement aussi.
Les mamelles ne doivent donc pas paraître aussi maigres que si la femme 16
n'était pas enceinte; car ce signe indique une pénurie de sang, et, pour
cette raison, dans cet état des seins la femme avorte; mais les seins ne
doivent pas non plus être tellement pleins, qu'il y ait écoulement de lait,
surtout dans les premiers mois; car les seins se remplissent fortement
quand le fœtus consume peu, et cela même tient à sa faiblesse. Les ma- 17
melles doivent donc être gonflées à tel point qu'elles paraissent fermes au
toucher, car un tel état tient le milieu entre celui des mamelles résis-
tantes par excès de plénitude et celui des mamelles molles et lâches
par défaut de sang. En général, les fœtus mâles sont portés dans le côté 18

1. καλουμένη δύναμις om. Gal. —   δὲ om. Gal. — 6. ὅταν F. — 7. ἔνδειαν
3. τῶν τοιούτων Gal. — 4. ἐναποτίθεται   om. F. — 9. τό om. F. — 11. Διῃρη-
Gal. — 5. μήτρας ἀποδιώσεται F. — Ib.   μένοι F.

μέρεσι τῶν μητρῶν κυΐσκεται, τὰ δὲ Ͽῆλεα ἐν τοῖς ἀριϛεροῖς, καὶ
10 σπάνιόν ἐϛι τὸ ἐναντίον. Συλλαϐούσης γοῦν τῆς γυναικὸς χάσκει
μὲν τὸ κατὰ εὐθὺ τῆς μὴ συνειληφυίας· δῆλον γὰρ ὡς ἡ μὲν δεξαμένη
20 τὸ σπέρμα μύσει, ἡ δὲ ἑτέρα ἀνεϛομωμένη. Ἀχρουϛέρα τέ ἐϛιν
ἑαυτῆς ἡ κύουσα Ͽῆλυ γυνή, εὐχρουϛέρα δὲ ἡ ἄρρεν· συμϐαίνει δὲ 5
τοῦτο οὐ διηνεκῶς· ἐνδέχεται γὰρ οὕτω καλῶς ἅπαντα ϖρᾶξαι τὴν
γυναῖκα μετὰ τὸν τῆς συλλήψεως καιρὸν ὡς εὔχρουν γενέσθαι, ὡς
ὁ διδάσκαλος ἡμῶν Ἱπποκράτης φησὶν ἐν τῷ ε' τμήματι τῶν ἀφορισμῶν κεφαλαίῳ μ'· γυνὴ ἂν μὲν ἄρρεν κύῃ, εὔχρους ἐϛίν· ἂν δὲ
21 Ͽῆλυ, δύσχρους. Ὡς δῆλα φάναι τοῖς ϖᾶσι, γνωρίσματα τοῦ κύειν 10
ἄρρεν καὶ τὸ ϖλῆθος καὶ ἡ ἰσχύς ἐϛι τῶν κινήσεων, οὐδὲ αὐτὰ τῶν
διηνεκῶν ὄντα σημείων· ἐνδέχεται γὰρ ϖοτε κατὰ τὸ σπάνιον καὶ
Ͽῆλυ κυούμενον ῥωμαλεώτερον ἄρρενος ἰσχυράς τε ἅμα καὶ ϖολλὰς
22 κινήσεις κινεῖσθαι, καὶ ἄρρεν ἐναντίως. Τὰ Ͽήλεα δὲ τῶν ἀρρένων

droit de l'utérus et les fœtus femelles dans le côté gauche; le contraire
19 est rare. Après la conception, le côté de l'utérus correspondant à la partie où il n'y a pas eu de conception est béant, car il est clair que le côté
20 qui a admis le sperme sera fermé et l'autre ouvert. La femme enceinte
qui porte un fœtus femelle est moins bien colorée que de coutume; celle,
au contraire, qui est grosse d'un garçon, a meilleur teint; mais ce n'est
pas là un signe constant, car la femme grosse d'une fille peut, après la
conception, si bien accomplir toutes ses fonctions, qu'elle conserve une
belle couleur, comme notre maître Hippocrate le dit dans le quaran-
tième paragraphe de la cinquième section des *Aphorismes* : « Une femme
« enceinte a bonne couleur si elle porte un garçon, mauvaise si elle porte
21 « une fille. » Si on veut dire des choses claires pour tout le monde, la
multiplicité et la vigueur des mouvements sont des signes que le fœtus
contenu dans l'utérus est du sexe masculin; mais ce ne sont pas là non
plus des signes constants; car il peut arriver quelquefois qu'une fille est
plus robuste qu'un garçon et accomplit dans le sein de sa mère des mouvements à la fois vigoureux et multiples, tandis que le contraire peut
22 avoir lieu pour un garçon. L'accouchement des filles se fait avec plus

2-3. χάσκει μὲν, τουτέϛιν ἀντὶ τοῦ   Ὡς..... ϖᾶσι] δῆλον δὲ ὅτι καὶ ἄλλα ἐϛὶ
κέχηνε F. — 5. εὔχρ... ἄρρεν om. Gal.   Gal.— 11. ἄρρεν ὥσπερ αὐτοῦ τοῦ κυου-
— 7-9. ὡς ὁ... κεφ. μ' om. Gal. — 10.   μένου τό ϖλ. Gal. — Ib. ἐϛι om. Gal.

βραδύτερον καὶ δυσχερέσ]ερον ἀποτίκτεται, καὶ κακοπαθοῦσι μᾶλλον αἱ μητέρες αὐτῶν ἐν τῷ τόκῳ. Ταῖς δὲ ἔτι κατὰ γασ]ρὰ ἐχούσαις 23
ἅπαξ μὲν ἢ δὶς ὀλίγον ἐκκριθὲν αἷμα πολλάκις ἐπιφαίνεται χωρὶς
τοῦ πεπονθέναι τι τὸ ἔμβρυον · ὅταν δὲ μηδὲν ἀπολίπηται τοῦ πλή-
5 θους τῆς τῶν ἐμμήνων καθάρσεως, ἐφεξῆς δὲ σώζῃ τὴν προθεσμίαν
τῶν περιόδων κατὰ τοὺς μῆνας, ἀδύνατον ὑγιαίνειν τὸ ἔμβρυον,
εἴπερ γε τὸ ἐρρωμένον εἰς τὴν τροφὴν τὴν ἑαυτοῦ καταχρῆται τῷ
φερομένῳ πρὸς τὰς μήτρας ἐξ ὅλου τοῦ σώματος. Ἐρυθροῦ δὲ τῆς 24
γυναικὸς τοῦ προσώπου γενομένου καὶ πυρετῶν ἀσωδῶν καὶ φρι-
10 κωδῶν καὶ τοῦ σώματος ὅλου κοπώδους, ὀδύνης τε κατὰ τοῦ βάθους
τῶν ὀφθαλμῶν καὶ βάρους τῆς κεφαλῆς, εὔλογόν ἐσ]ι διαφθείρεσθαι
τὸ ἔμβρυον. Ἥ γε μὴν ἔκκρισις ἡ γινομένη ταῖς κυούσαις ἐκ τῶν 25
κατὰ τὸν αὐχένα φλεβῶν ἔοικεν ἐπιφαίνεσθαι · τῶν γὰρ ἔνδον ἐν
αὐτῷ τῷ κύτει τῆς μήτρας ἐξῆπ]αι τὸ χορίον ὥσ]ε οὐδὲν διὰ ἐκεί-
15 νων εἰς τὸν γυναικεῖον κόλπον ἐκκριθῆναι δύναται. Φυλακτέος δέ 26

de lenteur et plus de difficulté que celui des garçons, et, dans le premier
cas, les mères souffrent davantage pendant le travail. Pendant le cours de la 23
grossesse, il se montre souvent une ou deux fois un écoulement de sang
peu considérable sans que l'enfant en éprouve le moindre dommage;
mais, si la quantité de cet écoulement ne reste point du tout en deçà de
celle des règles, et si, plus tard, il suit le cours régulier des époques men-
suelles, il est impossible que le fœtus continue à se bien porter, car
un enfant robuste emploie pour se nourrir le sang qui de tout le corps
se porte vers la matrice. Si la figure de la femme est rouge, si elle 24
éprouve des fièvres accompagnées d'anxiété et de frisson, si elle a un
sentiment de fatigue par tout le corps, s'il y a de la douleur au fond
des orbites et de la pesanteur à la tête, il est probable qu'elle aura un
avortement. L'écoulement qui se montre chez les femmes enceintes 25
semble provenir des veines du col, car le chorion est attaché à celles
qui se trouvent dans l'intérieur de la cavité de l'utérus : il est donc impossible que, par ces veines, il coule quelque chose dans le vagin. Il faut 26

---

3. ἢ om. F. — 4. πεπονθέναι] περὶ — 1b. δὴ F. — 1b. ἀπολείπηται Gal. —
ποθένεν F. text.; τοῦ περιποθέναι marg. 12. γενομένη F. — 14. ἐξήρηται Gal.

ἔστιν ὅ τε κατὰ τὴν πρώτην γένεσιν τοῦ ἐμβρύου χρόνος καὶ ὁ
μετὰ ταῦτα ἤδη τελειωθέντος· ἔν τε γὰρ τῷ πρώτῳ χρόνῳ, κἂν
ἄλλεσθαι συμβῇ ποτε τὴν γυναῖκα ἢ καταπεσεῖν ὀλισθοῦσαν, ἢ
πως ἄλλως σφοδρότερον ἢ κατὰ ψυχὴν, ἢ κατὰ σῶμα κινηθῆναί τι,
ῥᾳδίως ἀπορρήγνυται· παραπλησίως δὲ κἀπειδὰν ἤδη τέλεον τυγ-   5
χάνῃ· ὁ δὲ μεταξὺ χρόνος ἀσφαλεστέραν ἔχει τὴν πρόσφυσιν ὥστε
κινήσεων σφοδροτέρων ἀνέχεσθαι τὴν κύουσαν ἄνευ τοῦ βλαβῆναι
27 τὸ ἔμβρυον. Τῆς δὲ κυήσεως οὐκ ἦν ὡρισμένος χρόνος, οὔτε τῆς
τῶν ἑπταμήνων βρεφῶν, οὔτε τῶν ἐννεαμήνων καὶ δεκαμήνων, καὶ
εἰς ὅσον γε διαφέροντας ἐκ τῆς πείρας ἐφώρασα τοὺς χρόνους ἐπὶ τῶν   10
ἑπταμήνων, νῦν ἐρῶ, μηνύσας τὰ διὰ ὅλου τοῦ βίου μοι γνωσθέντα
πάνυ φιλοπόνως βουληθέντι γνῶναι τὰς ἀκριβῶς παραφυλαχθείσας
ταῖς γυναιξὶ συλλήψεις τοῦ σπέρματος, ὧν ἀγνοουμένων οὐδὲ ὁ τῆς
28 κυήσεως χρόνος εὑρεθῆναι δύναται. Τὰς μὲν δὴ πλείστας εὗρον ἐν

prendre garde à l'époque de la formation primitive du fœtus, et, plus tard,
à celle où il a déjà achevé son évolution : en effet, si, durant la première
époque, il arrive par hasard à la femme de sauter, de faire une chute
en glissant, ou d'accomplir, de quelque autre façon que ce soit, un
mouvement violent, soit de l'âme, soit du corps, le fœtus est facilement
arraché [de la matrice]; il en est de même lorsqu'il a déjà achevé son évolution; mais, pendant l'époque intermédiaire, il y tient plus solidement,
de sorte que la femme supporte des mouvements plus violents sans faire
27 du tort à son enfant. Il n'y a pas de durée fixe pour la grossesse, ni pour
celle des enfants de sept mois, ni pour celle des enfants de neuf mois,
ni pour celle des enfants de dix mois; je dirai maintenant ce que l'expérience m'a appris par rapport aux variations de durée de la grossesse
de sept mois; j'exposerai, à cet effet, ce que j'ai reconnu pendant tout
le cours de ma vie; m'étant attaché avec la plus grande assiduité à me
renseigner par une observation exacte sur le moment où les femmes conçoivent le sperme; car, si on ne saisit pas ce moment, il n'est pas possible
28 non plus de découvrir la durée de la grossesse. J'ai donc trouvé que la

---

3. γυναῖκα καὶ καταπεσεῖν F. — Ib. — 6. σύμφυσιν Gal. — 11. νῦν om.
ὀλισθήσασαν Gal. — 4. ὁπωσοῦν ἄλλως Gal. — Ib. μηνύσας om. Gal. — 12.
Gal. — Ib. τι ex em.; τε F; om. Gal.   ἀκρῶς F.

τῷ μεταξὺ τῶν ρϟ′ καὶ σ′ ἡμερῶν τετοκυίας, ὀλίγας δὲ ἤτοι πρωϊαί-
τεραν, ἢ ὀψιαίτερον, οὐδεμίαν δὲ θᾶτΊον τῶν ρπδ′ ἡμερῶν, οὔτε
ἐξωτέρω τῶν σδ′, καί τινα μίαν οἶδα γυναῖκα τεκοῦσαν ρπδ′ ἡμέρας
συμπληρωθείσης. ἸσΊέον δὲ ὅτι πολλαῖς τῶν γυναικῶν ὠδῖνες βίαιοι 29
5 τὰς μήτρας ὅλας ἐκπεσεῖν ἠνάγκασαν, παραπλησίου τινὸς γινομένου τῷ πολλάκις ἐν παλαίσΊραις τισὶ συμβαίνοντι ὅταν ἀνατρέψαι
τε καὶ καταβαλεῖν ἑτέρους σπεύδοντες αὐτοὶ συγκαταπέσωσιν·
οὕτω γὰρ καὶ αἱ μῆτραι τὸ ἔμβρυον ὠθοῦσαι συνεξέπεσον ἐνίοτε,
καὶ μάλισΊα ὅταν οἱ πρὸς τὴν ῥάχιν αὐτῶν δεσμοὶ χαλαροὶ φύσει
10 τυγχάνωσιν ὄντες.

δ′. Πότε ἄρχεται τὸ σπέρμα καὶ πότε λήγει; ἐκ τῶν Ἀθηναίου.

Ἄρχεται μὲν τοῖς πλείσΊοις ἀπὸ τῶν τεσσαρεσκαίδεκα ἐτῶν 1
ἐκκρίνεσθαι τὸ σπέρμα· γόνιμον δὲ γίνεσθαι, τισὶ μὲν ἀπὸ τῶν

plupart des femmes accouchent entre le cent quatre-vingt-dixième et le
deux centième jour; que, chez un petit nombre, cette époque avance ou
retarde, mais que, chez aucune, la parturition n'a lieu, ni avant le cent
quatre-vingt-quatrième jour, ni après le deux cent quatrième, et je connais
une femme qui a accouché après cent quatre-vingt-quatre jours accomplis.
Il faut savoir que, chez beaucoup de femmes, des douleurs violentes de 29
l'accouchement amènent une chute de l'utérus tout entier; cet accident
est l'analogue de ce qui arrive souvent à certaines gens dans les palestres,
lorsque, s'évertuant à renverser et à terrasser leurs adversaires, ils tombent
eux-mêmes avec eux : en effet, en poussant le fœtus, la matrice tombe
quelquefois conjointement avec lui, surtout quand les ligaments qui attachent cet organe à l'épine du dos sont naturellement lâches.

4. QUAND COMMENCE ET QUAND FINIT LA SECRÉTION DU SPERME. — TIRÉ D'ATHÉNÉE.

Le sperme commence à être secrété, chez la plupart des hommes, à 1
partir de quatorze ans; il commence à devenir fécond chez quelques-
uns dès dix-huit ans, mais, chez le plus grand nombre, c'est vers l'accom-

2. οὐδεμίας οὔτε Θ. Gal. — 3. ρπδ′]　　Ib. παλαις τισὶ καὶ φιλονεικίαις Gal. —
ρπϛ′ καὶ ἡμίσιος (sic) καί τινων ὡρῶν　　Ib. συμβαίνοντος F. — 9. τὸν αὐτὸν δε-
Gal. — 5. τινός om. F. — 6. τοῦ F. —　　σμόν F; αὐτῶν σύνδεσμοι Gal.

2 ὀκτωκαίδεκα, τοῖς δὲ πλείσοις περὶ τὰς τρεῖς ἑβδομάδας. Ἄγονον
δὲ γίνεται περὶ τὰς ἐννέα ἑβδομάδας· τοῖς δὲ εἰς τὸ παντελὲς γῆρας ἀφικνουμένοις καὶ εἰς τέλος ἐκλείπει.

ε΄. Περὶ ὀκταμήνων· ἐκ τῶν Ἀρισοτέλους τοῦ φιλοσόφου.

1 Περὶ τῶν ὀκταμήνων εἰσί τινες οἳ φασιν οὐθὲν ζῆν· τοῦτο δέ
ἐσὶ ψεῦδος· ζῇ γὰρ, καὶ τοῦτο μάλισα μὲν ἐν Αἰγύπῳ δῆλον   5
διὰ τὸ τρέφειν τε πάντα τὰ γινόμενα τοὺς Αἰγυπίους, καὶ ἔτι τὰς
γυναῖκας ἐκφόρους εἶναι, καὶ τῶν παίδων τὴν τροφὴν μὴ εἶναι
ἐπίκαιρον, εἴτε διὰ τὴν κουφότητα τοῦ ὕδατος· ὥσπερ γὰρ ἀφηψη-
2 μένον τὸ τοῦ Νείλου ὕδωρ ἐσίν· εἴτε καὶ διὰ ἄλλας αἰτίας. Οὐ μὴν
ἀλλὰ καὶ ἐν τῇ Ἑλλάδι τηροῦσιν ἐσὶν ἰδεῖν οὕτως ἔχειν, ὥσε τὸ   10
μὲν ἅπαντα τὰ ὀκτάμηνα μὴ ζῆν οὐκ ἀληθές ἐσίν, ὅτι μέντοι ὀλίγα
καὶ ἧτον τῶν ἐπ]αμήνων τε καὶ τῶν ἐκ τοῦ πλείονος ἀριθμοῦ γενομένων ἀληθές· καὶ γὰρ ἐνδεκάμηνον δοκεῖ γεννᾶσθαι, καὶ δεκά-

2 plissement de la troisième semaine [d'années]. Le spérme devient stérile
après environ neuf semaines [d'années] accomplies, et, chez ceux qui
parviennent à l'extrême vieillesse, il finit par manquer.

5. DES FŒTUS DE HUIT MOIS. — TIRÉ D'ARISTOTE LE PHILOSOPHE.

1 Quant aux fœtus de huit mois, il y a des gens qui prétendent qu'il
n'y en a pas un seul qui survive; mais cela n'est pas vrai, car il y en a
qui survivent, et on s'en aperçoit surtout en Égypte par le fait que,
dans ce pays, on élève tous les enfants qui viennent au monde, que
les femmes y sont fécondes, et que les enfants sont à l'abri de ce qui
peut leur nuire pendant qu'on les élève, que cela tienne à la légèreté
de l'eau (car l'eau du Nil est comme si elle était cuite), ou à d'autres
2 causes. Cependant, si on y fait attention, on peut voir que la même
chose a lieu aussi en Grèce : il n'est donc pas vrai que tous les enfants
de huit mois ne survivent pas; mais il est vrai que le nombre de ceux
qui survivent est petit, et moindre que pour les enfants de sept mois et
pour ceux qui naissent après un plus grand nombre de mois; car il

Ch. 5; l. 13. γεννᾶν F.

μηνον. Ὅσα μὲν οὖν γίνεται πρότερον τῶν ἑπ7ὰ μηνῶν, οὐθὲν οὐδα-　3
μοῦ δύναται ζῆν · τὰ δὲ ἐπ7άμηνα γόνιμα γίνεται πρῶτον, ἀσθενῆ
δὲ τὰ πολλά · διὸ καὶ σπαργανοῦσιν ἐρίοις αὐτά · πολλὰ δὲ καὶ
τῶν πόρων ἐνίους ἔχοντα ἀσχί σ7ους, οἷον ὤτων καὶ μυκτήρων,
5 ἀλλὰ ἐπαυξανομένοις διαρθροῦνται, καὶ βιοῦσι πολλὰ καὶ τῶν
τοιούτων. Τὰ δὲ ὀκτάμηνα περὶ μὲν Αἴγυπ7ον καὶ ἐν ἐνίοις τόποις,　4
ὅπου εὐέκφοροι αἱ γυναῖκες, καὶ φέρουσί τε πολλὰ καὶ τίκτουσι, καὶ
γενόμενα δύναται ζῆν, κἂν τερατώδη γένηται. Ἐντ αῦθα μὲν οὖν ζῆ　5
τὰ ὀκτάμηνα καὶ ἐκτρέφεται · ἐν δὲ τοῖς περὶ τὴν Ἑλλάδα τόποις
10 ὀλίγα πάμπαν σώζεται, τὰ δὲ πολλὰ ἀπόλλυται, καὶ διὰ τὴν ὑπό-
ληψιν, κἂν σωθῇ τι, νομίζουσιν οὐκ ὀκτάμηνον εἶναι τὸ γενόμενον,
ἀλλὰ λαθεῖν ἑαυτὰς αἱ γυναῖκες συλλαβοῦσαι πρότερον. Πονοῦσι　6
δὲ αἱ γυναῖκες μάλισ7α τὸν μῆνα τὸν τέταρτον καὶ τὸν ὄγδοον, καὶ

semble qu'il naît des enfants de onze mois et de dix mois. Aucun des en-　3
fants qui naissent avant le septième mois ne peut donc survivre, dans
quelque pays que ce soit; c'est seulement à sept mois que l'on naît viable,
mais la plupart des enfants de sept mois sont faibles : voilà pourquoi on
les emmaillote avec de la laine; plusieurs d'entre eux naissent même avec
une imperforation de quelques-unes des ouvertures, comme celles des
oreilles et des narines; mais, pendant la croissance, ces ouvertures s'or-
ganisent, et même plusieurs de ces enfants survivent. En Égypte et dans　4
certaines localités où les femmes sont fécondes, portent et mettent au
monde beaucoup d'enfants, ceux de huit mois peuvent survivre après la
naissance, quoique ce soit un prodige. Dans ces pays donc les enfants de　5
huit mois survivent et on mène leur éducation à bonne fin; mais, dans
les localités de la Grèce, il y en a très-peu qu'on conserve; la plupart, au
contraire, périssent, et, lorsqu'il y en a un qui reste en vie, les femmes,
par l'effet d'une opinion préconçue, pensent que l'enfant qui vient de
naître n'est pas un enfant de huit mois, et qu'elles ont conçu plus tôt
sans s'en douter. Les femmes [enceintes] souffrent le plus dans le qua-　6
trième et dans le huitième mois, et, si elles avortent dans ces mois, elles

1. πρότερα Arist. — Ib. τῶν ἑπ7α-　Arist. — 6-11. καὶ ἐν..... σωθῇ τι ex
μήνων F. — 1-2. οὐδὲν οὐδαμῇ Arist.　Arist.; om. F. — 11. γεγενημένον
— 4. ἐλαχίσ7ους F. — 5. διαρθροῦται　Arist.

ἐὰν διαφθείρωσι δ' ἢ η' μηνὶ, διαφθείρονται καὶ αὐταὶ ὡς ἐπὶ τὸ
πολύ, ὥστε οὐ μόνον τὰ ὀκτάμηνα οὐ ζῇ, ἀλλὰ καὶ διαφθειρομένων
7 αἱ τίκτουσαι κινδυνεύουσιν. Τὸν αὐτὸν δὲ δοκεῖ τρόπον λανθάνειν
καὶ ὅσα φαίνεται τίκτεσθαι πολυχρονιώτερα τῶν δέκα μηνῶν · καὶ
γὰρ τούτων ἡ τῆς συλλήψεως ἀρχὴ λανθάνει τὰς γυναῖκας · πολ-   5
λάκις γὰρ πνευματικῶν γενομένων ἔμπροσθεν τῶν ὑστερῶν, μετὰ
ταῦτα πλησιάσασαι καὶ συλλαβοῦσαι ἐκείνην οἴονται τὴν ἀρχὴν
εἶναι τῆς συλλήψεως.

ϛ'. Περὶ μύλης.

1 Τίκτουσι γὰρ ὃ καλοῦσι μύλην οἷον συνέβη τινὶ γυναικὶ συγγενο-
μένῃ τῷ ἀνδρὶ καὶ δοξάσῃ συλλαβεῖν, ὅ τε ὄγκος ηὐξάνετο τῆς ὑστέρας 10
2 καὶ τἄλλα ἐγίνετο τὸ πρῶτον κατὰ λόγον. Ἐπεὶ δὲ ὁ χρόνος ἦν τοῦ
τόκου, οὔτε ἔτικτεν, οὔτε ὁ ὄγκος ἐλάττων ἐγίνετο, ἀλλὰ ἔτη τρία ἢ

meurent le plus souvent elles-mêmes; les enfants de huit mois n'ont
donc pas seulement l'inconvénient de ne pas survivre, mais, en cas d'a-
7 vortement, ils mettent aussi la mère en danger. C'est de la même manière que les enfants qui semblent venir au monde après un espace de
temps plus long que dix mois paraissent avoir été conçus sans qu'on s'en
aperçoive; car, pour ces enfants, les femmes ne reconnaissent pas non
plus le début de la conception : souvent, en effet, quand l'utérus est
préalablement rempli de gaz, et qu'ensuite les femmes ont des rapports
sexuels et conçoivent, elles prennent l'époque où le gaz remplissait l'utérus pour le début de la conception.

6. DE LA MÔLE.

1 Les femmes mettent aussi au monde ce qu'on appelle une *môle* : c'est
ce qui arriva à une femme chez laquelle, après des rapports avec son
mari qui lui firent croire qu'elle avait conçu, le volume de l'utérus aug-
menta et tout le reste se passa d'abord conformément à cette opinion.
2 Mais, lorsque le temps de l'accouchement fut arrivé, elle n'accoucha pas,
le volume [du ventre] ne diminua pas, et elle resta dans cet état trois

4. ἔνδεκα μηνῶν Arist. — 6. πνευμάτων F. — 7. συλλαμβάνουσαι F. — Ch. 6 ;
l. 9-10. συγγενομένης...δοξάσης Arist.

(Hist. an.).— 10-11. τὸ πρῶτον post συλλαβεῖν Arist. (Gen. an.). — 10. γαστρός
Arist. (Gen. an.). — 12. οὔτε ὄγγος F.

τέσσαρα οὕτω διετέλεσεν ἕως δυσεντερίας γενομένης αὐτῇ καὶ κιν-
δυνευσάσης αὐτῆς δηλονότι ἔτεκε σάρκα εὐμεγέθη ἣν καὶ μύλην κα-
τωνόμασαν· ἐνίαις δὲ συγκαταγηράσκει τὸ πάθος καὶ συναποθνή-
σκει. Πότερον δὲ διὰ θερμότητα δηλονότι γίνεται τὸ πάθος τοῦτο,   3
5 ὅταν τύχῃ ἡ ὑστέρα ξηρὰ καὶ θερμὴ οὖσα, καὶ διὰ ταῦτα σπαστικὴ
πρὸς ἑαυτήν, καὶ οὕτως ὡς ἀνελέσθαι καὶ φυλάξαι πρὸς αὐτήν; οὕτω
γὰρ ἐχούσαις ἐὰν μὴ μεμιγμένον ᾖ τὸ ἐξ ἀμφοῖν, ἀλλὰ ὥσπερ ὑπη-
νέμιον δέξηται ἀπὸ θατέρου, τότε γίνεται ἡ καλουμένη μύλη, οὔτε
ζῷον διὰ τὸ μὴ παρὰ ἀμφοῖν, οὔτε ἄψυχον διὰ τὸ ἔμψυχον ληφθὲν
10 εἶναι ὥσπερ τὰ ὑπηνέμια. Πολὺν δὲ χρόνον ἐμμένει· τῷ γὰρ μὴ   4
ζῷον εἶναι οὐ κινούμενον, οὐ ποιεῖ τὴν ὠδῖνα· ἡ γὰρ κίνησις τῶν
συνδέσμων ὠδίς ἐστιν, ἣν διὰ τὸ ζῆν προΐεται τὸ ἔμβρυον. Καὶ ἡ   5

ou quatre ans de suite, jusqu'à ce qu'ayant été prise d'une dyssenterie
qui lui fit courir des dangers, elle accoucha d'un morceau de chair
considérable auquel on donna le nom de *môle;* chez quelques femmes
cette maladie reste compagne de la vieillesse et persiste jusqu'à la
mort. Cette maladie provient-elle du chaud, lorsque l'utérus est sec,   3
chaud, et, pour cette raison, capable d'attirer à soi à un tel degré qu'il
entraîne et conserve dans son intérieur [ce qu'il a attiré]? si, dans
cet état, les femmes n'ont pas de sperme provenant du mélange de celui des deux sexes, et si l'utérus, au contraire, conçoit, pour ainsi dire,
un œuf de vent (*œuf blanc*), provenant de l'un des deux seulement,
dans ce cas, dis-je, il se forme ce qu'on appelle une *môle,* et cette môle
n'est ni un animal, parce qu'elle ne provient pas des deux sexes, ni
un être inanimé, attendu que ce qui a été conçu était animé comme
les œufs de vent. La môle persiste pendant longtemps : en effet, n'é-   4
tant pas un animal, elle ne se meut pas, et, ne se mouvant pas, elle
ne produit pas les douleurs de l'accouchement, car ces douleurs sont un
mouvement des ligaments excité par le fœtus parce qu'il est vivant. La   5

1. διετέλει Arist. (*Gen. an.*). — Ib. γινομένης αὐτῆς F. — 1-2. κινδυνεύσασα
ὑπ' αὐτῆς Arist. (*Gen. an.*). — 2. δηλονότι
om. Arist. *utrobique.* — Ib. εὐμεγέθη
om. Arist. (*Gen. an.*). — 2-3. ἣν καλοῦσι
μύλην Arist. *utrobique.* — 3-4. ἀποθν.

F. — 4. Καὶ γὰρ πότερον διὰ F. — Ib.
δηλονότι om. Arist. — 7. ᾗ ex em.;
ἐστί Arist.; ἔτι F. — 7-8. τὸ ὑπην. Arist.
— 8. δέξηται ex em.; ἐδέξαιτο (sic) F;
ἐνδέξαιτο Arist. — Ib. τότε] τούτου F.
— 9. διὰ τὸ ἔμψυχον om. F.

σκληρότης δὲ ἡ γενομένη τοῦ παθήματος μολύνσεως ἔργον ἐσίιν·
οὕτω γὰρ γίνεται σκληρὸν, ὥσίε πελέκει οὐ δύνανται διακόπίειν.
6 Τὰ μὲν οὖν ἐφθὰ καὶ πάντα τὰ πεπεμμένα μαλακὰ γίνεται· τὰ δὲ
7 μεμολυμμένα ἄπεπία καὶ σκληρά. Πολλοὶ δὲ ἰατροὶ ἀγνοοῦντες διὰ
ὁμοιότητα μύλας εἶναι τὸ πάθος φάσκουσιν, ἂν μόνον ἴδωσι τάς 5
τε κοιλίας ἐπαιρομένας ἄνευ ὑδρωπος καὶ τῶν ἐπιμηνίων σχέσιν,
8 ὅταν χρονίσῃ τοῦτο τὸ πάθος. Τὸ δὲ οὐκ ἔσίιν· ὀλιγάκις γὰρ
9 γίνονται αἱ μύλαι. Ἄλλοτε μὲν οὖν σύρροια γίνεται ψυχρῶν καὶ
ὑγρῶν περιτίωμάτων καὶ λεπίῶν καὶ ὑδαρῶν, ἄλλοτε δὲ παχυτέ-
ρων εἰς τὸν περὶ τὴν κοιλίαν τόπον, ἐὰν τὴν φύσιν τοιαῦτα ἢ τὴν 10
ἕξιν ὦσιν, ταῦτα δὲ οὔτε ὀδύνην παρέχει, οὔτε θερμαίνεται διὰ
ψυχρότητα, αὔξησιν δὲ λαβόντα, τὰ μὲν μείζω, τὰ δὲ ἐλάτίω, οὐδεμίαν ἄλλην ἐπισπῶνται νόσον παρὰ ἑαυτὰ, ἀλλὰ ὥσπερ πληρώ-

dureté propre à cette production morbide est la suite d'une coction
imparfaite, car la môle devient tellement dure, qu'on ne saurait la
6 fendre avec une hache. Toutes les choses cuites et amenées à maturation deviennent molles, tandis que les choses qui ne sont parvenues qu'à
7 une maturité imparfaite sont crues et dures. Beaucoup de médecins, in-
duits en erreur par la similitude, disent qu'il s'est formé une *môle* dès
qu'ils voient le ventre se tuméfier sans qu'il y ait hydropisie, et qu'ils
observent une rétention des règles, pourvu, toutefois, que cette maladie
8 dure longtemps. Mais cela n'est pas exact, car les môles sont une ma-
9 ladie rare. Quelquefois donc il y a, vers la région du ventre, accumulation soit de résidus froids, humides, ténus et aqueux, soit de résidus
plus épais, s'il existe [dans le corps] des résidus de cette nature congé-
nitalement, ou par l'effet d'une disposition acquise; mais ces productions ne causent pas de douleur; elles ne s'échauffent pas, à cause de
leur froideur, et, lorsqu'elles font des progrès plus ou moins considérables, elles ne traînent à leur suite aucune autre maladie, mais restent
en repos, comme si c'étaient des matières inertes destinées à remplir.

1. γινομένη Arist. — Ib. μολύσεως Arist. — 9. καὶ λεπίῶν om. Arist. —
F; κωλύσεως Arist. — 4. Ὅτι πολλοὶ 10-11. τοιαῦτα ἢ τὴν ἐξίνωσιν F; τοιαῦτα
ἰατ. Arist. — 5. λέγουσιν Arist. ed.; ἢ ἢ τὴν ἕξιν Arist. — 11. δέ ex em.;
πάσχουσιν Codd. Arist. — 7. χρονίζῃ γάρ F Arist. — 13-p. 68, l. 1. πή-
Arist. — Ib. τόδε οὐκ F. — 8. σύρρους ρωμά τι Arist.

ματα ἡσυχάζει. Ἡ δὲ ἀπόληψις τῶν καταμηνίων γίνεται διὰ τὸ 10
δεῦρο καταναλίσκεσθαι τὰ περιτλώματα ὥσπερ καὶ ὅταν Ͻηλάζων-
ται. Ἔσʃι δὲ ὅτε καὶ εἰς τὸν μεταξὺ τόπον τῆς ὑσʃέρας καὶ τῆς κοι- 11
λίας συρρέον ἐκ τῆς σαρκὸς δοκεῖ μύλη εἶναι, οὐκ οὖσα. Ἔσʃι δὲ 12
5 οὐ χαλεπὸν γνῶναι, ἂν μύλη ᾖ Ͻιγγανούσῃ τῆς ὑσʃέρας· ἂν γὰρ
ᾖ εὐσʃαλὴς καὶ μὴ ἔχουσα αὔξησιν, δῆλον ὅτι οὐκ ἐν ἐκείνῃ τὸ πά-
θος· ἐὰν δὲ τοιαύτη ᾖ οἵα ὅτε παιδίον ἔχει, μύλη, Ͻερμή τε καὶ
ξηρά ἐσʃι, διὰ τὸ εἴσω τετράφθαι τὰ ὑγρά, καὶ τὸ σʃόμα τοιαύτη
οἷον ὅταν κύωσιν. Ἐὰν δέ τις ἄλλος ᾖ ὄγκος, ψυχρὰ ἔσʃαι Ͻιγ- 13
10 γανομένη, καὶ οὐ ξηρά, καὶ ἀεὶ τὸ σʃόμα ὅμοιον. Μάλισʃα δὲ λαν- 14
θάνει, ὅσαι οἴονται εἶναι ἀδύνατον συλλαβεῖν, ἐὰν μὴ ἐπιξηρανθῇ
καὶ ἐπιδήλως ἀφανισθῇ τὸ δοθέν. Συμβαίνει δὲ ἐνίοτε προέσθαι 15

La rétention des règles a lieu parce que les résidus sont consumés en vue 10
de l'accroissement de la môle, de même que cela a lieu [en vue du lait]
pendant la lactation. Quelquefois aussi ce qui, en venant des chairs, con- 11
verge vers l'espace intermédiaire entre le canal intestinal et l'utérus,
semble constituer une môle, quoique ce n'en soit pas une. Il n'est pas dif- 12
cile, pour une sage-femme, de reconnaître, en touchant l'utérus, s'il existe
une môle; en effet, si cet organe est mobile et en bon état, et si son volume n'a pas augmenté, il est clair que la maladie ne réside pas en lui;
si, au contraire, il est dans le même état que lorsqu'il contient un
enfant, il y a une môle, l'utérus est chaud et sec, parce que les liquides
se sont tournés vers l'intérieur, et l'orifice de l'utérus est dans le même
état que pendant le grossesse. S'il existe quelque autre tumeur, l'utérus 13
sera froid, mais non sec, au toucher, et son orifice restera toujours dans
le même état. La conception s'opère dans certains cas sans qu'on en ait 14
conscience, surtout chez les femmes qui pensent qu'elles ne sauraient
concevoir, à moins que le sperme que leur fournit leur mari ne se dessèche et ne disparaisse manifestement. Quelquefois il arrive que la 15

1. ἀπόλειψις Arist.; ἀπόλυσις F. — μύλην Arist. — 7-8. Ͻερμή τε καὶ ψυ-
5. ἐὰν ἡ μύλη ᾖ F; ἂν μύλη Arist.— Ib. χρὰ καὶ ξηρά Arist. — 8. ἔσʃαι Arist.
Ͻιγγανούσῃ ex em.; Ͻιγγάνουσα F; — 8-9. τοιαύτη..... κύωσιν om. F. —
Ͻιγγάνουσα ᾖ Arist. — Ib. ἐάν F. — 9. τι ἄλλο ᾖ ὁ ὄγκος Arist. — 12. προί-
7. οἵαν ὅταν F; οἷον ὅτε Arist. — Ib. εσθαι Arist.

ϖλέον καὶ αὐτὴν καὶ τὸν ἄνδρα, οὗ ἂν δύνηται ἀφανίσαι, καὶ τοῦ
16 ἱκανοῦ. Ὅταν οὖν σπάσῃ μὲν ἱκανὸν, λειφθῇ δὲ ϖολὺ, τότε λανθά-
17 νουσι κυϊσκόμεναι. Ὅτι δὲ τοιοῦτον ἐνδέχεται γίνεσθαι, καὶ οὐκ
ἐξ ἅπαντὸς γίνεται τὸ ϖάθος, δηλοῖ ὅσα τῶν ζῴων ἀπὸ μιᾶς ὀχείας
ϖολλὰ τίκτεται, καὶ ἡ τῶν διδύμων γένεσις, ὅταν ἀπὸ μιᾶς γένη- 5
ται· δῆλον γὰρ ὅτι οὐκ ἐξ ἅπαντος ἐγένετο, ἀλλὰ μέρος τι αὐτοῦ
ἔλαβέ τις τόπος, τὸ δὲ ϖεριελείϖετο ϖολλαπλάσιον.

ζ′. Περὶ συλλήψεως καὶ ἐπικυήσεως.

1 Αἱ δὲ συλλήψεις γίνονται μὲν οὐ ϖολὺ μετὰ τὰς καθάρσεις,
ὀλιγάκις δὲ καὶ ϖρὸ τῆς καθάρσεως αὐταῖς τοσοῦτον ἐχούσαις τὸ
ϖερίσσευμα, ὅσον ἐσ7ὶ ταῖς ἄλλαις ϖρὸς τῷ λήγειν ἤδη γενομένης 10
τῆς καθάρσεως· οὔτε δὲ μὴ γινομένων ὅλως τῶν καταμηνίων, οὔτε

femme aussi bien que l'homme éjaculent plus de sperme qu'il n'en faut
16 et que l'utérus ne peut faire disparaître. Si donc l'utérus attire suffisamment, mais qu'il en reste beaucoup, les femmes sont enceintes sans
17 s'en douter. La possibilité de ce fait et aussi cet autre, que l'affection ne
provient pas de tout le sperme, sont prouvés manifestement par les animaux qui viennent au monde en grand nombre à la suite d'une seule
copulation, ainsi que par l'engendrement de jumeaux, lorsqu'ils proviennent d'un rapprochement sexuel unique : en effet, il est évident
que l'affection ne provient pas de tout le sperme, mais qu'il y a un certain endroit qui en a pris une partie, tandis qu'il en restait tout autour
une quantité beaucoup plus considérable.

7. DE LA CONCEPTION ET DE LA SUPERFÉTATION.

1 La conception se fait peu de temps après les règles, rarement aussi
[immédiatement] avant cet écoulement chez les femmes qui alors ont une
quantité de résidus aussi grande que les autres en ont quand les règles
touchent déjà à leur fin ; mais la conception ne saurait se faire, ni quand les
règles manquent complètement, ni longtemps après leur cessation ; la con-

1. δύναιτο F. — 2. λειφθῆναι F text.; ἡ om. F. — 6. ἐξ οὐχ Arist. — Ch. 7;
ληφθῆναι corr. — 3-4. οὐξ ἅπ. F. — 5. l. 10. γινομένης F.

ϖεπαυμένων ϖρὸ ϖολλοῦ δυνατὸν γενέσθαι σύλληψιν · οὐδὲ μὴν
ἀκμαζούσης τῆς καθάρσεως · ἔμπροσθεν μὲν γὰρ τῶν καθάρσεων
τετυλωμένης τῆς μήτρας, οὐχ οἷόν τε ϖροσφῦναι τὸ σπέρμα ·
οὐδὲ μὴν ἀκμαζουσῶν · ἐκκλύζεται γὰρ ὑπὸ αὐτῶν ὁ γόνος · οὐδὲ
5 ϖάλιν κατὰ ϖᾶν ϖεπαυμένων, καὶ τῆς μήτρας ἀνεξηραμμένης ἤδη
καὶ κατεψυγμένης · ληγούσης δὲ τῆς καθάρσεως, καὶ τῆς μήτρας
ἀκμὴν ἐναίμου τε οὔσης καὶ διαθέρμου, καὶ διὰ ταῦτα ὀργώσης ϖρὸς
τὴν ϖαραδοχὴν τοῦ σπέρματος, καιρὸς εὐφυὴς ϖρὸς σύλληψιν.
Γίνεται δέ τισιν ἐπισύλληψις καὶ ἐπικύησις, αἷς ἐσῖιν ἕλκωσίς τε 2
10 ϖερὶ τὴν μήτραν καὶ τροφὴ ἱκανή · τισὶ μὲν οὖν ἀπὸ τῆς ϖρώτης
συλλήψεως ἔτι μενούσης ἐπί τινας χρόνους τῆς ἑλκώσεως ὕσῖερον
ἐπισυλλαμβάνουσι, τισὶ δὲ καὶ μετὰ ταῦτα, καταμηνίων ἐπιφανέντων, κατὰ ἄλλα μέρη τῆς ὑσῖέρας · διὸ καί τινες μετὰ ὀλίγον, τινὲς
δὲ μετὰ ϖλείονα χρόνον, τῷ ϖρώτῳ ἕτερον ἐπιτίκτουσιν. Τῶν δὲ 3
15 ἐπικυουμένων τὰ μέν ἐσῖιν ἀτελῆ καὶ ἀδιάρθρωτα καὶ σαρκοειδῆ ·

ception ne peut pas non plus avoir lieu quand les règles sont au plus fort de
leur écoulement : en effet, avant les règles, l'utérus est calleux, et, pour
cette raison, le sperme ne saurait s'agglutiner ; la conception ne se fait pas
non plus au plus fort des règles, parce qu'elles chassent le sperme en
lavant ; elle ne se fait pas non plus quand l'écoulement a complétement
cessé et que l'utérus est déjà desséché et refroidi ; mais quand l'écoulement est en train de cesser, que l'utérus est justement encore sanguinolent, pénétré de chaleur, et, pour cette raison, turgescent d'appétit
pour accueillir le sperme, c'est là le moment favorable pour la conception. Chez certaines femmes qui présentent une ulcération de la matrice, 2
et qui ont des matériaux nutritifs en abondance, il se fait une conception supplémentaire et une superfétation ; chez quelques-unes, cette seconde conception a lieu consécutivement quand l'ulcération persiste encore quelque temps après la première ; chez d'autres, au contraire, elle
ne se fait que plus tard dans une autre partie de l'utérus après une apparition des règles : c'est pour cette raison aussi que quelques femmes
mettent au monde un second enfant peu après le premier, tandis que
d'autres ne le font qu'après un espace de temps plus prolongé. Parmi 3
ces enfants accessoires, quelques-uns sont incomplets, mal développés

τὰ δὲ διηρθρωμένα μὲν, ἀσθενῆ δέ· τινὰ δὲ αὐτῶν ἰσχυρότερα γίνεται τῶν ἔμπροσθεν.

η′. Περὶ διαπλάσεως ἐμβρύου. Ἐκ τῶν Γαληνοῦ.

1 Συνεχὲς ἑαυτῷ μένον τὸ σπέρμα κατὰ ὃν ὑπὸ τῆς μήτρας ἕλκεται
καιρὸν, ἐκτείνεται μὲν δήπου καὶ πλατύνεται, πάντων τῶν μορίων
τῆς μήτρας ὁμοίως ὀριγνωμένων αὐτοῦ, τῷ δὲ εἶναι γλίσχρον τε 5
καὶ παχὺ καὶ θερμοῖς ὁμιλεῖν σώμασιν ὑμενοῦται μὲν ῥᾳδίως,
ἀφίσταται δὲ ἀπὸ αὐτῶν, ὥσπερ τὸ ἴτριον ἀπὸ τοῦ χαλκοῦ σκεύους·
2 οὐ γὰρ οἷόν τε λεῖον λείῳ συναφθῆναι. Μεγίστη δὲ τοῦ λόγου πί-
στις· ἔνθα τραχύς ἐστι τῆς μήτρας ὁ χιτών· ἔστι δὲ δήπου τοιοῦτος
3 ἐν τοῖς στόμασι τῶν ἀγγείων· ἐκείνοις μόνοις συνδεῖται. Ἔχει δὲ 10
ὕλας οἰκείας, ἃς ἕλξειν ἤμελλε παρὰ τῆς μήτρας, αἷμα καὶ πνεῦμα
4 διὰ τῶν στομάτων οἷς συνῆπται. Καὶ τοίνυν εὐθὺς ταῦτα ἐπεσπάσατο
5 διὰ τοῦ περιέχοντος ὑμένος οὐδέπω σκληροῦ γεγονότος. Ἅμα τε οὖν

et semblables à une masse de chair; d'autres sont bien organisés, mais
faibles; d'autres, enfin, naissent plus robustes que les premiers.

8. DE LA FORMATION DU FOETUS. — TIRÉ DE GALIEN.

1 Le sperme, qui, au moment où il est attiré par l'utérus, forme un
corps continu sans interruption, s'étend et s'affaisse parce que toutes les
parties de l'utérus le recherchent avec la même ardeur, et, comme il
est visqueux, épais, et en contact avec des corps chauds, il se transforme
facilement en membrane, et se détache de ces corps, comme l'itrion se
détache de l'ustensile de bronze : car il est impossible qu'un corps lisse
2 s'attache à un autre corps lisse. La preuve la plus forte de la vérité de
ce que je viens de dire, c'est que le sperme s'attache uniquement aux
endroits de la matrice où sa tunique est raboteuse; or elle est ainsi
3 faite sur les bouches des vaisseaux. A travers les bouches auxquelles il
est attaché, le sperme se procure les matériaux qui ont de l'affinité avec
4 lui, qu'il devait attirer de l'utérus et qui sont le sang et le pneuma. Il
attire donc tout de suite ces substances à travers la membrane qui l'en-
5 vironne et qui ne s'est pas encore durcie. En même temps que les

Cм. 8; 1. 7. ὥστε ἴτριον ὑπό F. — 8. οὐδὲ οἷόν τε F.

ἐφέρετο τὰ παρὰ τῆς μήτρας ἐκ τῶν ἀγγείων ἑλκόμενα, καὶ ὁ ὑμὴν
ἀεὶ καὶ μᾶλλον ἐγίνετο σκληρὸς, καὶ τέλος οὕτω μὲν ἤδη σύμπας
ἦν σκληρός τε καὶ συνεχὴς ὅλον ἐν κύκλῳ περιλαμβάνων τὸ κύημα,
μόνα δὲ ἐκεῖνα διετέτρητο, δι' ὧν ταῖς ὕλαις ἦν ἡ φορά· ἅτε γὰρ
5 οὐδένα χρόνον ἡσυχαζούσης τῆς ὁλκῆς, ἔμενεν ἀεὶ τὸ τρῆμα, τοῦ ὑμένος οὐ δυναμένου συμφῦναι διὰ τὸ μηδὲ ἄλλο μηδὲν ἕτερον ἑτέρῳ δύνασθαι συμφῦναι, μέσων ἱσταμένων ἀεικινήτων σωμάτων. Οὐ μό- 6
νον τοίνυν οὐ συμφύεται τὸ τρῆμα τοῦ ὑμένος, ἀλλὰ καὶ διὰ παντὸς
εὐρύνεται πρὸς λόγον τοῦ πλήθους τῶν συρρεόντων, καὶ δὴ καὶ τῷ
10 χρόνῳ συριγγουμένην τε ἅμα καὶ τυλουμένην τὴν ὁδὸν ἀγγεῖον
γίνεσθαι ἀναγκαῖόν ἐσ7ιν. Τοῦτο μὲν οὖν συνίσ7αται· πάλιν δὲ 7
ἐπανέλθωμεν ἐπὶ τὴν ἀρχήν· ὅταν γὰρ ὑπὸ τὸν αὐτὸν χρόνον ἅμα
τῷ ἄρρενι τὸ θῆλυ σπερμαίνῃ, διὰ ἑκατέρας τῶν κεραιῶν ἐξακοντι-
ζόμενον τὸ σπέρμα καὶ φερόμενον εἰς μέσον τῆς μήτρας τὸ κύτος,

matières provenant de la matrice s'acheminent attirées hors des vaisseaux, la membrane se durcit toujours de plus en plus, et, de cette
manière, elle devient enfin entièrement dure et continue, et entoure
circulairement tout le produit de la conception, n'étant percée qu'aux
seuls endroits à travers lesquels les matières cheminent : en effet, comme
l'attraction ne chôme pas un seul instant, le trou de la membrane persiste toujours, et cette membrane ne saurait se coller en raison même
de la cause pour laquelle aucune autre chose ne peut se réunir à une seconde, s'il existe dans l'espace intermédiaire des corps en mouvement
perpétuel. Par conséquent, le trou de la membrane non-seulement ne 6
s'agglutine pas, mais il s'élargit même toujours [de plus en plus] en raison
de la quantité des matières qui affluent, et, comme, par l'effet du temps,
la route se creuse et s'élargit en même temps qu'elle devient calleuse, il
doit indispensablement en résulter un vaisseau. Ce vaisseau donc se 7
forme; mais nous devons derechef revenir à notre point de départ : en
effet, quand le mâle et la femelle éjaculent du sperme vers le même
temps, celui qui est lancé à travers les deux cornes et s'achemine vers
le milieu de la cavité de l'utérus, forme à la fois un enduit pour la route

1. τά om. F. — 2. ἀεὶ καὶ] ἔτι F. — Gal. — 10. τελεουμ. Gal. — 11. ἀναγκ.
Ib. τελέως Gal. — 9. τοῦ διαρρέοντος ἐσ7ιν om F.

ἅμα μὲν ὑπαλείφει τὰς ὁδοὺς, ἅμα δὲ ἐξικνεῖται πρὸς τὸ τοῦ ἄρρενος
σπέρμα καὶ αὐτῷ μίγνυται τούτῳ, καὶ οἱ ὑμένες ἀλλήλοις ἐπιπλέ-
κονται, οὗτός τε καὶ ὃν κατὰ τὴν οἰκείαν ὁδοιπορίαν εἰργάσατο τὸ τοῦ·
θήλεος σπέρμα τῷ κυήματι· λεπ]ότερον μὲν γάρ ἐσ]ιν αὐτοῦ καὶ
ψυχρότερον, οἰκειότερον δὲ ἄλλου παντὸς εἰς θρέψιν· ὅ τι γὰρ ἂν   5
τῶν σ]ομάτων ἅψηται τοῦ σπέρματος, ἐπισπᾶται διὰ αὐτοῦ τὴν
τροφὴν ἐκεῖνο πρὸς ἑαυτὸ, τιτραμένου τοῦ ὑμένος, ὡσὰν ἔτι μαλακοῦ τε καὶ νεοπαγοῦς ὄντος, εἶτα ἐν τῷ χρόνῳ, καθάπερ ὀλίγον
ἔμπροσθεν εἶπον, ἀγγεῖον γίνεται συμφυές τε ἅμα καὶ ὅμοιον τῷ
8 τῆς μήτρας. Καί σοι πάρεσ]ι θεάσασθαι κατὰ τὰς τῶν ἐγκυμόνων   10
ζώων ἀνατομὰς μετὰ ἀρτηριῶν καὶ φλεβῶν τὸν ἔξωθεν ὑμένα τῶν
ἐμβρύων· ὀνομάζεται δὲ χόριον ὁ ὑμὴν οὗτος ὁ ἔξωθεν ὃν διοδεύουσιν
αἱ ἀρτηρίαι τε καὶ αἱ φλέβες, ὕλας ἐκ τῆς μήτρας εἰς τὸ κυούμενον
ἄγουσαι, τὴν ἀρχὴν τῆς γενέσεως ἐκ τῶν κατὰ τὰς μήτρας ἀρτη-

et parvient jusqu'au sperme du mâle, et se mêle avec lui, et les deux
membranes, celle dont nous avons déjà parlé et celle que, pendant sa
propre route, le sperme de la femelle a construite pour le produit de la
conception, s'entrecroisent, car ce dernier sperme est plus ténu et plus
froid que l'autre, et il est plus propre à servir à la nutrition que toute autre
chose : en effet, toute partie du sperme tire par elle-même à elle la nourriture à travers les bouches avec lesquelles elle est en contact, en perçant
la membrane, attendu qu'elle est encore molle et de formation récente ;
ensuite, par l'effet du temps, comme nous l'avions déjà dit un peu plus
haut, il en résulte un vaisseau semblable à celui de la matrice et ne for-
8 mant qu'un tout avec lui. En disséquant des animaux pleins, vous pouvez
voir cette membrane extérieure du fœtus conjointement avec les artères
et les veines ; or on appelle chorion cette membrane extérieure, traversée
par les artères et les veines qui charrient des matières de la matrice au produit de la conception et qui doivent le commencement de leur origine
aux artères et aux veines de la matrice, puisqu'il n'existe pas d'autre com-

2. οἱ om. F. — Ib. ὑμέσιν Gal. — 2-
3. ἐπιπλέκ. οὓς τότε κατὰ Gal. — 5.
ἀλλ' οὐ πάντως F. — Ib. ὅ τι καὶ γάρ F.
— 7. τετρημένου Gal. — 9. τὸ ἀγγεῖον

F. — 11-12. ὑμένα τῶν φλεβίων ἢ καὶ
μᾶλλον τῶν ἐμβρύων F. — 12-13. διοδεύουσιν ἀρτηρίαι F. — 14. κατὰ τῆς
F.

ριῶν καὶ φλεβῶν ἔχουσαι, διὰ τούτων μόνον τῆς κοινωνίας οὔσης
τοῖς κυουμένοις πρὸς τὰς κυούσας· οὐδαμόθι γὰρ ἀλλαχόθι τέτρηται τὸ χορίον, ἀλλὰ οὐδὲ ψαύει τῆς μήτρας ἢ κατὰ ταῦτα μόνα·
τὸ δὲ ἄλλο κύτος αὐτοῦ τὸ μεταξὺ ταῖς μήτραις μὲν ἔνδον ὑποτέτα-
5 ται, ψαύει δὲ αὐτῶν μόνον ἄνευ συμφύσεως, καὶ διὰ τούτου μόνου
συνάπτεται τῇ μήτρὶ τὸ κυούμενον· ἐπὶ ἑκάστῳ γὰρ δὴ στόματι
τῶν εἰς τοὔντὸς τῆς μήτρας ἀγγείων, διὰ ὧνπερ καὶ τὸ καταμήνιον
εἰς αὐτὴν ἐφέρετο, γεννᾶται παρὰ τὸν τοῦ κύειν καιρὸν ἕτερον ἀγγεῖον, ἀρτηρία μὲν ἐπὶ τῷ τῆς ἀρτηρίας στόματι, φλὲψ δὲ ἐπὶ τῷ
10 τῆς φλεβὸς, ὥστε εἶναι τὸν ἀριθμὸν ἴσα τὰ γεννώμενα τοῖς εἴσω
τῆς μήτρας περαίνουσι στόμασιν. Τέτταρα γοῦν ἐνταῦθα τὰ πάντα 9
ἔστιν ἀγγεῖα, δύο μὲν ἀρτηρίαι, δύο δὲ φλέβες, μέσον ἑαυτῶν περι-
λαμβάνουσαι τὸν πόρον ὃν οὐραχὸν καλοῦσι, διὰ οὗ συντέτρηται
πρὸς τὸν πυθμένα τῆς κύστεως ὁ ἀλλαντοειδὴς ὑμὴν, καὶ τὸ συγ-
15 κείμενον ἐκ τῶν πέντε τούτων γίνεται ὁ καλούμενος ὀμφαλός. Πρῶ- 10

munication entre le fœtus et sa mère qu'à travers ces vaisseaux; en effet,
le chorion n'est percé dans aucun autre endroit; qui plus est, il n'adhère à aucun autre endroit de la matrice, si ce n'est à leur niveau; tout
le reste de sa cavité, intermédiaire entre les vaisseaux, est étendu sur
la surface intérieure de la matrice; mais il est seulement en contact
avec elle sans qu'il y ait cohérence, et c'est par là seulement que le
fœtus est attaché à sa mère, car, sur chaque bouche d'un des vaisseaux
qui se rendent dans l'intérieur de la matrice, et à travers lesquels le
sang menstruel y arrivait, il se forme, pendant l'époque de la grossesse,
un autre vaisseau, une artère sur la bouche d'une artère, et une veine
sur celle d'une veine, de sorte que ces vaisseaux de nouvelle formation
sont égaux en nombre aux bouches qui pénètrent dans l'intérieur de la
matrice. Il y a donc là en tout quatre vaisseaux, deux artères et deux 9
veines, qui entourent un canal placé au milieu d'eux, qu'on appelle ou-
raque, et qui établit une communication entre le fond de la vessie et la
membrane allantoïde, et la réunion de ces cinq organes forme ce qu'on
appelle le cordon ombilical. La nature a donc d'abord placé le chorion au- 10

3. τῆς ex em.; κατὰ τῆς F; κατά γε μόνον ex em.; μόνων F Gal. — Ib. μέ-
τὰς Gal. — 4-5. ὑποτέτακται F. — 5. σου Gal. — 11. τὰ ex em.; om F.

τὸν μὲν οὖν ἔξωθεν τῷ ἐμβρύῳ περιτέθεικεν ἡ φύσις τὸ χορίον,
ἅμα δὲ αὐτῷ τὸν ἀλλαντοειδῆ πεποίηκεν ὑμένα, τὴν ὀνομασίαν ἀπὸ
τοῦ σχήματος ἔχοντα· παραπλήσιος γάρ ἐσſιν ἀλλᾶντι, κατὰ μὲν τὰς
πρώτας ἡμέρας συνεργασόμενον, ὡς εἴρηται, τῷ χορίῳ τὴν γένεσιν,
διαπλασθέντος δὲ τοῦ ζῴου τὸ οὖρον ὑποδεξόμενον· ἀνάγκη γὰρ   5
ἦν καὶ τῷ κυουμένῳ ζῴῳ περιτſώματα γενέσθαι τοσαῦτά τε καὶ
τοιαῦτα κατὰ γένος ὅσα περ ὑπάρχει καὶ οἷα τοῖς ἀπολελυμένοις
ἤδη τῆς μήτρας, ἀλλὰ οὖρον μὲν καὶ ἀποπάτημα διαπεπλασμένων
τε καὶ διηρθρωμένων ἤδη τῶν μορίων, ἐξ ἀρχῆς δὲ εὐθέως τὸν
ἀπορρέοντα τοῦ κυήματος ἀſμὸν ὃς ἀνάλογόν ἐσſι τῷ τῶν τελείων   10
11 ζῴων ἱδρῶτι. Καὶ τούτῳ τοίνυν ἀναγκαῖον ἦν γενέσθαι τινὰ ὑμένα,
καθάπερ τῷ οὔρῳ τὸν ἀλλαντοειδῆ, καὶ δὴ καὶ γέγονεν ὁ ἄμνειος
ὀνομαζόμενος ὅλον ἐν κύκλῳ τὸ κύημα περιλαμβάνων· ὁ γὰρ ἀλλαντοειδὴς, καίτοι πρότερος τοῦ ἀμνείου γεγονὼς, λεπſὸς ἦν καὶ

tour du fœtus, mais elle a construit conjointement avec cette membrane
la membrane allantoïde, qui emprunte son nom à sa figure, puisqu'elle
ressemble à une saucisse (ἀλλᾶς); cette dernière membrane, qui, pendant les premiers jours, doit, ainsi que nous l'avons dit, coopérer avec
le chorion à la formation [du fœtus], est destinée, après la configuration
de l'animal, à recueillir l'urine : car il était nécessaire que l'animal
contenu dans le sein de sa mère eût des résidus égaux en nombre et
en espèce à ceux qui sont propres aux animaux déjà détachés de la matrice, mais il ne devait avoir de l'urine et des excréments alvins qu'après
la configuration et l'organisation des parties, tandis que la vapeur qui dé-
coule du produit de la conception, et qui est l'analogue de la sueur des
animaux complets, devait exister tout de suite dès le commencement. Il
11 était donc nécessaire que cette vapeur eût aussi une membrane, comme
l'urine possède la membrane allantoïde; et, en effet, la membrane dite
amnios s'est produite, membrane qui entoure circulairement tout le produit de la conception : car la membrane allantoïde, quoiqu'elle se forme
avant l'amnios, est mince et faible, puisque le sperme dont elle se forme

ἄτονος, ἐξ ὀρωδεσ]έρου γεγονὼς σπέρματος · ἐχρῆν δὲ τὸν περι-
έξοντα τὸ ἔμβρυον ὑμένα πάχος ἔχειν ἰσχυρὸν, ὡς ἂν οὐ μόνον
ἱδρῶτος ἀγγεῖον αὐτὸ γενησόμενον, ἀλλὰ καὶ πρὸς τὰς μελλούσας
ἔσεσθαι τῶν κώλων κινήσεις ἀνθέξοντα. Τὸ μὲν οὖν ἱδρῶτος λόγῳ 12
5 κατὰ τὸν ἄμνειον ἀθροιζόμενον ἐν κύκλῳ περικέχυται τῷ κυουμένῳ,
μηδὲν βλάπ]ειν αὐτοῦ τὸ δέρμα δυνάμενον · ἰδίᾳ δὲ αὐτοῦ ἀπῆκται
τοῦδε καὶ ἀποκεχώρισ]αι τὸ οὖρον, οὔτε τοῦ δέρματος, οὔτε τῶν
κατὰ τὸ χορίον ἁπ]όμενον Φλεβῶν, ὅπως μηδὲν ὑπὸ τῆς δριμύτητος
αὐτοῦ τὰ πλησιάζοντα βλάπ]οιτο. Χρεία δὲ οὐ σμικρὰ καὶ ἥδε τοῦ 13
10 κατὰ τὸν ἄμνειον ὑγροῦ · κουφίζει γὰρ καὶ ἀνέχει καθάπερ ἐννῆχον
ἑαυτῷ τὸ κυούμενον, ὅπως ἧτ]ον εἴη βαρὺ τοῖς πρὸς τὴν μήτραν
ἀρτήμασιν. Προσέρχεται δὲ καὶ ἄλλη τις χρεία τοῖς ὑγροῖς τοῖσδε 14
κοινὴ κατὰ τὴν ἀποκύησιν τοῦ ζῴου γινομένη [τὸ] ῥᾷον ἐκπίπ]ειν
τοῦ τῆς μήτρας αὐχένος τὸ κυούμενον ὑγρότητι πολλῇ τεγγόμενον,
15 ῥηγνυμένων ἐξ ἀνάγκης τηνικαῦτα τῶν ὑμένων · οὐ μόνον γὰρ εἰς

se rapproche davantage du sérum; il fallait aussi que la membrane destinée à entourer le fœtus eût des parois épaisses et solides, puisqu'elle ne
devait pas seulement être un réceptacle pour la sueur, mais résister
aussi aux futurs mouvements des membres. Donc le liquide qui s'ac- 12
cumule en guise de sueur dans l'amnios est répandu circulairement autour du fœtus, parce qu'il ne saurait faire aucun tort à sa peau, mais
l'urine est spécialement tenue éloignée et séparée de lui, et ne touche ni à
la peau, ni aux veines du chorion, afin que son âcreté ne nuise en aucune
façon aux parties avoisinantes. C'est encore une utilité assez importante 13
du liquide contenu dans le chorion, que la suivante : il soulève et supporte le fœtus, qui nage, pour ainsi dire, sur lui, afin qu'il pèse moins
sur les liens qui l'attachent à la matrice. Il s'y ajoute encore une autre 14
utilité, qui est commune à tous ces liquides et qui se révèle lorsque l'animal est mis au monde : c'est celle de faciliter la sortie du fœtus à travers
le col de la matrice, humecté qu'il est par une grande quantité de liquide,
puisque les membranes doivent nécessairement se déchirer à ce moment : en effet, le liquide ne contribue pas seulement au glissement du

2. οὐ μόνον om. F. — 6. αὐτοῦ om. [τό] ex em.; om. F Gal. — Ib. ἐκπί-
Gal. — 10. κουφίζεται γάρ Gal. — 13. π]ει F.

ὄλισθον συμβάλλεται τοῖς ἐμβρύοις ἡ ὑγρότης, ἀλλὰ καὶ τὸν αὐχένα
τῶν μητρῶν ἕτοιμον εἰς τὸ διασ]έλλεσθαι μέχρι πλείσ]ου παρα-
σκευάζει· βρεχόμενος γὰρ ὑπὸ τῶν προειρημένων ὑγρῶν μαλα-
15 κώτερός τε γίνεται καὶ διασ]έλλεται ῥᾷον. Οὕτω δέ εἰσι λεπ]οὶ καὶ 5
ἀραχνοειδεῖς οἱ ὑμένες ὥσ]ε εἰ μὴ μετρίως τις αὐτῶν ψαύοι κατὰ τὰς
16 ἀνατομὰς, ῥήγνυσθαι ῥᾳδίως. Ὅλῳ μὲν οὖν τῷ κυουμένῳ πανταχόθεν ὁ ἄμνειος περιβέβληται, τούτῳ δὲ ἔξωθεν ὁ ἀλλαντοειδὴς ἐπίκειται κατὰ τῶν κυρτῶν αὐτοῦ μερῶν οὗ τελευτῶντος τὰ πέρατα
17 πρὸς τὰς κεραίας· τούτοις δὲ ἔξωθεν περίκειται τὸ χορίον. Ταυτὶ
μὲν οὖν ἔξωθέν ἐσ]ι τοῦ κυουμένου· τὴν φυτικὴν δὲ ἀρχὴν ἁπάντων 10
πρώτην ἔχει τὸ συλληφθὲν δημιουργοῦσαν οὐκ ἐξ αἵματος, ἀλλὰ ἐξ
αὐτοῦ τοῦ σπέρματος ἀρτηρίας, καὶ φλέβας καὶ νεῦρα καὶ ὀσ]ᾶ καὶ
ὑμένας· ὅσα μὲν γὰρ σαρκώδη τὴν ἰδέαν ἐσ]ὶ, ἐξ αἵματος ἐγένετο·
18 τὰ δὲ ὑμενώδη πάντα ἐκ σπέρματος ἐτάθη. Καὶ διὰ τοῦτο τὰ μὲν
ἐξ αἵματος εἰ φθαρείη ποτὲ, γεννᾶται πάλιν ῥᾳδίως, ὡς ἂν τὴν 15

foetus, mais il rend aussi le col de la matrice capable de subir une très-
grande dilatation, car, étant trempé par les liquides dont nous venons
15 de parler, il devient plus mou et se dilate plus facilement. Ces membranes sont tellement minces et semblables à des toiles d'araignée, que,
si on ne les traite pas avec ménagement pendant la dissection, elles se
16 déchirent facilement. Ainsi l'amnios entoure de tous côtés le foetus tout
entier; l'allantoïde est placée sur lui à l'extérieur vers sa partie convexe,
et, là où l'allantoïde se termine, ses extrémités sont situées vers les
17 cornes; le chorion environne à l'extérieur ces deux membranes. Voilà
donc les parties situées à l'extérieur du foetus; mais le produit de la
conception contient avant toute autre chose le principe végétatif, qui
construit non pas avec le sang, mais avec le sperme lui-même, les artères, les veines, les nerfs, les os et les membranes : en effet, toutes les
parties qui, par leur forme, ressemblent à la chair, se font avec du sang;
18 mais les parties membraneuses sont toutes étirées avec du sperme. Pour
cette raison, les parties qui proviennent du sang se reforment facilement, si, par hasard, elles ont été détruites, puisqu'elles ont à leur

5. μετρ. αὐτῶν ψαύει F. — 14. ἐξ αἵματος F.

ὕλην ἔχοντα τῆς γεννήσεως ἄφθονον· ὅσα δὲ ἐκ σπέρματος, ἢ οὐδὲ
ὅλως, ἢ κατὰ τὸ σπάνιον ᵃῦθις γεννᾶται, καίτοι τήν γε ποιητικὴν
αἰτίαν ἔχοντα. Φλεβὸς μὲν οὖν ἁπλοῦν καὶ λεπτὸν ἐχούσης τὸν χιτῶνα 19
σπάνιος ἡ γέννησις, ἀρτηρίας δὲ ἑξαπλάσιον ἢ κατὰ φλέβα πάχος
5 ἐχούσης οὐ σπάνιος, ἀλλὰ ἀδύνατος ἡ γένεσις, διότι καὶ ἡ παρασκευὴ
τῆς τοιαύτης ὕλης ἀδύνατος.

θʹ. Περὶ διαμορφώσεως. Ἐκ τῶν Ἀθηναίου.

Ἡ δὲ πρώτη διαμόρφωσις τῶν ἐμβρύων διασημαίνει περὶ τὰς 1
τεσσαράκοντα ἡμέρας· ἕως μὲν γὰρ Θʹ ἡμερῶν οἷον γραμμαί τινες
αἱματώδεις ὑποφέρονται· περὶ δὲ τὰς ὀκτωκαίδεκα θρόμβοι σαρκώ-
10 δεις καὶ ἰνώδη τινὰ διασημαίνεται, καὶ σφυγμὸς ἐν αὐτοῖς εὑρίσκεται ὁ τῆς καρδίας. Περὶ δὲ τὰς τρεῖς ἐννεάδας, ὥς φησιν ὁ Διοκλῆς, 2
ἐν ὑμένι μυξώδει γίνεται φανερῶς ἀμυδρὸς ὁ τύπος τῆς ῥάχεως,
καὶ ὁ τῆς κεφαλῆς. Περὶ δὲ τὰς τέσσαρας ἐννεάδας ὁρᾶται πρῶτον 3

service une grande abondance de la matière dont elles se forment; mais
les parties qui proviennent du sperme se reforment ou rarement ou
point du tout, quoiqu'elles contiennent la cause active de leur formation. ⸓
Une veine donc, comme elle a une tunique simple et mince, se reforme 19
rarement, mais, pour une artère, vaisseau qui est six fois plus épais
qu'une veine, la formation n'est pas rare, mais impossible, parce qu'il
est impossible que la nature se procure de tels matériaux.

9. DE LA CONFIGURATION [DU FŒTUS]. — TIRÉ D'ATHÉNÉE.

La configuration du fœtus commence à se manifester vers le quaran- 1
tième jour : car, jusqu'au neuvième jour, il n'y a, pour ainsi dire, que
quelques lignes sanguinolentes qui se dessinent en relief, et, vers le dix-
huitième jour, il se montre des grumeaux charnus et des corps fibreux
dans lesquels on découvre le battement du cœur. Vers le vingt-septième 2
jour, comme le dit Dioclès, il se forme manifestement dans une membrane muqueuse des traces faibles de l'épine du dos et de la tête. Vers le 3
trente-sixième jour, ou, au plus tard, quatre jours après, vers le quaran-

διακεκριμένον ὅλον τὸ σῶμα, ἢ τὸ τελευταῖον, μιᾶς προσθείσης
4 τετράδος, περὶ τὴν τεσσαρακοντάδα. Συμφωνεῖ δὲ τοῖς χρόνοις
τῆς παντελοῦς τῶν ἐμβρύων διακρίσεως καὶ ὁ φυσικὸς Ἐμπεδοκλῆς,
καὶ φησιν, ὅτι θᾶσσον διαμορφοῦται τὸ ἄρρεν τοῦ θήλεος, καὶ τὰ
ἐν τοῖς δεξιοῖς τῶν ἐν τοῖς εὐωνύμοις.   5

tième, on voit, pour la première fois, tout le corps distingué [en par-
4 ties]. Empédocle, le naturaliste, est aussi de la même opinion par rapport
à l'époque de l'organisation complète du fœtus, et il dit que le fœtus
mâle arrive plus rapidement à sa configuration que le fœtus femelle, et
qu'il en est de même pour les fœtus portés à droite comparés à ceux qui
sont du côté gauche.

4. καί om. F.

ΕΚ ΒΙΒΛΙΩΝ ΑΔΗΛΩΝ.

[ΑΝΕΚΔΟΤΟΝ.]

α΄. Περὶ συνηθείας. Ἐκ τῶν Ἀθηναίου.

Συνήθειά ἐσ]ιν ἕξις ψυχῆς ἢ σώματος ἐν χρόνῳ κατεσκευασμένη 1
πρὸς ὠφέλειάν τε καὶ βλάβην ὑγιαινόντων τε καὶ νοσούντων · τὸ
γὰρ ἔθος ἐν χρόνῳ κατασκευάζει τι διὰ ἑαυτοῦ περὶ τὴν ψυχὴν καὶ
τὸ σῶμα, καὶ τοῦτό ποτε μὲν ἐπὶ ὠφέλειαν ποιεῖ τινα, ποτὲ δὲ
5 καὶ ἐπὶ βλάβην. Καὶ οὐ μόνον ἐπὶ ὑγιαινόντων ἰσχύει, διατείνει 2
δὲ πολλάκις καὶ πρὸς τοὺς νοσοῦντας. Τὸ δὲ πολυχρόνιον ἔθος 3
οἷον φύσις ἐσ]ὶν ἐπίκτητος, διότι πᾶν τὸ κινοῦν ἑαυτὸ μεταβάλλει,
ἐπισφαλὲς [δὲ] καὶ προσαγωγὸν εἰς νόσον. Τούτων δὲ διαφέρουσιν 4

LIVRES INCERTAINS.

[PARTIE INÉDITE.]

1. DE L'HABITUDE. — TIRÉ D'ATHÉNÉE.

L'habitude est une situation de l'âme ou du corps qu'on se donne 1
par l'effet du temps à son avantage ou à son détriment, pendant la santé
ou pendant la maladie : car, par l'effet du temps, l'habitude exerce par
elle-même une certaine action sur l'âme et sur le corps, et cette action
qu'elle exerce est tantôt avantageuse, tantôt nuisible. Puis, ce n'est pas 2
seulement chez les gens bien portants que l'habitude est puissante, mais
elle étend souvent aussi son action sur les malades. Une habitude qui a 3
persisté longtemps est comme une nature acquise, parce que tout ce
qui se meut soi-même subit des changements; or cela est un danger et
un acheminement vers la maladie. Parmi ces changements, le chan- 4

Сн. 1; l. 7. διό F. — 8. [δέ] ex em.; om. F.

αἱ μεταβολαὶ τῶν τόπων· ἡ μὲν γὰρ ἐξ ὑγιεινῶν εἰς νοσερώτερα
μεταβολὴ μείζονα ποιεῖ τὴν ἀλλοίωσιν καὶ χαλεπωτέραν, ἡ δὲ ἐκ
5 νοσερῶν εἰς ὑγιεινὰ ἐλάσσονα καὶ τῷ μεγέθει καὶ τῷ χρόνῳ. Πᾶσα
μέντοι μεταβολὴ, καὶ μάλιστα αἰφνίδιος, ὅσῳ ἂν ᾖ μάλιστα ἀσυνήθης
καὶ ξένη, ἐπὶ τὸ χεῖρον μετακινεῖ τὰ σώματα διὰ ἣν ἀπεδώκαμεν 5
6 αἰτίαν. Οὕτω δὲ ἰσχυρὸν ἡ συνήθεια, ὥστε τοὺς ληφθέντας ὑπὸ αὐτῆς μηδὲ χωρισθῆναι δύνασθαι δεσμῷ κατεχομένους· δυσανάληπτος
γὰρ ἀθλητὴς, εἰ θέλοι πρὸς τὸν πρῶτον ἐπανελθεῖν βίον αἰφνι-
δίως τὴν ἐπίκτητον διάθεσιν ὥσπερ δευτέραν τινὰ φύσιν κατα-
λύων· συντόμως [γὰρ] ἀναλυθήσεται· οἷον γὰρ τρόπος ὁ πολυχρό- 10
7 νιος ἐθισμὸς ἰσχυρός. Οὕτω ὁ αἰφνίδιος ἐξεθισμὸς μεγάλας ἔχει
τὰς διαφορὰς, διόπερ ἐξίστησι τῆς ἰδίας καταπαύσεως τοὺς μὴ ἐκ
προσαγωγῆς καὶ διὰ ἑτέρας πάλιν συνηθείας τὴν προτέραν κατα-
λύοντας συνήθειαν.

gement de séjour occupe une place importante : en effet, le transport
d'un endroit sain à un endroit morbifique produit un changement plus
considérable et plus grave, et celui d'un séjour morbifique à un séjour
sain produit un changement moindre, tant sous le rapport de l'intensité
5 que sous celui du temps. Tout changement cependant, surtout quand il
est subit, transforme nos corps dans un mauvais sens, et il le fait d'autant plus, par la raison que nous venons d'indiquer, qu'il est plus étrange,
6 et plus contraire à nos habitudes. L'habitude est tellement puissante,
que ceux qui sont sous son empire ne sauraient s'en séparer, retenus
qu'ils sont par un lien : car, si un athlète voulait revenir à son ancienne
manière de vivre, en supprimant subitement sa disposition acquise, qui
est comme une seconde nature, il se restaurerait difficilement, attendu
que son corps tomberait bientôt en dissolution : en effet, une habitude
7 longtemps enracinée est puissante comme un trait de caractère. Quitter
subitement une habitude est donc un acte de la dernière importance :
par conséquent cet acte fait sortir de leur état spécial de repos ceux qui
ne suppriment pas peu à peu et en passant de nouveau par une autre,
leur ancienne habitude.

4. ὅσῳ ἂν ᾖ conj.; καὶ ὡς ἔνι F. — — 10. [γὰρ] ex em.; om. F. — 11.
Ib. συνήθης F. — 9-10. καταλύειν F. ἐξονισμός F.

β'. Περὶ παρθένων διαίτης. Ἐκ τῶν Ῥούφου.

Ὅσαι τοῦ καιροῦ μακρότερα παρθενεύονται, πολλοῖς περι- 1
πίπλουσι πάθεσιν· οὔτε γὰρ αἱ καθάρσεις αὐταῖς κατὰ τὸ προσῆκον
γίνονται, καὶ ἤδη πεπαυμέναι τῆς πολλῆς αὐξήσεως ταχὺ ὑπο-
πίμπλανται· πλησμονὴ δὲ ἡ μάλισ]α παρεχομένη τὰ νοσήματά
5 ἐσ]ιν. Χρὴ οὖν ἐν καιρῷ συνοικίζειν τὰς παρθένους· τῷ δὲ πλήθει 2
ὅσον ταχύτερον αὐξάνεται, τοσοῦτον ταχύτερον καὶ ἡβάσκει, καὶ
ἐφίεται μίσγεσθαι καὶ γεννᾶν· ὅθεν καὶ ὁ νόμος ἐντεῦθέν ποθεν
ὁρμηθεὶς νεωτέρας συνοικίζει πρεσβυτέροις. Διὰ τοῦτο καὶ Ἡσίοδος 3
πεποίηκεν, ἐπὶ μὲν τῇ γυναικί·

10
Ἡ δὲ γυνὴ τέτορ' ἡβώη· πέμπλῳ δὲ γαμοῖτο·

ἐπὶ δὲ τῷ ἀνδρί·

Μηδὲ τριήκοντ' ὦν ἐτέων μάλα πόλλ' ἀπολείπων,
Μήτ' ἐπιθεὶς μάλα πολλά· γάμος δέ τοι ὥριος οὗτος.

2. DU RÉGIME DES JEUNES FILLES. — TIRÉ DE RUFUS.

Les filles qui restent vierges plus longtemps qu'il ne convient tombent 1
en proie à un grand nombre de maladies : en effet, les règles n'ont pas
lieu chez elles comme il faut, et, quand leur croissance rapide a déjà cessé,
elles sont facilement sujettes à la pléthore; or c'est surtout la pléthore
qui produit les maladies. Il faut donc marier les jeunes filles en temps 2
opportun; car, par l'effet de la pléthore, une fille devient d'autant plus
vite nubile, et désire d'autant plus vite d'avoir des rapports sexuels et
d'engendrer des enfants, qu'elle croît plus rapidement : c'est en partant
de ce point de vue, ou à peu près, que la loi prescrit de marier les jeunes
filles à des hommes d'âge avancé. C'est encore pour la même raison qu'Hé- 3
siode (*Opera et Dies*, v. 698) dit, pour ce qui regarde la femme :

Que la femme soit nubile pendant quatre ans, et qu'on la marie à la cinquième
année.

et, pour ce qui regarde l'homme (v. 696-697) :

Qu'il ne soit pas beaucoup en deçà de trente ans, ni beaucoup au delà : c'est
là un mariage tempestif.

CH. 2; l. 1. Ὅσα F. — 13. οὕτως F.

4 Περὶ [μὲν οὖν] η' καὶ ι' μάλισ7α συνοικίζει ὁ Ἡσίοδος· ὅτῳ δὲ
ἐδόκει ὀψὲ εἶναι τοῦτο, παρίσ7ασθαι μέν τι εἰκός· ἀλλὰ πρὸς τὰ
5 νῦν καθεσ7ηκότα. Εἰ δὲ ἐννοῆσαι τὴν ἀρχαίαν δίαιταν, καὶ ὡς ἦν
τεταγμένον, ἐπίσης τὸ θῆλυ πονεῖν τῷ ἄρρενι, οὐκέτι ἂν μακρὸν
6 εἶναι συνοικίζειν νομίζοι τηλικαύτην. Ὅσαι δὲ τῶν παρθένων τῇ   5
μὲν προσφορᾷ τοῦ σίτου χρῶνται ἀφθόνως, πόνον δὲ μηδένα προσ-
φέρουσιν, ἔσχατος δὴ κίνδυνος, μὴ ταχὺ καὶ περὶ τὰ πρῶτα τοῦ
ἡϐᾶν γαμεῖσθαι· ταῖς γὰρ ἀναγκαίαις καθάρσεσιν ἐπικουφίζοιντο
7 ἄν, συνεργὸν δὲ, εἴ τι ἄλλο, πρὸς κάθαρσιν καὶ μῖξις. Πρὸς μέντοι παιδοποιίας ὁ χρόνος οὗτος οὐ συμφέρει, οὔτε τῷ τέκνῳ, οὔτε   10
τῇ κυούσῃ· τὸ μὲν γὰρ ἀσθενὲς ἀνάγκη εἶναι, τὴν δὲ πρὸ ὥρας
ταλαιπωρουμένην ἄχθεσθαι, καὶ ταχὺ τὴν ὑσ7έραν σιναρὰν ἀποδει-
8 κνύειν. Ἵνα οὖν μήτε προακμάζωσιν αἱ παρθένοι, μήτε περιπίπ7ωσι
νοσήμασιν, οἷς εἰκὸς ἁλῶναι τὰς τηλικαύτας, ἀναμένωσι δὲ τὸν

4 C'est donc surtout à dix-huit ans qu'Hésiode veut marier les filles, et,
si quelqu'un pensait que c'est trop tard, on pourrait lui répondre con-
5 venablement: oui, mais dans l'état actuel des choses. Si, au contraire,
il réfléchissait à l'ancienne manière de vivre, s'il se souvenait combien
il était reçu que la femme travaillât tout autant que l'homme, il ne serait
6 plus d'avis que c'est tard de marier une fille de cet âge. Mais, pour celles
qui font un usage immodéré d'aliments, et qui ne se livrent à aucune
espèce de travail, c'est tout ce qu'il y a de plus dangereux de ne pas se
marier vite, et dès les premiers symptômes de la puberté : car elles seraient
soulagées par l'évacuation nécessaire (les menstrues), attendu que rien
7 n'excite autant l'écoulement des règles que les rapports sexuels. Cependant un âge aussi peu avancé ne favorise pas la fécondité, ni sous le rapport de l'enfant, ni sous celui de la mère : car nécessairement le premier
sera faible, et la femme, se fatiguant avant l'âge, sera incommodée et s'at-
8 tirera bientôt des lésions de la matrice. Afin donc que les filles n'arrivent
pas à la maturité avant l'âge, afin qu'elles ne tombent pas en proie aux
maladies qui doivent, selon toute probabilité, attaquer les filles de cet

1. [μὲν οὖν] ex em.; om. F. — Ib. F text. — 3. ἐννοῆσαι F. — 5. νομίζειν
συνοικίζειν τὸν Ἡσίοδον F. — 2. εἰκώς τοινικαύτην F.

οἰκεῖον τῆς φύσεως χρόνον, ἔδοξέ μοι καὶ ταύταις τρόπον τινὰ
διαίτης ὑποθέσθαι. Οὐ δήπου δὲ ἄνωθεν τὴν ἀρχὴν προσήκει ποιεῖ-   9
σθαι τῶν διαιτημάτων, ἀλλ᾽ ὅταν προσαγάγωσι τῷ ἡβάσκειν·
οὗτος γὰρ καὶ ὁ σφαλερὸς χρόνος, ἡ δὲ παιδικὴ δίαιτα οὐ μεγάλης
5 δεῖται τῆς φροντίδος, ἀλλὰ τοσοῦτόν γε κἀκείναις εἰπεῖν ἀρκέσει·
τῶν γὰρ κατὰ ἡλικίαν παίδων οὐ χρὴ ἐξείργειν αὐτὰς, καὶ τὰς
ὑπερβολὰς τῆς πλησμονῆς φυλάσσεσθαι· τὸ γὰρ πλεῖστον οὐ μόνον τῷ ἀπέπλῳ λυπηρὸν, ἀλλὰ εἰ καὶ τύχοι χρησὸν γενόμενον.
Ὅταν δὲ προάγῃ μὲν ἡ ἡλικία, μικροῦ δὲ δεῖν ἡ αὔξησις ἔχῃ τὸ   10
10 μέτρον, ὑπὸ δὲ αἰδοῦς μηδὲν τῶν παιδικῶν ἔτι παίζωσιν, τότε δὴ
προσέχειν ἀκριβέσερον τῇ διαίτῃ, καὶ τὰς προσφορὰς τεταγμένας
καὶ μετρίας ποιεῖσθαι, καὶ μὴ παντάπασιν ἅπλεσθαι κρεῶν, μηδὲ
τῶν ἄλλων ἰσχυρῶς τρεφόντων. Τηνικαῦτα δὲ τὰς παρθένους καὶ   11
περιπατεῖν πλείω κελεύειν, καὶ εἰ μηδὲν ἐμποδὼν εἴη, τρέχειν καὶ

âge-là, et qu'elles puissent attendre le temps conforme à la nature, je me
suis proposé de leur tracer aussi une manière de vivre. Il n'est pas néces-   9
saire de faire remonter trop haut le commencement de mes prescriptions
diététiques, mais seulement à l'âge qui se rapproche de la nubilité : car
c'est là le temps périlleux, tandis que le régime des petites filles n'exige
pas beaucoup de soins [sous ce rapport]; à ces dernières, il suffira de donner les préceptes suivants : on ne séparera pas les petites filles des petits
garçons qui sont encore en bas âge, et on évitera les excès de gourman-
dise, car l'excès dans la quantité n'incommode pas seulement par suite de
digestion incomplète, mais même quand les aliments sont transformés
en matériaux utiles. Quand l'âge avance, quand il ne s'en faut guère que   10
la croissance ne soit parvenue à son terme, et quand, par honte, les
jeunes filles ne veulent plus du tout prendre part aux jeux de l'enfance,
alors il faut prêter une attention plus soutenue au régime, régler et mo-
dérer l'administration des aliments, et ne pas les laisser toucher du tout
à la viande, ni aux autres mets fortement nourrissants. A cet âge, il faut   11
aussi prescrire aux filles de faire de longues promenades, et, s'il n'y a
aucun empêchement, de courir et de s'exercer en se roulant dans la pous-

5. κἀκείνοις F.

12 ὅλως ταῖς διὰ κονίας ἀλινδήσεσι γυμνάζεσθαι. Ἔοικε δὲ καὶ τὰ τῶν
χορῶν ἐξευρῆσθαι, οὐ μόνον εἰς τιμὴν τοῦ θείου, ἀλλὰ καὶ εἰς
13 ὑγίειαν. Διπλοῦς δὲ ἐνταῦθα ὁ πόνος, καὶ τῇ ὀρχήσει, καὶ τῇ ὠδῇ.
14 Καὶ εἰ σφαίρᾳ παίζοιεν, καὶ οὗτος ἂν εἴη οὔτε μικρὸς, οὔτε ἀτερ-
15 πής. Ἐνὶ δὲ λόγῳ, πάντας τρόπους ἐξευρίσκειν γυμνασμάτων ἐπι- 5
τηδείων ταῖς παρθένοις, καὶ τὰς ἀργίας αὐταῖς νομίζειν εἶναι κάκιστον · ἀνακινεῖν γὰρ τοῖς πόνοις τὸ θερμὸν καὶ τὴν ἕξιν θερμαίνειν
συμφέρει, ἀλλὰ ὥστε μένειν θήλειαν, καὶ μὴ ἐξίστασθαι πρὸς τὸ
16 ἀρρενωπόν. Ταῦτα μὲν οὖν δὴ τοιαῦτα · ἔμπροσθεν δὲ, καὶ ἔτι παι-
δίσκας οὐ χεῖρον καὶ τῷ οἴνῳ διαιτᾶν, προσήθους δὲ γενομένας 10
ὑδροποτεῖν κελεύειν, ἢ μικρότερον προσφέρεσθαι καὶ ὑδαρὸν τὸν οἶνον, ὡς μὴ ζεούσῃ τῇ φύσει τὸ κατὰ ἑαυτὴν καὶ τὸ παρὰ τοῦ οἴνου
17 σύμμαχον γίνεσθαι. Αἱ δὲ ὑδροποσίαι καὶ εἰς σωφροσύνην συνερ-
18 γοῦσιν, ὁ δὲ οἶνος ἀκολαστοτέρας ποιεῖ. Μάλιστα δὲ παραφυλάσ-
σειν τὰς πρώτας τῶν καταμηνίων κινήσεις, αἵ τινες οὐ ταχὺ μὲν 15

12 sière. Il me semble aussi que les chœurs n'ont pas été uniquement inventés
13 pour honorer la divinité, mais encore en vue de la santé. Il y a dans les
14 chœurs un double exercice, celui de la danse et celui du chant. Si les
   jeunes filles jouent à la paume, cet exercice ne doit être ni désagréable,
15 ni pris mollement. En un mot, il faut s'ingénier à trouver toutes sortes
   d'exercices qui conviennent aux jeunes filles, et penser que l'oisiveté est
   pour elles tout ce qu'il y a de plus nuisible, car il est avantageux de faire
   servir les exercices à mettre la chaleur en mouvement et à réchauffer
   l'habitude du corps, mais de telle façon qu'elles restent femmes, et ne
16 prennent pas un caractère viril. Voilà ce qui en est touchant ce point-là ;
   mais, à une époque antérieure, et quand il s'agit encore de véritables
   petites filles, il n'est pas trop mauvais d'introduire aussi le vin dans leur
   régime ; à celles, au contraire, qui se rapprochent de la puberté, il faut
   ordonner de boire de l'eau, ou de prendre une quantité moindre de vin
   aqueux, de peur que leur nature, qui est déjà bouillante par elle-même,
17 ne trouve un auxiliaire dans le vin. L'habitude de boire de l'eau contribue
18 aussi à la retenue, tandis que le vin rend les filles incontinentes. Il faut surtout prendre garde au premier mouvement des règles ; il est vrai qu'il ne

---

1. ὅλαις ταῖς διακονίαις καὶ ταῖς ἀλινδ. F.

ἤκουσι ταῖς διαιτωμέναις ὡς εἴρηται. Προσέχειν γοῦν ἐν τοῖς πρώ- 19
τοις χρόνοις· ἐὰν μὲν γὰρ ὑποδέξωνται ἅμα αἱ ὑσΊέραι, καὶ ὑποδε-
ξάμεναι ἀποδῶσιν ἔξω, κουφίζονται· εἰ δὲ μὴ, ταραχθὲν τὸ αἷμα,
κωλυόμενον δὲ ἐξελθεῖν, σολλῶν κακῶν αἴτιον γίνεται. Ὅσαις δὲ ἂν 20
5 ἐπὶ μυκτῆρας ὁρμήσῃ, καὶ ταύταις κενοῦται λυσιτελῶς, καὶ τό γε
ἐπίπαν οὕτως ἀπαντᾷ, σεῖραν δὲ λαμβάνουσι τῶν καταμηνίων ἐν
ᾧ καὶ ἡβάσκονται. Οὐκ ἔσΊι δὲ σρὸς τὸ ἀκριβέσΊατον ὁ χρόνος 21
τεταγμένος· διενέγκαι γὰρ σρὸς τὸ ἡβῆσαι καὶ Θᾶσσον καὶ βραδύτερον καὶ αὐτὴ ἡ φύσις, ὑγροτέρα καὶ Θερμοτέρα οὖσα, τὸ μὲν
10 Θερμὸν τῷ κινῆσαι ταχὺ, τὸ δὲ ὑγρὸν τῷ κινηθὲν ῥυῆναι. Αἱ δὲ 22
ψυχρότεραι, κἂν ὑγρότεραι ὦσι, τῷ ἀτρεμαίῳ τοῦ ψυχροῦ βραδύτερον ἡβῶσιν. Παραθεωρεῖν δὲ καὶ τὴν τοῦ σώματος ἰδέαν· καὶ γὰρ 23
αὕτη ἐνδείκνυται τὸ Θᾶσσον ἢ βραδύτερον ἡβῆσαι· ὅσαι γὰρ φλε-
βώδεις καὶ ἐνερευθεῖς καὶ εὔσαρκοι καὶ κατὰ τὴν ὀσφὺν καὶ τὰ ἰσχία

se fait pas sentir vite chez les filles qui mènent le régime que nous venons
de décrire. Il faut donc y faire attention lors de la première époque, car, 19
si la matrice rend au dehors le sang qu'elle reçoit, au moment même
où elle le reçoit, les filles sont soulagées; dans le cas contraire, le sang
se trouble, et, ne pouvant sortir, il devient la cause d'une multitude
de maux. Chez toutes les filles où le sang se porte vers les narines, cela 20
constitue une évacuation avantageuse, et, en général, c'est là le cas le
plus commun, tandis qu'elles ne font l'expérience des menstrues qu'au
moment même où elles deviennent nubiles. Or cette époque n'est pas 21
réglée avec une exactitude complète, car la constitution elle-même des
filles exerce de l'influence sur l'avancement ou le retard de la puberté :
si cette constitution est plutôt humide et chaude que le contraire, la chaleur agit dans ce sens, parce qu'elle excite facilement des mouvements;
et l'humidité, parce qu'elle coule une fois mise en mouvement. Les filles 22
froides, même quand elles sont humides, ont une puberté tardive à
cause de la tendance du froid à rester tranquille. Il faut faire attention 23
aussi à la forme du corps, car cette forme indique l'avancement ou le retard de la puberté : en effet, les filles qui ont les veines saillantes et le
teint rouge, qui ont des chairs luxuriantes, et dont les lombes et les

μείζους τῶν ἀφλέβων καὶ ἐκλεύκων καὶ ἀσάρκων μὲν, πιόνων δὲ
24 καὶ ὑπολίσπων θᾶτΊον ἡβῶσιν. Ταύταις οὖν ἐπιφανῆναι θᾶσσον
εἰκός· τὸ δὲ ἐπίπαν, περὶ τὰ δ΄ καὶ ι΄ ἔτη τῆς μεταβολῆς. αἰσθάνον-
ται· αἳ δὲ ἂν ὑπερβάλωσι τοῦτον τὸν χρόνον, εἰς τὰ ζ΄ καὶ ι΄· οὐδὲ
25 γὰρ ταῦτα ἄνευ τῶν κρισίμων χρόνων ἔοικεν ἀπαντᾶν. Πολλὴ δὲ   5
ἀνάγκη τὰς πρώτας καθάρσεις ἐπιπόνους γίνεσθαι· καὶ γὰρ ἀήθεσι,
καὶ οὔπω τῶν φλεβῶν ἀνεσΊομωμένων, καὶ τοῦ αἵματος τὴν ὁδὸν
26 αὐτῷ οὔπω τετμημένου. Εἰκὸς οὖν καὶ ὀσφὺν ἀλγῆσαι καὶ ἐπιγάσ-
27 Ίριον καὶ κενεῶνας καὶ βρέγμα καὶ ὀφθαλμοὺς καὶ τένοντας. Εἰκὸς
δὲ καὶ εἰλιγγιάσαι, καὶ πᾶν τὸ σῶμα σκορδινηθῆναι, καὶ φρικῶδες 10
28 καὶ κοπῶδες γενέσθαι, ποτὲ μὲν ἐπὶ τούτοις καὶ πυρέξαι. Σημαι-
νόντων δὲ τῶν σημείων τὰς καθάρσεις, οὐ χεῖρον συνεργεῖν εἰς τὸ
ῥᾷον κενοῦσθαι· γίνοιτο δὲ ἂν τοῦτο ἢ ταῖς τὸ πᾶν ἀφαιρούσαις ἢ

hanches sont bien développées, deviennent plus tôt nubiles que celles
dont les veines sont peu apparentes et le teint très-pâle, qui ont peu de
24 chairs, mais beaucoup de graisse, et dont les hanches sont effacées. Il est
donc probable que, chez les premières, la puberté avance; mais, en général, les jeunes filles s'aperçoivent du changement vers quatorze ans; celles
qui dépassent ce terme, vers dix-sept ans, car ces phénomènes ne semblent
25 pas se passer non plus en dehors de l'influence des temps critiques. Il
est tout à fait inévitable que la première apparition des menstrues ne
soit pénible; car elle survient chez des personnes qui n'y sont pas ac-
coutumées, chez qui les veines [de l'utérus] ne sont pas encore béantes
26 et dont le sang ne s'est pas encore creusé une route. Il est donc probable
qu'elles auront des douleurs aux lombes, à l'épigastre, dans la région des
27 iles, au sommet de la tête, aux yeux et à la nuque. Il est probable aussi
qu'elles auront des étourdissements et des pandiculations, qu'elles res-
sentiront des frissons et de la fatigue, et que, quelquefois, outre tous ces
28 symptômes, elles auront de la fièvre. Quand les signes annoncent la menstruation, il n'est pas trop mauvais de venir en aide à l'évacuation pour
qu'elle se fasse plus facilement; or on obtiendra ce résultat, si les filles
suppriment tout ou majeure partie de leur alimentation, et si elles

2. ὑπολίπων F. — 4. οὐδέν F. — 8. τετμημένον F. — 13. ἀφεροῦσαι F.

τὸ σλεῖσ7ον σιτίον, καὶ ἀναπαυομέναις · χαλᾷ γὰρ ἡ ὑσ7έρα τὸ
αἷμα ταῖς ἐνδεεσ7έραις σερὶ τὴν κάθαρσιν διαίταις · ἡ δὲ σλησμονὴ
διατείνουσα καὶ ὀδυνῶσα καὶ ὁμοίαν Φλεγμονῇ διάθεσιν ἐντιθεῖσα,
οὐκ εὔπορός ἐσ7ιν. Οὕτω γοῦν καὶ Φλεϐοτομηθεῖσα γυνὴ μὴ καθαι- 29
5 ρομένη, τῇ κενώσει ἀνεκαλέσατο τὴν κάθαρσιν. Πρὶν δὲ ὅλως εἰ- 30
δέναι τὴν Φύσιν εἰ καθέσ7ηκε τῇ σαρθένῳ, σφαλερὸν ἄλλως κινεῖν ·
οὔτε γὰρ καὶ αἱ ψηλαΦίαι τῇ τηλικαύτῃ τὰ γνωρίσματα ἔχουσι
σαφῆ, τῷ καὶ τὰς ὑσ7έρας καὶ τοὺς αὐχένας ἀνακεχωρηκέναι σλέον
ἢ ταῖς γυναιξίν. Οὔκουν εὐπετὲς εἰδέναι, οὔτε εἰ διέσ7ραπ7αι τὸ 31
10 σ7όμιον, οὔτε εἰ ἄλλο τι σέπονθεν ὃ κωλύει τὴν κάθαρσιν · ἄγειν δὲ
ἐπὶ τὰ μὴ δεχόμενα, μηδὲ διιέντα ἔξω σφαλερόν, χωρὶς τοῦ τὰ
μὲν διδόμενα Φάρμακα σρὸς τὰ καταμήνια καὶ τὰ σροσ7ιθέμενα τῇ
ὑσ7έρᾳ κινεῖν ἀθρόως, ὅπερ ἔσχατον κακὸν τῇ ἀπείρῳ καθάρσεως.
Ἔξω δὴ τῶν ἀσιτιῶν καὶ τῶν ἀναπαύσεων καὶ ὀλίγου συριάματος 32
15 οὐδὲν τῇ σαρθένῳ συμφέρει.

prennent du repos: car la matrice lâche le sang chez les femmes qui, vers
l'époque de la menstruation, suivent un régime plus ou moins sévère,
tandis que la pléthore, qui distend cet organe, y cause des douleurs et y
produit un état voisin de l'inflammation, est pénible. Ainsi donc il est 29
déjà arrivé que des femmes, qui avaient éprouvé des interruptions dans
les règles, se sont fait saigner, et ont ainsi rappelé la menstruation à
l'aide d'une évacuation. Mais, quand on n'est pas bien sûr que la nature 30
ait déjà pris des allures fixes chez les vierges, il est dangereux de provoquer les règles d'une autre façon [que par le régime]; car, chez une
jeune fille, le toucher ne fournit pas même des signes certains, puisque,
chez elle, l'utérus et le col remontent plus haut que chez les femmes. Il 31
n'est donc pas facile de savoir si l'extrémité du col est tordue, ou lésée
d'une autre manière, d'où résulterait un obstacle à la menstruation; or
il est dangereux de pousser vers un organe qui ne reçoit pas les matières
et qui ne les laisse pas passer pour sortir, outre que les médicaments
internes, aussi bien que les pessaires, qu'on prescrit pour provoquer la
menstruation, excitent une évacuation soudaine et abondante, ce qui
est extrêmement mauvais chez une personne non encore réglée. Par con- 32
séquent, outre l'abstinence, le repos et quelques légères fomentations,
aucun emménagogue ne convient chez les vierges.

γ'. Περὶ κυήσεως.

1 Ἐπειδὴ μάλισ]α γυνὴ ταλαιπωρεῖ τε κύουσα, καὶ ἡ μέν τις καὶ
ἤμβλωκεν πρὸ τοῦ καιροῦ, ἡ δέ τις καὶ πονηρὸν ἔθρεψε τὸ παιδίον, ἡ δέ τις καὶ ἐμέτοις καὶ ἀποσιτίαις καὶ ἐπὶ τούτοις πυρετοῖς
ἐνέσχετο παρὰ πᾶσαν τὴν κύησιν, ἄλλη δὲ ἄλλο ἔπαθεν οὐκ ἐπιτήδειον, δοκεῖ μοι χρῆναι καὶ κυούσῃ γυναικὶ ὑπομνήματα εἰς δίαιταν 5
2 γράψαι. Ἀρχὴ δὲ τῆσδε τῆς διαίτης, ὅταν αἴσθηται ἡ γυνὴ πρὸς
ἑαυτὴν εἰληφυῖα· πολλαὶ δὲ ἔμπειροι τῶν τόκων αὐτίκα αἰσθάνον-
ται· ταῖς δὲ ἄλλαις σημεῖα ἐρῶ.

δ'. Δίαιτα γυναικῶν.

1 Τὰ σώματα τῶν γυναικῶν ὑγρότερα καὶ ψυχρότερα εἶναι, πᾶς
2 ἂν ὁμολογήσειεν. Θερμότερον οὖν διαιτᾶσθαι αὐτὰς προσῆκεν, ὅπως 10
3 τὰς τῆς κράσεως πλεονεξίας ἐπανισῶσιν αἱ δίαιται. Πονεῖν τοίνυν

3. DE LA GROSSESSE.

1 Comme les femmes souffrent surtout pendant la grossesse, que quelques-unes avortent avant le temps, que d'autres portent dans leur sein
un enfant vicieux, que d'autres encore ont, pendant tout le cours de la
grossesse, des vomissements, de l'aversion pour les aliments et de plus
la fièvre, que d'autres enfin présentent quelque autre affection incommode, je crois nécessaire d'écrire aussi des préceptes diététiques pour les
2 femmes enceintes. Ce régime doit commencer quand la femme sent
qu'elle a conçu, car beaucoup de femmes qui deviennent souvent enceintes s'en aperçoivent immédiatement; pour les autres j'exposerai les
signes [de la grossesse. — Voy. plus loin, ch. 6].

4. RÉGIME DES FEMMES.

1 Tout le monde est d'accord pour reconnaître que le corps des femmes
2 est plus humide et plus froid que celui des hommes. Elles doivent donc
suivre un régime plus chaud pour rétablir l'équilibre troublé par l'excès
3 de leur tempérament. Par conséquent, la femme doit s'exercer tout

CH. 3 ; l. 1. ταλαιπωρεῖσθαι κ. F. — 2. ἤμβλω F. — 6. αἴσθηται ex em.; αἰσθητός F.

χρὴ τὴν γυναῖκα οὐκ ἔλασσον ἀνδρός. Ταῖς μὲν δὴ κόραις δρόμοι
ἁρμόζουσι διὰ κουφότητα· ταῖς δὲ προβεβηκυίαις περίπατοι πλείους
καὶ ἐπὶ ὀχημάτων ἐλάσεις. Περίπατοι δὲ κρείσσους οἱ κατὰ τὰς   5
ὁδοὺς τῶν ἐν τοῖς δρόμοις· καὶ γὰρ ἀκοπώτεροι, καὶ πᾶν τὸ σῶμα
5 γυμνάζουσιν. Τὰς δὲ ὑπερβολὰς [τοῦ] γυμνάζεσθαι μᾶλλον δεῖ φυ-   6
λάσσεσθαι· κίνδυνος γὰρ ὁ μέν τις κοινὸς καὶ ἀνδράσιν, ὁ δὲ ἐξαί-
ρετος γυναιξίν· οὐ γὰρ ἀποκαθαίρονται χρησῶς. Αἱ δὲ ἐπὶ τῶν   7
ὀχημάτων κινήσεις καὶ ἄλλως λυσιτελέσ]αται, [καὶ] κατασείουσαι
τὸ σῶμα. Αἱ δὲ ξηραὶ τρίψεις ἔχουσι μέν τι λυσιτελές· καὶ γὰρ   8
10 θερμαίνουσι καὶ τὴν περισσὴν ὑγρότητα ἀναλίσκουσιν, ὕποπλοι
δέ εἰσι, μὴ ἄρα τὴν σάρκα πλέον τοῦ καιροῦ σκληρώσωσιν, ἀλλὰ
χερσὶ μετὰ ἐλαίου προανατρίβεσθαι, καὶ τοῖς ὀθονίοις ὡς μαλακωτά-
τοις, μέχρι τὸ δέρμα ὑπέρυθρον γένηται. Πλείους γοῦν καὶ αἵδε αἱ   9
τρίψεις, καὶ αἱ μετὰ ἐλαίου, κάτω γινέσθωσαν, ὅπως κάτω ῥέπῃ τὸ
15 ὑγρόν· ταύτῃ γὰρ κατὰ φύσιν αὐτοῖς ἡ ἔξοδος. Τὰς δὲ λιπαρωτέρας   10

aussi bien que l'homme. Ainsi les courses conviennent aux jeunes filles   4
à cause de leur légèreté; mais des promenades nombreuses, soit à pied,
soit en voiture, conviennent mieux aux femmes avancées en âge. Les   5
promenades sur les routes valent mieux que celles dans les prome-
noirs, car elles sont moins fatigantes et exercent tout le corps. Il faut   6
éviter surtout l'excès dans les exercices, car cet excès entraîne un double
péril, l'un commun aux hommes et aux femmes, l'autre spécial pour
ces dernières : c'est qu'elles ne deviennent pas bien réglées. Les pro-   7
menades en voiture sont très-utiles, aussi bien parce qu'elles secouent
le corps que sous d'autres rapports encore. Les frictions sèches ont quel-   8
que chose d'utile, il est vrai, en ce qu'elles échauffent et consument
l'humidité superflue, mais elles sont soupçonnées de durcir trop la chair ;
il faut donc préalablement faire frictionner avec les mains enduites
d'huile et avec des linges très-doux jusqu'à ce que la peau se rougisse
légèrement. Ces frictions-là, aussi bien que les frictions avec de l'huile,   9
doivent se faire le plus souvent de haut en bas, afin que les liquides in-
clinent vers le bas, car c'est par là qu'ils doivent sortir dans l'état naturel.
Il faut recourir aux frictions grasses après les autres, car elles suppriment,   10

5. [τοῦ] om. F. — Ib. δέ F. — 8. ex em.; γάρ F. — 14. καὶ μετ' ἐλαίου
[καί] ante κατασ. om. F. — 13. γοῦν τῶν κάτω γ. F.

τρίψεις ὑσlέρας προσάγειν· λύουσι γὰρ παντὸς μᾶλλον τοὺς τῶν
11 γυμνασίων κόπους. Ἀρμόζει δὲ γυναιξὶ καὶ αὐταῖς λαμβάνεσθαι·
διαπονεῖται γὰρ τὸ σῶμα, τεινομένου τοῦ πνεύματος οὐχ ὑπὲρ
12 τὴν δύναμιν. Κράτισlον δὲ καὶ τρίψεσι πλεονάζειν, καὶ μικρὰ δια-
13 παλαίειν εἰς χεῖρας ἰοῦσαν. Λουτρὰ δὲ ἧσσον γυναιξὶν ἐπιτήδεια 5
ὑγραίνοντα· ὅσα δὲ ξηραίνει, τὰ ἀπὸ τῶν αὐτοφυῶν ὑδάτων, ἐπι-
14 τηδειότερα γυναιξὶν ἢ ἀνδρί. Προσlιμωρητέον δὲ, καὶ ὅταν ἐν ποτίμῳ λουτρῷ λούωνται, τῷ νίτρῳ, καὶ τοῖς ἄλλοις ῥύμμασι ξηραν-
15 τικόν τι ἔχουσιν. Δοκεῖ δέ μοι γυνὴ μάλισlα ὑγιαίνειν, καὶ τὴν
φωνὴν γυμνάζουσα· τοῦτο δὲ δύναται καὶ ᾠδὴ καὶ μέλος παρέχειν 10
16 καὶ ἀναφώνησις. Περὶ μὲν οὖν γυμνασίων καὶ λουτρῶν εἴρηταί μοι·
σιτία δὲ γυναιξὶν ἐπιτήδεια οἷα θερμαίνει καὶ ξηραίνει, τὰ δὲ ἐναν-
17 τία τούτων κάκισlα. Τὰ οὖν ψύχοντα καὶ ὑγραίνοντα φυλάσσεσθαι
χρὴ, οἷά ἐσlιν ἰχθύων μὲν ἐγχέλυες, καὶ γλάνιες, καὶ ἔλλοπες, καὶ

11 plus que toute autre chose, la fatigue produite par les exercices. Il convient aussi aux femmes de se laisser saisir par le corps; car cela lui imprime un mouvement général en concentrant le pneuma sans dépasser
12 les forces. Il est très-bon aussi de faire un usage fréquent de frictions
13 et de lutter un peu, en en venant aux mains. Les bains [ordinaires] conviennent moins aux femmes, parce qu'ils humectent; au contraire, les
bains desséchants, c'est-à-dire, ceux d'eau minérale, conviennent mieux
14 aux femmes qu'aux hommes. Si les femmes prennent un bain d'eau potable, il importe de corriger ce bain à l'aide de la soude brute et des autres
ingrédients qui servent à frictionner la peau, et, parmi eux, de ceux qui ont
15 quelque chose de desséchant. A mon avis, une femme jouit surtout d'une
bonne santé, quand elle exerce aussi la voix; or cela peut se faire en chan-
16 tant, en récitant des poëmes lyriques, ou en déclamant. J'ai donc parlé des
exercices et des bains; quant aux aliments convenables pour les femmes,
ce sont ceux qui échauffent et dessèchent, tandis que ceux qui agissent
17 en sens contraire leur sont très-nuisibles. Il faut, en conséquence, éviter
les aliments refroidissants et humectants : tels sont, pour les poissons, les
anguilles, les silures, les esturgeons, les lottes (?), et, en général, les

6. ὑγραίνουσα F. — 7. Προτιμ. F. — 14. γλανέοι F.

χρέμητες, καὶ ὅλως οἱ ϖοτάμιοι, κρεῶν δὲ τὰ ϖίονα καὶ νεογνά · τὰ
γὰρ σαρκωδέσ7ερα καὶ διαπεπονημένα, καὶ ὅσα ταῖς ἡλικίαις ἀκμάζοντα ϖρός τε ἡδονὴν καὶ ϖρὸς ὑγίειαν κρείσσω. Τῶν δὲ ἰχθύων 18
ἄρισ7οι κίχλαι, καὶ κόσσυφοι, καὶ σκάροι, καὶ ϖέρκαι, καὶ φυ-
5 κίδες, καὶ κίθαροι, καὶ ψῆσσαι, καὶ σκιαδεῖς, καὶ σμύραιναι · τρυ-
γόνες δὲ καὶ ῥίναι, καὶ λειόβατοι, καὶ νάρκαι, καὶ βατίδες μικρὸν
μέν τι ὑπόμυξον ἔχουσι, τὸ ϖλεῖσ7ον δὲ θερμῶδες καὶ νιτρῶδες ·
οἱ δὲ κάραβοι, καὶ οἱ ἀσ7ακοὶ, καὶ αἱ καρῖδες, καὶ οἱ καρκίνοι,
οὐδενὸς εἰς ἀρετὴν λείποντες. Δράκοντες δὲ καὶ σκορπίοι, καὶ τρί- 19
10 γλαι, καὶ κόκκυγες, καὶ καλλιώνυμοι, καὶ γλαῦκοι ξηρότατοι τῶν
ἰχθύων · διὸ δὴ τρέφουσι καὶ ἰσχὺν ϖαρασκευάζουσιν, οὐ διαχω-
ροῦσι δέ. Τὰ δὲ μαλάκια καλούμενα, οἷον ϖολύποδες, τευθίδες, ση- 20
πίαι οὔτε διαχωρεῖ, ἀλλὰ καὶ τὰς ὄψεις ἀμβλύνει. Τῶν δὲ ὀσ7ράκων 21
κτένες, καὶ κήρυκες, καὶ ϖορφύραι ἑφθὰ μὲν δύσπεπ7α, ὀπ7ὰ δὲ

poissons de rivière; pour la viande de boucherie, les espèces grasses et
provenant d'animaux nouveau-nés; car les espèces plus charnues et
provenant d'animaux qui se fatiguent, et qui sont dans la force de l'âge,
valent mieux, tant sous le rapport du goût que sous celui de la salu-
brité. Les meilleurs poissons sont les merles, les tourdes, les scares, les 18
perches, les boulereaux, les flétans macrolépidotes, les flets, les corbs
et les murènes; les pastenagues, les rhinobates, les raies lisses, les
torpilles et les petites raies ont, il est vrai, quelque chose de légèrement
muqueux, mais la plus grande partie de leur substance est chaude et
alcaline; les langoustes, les homards, les salicoques et les crabes, ne
cèdent le pas à aucun autre poisson pour la bonté. Les vives, les scor- 19
pènes, les rougets, les grondins, les uranoscopes et les *hiboux marins* sont
les plus secs de tous les poissons : pour cette raison, ils nourrissent et
donnent de la force, mais il ne traversent pas facilement les intestins.
Les animaux qu'on appelle mollusques (*céphalopodes*), comme les poulpes, 20
les calmars et les sèches, ne traversent pas non plus facilement les intestins; ils affaiblissent aussi la vue. Parmi les coquillages, les peignes, les 21
buccins et les pourpres sont difficiles à digérer quand ils sont bouillis;

4-5. κιφίδες F. — 5-6. σμύρ. καὶ τρυγ. F. — 13-14. ὀσ7ρ. οἷον κτήνες F.

ῥᾷον πέσσεται καὶ διαχωρεῖ· οἱ δὲ ἐχῖνοι πάντων ἄριστοι· τὰς
22 γὰρ οὐρήσεις πλεῖον παρασκευάζουσιν. Ὄρνιθες δέ, οἱ μὲν ἄγριοι
τῶν τιθασῶν ἀμείνους· κάλλιστοι δὲ τῶν ἀγρίων κίχλαι, κόσσυφοι, συκαλλίδες, δεύτεροι δὲ ἀτlαγαὶ, πέρδιξ, φάσσα, οἰνάς· τρο-
23 φιμώτερα δὲ ταῦτα ἐκείνων καὶ ἰσχυρότερα. Οἱ δὲ χῆνες πολύτρο- 5
24 φοί τε καὶ ὑγροὶ, καὶ τούτων οἱ ἄγριοι ἀμείνους. Ὄρτυγες καὶ
25 κορυδαλοὶ κάκιστοι· καὶ γὰρ ὑγραίνουσί τε καὶ οὐ πέτlονται. Τῶν
δὲ τιθασῶν οἱ ἀλεκτρυόνες ἄριστοι ὅταν ᾄδειν ἄρχωνται, καὶ αἱ
θήλειαι περὶ τὴν ὀχείαν· οἱ δὲ παλαιοὶ ἀλεκτρυόνες διαχωρητι-
26 κώτεροι. Λαχάνων δὲ κρείτlω τὰ ἄγρια τῶν σπαρτῶν πάντα πάν- 10
27 των· χρήσαιτο δὲ ἂν τις καὶ ὡς φαρμάκοις πρὸς κάθαρσιν. Τῶν δὲ
σπαρτῶν κρόμμυον μὲν τὴν γασlέρα ὑπάγει, καὶ τοῖς ὀφθαλμοῖς
28 ἀγαθὸν, καὶ τοὺς ἰκτερικοὺς καθαίρει. Πράσα δὲ θερμαίνει καὶ οὐ-
29 ρεῖται, καὶ διαχωρεῖται, καὶ χρέμπlεται. Ῥαφανὶς δὲ ἀγαθὴ μὲν

grillés, au contraire, ils se digèrent mieux et traversent facilement les intestins; mais les oursins sont les meilleurs de tous les coquillages, car ils
22 donnent lieu à une sécrétion abondante d'urine. — Les oiseaux sauvages
valent mieux que les oiseaux apprivoisés, et les meilleurs oiseaux sauvages sont les grives, les merles et les becs-figues; les coqs de bruyère,
les perdrix et le grand et le petit ramier, occupent le second rang;
cependant les oiseaux que nous avons énumérés en dernier lieu donnent
23 un aliment plus nourrissant et plus solide que les premiers. Les oies
sont humides et très-nourissantes; les oies sauvages valent mieux que
24 les oies apprivoisées. Les cailles, l'alouette huppée, sont très-mauvaises;
25 car elles humectent et ne se digèrent pas. Parmi les oiseaux de basse
cour, les coqs sont à point quant ils commencent à chanter, et les poules
dans l'âge où elles sont cochées; mais les vieux coqs provoquent davan-
26 tage les selles. — Les herbes potagères sauvages valent mieux que les
herbes cultivées, et cela est également applicable à toutes, mais on peut les
27 employer aussi comme médicament pour purger. Parmi les herbes cultivées, l'oignon relâche le ventre, fait du bien aux yeux et purge les gens
28 affectés de jaunisse. Les poireaux échauffent et provoquent l'évacuation des
29 urines, des selles et des crachats. Le raifort est bon contre la pituite, et

4. ἀτlαγαι F. — 12. σπερμάτων F.

ϖρὸς φλέγμα, καὶ ἤν τί ϖου θέλῃς ἐμέσαι, κακὴ δὲ ἐγκεφάλῳ, καὶ
ῥινὶ, καὶ ὀφθαλμοῖς, καὶ ὀδοῦσι, καὶ φάρυγγι, καὶ τῷ σίτῳ · κακὴ
δὲ ϖρὸς τὰ γυναικεῖα ϖάντα. Εὔζωμον [δὲ ὑγραίνει] μὲν, θερμαί- 30
νει δέ · οὐρεῖται γοῦν οὐ χρησῶς. Πήγανον δὲ ϖρὸς ϖαιδοποιΐαν 31
5 κακὸν, ϖρὸς δὲ ὄψιν ἀγαθὸν, καὶ οὐρεῖται δέ. Σέλινον οὐχ ὅσα 32
ἐπῄνηται ϖαρέχει · καὶ γὰρ οὔτε ἀποκαθαίρει τὰς ὑσέρας, ἀλλὰ
ἰχώρων δριμέων ἐμπίπλησιν, οὔτε εἰς ϖέψιν ἀγαθὸν, οὔτε εἰς διαχώρησιν, οὐρεῖται δὲ οὐ ϖονηρόν. Ἀνδράχνη ψύχει μὲν καὶ ἀμβλύ- 33
νει τὰς ὄψεις. Θρίδαξ εἰς μὲν τἆλλα ἀγαθή · καὶ γὰρ τοὺς καύσους 34
10 ἐξαιρεῖ, καὶ ὅ τι ἂν ἀπὸ μέθης κακὸν γίνεται, εἰ μεταξὺ τοῦ ϖότου
ἐσθίεις · ἰᾶται καὶ τοὺς δηγμοὺς, καὶ τὰς καρδιαλγίας · καρηβαρι-
κώτερον δέ ἐσι καὶ ὑπνωδέσερον. Τῶν δὲ ἑψάνων μαλάχη μὲν 35
εἰς διαχώρησιν κρείσσων ἢ εἰς τροφὴν, καὶ μυξῶδές τι ἔχει. Καὶ 36
τεῦτλον δὲ τούτων διαχωρητικὸν καὶ δριμύ. Κράμβη δὲ ξηρὰ καὶ 37

si par hasard vous vouliez provoquer des vommissements ; mais il fait du
tort au cerveau, au nez, à l'œil, aux dents, à la gorge, et à la digestion
des aliments ; il produit un mauvais effet dans toutes les affections des
femmes. La roquette humecte, il est vrai, mais elle échauffe : elle pousse 30
donc aux urines d'une manière peu convenable. La rue n'est pas bonne 31
quand on veut avoir des enfants, mais elle est bonne pour la vue, et passe
par les urines. Le céleri ne produit pas tous les bons effets qu'on lui 32
attribue ; car il ne purge pas la matrice ; au contraire, il la remplit de
liquides séreux et âcres ; il n'agit pas bien non plus ni sur la digestion,
ni sur l'évacuation des selles, mais il passe par les urines d'une manière
assez avantageuse. Le pourpier refroidit et obscurcit la vue. La laitue 33-34
produit une pesanteur de tête et un assoupissement assez prononcé, mais,
sous tous les autres rapports, elle est bonne : car elle supprime la fièvre
ardente et toutes les mauvaises conséquences de l'ivresse, si on la mange
au milieu d'un banquet ; elle guérit aussi les picotements et la cardialgie.
Parmi les herbes cuites, la mauve vaut mieux pour provoquer les selles 35
que pour nourrir, et elle a quelque chose de muqueux. La bette relâche 36
le ventre et elle est âcre. Le chou est sec et convient contre les suites 37

3. [δὲ ὑγραίνει] om. F. — 10. ἐξαίρει F ; it. l. p. 95, l. 4.

38 τοῖς κραιπαλῶσιν ἁρμόζει καὶ οὐρεῖται. Τῶν δὲ ἀγρίων ὀρίγανος
μὲν εὔστομον καὶ ὀφθαλμοῖς ἀγαθὸν, καὶ ὑπάγει χολώδη, τρο-
39 φὴν δὲ οὐ δίδωσιν. Θύμος δὲ ὀριγάνου θερμαίνει πλέον, καὶ τὰς
40 ἀμβλυωπίας ἐξαιρεῖ, καὶ διαλύει τὸ φλέγμα. Θύμβρα δὲ δύναται
41 μὲν καὶ [τὰ] αὐτὰ, ἧσσον δὲ, καὶ ἀηδέστερον. Γλήχων θερμαίνει καὶ 5
42 τὰς ὑστέρας ὀνίνησιν. Μάραθρον δὲ δύσπεπτον καὶ κακόχυμον, εἰς δὲ
43 οὔρησιν οὐ πονηρόν. Ἄνηθον κρεῖσσον τοῦ μαράθρου, καὶ λυγμοὺς
44 παύει. Σκάνδιξ ἀγαθὴ πρός τε οὔρησιν καὶ πρὸς ὑστέρας κάθαρ-
45 σιν. Τῆς δὲ ὀπώρας σῦκα μὲν θερμαίνει καὶ διαχωρεῖ, καὶ οὐ
φυσᾷ τὴν γαστέρα· φοίνικες δὲ οἱ χλωροὶ οὐρητικώτεροι καὶ τῆς 10
γαστρὸς φυσωδέστεροι· βότρυες δὲ ὑγραντικοὶ καὶ διαχωροῦνται.
46 Αἱ δὲ ῥοιαὶ ξύουσι μὲν τὸ ἔντερον, τῷ δὲ στομάχῳ οὐ κακαὶ, καὶ τὸ
47 αἷμα πλέον παρασκευάζουσιν. Τὰ δὲ κυδώνια καὶ [τὰ] μῆλα σταλ-
48 τικὰ, καὶ εὐκάρδια, καὶ οὐρεῖται. Αἱ δ' ἄπιοι τὴν γαστέρα ξηραί-
49 νουσιν. Τῶν δὲ τραγημάτων τὰ μὲν κάρυα πάντα δύσπεπτα καὶ 15

38 de l'ivresse ainsi que pour pousser aux urines. — Parmi les herbes sauvages, l'origan a un goût agréable; il fait du bien aux yeux et produit
39 des selles bilieuses, mais il ne nourrit pas. Le *thym* échauffe plus fortement
que l'origan, il enlève l'obscurcissement de la vue et dissout la pituite.
40 Le *thymbre* produit le même effet, mais plus faiblement et d'une manière
41-42 plus désagréable. Le pouliot échauffe et fait du bien à la matrice. Le
fenouil est difficile à digérer et produit des humeurs mauvaises, mais il
43 pousse assez bien aux urines. L'aneth vaut mieux que le fenouil, et il
44 arrête le hoquet. L'aiguillette est bonne pour pousser aux urines et pour
45 purger la matrice.— Parmi les fruits, les figues échauffent et provoquent
des selles, et elles ne gonflent pas le ventre; les dattes vertes poussent
plus fortement aux urines et développent plus de gaz dans le ventre;
46 les raisins sont humectants et provoquent des selles. Les grenades ra-
clent l'intestin, mais elles ne sont pas mauvaises pour l'orifice de l'es-
47 tomac et augmentent la quantité du sang. Les coings et les pommes
resserrent le ventre, font du bien à l'orifice de l'estomac et passent par
48-49 les urines. Les poires dessèchent le ventre. — Parmi les mets qui servent au dessert, toutes les espèces de noix sont difficiles à digérer, et

5. [τὰ] om. F.— 7. μαράθου F et sic Ib. καὶ μῆλα F. — 13-14. στατικά F.
sæpius. — 13. παρασκευάζουσαι F. — — 14-15. ξηραίνουσαι F.

καρηβαρικά· ὅσα δὲ ὄσπρια παραφρυγόμενα ἐν τοῖς καρηβαρικοῖς
ἐσθίεται, ὡς ἐρέβινθοι, κύαμοι καὶ ὅσα ἄλλα ἀτροφώτερα μέν ἐσ῎ιν
ἑαυτῶν καὶ δυσπεπῖότερα, πρὸς δὲ τὰς οὐρήσεις ἀμείνω. Τὰ δὲ 50
διὰ τοῦ μέλιτος πέμματα καὶ δυσώδη καὶ πεφθῆναι οὐκ ἀγαθά·
5 μέλι δὲ θερμαίνει καὶ ξηραίνει. Τῶν δὲ οἴνων οἱ μέν εἰσι θερμότε- 51
ροι, οἱ δὲ ὑγρότεροι, οἱ δὲ ξηρότεροι· κατὰ μὲν τὰς ἡλικίας, ξηροὶ
μὲν οἱ ἄγαν παλαιοί, ὑγροὶ δὲ οἱ νέοι, θερμοὶ δὲ οἱ μεταξύ· κατὰ
δὲ τὰς χροιάς, ξηρότατοι μὲν οἱ μέλανες, θερμότατοι δὲ οἱ κιῤῥοὶ,
ὑγρότατοι δὲ οἱ λευκοί. Τὰ δὲ σίραια θερμαίνει μὲν ἧσσον, ξηραί- 52
10 νει δὲ πλέον· διὸ καὶ ἡδίω. Περὶ μὲν τούτων ὧδε ἔχει· χρὴ δὲ ἀεὶ 53
προαποπαύεσθαι τῆς ὀρέξεως, καὶ μάλισῖα γυναῖκα· οὐ γὰρ πάνυ
ἀγαθαὶ καταπέψαι σῖτον πολύν. Κρεῖσσον μὲν οὖν μὴ ἁμαρτάνειν 54
ἀμφοτέρου, καὶ τοῦ πολλοῦ καὶ τοῦ ὀλίγου· εἰ δὲ μὴ, κρεῖσσον καὶ
εὐακέσῖερον ἐπὶ τὸ ἧσσον ἁμαρτάνειν· οὐδὲν γὰρ τηλικοῦτον ἐν-

causent de la pesanteur à la tête; toutes les graines farineuses grillées
qu'on mange contre les pesanteurs de tête, comme les pois chiches, les
fèves et toutes les autres graines de cette espèce, nourrissent moins bien
et se digèrent plus difficilement que si on les mange bouillies; mais elles
sont plus efficaces pour pousser aux urines. Les fritures faites avec du 50
miel ont une mauvaise odeur et ne se digèrent pas trop bien, mais le
miel lui-même échauffe et dessèche.— Parmi les vins, les uns sont plutôt 51
chauds, d'autres plutôt humides, d'autres plutôt secs; sous le rapport de
l'âge, les vins très-vieux sont secs, les vins nouveaux humides, et les
vins d'un âge intermédiaire chauds; par rapport à la couleur, les vins
noirs sont les plus secs, les vins jaunes les plus chauds, et les vins blancs
les plus humides. Le vin doux cuit échauffe moins que les autres, mais il 52
dessèche davantage: voilà pourquoi il est aussi plus agréable. — Voilà ce 53
qui en est touchant ces points-là; mais on doit toujours cesser de manger avant la satiété, et surtout les femmes; car elles ne sont pas trop
bonnes pour digérer une grande quantité d'aliments. Le meilleur donc, 54
c'est de ne commettre des erreurs ni d'un côté ni de l'autre ni en plus,
ni en moins; mais, si cela ne se peut pas, il vaut mieux, et l'on remédie plus
facilement à son erreur, si elle porte sur le trop peu; car une pareille

55 τεῦθεν κακὸν γίνεται, ἡλίκον ὑπὸ ϖλησμονῆς. Ὕπνοι δὲ οἱ ἐπὶ
τοῖς σιτίοις γυναιξὶν ἀνεπιτηδειότατοι, ὑγροὶ καὶ νωθροὶ ὄντες, αἱ
δὲ μικραὶ διαναπαύσεις καὶ εὐανάσφαλτοι οὐκ ἀλυσιτελεῖς · οἱ δὲ
56 ϖρὸ τῶν σιτίων ἰσχναίνουσι, καὶ μᾶλλον οἱ μακρότεροι. Κεφάλαιον
δὲ τῆς διαίτης αἱ καθάρσεις, ϖερὶ ὧν ἐν ἑτέρῳ λόγῳ ἔμπροσθεν   5
εἰρήκαμεν.

ε΄. Δίαιτα γυναικῶν. Ἐκ τῶν Ἀθηναίου.

1 Τὸ κατεψυγμένον τῶν γυναικῶν καὶ κάθυγρον τῆς συστάσεως
2 διορθωτέον τῇ θερμοτέρᾳ καὶ ξηροτέρᾳ διαίτῃ. Τὰς μὲν οὖν ψύξεις
καὶ τὰς ὑγρότητας τῶν τε ἀέρων καὶ τῶν τόπων φυλακτέον · τροφὰς
δὲ τὰς ξηραινούσας μᾶλλον αἱρετέον ἢ τὰς ὑγραινούσας, καθάπερ   10
ἀμέλει καὶ αὐτὴ διδάσκει ἡ φύσις · ἥκιστα γὰρ γυναῖκες ὑγροῦ ὀρέ-
3 γονται. Οἶνον δὲ ὀλίγον ϖροσενεκτέον διὰ τὴν τῆς φύσεως ἀσθένειαν.
4 Γυμνάσια δὲ ἐπιτρεπτέον τὰ γυναιξὶν ἁρμόζοντα, ψυχῆς μὲν τὰ διὰ
τῶν οἰκείων αὐταῖς μαθημάτων καὶ τῶν κατὰ τὴν οἰκίαν φροντίδων ·

55 erreur ne produit pas des maux aussi graves que la réplétion. Le sommeil
après le repas est très-peu convenable pour les femmes, parce qu'il est humectant et lourd, mais les petits intervalles de repos, au milieu desquels
on se réveille facilement, ne sont pas sans avantage; le sommeil avant
le repas, au contraire, amaigrit, et surtout quand il est trop prolongé.
56 Les purgations, dont nous avons parlé auparavant dans un autre livre,
sont le point principal du régime.

5. RÉGIME POUR LES FEMMES. — TIRÉ D'ATHÉNÉE.

1   La constitution froide et humide du corps de la femme doit être corrigée
2 par un régime qui penche plutôt vers le chaud et le sec. Les femmes
doivent donc éviter la température froide et l'humidité de l'air et des
lieux d'habitation, et choisir plutôt des aliments desséchants que des aliments humectants, comme, du reste, la nature elle-même nous l'apprend,
3 puisque les femmes éprouvent très-peu le besoin des liquides. Les femmes
4 doivent prendre peu de vin à cause de la faiblesse de leur nature. Il faut
leur permettre les exercices qui conviennent aux femmes : ce sont, pour
l'âme, ceux qui tiennent aux connaissances propres à leur sexe et aux

ψυχῆς γὰρ ϖερίπατος φροντὶς ἀνθρώποισι, ὡς εἶπεν ὁ ϖαλαιὸς
Ἱπποκράτης · σώματος δὲ διὰ τῆς ταλασιουργίας καὶ τῶν ἄλλων τῶν
κατὰ τὴν οἰκίαν ϖόνων. Ἐπιθεωρείτωσαν γὰρ αἱ μὲν δεσπόζουσαι 5
τὰς δεσποζομένας, αἱ δὲ ὑγρῶς καὶ τρυφερῶς βιοῦσαι τὰς αὐτουρ-
5 γοὺς, ὅσῳ διαφέρουσιν αὐτῶν ϖρὸς ὑγίειαν, καὶ ϖρὸς σύλληψιν,
καὶ ϖρὸς εὐτοκίαν διά τε τὴν λιτότητα τῆς τροφῆς καὶ τὴν γυμνα-
σίαν τοῦ σώματος. Χρήσιμον οὖν ἐπισκέψασθαι σιτοποιὸν, ϖαρα- 6
σ1ῆσαι δὲ καὶ ἀπομετρῆσαι ταμιεία, ϖεριελθεῖν δὲ σκοπουμένην,
εἰ κατὰ χώραν ἔχει ᾗ δεῖ ἕκασ1α · ταῦτα γὰρ δοκεῖ μοι ἅμα ἐπιμε-
10 λείας εἶναι καὶ ϖεριπάτου. Ἀγαθὸν δὲ γυμνάσιον καὶ δεῦσαι καὶ 7
μάξαι καὶ σ1ρώματα ἀναθεῖναι. Γυμναζομένην οὕτως ἀναγκαῖον καὶ 8
ἐσθίειν ἥδιον καὶ εὐχροωτέραν εἶναι.

ςʹ. Σημεῖα συλλήψεως καὶ ϖερὶ διαίτης. Ἐκ τῶν Γαληνοῦ (Ῥούφου?).

Εἰ γὰρ μίσγοιτο μὲν τῷ ἀνδρὶ ληγούσης τῆς καθάρσεως ἢ ἀρ- 1
soins du ménage, car les soucis sont une promenade pour l'âme hu-
maine, comme le dit le vieil Hippocrate (*Épid.* VI, v, 5, t. V, p. 316);
pour le corps ce sont ceux qui tiennent aux ouvrages en laine et aux
autres travaux domestiques. Que les maîtresses regardent donc leurs
servantes, et les femmes qui mènent une vie molle et délicate, celles qui 5
gagnent leur propre vie, pour voir combien il y a de différence entre
elles et ces femmes-là sous le rapport de la santé, de la conception et de
la facilité de l'accouchement, à cause de la simplicité de leur nourriture
et de l'exercice que prend le corps. Il est donc utile pour une femme 6
de surveiller son boulanger, d'admonester son intendant et de lui me-
surer ce dont il a besoin, et de faire la ronde en regardant si toute
chose se trouve à la place où elle doit être, car ces actes-là me semblent être à la fois du ressort de la sollicitude et de celui de la promenade. C'est encore un bon exercice d'humecter et de pétrir [la pâte du 7
pain] et de faire des lits. Si une femme s'exerce ainsi, elle doit néces- 8
sairement manger avec plus de plaisir et avoir un meilleur teint.

6. DES SIGNES DE LA CONCEPTION ET DU RÉGIME [DES FEMMES ENCEINTES].
— TIRÉ DE GALIEN (DE RUFUS?).

En effet, si la femme a eu des rapports avec son mari au commen- 1

8. ταμιεῖον F.

χομένης, μηδὲν δὲ ἀπέλθῃ τῆς γονῆς, ἐλπὶς εἰληφέναι· εἰ δὲ καὶ
κινηθείσης συνῆκε τῆς ὑσίέρας, κινεῖται δὲ ἑλκομένη πρὸς αὐτήν·
2 οὐ γὰρ ἂν ἄλλως κατάσχοι. Τῇ δέ τινι καὶ ὁ σίόμαχος συνῆκε καρ-
διώξας· ἡ δὲ οὐκ οἴεται τὸν ἄνδρα ἀφεικέναι, ᾧ δὴ καὶ μάλισία χρὴ
3 πισίεύειν, καὶ τῷ μύσαι τὸ σίόμα τῶν ὑσίερῶν. Ὅταν οὖν ἐνθυμηθῇ 5
4 κύειν, αὐτίκα ἐκτείνασα τὼ πόδε καὶ ἐναλλάξασα ἀτρεμιζέτω. Κρεῖσ-
5 σον δὲ εἰ καὶ ὑπνώσαι· οὕτω γὰρ ἂν μᾶλλον καθέξειεν. Μετὰ δὲ ἀνα-
σίᾶσαν, κίνησιν μὲν σύντονον καὶ βοὴν καὶ ὀξυθυμίαν καὶ πόνον ἰσχυρὸν ἐξαπίνης φυλάτίεσθαι, διαιτᾶσθαι δὲ τῷ τε πόματι καὶ τοῖς
σιτίοις ἐνδεεσίέρως· οὐ γὰρ συμφέρει τηνικαῦτα οὔτε καθυγραίνειν, 10
6 οὔτε ἐμπιπλάναι. Ἐν δὲ τῇ προσφορᾷ λαχάνων μὲν τῶν πλείσίων
ἀπέχεσθαι, σκορόδου τε καὶ πράσου καὶ ῥαφανῖδος καὶ κρομμύου
καὶ μίνθης καὶ σελίνου καὶ πηγάνου· ταῦτα γὰρ πολέμια καὶ τοῖς
μείζοσιν ἐμβρύοις τῷ ἐπὶ ὑσίέραν ἄγειν, ὥσίε κίνδυνον εἶναι τῇ

cement ou vers la fin des règles, et qu'aucune partie du sperme ne soit
sortie, on peut espérer qu'elle a conçu; il en est de même si elle sent
un mouvement dans la matrice; car cet organe se meut en attirant à
2 soi; sans cela il ne saurait retenir le sperme. Chez quelques femmes,
une attaque de cardialgie montre que l'orifice de l'estomac s'est ressenti
de la conception; d'autres croient que l'homme n'a pas éjaculé, et c'est
surtout à ce signe qu'il faut s'en rapporter, ainsi qu'à l'occlusion de l'o-
3 rifice de l'utérus. Lors donc qu'une femme croit avoir conçu, elle doit
4 immédiatement étendre et croiser les jambes, et se reposer. Il vaut mieux
encore qu'elle dorme; car, de cette manière, elle retiendra mieux le
5 sperme. Ensuite, après s'être levée, elle devra éviter tout mouvement
vigoureux, les cris, la colère, et toute fatigue intense et soudaine, et observer un régime plus restreint par rapport aux boissons et aux aliments;
en effet, dans ces circonstances, il ne convient pas de s'humecter, ou de
6 se gorger d'aliments. En fait d'aliments, la femme devra s'abstenir de
la plupart des légumes verts, comme l'ail, le poireau, le raifort, l'oignon,
la menthe, le céleri et la rue : ces légumes sont pernicieux, même
pour les fœtus plus grands, attendu qu'ils poussent vers la matrice, de
façon à exposer le sperme au danger de s'écouler; mais elle se permettra

7. καθέξει F.

γονῇ ἐκρυῆναι, τὰ δὲ ἄλλα ἐσθίειν ὅπῃ ἂν τύχῃ παρόντα, πλὴν
ἵνα πεφθῇ καὶ μὴ ταράξῃ κάτω. Πονεῖν δὲ τά τε εἰωθότα, ὅσα   7
ἀμφὶ ταλασίαν ἐστὶ, καὶ περιπάτοις μικρὸν ἡσυχῇ. Λουτρῶν δὲ   8
καταρχὰς ἀπέχεσθαι · χρίεσθαι δὲ ἐλαίῳ ἐν τρίψει μαλακῇ. Μέχρι   9
5 μὲν δὴ μιᾶς καὶ δυοῖν ἑβδομάδοιν καὶ πάνυ πεφυλάχθαι τὴν εἰρημένην δίαιταν· τὸ δὲ ἐντεῦθεν ἰσχυρότερον ἐμφύεται τὸ ἔμβρυον ταῖς ὑσ-
τέραις, ἤδη δὲ τροφῆς δεῖται πλείονος · ἔνθα μὴν πλείονος δεῖ τῆς
τροφῆς, καὶ πόνων ἐκεῖ δεῖ πλειόνων. Ἀνάγκη οὖν ἅμα μὲν πλείω   10
ἐσθίειν, ἅμα δὲ πλείω πονεῖν· τρόπος δὲ ὁ αὐτὸς τοῖς πόνοις· καὶ
10 γὰρ κακὸν μὲν καὶ ἄλλοτε ὑπολείπεσθαι περίσσωμα ἐν τῷ ὄγκῳ,
κάκισ]ον δὲ ἐν τοῖς παροῦσιν· εἰ γὰρ καὶ ὁτιοῦν πράσσοιμεν, κω-
λύονται αὐτὰ γίνεσθαι· ἡ δὲ φύσις ταῖς κυούσαις αὐτή ἐσ]ι περισ-
σωματική· διόπερ εἰς μῆνα δεύτερον καρδιωγμοί τε ἰσχουσιν καὶ

les autres légumes verts à mesure qu'ils se présentent, pourvu toutefois
qu'elle puisse les digérer et qu'ils ne lui troublent pas le ventre. Elle   7
devra recourir à ses exercices habituels qui se rapportent aux ouvrages
en laine, et aux promenades douces et peu prolongées. Au commence-   8
ment, elle s'abstiendra de bains; mais elle recourra à des onctions avec
de l'huile, accompagnées d'une friction douce. Durant la première et la   9
seconde semaine, il faut, de toute nécessité, observer le régime que nous
venons d'exposer; mais, à partir de ce temps-là, le fœtus s'implante plus
solidement sur l'utérus, et a déjà besoin d'une nourriture plus abondante; or, là où il y a besoin d'une nourriture plus abondante, il faut
aussi des exercices plus nombreux. Il est donc à la fois nécessaire de   10
manger plus et de se fatiguer davantage, quoique le genre d'exercices
doive être le même : car, en toute circonstance, il est mauvais qu'il reste
des résidus dans le corps, mais c'est éminemment pernicieux dans le cas
dont il s'agit : en effet, nous empêchons ces résidus de se former, dès
que nous faisons la moindre chose [pour obtenir cet effet]; mais, chez
les femmes enceintes, la nature même pousse aux résidus excrémentitiels;
pour cette raison, elles sont prises, vers le second mois, de cardialgie,
d'aversion pour les aliments, de vomissements et de beaucoup d'autres

12. τε F.

11 ἀποσιτίαι καὶ ἔμετοι καὶ ἄλλαι πολλαὶ δυσχέρειαι. Ταῦτα δὲ ἂν
ἧσσον καταλαμβάνοι εἰ ἡ γυνὴ διαιτᾶσθαι προθυμοῖτο ἀπὸ ἀρχῆς
ὡς εἴρηται, ἐπεὶ ὅσαι κύουσαι καθαίρονται μικρά· καὶ γὰρ τοῦτό
12 ποτε τυγχάνει · ὑγιεινότερον διαφέρουσιν. Αἱ δὲ πλείω καθαιρό-
μεναι, αἱ μὲν καὶ ἀμβλίσκουσιν αὐτίκα, αἱ δὲ εἴπερ κατέχοιεν, ἐν   5
13 τῷ χρόνῳ λεπ7ὰ καὶ ἀσθενῆ τίκτουσιν. Χρὴ οὖν πάντων μάλισ7α
φυλάσσεσθαι τὰς πλησμονὰς καὶ μὴ ῥᾴθυμον εἶναι πρὸς τοὺς πόνους · διὰ τοῦτο γὰρ καὶ θεραπαινὶς καὶ ἄλλη τις γυνὴ χερνὴς
ῥᾳδίως μὲν διήνεγκε τὴν γασ7έρα, ῥᾳδίως δὲ ἔτεκε, μέγα δὲ καὶ
τρόφιμον παῖδα ἐποιήσατο, ὅτι οὔτε ἐμαλακίσθη ἐν τῇ διαίτῃ· οὐ   10
γὰρ οἷόν τε ἦν διακονουμένην μαλακίζεσθαι · οὔτε σιτίων ὑπερε-
14 πλήσθη · ἀγαπητῶς γὰρ τὰ δέοντα εἰσπορίζοι ἄν. Τοῦτο δὲ ἔσ7ω
15 δίδαγμα ταῖς κυούσαις τῆς ὀρθῆς διαίτης. Φυλάσσεσθαι δὲ καὶ πη-
δᾶν, καὶ ἐξαίρειν βάρος, καὶ κατακύπ7ειν εἰς πολὺ, καὶ τοὺς μεγά-

11 incommodités. La femme souffrira moins de ces accidents, si elle se résigne
à suivre, dès le commencement, le régime que nous venons de prescrire ;
car les femmes qui, pendant la grossesse, continuent à avoir les règles, ce
qui a lieu quelquefois, mènent à bien la grossesse, et ont même une meil-
12 leure santé, pourvu que l'évacuation soit peu abondante. Au contraire, les
femmes qui ont une évacuation plus abondante, ou avortent immédiatement, ou bien, si elles retiennent le fœtus, mettent au monde, à l'époque
13 voulue, des enfants maigres et faibles. Les femmes enceintes doivent donc,
plus que toute autre chose, éviter la réplétion, et ne pas être paresseuses
à s'exercer : c'est en effet là la raison pourquoi les servantes et les autres
femmes indigentes arrivent facilement au terme de leur grossesse, accouchent aisément, et mettent au monde un enfant grand et bien nourri,
parce qu'elles n'ont pas suivi un régime délicat, attendu qu'il ne leur était
pas possible de mener une telle vie en remplissant leur devoir de do-
mestique ; elles ne se sont pas non plus gorgées outre mesure d'aliments,
14 puisqu'à peine elles pouvaient se procurer le nécessaire. Que ceci soit,
pour les femmes grosses, une leçon qui leur enseigne leur véritable ré-
15 gime. Elles doivent aussi se garder de sauter, de soulever des poids et
de se baisser fortement, et éviter les bruits très-forts, car on a vu des

2. καταλαμβάνειν εἴη ἡ F. — 8. χερνῆ F. — 12. εἰσπορίζειν. Τοῦτο F.

λους ψόφους· καὶ γὰρ ὑπὸ βροντῆς ἀπέφθειράν τινες, καὶ ἄλλως
ψόφῳ δείσασαι· αἱ δὲ καὶ λυπηθεῖσαι ἀπέφθειραν, αἱ δὲ καὶ φόβῳ
τινὶ ἐκπλαγεῖσαι. Περὶ δὲ ἀφροδισίων ταῖς κυούσαις οὔτε ἀπέχεσθαι 16
σαντελῶς συμφέρει, οὔτε ἀεὶ μίσγεσθαι· καὶ γὰρ ἀπεχομέναις οἱ
5 τόκοι χαλεπώτεροι γίνονται· συνεχῶς δὲ μισγομέναις ἀσθενεῖ τὸ
ἔμβρυον· ποτὲ δὲ καὶ θᾶσσον τοῦ καιροῦ σρὸς τὰ ἄρθρα μεθίσ]α-
ται· οὕτω γὰρ ἡ μίξις σροτρέπει. Χρὴ δὲ διὰ σαντὸς μεμνῆσθαι 17
τῶν εἰρημένων, καὶ μάλισ]α ἐν τῷ ὀγδόῳ μηνί· οὗτος γὰρ ὁ μὴν ταῖς
κυούσαις ἐπισφαλέσ]ατος, καὶ οὔτε ταῖς ἀποφθειρούσαις χρησ]ὸς,
10 οὔτε ἐχούσαις ἄπονος, ἀλλὰ σοτὲ μὲν θανατῶδες τὸ ἀποφθείρειν,
ἐπίπονον δὲ τὸ φέρειν. Καὶ οὐκέτι ἄνω σρόσκειται τὸ σαιδίον, 18
ἀλλὰ ἤδη βαρύνει κάτω ὥσπερ οἱ τῶν δένδρων καρποὶ, ἡνίκα σαρὰ
τοῦ δένδρου ἔχουσι τὸ δέον, καὶ αὐτοὶ νεύουσι κάτω. Δεδοικέναι οὖν 19
τηνικαῦτα ὅσα τε ἀμβλωτήριά ἐσ]ι, καὶ μέθας καὶ ἀπεψίας, καὶ κό-

femmes avoir des fausses couches à la suite d'un coup de tonnerre, ou
pour avoir eu peur de quelque autre bruit; d'autres avortent affligées
par la douleur, ou glacées par la frayeur. Quant aux rapports sexuels, 16
il ne convient aux femmes grosses ni de s'en abstenir complétement,
ni d'y recourir continuellement; car, chez les femmes qui vivent dans
la continence, l'accouchement devient plus difficile, tandis que, chez
celles qui se livrent constamment au coït, l'enfant est faible; quelquefois aussi il se transporte avant le temps aux parties génitales [externes];
car c'est jusqu'à ce point-là que le coït a une action expulsive. Il faut 17
toujours se rappeler ce que nous venons de dire, mais surtout au huitième mois, car ce mois-là est très-dangereux pour les femmes enceintes;
il n'est ni avantageux à celles qui avortent, ni exempt de tourments
pour celles qui retiennent le fœtus; au contraire, quelquefois la fausse
couche est mortelle, et la persistance de la grossesse pénible. A cette 18
époque, le fœtus n'est plus situé en haut, mais il pèse déjà en bas,
comme les fruits des arbres, lesquels penchent vers le bas, quand l'arbre
leur a fourni ce dont ils avaient besoin. Alors donc il faut craindre tout 19
ce qui provoque l'avortement, l'ivresse, la mauvaise digestion, la fatigue,

---

2. φοδείσασαι F; inter l. ψο. — 5. σμιγομέναις F et sic sæpius.

20 πους, καὶ ψύχους ὑπερβολὴν καὶ καύματος. Λουτροῖς δὲ οὐκ ἂν εἴη
ἄπο τρόπου συριᾶν · καὶ γὰρ ὑπνῶδες καὶ ἄκοπον καὶ τὰς κινήσεις
τοῦ ἐμβρύου τὰς σφοδρὰς σαύει, ὑπὸ ὧν μάλιστα ταλαιπωροῦσιν αἱ
21 κύουσαι. Ὁ δὲ χρὴ οὐδενὸς ἧσσον δεδοικέναι ἐν ἁπάσῃ τῇ κυήσει, οἱ
· σλαρμοί εἰσιν, ὑπὸ ὧν πολλάκις ἐνσειόντων βίᾳ ἐκπίπτει τὸ ἔμ-   5
22 βρυον. Φυλακτέον οὖν ὀσμάς τε σλαρμικῶν καὶ κατάρρους τοὺς τῆς
κεφαλῆς · γίνονται δὲ οὗτοι τοῦ θερμοῦ μήτε ἐκπεσόντος, μήτε ξη-
23 ραίνοντος. Τρίψεσιν οὖν τῆς κεφαλῆς καὶ κτενισμοῖς καὶ σμήξεσι
ταῖς διὰ τῶν νίτρων καὶ ψύξεως φυλακῇ σειρᾶσθαι τοὺς κατάρρους
24 καὶ τοὺς ἐπὶ τούτοις σλαρμοὺς κωλύειν. Καί τις οὕτω διαιτηθεῖσα   10
γυνὴ αὐτή τε ἂν ὑγιάναι κύουσα καὶ τὸ σαιδίον ἐν χρόνῳ τῷ ἱκνου-
25 μένῳ ὑγιαῖνον τέκοι. Ὡς μὲν δὴ κεφάλαια εἰπεῖν, εἴρηται τὸ σύμπαν ·
τῶν δὲ συμπιπτόντων ταῖς κυούσαις, ἐπειδὴ ταῦτα μάλιστα ἐνοχλεῖ,
τὸ σερισσαίνειν καὶ συνεχῶς ἐμεῖν καὶ σλυελίζειν καὶ καρδιώσσειν

20 l'excès de froid, ou de chaleur. Il ne sera pas hors de propos de se fo-
menter à l'aide de bains; car cela procure du sommeil, enlève la fatigue
et impose silence aux mouvements violents du fœtus, qui tourmentent
21 surtout les femmes enceintes. Une chose qu'il faut redouter plus que
toute autre pendant le cours entier de la grossesse, ce sont les éternuments, qui souvent, par leurs secousses violentes, font tomber le fœtus
22 de la matrice. On évitera donc l'odeur des médicaments sternutatoires,
ainsi que les catarrhes de la tête, or ces catarrhes tiennent à ce que
23 la chaleur ne sort pas et ne dessèche pas non plus. Par conséquent, on
préviendra les catarrhes et les éternuments qui en sont la conséquence
par des frictions sur la tête, par l'usage du peigne et des compositions
24 détersives à la soude brute, et en évitant le refroidissement. Une
femme qui suit ce régime se portera bien pendant sa grossesse, et met-
25 tra au monde un enfant bien portant en temps opportun. Pour les points
importants, nous avons exposé tout ce que nous avions à dire, mais,
comme, parmi les accidents qui arrivent aux femmes enceintes, ceux
qui les affligent le plus fréquemment sont la surcharge [de l'estomac],
les vomissements fréquents, la salivation, la cardialgie et l'aversion pour

4. οὐδέν F. — 5. ἐφ' F. — 12. ὑγιαίνων F.

καὶ ἀποσιτεῖν, οὐ χεῖρον καὶ πρὸς ταῦτα ὑποθήκας γράψαι. Περί- 26
πατοι δὲ οἱ ἐν ἄλσεσιν εὐώδεσι καὶ ταῖς τῶν ἀνθῶν εὐωδίαις, καὶ τὸ
διατριβὰς ἐξευρίσκειν πρεπούσας, καὶ ὄψα μήτε ἄγαν στρυφνὰ, μήτε
ἄγαν γλυκέα· εἰς γὰρ ταὐτὸν ἥκει τῇ τε ἄλλῃ ἀηδίᾳ καὶ τῷ ὑγραί-
5 νειν τὰ ὑπερβάλλοντα ἤδη· καὶ οἶνοι κιρροὶ καὶ εὔοσμοι, πενταε-
τεῖς μάλιστα, καὶ τὸ μέτριον ποτὸν, ταῦτα πάντα τοῦ περισσαίνειν
καὶ τοῦ ἐμεῖν ἰάματα· ὡς δὲ φάρμακα, πολύγονον μὲν τὴν πόαν ἐν
ὕδατι ἑφθὴν πίνειν, καὶ ἄνηθον· ὡσαύτως δὲ καὶ τῆς Ποντικῆς ῥίζης,
καλεῖται δὲ ἐπιχωρίως ῥᾶ· τοῦτο δὲ καὶ ἐπὶ τῷ σιτίῳ καὶ πρὸ τοῦ
10 σιτίου ἐσθίειν. Ἔξωθεν δὲ οἰνάνθην καὶ βαλαύστιον καὶ κυτίσου καὶ 27
σμυρνίου κόμην καὶ μαράθου, κοινῇ τε καὶ ὡς ἂν μίσγειν θέλῃς, μετὰ
φοινίκων καὶ οἴνου παλαιοῦ καταπλάσσειν τὸ προκάρδιον· ἰσχυρῶς γὰρ βοηθεῖ, καὶ προσέτι θερμοτάτῳ ὕδατι ἀπόνιψις ἄκρων

les aliments, il ne sera pas trop mauvais de donner aussi des conseils
contre ces accidents. Des promenades dans des bosquets odoriférants, ou 26
dans une contrée parfumée par les fleurs, le choix d'un lieu d'habitation
convenable, des mets secondaires ni trop fortement âpres, ni d'un goût
trop sucré (car cela revient au même, tant sous le rapport de l'humidité
excessive que sous celui du dégoût que ces aliments causent), des vins
paillets et odoriférants, surtout ceux de cinq ans, la modération dans
les boissons, tous ces moyens sont des remèdes contre la surcharge de
l'estomac et contre les vomissements; à titre de médicaments, on boira
l'herbe appelée renouée, ou l'aneth, bouillis dans l'eau; on agira de
même pour la racine du Pont, qu'on appelle dans sa patrie *rha*; mais
on pourra aussi manger celle-là après et avant le repas. A l'extérieur, 27
on appliquera sur la région de l'estomac des cataplasmes faits avec les
fleurs de vigne sauvage, ou de grenadier sauvage, les feuilles de luzerne
en arbre, de smyrnium ou de fenouil, soit qu'on prenne ces médicaments tous ensemble, soit qu'on les mêle d'une autre façon quelconque,
pourvu qu'on y ajoute des dattes et du vin vieux : en effet, ce traitement
apporte un secours efficace, et, de plus, la lotion de l'extrémité des doigts
avec de l'eau très-chaude, l'attouchement de quelque corps légèrement

1. ἀσιτεῖν F. — Ib. ταῦτα ὑποχείρων   δὲ καὶ ex em.; γὰρ καὶ F. — 10. δὲ οἷον
(ριον?) ἢ καὶ μᾶλλον ὑποθήκας F. — 9.   οἰνάνθην F. — 11. θέλη F.

δακτύλων, καὶ τὸ ἅπ7εσθαί τινος ὑποθέρμου, καὶ ψηλαφηθῆναι τὼ
σόδε, καὶ δεθῆναι τὰ ἄκρα, ὥσπερ ἐν ταῖς σ7ύσεσι σοιεῖν εἰθίσμεθα.

28 Τούς τε καρδιωγμοὺς ἐπικουφίζει τό τε ἐπιρροφεῖν ϑερμοῦ ὕδατος
καὶ τὸ ἡσυχῇ ἀναπαύεσθαι, καὶ τὸ σκεπάζειν τὸ ὑποχόνδριον ἐρίῳ

29 μαλακῷ. Μέγα δὲ εὐθυμία καὶ ἡδονὴ τοῖς σαροῦσιν, ὡς ῥᾷσ7ον μὲν   5
γυναικὶ κυούσῃ καὶ λυπηθῆναι καὶ χαλεπῆναι ἐπὶ τῇ τυχούσῃ σρο-

30 φάσει, ῥᾷσ7ον δὲ ἐντεῦθεν καὶ καρδιῶξαι. Τὰς δὲ ἀποσίτους σρο-
τρέποι ἂν ἐσθίειν τά τε σοικίλα σιτία καὶ τὰ σρὸς ἡδονὴν καὶ

31 ἄμυλον ξηρόν. Τοῦτο δὲ τῇ ἄλλῃ ἡδονῇ σρόσφορον καὶ τῷ τρέφειν,

32 εἰ καὶ ὀλίγον σροσενεχθείη. Μᾶλλον δὲ ἂν συνενέγκοι ταῖς ἐπιθυ-   10
μούσαις γῆν ἐσθίειν· χωρὶς γὰρ τοῦ μηδὲν βλάπτειν ἀλλὰ καὶ ὠφελεῖ τὰ μέγισ7α· ἐγγύτατα [γὰρ] μεμίμηται τῆς γῆς τὴν σρόσαρσιν·

33 μέγα δὲ ἐπὶ σᾶσιν ἐοικέναι τῷ ἡδίσ7ῳ τὸ συμφέρον. Εὔσιτον δὲ
καὶ οἱ σόνοι καὶ αἱ μακρότεραι ἀποδημίαι, ὡς εἰς σολλὰ τοῦτο λυ-

chaud, le chatouillement des pieds et la ligature des extrémités, comme
28 nous avons l'habitude de la faire dans les crachements [de sang]. On
soulage la cardialgie en humant de l'eau chaude après [le repas], en se
reposant doucement, et en se recouvrant l'hypocondre de laine molle.
29 La gaieté et le plaisir sont aussi des points importants dans la circonstance
dont il s'agit, car les femmes enceintes sont très-portées à s'affliger et à
s'irriter pour la moindre cause, et cela donne lieu très-facilement à une
30 cardialgie. On excitera à manger les femmes qui ont de l'aversion pour
les aliments, par la variété des mets, par ceux qui servent à flatter le
31 goût, et par l'amidon sec. Ce dernier mets est profitable, tant parce qu'il
nourrit, même quand on en mange peu, que par le goût agréable qu'il a
32 du reste. Il sera surtout utile pour les femmes qui ont envie de manger
de la terre : en effet, outre qu'il ne cause aucun dommage, il fait un bien
très-considérable; car il imite de très-près la terre qu'on a l'habitude
de manger [dans l'état de grossesse]; or c'est, en toutes circonstances,
un point important que le remède utile ressemble à la chose la plus
33 agréable. Les fatigues et les voyages lointains sont encore un moyen pour
exciter l'appétit; aussi est-il avantageux, sous plusieurs rapports, aux

1 2. [γὰρ] om. F.

σιτελεῖ τῇ κυούσῃ εἰ μόνον ἐκ προσαγωγῆς μελετήσειε τῶν κινήσεων
ἀνέχεσθαι, καὶ οἶδα πολλὰς καὶ ἐπὶ ζεύγους καὶ ἄλλως ὁδοιπορίαις
μακραῖς μὴ ἀχθεσθείσας. Ἥ τις δὲ εἰθίσθη ἀταλαιπώρως διαιτᾶσθαι 34
κυοῦσα, αὕτη οὐ χρησῶς ἤνεγκε τὰς ἐξαπιναίους κινήσεις. Κάλ- 35
5 λισ͵ος δὲ ὁ πόνος καὶ ἀσφαλέσͳατος ᾠδὴ καὶ μέλος πονεῖν. Καὶ 36
οὐκ ἂν εἰς οὐδὲν μέμψαιο οὔτε σιτία διδοὺς, οὔτε εἰς ἄλλο τι τῶν
ἐπὶ ταῖς κυήσεσι συμπιπͳόντων. Καὶ τὸ δριμέων δέ ποτε γεύεσθαι, 37
καὶ μάλισͳα νάπυος, ἐπιτήδειον τῇ ἀποσίτῳ· τὸ γάρ τοι πλέον καὶ
εὐθὺς ἐπὶ τῇ πρώτῃ κυήσει ὕποπͳον· αἷς δὲ προσέχεται τὸ ἔμβρυον
10 ἰσχυρῶς, οὐδὲν ἂν εἴη καὶ τὸ τοιούτου τινὸς προσάπͳεσθαι. Ἐν 38
τοίνυν τοῖς εἰρημένοις ἔνεσͳι καὶ τῶν ἄλλων ἰάματα· τίς γὰρ ἂν
ἢ πͳύσαι πλεῖον, ἢ ἀχροῆσαι παρὰ τὸ ἀναγκαῖον, ἢ οἰδῆσαι πόδας
διαιτωμένη ὡς εἴρηται; Πρὸς δὲ τὰ οἰδήματα τῶν ποδῶν ἐξαίρετα 39

femmes enceintes, si elles s'habituent seulement peu à peu à supporter
les exercices ; et j'en ai connu plusieurs qui ne furent pas incommodées
par des voyages lointains faits, soit en voiture, soit d'une autre façon.
Mais une femme qui est habituée à vivre sans se fatiguer pendant sa gros- 34
sesse, ne supporte pas sans inconvénient des mouvements soudains.
L'exercice le meilleur et le plus sûr est le chant et la récitation des 35
poëmes lyriques. Vous n'encourrez pas non plus le moindre reproche si 36
vous donnez des aliments [soit dans ce cas], soit contre quelque autre
accident qui accompagne la grossesse. Il convient aussi aux femmes 37
grosses qui ont de l'aversion pour les aliments, de goûter parfois quelque
substance âcre, et surtout de la moutarde : en effet, cette substance, si
on la donne en trop grande quantité immédiatement au commencement
de la grossesse, peut causer quelque incommodité, mais cela ne fait rien
pour les femmes dont le fœtus est solidement attaché, d'essayer quelque
substance de ce genre. Les conseils que nous venons de donner con- 38
tiennent aussi des moyens de guérir les autres accidents des femmes
enceintes : en effet, comment une femme cracherait-elle trop, ou pré-
senterait-elle une couleur plus pâle qu'il n'est nécessaire, ou aurait-elle
des gonflements aux pieds, si elle observait le régime que nous venons
de décrire ? Cependant il y a, pour les gonflements des pieds, des traite- 39

1. μελετήσειε ex em.; μελετήσει F.   Ib. Εἰ F. — 7. τὰς κυήσεις F. — 8. γάρ
— 3. ἀχθεσθείσας ἤͳοι βαρυνθείσας F. —   τι πλέον τὸ καί F.

ἀνθυλλὶν ὄξει βεβρεγμένην ἐπιδεῖν, καὶ φύλλα κράμβης πλατέα ἐπι-
40 τιθέναι, καὶ γῆν κιμωλίαν μετὰ ὄξους ἐπιχρίειν. Ἀγαθὸν δὲ καὶ τῶν
Μηδικῶν καλουμένων μήλων ἐψήσαντα ἐν ὕδατι καταιονίζειν τοὺς
41 πόδας. Τὰ δὲ ἄλλα ὅσα χρὴ περὶ τοὺς τόκους καὶ τὴν λεχὼ πραγμα-
τεύεσθαι, πρὸ βραχὺ ἐρῶ.

5

ζ'. Παρασκευὴ πρὸς παιδοποιίαν. Ἐκ τῶν Ἀθηναίου.

1   Τοὺς δὲ ἐπὶ παιδοποιίαν ἰόντας καὶ ψυχῇ καὶ· σώματι χρὴ δια-
κεῖσθαι κράτιστα· τοῦτο δέ ἐστι τῆς μὲν ψυχῆς εὐσταθούσης καὶ
μήτε λύπαις, μήτε μερίμναις σὺν πόνοις, μήτε ἄλλῳ πάθει κατεχο-
μένης· τοῦ δὲ σώματος ὑγιαίνοντος καὶ κατὰ μηδὲν ἁπλῶς ἐλασ-
σουμένου· ἀπὸ γὰρ τῶν εὐσταθῶν καὶ τῶν ὑγιεινῶν οὐχὶ μόνον, 10
ἀλλὰ καὶ τῶν νοσερῶν ὑγιῆ καὶ νοσερὰ κατὰ ὅλον τε τὸν ὄγκον καὶ
κατὰ ἕκαστον αὐτοῦ μέρος· διὸ καὶ προδιαιτᾶσθαι χρήσιμον, γυμνα-

ments spéciaux, qui consistent à lier, sur cette partie, de l'*anthyllis* ma-
40 céré dans du vinaigre, à mettre dessus des feuilles de chou larges, et à y
faire des onctions avec de la terre de Cimole combinée au vinaigre. Il est
41 bon aussi de faire sur les pieds des affusions avec de l'eau dans laquelle
on a fait bouillir des pommes dites de Médie (*citrons*). J'exposerai un peu
plus bas tous les autres soins qu'on doit prendre lors de l'accouchement,
ainsi que pour les femmes en couche.

7. PRÉPARATION POUR AVOIR DES ENFANTS. — TIRÉ D'ATHÉNÉE.

1   Ceux qui se proposent d'engendrer des enfants doivent avoir l'âme
et le corps dans la meilleure condition possible; en d'autres termes,
l'âme doit être tranquille, et complétement exempte soit de douleur,
soit de soucis accompagnés de fatigue, soit de quelque autre affection;
il faut que le corps soit sain, et qu'en un mot il ne soit détérioré sous
aucun rapport: car ce ne sont pas seulement les gens tranquilles et bien
portants qui engendrent des enfants sains, mais les gens maladifs ont
aussi des enfants maladifs, tant pour ce qui regarde tout le corps en général que pour ce qui regarde chaque partie en particulier : voilà pourquoi il est utile de s'y préparer par un régime approprié, en employant

3. ἐψείσας F. — CH. 7; l. 10. γάρ] δέ F. — 10-11. οὐχὶ ἀλλὰ τῶν F.

σίοις μὲν αὐτάρκως καὶ χωρὶς πάσης κακοπαθείας κεχρημένους,
τροφαῖς δὲ εὐκατεργάσΊοις καὶ εὐχύμοις καὶ εὐτρόφοις καὶ μετρίως
ὑγροτέραις καὶ Θερμοτέραις, ἀπεχομένους τῶν Θερμαντικωτέρων,
ὀποῦ, πηγάνου, καρδάμου, εὐζώμου, Θύμβρας, κρομμύων, σκορό-
5 δων, κοινῶς τῶν δριμέων καὶ ὀξέων καὶ πικρῶν καὶ ἁλυκῶν. Καὶ 2
πρὸς τούτοις εὐτακτείτω καὶ τάσδε καὶ τὰς ἔμπροσθεν ἡμέρας,
ὅπως ἱκανόν τε καὶ πεπεμμένον ὑπάρχῃ τὸ συνηγμένον σπέρμα,
καὶ ὁρμὴ καὶ ὑπόμνησις καῇ γε περὶ τῆς μίξεως, ὀργῶντος τοῦ σώ-
ματος· οἱ γὰρ συνεχῶς πλησιάζοντες ὠμὰ καὶ ἄωρα τρυγῶσι τὰ
10 σπέρματα, καθά φησιν Ἀνδρέας. Καθόλου δὲ ταῖς παιδογονίας 3
προνοουμέναις διάλειμμα δοτέον τῆς συλλήψεως· αἱ γὰρ συνεχῶς
καθόλου συλλαμβάνουσαι αὐταί τε ἀτροφώταται καὶ κακοφυέσ]εραι
γίνονται τοῖς σώμασι, καὶ τὰ βρέφη τίκτουσι καὶ αὐτὰ παραπλήσια. Τὸ δὲ ἀνάλογον ἔοικε συμβαίνειν καὶ περὶ τὰ φυτά· τὰ γὰρ 4

des exercices suffisants, mais incapables de produire la moindre incommodité, et des aliments faciles à digérer, remplis de bons sucs, nourrissant
bien, modérément humides et modérément chauds, et en s'abstenant des
aliments trop échauffants, comme sont le suc de Cyrène, la rue, le cresson
d'Alep, la roquette, le *thymbre,* les ognons, l'ail, et en général les mets
âcres, acides, amers ou salés. De plus, on devra mener une vie réglée, 2
aussi bien le jour même [du rapprochement sexuel] que les jours précédents, afin que le sperme qu'on accumule soit bien élaboré, et en
quantité suffisante, et qu'il y ait un attrait et un penchant ardents pour
le coït, le corps étant en effervescence, car, dit Andréas, ceux qui font
un usage continuel du coït récoltent une semence crue et verte. En gé- 3
néral, il faut accorder aux femmes qui s'appliquent à avoir des enfants
un espace de temps intermédiaire entre les conceptions successives : car
celles qui, dans leur état habituel, conçoivent continuellement, compromettent gravement la nutrition du corps, gâtent leur taille, et mettent
au monde des enfants qui leur ressemblent. Quelque chose d'analogue 4
semble avoir lieu dans les plantes : car les troncs fertiles et riches en

πολύφορα καὶ πολύκαρπα καὶ αὐτὰ ϑᾶττον καταγηρῶσιν, τὰ δὲ
5 σлεριφὰ καὶ ὀλιγόκαρπα χρονιώτερα. Πολλάκις οὖν ὑπερκαρπή-
σαντες δένδροι διὰ εὐθένειαν εὐρωτίασαν, διὰ τὸ ἐξαναλῶσαι τὴν
φύσιν εἰς τοὺς καρπούς.

η′. Περὶ ἀφροδισίων. Ἐκ τῶν Γαληνοῦ.

1   Περὶ δὲ ἀφροδισίων ὅτι μὲν καὶ σλήθει καὶ πνεύμονι καὶ κεφαλῇ 5
καὶ νεύροις ἐπίπονα, οὐ χαλεπὸν εἰδέναι· παρέχει δὲ καὶ ταῦτα
τὴν μὲν γνώμην ἵλεων, εἴ γε δὴ μελαγχολίαν μὲν καὶ μανίαν εἰς τὸ
ἐμφρονέσλερον καθίσλησιν, τὸν δὲ ἐρῶντα τῆς τε ἄγαν ὁρμῆς ἐκλύει,
καὶ ἢν ἑτέρᾳ τις μιγῇ, τά τε ζῷα ἀγριαίνοντα περὶ τὰς λοχείας μι-
2 γέντα ἡσυχέσλερα ἀποδείκνυνται. Κατὰ μὲν ψυχὴν τοσοῦτον δύνα- 10
ται· κατὰ δὲ σῶμα τέως οὐδέν τι τὸ ἄρρεν τοῦ ϑήλεος διαφέρει,
εἰ μὴ ὅσον τοῖς μορίοις· διέκρινε [δὲ] σαφεσλέροις ἐν τῷ ἡβάσκειν

fruits vieillissent plus vite que les autres, tandis que les troncs stériles
5 et pauvres en fruits durent plus longtemps. Souvent aussi des arbres qui
ont produit des fruits trop abondants se couvrent de moisissure, à cause
de leur exubérance même, parce que la nature épuise [tous ses maté-
riaux] en faveur des fruits.

8. DES RAPPORTS SEXUELS. — TIRÉ DE GALIEN.

1   Il n'est pas difficile de reconnaître que les rapports sexuels sont fati-
gants pour la poitrine, le poumon, la tête et les nerfs; mais cet acte pré-
dispose aussi l'âme à la tranquillité : il ramène en effet l'homme mélanco-
lique et furieux à un état plus sensé, et, chez un individu amoureux, il
affaiblit l'ardeur par trop immodérée, même quand cet homme a des
rapports avec une autre femme [qu'avec celle qu'il aime]; de plus, les
animaux, qui sont féroces quand ils ont mis bas, s'adoucissent après le
2 coït. Voilà l'effet que les rapports sexuels peuvent produire sur l'âme;
quant au corps, celui du mâle ne présentait, jusqu'à un premier rapport, aucune différence avec celui de la femelle, si ce n'est pour les
parties génitales; mais les rapports sexuels les distinguent, à l'époque de

1. καταγηροῦσιν F. — 3. εὐρωτίασαν   Ch. 8; l. 8. τῆς τὰν ὁρμῆς F. — 9.
conj.; εὐρώθεισαν vel εὐρύνθεισαν F. —   ἑταίρᾳ Ad Eun. — 12. δέ ex em.; om. F.

σημείοις. Τοῦτο οὖν ἐμοὶ δοκεῖ τεκμήριον αὐτῶν μέγα εἶναι τῆς 3
ἰσχύος, εἰ ὅτε πρῶτον ἥκει, λασιώτεροι ἀντὶ ψιλοτέρων, μείζους
δὲ ἀντὶ ἐλασσόνων, ἀρρενώτεροι δὲ ἀντὶ Θηλυτέρων, καὶ φωνῇ καὶ
τῷ σύμπαντι ὄγκῳ. Ἀλλὰ ὅτι μὲν οὐ παντάπασι κωλυτέοι μίσγε- 4
5 σθαι, ἔκ τε τούτων καὶ ἐξ ἄλλων ἄν τις ῥᾳδίως δεικνύοι· καί μοι δὴ
τῷ μὲν καθεσlηκυῖαν πεπορισμένῳ δίαιταν [δίαιται] εἰρήσονταί
ποτε ὕσlερον· ὅσοι δὲ τὰ προσluχόντα διαπρατlόμενοι ὑγιαίνουσι,
τούτοις ἐξαρκεῖ πεφυλάχθαι πλησμονὴν καὶ ἔνδειαν, καὶ μᾶλλον
οἴνου πλησμονὴν καὶ σίτου ἔνδειαν ἐπί τε ἐμέτοις καὶ ταῖς κάτω
10 φαρμακείαις, καὶ εἰ δή ποτε αὐτόματα τύχοι ῥυέντα. Πεφυλάχθαι 5
δὲ καὶ κόπον καὶ ἀπεψίας καὶ ὅ τι ἄλλο εἰς ὑγίειαν ἀνθρώπῳ εἴη
ὕποπlον, καὶ τῶν ὡρῶν τοῦ ἐνιαυτοῦ τὸ φθινόπωρον μάλισlα, καὶ
ἤν τις ἄλλη ὥρα φέρῃ ἐπιδήμια. Ἡλικία δὲ, ἡ μὲν τῶν ἀφηλικε-
σlέρων·οὔτε αὐτὴ πρόθυμός ἐσlι, καὶ ἐσχάτως ἄχθεται, ἡ δὲ τῶν

la puberté, par des signes plus apparents. C'est une preuve très-forte 3
de leur efficacité, ce me semble, que, dès que ces rapports existent, on
devient velu, grand et viril, tandis qu'on était auparavant glabre, petit,
et qu'on ressemblait aux femmes, tant sous le rapport de la voix que sous
celui de tout le corps. On peut démontrer facilement, à l'aide de ces 4
arguments, ainsi que par d'autres encore, qu'il ne faut pas défendre
complètement aux gens de se livrer au coït, et j'exposerai peut-être plus
tard un régime pour celui qui s'est déjà fait une vie réglée; pour ceux
qui se portent bien en faisant tout ce que le hasard leur suggère, il
suffit de se garder du trop plein et du trop peu, et surtout du trop plein
en fait de vin, ainsi que de la pénurie de nourriture, qui suit les vomissements, les purgations par le bas, et les flux [intestinaux] qui pourraient
survenir spontanément. Il faut éviter aussi la fatigue, l'indigestion, et tout 5
ce qui, du reste, pourrait être suspect à l'homme, eu égard à la santé; quant
aux saisons de l'année, on se gardera surtout de l'automne et de toute
autre saison qui pourrait amener des épidémies. Pour ce qui regarde 6
l'âge, l'homme qui décline n'a pas lui-même des désirs bien ardents, et

2. τῶν ἀντιψηλωτ. F. — 3. δὲ τῶν
ἀντιθηλειωτ. F. — Ib. φωνῆς F. — 4.
οὖν F. — 5. δεικνύει F. — 6. [δίαιται]

om. F. — 9. πλησμ. καὶ ἔνδ. Ad Eun.;
πλησμ. ἢ σίτου ἔνδ. F. — Ib. ἐπί τε Ad
Eun.; ἔπεται F.

ἡβώντων τῇ ἄγαν ὁρμῇ σφαλερωτέρα, καὶ πολλοὶ ἤδη ἐξ ἀφροδισίων ἀνήκεσ]α ἔπαθον ἄχρι παντὸς ἐνθυμούμενοι λαθμᾶσθαι· τοὺς
7 καιρούς. — Καὶ εἰ μέν τις πρὸ σίτου καὶ λουτροῦ ἀφροδισιάσῃ,
εὐαπάλλακτον μὲν καὶ ἀταλαίπωρον, ἀσθενὲς δὲ, εἴπερ τι καὶ ἄλλο,
ὥσ]ε εἰ Θέλει μετὰ τοῦτο ἕτερον πόνον προσθέσθαι, ὁποῖα πρὸ 5
τῶν λουτρῶν εἰθίσμεθα καὶ διαπαλαίοντες καὶ τρέχοντες καὶ ἄλλως
σφᾶς αὐτοὺς ἐκπονοῦντες, ἀρρωσ]ότατον εἴη ἂν τῷ μιγέντι, ἀλλὰ
ἐξαρκεῖ τρίψις τε ὀλίγη καὶ τὸ λουτρὸν παρηγορήσασθαι τὸν ἐπὶ
8 τῇ μίξει πόνον. — Καιρὸς δὲ πλείω καὶ ἀλυπότερον φαγόντα, ὅσα
καὶ τροφὴ τῷ σώματι ἱκανὴ καὶ ἰσχύς ἐσ]ι πρὶν κατακοιμηθῆναι 10
μίσγεσθαι· καὶ γὰρ ὑπνοῦντι ἐφεξῆς καθίσ]αται ὁ πόνος, καὶ ἐκ τοῦ
9 παρόντος ἀφαιρεῖται ὅσα παρὰ τοῦ ἀνδρός. Οὗτος δὲ ὁ καιρὸς καὶ
εἰς παιδοποιίαν ἄρισ]ος τά τε ἄλλα καὶ ὅτι ἡ γυνὴ ὑπνώσασα κατέ-

il est extrêmement fatigué par le coït; l'âge de la puberté présente plutôt des dangers par son excès d'ardeur, et beaucoup de jeunes gens sont
déjà, à cet âge, attaqués de maladies incurables, à cause des rapports
sexuels, pour avoir voulu, à toute force, faire violence au temps prescrit
7 par la nature. Si l'on exerce le coït avant le repas et avant le bain, ce
coït est, il est vrai, exempt de fatigue, et on se débarrasse facilement
de ses suites, mais il est inefficace plus qu'aucun autre; si donc on veut,
après le coït, y ajouter quelque autre fatigue, celle à laquelle nous avons
l'habitude de nous livrer avant le bain, en luttant, en courant, ou en
nous fatiguant nous-mêmes de quelque autre manière, on aura très-peu
de force pour ces exercices; cependant, une légère friction et un bain suf-
8 fisent pour assoupir la fatigue provenant du coït. Le temps opportun
pour les rapports sexuels est le moment où on va s'endormir, après avoir
fait un repas assez abondant, mais qui n'incommode pas, en prenant
des aliments suffisants pour nourrir et pour renforcer le corps : en effet,
quand on dort après, on se remet de sa fatigue, et ce qui est fourni par
9 l'homme est pris à des matériaux qui préexistent déjà. Ce temps-là est
aussi le meilleur pour avoir des enfants, tant à cause des autres raisons
que parce que la femme retient mieux le sperme en dormant : en effet,

2. πάντα ἐνθυμούμενον F. — 7. αὐτοῖς F. — 12. ἀφερεῖν τᾶ τ' ἄλλα ὅσα
F. — 12-13. Οὗτος..... ἄλλα Ad Eun.;
om. F. Ad Eun. omet les mots ὁ et ἄρι-
σ]ος et, au lieu de τά τ' ἄλλα, donne διά
τε τὰ ἄλλα.

χει μᾶλλον· ταῦτα γὰρ καὶ μὴ μαθοῦσιν οὕτω τὰ πολλὰ ἐκ τῆς
φύσεως ὁρμᾷ. Μεσούσης δὲ νυκτὸς ἐπιχειρεῖν ἀφροδισίοις σφαλε- 10
ρὸν ἐπὶ ἡμιέργῳ τῷ σιτίῳ· σφαλερὸν δὲ καὶ ἕωθεν μήπω διακεχω-
ρηκότος, καὶ εἴ τις τύχοι μὲν μὴ καλῶς ἐκπέψας, εἴ γε δὴ καὶ
5 τύχοι, μέλλοντί γε ἄλλων ἔργων ἔχεσθαι.

θ΄ Ἄλλο περὶ ἀφροδισίων. Ἐκ τῶν Ῥούφου.

Τοὺς δὲ πλησιάζοντας, καὶ πολλῷ μᾶλλον τοὺς ἀφειδέστερον 1
τοῦτο πράσσοντας, ἐπιμελέστερον ἑαυτῶν προνοητέον, ἵνα ὡς ὅτι
ἄριστα διακείμενοι τῷ σώματι ἧσσω φέρωσι τὴν ἐκ τῶν ἀφροδισίων
βλάβην, περιπάτοις τε κεχρημένοι συμμέτροις, τρίψει πρᾴᾳ, λου-
10 τρῷ θερμῷ, οἷς σύνηθες, τροφῇ καθαρᾷ καὶ εὐτρόφῳ καὶ εὐσταλεῖ,
ὑγρῷ πλείονι εὐκράτῳ, ὕπνῳ ἱκανῷ, καὶ μὴ προκαταπεπονημένοι

par un instinct naturel, on penche le plus· souvent vers cette manière
d'agir, même sans l'avoir apprise. Mais il est dangereux d'essayer des 10
rapprochements sexuels au milieu de la nuit, quand les aliments sont
à moitié digérés ; il est dangereux aussi de le faire le matin, avant que
les aliments aient passé par les intestins, ou si, par hasard, on n'a pas
bien digéré ; même dans le cas contraire, on doit encore se livrer à
d'autres travaux.

9. AUTRE CHAPITRE SUR LES RAPPORTS SEXUELS. — TIRÉ DE RUFUS.

Ceux qui se livrent aux rapports sexuels, et surtout ceux qui s'y livrent 1
sans beaucoup de ménagement, doivent prendre soin d'eux-mêmes d'une
manière plus rigoureuse que les autres, afin qu'en mettant leurs corps
dans la meilleure condition possible, ils ressentent moins les effets nuisibles de ces rapports ; pour cela ils recourront à l'usage de promenades
modérées, de frictions douces, de bains chauds, s'ils en ont l'habitude,
d'aliments purs, nourrissants et légers, d'une quantité assez abondante
de boissons bien tempérées ; ils prendront un sommeil suffisant, et éviteront de se fatiguer auparavant par la colère, la douleur, la joie, les affai-

CH. 9 ; l. 11. προκαταπεπονημένους F.

ὀργαῖς, λύπαις, χαραῖς, ὑπερτεταμέναις ἐκλύσεσι, συρίαις, ἀφι-
δρώσεσιν, ἐμέτοις, μέθαις, κόποις, ἐγκαύσεσιν, ἐμψύξεσιν.

ι΄. Περὶ σπέρματος κακοχύμου πλεονάζοντος. [Ἐκ τῶν Γαληνοῦ.]

1   Μοχθηροτάτη δὲ σώματός ἐστι κατασκευὴ καὶ ἡ τοιάδε· σπέρμα
πολὺ καὶ θερμὸν ἔνιοι γεννῶσιν ἐπεῖγον αὐτοὺς εἰς ἀπόκρισιν, οὗ
μετὰ τὴν ἔκκρισιν ἔκλυτοί τε γίνονται τῷ στόματι τῆς κοιλίας καὶ τῷ   5
σώματι παντὶ καταλύονταί τε καὶ ἀσθενεῖς γίνονται καὶ ξηροὶ καὶ
λεπτοὶ καὶ κοιλοφθαλμιῶντες οἱ οὕτω διακείμενοι, κἂν ἐκ τοῦ ταῦτα
πάσχειν ἐπὶ ταῖς συνουσίαις μίξεως ἀπέχοιντο ἀφροδισίου, δύσφοροι μὲν τῇ κεφαλῇ γίνοιντο, δύσφοροι δὲ καὶ τῷ στομάχῳ καὶ ἀσώ-
δεις, οὐδέν τε μέγα διὰ τῆς ἐγκρατείας ὠφελοῦνται· συμβαίνει γὰρ   10
αὐτοῖς ἐξ ὧν ἐνταῦθα ἐξονειρώττουσιν, ἐν παραπλησίαις γίνεσθαι
2   βλάβαις αἷς ἔπασχον. Χρὴ τοίνυν βρωμάτων ἀπέχεσθαι τῶν γευ-

blissements excessifs, les bains de vapeur, les sueurs, les vomissements,
l'ivresse, les travaux, les échauffements ou les refroidissements.

10. DE LA SURABONDANCE D'UN SPERME FORMÉ D'HUMEURS MAUVAISES. —
TIRÉ DE GALIEN.

1   C'est aussi une très-mauvaise condition du corps que la suivante : certaines
gens ont un sperme abondant et chaud, qui éveille incessamment le besoin
de l'excrétion; cependant, après son expulsion, les gens qui sont dans cet
état éprouvent de la langueur à l'orifice de l'estomac, de l'épuisement,
de la faiblesse et de la sécheresse dans tout le corps; ils s'amaigrissent,
leurs yeux se creusent, et si, pour avoir encouru ces accidents à la suite
du coït, ils s'abstiennent des rapports sexuels, ils ressentent du malaise
à la tête et à l'orifice de l'estomac avec des nausées, et ils ne recueillent
aucun avantage important de leur continence : il advient, en effet, qu'à
la suite de ce qu'ils évacuent dans ce cas par des pollutions nocturnes,
ils éprouvent des incommodités semblables à celles dont ils souffraient
2   auparavant. Il faut donc s'abstenir des aliments qui produisent du

CH. 10; l. 5. ἔκκρ. ἔνιοι ἐκλ. F. —   om. Gal. —Ib. ἐνταῦθα conj.; εἰς ταῦτα
7. λεπτοὶ καὶ ὠχροί Gal. — 11. ἐξ ὧν   F; om. Gal. — 12. μὲν ἀπέχ. Gal.

νώντων τὸ σπέρμα, προσφέρεσθαι δὲ οὐ βρώματα μόνον, ἀλλὰ καὶ
φάρμακα τούτου σβεσ7ικὰ, γυμνάζεσθαι δὲ γυμνάσια τὰ διὰ τῶν
ἄνω μορίων μᾶλλον, ὁποῖόν ἐσ7ι τό τε διὰ τῆς μικρᾶς σφαίρας καὶ
τὸ διὰ τῆς μεγάλης, καὶ τὸ διὰ ἀλτήρων, μετὰ δὲ τὸ λουτρὸν ὅλην
5 τὴν ὀσφὺν ἀλείφεσθαι τῶν ψυχόντων τινὶ χρισμάτων, ἔσ7ι δὲ τὰ
τοιαῦτα τό τε καλούμενον ὀμφάκινόν τε καὶ ὠμοτριβὲς ἔλαιον, ῥό-
δινόν τε καὶ μήλινον ἐκ τοῦ τοιούτου γεγονὸς ἐλαίου. Συνέθηκα 3
δὲ αὐτῶν ἐνίοις καὶ παχύτερα τῇ συσ7άσει χρίσματα πρὸς τὸ μὴ
ῥᾳδίως ἀποῤῥεῖν.

ια΄. Περὶ τῶν σκοπῶν τῆς ὑγιεινῆς πραγματείας.

10 Οὗτος ἀγαθὸς ὑγιείας ἔσ7αι φύλαξ ὁ πάντας ἐξευρὼν τοὺς τρόπους κατὰ οὓς διαφθείρεται· καὶ γὰρ διτ7οί εἰσιν οὗτοι κατὰ γένος·
αἱ γὰρ δὴ βλάβαι τε καὶ διαφθοραὶ τοῦ σώματος ἡμῶν αἱ μέν τινες
αὐτῶν ἀναγκαῖαί τέ εἰσι καὶ σύμφυτοι, αἱ δὲ οὐκ ἀναγκαῖαι μὲν,
οὐδὲ ἐξ ἡμῶν αὐτῶν ὁρμώμεναι, διαφθείρουσαι δὲ οὐδὲν ἧτ7ον ἐκεῖ-

sperme, et recourir non-seulement aux aliments, mais aussi aux médicaments qui le tarissent, employer les exercices, surtout ceux qui se rapportent aux parties supérieures, comme celui de la petite et de la grande
boule, et le balancement des haltères; après le bain on oindra toute la région des lombes avec quelque onguent refroidissant, classe à laquelle
appartient l'huile dite *omphacine* ou *verte*, ainsi que l'huile aux roses, ou
aux pommes, faites avec cette huile-là. Pour quelques-uns de ces gens, 3
j'ai composé des onguents d'une consistance plus épaisse, pour empêcher qu'ils ne coulent trop facilement.

11. DU BUT DE L'HYGIÈNE.

Pour être un bon gardien de la santé, il faut avoir découvert toutes 1
les manières dont elle se perd, car il y en a de deux espèces : en effet,
les lésions et la ruine de notre corps sont en partie inévitables et naturelles, en partie non inévitables et ne provenant pas de nous-mêmes;
cependant les dernières ne détruisent pas moins notre corps que les

6. ὀμφάκιόν τε καὶ τὸ ὠμ. F. — CH. 11 ; l. 11. καθὰ διαφθ. F.

2 νων τὸ σῶμα. Μία μὲν οὖν ἐδείχθη σύμφυτος ἀναγκαία φθορὰ διὰ
ὑπερβάλλουσαν ξηρότητα γινομένη, καλεῖται δὲ ἡ τοιαύτη διάθεσις
γῆρας, δευτέρα δὲ τῆς ὅλης οὐσίας ἡ ῥύσις, διὰ ἣν ἐσθίειν καὶ πίνειν ἀναγκαῖον· εἰ γὰρ μή τις ἕτερον ὅμοιον ἀντεισάγοι τῷ ἀπορ-
ρέοντι, διασκεδασθήσεταί τε καὶ διαφορηθήσεται σύμπαν οὕτω 5
τὸ σῶμα, τούτῳ δὲ ἀκολουθεῖ, καθὼς ἐδείχθη, τῶν περιτ1ωμάτων
3 ἡ γένεσις. Ὄργανά τε οὖν πρὸς τὴν ἀπόκρισιν αὐτῶν ἡ φύσις
παρεσκεύασε, καὶ δυνάμεις αὐτοῖς ἐνέθηκε διὰ ὧν κινούμενα τὰ μὲν
4 ἕλκει, τὰ δὲ παραπέμπει, τὰ δὲ ἐκκρίνει, τὰ περιτ1ώματα. Καὶ χρὴ
δήπου ταῦτα μήτε ἐμφράτ1εσθαι κατά τι, μήτε ἀρρωσ1εῖν κατὰ τὰς 10
ἐνεργείας ὑπὲρ τοῦ καθαρὸν ἀεὶ καὶ ἀπέριτ1ον διαφυλάτ1εσθαι τὸ
5 σῶμα. Καί σοι δύο μὲν ἤδη σκοποὺς τούσδε πρὸς δίαιταν ὑγιεινὴν
ὁ λόγος ὑφηγήσατο, τὸν μὲν ἕτερον ἀναπλήρωσιν τῶν κενουμένων,
τὸν δὲ ἕτερον ἀπόκρισιν τῶν περιτ1ωμάτων· ὁ γὰρ δὴ τρίτος ὁ
περὶ τοῦ μὴ ταχύγηρον γίνεσθαι τὸ ζῷον ἐξ ἀνάγκης ἕπεται τοῖς 15

2 premières. Nous avons donc montré qu'une des causes de ruine essen-
tielles et inévitables tient à l'excès de sécheresse, état qu'on appelle
vieillesse, et qu'une seconde consiste dans la fonte de toute notre substance, laquelle nous oblige de manger et de boire : en effet, si on ne
remplace pas les matériaux qui s'écoulent par d'autres semblables, tout
le corps se dissipera et s'évaporera; une conséquence de cette nécessité
3 est, ainsi que nous l'avons dit, la production des résidus. La nature a
donc construit des organes pour l'expulsion de ces résidus, et elle a doué
ces organes des forces qui les mettent en mouvement pour attirer certains matériaux, pour en mettre d'autres en mouvement, et pour en
4 expulser d'autres encore, lesquels sont les résidus. Il est de toute nécessité que ces organes ne s'obstruent en aucune façon, et que leurs
fonctions ne languissent pas, pour que le corps reste toujours pur et
5 exempt de résidus. Notre discours vous a donc déjà enseigné les deux
buts suivants du régime salubre : le premier est le remplacement des
matériaux évacués, le second l'excrétion des résidus, car le troisième
but, qui consiste à empêcher l'individu de vieillir trop vite, est une conséquence nécessaire de ceux dont nous venons de parler : si, en effet,

9. ἐκπαραπέμπει Gal. — Ib. τῶν Gal. — 15. τοῦ μή est à la marge
περιτ1ωμάτων F. — 11. φυλάτ1εσθαι dans F.

8.

εἰρημένοις· εἰ γὰρ μηδὲν ἀμαρτάνοιτο, μήτε ἐν τῷ τὸ κενούμενον
ἀναπληροῦσθαι, μήτε ἐν τῷ τὰ ϖεριτ]ώματα κενοῦσθαι, ὑγιαίνοι
τε ἂν ἐν τῷδε τὸ ζῷον, ἀκμάζοι τε μέχρι ϖαμπόλλου. Διτ]ὸν μὲν 6
οὖν, ὡς εἴρηται, τὸν ϖρῶτον τρόπον ἐξ αὗτου Φθείρεται σῶμα ϖᾶν·
5 τῶν δὲ ἔξωθεν ϖροσπιπ]όντων ἓν μὲν ἀχώρισ]όν τέ ἐσ]ι καὶ διὰ
ϖαντὸς ὑπάρχον αὐτῷ καὶ, ὡς ἂν εἴποι τις, σύμΦυτον, ὁ ϖεριέχων
ἀὴρ, τὰ δὲ οὔτε ἀναγκαῖα καὶ κατὰ χρόνους τινὰς ὁμιλοῦντα, τὰ μὲν
ὥσπερ ὁ ϖεριέχων ἀὴρ τῷ Θερμαίνειν ἀμέτρως, ἢ ψύχειν, ἢ ξηραίνειν, ἢ ὑγραίνειν βλάπ]οντα, τὰ δὲ τῷ Θλᾶν, ἢ διασπᾶν, ἢ τιτρώ-
10 σκειν, ἢ ἔξαρθρόν τι ϖοιεῖν. Ἐπεὶ δὲ, ὡς ἐδείχθη, τῆς κατὰ ϖλάτος 7
ὑγιείας ἡ μὲν εὔκρατός τε καὶ ἄμεμπ]ός ἐσ]ιν, ὡς ϖρὸς αἴσθησιν,
ἡ δὲ οἷον δύσκρατός τε καὶ μεμπ]ὴ, διτ]ὴν Θέμενοι τὴν οὐσίαν αὐτῆς, ἴδιον ἑκατέρας σκοπὸν ἀποδῶμεν, ἐπὶ μὲν τῆς ἀμέμπ]ου τὴν

on ne commet aucune erreur, ni dans le remplacement des matériaux
évacués, ni dans l'expulsion des résidus, l'individu se portera bien et
aura une vieillesse tardive. Ainsi que nous l'avons dit, il y a donc d'abord 6
pour tout le corps deux manières primitives de se ruiner par soi-même;
mais, parmi les causes de ruine qui viennent de l'extérieur, il y en a une
qui est inséparable de notre corps, qui l'accompagne toujours et qui lui
est, pour ainsi dire, naturelle : c'est l'air qui nous environne; parmi les
influences non nécessaires, et avec lesquelles nous ne sommes en contact que de temps en temps, quelques-unes, aussi bien que l'air qui nous
environne, nous font du tort, en échauffant, en refroidissant, en desséchant, ou en humectant outre mesure; d'autres, au contraire, le font
en causant des contusions, des déchirements, des plaies, ou des luxa-
tions. Comme la santé, prise dans son acception la plus large, est, ainsi 7
que nous l'avons montré, tantôt bien tempérée et irréprochable, autant
que nos sens peuvent le constater, tantôt, pour ainsi dire, mal tempérée
et présentant quelque chose à redire, et que, par conséquent, nous
avons admis que l'essence de la santé était de deux espèces, nous ensei-
gnerons un but spécial pour chacune de ces espèces : pour la santé irréprochable, c'est sa conservation rigoureuse, et pour la santé chancelante

2. τά om. F. — 8. ἢ τῷ Θερμαίνειν Gal.

8 ἀκριβῆ φυλακὴν, ἐπὶ δὲ τῆς μεμπῆῆς τὴν οὐκ ἀκριβῆ. Πρότερον δὲ
χρὴ διελθεῖν, ὅπως ἂν τῆς ἀρίσης φύσεως διαφυλάττοι τις τὴν
9 ὑγίειαν. Ὁ δὲ τῆς ἀρίσης κατασκευῆς ὢν ἄνθρωπος, ὑπὸ τὴν ὑγιεινὴν ἀγόμενος τέχνην, εὐτυχὴς μὲν ἂν εἴη τις, εἰ μετὰ τὴν πρώτην
ἀποκύησιν ἐπισατοῖτο πρὸς αὐτῆς· οὕτω γὰρ ἄν τις καὶ εἰς τὴν   5
ψυχὴν ὀνίναιτο, τῆς χρησῆς διαίτης ἤθη χρησὰ παρασκευαζού-
σης· οὐ μὴν ἀλλὰ καὶ εἰ κατά τινα τῶν ἑξῆς ἡλικιῶν εἰς χρείαν
10 τῆς τέχνης ἀφίκοιτο, καὶ οὕτως ὀνήσεται τὰ μέγισα. Ῥηθήσεται δὲ
πρῶτον τὸ πῶς δεῖ γινώσκειν τὸ ὑγιεινὸν βρέφος ἄρτι γεγενημένον, ἔπειτα τὴν δίαιταν τοῦ νεογενοῦς παιδίου.   10

ιϛ′. Περὶ παιδοτροφίας.

1 Τὸ τοίνυν νεογενὲς παιδίον, τοῦτο δὴ τὸ ἄμεμπλον ἐν ἁπάσῃ τῇ
κατασκευῇ, πρῶτον μὲν τὸν ὀμφαλὸν ἀποτεμνέσθω ἀπὸ τεσσάρων
δακτύλων τῆς γασρὸς σμιλίῳ ἐπάκμῳ, παραιτουμένους τὴν ἄλλην

8 une conservation non rigoureuse. Mais il faut exposer d'abord comment
on conserve la santé chez un individu dont la nature est complétement
9 bonne. Si un homme aussi bien constitué que possible est soumis à l'influence d'un médecin habile dans l'art de conserver la santé, ce sera
un homme heureux, s'il est placé sous sa direction dès l'instant de sa
naissance : de cette manière, en effet, son âme même en ressentira les
bons effets, puisqu'un bon régime produit un bon caractère; toutefois,
si c'est seulement à une des autres périodes de la vie qu'il lui arrive de
se laisser guider par cet art, il en recueillera encore des avantages très-
10 considérables. Mais nous dirons d'abord comment il faut reconnaître si
l'enfant nouveau-né est bien portant, ensuite nous exposerons le régime
qui lui convient.

12. DE LA MANIÈRE D'ÉLEVER LES ENFANTS.

1 Chez l'enfant nouveau-né, bien entendu chez celui qui jouit d'une
structure complétement irréprochable, on coupera donc d'abord le cordon ombilical à quatre doigts de distance du ventre avec un couteau très-
tranchant, et en rejetant toute autre espèce de matière, comme le roseau,

1. δέ om. F. — 3. δὴ Gal. — 6. ὀνίνεται F.

ὕλην καλάμου καὶ ὑάλων χάριν τοῦ μηδεμίαν παράθλασιν γενέσθαι,
εἶτα τὸ ἐν αὐτῷ περιεχόμενον αἷμα θρομβῶδες ἐκθλίβειν καὶ ἀπο-
σφογγίζειν ἐρίῳ ἐσ]ραμμένῳ, ἔπειτα συμμέτροις ἁλσὶ κατὰ ἕνα τοῖς
λεπ]οτάτοις περιπατ]όμενον σπαργανούσθω, ὅπως αὐτῷ σ]ερρό-
5 τερόν τε καὶ πυκνότερον ᾖ τὸ δέρμα τῶν ἔνδον μορίων· ἐν γὰρ τῷ
κυΐσκεσθαι πάντα ὁμοίως ἦν μαλακά· νῦν δὲ ἀποκυηθὲν ἐξ ἀνάγκης
ὁμιλεῖν μέλλον κρύει καὶ θάλπει. καὶ πολλοῖς σκληροτέροις ἑαυτοῦ
σώμασι χρῄζει τὸ σύμφυτον αὐτοῦ σκέπασμα παρασκευασθῆναί
πως ὑπὸ ἡμῶν ἄρισ]ον εἰς δυσπάθειαν. Ἀρκεῖ δὲ ἡ διὰ μόνων τῶν
10 ἀλῶν παρασκευὴ τοῖς γε κατὰ φύσιν ἔχουσι βρέφεσιν· ὅσα γὰρ
ἤτοι μυρσίνης φύλλων ξηρῶν περιπατ]ομένων, ἤ τινος ἑτέρου τοιούτου δεῖται, μοχθηρῶς δήπου διάκειται· ἔσ]ιν ὅτε καὶ σὺν ἐλαίῳ
ἐπὶ τῶν τρυφερωτέρων· ἀποσμήχειν δὲ καὶ ὅλον τὸ σῶμα χυλῷ
π]ισάνης, ἢ τήλεως. Καὶ ὕδατι χλιαρῷ πρῶτον περιπλύνειν τὸ
15 ἐπικείμενον τῷ σώματι γλίσχρασμα καὶ δακτύλοις ἐκθλίβειν τὸ

ou le verre, afin d'empêcher qu'il se fasse la moindre contusion ; ensuite
on exprimera le sang coagulé contenu dans le cordon et on l'essuiera
avec de la laine roulée entre les doigts ; puis on emmaillotera l'enfant, en
le saupoudrant successivement avec une quantité modérée de sel très-fin,
pour rendre sa peau plus ferme et plus dense que les parties intérieures ;
car, pendant la grossesse, toutes les parties étaient également molles ;
mais, une fois qu'il est né, il doit nécessairement être en contact avec le
froid, la chaleur et un grand nombre de corps plus durs que lui ; nous aurons donc, en quelque sorte, à rendre son enveloppe naturelle aussi apte
que possible à résister aux lésions. Saupoudrer avec le sel seul suffit pour 2
les enfants qui sont dans l'état normal ; car ceux qui ont besoin d'être
saupoudrés de feuilles de myrte sèches, ou de quelque autre agent analogue, se trouvent déjà dans de mauvaises conditions ; quelquefois on y
ajoute encore de l'huile chez les enfants un peu délicats ; mais on détergera aussi tout le corps avec une décoction passée d'orge mondée ou de
fenugrec. D'abord on enlèvera, en lavant avec de l'eau tiède, l'enduit vis- 3
queux qui recouvre le corps, on exprimera avec les doigts la substance glu-

2-3. ἀποσφογγ. ex em. ; ἀποσπογγ. — 3-4. κατὰ..... λεπ]. om. Gal. — 4.
Aët.; ἀποσφίγγειν F — 3. ἐξασμένῳ Aët. αὐτοῦ Gal. — 13. ἀπομίσων (sic) F.

ἐγκείμενον ταῖς ῥισὶ γλοιῶδες, ἀποκαθαίρειν δὲ τὸ σ1όμα καὶ τοὺς
τῶν ὤτων σόρους, διασ1έλλειν δὲ καὶ τὰ βλέφαρα καὶ ἀπομάτ1ειν
τοὺς ὀφθαλμοὺς ἔλαιον αὐτοῖς ἐνσ1άζοντα, διασ1έλλειν δὲ δακτύλοις
καὶ τὸν δακτύλιον· σαραχρῆμα γοῦν ἐκκρίνει διὰ τῆς ἕδρας τὸ κα-
4 λούμενον συνήθως μηκώνιον. Κατὰ δὲ τοῦ ὀμφαλοῦ σ1υγμάτιον   5
ἐλαιοβραχὲς ἐπιρρίπ1ειν ἐσχηματισμένον ὀμφαλοῦ τρόπον, σαραι-
τεῖσθαι δὲ κύμινον αὐτῷ ἐπιπάτ1ειν, ὥς τινες, διὰ τὸ δριμὺ, εἶτα
διαπλώσαντα τὸν ὀμφαλὸν καὶ τῷ ἐριδίῳ ἐντυλίξαντα σράως συν-
5 τιθέναι αὐτὸ κατὰ τὸ μεσώτατον. Εἶτα σπαργανούσθω τὸ βρέ-
6 φος κατὰ τὸ ἔθος. Δοτέον δὲ αὐτῷ σρὸ σάσης τροφῆς μέλι κάλλι-   10
σ1ον ἀπηφρισμένον, ἢ σακχάριτος καλοῦ ἐκλείχειν, σαραιτουμένους
τὸ βούτυρον ὡς κακοσ1όμαχον, εἶτα χλιαρὸν ὑδρόμελι σαρενσ1ά-
7 ζειν. Εἶτα σροαπομέλξασα ἡ μήτηρ τῶν μασθῶν τὸ σαχὺ καὶ συ-
ριάσασα αὐτοὺς ὕδατι θερμῷ διδότω τὸ γάλα τῷ βρέφει· βέλτιον

tineuse qui se trouve dans les narines, on nettoiera la bouche et les conduits des oreilles, on ouvrira les paupières, on détergera les yeux en y
faisant tomber quelques gouttes d'huile, et on dilatera l'anus avec les
doigts; l'enfant expulse alors tout de suite par le siége ce qu'on appelle le
4 meconium. Sur l'ombilic on placera une petite compresse trempée dans
l'huile, compresse à laquelle on donnera la forme de l'ombilic même;
mais on se refusera à saupoudrer cette compresse de cumin, comme
quelques-uns le font, à cause de l'âcreté de cette substance; ensuite on
étendra le cordon ombilical, on l'enroulera dans un peu de laine, et on
5 le placera doucement tout à fait au milieu [du ventre]. Après cela on
6 emmaillottera l'enfant comme c'est la coutume. Avant toute autre nourriture, on donnera à sucer à l'enfant du miel de qualité supérieure écumé,
ou du bon sucre, et on rejettera le beurre, parce qu'il fait du tort à
l'orifice de l'estomac; ensuite on fera retomber dans la bouche de l'en-
7 fant quelques gouttes d'hydromel tiède. Après cela la mère tirera de ses
mamelles ce qu'elles contiennent d'épais, puis elle donnera à teter à son
enfant, après s'être fomenté les seins avec de l'eau chaude; cependant,

1. ἐπικείμ. F. — 2. ἀπόματ1ειν.] ἐγ-
χυματίζειν Sor. — 3. διὰ τοῦ σμικροῦ
δακτύλου σροαπωνυχισμένου Sor. — 7.
ἐπιπάτ1ειν Aët.; ἐπιπλάτ1ειν F. — 9. τὸ

μεσαίτατον Aët.; τὴν μεσότητα Sor. —
10. Δοτέον Aët.; Δέον F. — 13. ἡ μήτηρ
Aët.; ἡμέρα F; ἡμέραν μίαν καὶ δυοῖν 2ª
m. — 14. τὸ βρέφος F.

δὲ τὸ μὴ λαμβάνειν τῆς μητρὸς τὸ γάλα αὐτίκα μέχρι τῆς τετάρτης
ἡμέρας. Λούειν δὲ τὸ παιδίον χρὴ διασ⌈ήσαντα χρόνον τινὰ μετὰ 8
τροφὴν δὶς τῆς ἡμέρας. Ἐκπεσόντος δὲ τοῦ ὀμφαλοῦ μετὰ τὴν τρί- 9
την ἢ τὴν τετάρτην ἡμέραν, κογχύλης ὄσ⌈ρακον κεκαυμένον ἐπί-
5 πασσε τῷ τόπῳ λεῖον, ἢ ἀσ⌈ράγαλον χοίρου κεκαυμένον, ἢ μόλυ-
6δον κεκαυμένον ἐπίχριε μετὰ οἴνου καὶ ἐπίδησον.

ιγ΄. Περὶ ἐκλογῆς τιτθῆς.

Πρὸ δὲ τούτων πάντων ἐκλεκτέον τὴν τιτθήν, μηδὲ ὁτιοῦν νό- 1
σημα ἔχουσαν, ἐπεὶ τὸ ταύτης νόσημα ἕξει τὸ παιδίον, καὶ μήτε
ἄγαν νεωτέραν, μήτε ἄγαν πρεσβυτέραν. Ἔσ⌈ω δὲ ἡ μὲν νεωτέρα 2
10 ἕως ἐτῶν κε΄, ἡ δὲ πρεσβυτέρα ἐτῶν λε΄· εἰ μὲν γὰρ πάνυ εἴη πρεσβυτέρα, οὔτε ἂν πολὺ ἔχοι γάλα, οὔτε χρησ⌈ὸν εἴη· εἰ δὲ πάνυ
νεωτέρα εἴη, ἔχοι μὲν ἂν γάλα ἱκανὸν, οὐκ εἰς τοσοῦτον δὲ εὐπε-
π⌈ον ὑπάρχει εἰς ὅσον αἱ καθεσ⌈ηκυῖαι ἤδη· εἰ δὲ ἅμα μὲν ἐν μέσῳ

jusqu'au quatrième jour, il vaut mieux que l'enfant ne prenne pas tout
de suite le lait de sa mère. On lavera l'enfant deux fois par jour; mais 8
on attendra quelque temps après son repas. Quand le cordon sera tombé, 9
après le troisième ou le quatrième jour, on saupoudrera le lieu de son
implantation avec une coquille ou avec l'astragale d'un jeune porc brû-
lés et pulvérisés; ou bien on l'oindra avec du plomb brûlé et du vin, et
on y appliquera un bandage.

13. DU CHOIX D'UNE NOURRICE.

Avant tout cela, il faut choisir une nourrice qui n'ait pas la moindre 1
maladie (car l'enfant prendrait sa maladie), et qui ne soit ni trop jeune
ni trop vieille. La nourrice la plus jeune doit avoir au moins vingt-cinq 2
ans, et la plus âgée ne doit pas dépasser trente-cinq : en effet, si elle est
trop âgée, elle n'aura pas beaucoup de lait, et celui qu'elle a ne sera pas
bon; au contraire, si elle est trop jeune, elle aura assez de lait, il est vrai,
mais ce lait ne sera pas aussi facile à digérer que celui des femmes d'un
âge déjà mûr; si la nourrice est d'un âge moyen, et si elle a en même

1. εἰκοστῆς Sor. — 10. κε΄ καὶ κθ΄ Syn.; κ΄ Aët., Sor. — Ib. μ΄ Aët., Sor.

εἴη τῆς ἡλικίας ἡ τιτθὴ, ἅμα δὲ ὁμῆλιξ οὖσα τύχοι τῇ μητρὶ, τοῦτο
3 ἂν εἴη μέγιϛον τῷ παιδίῳ ἀγαθόν. Καὶ ϛῆθος μέγα ἡ τιτθὴ ἐχέτω,
εὐμεγέθης δὲ τῷ σώματι καὶ εὐεκτοῦσα, εὔϛερνος, μασθοὺς ἔχουσα
συμμέτρους, ἀρρυσώτους, ϑηλὰς μήτε μεγάλας, μήτε μικρὰς, μήτε
ϛενωτέρας, μήτε ἄγαν εὐρυτέρας, ἢ σηραγγώδεις· οἱ γὰρ μεγάλοι 5
τιτθοὶ ϖλέον τοῦ δέοντος ϖαρασκευάζουσι τὸ γάλα, καὶ μένον ἐν
αὐτοῖς διαφθείρεται καὶ ἀδικεῖ τὸ βρέφος μετὰ τοῦ καὶ τὴν γυναῖκα
βαρύνειν· οἱ δὲ μικροὶ ὀλίγον ϖαρέχουσι τὸ γάλα, καὶ αἱ μὲν μεγάλαι ϑηλαὶ ϑλίβουσι τὰ οὖλα καὶ κωλύουσι τὴν γλῶϊαν συνεργεῖν τῇ καταπόσει· αἱ δὲ μικραὶ δύσληπϊοι, καὶ διὰ τοῦτο κακοπα- 10
θεῖ ταῖς σιαγόσι τὰ βρέφη ϖρὸς τὰς ἐκμυζήσεις, ὡς ταῖς φλεγμοναῖς
4 ἐπιπίπϊειν. Καὶ αἱ μὲν ϛεναὶ ϑηλαὶ οὐ ῥᾳδίως ϖέμπουσι τὸ γάλα,
καὶ διὰ τοῦτο κόπον ϖαρέχουσι ταῖς σιαγόσι τῶν βρεφῶν, ἀλλὰ
καὶ ἀκοντιζόμενον διὰ τῶν ϛενῶν ϖόρων τὸ γάλα ϖλήϊϊει τὸν
ὑπαλείφοντα ὑμένα τὸ ϛόμα καὶ ἄφθαν γεννᾷ· αἱ δὲ εὐρύτεραι καὶ 15

temps le même âge que la mère, ce sera là un très-grand avantage pour
3 l'enfant. Elle doit avoir la poitrine large, une grande taille, une certaine
corpulence, la complexion bonne, le sternum bien développé, les seins
de grandeur moyenne et non ridés, les papilles ni grandes, ni petites, ni
trop étroites, ni trop larges non plus, ou creusées de conduits tortueux :
en effet, les seins volumineux produisent plus de lait qu'il n'en faut; ce
lait se gâte en y séjournant et fait du tort à l'enfant, en même temps qu'il
incommode la nourrice par son poids; les mamelles petites, au contraire,
donnent peu de lait, et les grandes papilles compriment les gencives et
empêchent la langue de coopérer à la déglutition; les petites papilles,
au contraire, sont difficiles à saisir, et, pour cette raison, les enfants
souffrent des mâchoires pendant la succion, d'où il résulte que ces or-
4 ganes sont pris d'inflammation. Les papilles étroites ne laissent pas facilement échapper le lait, et, par conséquent, elles fatiguent les mâchoires des enfants; mais, de plus, le lait, qui est lancé à travers des
conduits étroits, frappe la membrane qui revêt la bouche, et produit des
aphtes, tandis que les papilles trop larges et creusées de conduits tor-

σηραγγώδεις θηλαὶ ἀθρόον ἀφιεῖσαι τὸ γάλα πνιγμοῦ αἴτιαι γίνονται. Πρὸς τούτοις δὲ χρὴ εἶναι τὴν τιτθὴν σώφρονα, ἀμέθυσον,   5
καθαράν, ἀόργητον, εὔχυμον καὶ μὴ ἐπίληπἷον. Φυλασσέσθω δὲ   6
αὐτὴ ἐνδείας καὶ πλησμονὰς καὶ τάραξιν καὶ στάσιν τὴν ἄγαν τῆς
5 γασἷρός· τὸ μὲν γὰρ ἐνδεὲς, τὸ δὲ περιτἷωματικόν. Σιτία δὲ καταρ-   7
χὰς μὲν ἐσθιέτω ἄρτους ἀπὸ σιτανίων πυρῶν κλιβανίτας· κουφό-
τατοι γὰρ καὶ ἥδιστοι τά τε ἄλλα καὶ τῇ ὀπἷήσει· καὶ ῥοφήματα
ἀπὸ πἷισάνης ῥοφείτω, ἢ ἀπὸ πυρῶν σιτανίων ἐπἷισμένων· ταῦτα
γὰρ ὁμοιότατα· διὸ καὶ ὠνόμαζον οὕτως οἱ ἀρχαῖοι, τὰς μὲν κριθὰς
10 κάχρυς, τοὺς δὲ σιτανίους πυροὺς καχρυδίας, ὡς ἂν εἰ λέγοις κρι-
θώδεις. Κάλλιστοι δὲ οἱ πετραῖοι τῶν ἰχθύων καὶ κρεῶν τὰ ἄκρεα   8
καὶ οἱ ἁπαλοὶ ὄρνιθες. Ὅταν δὲ τῇ αὐξήσει προσάγῃ, ἀνάγκη τῶν   9
ἰσχυροτέρων ἐσθίειν, ὥσἷε οὐκ ἂν ἁμαρτάνοι ἐσθίουσα καὶ ἰχθύας,
γλαυκίσκους τε καὶ χρυσόφρυς καὶ κεφάλους καὶ τῶν θύννων τὰ

tueux donnent lieu à des étouffements, en laissant sortir trop de lait à la
fois. En outre, la nourrice devra se bien conduire, être sobre, propre,   5
non portée à la colère, pourvue de bonnes humeurs, et non sujette à
l'épilepsie. Elle évitera l'insuffisance des aliments aussi bien que la ré-   6
plétion, et le trouble du ventre aussi bien que la constipation trop prolongée : car le premier état donne lieu à une nutrition insuffisante, et le
second à une accumulation de résidus. En fait d'aliments, elle mangera   7
d'abord des pains de blé sitanique cuits dans le petit four, car ces pains-
là sont de tous les plus légers et les plus agréables, tant sous les autres
rapports que sous celui de la cuisson ; elle prendra aussi des bouillies faites
avec de l'orge mondée, ou du froment sitanique bluté : car ces graines se
ressemblent beaucoup, et c'est pour cette raison que les anciens se servaient des noms suivants : l'orge [moulu], ils l'appelaient *cachrys*; et
cachrydias, c'est-à-dire *ressemblant à l'orge*, le froment sitanique [moulu
ou non]. Les meilleurs poissons sont ceux de roche, et les meilleures   8
viandes les extrémités et les oiseaux tendres. Lorsque l'enfant approche   9
de la croissance, il est nécessaire [pour la nourrice] de manger des
choses plus fortes ; elle ne commettra donc pas une faute contre la règle
en mangeant, en fait de poissons, des *hiboux marins*, des dorades, des

1. ἀφείη σοι F. — 11. καὶ οἱ κρεῶν F.

μικρότερα, καὶ αὐτὰ ἤδη τὰ κρέα, οἷον χοίρων καὶ ἀρνῶν καὶ ἐρί-
10 φων. Οἶνος δὲ τῇ τιτθῇ ὁ πολὺς αὐτῇ τε ἐκείνῃ κάκισῖος καὶ τῷ
βρέφει· ὁ μέτριος δὲ ἀγαθὸς ἀμφοτέροις, καὶ εἰς ῥώμην καὶ εἰς πέ-
ψιν· πίνειν δὲ μήτε ἄγαν γλυκὺν, μήτε αὖ τῶν σῖρυφνοτέρων, καὶ
11 τῷ χρόνῳ σύμμετρον. Ἀγαθὸς δὲ καὶ ὁ μελίκρας οἶνος πινόμενος 5
12 διὰ ἡμερῶν εἴς τε κάθαρσιν τοῦ γάλακτος καὶ εἰς χρησῖότητα. Φυλασσέσθω ἡ τιτθὴ καθόλου μὲν τὰ ἁλυκὰ καὶ δριμέα καὶ σῖρυφνὰ
καὶ ὀξέα καὶ πικρὰ καὶ ἰσχυρῶς θερμαίνοντα· φυλασσέσθω δὲ καὶ
τὰ πάνυ ξηραίνοντα καὶ τὰ πάνυ δύσοσμα καὶ τὰς ἐπισήμους εὐω-
13 δίας καὶ τὰς ἐπισήμους ἀρτύσεις. Λαχάνων δὲ πονηρότατα εἰς τὰ 10
παρόντα τὸ σέλινον καὶ ἡ μίνθη καὶ τὸ σκόροδον· σέλινον μὲν γὰρ
ἄγει τὸ ἐπὶ ὑσῖέραν, καὶ τὸ παιδίον, εἰ τοῦτο ἐσθίοι ἡ τιτθή, κίνδυνος ἐπιληπῖικὸν γενέσθαι· εἰ δὲ μή, φυμάτων πλῆρες· ἡ δὲ μίνθη
τοσοῦτόν ἐσῖι κακὸν, ὥσῖε εἰ ἐμβάλοις τὸ γάλα, ὑγρὸν ποιεῖ τὸ γάλα,

muges et des petits thons; alors elle mangera aussi de la viande proprement dite, comme celle des jeunes porcs, des agneaux et des che-
10 vreaux. Du vin pris en grande quantité est très-nuisible, aussi bien pour
la nourrice elle-même que pour l'enfant; mais une quantité modérée est
bonne pour tous les deux, tant pour donner des forces que pour favoriser la digestion; seulement le vin que boit la nourrice ne devra être
11 ni d'un goût fortement sucré, ni trop âpre, mais d'un âge moyen. Le vin
miellé est bon aussi, si on le boit à quelques jours d'intervalle, tant pour
favoriser la sécrétion du lait que pour lui donner de bonnes qualités.
12 En général, la nourrice devra éviter les aliments salés, âcres, fortement
âpres, acides, amers, ou fortement échauffants; elle évitera de même les
ingrédients fortement desséchants, d'une odeur trop mauvaise, ou qui
13 présentent un parfum ou un assaisonnement trop prononcés. Les plus
détestables des herbes potagères, dans le cas dont il s'agit, sont le céleri, la menthe et l'ail : en effet, le céleri pousse vers la matrice, et, si la
nourrice en mange, l'enfant court le danger de devenir épileptique;
sinon, de se couvrir de pustules; la menthe est si mauvaise, que, si
on verse du lait dessus, cette plante le rend coulant, et il n'est point
du tout coagulé par cette plante : pour cette raison, une décoction de

4. αὖ ex em.; ἀν F.— 8. πικρά Syn.; πυκνά F.— 13. δὲ οὐ μή F.— 14. τὸ κακ. F.

καὶ οὐδὲν ὑπὸ αὐτοῦ σπήγνυται· διὸ καὶ σπνιγομένῳ τινὶ ὑπὸ γάλακτος ἴαμα γίνεται ὁ χυλὸς τῆς μίνθης σπινόμενος. Τὸ δὲ σκόροδον 14
καὶ τῇ ὀσμῇ καὶ τῇ γεύσει κάκισ]ον καὶ τῇ ἄλλῃ ταραχῇ· καὶ γὰρ
ὁρμᾷ κάτω καὶ τὸ γάλα διαφθείρει· δεύτερον δὲ κρόμμυον καὶ σπρά-
5 σον καὶ ὤκιμον καὶ κάρδαμον, καίτοι σποτὲ ὡς φάρμακα τῇ τιτθῇ
χρήσιμα ταῦτα· ὅπου δὲ ἕκασ]ον, γράψω. Κάκισ]ον δὲ καὶ τὸ ἥδυ- 15
σμα οἱ ὀποὶ ὅ τε Μηδικὸς καὶ ὁ ἐκ Κυρήνης καὶ ὁ ἀπὸ τῶν Σύρων
οὐ σπάλαι κομιζόμενος. Τῶν δὲ ἰχθύων κάκιστα τὰ σελάχια καὶ οἱ
λιμναῖοι καὶ οἱ σποτάμιοι καὶ ὅσοι ἐν σπηλῷ τρέφονται καὶ ἰλύι,
10 κρεῶν δὲ τὰ βόεια καὶ τὰ αἴγεια, καὶ μάλισ]α τὰ τῶν κριῶν καὶ
τῶν τράγων· ὀσπρίων δὲ τὰ φυσώδη, οἱ κύαμοι καὶ οἱ φακοὶ καὶ οἱ
δόλιχοι. Τραγήματα δὲ σπάντα μὲν, ὡς εἰπεῖν, φυλασσέσθω· καὶ γὰρ 17
δύσπεπ]α καὶ ξηραντικά· μᾶλλον δὲ τά τε Σινωπικὰ κάρυα καὶ τὰς
ἀμυγδάλας· οἱ δὲ φοίνικες καὶ ἰσχάδες τὰ μέτρια σπροσωφελοῦσιν·

menthe, prise en boisson, devient aussi un remède pour celui qui est
en proie à l'étouffement par suite du lait. L'ail est très-nuisible, aussi 14
bien par son odeur que par son goût et par les autres troubles qu'il
cause, car il pousse vers le bas et gâte le lait; l'oignon, le poireau, le
basilic et le cresson d'Alep viennent en second lieu, quoique ces herbes
soient quelquefois utiles à la nourrice à titre de médicaments; je dirai
tout à l'heure en quelles circonstances chacune d'elles convient. Les sucs 15
[résineux des silphium] sont un assaisonnement très-mauvais, aussi bien
celui de Médie que celui de Cyrène et celui qu'on vient tout récemment
encore d'importer de Syrie. Les plus mauvais poissons sont les séla- 16
ciens, ainsi que ceux de lac et de rivière, et tous ceux qui vivent dans la
boue et le limon; les viandes les plus mauvaises sont celles de bœuf et de
chèvre, et surtout celle des béliers et des boucs; parmi les graines farineuses, les plus mauvaises sont les espèces flatulentes, comme les fèves,
les lentilles et les haricots. La nourrice devra éviter, pour ainsi dire, 17
tous les mets de dessert, car ces mets sont difficiles à digérer et desséchants, mais surtout les noix de Sinope (noisettes?) et les amandes; les
dattes et les figues sèches, au contraire, sont modérément utiles, mais

4. τοῦ γάλακτος διαφέρει F. — 5. καί τι F.

ϖικρόχολα δὲ τὰ διὰ τοῦ μέλιτος ϖέμματα· φλεγματώδεις δὲ οἱ
18 τυροί. Τούτων ἀπεχέσθω ἡ τιτθὴ ἐνθυμουμένη, ὡς ἐγὼ γέγραφα,
19 τὰ λίαν καλὰ καὶ αὐτῇ καὶ τῷ βρέφει. Ἀπεχέσθω δὲ καὶ λαγνειῶν·
φθορὰ γὰρ μεγίστη τῷ γάλακτι εἰ μίσγοιτο γυνὴ θηλάζουσα, ὅτι
20 τὴν ὁρμὴν ἀνάγκη κάτω γίνεσθαι. Πονείτω δὲ ἡ τιτθὴ ἀπὸ τῶν χει- 5
21 ρῶν καὶ τῶν ὤμων, εἰ μέλλει τι τὸ ϖαιδίον ὠφελεῖν. Καὶ ἀλεσάτω
οὖν καὶ ὑφηνάτω καὶ ϖλισάτω· ἀρκεῖ δέ ϖου καὶ ἀνιμῆσαι κάδῳ
καὶ σφαῖραν βαλεῖν καὶ ἐπὶ τῆς ἀγκάλης ἔχουσαν τὸ ϖαιδίον ϖε-
ριελθεῖν· καὶ γὰρ αἰώρα καλλίστη τῷ βρέφει, καὶ ὁ ϖόνος δίκαιος
φέρειν ἐπὶ ἀγκάλης τρίμηνα καὶ τετράμηνα· τὸ δὲ ἔμπροσθεν οὐκ 10
22 εὔφορα τῇ ὑγρότητι. Οὕτω μὲν οὖν ἡ τιτθὴ διαιτωμένη κάλλιστα
ἂν ἔχοι καὶ ἑαυτῇ καὶ τῷ βρέφει· τὰς δὲ τοῦ γάλακτος κακίας διορθοῦν χρὴ ὧδε· εἰ μὲν τύχοι ϖαχύτερον, ἐμέτοις ἐξελεῖν δεῖ τοῦ

les fritures au miel engendrent de la bile amère, et les fromages de la pi-
18 tuite. La nourrice doit donc s'abstenir de ces aliments, si elle recherche,
comme je l'ai prescrit, les choses très-profitables aussi bien à elle-même
19 qu'à l'enfant. Elle devra aussi s'abstenir des rapports sexuels, car c'est surtout ce qu'il y a de plus pernicieux pour le lait, si une femme qui allaite
se livre au coït, parce que cet acte produit indispensablement une ten-
20 dance vers le bas. Que la nourrice fasse des exercices avec les bras et les
21 épaules, si elle veut être en quelque chose utile à l'enfant. Elle devra
donc moudre, tisser et blûter; quelquefois il suffit qu'elle puise de l'eau
avec une aiguière, qu'elle lance des boules, ou qu'elle se promène en
tenant l'enfant dans ses bras; car c'est un mouvement très-profitable à
l'enfant et un exercice approprié [pour la nourrice] que de porter dans
ses bras des enfants de trois ou quatre mois; avant cet âge, les enfants
22 ne sont pas faciles à porter, à cause de leur flaccidité. Si donc la nourrice
suit ce régime, tout sera pour le mieux, tant pour elle-même que pour
l'enfant; mais les mauvaises qualités du lait devront être redressées
de la manière suivante : si le lait est trop épais, il faut enlever de la pituite à l'aide de vomissements, et les meilleurs sont ceux qu'on excite

1-2. δὲ οἱ τυροί ex em.; δεῖ τυρεῖν
F. — 2. οἱ τιτθοὶ ἐνθυμούμενοι F. —
3. αὐτοί F inter l. — 5-6. χειρῶν F
corr., Syn., Paul.; τιτθῶν F. text. — 8.
βαλλεῖν F. — Ib. ἀγκάλης Syn., Paul.;
ἀνάγκης F. — 10. φέρειν δὲ ἐπί F Syn.,
Paul. — 13. χρὴ ὧδε Syn., Paul.;
χρειώδη F.

φλέγματος · ἄριστοι δὲ οἱ ἐπὶ τῷ ὀξυμέλιτι. Δεῖ δὲ καὶ τοῖς πόνοις 23
λεπτῦναι τοῖς πρὸ τῶν σιτίων. Ἐνταῦθα δήπου καὶ ὀρίγανον καὶ 24
ὕσσωπον καὶ ἡ θύμβρα καὶ ὁ σκάνδιξ καὶ ὁ θύμος ἐπιτήδεια, τὰ
μὲν ἡδύσματα εἶναι τοῖς σιτίοις, τὰ [δὲ] ἐψήσασαν ἐν ὕδατι πίνειν.

5 Οἶνοι δὲ ἄριστοι οἱ λευκοὶ καὶ εὔοσμοι καὶ ὑπόλεπτοι, καὶ ὄψων 25
ῥαφανὶς ὀλίγη καὶ τάριχος παλαιὸν τῶν Γαδειρικῶν μετὰ ὀξυμέλιτος καὶ χλωρᾶς ὀριγάνου, καὶ ἰχθύες φύκια καὶ πέρκια καὶ ἴουλοι
καὶ κοψιχοὶ καὶ κίχλαι · τῶν ὀστρακίων τελλῖναι καὶ κτένες καὶ
ὕδωρ τὸ ἀπὸ αὐτῶν, ἀνήθου πλέονος ἐπιβεβλημένου. Ὀρνίθων δὲ 26
10 πόδας καὶ πτέρυγας κάλλιον εἰς ὄξος ἀποβάπτουσαν ἐσθίειν, πεπέρεως, ἢ ὁποῦ ἐμβεβλημένου. Κρεῶν δὲ καὶ ῥοφημάτων τηνικαῦτα ἀπέ- 27
χεσθαι πλὴν πτισάνης. Τὸ μὲν οὖν παχὺ οὕτω χρὴ διορθοῦσθαι καὶ 28
μὴ ἐᾶν · εἰ δὲ μὴ, ἐντεῦθεν κίνδυνος καὶ ἐπίληπτον γενέσθαι τὸ παιδίον καὶ ἕτερόν τι παθεῖν οὐκ ἐπιτήδειον · εἰ δέ που γένοιτο δρι-

avec l'oxymel. Il faut aussi amaigrir la nourrice à l'aide d'exercices 23
avant le repas. C'est dans ces circonstances que l'origan, l'hyssope, le 24
thymbre, l'aiguillette et le *thym,* conviennent aussi, les uns comme con-
diment pour les aliments, les autres pour servir de boisson bouillis
dans l'eau. Les meilleurs vins sont [dans ces circonstances] les vins 25
blancs, odoriférants et légèrement ténus, et les meilleurs mets secondaires, le raifort pris en petite quantité, de la vieille salaison de Cadix,
pris avec de l'oxymel et de l'origan vert; en fait de poissons, des boulereaux, des perches, des girelles, des tourdes et des merles; en fait de
coquillages, des *tellines* et des peignes, ainsi que l'eau de ces animaux,
à laquelle on ajoute une assez grande quantité d'aneth. Il convient de 26
manger les cuisses et les ailes de poulets, en les trempant dans du vinaigre et en ajoutant du poivre, ou du suc de silphium. Dans ce cas on 27
doit s'abstenir de viande et de bouillies, à l'exception de l'orge mondée.
Voilà comment il faut corriger la trop grande consistance du lait, circons- 28
tance qu'on ne doit pas négliger, car, dans ce cas, on risquerait de voir
l'enfant devenir épileptique, ou souffrir de quelque autre affection préju-
diciable; mais, si parfois le lait devient trop âcre et trop ténu, il faut dimi-

1. οἱ Syn., Paul.; om. F. — 3. ὁ σκ. om. F. — 5. ὑπόλεπτοι ex em.; ὑπόλευ-
Syn., Paul.; ἡ σκ. F. — 4. [δέ] ex em.; κοι καὶ ὑπόλευτοι F. — 8. κοψικοὶ F.

μύτερόν τε καὶ λεπ7ότερον, ἐνταῦθα τῶν μὲν πόνων κουφίζειν τῶν
πολλῶν, εὐωχεῖν δὲ τὴν τιτθὴν ῥοφήμασί τε καὶ κρέασι χοίρων
καὶ ἐρίφων καὶ ἀρνίων, καὶ σίραιον διδόναι πίνειν καὶ οἶνον γλυκύν.

29 Εἰ δὲ ἧσσον γένοιτο, τῶν τε ῥοφημάτων προσφέρειν, καὶ μάλισ7α
π7ισάνης, καὶ τἄλλα δαψιλέσ7ερον διαιτᾷν, καὶ γλεῦκος διδόναι πί- 5
νειν καὶ οἶνον γλυκὺν, καὶ πυροὺς ἐφθοὺς μετὰ σιραίου, καὶ φυ-
λάτ7εσθαι μὲν τὰς ἐκκρίσεις, καὶ μάλισ7α ἱδρώτων, ὥσ7ε οὐδὲ λουτρὸν συνεχὲς ἁρμόσει, ἐπανιέναι δὲ τῶν γυμνασίων καὶ ἀνατρίβειν
σ7ῆθος καὶ τιτθοὺς, καὶ πάντα τρόπον ταύτῃ ἐρεθίζειν · ταῖς δὲ ἂν
30 καὶ σικύα προσβαλλομένη παράσχοι τὸ δέον. Τὰ δὲ φάρμακα οἷς 10
ἄγουσι γάλα, ὅτι μὲν ἀνύει τι, οἶδα · οὐ μὴν συνεχῶς χρῆσθαι κελεύω · συντήκει γὰρ βιαιότερον · ἔσ7ι δὲ μαράθρου τε ῥίζα καὶ ὁ
καρπὸς ἐν π7ισάνῃ ἡψημένα καὶ γλαῦξ ἢ πόα μετὰ π7ισάνης καὶ

nuer les exercices trop multipliés; on donnera à la nourrice des mets
agréables, par exemple des bouillies, de la viande de jeune porc, de chevreau ou d'agneau, et pour boisson du vin doux cuit et du vin d'un goût
29 sucré. Si cette mauvaise qualité du lait existe à un moindre degré, on
administrera des bouillies, et surtout de l'orge mondée; on prescrira, du
reste, à la nourrice un régime assez abondant; on lui fera boire du vin
doux et du vin d'un goût sucré, ainsi que du froment bouilli dans du
vin doux cuit; on prendra garde aux excrétions, surtout à celle de la
sueur (les bains fréquents ne conviendront donc pas non plus); on diminuera les exercices; on frottera la poitrine et les mamelles, et on produira de toutes les manières possibles une irritation de ce côté-là; chez
certaines femmes, l'application d'une ventouse produira l'effet désiré.
30 Je sais que les médicaments administrés pour pousser au lait produisent
de l'effet; cependant je n'ordonne pas d'y recourir constamment, car
ils produisent une colliquation assez violente; ce sont la racine et la graine
de fenouil bouillies dans une décoction d'orge mondée, le cresson sauvage pris avec de l'orge mondée, les feuilles de luzerne en arbre prises

1. τὸν μὲν πόνον F text. — 3. ἀρ-
νείων F. — 4. γένοιτο ex em.; γένηται
F. — 5. γλύκος F. — 9. σ7ῆθος Syn.,
Paul.; τὸ σ7ῆθος F. — Ib. ταύτῃ ex

em.; ταύτην F. — 10. παράσχοι Syn.,
Paul.; πάσχοι F. — 12. γάρ Syn.,
Paul.; δέ F. — 13 ἐψειμένῳ F. — Ib.
καὶ γλαῦξ καί F.

κυτίσου φύλλα ἐν οἴνῳ μέλανι, ἢ ϖτισάνη, καὶ μελάνθιον ἐν γλυκεῖ καὶ
ἄνηθον καὶ ὁ καρπὸς αὐτοῦ καὶ ἡ ῥίζα καὶ ἀλίμου ῥίζα ἐν ϖτισάνη,
ἢ οἴνῳ, καὶ σʹαφυλίνου ῥίζα καὶ οἱ καυλοί. Χρὴ δὲ ϑερμῷ ϖροαιο- 31
νήσαντας οὕτω ϖροσφέρειν. Χρὴ δὲ ϖαῖδα ϖαρασʹησαμένην τῶν 32
5 μειζόνων ϑηλάζειν · ϖροτρέπει γὰρ ῥεῖν. Πᾶν μέντοι τὸ ϖονηρὸν 33
γάλα, καὶ εἰ ϖαχὺ εἴη, καὶ εἰ δριμὺ, καὶ εἰ δυσωδίαν ἔχοι, ϖροα-
μέλξασαν οὕτω ϖροσʹίθεσθαι τὸ ϖαιδίον · τὸ δὲ δριμὺ μηδέποτε
ἄσιτον διδόναι. Τὰς δὲ δυσωδίας κἂν οἶνος εὐώδης, κἂν σιτίον εὐή- 34
δυντον, κἂν μελίκρας οἶνος διορθοῦν δύναιτο.

ιδ′. Περὶ τῆς τροφοῦ.

10 Ταῦτα οὖν ἅπαντα ϖερὶ τὸ ϖαιδίον εἰς τρίτον ἔτος ἀπὸ τῆς ϖρώ- 1
της γενέσεως ἀξιῶ ϖραγματεύεσθαι, καὶ ϖρὸ τούτου ἔτι τῆς τρεφού-
σης αὐτῆς οὐ σμικρὰν ϖεποιῆσθαι ϖρόνοιαν, ὡς ἄρισʹον ἀεὶ τὴν

---

dans du vin noir, ou dans une décoction d'orge mondée, la nielle prise
dans du vin d'un goût sucré, la graine et la racine d'aneth, la racine de
soutenelle prise dans une décoction d'orge mondée ou dans du vin, la
racine et les tiges de la carotte. Avant d'administrer ces médicaments, il 31
faut faire des affusions d'eau chaude. La nourrice placera à côté d'elle, 32
pour la teter, un garçon déjà assez grand, car cela excite le lait à couler. Après s'être fait tirer de cette manière le lait vicieux quelconque, 33
qu'il soit épais, âcre, ou qu'il ait une mauvaise odeur, la nourrice donnera le sein à l'enfant; mais, si la nourrice a du lait âcre, elle ne donnera jamais à teter à jeun. On pourra redresser la mauvaise odeur 34
du lait à l'aide de vin odoriférant, d'aliments bien assaisonnés, ou de
vin miellé.

14. DE LA NOURRICE.

Je suis d'avis qu'il faut prendre toutes ces précautions pour l'enfant 1
jusqu'à sa troisième année, à compter depuis le premier instant de sa
naissance; mais, avant cela, on aura encore un soin tout particulier de
la nourrice, afin que son lait ait toujours le meilleur tempérament pos-

---

4. ϖαρασʹησάμενον F. — Cʜ. 14; l. 10. Τοῦτο F.

2 κρᾶσιν ὑπάρχῃ τὸ γάλα. Γένοιτο δὲ ἂν τοιοῦτο, εἰ τὸ αἷμα χρησ1ό-
τατον εἴη· γεννᾶται δὲ τὸ τοιοῦτο ἐπί τε τοῖς συμμέτροις γυμνασίοις
καὶ τροφαῖς εὐχύμοις τε ἅμα καὶ κατὰ καιρὸν τὸν προσήκοντα καὶ
μέτρα τὰ δέοντα λαμβανομέναις, ὥσπερ οὖν καὶ πόμασι εὐκαίροις
3 τε καὶ μετρίοις. Ἀφροδισίων δὲ παντάπασι κελεύω ἀπέχεσθαι τὰς   5
Θηλαζούσας παιδία γυναῖκας· αἵ τε γὰρ ἐπιμήνιοι καθάρσεις αὐταῖς ἐρεθίζονται μιγνυμέναις ἀνδρὶ, καὶ οὐκ εὐῶδες μένει τὸ γάλα,
καί τινες αὐτῶν ἐν γασ1ρὶ λαμβάνουσιν· οὗ βλαβερώτερον οὐδὲν
ἂν εἴη γάλακτι τρεφομένῳ παιδίῳ· δαπανᾶται γὰρ ἐν τῷδε τὸ χρη-
σ1ότατον τοῦ αἵματος εἰς τὸ κυούμενον· διόπερ ἐγὼ συμβουλεύ-   10
σαιμι ἂν, εἰ κυήσειεν ἡ Θηλάζουσα τὸ παιδίον, ἑτέραν ἐξευρίσκειν
τροφόν.

ιε'. Περὶ τροφοῦ γάλακτος καὶ περὶ δοκιμασίας γάλακτος ἀρίσ1ου. Ἐκ τῶν
Μνησιθέου τοῦ Κυζικηνοῦ.

1   Εἰς παιδοτροφίαν τροφὸν μὲν γένει λαμβάνειν Θρέτ1αν, ἢ αἰγυ-

2 sible. Or il en sera ainsi, si son sang est éminemment bon, et les conditions requises pour former un pareil sang sont des exercices modérés,
des aliments qui contiennent de bons sucs et qu'on prend en temps opportun et en quantité convenable, et aussi des boissons pour lesquelles
3 on observe les mêmes règles. J'ordonne aux femmes qui nourrissent des
petits enfants de s'abstenir complétement du coït; car les rapports qu'elles
ont avec un homme provoquent le flux menstruel; dans ce cas leur lait
ne conserve pas sa bonne odeur, et quelques-unes deviennent enceintes;
or il n'y a rien de plus nuisible pour un enfant qu'on élève au sein, que
l'état de grossesse de la nourrice : car, dans ce cas, la meilleure partie
du sang est consacrée au fœtus contenu dans l'utérus : pour cette raison, je conseillerais de chercher une autre nourrice au cas où celle qui
allaitait l'enfant aurait conçu.

15. DU LAIT DE LA NOURRICE ET DE LA MANIÈRE DE RECONNAÎTRE LE MEILLEUR LAIT.
— TIRÉ DE MNÉSITHÉE DE CYZIQUE.

1   Pour nourrir un enfant, il faut prendre une femme de nation thrace,

1. Γίγνοιτο F. — 2. τοῖς τοιούτοις συμμ. F.

πʹίαν, ἢ ἄλλην παραπλησίαν ταῖς εἰρημέναις. Ἔσʃω δὲ εὐμεγέθης, 2
εὔπλευρος, εὔσαρκος, καλὴ τὴν ὄψιν, εὔκολος πρὸς ἅπαν σιτίον, μὴ
ἐκταρασσομένη τὴν κοιλίαν. Ἀπολελύσθω δὲ παντὸς πάθους, καὶ 3
μάλιʃα ἐπιληπʃικῶν καὶ ὑσʃερικῶν πνιγμῶν καὶ ἐνθεασʃικῶν.
5 Ἔσʃω δὲ καθάριος κατὰ τὴν ἐσθῆτα καὶ τὴν λοιπὴν δίαιταν, κατὰ 4
τὸν αὐτῆς χρῶτα μὴ δυσώδης, τῇ τε διανοίᾳ ἱλαρὰ, ῥᾴθυμος, πραέα,
ἁπλῆ, ἐτῶν οὖσα μὴ πλεόνων τριάκοντα, ἐλάτʃων δὲ ἑνὶ, ἢ δυσίν·
εἶτα τὰ καταμήνια μὴ φαίνηται. Ἔσʃω δὲ αὐσʃηρὰ πρὸς ἀνδρῶν ὁμιλίαν, καὶ πλείω παιδία ἐκτετροφυῖα, ἅμα τε τῇ μητρὶ τετοκυῖα 5
10 τὸ αὐτὸ γένος. Κράτισʃόν τέ ἐσʃι τὸ γάλα μετὰ μʹ. ἡμέρας. τοῦ τό- 6
κου τῆς γυναικὸς θηλάζειν. Δοκιμάζομεν δὲ μάλιʃα μὲν τὰς τετο- 7
κυίας αὐτάς· εἰ δὲ μὴ, οἰκείας, ἢ συγγενεῖς, ἢ τὰς ὁμοίας ταύτῃ
οὔσας τῷ εἴδει. Μασʃοὶ δὲ ἄρισʃοι εὐμεγέθεις, ὁμαλώτατοι τῇ τῶν 8
σαρκῶν πολυπληθείᾳ, μὴ λαγαροὶ καὶ διάκενοι ἐκ τοῦ κατὰ τὴν

ou égyptienne, ou quelque autre qui leur ressemble. Elle devra avoir 2
une grande taille, la poitrine bien développée, les chairs d'une bonne
nature, être belle à voir, s'arranger facilement de toute espèce d'aliments
et ne pas être sujette aux dérangements du ventre. Elle sera exempte de 3
toute maladie, et surtout de l'épilepsie et des étouffements hystériques,
ou de ceux qui se développent par une influence divine. Elle devra être 4
propre dans ses vêtements ainsi que dans les autres détails de la vie; sa
peau n'aura pas de mauvaise odeur; elle aura un caractère gai, facile,
doux et simple; son âge ne dépassera pas trente ans et restera même en
deçà d'un ou de deux ans; ses règles ne doivent pas paraître pendant
l'allaitement. Qu'elle soit sévère pour le commerce avec les hommes; 5
qu'elle ait déjà achevé l'allaitement de plusieurs enfants, et que son dernier enfant soit du même âge et du même sexe que celui de la mère. Son 6
lait doit avoir quarante jours après l'accouchement pour être dans la meilleure condition. Nous préférons surtout les mères elles-mêmes, ou, si 7
cela ne se peut pas, leurs proches, leurs parentes, ou les femmes qui leur
ressemblent pour la forme. Les meilleures conditions pour les seins sont 8
d'être volumineux, de présenter une grande égalité, par rapport à la masse
des chairs, de ne pas être lâches ou spongieux à la région moyenne, ou

7. πλέον F. — 8. εἶτα conj.; ἤ F. — 13. ὁμαλότητι τῶν F.

μέσην χώραν, μήτε ἐκ τοῦ κατὰ τὸ σῖηθος μέρους ὑπόκενοι καὶ
Θυλακώδεις, μήτε λίαν ὀγκώδεις ἔχουσι τὰς Θηλὰς μεγάλας, ὀπὰς
9 μαλακὰς, τὰ τρήματα ὁμαλὰ, εὔτρητα. Γάλα δὲ βέλτισῖον τὸ σύμμετρον ϖάχει, ϖλήθει, ὀσμῇ, χρόᾳ, γεύσει, ἀΦρῷ · ἐὰν δὲ μὴ τῷ
10 ϖλήθει σύμμετρον ᾖ, ἡ τὸ ϖλεῖον ἔχουσα αἱρετωτέρα τροφός. Αὕτη   5
μὲν οὖν ἡ διὰ τῶν αἰσθήσεων δοκιμασία κρατίσῖη · δευτέρα δὲ, εἰς
ἀγγεῖον ἀργυροῦν, ἢ λευκοῦ χαλκοῦ καθαροῦ κοιλότητα ἔχον ἱκανὴν ὥσῖε ϖλῆθος ὑγροῦ δέξασθαι ἐγχέας ὕδωρ ἀΦηψημένον, ἢ διη-
θημένον, ἢ ὅτι καθαρώτατον, ἐπισῖάξαι τοῦ γάλακτος σῖαγόνας ὅσον
τὸν ἀριθμὸν ί ἢ ιε΄, καὶ κατανοεῖν τὴν τοῦ γάλακτος διάχυσιν, εἰ   10
μήτε ταχεῖα, μήτε βραδεῖα τελέως γίνεται, μέσως δέ · τὸ γὰρ
11 τοιοῦτον ἄρισῖον · Θεωρεῖν δὲ ταῦτα ἐν ὑγεία. Χρήσιμον δέ ἐσῖι
καὶ τὸ ἐπὶ τοῦ ὄνυχος διαυγάζον · δεῖ δὲ ἐπισῖαλάξαντα ἐπὶ τὸν
τοῦ μεγάλου δακτύλου ὄνυχα ὑπὸ τὴν αὐγὴν Θεωρεῖν ἅμα εἰς τὴν
ἀπόρρυσιν ἐν τῷ ἀποκλίνειν τὸν ὄνυχα, εἰ ταχεῖαν, ἢ ϖάλιν βρα-   15

vides et semblables à des sacs dans le voisinage de la poitrine, enfin de
ne pas être trop saillants; ils doivent présenter des papilles grandes avec
9 des canaux mous et des ouvertures lisses et bien percées. Le meilleur
lait est celui qui offre des conditions moyennes, sous le rapport de l'é-
paisseur, de la quantité, de l'odeur, de la couleur, du goût et de l'écume;
si la quantité n'est pas moyenne, on préférera une nourrice qui a plus
10 de lait. C'est là la meilleure épreuve qu'on puisse faire à l'aide des sens;
la seconde consiste d'abord à verser de l'eau bouillie, ou filtrée, ou aussi
pure que possible, dans un vase propre d'argent, ou de cuivre blanc,
pourvu d'une cavité assez grande pour recevoir du liquide en quantité,
puis à faire tomber dans cette eau dix ou quinze gouttes de lait; alors on
examinera si la dispersion du lait dans l'eau ne s'opère ni extrêmement
vite, ni très-lentement, mais avec une célérité moyenne, car ce lait-là
11 est le meilleur; il faut faire cette épreuve dans l'état de santé. C'est encore une bonne qualité du lait d'être transparent sur l'ongle : on laissera tomber des gouttes de lait sur l'ongle du pouce, et on le regardera
au grand jour, en faisant attention en même temps à la manière dont il

---

1. μηδέ F. — 2. ἔχουσι conj.; ἔχουσα   14. Θεωρεῖν ex em.; Θεωροῦντα F. —
F. — 4. ϖάχει Syn., Paul., ϖαχύ F. —   Ib. εἰς τό F.

δεῖαν ἴσχει · ἀμφότερα γὰρ ἄχρηϲ⁷α, τὸ δὲ συμμέτρως ἀπορρέον
χρήσιμον. Δοκιμάζειν δὲ καὶ οὕτως · ἐγχέαντα τὸ ὀγδοημόριον τοῦ 12
γάλακτος εἰς ἀγγεῖον ὑέλινον, ἢ κεράτινον, ἢ κόγχον ϑαλάτ⁷ιον, ἐμ-
βάλλειν ταμίσου τὸ σύμμετρον, καὶ διαθλίψαι τοῖς δακτύλοις, εἶτα
5 ἐάσαντα ἕως οὗ ϖαγῇ, ϑεωρεῖν, εἰ ἔλατ⁷ον τὸ τυρῶδες, ϖλέον δὲ
τὸ ὑδατῶδες γίνεται · τὸ γὰρ τοιοῦτον γάλα ἄχρησον ϖρὸς τροφὴν, καὶ τὸ ϖλεῖϲ⁷ον αὐτοῦ ἐξουρεῖται. Εἰ δὲ τὸ ϖαγὲν ϖλέον μὲν 13
τὸ τυρῶδες ἔχει, ἔλατ⁷ὸν δὲ τὸ ὑδατῶδες, δύσπεπ⁷ον καὶ δυσκατέρ-
γαϲ⁷ον αὐτὸ ὑπολήπ⁷έον · ἄριϲ⁷ον δὲ τὸ σύμμετρον μὲν τὸ τυρῶδες
10 ἐσχηκὸς, σύμμετρον δὲ τὸ ὑδατῶδες. Ποιεῖσθαι δὲ καὶ [ταύτην] τὴν 14
δοκιμασίαν, μάλιϲ⁷α τῇ ἐαρινῇ ὥρᾳ · ἄγγος τὸ ὑάλινον, ἢ κεράτινον, ἢ κόγχον ϑαλάτ⁷ιον ἐμπλήσας τοῦ γάλακτος ἀπὸ ἑσπέρας, ἐν
τόπῳ εὐδιεινῷ ϑὲς, εἶτα ϖρωΐ ϑεώρει τὸν ἐπίπαγον, ἢ καὶ τὸ
γραῶδες, εἰ τελείως ϖολύ ἐϲ⁷ιν, ἢ τοὐναντίον ὀλίγον, τὸ δὲ ὑγρὸν

s'écoule, rapidement, ou lentement, lorsqu'on abaisse l'ongle, car ces deux
cas sont également mauvais ; au contraire, le lait qui s'écoule avec une
lenteur moyenne est bon. On fera encore l'épreuve suivante : on versera 12
la huitième partie d'un cotyle de lait dans un vase en verre ou en
corne, ou dans une coquille marine, on y ajoutera une quantité moyenne
de présure, on écrasera avec les doigts, puis on abandonnera le mélange
à lui-même jusqu'à ce qu'il se coagule ; ensuite on examinera si on obtient une quantité plus abondante d'éléments aqueux que d'éléments
caséeux, car un tel lait ne vaut rien comme aliment, et la plus grande
partie en passe par les urines. Si le lait figé contient plus de parties ca- 13
séeuses que de parties aqueuses, il faut croire qu'il se digérera et s'élaborera difficilement ; le meilleur lait est celui qui contient une quantité
moyenne d'éléments caséeux et une quantité également moyenne d'éléments aqueux. Il faut encore faire l'épreuve suivante, surtout au prin- 14
temps : le soir on remplit de lait le vase en verre ou en corne, ou la
coquille marine, on le place dans un endroit bien exposé au soleil ; le
matin on examine le coagulum, ou pellicule, s'il est très-abondant, ou si,
au contraire, il existe en petite quantité, tandis que le liquide est abon-

3. ἢ κεράτ. ex em. ; ἐμβαλεῖν κεράτ. Paul. ; χρηϲ⁷όν F, Syn. — 10. [ταύ-
F. — 3-4. ἐμβαλεῖν F. — 6. ἄχρηϲ⁷ον την] conj. ; om. F. — 14. τοὐναντίως F.

πολύ· τὰ γὰρ τοιαῦτα ἀχρεῖά ἐσ1ιν· ᾧ δὲ ἡ συμμετρία ἠκολούθη-
15 σεν, ἄρισ1ον. Ἐὰν δὲ συμβῇ τοὺς τιτθοὺς ἐλάτ1ους, ἢ τὰς 9ηλὰς
16 ἔχειν τὴν τροφὸν, τούς τε μασ1οὺς τριβέτωσαν. Καὶ ἀναδεσμεύειν
ἄνωθεν τῶν μασθῶν μαλακῷ λημνίσκῳ, τοὺς μασ1οὺς ἡσυχῇ πιεζοῦν-
17 τας, ἵνα ἐπίρρυσις τοῦ γάλακτος πλείων γένηται. Ἐὰν δὲ μεταξὺ 5
τοῦ γαλακτισμοῦ τοῦ παιδίου [τὸ] γάλα σβεσθῇ, κράτισ1ον δὴ τὸ μεταβαίνειν ἐπὶ ἄλλον μασ1όν· εἰ δὲ μὴ εἴη δυνατὸν, γάλα κατασκευά-
ζειν, καταντλοῦντας ὕδατι 9ερμῷ πολλῷ, προδόντας τι τῶν ἐπα-
κτικῶν καὶ ποιητικῶν πίνειν, οἷον ἱππομαράθρου ἀπεξεσμένου ὅσον
κοτύλας β΄. μετὰ οἴνου εὐώδους, ἢ ἱπποσέλινον τὸν αὐτὸν τρόπον, ἢ 10
18 σελίνου ῥίζαν. Μετὰ δὲ τὰς καταντλήσεις διδόναι τινὶ 9ηλάζειν,
καὶ βίᾳ τὴν ἐπίσπασιν ποιεῖσθαι, τρίβειν τε καὶ πάλιν καταντλεῖν,
μετά τε τὸ λουτρὸν δοτέον πιεῖν ἀφέψοντα πράσα κεφαλωτά, μα-
λάχην, σέλινον, μάραθρον, καὶ τῶν ἄλλων λαχάνων γένη τινὰ τῶν

dant : ces deux espèces de lait sont mauvaises; celui, au contraire, qui
15 présente une bonne proportion des divers éléments, est le meilleur. S'il
arrive que la nourrice ait les mamelles ou les papilles trop petites, il
16 faudra lui frotter les seins. On relèvera aussi les mamelles, en appliquant de haut en bas un bandage de charpie longue et molle, et on pres-
17 sera doucement, afin qu'il y ait un afflux de lait plus abondant. Si, au
milieu de l'allaitement, le lait se tarit, le meilleur est de passer à une
autre nourrice; si cela est impossible, on donnera du lait [à la nourrice],
en faisant des affusions abondantes d'eau chaude, précédées de l'administration, sous forme de boisson, de quelque médicament qui puisse
amener ou donner du lait, comme, par exemple, le *fenouil de cheval*,
qu'on fera bouillir à la dose de deux cotyles avec du vin odoriférant, ou
du maceron administré de la même façon, ou de la racine de céleri.
18 Après les affusions, on fera sucer les mamelles par quelqu'un qui tirera
avec violence; on fera des frictions et de nouvelles affusions, et, après
le bain, on donnera à boire deux cotyles d'une décoction d'oignons de
poireau, de mauve, de céleri, de fenouil, ou de quelque autre espèce
d'herbe potagère sauvage (décoction qui devra contenir du froment for-

1. ἐσ1ὶν ἢ τοὐναντίον ὀλίγον ᾧ F. —   δὲ τό F. — 9. ποιητ. ποιεῖν πίνειν F.
6. γαλακτισμοῦ conj.; γάλακτος F.— Ib.   — Ib. ἀνεξ. F. — 11. τῶν καταντλή-
[τό] conj.; om. F. — Ib. δὴ τό conj.;   σεων F.

ἀγρίων · ἐχέτω δὲ ταῦτα ϖυροὺς καθέφθους · καλῶς ἀπηθήσαντα
κοτύλας δύο, μίξαντα ἀντὶ ἐλαίου οἶνον εὐώδη. Διδόναι [δὲ] καὶ 19
ϖᾶν σπέρμιον ἐψήσαντα μετὰ κυτίσου, ἤ τινος ἄλλου τῶν εἰρημένων, ἀπηθήσαντά [τε] τὸ ἴσον ϖλῆθος μετὰ τοῦ οἴνου διδόναι. Μετὰ 20
5 δὲ τὴν τούτων δόσιν ϖροσβάλλειν σικύαν κατὰ ἑκάτερον τόπον τῶν
μασῖῶν καὶ κελεύειν θηλάζειν σφοδρότερον ϖροσπεσόντα, τήν τε
τροφὴν ψαθυρὰν καὶ εὐανάδοτον διδόναι, τό τε ϖοτὸν ϖλεῖον, οἶνον
λεπτὸν εὐώδη θερμὸν ϖινόμενον, ἔχοντος τοῦ ὕδατός τινας τῶν εἰρημένων δυνάμεις.

ιϛ΄. Περὶ δοκιμασίας γάλακτος. Ἐκ τῶν Γαληνοῦ.

10   Δοκιμασῖέον δὲ τὸ γάλα ἀκριβῶς γεύσει καὶ ὄψει καὶ ὀσφρήσει · 1
καὶ γὰρ γευομένοις καὶ ὀσμωμένοις ἡδὺ καὶ θεωμένοις λευκόν τε
καὶ ὁμαλὲς καὶ μέσως ἔχον ὑγρότητος καὶ ϖαχύτητος ὀφθήσεται

tement cuit), qu'on décantera avec soin et à laquelle on mêlera, au lieu
d'huile, du vin odoriférant. On donnera aussi une espèce de graine quel- 19
conque bouillie avec de la luzerne en arbre, ou avec quelque autre des ingrédients susnommés, et on donnera la même quantité, après l'avoir dé-
cantée au tamis avec du vin. Après l'administration de ces médicaments, 20
on appliquera une ventouse sur chaque mamelle, et on ordonnera [à
quelqu'un] de sucer [les mamelles] avec assez de force; on donnera des
aliments qui aient peu de cohésion et qui se distribuent facilement dans
le corps, et des boissons abondantes, par exemple du vin odoriférant et
ténu qu'on boira chaud, en ayant soin de mettre dans l'eau [qu'on y
mêle], quelqu'un des médicaments que nous venons de nommer.

16. DE L'ÉPREUVE DU LAIT. — TIRÉ DE GALIEN.

Il faut faire soigneusement l'épreuve du lait à l'aide du goût, de la 1
vue et de l'odorat; en effet, le lait qui offre les meilleures qualités est
agréable au goût et à l'odorat; à l'œil, il paraîtra blanc et lisse; il présentera une consistance moyenne entre le liquide et l'épais; le mauvais lait,

---

1. κατέφθους F.— 2. [δέ] conj.; om.   τερον conj.; ἔκασῖον F. — 8. θερμὸν
F.— 4. [τε] conj.; om. F. — 5. ἐκά-   τὸ ϖινόμενον F.

τὸ ἄρισ7ον γάλα· τὸ δέ γε μοχθηρὸν ἤτοι σαχὺ καὶ τυρῶδες, ἢ
ὑγρὸν καὶ ὀρῶδες, ἢ σελιδνὸν καὶ ἀνώμαλον ἐν χρόᾳ καὶ συσ7άσει,
ἢ διαφύσεις ἔχον ξηρὰς, ἢ ἀφρῶδες, ἢ βρομῶδες, ἢ δυσῶδες, ἢ ταχέως ἀποξυνόμενον, ἢ γευομένοις σικρότατον, ἢ ἅλμης, ἤ τινος ἑτέρας ἀλλοκότου σοιότητος ἔμφασιν σαρέχον· καὶ γὰρ τὸ τοιοῦτον   5
2 γάλα μοχθηρὸν, οὐδὲ σρὸς τὴν ὀδμὴν ἡδὺ καθέσ7ηκεν. Ταῦτα μὲν
οὖν ἔσ7ω γνωρίσματα μοχθηροῦ τε καὶ χρησ7οῦ γάλακτος· οἷς τεκ-
μαιρόμενον νοσώδη τὴν γυναῖκα ὄντα ἐπὶ ἑτέραν μεταβαίνειν· ἐπὶ δὲ
3 τῶν εὐπορούντων σλείονας εἶναι τὰς τιτθάς. Ὅταν δὲ ἐνδεῶς ἀθροί-
ζηται τὸ γάλα κατὰ τοὺς μασ7οὺς, διάσκεψαι σερὶ τοῦ αἵματος· ἤτοι   10
4 γὰρ ἔλατ7όν ἐσ7ι τοῦ σροσήκοντος, ἢ μοχθηρότερον. Τὸ μὲν οὖν
ἔλατ7ον ὑγραινούσης τε καὶ θερμαινούσης δεῖται τῆς συμπάσης
διαίτης· τὸ δὲ μοχθηρότερον, εἰ μὲν χολῶδες ὑπάρχει, καθάρσεως
μὲν σρῶτον, εἶτα οἵας εἴρηται διαίτης· εἰ δὲ φλεγματικὸν, φαρμάκων θερμαινόντων μὲν, ἤτοι κατὰ τὴν σρώτην, εἶτα ἑξῆς καὶ τὴν   15

au contraire, sera épais et caséeux, liquide et séreux, ou livide, ou de couleur et de consistance inégales, ou entrecoupé de stries sèches, écumeux,
d'odeur dégoûtante ou désagréable; il s'aigrira vite, il aura une amer-
tume très-prononcée, un goût de saumure, ou quelque autre saveur
peu propre au lait; car un tel lait est mauvais et n'a pas même une
2 odeur agréable. Ce sont là les signes distinctifs entre le bon et le mauvais
lait; si, d'après eux, vous conjecturez que la femme est maladive, vous
passerez à une autre nourrice; chez les gens riches il faut qu'il y en ait
3 plus d'une. Si le lait se rassemble en quantité insuffisante dans les seins,
il faut faire attention au sang : en effet, cette humeur sera en quantité
4 moindre qu'il ne le faut, ou elle sera détériorée. Si donc le sang est
diminué, il exige un régime entièrement approprié à humecter et à
échauffer : quant au sang détérioré, il exige, s'il est bilieux, d'abord
une purgation, ensuite le régime que nous venons de décrire; s'il est
pituiteux, il demande des médicaments qui échauffent au premier, ou,

3-4. ἢ διαφ..... ἀποξ. om. Gal. — 3.   post τιτθάς l. 9 F; om. Aët.— 8-9. ἐπὶ
ξηρὰς] ἄνθας Aët.; ἐρυθρὰς ἢ σαρκώδεις ..... τιτθάς om. Gal. — 14. μέν Gal.;
Sor. — 5-6. καὶ γὰρ..... καθέσ7ηκεν om. F. — 15. εἶτα ἑξῆς] ἢ θεξῆς F.

δευτέραν τάξιν, οὐ μὴν ξηραινόντων γε. Καλλίω δὲ αὐτῶν ὅσα μὴ 5
Φάρμακα μόνον εἰσὶν, ἀλλὰ καὶ τροφαὶ, οἷον εὔζωμον, μάραθρον,
ἄνηθον· λέγω δὴ τὰς πόας αὐτὰς χλωρὰς ἔτι καὶ ὑγράς· αἱ γὰρ
ξηραὶ ξηραίνουσιν ἤδη καὶ θερμαίνουσι πλέον πρὸς τὸ παρόν.
5 Τούτου δὲ τοῦ γένους ἐστὶ σμύρνιον, σέλινον, σίον, ἐρέβινθοι, 6
γλαῦξ ἡ πόα, πολύγαλον. Καὶ ἀνεμῶναι δὲ προστιθέμεναι κατα- 7
σπῶσι γάλα. Ἄπειρα δέ ἐστι τὰ τὸ γάλα βλάπτοντα· καὶ γὰρ ὅσα 8
πλέον ἢ χρὴ θερμαίνει, καὶ ὅσα ξηραίνει, καὶ ὅσα ψύχει, τὰ μὲν
τῇ ποιότητι τοῦ αἵματος λυμαινόμενα, τὰ δὲ τὴν οὐσίαν ὅλην ἐλάτ-
10 τονα ποιοῦντα κωλύει γεννᾶσθαι τὸ γάλα. Παραπλησίαν δὲ τοῖς 9
εἰρημένοις ἔχει δύναμιν ὅσα προτρέπειν ἢ παύειν καταμήνια πέ-
Φυκεν· ὕλη γὰρ ἀμφοῖν κοινὴ τὸ ἐν ταῖς φλεψὶν αἷμα. Ταῦτά τοι 10
κἀπειδὰν ἐπὶ θάτερα τῶν μορίων φέρηται τὸ αἷμα, ξηραίνεται

plus tard aussi, au second degré, mais qui ne dessèchent pas. Les meil- 5
leurs de ces médicaments sont ceux qui ne jouent pas seulement le rôle
de médicaments, mais aussi celui d'aliments, comme la roquette, le
fenouil et l'aneth; je veux parler des herbes elles-mêmes, quand elles
sont encore vertes et humides, car, quand elles sont sèches, elles dessèchent et échauffent déjà plus qu'il ne le faut pour le cas actuel. A ce 6
genre appartiennent le smyrnium, le céleri, la berle, les pois chiches,
le cresson sauvage et le polygala. Les [deux espèces d']anémone donnent 7
aussi du lait, si on les applique à l'extérieur. Les substances qui font du 8
tort au lait sont innombrables : en effet, aussi bien celles qui échauffent
que celles qui dessèchent ou refroidissent outre mesure empêchent la
formation du lait, les unes en détériorant la qualité du sang, les autres
en diminuant sa quantité. Les substances qui sont de nature à provo- 9
quer ou à arrêter l'écoulement des règles ont des vertus analogues à
celles des substances dont nous venons de parler; car le sang contenu
dans les veines est la source commune aussi bien du lait que des règles.
Si donc le sang se porte vers l'un des deux organes, l'autre devient sec. 10

1. γε om. Gal. — Ib. Καλλίον (sic)   — 6. πολύγαλον Gal.; πολύγονον F. —
δ' ἂν αὐτῷ F. — 4. ἤδη ex em.; ἢ δεῖ F   6-7. ἀνασπῶσι Gal. — 7. καὶ ὁ γάρ F.
(voy. liv. XIV, ch. 63). — 4. πρὸς τὸ   — 12. ὕλην γ. ἀμφ. κινεῖ (κοινεῖ inter
παρόν om. Gal. — 5. Τοῦτο F. — Ib.   l.) F. — Ib. τό] καί F. — 12-13. Ταῦτά
ἐστὶ καὶ σμύρνιον Gal.; ἐστὶν οἷον σμ. F.   τε κἀπ. δὲ ἐπὶ θ. F.

11 θάτερα. Θαυμαστὸν οὖν οὐδὲν εἰ καὶ τὰ διαιτήματα καὶ τὰ φάρμακα
παραπλήσια τά τε γεννῶντα καὶ τὰ παύοντα τὴν ἐφεξῆς ἐπὶ ἑκάστῳ
μηνὶ κάθαρσιν καὶ τὴν ἐν μασῖοῖς τοῦ γάλακτος γένεσιν· τοσόνδε
μέντοι διαφέρει ὅτι τμητικωτέρων καὶ θερμοτέρων ἐνίοτε τὰ κατὰ
12 τὰς μήτρας χρῄζει· καὶ γὰρ ἀνασῖομοῦσθαι δέονται μᾶλλον. Ὅσα   5
μὲν οὖν τὸ γάλα προτρέπει, ταῦτα καὶ τὰς ἐλλιπεῖς καθάρσεις ὠφε-
λεῖ· τὰς δὲ ἐπὶ πλέον βεβλαμμένας, ἢ καὶ παντάπασιν ἰσχομένας,
οὐκέτι οὐδὲν τῶν τοιούτων ἰᾶται, ἀλλὰ βράθυ, καὶ μῆον, ἴρίς τε
καὶ καλαμίνθη, καὶ ὅσα τἆλλα τοιαῦτα τὰς παντελεῖς ἐπισχέσεις τῶν
13 κατὰ μήτρας καθάρσεων ἰᾶται. Ταῦτα μὲν ἔσῖω μοχθηροῦ τε καὶ   10
χρησῖοῦ γάλακτος γνωρίσματα.

ιζ'. Περὶ τροφῆς παιδίου ἄχρι ἐτῶν ιδ'. Ἐκ τῶν Γαληνοῦ.

1   Τρέφειν δὲ τὸ παιδίον τὰ μὲν πρῶτα γάλακτι μόνῳ· ἐπειδὰν δὲ

11 Il n'y a donc rien d'étonnant, s'il y a de l'analogie entre le régime et
les médicaments qui provoquent ou qui arrêtent l'évacuation revenant
régulièrement chaque mois, et ceux qui agissent de la même manière sur
la formation du lait dans les seins; il existe cependant entre eux cette
différence que la matrice exige quelquefois des agents plus incisifs et
12 plus chauds, car elle a un plus grand besoin d'être ouverte. Les médicaments donc qui provoquent l'écoulement du lait font également du
bien en cas d'insuffisance des règles; mais, quand l'évacuation utérine a
éprouvé un empêchement plus grave, ou qu'il est complétement arrêté,
aucun de ces médicaments ne saurait plus y porter remède, mais il faut
recourir à la sabine, au cistre, à l'iris, à la *calaminthe*, et à toutes les autres
substances analogues qui guérissent la rétention complète de l'écoule-
13 ment utérin. Que ce soient là les signes distinctifs entre le bon et le mauvais lait.

17. DE L'ÉDUCATION DE L'ENFANT JUSQU'À QUATORZE ANS.

1   Au commencement il faut nourrir l'enfant avec du lait seul; mais,

1. εἴη καὶ τά F; εἰ τά Gal. — 2. πα-   ἀνεσῖομῶσθαι Gal. — 6. γάλα] αἷμα
ραπλήσια om. F. — Ib. ἐφεξῆς om.   ὑπέρχεσθαι Gal. — Ch. 17; l. 12. τὰ
Gal. — 4. θερμ.] τιμοτέρων F. — 5.   μὲν πρῶτα om. Gal.

Φύσῃ τοὺς πρόσθεν ὀδόντας, ἐθίζειν ἤδη πως αὐτὸ καὶ τῆς παχυ-
τέρας ἀνέχεσθαι τροφῆς, ὥσπερ οὖν καὶ τοῦτο αὐτὸ πείρᾳ διδαχθεῖ-
σαι ποιοῦσιν αἱ γυναῖκες, ἄρτου μέν τι πρῶτον, ἐφεξῆς δὲ ὀσπρίων
τε καὶ κρεῶν καὶ ὅσα τἆλλα τοιαῦτα, προμασώμεναι κἄπειτα ἐντι-
5 θεῖσαι τοῖς στόμασι τῶν παιδίων. Ἀνατρίβειν δὲ χρὴ τὸ σῶμα τῶν   2
βρεφῶν ἐλαίῳ γλυκεῖ καθάπερ καὶ τοῦτο αὐτὸ ποιοῦσιν ἐπιτηδείως
αἱ πλεῖσται τῶν τροφῶν, εὐθὺς ῥυθμίζουσαί τε καὶ διαπλάττουσαι
τὰ μόρια αὐτῶν. Ἐπί γε τοῦ νῦν ὑποκειμένου παιδίου τὴν κατα-   3
σκευὴν τοῦ σώματος ἀμέμπλως ἔχοντος οὐδὲν χρὴ περιεργάζεσθαι
10 τὴν τροφὸν εἴς γε τὴν τῶν μελῶν εὐρυθμίαν, ἀλλὰ ἀνατρίβειν τὰ
μέτρια καὶ λούειν ὁσημέραι, κατὰ ὅσον οἷόν τε μὴ περιεχομένου τοῦ
γάλακτος ἀπέπλου κατὰ τὴν γαστέρα· κίνδυνος γὰρ ἀναληφθῆναι
τοῦτο πρὶν πεφθῆναι καλῶς εἰς ὅλον τὸ σῶμα τοῦ παιδίου· πολὺ
δὲ δὴ μᾶλλον εἰ καὶ τὴν γαστέρα τις αὐτὴν ἀνατρίβοι γάλακτος με-
15 στὴν, ἐμπλήσει τε τὸ σῶμα τροφῆς ἀπέπλου, συμπληρώσει τε τὴν

quand il a fait ses dents de devant, il faut l'habituer déjà en quelque
sorte à supporter une nourriture plus consistante, comme, d'ailleurs, les
femmes le font, guidées par l'expérience, en mâchant préalablement des
aliments qu'elles mettent ensuite dans la bouche de l'enfant, et qui consistent d'abord en un peu de pain, et, plus tard, en graines farineuses,
viande, ou toute autre chose semblable. On frottera le corps des pe-   2
tits enfants avec de l'huile douce, ainsi que la plupart des nourrices le
font bien à propos, en modelant et en figurant immédiatement leurs
diverses parties. Mais, pour l'enfant dont il s'agit ici, et qui jouit d'une   3
structure de corps irréprochable, la nourrice n'a aucune peine à prendre
pour donner une forme bien proportionnée aux membres; seulement
elle doit les frotter modérément et les laver tous les jours, en choisis-
sant, autant que possible, un moment où l'estomac ne contient point de
lait mal digéré, car il y a danger de voir ce lait résorbé avant qu'il soit digéré; à bien plus forte raison, si on frotte l'estomac lui-même quand il
est plein de lait, on remplira le corps de nourriture mal digérée et on
produira de la plénitude à la tête: pour cette raison, il faut faire grande

1. πως] πρός F. — 10. τῶν τροφῶν F. — 12. ἀμέμπλ. F. — 14. ἀνατρίβειν F.

κεφαλήν · διὸ χρὴ πολλὴν πρόνοιαν πεποιῆσθαι τοῦ μὴ λαμβάνειν
τὴν τροφὴν τὸ παιδίον μήτε πρὸ λουτρῶν, μήτε πρὸ ἀνατρίψεων.

4 Γίνοιτο δὲ ἂν τοῦτο παραφυλατ]ούσης ἀκριβῶς τῆς τροφοῦ τὸν ἐπὶ
τοῖς μακροτέροις ὕπνοις καιρόν · ἐν τούτοις γὰρ μάλισ]α τὴν κοιλίαν ἤτοι παντάπασι κενὴν, ἢ πεπεμμένην ἤδη τὴν τροφὴν περιέ- 5
χουσαν εὑρεῖν ἔσ]ιν · ὁ δὲ τοιοῦτος καιρὸς ἄλλοτε εἰς ἄλλον ἐμπί-

5 π]ει χρόνον ἤτοι τῆς ἡμέρας, ἢ καὶ τῆς νυκτός. Ἐπὶ μέντοι τῶν
μειζόνων ἤδη παιδίων ὅσα καὶ πληγαῖς καὶ ἀπειλαῖς καὶ ἐπιπλήξεσι
πείθεσθαι δύναται καὶ νουθετήσεσι, καιρὸς ἂν εἴη διτ]ὸς εἰς ἀνά-
τριψίν τε καὶ λουτρὸν, ὁ μὲν πρότερός τε καὶ ἄρισ]ος ἐπειδὰν ἐξα- 10
νασ]άντα τῶν ἑωθινῶν ὕπνων, εἶτα παίξαντα τροφὴν αἰτῇ · τότε
γὰρ ἐπιθέσθαι μάλισ]α αὐτοῖς χρὴ, τὸ μὲν σῶμα πρὸς ὑγίειαν ἅμα
καὶ εὐεξίαν ἀσκοῦντα, τὴν ψυχὴν δὲ εἰς εὐπείθειάν τε καὶ σωφροσύνην, οὐκ ἄλλως τροφὴν παρέξειν αὐτοῖς φάσκοντα, εἰ μὴ προθύ-
μως ὑπακούσοιεν ᾧ ἂν θέλωμεν ἡμεῖς ἀνατρίβειν τε καὶ λούειν. 15

6 Οὗτος μὲν οὖν ὁ ἄρισ]ος καιρός · εἰ δέ τις ἀσχολία τὸν τρέφοντα

attention à ce que l'enfant ne prenne point d'aliment, ni avant le bain ni
4 avant les frictions. On arrivera à ce but si la nourrice s'en tient rigoureusement au temps qui suit un sommeil plus ou moins prolongé; alors
on trouvera surtout ou que l'estomac est complétement vide, ou qu'il
contient des aliments déjà digérés; or cette époque tombe tantôt sur telle
heure du jour ou de la nuit, et tantôt sur telle autre. Mais, quand les en-
5 fants sont déjà plus grands et qu'ils peuvent obéir aux coups, aux me-
naces, aux réprimandes et aux admonestations, il existe deux moments
opportuns pour les frictions et pour le bain; le premier et le meilleur
c'est lorsqu'ils s'éveillent le matin, et qu'après avoir joué ils demandent
à manger; car c'est alors surtout qu'il faut les attaquer et donner à leur
corps des habitudes à la fois de santé et de bonne apparence, et à leur âme
des habitudes de docilité et de sagesse, en disant qu'on ne leur donnera
pas d'aliments s'ils ne se prêtent de bonne grâce aux frictions auxquelles
6 on veut les soumettre et au bain qu'on doit leur administrer. C'est donc
là le meilleur temps; mais, si quelque occupation détourne celui qui s'est

2. τοῦ παιδίου F. — 3. ἀκριβῶς om.   F; φάσκοντά σε Gal. — 15. ἐπακού-
Gal. — 9. εἰς om. F. — 14. φάσκοντας   σαιεν Gal.

τὸ παιδίον ἀπαγάγοι, μέτριον ἄρτου δόντα παίζειν ἐπιτρέπειν, εἰς
ὅσον ἂν βουληθῇ, κἄπειτα αὖθις ἐπιτρέψαν τρίβειν καὶ λούειν.
Οὐ μὴν πίνειν γε ἐπιτρεπτέον ποτὲ αὐτοῖς πρὸ τῶν λουτρῶν ἐπὶ 7
τοῖς σιτίοις · ἀθροωτέρα γὰρ ἂν οὕτως ἡ ἀνάδοσις εἰς τὸ σῶμα γί-
5 νοιτο τῶν ἐν γαστρὶ περιεχομένων. Μετὰ ταῦτα δὲ καὶ κατὰ ὃν ἂν 8
ἤδη χρόνον εἰς διδάσκαλον δύνηται φοιτᾶν, οὐκ ἀναγκαῖον λουτροῖς
χρῆσθαι συνεχέσιν, ἀλλὰ ἀρκεῖ διαπαλαίειν μανθάνοντι σύμμετρα
πονεῖν ἐνταῦθα πρὸ τῶν σιτίων. Τὸ δὲ ὑπερπονεῖν τοὺς παῖδας 9
οὐδαμῶς ἀγαθόν · ἀναυξῆ γὰρ ὑπὸ τῆς παρὰ καιρὸν σκληρότητος
10 ἀποτελεῖται τὰ σώματα. Καὶ οἴνου δὲ τὸν οὕτω πεφυκότα παῖδα μέ- 10
χρι πλείστου μηδόλως γεύειν · ὑγραίνει τε γὰρ ἱκανῶς καὶ θερμαίνει τὸ σῶμα πινόμενος οἶνος, ἐμπίπλησί τε τὴν κεφαλὴν ἀτμῶν
ἐν ταῖς θερμαῖς καὶ ὑγραῖς κράσεσιν οἷά πέρ ἐστι καὶ ἡ τῶν τοιῶνδε
παιδίων. Φευκτῶν δὲ οὐσῶν τῶν ἀμετριῶν, μάλιστα ἂν εἴη φευκτὴ 11
15 κατὰ ἣν οὐκ εἰς τὸ σῶμα μόνον, ἀλλὰ καὶ εἰς τὴν ψυχὴν ἡ βλάβη

chargé de l'éducation, on donnera à l'enfant une quantité modérée de
pain, on lui permettra de jouer autant qu'il veut, ensuite on le frictionnera et on le baignera de nouveau, s'il veut bien le supporter. Mais il ne 7
faut jamais permettre aux enfants de boire avant le bain et après le repas ;
car, de cette manière, les aliments contenus dans l'estomac se distribue-
raient d'une manière trop soudaine dans le corps. Plus tard, à l'époque 8
où les enfants peuvent déjà fréquenter l'école, il n'est plus nécessaire
de recourir continuellement au bain ; il suffit alors, après leur avoir
appris à lutter, de les exercer modérément avant le repas. Mais les exer- 9
cices excessifs ne sont pas du tout bons pour les enfants ; car, en durcissant inopportunément les chairs, ils empêchent la croissance de leur
corps. Pendant très-longtemps, à l'enfant parvenu à cet âge, on ne de- 10
vra point du tout donner de vin, car le vin qu'on prend en boisson humecte et échauffe assez fortement, et, chez les personnes d'un tempérament
chaud et humide, classe à laquelle appartiennent les enfants de cet âge,
il remplit la tête de vapeurs. En effet, quoiqu'on doive se garder de tous 11
les excès, on évitera surtout celui qui propage ses mauvais effets, non-

1. ἀπάγει Gal. — 2. ἐπιτρέψαν ex   καῦτα Gal. — 5. ἄν om. F. — 13. τοιού-
em.; ἐπιτρέψαντα F; αἰτῆσαν αὐτὸ τηνι-   των Gal. — 15. καθ' ἣν... ἀλλὰ om. F.

διικνεῖται · διόπερ οὐδὲ τοῖς ἤδη τελείοις ἄνευ τοῦ προσήκοντος μέτρου πινόμενος οἶνος ἀγαθὸς, ἀλλὰ τούτοις μὲν εἰς τὴν τῶν χολωδῶν
περιτἸωμάτων ἐπίκρασίν τε ἅμα καὶ κένωσιν ἐπιτήδειος, οὐχ ἧτ7ον
δὲ καὶ εἰς τὴν ἐν αὐτοῖς τοῖς σἸερεοῖς ὀργάνοις τοῦ ζῴου γινομένην
ξηρότητα ὁ σύμμετρος ἐπιτήδειος οἶνος ὑγραίνων ὅσον ἀμέτρως ἐξή-   5
ρανται καὶ ἀνατρέφων · οἱ δὲ παῖδες, ἅτε μήτε τὸν πικρόχολον
ἀθροίζοντες χυμὸν οἰκείαν τε πολλὴν ἔχοντες ὑγρότητα, τῶν μὲν
ἐξ οἴνου γινομένων ἀγαθῶν οὐδενὸς προσδέονται, μόνης δὲ ἀπο-
12 λαύουσιν αὐτοῦ τῆς βλάβης. Οὔκουν οὐδεὶς νοῦν ἔχων ἐπιτρέψει
τοιούτῳ χρῆσθαι πόματι τοὺς παῖδας · οὐ μὴν ψυχροῦ πόματος εἰς   10
τὸ παντελὲς εἴργειν κελεύω τοὺς τοιούτους παῖδας, ἀλλὰ ἐπὶ τοῖς
σιτίοις τὰ πολλὰ καὶ κατὰ τὰς θερμοτέρας ὥρας, ὅταν ἥξωσιν
αὐτοὶ πρὸς τὸ ψυχρὸν, ἐπιτρέπω χρήσασθαι μάλισ7α μὲν, εἰ οἷόν
τε, πηγαίῳ προσφάτῳ μηδεμίαν ἐπίκτητον ἔχοντι μοχθηρὰν ποιό-

seulement au corps, mais aussi à l'âme : pour cette raison, le vin bu
au delà de la mesure convenable n'est pas même bon pour les gens déjà
adultes, quoique, chez ces individus, il convienne [quand il est pris mo-
dérément] pour tempérer à la fois et pour évacuer les résidus bilieux,
et que, chez eux, une certaine quantité de vin ne soit pas moins utile
contre la sécheresse qui se forme dans les parties solides de l'économie,
parce qu'il humecte et restaure les parties desséchées outre mesure;
mais, comme les enfants n'ont pas une surabondance d'humeurs bilieuses
amères, et qu'ils jouissent d'une humidité propre abondante, ils n'ont
besoin d'aucun des bons effets produits par le vin; au contraire, ils n'en
12 recueillent que les mauvais. Aucun homme raisonnable ne permettra donc
aux enfants de prendre une telle boisson; mais je n'ordonne pas de priver
complétement les enfants de cet âge de boissons froides; au contraire,
pendant les saisons chaudes, quand ils désirent eux-mêmes de l'eau froide,
je leur accorde ordinairement d'en user après le repas, et surtout, s'il est
possible, d'eau de source fraîche, dépourvue de toute mauvaise qualité
acquise; s'il n'y a pas de pareille eau, je leur permets également d'em-

3. ἔκκρισίν F. — 5. ὁ δὲ συμμ. F; παῖ ἢ ὥρ. μᾶλλον F. — Ib. ὅτε ἥξουσιν
om. Gal. — 6. μήτε om. F. — 12. χώ-   Gal.; ὅταν ἀξιῶσιν F. — 13. αὐτοῖς F.

τητα, μὴ παρόντος δὲ τοῦ τοιούτου, τοῖς ἄλλοις. Φυλάττεσθαι δὲ 13
τά τε λιμναῖα καὶ θολερὰ καὶ δυσώδη καὶ ἁλυκά, καὶ ἁπλῶς εἰπεῖν, ὅσα τινὰ ποιότητα κατὰ τὴν γεῦσιν ἐνδείκνυται, τά τε παρα-
μένοντα τοῖς ὑποχονδρίοις ἐπὶ πλέον. Οὐ χρὴ δὲ νομίζειν, καθά- 14
5 περ οἴνων τε καὶ γυμνασίων καὶ ἀφροδισίων ἐγρηγόρσεών τε καὶ
ὕπνων ἄλλον ἄλλως ἀπολαύειν προσῆκε κατὰ τὰς διαφόρους ἡλικίας, οὕτω καὶ ὕδατος, ἀλλὰ ὅ περ ἄριστόν ἐστι, τούτῳ πειρᾶσθαι
χρῆσθαι καὶ παῖδα καὶ νεανίσκον καὶ πρεσβύτην, ὥσπερ γε καὶ
ἀέρα τὸν ἄριστον εἰσπνεῖν ἅπασιν ὁμοίως χρηστόν. Τῶν δὲ ἀπὸ τῆς 15
10 πρώτης ἑβδομάδος παίδων μέχρι τῆς δευτέρας ἡ μὲν κρᾶσις θερμὴ
μὲν ὁμοίως ἐστὶν, ὑγρὰ δὲ οὐχ ὁμοίως· ἀεὶ γὰρ ἀπὸ τῆς πρώτης
γενέσεως ἅπαν ζῷον ὁσημέραι γίνεται ξηρότερον, οὐ μὴν ψυχρό-
τερόν γε, ἢ θερμότερον, ἀλλὰ ὅσα μὲν ἄριστα κατεσκεύασται σώματα, παραπλησία πως ἐπὶ τούτων ἄχρι τῆς ἀκμῆς ἡ θερμότης
15 παραμένει, ὅσα δὲ ὑγρότερά τε καὶ θερμότερα τῶν ἀρίστων ἐστὶν,

ployer les autres espèces. Ils éviteront les eaux de lac, ainsi que les 13
eaux troubles, de mauvaise odeur, ou salées, en un mot, toutes celles
qui montrent au goût une qualité quelconque, ou qui séjournent longtemps dans les hypocondres. Il ne faut pas croire qu'il en est pour 14
l'eau comme pour le vin, les exercices, les rapprochements sexuels, la
veille et le sommeil, dont tel individu doit faire usage de telle manière,
et tel autre d'une autre, selon la diversité des âges; mais l'enfant, aussi
bien que le jeune homme et le vieillard, doivent tâcher d'employer
celle qui est la meilleure, de même qu'il leur est également utile à tous
d'aspirer le meilleur air. Le tempérament des enfants, depuis l'accom- 15
plissement de la première semaine [d'années] jusqu'à la terminaison
de la seconde, a le même degré de chaleur que l'âge précédent, mais
non le même degré d'humidité; car, à compter depuis l'instant de sa
naissance, tout animal devient chaque jour de plus en plus sec, mais
non de plus en plus froid ou de plus en plus chaud; au contraire, les
individus qui jouissent de la meilleure structure possible conservent,
en quelque sorte, le même degré de chaleur jusqu'au milieu de leur
vie, tandis que, chez ceux qui sont plus humides et plus chauds que les

5. τε καὶ σιτίων καὶ γυμνασίων Gal. om. Gal. — 15. θερμότερα] ψυχρότερα
— 6. προσῆκει Gal. — 7. πειρᾶσθαι Gal.

16 αὐξάνεται τούτων ἡ θερμότης. Ἀλλὰ οὐχ ὅ γε νῦν λόγος ὑπὲρ ἐκείνων ἐστίν· ὁ δὲ ἄριστα κατεσκευασμένος ἄνθρωπος ἄχρι τῆς τεσ-
σαρεσκαιδεκαέτιδος ἡλικίας ἐν τῇ προειρημένῃ διαίτῃ φυλαττέσθω,
γυμναζόμενός τε μήτε πάνυ πολλά, μήτε βίαια, μή πως αὐτοῦ
τὴν αὔξησιν ἐπίσχωμεν, καὶ λουόμενος ἐν θερμοῖς μᾶλλον ἢ ψυ-   5
χροῖς λουτροῖς· οὔπω γὰρ οὐδὲ τούτων ἀνέχεσθαι ἀλύπως δυνηθή-
17 σεται. Πλαττέσθω δὲ καὶ τὴν ψυχὴν ἐν τῷδε τῆς ἡλικίας μᾶλλον
διὰ ἐθισμῶν τε καὶ σεμνῶν μαθημάτων ὅσα μάλιστα ψυχὴν ἐργάσασθαι κοσμίαν ἱκανά· πρὸς γὰρ τὰ μέλλοντα κατὰ τὴν ἑξῆς ἡλικίαν αὐτῶν περὶ τὸ σῶμα πραχθήσεσθαι μέγιστον ἐφόδιόν ἐστιν   10
18 ἡ εὐκοσμία τε καὶ εὐπείθεια. Διαιτᾶν μὲν οὖν χρὴ τοῦτον τὸν τρόπον τοὺς παῖδας.

ιη'. Δίαιτα τῆς μετὰ τεσσαρεσκαιδέκατον ἔτος ἡλικίας.

1 Τῆς μὲν οὖν τῶν περιττωμάτων κενώσεως οὕτω δεῖ προνοεῖ-

individus doués du meilleur tempérament, la chaleur augmente tou-
16 jours. Mais ceci ne fait pas partie de notre sujet actuel; l'homme qui
jouit de la meilleure structure possible devra donc persister, jusqu'à
l'âge de quatorze ans, dans le régime que nous venons de décrire, et
nous ne l'exercerons ni trop fortement, ni trop violemment, de peur
d'arrêter en quelque sorte sa croissance; nous lui ferons plutôt prendre
des bains chauds que des bains froids, car il ne pourra pas non plus
17 supporter encore les derniers sans inconvénient. A cet âge, on s'appliquera davantage aussi à former son âme par des habitudes et des ensei-
gements graves, qui sont surtout capables de la rendre bien réglée; or
la docilité et l'habitude de la règle sont des points très-importants dans
le dessein de préparer aux mesures qu'on devra prendre pour le corps
18 de ces jeunes gens dans l'âge suivant. Voilà le régime auquel il faut soumettre les enfants.

18. RÉGIME POUR L'ÂGE CONSÉCUTIF À LA QUATORZIÈME ANNÉE.

1   Ce sont donc là (voy. les notes) les soins qu'il faut prendre pour ex-

2-3. τεσσαρεσκαίδεκα πενταετηρίδος   ται Gal. — 7. καὶ μάλιστα Gal. — 8-9.
ἡλ. F. — 4. μὴ πάνυ F. — 6-7. δυνήσε-   ἐργάζεσθαι Gal.

'σθαι · διαιτᾷν δὲ τοὺς τῆς τρίτης ἐπειλημμένους ἑδδομάδος ὡδί πως.

Τῷ δὴ τοιούτῳ κάλλισ⁷ά τε κατεσκευασμένῳ καὶ μόνῃ σχολάζοντι 2
τῇ τοῦ σώματος ἐπιμελείᾳ τῆς ὑγιεινῆς πραγματείας ἀρχὴν τίθεσθαι προσήκει τὴν ὑπὸ Ἱπποκράτους εἰρημένην κατὰ τήνδε τὴν ῥῆ-
5 σιν · πόνοι, σιτία, πστά, ὕπνοι, ἀφροδίσια, πάντα μέτρια · καὶ
γὰρ τὸ πόσον ἀφώρισε προσθεὶς τὸ μέτρια, καὶ τὸν καιρὸν ἐδί-
δαξε τῇ τάξει τοῦ λόγου · εἰς γὰρ τὴν τῆς ὑγιείας φυλακὴν ἄρχειν
μὲν χρὴ τοὺς πόνους, ἔπεσθαι δὲ σιτία καὶ πστά, εἶτα ἐξῆς ὕπνους,
εἶτα ἀφροδίσια, τοῖς γε δὴ ἀφροδισίοις χρῆσθαι μέλλουσιν. Τὸ 3
10 τοίνυν ἄρισ⁷ον σῶμα σκοποὺς ἔχει κατὰ μὲν τὰς ποσότητας καὶ
ποιότητας καὶ δυνάμεις ἐν μὲν τοῖς γυμνασίοις τὰ μέτριά τε καὶ
σύμμετρα μετὰ τοῦ πᾶσιν ὁμοτίμως τοῖς μορίοις τοῦ σώματος
προσάγεσθαι, φυλατ⁷ομένων ἡμῶν ἅπασαν ὑπερβολήν · κατὰ δὲ τὴν
τῶν ἐσθιομένων τε καὶ πινομένων φύσιν ἐν ποσότητι καὶ ποιό-

pulser les résidus ; mais le régime de ceux qui entrent dans la troisième
semaine [d'années] doit être à peu près dirigé de la manière suivante.
Si un tel individu jouit de la meilleure structure possible, et s'il s'oc- 2
cupe uniquement des soins de son corps, il devra prendre pour fonde-
ment de l'art de conserver la santé la maxime proclamée par Hippocrate (*Épid.* VI, vi, 2) dans la phrase suivante : « Les exercices, les
« aliments, les boissons, le sommeil, les rapports sexuels, doivent tous
« être modérés ; » en effet, par le mot *modérés,* l'auteur détermine la
quantité, tandis qu'il enseigne le temps opportun par l'arrangement des
mots de sa phrase : pour conserver la santé, il faut commencer par les
exercices, faire suivre les aliments et les boissons, après cela le sommeil,
et, en dernier lieu, les rapports sexuels, du moins pour ceux qui doivent
en faire usage. Un corps aussi bien constitué que possible a donc pour 3
but dans les exercices, par rapport à la quantité, la qualité et la force,
la mesure et la modération, ainsi que l'égalité des rapports de ces exercices avec les diverses parties du corps, pourvu que nous ayons soin d'é-
viter tout excès ; dans la classe des aliments et des boissons, le but est
de nouveau la modération, eu égard à la quantité, la qualité et la force,

4. ἐφ' F. — 5-6. καὶ γὰρ καί Gal. — 6. τὸ πόν F. — 11. μέν om. F.

τητι καὶ δυνάμει σκοπὸς πάλιν ἐσʋὶ κἀνταῦθα τὸ σύμμετρον, ὡς
μήτε πλείω, μήτε ἐλάτʋω λαμβάνειν, ἀλλὰ ὅσα πεφθέντα καὶ ἀναδοθέντα καὶ θρέψαντα τὸ σῶμα καλῶς, εἰ δέοι καὶ τοῖς ἔτι αὐξα-
νομένοις τι προσʋεθῆναι σύμμετρον, οὐδὲν ἐάσει περιτʋὸν, οὐδὲ
4 ἐνδεές. Ἐκ δὲ τῆς τῶν λουτρῶν χρήσεως ὀλίγη τοῖς ἄρισʋα κατε- 5
σκευασμένοις ἐσʋὶν ἡ ὠφέλεια· πάντα γὰρ ἔχουσι φθάνοντες ἐκ
τῶν συμμέτρων γυμνασίων, ὥσʋε ἀποπλύνασθαι τὸν ἱδρῶτα καὶ τὴν
κόνιν, εἰ καὶ ταύτῃ ποτὲ χρήσαιντο, δέονται μᾶλλον ἢ θερμανθῆναι
5 κατὰ τὸ βαλανεῖον. Διαβαδίσαι τοιγαροῦν χρήζουσιν μόνον ἄχρι
τῆς δεξαμενῆς, οὐκ ἐνδιατρῖψαι τῷ βαλανείῳ καθάπερ οἱ χωρὶς τοῦ 10
6 γυμνάσασθαι καθέψοντες ἑαυτούς. Οὐ μὴν οὐδὲ ἐγχρονίζειν ἐν τῇ
κολυμβήθρᾳ δεῖται· περιπλυνάμενος δέ, ὡς εἴρηται, πρὸς τὸ ψυχρὸν
7 ὕδωρ ἐπειγέσθω. Σύμμετρον δὲ ἔσʋω καὶ τοῦτο τῇ συμμέτρῳ φύσει
τοῦ σώματος, μέχρις ἂν αὐξάνηται· ψυχρῷ δὲ μόνῳ μὴ λούειν, ἵνα

de façon qu'on ne prenne ni trop, ni trop peu; choisissez les aliments
qui, même chez les individus en âge de croissance et réclamant une augmentation modérée de nourriture, ne laissent aucun résidu et ne font
pas sentir le besoin de nouveaux matériaux, quand ils ont été digérés,
qu'ils se sont distribués dans le corps et qu'ils ont nourri convenablement.
4 L'usage des bains ne fait que peu de bien à ceux qui jouissent de la meilleure structure possible, car les exercices modérés leur procurent déjà
tous les avantages qu'ils pourraient en recueillir; ils ont donc moins besoin
d'être échauffés par le bain que de se débarrasser de la sueur et de la
poussière, si parfois ils avaient fait usage aussi de poussière [dans les exer-
5 cices]. Ils doivent donc traverser seulement les salles de bain jusqu'à la
piscine froide, et ne pas séjourner dans la chambre chaude, comme ceux
6 qui se macèrent le corps sans prendre de l'exercice. Il ne faut pas rester
longtemps non plus dans la piscine chaude; mais, après s'être lavé
tout le corps, on doit, comme je l'ai déjà dit, se hâter d'arriver à l'eau
7 froide. Cette eau doit avoir aussi une température moyenne pour un corps
d'une nature moyenne, aussi longtemps que dure l'âge de croissance;
mais on ne doit pas baigner les jeunes gens dans l'eau froide seule, de peur

2. ἀλλ' ἢ ὅσα Gal. — 3-4. αὐξομένοις 7. τόν om. F. — 9. μόνον om. F. —
Gal. — 4. ἐάσεις F ; ἐάσειν Gal. — 14. μόρῳ om. Gal.

μὴ τὰ τῆς αὐξήσεως αὐτῷ κωλύσωμεν · ηὐξημένων δὲ ἱκανῶς ἐθίζειν
ἤδη καὶ τῷδε · κρατύνει γὰρ ἅπαν τὸ σῶμα καὶ τὸ δέρμα σκληρόν
τε καὶ πυκνὸν ἀποτελεῖ, κράτιστον δὲ τοῦτο πρὸς τὴν ἀπὸ τῶν
ἔξωθεν βλάβην. Οὕτω δὲ καὶ κατὰ τοὺς ὕπνους καὶ τὰς ἐγρηγόρσεις 8
5 καὶ τὰς τῆς ψυχῆς ἐνεργείας ὅσα τε ἄλλα τοιαῦτα, τὴν συμμετρίαν
δῆλον ὅτι φυλάττειν προσῆκεν, μήτε μαλακωτέραν τὴν ἕξιν τοῦ
σώματος ἐργαζομένους, μήτε σκληροτέραν · ἡ μὲν γὰρ εὐνίκητος
ὑπὸ τῶν ἔξωθεν αἰτίων, ἡ δὲ τὴν αὔξησιν κωλύει · μήτε πυκνοτέραν
ὡς ἴσχεσθαί τι τῶν κατὰ σάρκα περιτλωμάτων · μήτε ἀραιοτέραν
10 ὡς ἀπορρεῖν τι καὶ τοῦ χρησίου. Κατὰ δὲ τὸν αὐτὸν τρόπον οὐδὲ 9
ἰσχνοτέραν ἑαυτῆς ποιητέον, οὐδὲ παχυτέραν · τὸ μὲν γὰρ ἰσχνότερον εὐεπηρέαστον ὑπὸ τῶν ἔξωθεν αἰτίων, τὸ δὲ παχύτερον ὑπὸ
τῶν ἔνδοθεν ἐξ αὐτοῦ τοῦ σώματος ὁρμωμένων. Τί δεῖ λέγειν ὡς 10
οὐδὲ θερμότερον αὐτὸν, ἢ ψυχρότερον, ἢ ξηρότερον, ἢ ὑγρότερον
15 ἀποφαντέον, εἴπερ ἄμεμπτον εἶχε τὴν κρᾶσιν; Εἰ δέ ποτε ἁμάρ- 11

d'arrêter cette croissance; quand leur croissance a atteint un degré suffisant, il faut déjà les habituer aussi à cette espèce d'eau, car l'eau froide
renforce tout le corps et rend la peau dure et compacte; or cela est excellent pour mettre à l'abri des lésions qui viennent de l'extérieur. Il est 8
évident que, pour le sommeil, la veille, les fonctions de l'âme et toutes
les autres circonstances semblables, on doit aussi garder la mesure et
ne rendre l'habitude du corps ni trop molle, ni trop dure; car un corps
trop mou est facilement subjugué par les influences extérieures, tandis
qu'une dureté trop grande empêche la croissance; on ne la rendra non
plus ni trop dense, de peur que les résidus ne restent dans les chairs, ni
trop rare, de peur qu'il s'écoule quelque chose d'utile. De même il ne 9
faut pas rendre l'habitude du corps plus maigre, ni lui donner plus
d'embonpoint qu'il n'en a habituellement : un corps trop maigre est facilement lésé par les influences extérieures, et un corps qui a trop d'embonpoint l'est, au contraire, par celles qui viennent de l'intérieur même
de l'économie. Est-il encore nécessaire de dire qu'il ne faut pas rendre 10
le jeune homme plus chaud, plus froid, plus sec, ou plus humide qu'il
ne l'était, s'il possède un tempérament irréprochable? Si parfois on a 11

4. ἐγρ. καὶ τὰ λουτρὰ καὶ τὰς Gal. —   τοῦ Gal. ; ἰσχνοτέραν ἑαυτοῦ F. — Ib.
7. εὐκίνητος Gal. — 11. ἰσχνότερον ἑαυ-   παχύτερον F Gal.

12 τοι τις κατά τι τῶν εἰρημένων, ἐπανορθοῦσθαι δεῖ τὸ σφάλμα. Κοινὸς δὲ ἔσ῾ται σοι σκοπὸς ἁπάσης ἐπανορθώσεως ἡ τῆς ἐναντίας ἀμετρίας χρῆσις, εἰς δὲ τὸ μηδὲν ἐν ταῖς ἐπανορθώσεσι σφάλλεσθαι
πρῶτον μὲν χρὴ διαγινώσκειν ἀκριβῶς τὰς διαθέσεις τοῦ σώματος,
εἶτα μεμνῆσθαι τῶν ἐν τῇ προτεραίᾳ γενομένων ἁπάντων· αἱ μὲν γὰρ   5
διαθέσεις ἐνδείξονται τὸ πλημμεληθὲν, ἡ μνήμη δὲ τῶν προγεγενη-
μένων εἰς ὅσον χρὴ μετακινῆσαι τῶν συνήθων ὑπαγορεύσει· εἰ μὲν
γὰρ ἰσχνότερον τὸ σῶμα φαίνοιτο, σκοπεῖσθαι χρὴ καὶ ἀναμιμνήσκεσθαι, πότερα πλείω τοῦ προσήκοντος ἐπόνησεν, ἢ ὀξυτέραις
ἐχρήσατο ταῖς κινήσεσιν, ἢ περὶ τὴν τρίψιν ἐπλεόνασεν, ἢ τὰ   10
λουτρά, καὶ μετὰ ταῦτα ἑξῆς σκοπεῖσθαι, πότερον ἐφρόντισεν, ἢ
ἠγρύπνησεν, ἢ ἐξέκρινε κατὰ γασ῾έρα πολὺ πλείω τοῦ προσήκον-
τος· ἐπισκοπεῖσθαι δὲ καὶ εἰ ὁ οἶκος θερμότερος ἐν ᾧ διέτριψεν,
ἢ ἔφαγεν ἔλατ῾ον, ἢ ἔπιεν, ἢ ἀφροδισίοις ἐχρήσατο μὴ δέον· εἰ δὲ
ἐν ὄγκῳ μείζονι τὸ σῶμα φαίνοιτο, μὴ συνέβη τρίψις, ἢ γυμνάσιον   15

commis quelque erreur sous l'un des rapports susdits, on devra la re-
12 dresser. Or le but commun de tout redressement est l'emploi de l'excès
contraire ; mais, pour ne commettre aucune erreur dans ces redresse-
ments, on doit reconnaître d'abord exactement quel est l'état du corps,
et ensuite se rappeler tout ce qui s'est passé la veille ; car l'état du
corps vous indiquera en quoi consiste l'erreur, et le souvenir de ce qui
a eu lieu auparavant apprendra jusqu'à quel point on devra s'écarter
de ses habitudes : en effet, si on voit que le corps est trop maigre, on
examinera et on se rappellera si on s'est fatigué plus qu'il ne le fallait,
si on a fait des mouvements trop rapides, si on a exagéré les frictions
ou le bain, et, après cela, on recherchera si on a eu des soucis, de l'insomnie, ou des selles beaucoup plus abondantes qu'il ne le fallait ; on
verra encore si la pièce dans laquelle on a séjourné était trop chaude,
si on a mangé ou bu trop peu, ou si on a exercé le coït en temps inopportun ; si le corps présente un volume trop considérable, on examinera
s'il n'y a pas eu des frictions, ou des exercices trop peu nombreux, ou trop

7. τι τῶν Gal. — 15. συνέβη conj.; σύν F; om. Gal. — Ib. τρ. μαλακή Gal.

ἔλατ7ον, ἢ βραδύτερον, ἢ ϖλέων ὕπνος, ἢ ἐποχὴ γασ7ρὸς, ἢ σιτίων
ϖλῆθος ἀμέμπ7ως ϖεφθέντων. Εἰ δὲ σκληρότερον ἑαυτοῦ φανείη 13
τὸ σῶμα, τρίψεων μὲν ἀναμνησθῆναι χρὴ ϖρῶτον, εἶτα γυμνασίων
εὐτόνων μετὰ ἀνταγωνισ7οῦ σκληροῦ τὸ σῶμα, καὶ ϖρὸς τούτοις
5 εἰ ἐν κόνει, καὶ ταύτῃ ψυχρᾷ καὶ σκληρᾷ, καὶ χωρὶς τῆς καλουμένης ἀποθεραπείας· εἶτα ἑξῆς λουτρῶν, εἰ μὴ ϖαντάπασι ψυχρὰ, ἢ
λίαν θερμὰ, καὶ ὁ οἶκος ἐν ᾧ διέτριψεν ἐγρηγορώς τε καὶ κοιμώ-
μενος, εἰ ἦν ψυχρότερος, ἔτι δὲ ξηρότητος σιτίων καὶ ϖόματος ἐνδείας. Εἰ δὲ μαλακώτερον ἑαυτοῦ γένοιτο κατὰ τὴν ὑσ7εραίαν τὸ 14
10 σῶμα, ϖρῶτον μὲν ἀναμιμνήσκεσθαι χρὴ τῆς τρίψεως, εἰ μαλακή
τε καὶ σὺν λίπει καὶ λουτροῖς ἀτρέμα χλιαρωτέροις ἐγένετο· μετὰ
δὲ τὴν τούτων ἐπίσκεψιν, εἰ τὰ γυμνάσια βραδέα καὶ ὀλίγα μετὰ
τοῦ συμπαλαίοντος ἀμετρότερον ἁπαλοῦ, κἄπειτα ϖερὶ ϖόματος,
εἰ ϖλέον, εἶτα ἑξῆς ἐδεσμάτων, εἰ ὑγρότερα τὴν φύσιν, εἶτα ὕπνων,

lents, ou un sommeil trop prolongé, ou de la constipation, ou une quantité trop considérable d'aliments parfaitement bien digérés. Si le corps 13
se montre plus dur que de coutume, on songera d'abord aux frictions,
ensuite aux exercices vigoureux avec un adversaire qui ait le corps dur;
on s'informera de plus encore si ces exercices ont eu lieu dans la poussière, et surtout dans une poussière froide et dure, et si on a négligé
de recourir à ce qu'on appelle *apothérapie;* ensuite, on pensera aux
bains; on demandera s'ils n'ont pas été tout à fait froids, ou excessivement chauds, si la pièce dans laquelle on est resté pendant la veille aussi
bien que pendant le sommeil était trop froide; enfin, on songera aussi à
la sécheresse des aliments et à l'insuffisance des boissons. Si le lendemain 14
le corps est plus mou que de coutume, on s'informera d'abord des frictions, si elles ont été molles, faites avec une substance grasse, et accompagnées de bains trop tièdes; après avoir examiné ces points-là, on demandera si les exercices n'ont pas été lents et peu abondants, et n'ont
pas eu lieu avec un adversaire trop délicat; ensuite on s'enquerra, pour
les boissons, si elles n'ont pas été trop abondantes, puis, pour les aliments,
si leur nature était trop humide, puis enfin, pour le sommeil, s'il a été

1. ϖλέον F; ϖλείων Gal. — 2. ἀμέ- — 5. καὶ εἰ χωρίς Gal. — 8-9. ἐνδείας
τρως F. — 4. τὸ σῶμα] ϖιλοῦντος Gal. ex em.; ἔνδειαν F Gal.— 14. εἰ δ' ἑξῆς F.

15 εἰ πλείους. Ἐγγὺς δὲ τῆς μαλακῆς τοῦ σώματός ἐσλι διαθέσεως ἡ
ὑγρὰ καλουμένη πλὴν ὅσον ἡ μὲν μαλακὴ τῶν σωμάτων ἐσλὶν οἰ-

16 κεία ποιότης· ἡ δὲ ὑγρὰ τῶν ἐν αὐτοῖς ὑγρῶν. Διακρίνεται δὲ ἀπλο-
μένων· ἡ μὲν γὰρ ὑγρὰ σὺν ἰκμάσιν ἐσλὶν, ἡ δὲ μαλακὴ χωρὶς
τούτων, ὄντος δηλονότι καὶ τοῦ μαλακοῦ σώματος ὑγροῦ τοῖς οἰκείοις   5
μορίοις, ἀλλὰ ἕνεκα σαφοῦς διδασκαλίας μαλακὸν μὲν τοῦτο καλεί-

17 σθω, τὸ δὲ ἕτερον ὑγρόν. Ἡ μὲν οὖν ἀμέτρως ξηρὰ διάθεσις εὐθὺς
καὶ σκληρύνει τὴν ἕξιν, οὐκ ἐξ ἀνάγκης δὲ μετὰ μαλακότητός ἐσλιν
ἡ ὑγρά· δύναται γὰρ ἐσκληρύνθαι μὲν ἡ σάρξ, ἀναφέρεσθαι δὲ

18 ἀτμὸς ἐκ τοῦ σώματος, ἢ ἱδρώς. Ἐπὶ μὲν οὖν τῶν ὑγροτήτων ἤτοι   10
γε ἀφροδισίων χρῆσιν ἄκαιρον, ἢ ἀπό τινος αἰτίας ἑτέρας ἀῤῥωσλίαν
τῆς δυνάμεως ὑπόπλευον, ἢ ἀραιότητα τοῦ σώματος ἐπὶ μαλακαῖς
ἀμέτρως τρίψεσιν, ἢ λουτροῖς πλείοσιν, ἢ ἀέρι τῷ κατὰ τὸν οἶ-

15 trop prolongé. L'état du corps qu'on appelle humide se rapproche de
l'état de mollesse, à cette exception près que la mollesse est une qualité propre aux parties solides, tandis que l'humidité se rapporte aux
16 liquides contenus dans ces parties. On distingue ces deux états au tact :
en effet, l'état d'humidité est compliqué de la présence d'un liquide
ténu, tandis que ce liquide manque en cas de mollesse [pure], quoique
cependant le corps mou soit [radicalement] humide, quant à ses parties propres (c'est-à-dire aux parties solides); mais, pour que notre enseignement soit clair, nous recommandons d'appeler ce dernier état
17 mollesse, et l'autre humidité. L'état démesurément sec durcit immédiatement aussi l'habitude du corps, mais l'état humide n'est pas indispensablement accompagné de mollesse : en effet, il est possible que la
chair soit durcie, tandis qu'il s'élève du corps de la vapeur, ou de la sueur.
18 En cas d'humidité, je conjecture donc ou un usage inopportun des
rapprochements sexuels, ou un abattement des forces tenant à quelque
autre cause, ou une raréfaction du corps, produite par des frictions démesurément molles, ou par des bains trop fréquents, ou par la circonstance que l'air de la pièce où on a séjourné était plus chaud qu'il ne le

6-7. καλεῖσθαι F. — 8. ἐξ οὐκ ἀνάγκ. Gal. — 12. ὑποπλευτέον Gal. — Ib.
F. — 10. ἀτμὸς ex em.; ἀτμούς F ; ἱκμὰς βλακαῖς (sic) F.

κον ἐν ᾧ διέτριψε, θερμοτέρῳ παρὰ τὸ δέον. Ἐπισκεπλέον δὲ καὶ 19
περὶ πόματος εἰ πλέον, εἰ ὕπνοι πολλῷ πλείους τῶν κατὰ φύσιν,
ἢ εἰ τὸ περιέχον ἀθρόως μεταβληθὲν εἰς ὑγρότητα καὶ θερμότητα,
καὶ περὶ τροφῶν ὡσαύτως · ἐπὶ δὲ τῆς ἁπαλότητος, ὅταν ποτὲ
5 χωρὶς ὑγρότητος ᾖ, πεπέφθαι μὲν τὴν τροφὴν ὀρθῶς, καὶ τεθρά-
φθαι τὸ σῶμα, γεγυμνάσθαι δὲ ἐνδεέσλερον · ἔμπαλιν δὲ ἐπὶ τῆς
σκληρότητος, ἢ τετρίφθαι σκληρῶς, ἢ γεγυμνάσθαι πλεῖον μετὰ
σκληροῦ σώματος ἐν κόνει. Ξηρότης δὲ ἕξεως ἔνδειαν ἢ πόματος, 20
ἢ τροφῆς, ἢ ἀγρυπνίαν, ἢ μέριμναν βιωτικήν, ἢ πολλὴν τρίψιν, ἢ
10 γυμνάσιον ἄμετρον ἐνδείκνυται. Ταῦτα γοῦν ἐπισκεπλόμενος ἐπανορ- 21
θοῦσθαι δυνήσῃ κατὰ ἑκάσλην ἡμέραν τὸ σφάλμα πρὶν αὐξηθὲν
δυσίατον γενέσθαι · μέμνησο δὲ ἀεὶ τοῦ πᾶσαν ἀμετρίαν εἰς ἐπανόρ-
θωσιν ἄγεσθαι διὰ τῆς ἐναντίας ἀμετρίας, οἷον ἐπειδήπερ ἐξ ἀφρο-

fallait. On fera aussi attention aux boissons, si elles ont été trop abon- 19
dantes, si le sommeil a été beaucoup plus prolongé que la nature ne l'exige,
ou s'il y a eu dans l'atmosphère un changement soudain dans le sens de
l'humidité et de la chaleur, et on s'informera de la même manière des aliments ; s'il existe de la mollesse, je conjecture, au cas où elle ne serait
pas accompagnée d'humidité, que les aliments ont été bien digérés, et
le corps bien nourri, mais que les exercices ont été insuffisants ; au contraire, en cas de dureté, je conjecture qu'il y a eu des frictions dures,
ou des exercices immodérés dans la poussière contre un adversaire dont
le corps était résistant. La sécheresse de l'habitude du corps indique ou 20
l'insuffisance des boissons ou des aliments, ou l'insomnie, ou les soucis de la
vie, ou des frictions trop abondantes, ou des exercices immodérés. Si donc 21
vous faites attention à ces points-là, vous pourrez redresser les erreurs de
chaque jour, avant que, par leur accumulation, il ne soit devenu difficile
d'y porter remède ; mais rappelez-vous toujours qu'on ne parvient à redresser un excès quelconque qu'à l'aide de l'excès contraire : si, par exemple,
à la suite de rapports sexuels, le corps se montre à la fois plus rare, plus

5-6. τετράφθαι F. — 6. καὶ γυμνᾶσθαι δέ (sic) F. — Ib. ἔμπ. δεῖ τὰ τῆς F. — 8. τοῦ σκληροῦ Gal. — 9. ἀγρυπνίας ἢ μερίμνης βιωτικῆς F. — 10. Ταῦτα γοῦν ex em.; Ταῦτα F; Ταῦτα τε οὖν βίον (sic) Gal. — Ib. σκεπτόμενος Gal. — 11. δυνήσῃ ex em.; δυνήσεται F; ἂν δυνηθείης Gal. — Ib. τὸ σφάλμα om. F.

δισίων ἀραιότερόν τε καὶ ψυχρότερον καὶ ἀσθενέσἸερον ἅμα καὶ
ξηρότερον ἀποτελεῖται τὸ σῶμα, χρὴ δήπου τὰ συκνοῦντα καὶ θερμαίνοντα καὶ ὑγραίνοντα καὶ τὴν δύναμιν ἀναῤῥωννύντα προσφέ-
22 ρεσθαι, καὶ τούτους εἶναι σκοποὺς ἐπ' αὐτοῖς. Μετὰ μὲν δὴ τὴν
τῶν ἀφροδισίων χρῆσιν εἶδος ἔσἸω γυμνασίων τὸ σαρασκευασἸικὸν 5
ὀνομαζόμενον· τὰς δὲ ἐπὶ λύπαις καὶ ἀγρυπνίαις ξηρὰς διαθέσεις
αἵ τε μαλακώτεραι τρίψεις ἐξιῶνται σὺν ἐλαίῳ σλέονι γινόμεναι
καὶ λουτροῖς εὐκράτοις αἵ τε κινήσεις αἱ βραδύτεραί τε καὶ χωρὶς
ἰσχυρᾶς τάσεως ἀναπαύσεσι σλείοσι διειλημμέναι· τύπος δὲ οὗτός
23 ἐσἸιν ἀποθεραπευτικοῦ γυμνασίου. Δῆλον δὲ ὡς τῷ τοιούτῳ γυμνα- 10
σίῳ χρησἸέον, ὅταν γε χωρὶς ἀπεψίας γενηθῶσιν αἱ διαθέσεις· ἐπὶ
24 γὰρ ταῖς ἀπεψίαις οὐδὲ ὅλως ἐσἸὶ γυμνασἸέον. Κατὰ δὲ τὸν αὐτὸν
τρόπον καὶ τὰς ἐπὶ θυμοῖς, ἢ διὰ ἔνδειαν σοτοῦ ξηρότητας ἐπανορ-
25 θωτέον ἐσἸίν. Ἐναντίως δὲ τοῖς εἰρημένοις ἐπανορθοῦσθαι χρὴ τὰς
κατὰ τὴν ἕξιν ὑγρότητας· σκοπὸς γὰρ δὴ τῶν τοιούτων διαθέσεών 15

froid, plus faible et plus sec, il faut administrer des remèdes conden-
sants, échauffants, humectants et renforçants, et il faut que ce soit là le
22 but qu'on se propose dans le cas dont il s'agit. Après le coït, l'espèce
d'exercice auquel on devra recourir est celui qu'on appelle *préparatoire,*
tandis que l'état de sécheresse, qui est une conséquence de l'affliction ou
de l'insomnie, est guéri par des frictions molles, faites avec une assez
grande quantité d'huile et combinées aux bains tièdes, ainsi que par des
mouvements, assez lents qu'on fait sans tendre fortement les parties, et
qu'on interrompt par des intervalles de repos assez fréquents; or c'est là
23 le type de l'exercice apothérapeutique. Il est clair qu'on n'aura recours à
cette espèce d'exercice que dans le cas où l'état dont il s'agit n'est pas
compliqué d'indigestion; car, en cas d'indigestion, on ne doit pas s'exercer
24 du tout. On redressera de la même manière la sécheresse qui est une con-
25 séquence de la colère ou de l'insuffisance des boissons. Mais, pour redresser les états d'humidité de l'habitude du corps, il conviendra de suivre une
méthode opposée à celle que nous venons de décrire; car le but, dans ces
états-là, est le dessèchement; cependant c'est là quelque chose de com-

3. καὶ ὑγρ. om. Gal. — 7. τε om. F. Gal. — 9. τύπος ex em.; λύποι F; τρό-
--- Ib. σλέονι ex em.; σλέω F; σλείονι πος Gal.

ἐσ7ιν ἡ ξήρανσις, ἀλλὰ τοῦτο μὲν κοινὸν ἀπασῶν, ἴδιον δὲ ἑκάσ7ης
ἐν ταῖς κατὰ μέρος διαφοραῖς. Εἰ μὲν οὖν ἐπὶ ϖοτῷ ϖλέονι κατὰ 26
τὴν ϖροτεραίαν ἡμέραν γεγονότι χωρὶς τοῦ ϖεπονθέναι τὴν κεφαλὴν ἢ τὸ σ7όμα τῆς κοιλίας, ἐν μιᾷ δυνατὸν ἡμέρᾳ τελέως ἐξιᾶσθαι,
5 ϖλεονάσαντας μὲν ἐν ταῖς ξηραῖς τρίψεσι, γυμνάσαντας δὲ ὀξύτε-
ρον, ἔλατ7ον δὲ ϖοτῷ χρησαμένους, ἐδέσμασί τε ξηραντικωτέροις,
ὡς ὅσαι γε μετὰ τοῦ τὴν κεφαλὴν, ἢ τὸ σ7όμα τῆς κοιλίας ϖαθεῖν
τι τοῦ νῦν οὐ δέονται λόγου· ῥηθήσεται γὰρ ϖερὶ αὐτῶν ἐν τοῖς
ϖερὶ τῶν νοσωδῶν συμπ7ωμάτων. Εἰ δὲ ἐπὶ ἀργίᾳ μακροτέρᾳ συ- 27
10 σ7αίη, καὶ διὰ ϖλῆθος ἐδεσμάτων ὑγρῶν τὴν φύσιν, οἷαί ϖερ αἱ
ϖλεῖσ7αι τῶν ὀπωρῶν εἰσι καὶ τῶν λαχάνων ὅσα μὴ δριμέα, ἀθρόως
μὲν οὐχ οἷόν τε θεραπεύειν· εἰ γὰρ εἰς τοσοῦτον ϖονήσειεν ὁ ἄνθρωπος ὡς αὐτάρκως ξηρᾶναι τὴν ἕξιν, ἁλώσεται κόπῳ καὶ ϖυρέ-
ξει ϖυρετὸν ἐφήμερον μὲν ϖάντως· ἂν δὲ καὶ μοχθηραὶ τύχωσιν

mun à tous, tandis que les circonstances propres à chaque cas particulier consistent dans des différences spéciales. Si donc l'humidité tient à 26
des boissons trop abondantes qu'on a prises la veille, sans que la tête ou
l'orifice de l'estomac en aient souffert, il est possible de guérir complètement cet état en un seul jour, en exagérant les frictions sèches, en
prenant des exercices plus rapides, des boissons moins abondantes et des
aliments plus desséchants que de coutume; quant à ceux dont l'humidité
est accompagnée d'une affection de la tête ou de l'orifice de l'estomac,
nous n'avons pas besoin d'en parler dans la partie actuelle de notre traité,
puisque nous nous en occuperons dans le chapitre sur les symptômes morbides. Si l'humidité provient d'une oisiveté trop prolongée, ou d'un usage 27
immodéré d'aliments de nature humide, classe à laquelle appartiennent
la plupart des fruits et des herbes potagères, pourvu qu'elles ne soient
pas âcres, il est impossible de guérir cet état du premier coup : en effet,
si l'homme dont il s'agit pousse les exercices jusqu'au point nécessaire
pour dessécher suffisamment l'habitude du corps, il sera pris de fatigue,
et aura inévitablement une fièvre éphémère, et même, s'il existe une
humidité de mauvaise nature, cette fièvre durera plusieurs jours; cepen-

2. ἐπὶ τῷ ϖλ. F. — 4. ἐξιάσασθαι   8-9. τοῖς τῶν Gal. — 9. ϖεριτ7ωμάτων
Gal. — 7. ἢ om. F. — 8. ὑπέρ Gal. —   F. — 12. ϖονήσει F.

ὑγρότητες ὑπάρχουσαι, πλειόνων ἡμερῶν · ἐν χρόνῳ δὲ ἂν ἐπανορ-
θωθεῖεν, ὡς ὕστερον εἰρήσεται.

ιθ'. Δίαιτα παιδίων. Ἐκ τῶν Μνησιθέου Ἀθηναίου.

1   Τοῖς δὲ λουτροῖς δεῖ χρᾶσθαι, πολὺν μὲν χρόνον τὸ παιδίον
λούουσαν τὴν τροφὸν, μὴ σφόδρα θερμοῖς τοῖς ὕδασι χρωμένην,
καὶ τὸν πρῶτον μὲν ἐνιαυτὸν τρὶς τῆς ἡμέρας τοῦτο χρὴ ποιεῖν,   5
τὸ μὲν ἑωθινὸν μετὰ τὴν κίνησιν, εἶτα κατὰ μέσον τῆς ἡμέρας, τὸ
2   δὲ τρίτον περὶ τὸ συσκοτάζειν. Ὅταν δὲ ὑπερβαίνῃ τὸν εἰρημένον
χρόνον, ἀφελεῖν χρὴ τὸ περὶ μέσον ἡμέρας λουτρὸν, ἀλείφειν δὲ
3   ἐλαίῳ. Σιτίζειν δὲ μὴ μετὰ τὸ λουτρὸν εὐθὺς, ἀλλ' ἐπίσχουσαν.
4   Διδόναι δὲ μασωμένους μὲν οὔθεν χρὴ σιτίον, σεμίδαλιν δὲ ἑφθὴν,   10
5   ἢ τῶν σιτανίων ἀλεύρων, ἢ κέγχρον τετριμμένην. Ἅπαντα δὲ ταῦτα
καλῶς ἕψειν, καὶ πολὺν χρόνον, τὴν δὲ κέγχρον μάλιστα προσ-
6   φέρειν, ὅταν ἡ κοιλία τοῦ παιδίου παρυγραίνηται. Τὸ δὲ ἐναντίον,

dant, à la faveur du temps, on peut remédier à cet état, comme nous le
dirons plus tard.

19. RÉGIME DES ENFANTS. — TIRÉ DE MNÉSITHÉE D'ATHÈNES.

1   La nourrice devra faire usage de bains, en lavant l'enfant pendant longtemps, et elle emploiera à cet effet de l'eau qui ne soit pas extrêmement
chaude; durant la première année, elle devra le faire trois fois par jour :
le matin après l'exercice qu'elle lui donne, puis au milieu du jour, et la
2   troisième fois quand il commence à faire nuit. Quand l'enfant a dépassé
l'âge susdit, on supprime le bain du milieu du jour et on le remplace par
3   une onction avec de l'huile. La nourrice ne donnera pas à manger à l'en-
4   fant immédiatement après le bain; mais elle attendra. On ne mâchera
aucune espèce d'aliment avant de le donner à l'enfant, et on lui donnera
de la fleur de farine bouillie, de la farine sitanique, ou du petit millet
5   trituré. Tous ces aliments doivent être bien bouillis, et pendant longtemps; mais on donnera surtout du petit millet quand le ventre de l'en-
6   fant est relâché. Si, au contraire, il est resserré, on versera du miel sur

1. αἱ ὑγρ. F. — 7. συσκοτίζειν F.

ἐὰν ἐφίσ̄ηται, τότε τοῦ μέλιτος ἐπιχέοντα δεῖ συνέψειν τῷ ἀλεύρῳ.
Ἐὰν δὲ μηδὲ οὕτως ὑπακούσῃ, τῆς τερεβινθίνης ῥητίνης παρεμβα- 7
λεῖν ὅσον ἐρέβινθον. Εἰ δέ ποτε συμβαίη τῷ παιδίῳ βὴξ, ἢ κόρυζα, 8
κακῶς ἔχει καὶ τοὺς καλουμένους μελιτισμοὺς ἐπ' αὐτοῖς ποιεῖν. Δεῖ 9
5 τοίνυν τὸ παιδίον λούσαντας πολλῷ θερμῷ, καὶ κατὰ κεφαλῆς,
σιτίσαι μέλιτι πολλῷ, κἄπειτα τῷ δακτύλῳ τὴν γλῶτ]αν ἡσυχῇ
πιέζειν· ἐμεῖ γὰρ φλέγμα πολύ.

κ'. Περὶ κομιδῆς παιδίου. Ἐκ τῶν Ῥούφου.

Λουτρὰ δὲ πλείω μὲν συμφέρει τοῖς παιδίοις καὶ θερμότερα, οὐ 1
μὴν πᾶσα τιτθὴ δύναται καλῶς τά γε πρῶτα ἐν τῷ λουτρῷ παιδίον
10 χειρίσαι· διὸ καὶ τοῦτο ταῖς μαιευτρίαις προσ]έτακται· καὶ γὰρ
βασ]άσαι δεῖ ἐμπείρως, καὶ κρατῆσαι, καὶ ἀποδῦσαι τὰ σπάργανα,
καὶ κάμψαι τὰ ἄρθρα καὶ περιζῶσαι καὶ ἀνατρῖψαι, ταῦτα δὲ πολ-

---

de la farine et on fera bouillir les deux ingrédients ensemble. Si la cons- 7
tipation ne cède pas de cette manière-là, on y ajoutera le volume d'un
pois chiche de résine de térébenthinier. Si parfois l'enfant est atteint de 8
toux ou de rhume de cerveau, il ne convient pas de lui appliquer ce
qu'on appelle *mélitisme* (*onction avec le miel*). Il faudra donc baigner l'en- 9
fant dans une grande quantité d'eau chaude, en faisant en même temps
des affusions sur la tête, lui donner beaucoup de miel à manger, et ensuite comprimer doucement sa langue avec le doigt, car de cette manière
il vomira une grande quantité de phlegme.

20. DE LA MANIÈRE D'ÉLEVER L'ENFANT. — TIRÉ DE RUFUS.

Des bains assez nombreux et assez chauds conviennent aux enfants; 1
mais toutes les nourrices ne savent pas bien manier l'enfant dans le bain,
du moins au commencement : voilà pourquoi on s'en rapporte aux sages-
femmes pour l'accomplissement de cet office : il faut, en effet, porter et
tenir l'enfant, lui ôter le maillot, fléchir ses articulations, lui remettre
sa ceinture et le frotter comme une femme d'expérience; or ces actes

---

1. ἀφίσ̄]. F. — CH. 20; l. 12. περιζῶσαι conj.; περισῶσαι F.

2 λῆς εὐχειρίας καὶ μελέτης δεῖται. Χρὴ δὲ ποιεῖν ὧδε· τὴν μὲν
ἀρισ7εράν χεῖρα ὑποτανύειν κάτωθεν ἐρείδουσαν ἅμα κεφαλήν τε
καὶ αὐχένα· οὐ γάρ που αὐτῷ ἐγκρατές· ἔπειτα γυμνώσασαν τῇ
ἑτέρᾳ ἐπιχεῖν τοῦ ὕδατος ἐκ προσαγωγῆς καὶ πλῆθός καὶ θερμό-
3 τητα. Ἐν δὲ τῷ ὕδατι μυρρίναι τε ἡψήσθωσαν, καὶ δάφνη καὶ ἁπαλὴ 5
4 σχῖνος τὰ πρῶτα εἰς ἑπ7ὰ ἡμέρας. Ὅταν δὲ ἐπὶ τὸ πρανὲς ἐπι-
σ7ρέφηται, τὸν μέγαν δάκτυλον ὑπερείδειν ἄκρᾳ τῇ γένυϊ· τῇδε
5 γὰρ πάνυ πάλιν κωλύεται ἡ κεφαλὴ κατακύπ7ειν ἔμπροσθεν. Καμ-
π7ειν δὲ ὡς ἕκασ7ον πέφυκε, πόδας μὲν εἰς τοὐπίσω, χεῖρας δὲ
6 ἔμπροσθεν· οὕτω γὰρ ποιήσεις τὰ ἄρθρα εὔσ7ροφα. Ῥυθμίζειν δὲ 10
καὶ κεφαλὴν καὶ χεῖρας καὶ γένυν· παρέχει μὲν γὰρ τὸ πλεῖσ7ον
ἡ τῶν σπερμάτων δύναμις τὸ καλὸν καὶ τὸ αἰσχρὸν, παρέχει δέ τι
7 καὶ τὰ τοιάδε. Ὅτι δὲ ἐξαίρουσιν αὐτὰ ἐν τοῖς λουτροῖς καὶ δια-
σείουσι καὶ ἐπὶ κεφαλὴν ἔχουσι λαβόμεναι τοῖν ποδοῖν, δοκοῦσί
μοι τά τε φλέβια τῇδε εὔροα ποιεῖν, καὶ ἐθίζειν τὰς κατακύψεις 15

2 exigent beaucoup d'habileté et d'habitude. Voici comment on doit s'y
prendre : on étendra la main gauche au-dessous, en soutenant à la fois
la tête et le cou, car l'enfant ne peut pas encore la diriger; ensuite on
se servira de l'autre main pour déshabiller l'enfant, et pour verser sur
3 lui graduellement de l'eau, qui sera de plus en plus chaude. Dans cette
eau on fera bouillir du myrte, du laurier et des jeunes pousses de len-
4 tisque, pour les premiers bains jusqu'au septième jour. Après avoir retourné l'enfant pour le placer sur le ventre, on soutiendra avec le pouce
la pointe du menton; car, de cette manière, on empêchera complétement
5 la tête de baisser en avant. On fléchira chaque membre comme sa nature le
comporte, les jambes en arrière et les bras en avant : de cette manière,
6 on rendra les articulations promptes à se fléchir. On façonnera encore
la tête, les bras et la mâchoire : car, si la puissance des spermes [mâle
et femelle] a la plus grande part dans la beauté ou la laideur, ces ma-
7 nipulations y sont aussi pour quelque chose. La manœuvre qui consiste à sortir les enfants du bain et à les secouer en les prenant par les
pieds, et en les tenant la tête en bas, rend, ce me semble, les petites
veines de cette région perméables, habitue les enfants à pouvoir se baisser,

5. ἐψήσθ. F. — 7. ἀκρατεῖ γ. F. — 14. ἔχουσιν ἢ καὶ μᾶλλον τρέπουσι F.

φέρειν, καὶ ῥοπὴν πάντῃ τοῖς χυμοῖς παρέχειν. Τοσαῦτα χρὴ ἐπι- 8
σ7αμένην τε καὶ δυναμένην ὑπουργεῖν τὴν τιτθὴν τὰ πρῶτα λου-
τρόν· χαλεπὴ δὲ καὶ ἡ ἔπειτα ἐν λουτροῖς θεραπεία· διὸ καὶ βλάβαι τοῖς παιδίοις ἐντεῦθεν αἱ μέγισται γίνονται, σπασμοὶ καὶ
5 ἐπιληψίαι καὶ νωθρότητες, ὅταν ἢ ἄπεπ7α λούσῃ, ἢ πολλῷ νεαρῷ
ἐμπλήσασα. Πρώτην δὲ τροφὴν προσφέρειν τοῦ μέλιτος· καὶ γὰρ 9
ἐρεθισ7ικὸν τῇ γλυκύτητι, καὶ ἄλλως τὸ σῶμα διακαθαίρει καὶ τὸ
ἔντερον· ἔνεσ7ι [γὰρ] περίτ7ωμα τοῖς τηλικούτοις ἐν τῷ ἐντέρῳ,
ὃ χρὴ ἐξάγειν, οὐχ ὥσπερ Ἀλκμαίων οἴεται, ὅτι ἐν ταῖς μήτραις
10 ὃν τὸ παιδίον ἤσθιεν σ7όματι· τοῦτο γὰρ οὐδένα τρόπον δυνατὸν,
ἀλλὰ ὅτι τῆς τροφῆς τὸ ἐνταῦθα ἧκον διεδίδου ἔσω· διεδίδου δὲ καὶ
εἰς κύσ7ιν, εἰς μὲν τὴν κύσ7ιν ᾗ παράγει κατὰ νεφροὺς καὶ οὐρητῆρας, εἰς δὲ τὸ ἔντερον κατὰ φλέβας καὶ χιτῶνας, τὸ δὲ μηκώνιον, τὸ πρὸς τῇ ἕδρᾳ περίτ7ωμα [ὃ ἐκβάλλουσιν] αἱ μαιεύτριαι

et imprime dans tous les sens une impulsion aux humeurs. Voilà les ma- 8
nœuvres que la nourrice doit connaître et pouvoir exécuter pour administrer un bain au commencement; mais, plus tard, le traitement des enfants, eu égard aux bains, est encore difficile : pour cette raison ils
deviennent une source des lésions les plus graves, comme les convulsions,
l'épilepsie, la torpeur, au cas où on aurait baigné les enfants avant l'accomplissement de la digestion, ou après les avoir bourrés récemment
d'une grande quantité d'aliments. Le premier aliment qu'on doit donner 9
aux enfants est le miel, car il excite par son goût; de plus, il purge
aussi le corps et les intestins; or les enfants de cet âge contiennent dans
leurs intestins un résidu qu'il faut expulser, non pas, comme Alcméon
(*voyez les notes*) le pensait, parce que, pendant son séjour dans l'utérus, l'enfant mange par la bouche, car cela n'est en aucune façon possible, mais parce que le fœtus fait passer à l'intérieur toute la nourriture qui parvient dans cette région; il la fait passer aussi dans la vessie,
et notamment dans la vessie, en tant qu'il la conduit à travers les reins
et les urétères, mais dans les intestins à travers les veines et les membranes; or ce résidu voisin du siége, résidu que les sages-femmes éva-

8. ἔν ἐσ7ι F. — Ib. [γάρ] conj.; om.   F. — 14. [ὃ ἐκβάλλουσιν] conj.; om.
F. — 12. ᾗ παράγει conj.; ἥπερ ἄγει F.

10 ῥήξασαι τὸν χιτῶνα ἐν ᾧ ἐστιν. Ταῦτα μὲν οὕτως ἠνύσθω· μετὰ
δὲ τοῦ γάλακτος ἐπιστάζειν, ἐντιθεῖσαν τὴν θηλὴν καὶ πιέζειν
ἡσυχῇ, ὅπως μήτε πονῇ αὐτὸ ἕλκον, μήτε ἀθρόως ἐμπλησθῇ, καὶ
δὶς τῆς ἡμέρας, ἢ τρὶς τὸ πλεῖστον· οὐ γὰρ συμφέρει εὐθὺς ἀρχομένην ὑπερπληροῦν, ἀλλὰ ὅπερ κἂν ταῖς ἄλλαις διαίταις ἄριστον, τὸ   5
κατὰ μικρὸν καὶ ἡσυχῇ, τοῦτό μοι δοκεῖ κἀνταῦθα ἄριστον εἶναι.

11 Διέρχεται δὲ τὸ μὲν πρῶτον ὑγρὸν τὸ γάλα, ἔπειτα συνίσταται καὶ
τυποῦται ὥσπερ τυρός, ᾧ δὴ καί φασι τεκμαιρόμεναι παχὺ ἔσεσθαι

12 τὸ παιδίον. Κάλλιστα δὲ πρὸς θρέψιν διάκειται τὰ ἰσχνὰ μὲν τι-
κτόμενα, ἐπιδόσεις δὲ ἔχοντα τοῦ δέρματος· ὅσα δὲ εὔσαρκα τίκτε-   10
ται, οὐκ ἔστι βεβαία τούτοις ἡ σάρκωσις, ἀλλὰ ἐν τῇ τροφῇ κατι-
σχναίνεται· τὸ μὲν γὰρ λαβεῖν δεῖται, τὸ ἰσχνὸν, τὸ δὲ κενωθῆναι,

13 τὸ πλῆρες, οὕτω γε ἐν τοῖς μείζοσι γίνεται. Μέχρι μὲν οὖν τινος

10 cuent en rompant la tunique qui le contient, est le méconium. Telle est
la manière de procéder; après cela on fera tomber des gouttes de lait
dans la bouche de l'enfant, y introduisant la papille et en la compri-
mant doucement, afin que l'enfant ne se fatigue pas en l'attirant et ne
soit pas soudainement surchargé; il faut agir ainsi deux ou trois fois
par jour au plus : car il n'est pas bon que l'enfant soit surchargé dès le
commencement; mais la méthode qui est la meilleure pour le régime des
adultes, et qui consiste à agir peu à peu et doucement, me semble aussi,

11 dans le cas présent, être ce qu'il y a de meilleur. D'abord le lait passe
par les selles à l'état liquide; mais, plus tard, il se solidifie et prend une
forme comme le fromage, et, en se guidant d'après ce signe, les femmes

12 prétendent que l'enfant aura de l'embonpoint. Les enfants qui présentent
les meilleures conditions pour la nutrition sont ceux qui naissent maigres,
mais dont la peau permet l'augmentation de volume; ceux, au contraire,
qui ont une bonne carnation dès leur naissance n'ont pas des chairs solides, mais maigrissent pendant qu'on les élève; car les premiers, c'est-à-
dire les enfants maigres, ont besoin de gagner, tandis que les enfants
joufflus ont besoin d'évacuation; du moins, c'est ainsi que les choses se

13 passent chez les enfants plus grands. Jusqu'à une certaine époque donc,

---

1. ῥήξασαι conj.; ῥῆξαι F. — Ib. οὕ-   Syn. — 12. τὸ ὑγρὸν ἢ μᾶλλον τὸ ἰσχνὸν
τως conj.; εἰς τό F. — 2. δὲ τοῦτο τοῦ   F. — 13. γε ex em.; δέ F.

ἐπὶ μόνου τοῦ γάλακτος φυλάσσειν, σιτίον δὲ ἄλλο μηδὲν προσφέ-
ρειν· ὅταν δὲ αὐτό τε πρόθυμον ᾖ λαμβάνειν καὶ ἐλπίδα παρέχῃ
ἐκπέψειν, τηνικαῦτα ἤδη καὶ σιτίον διδόναι, ἄρτον εἰς ὑδαρῆ οἶνον κα-
ταθρύψαντας. Τὰς δὲ τῶν κρεῶν προσφορὰς πεφυλάχθαι παντὸς μά- 14
5 λιστα· οὐ γάρ πω ἱκαναὶ αἱ γαστέρες καταπέσσειν. Εἰ δὲ ἄρα θρέ- 15
ψεως ἕνεκα δέοι, ὄρνιθος παραμήκη σάρκα, ἢ χοίρου διδόναι· τούτῳ
γὰρ μάλιστα ἥδεται, τὸν χυλὸν ἐξ αὐτῶν ἕλκοντα. Πεφυλάχθαι δὲ 16
καὶ τὰ ἔτνη καὶ τὰ ῥοφήματα· παχὺ γὰρ οὐδὲν παιδίῳ συμφέρει
διὰ τὸ καὶ ἄλλως τὴν φύσιν πρὸς τὸ φλεγματῶδες ῥέπειν. Δῆλον 17
10 δέ· καὶ γὰρ σιαλοχόα, καὶ μυξόρροα, καὶ πάντη ὑγρά· ἱκανὸν δὲ
καὶ τὸ γάλα ἐμπλῆσαι φλέγματος. Ἐπεὶ δὲ ἄρχεται μὲν τὸ θερ- 18
μὸν τοῖς τηλικούτοις ἀνάπτεσθαι, πολλοῦ δὲ δεῖ ἅπαν ἐξῆφθαι,
προϊὸν δὲ ἐπὶ μᾶλλον μὲν ἐμφύεται τῇ τροφῇ, ἐπὶ μᾶλλον δὲ αἴρε-
ται, ἰσχὺν καὶ τάσιν διδὸν τῷ σώματι, θερμότερον διαιτᾶν τὰ

il faut tenir les enfants au régime du lait seul, et ne leur donner aucun
autre aliment; mais, quand l'enfant lui-même désire d'en prendre, et
nous donne l'espérance qu'il pourra les digérer complétement, alors on
lui administrera aussi comme aliment du pain qu'on émiettera dans du
vin aqueux. Il faut éviter, plus que toute autre chose, de donner de la 14
viande, puisque l'estomac n'est pas encore capable de la digérer. Si, ce- 15
pendant, cela est nécessaire pour nourrir, vous donnerez de la chair
longue de poule ou de jeune porc, car c'est surtout cette espèce de
viande qui leur fait plaisir quand ils en retirent le suc. On évitera aussi 16
les purées et les bouillies : car rien d'épais ne convient aux enfants;
parce que, même sans cela, leur nature penche vers la production du
phlegme. Cela est évident, puisqu'ils sont baveux, morveux et hu- 17
mides de toutes les façons; d'ailleurs, le lait est capable de remplir
de pituite. Mais, lorsque, chez les enfants de cet âge, la chaleur com- 18
mence à s'allumer, quoiqu'elle soit bien loin encore d'être allumée complétement, lorsque, par les progrès de l'âge, elle s'attache plus fortement
aux aliments, lorsqu'elle se dilate davantage pour donner de la force et
de la tension au corps, alors il est nécessaire de soumettre les enfants à
un régime plus chaud, tant sous le rapport de tous les abris (vêtements

3. καὶ Syn., Paul.; om. F.

ϖαιδία ἀνάγκη, τῇ τε ἄλλῃ ϖάσῃ σκέπῃ καὶ χρίσμασι καὶ λου-
19 τροῖς καὶ σιτίοις. Ἤδη δὲ καὶ τόδε γινώσκειν, ὅτι οἶνος ὕδατος ἐνταῦθα ἐπιτηδειότερος, οὐδὲ εἴ τις νομοθετήσειεν ὁτισοῦν ἔν τε νόμων
συγγραφῇ, ἔν τε ὑποθήκαις ἄνευ νόμων συγγεγραμμέναις ϖαρακε-
λεύεται τοῖς τηλικούτοις ὕδωρ διδόναι ϖόμα, ϖεισθησόμεθα μᾶλλόν 5
ϖερ ἢ τῷ ἀληθεῖ λόγῳ· οὐ γὰρ ϖῦρ ἐπὶ ϖῦρ ὀχετεύσεις, ἀλλὰ θερ-
20 μὸν ἐπὶ ψυχρὸν, ἢ δικαιότερον. Τὸ δὲ μέτριον ϖανταχοῦ κάλλιον,
ἐνταῦθα δὲ καὶ ϖλέον, ἐπειδὴ νοσῶδες καὶ ἀσθενέσ⳨ερον τὸ ϖαιδίον
τῶν ἄλλων, ὥσ⳨ε καὶ εἴ τι διαμαρτάνοιμεν, κρεῖσσον ἀφαιροῦντας
21 ἁμαρτάνειν ἢ ϖροσ⳨ιθέντας. Εἰ δὲ θέλοις τὸν ϖαῖδα ἐν φύσει τῇ 10
αὐτοῦ μήκισ⳨ον γίνεσθαι καὶ ὀρθότατον, μὴ ἐμπιπλῆς· εἰ δέ ϖου λα-
θόντα ϖληρωθείη, ὑπνωδέσ⳨ερά τε εὐθὺς γίνεται καὶ νωθρότερα,
καὶ ὄγκος ἐν γασ⳨ρὶ ἔνεσ⳨ι καὶ φῦσα καὶ οὐρεῖ ὑδατωδέσ⳨ερα, οἷς
22 χρὴ τεκμαιρομένην μηδὲν διδόναι, ἔσ⳨ε ἂν καταναλωθῇ. Πονηρὸν

et couche) qu'on leur donne, que sous celui des onctions, des bains et
19 des aliments. Une chose que maintenant il importe de savoir aussi,
c'est qu'à cette époque le vin est préférable à l'eau, et, si un législateur
quelconque ordonne dans ses lois écrites, ou recommande dans des conseils écrits sans avoir force de lois, de donner de l'eau à boire aux enfants de cet âge, nous ne lui accorderons pas de confiance, mais nous
suivrons la bonne doctrine; en effet [en agissant ainsi], on n'accumulera
pas le feu sur le feu, mais le chaud sur le froid, comme c'est d'ailleurs
20 plus équitable. La mesure est bonne en toute circonstance, et bien plus
encore dans le cas dont il s'agit, puisque l'enfant est maladif et plus faible
que les autres individus : si donc nous commettons quelque erreur, il
21 vaut mieux nous tromper en supprimant qu'en ajoutant. Si vous voulez
que l'enfant soit aussi élancé et aussi droit que sa nature le comporte,
ne le gorgez pas d'aliments; si, cependant, une réplétion a eu lieu à
votre insu, l'enfant présentera tout de suite une propension au sommeil
et une torpeur plus fortes que de coutume, il aura du gonflement et
des gaz dans le ventre, et son urine sera plus aqueuse; la nourrice con-
jecturera d'après ces signes qu'il ne faut rien donner à l'enfant avant que
22 le surplus ne soit consumé. C'est encore une mauvaise méthode, si la

3. νομοθετήσει F. — 7. ἤ F. — 11. ἐμπιπλῆς Syn., Paul.; ἐπιπλῆς F.

δὲ καὶ διὰ ὅλης τῆς νυκτὸς προσθεμένην Θηλάζειν · καὶ γὰρ πλή-
σμιον, καὶ οὔπω πέψασα ὠμὸν δίδωσιν. Ἀρκεῖ δὲ ἔτη δύο τρέφειν 23
τῷ γάλακτι, τὸ δὲ ἐντεῦθεν μεταβάλλειν πρὸς σιτία. Κρεῖσσον δὲ 24
εἰ συντύχοι ὥρα φθινοπωρινῆς ἰσημερίας καὶ Πλειάδος δύσεως εἰς
5 τὴν μεταβολήν · ὁ γὰρ χειμὼν ἐκδέξεται, ἐν ᾧ δὴ καὶ πέψεις ἰσχυ-
ρότεραι. Χρὴ δὲ μηδὲ ἀεὶ ἐπὶ τῆς ἀγκάλης ἔχουσαν περιέρχεσθαι, 25
ἀλλὰ καὶ καθέσθαι. Καὶ μᾶλλον καλὸν μὴ ἀποπαῦσαι · γυμνάσιον 26
γάρ τε εἴη, καὶ σιέλου καὶ μύξης ἔκκρισις · τοὺς δὲ συντόνους
κλαυθμοὺς πραΰνειν · κίνδυνος γὰρ ὑπὸ αὐτῶν σπασθῆναι · πραΰ-
10 νειν δὲ τοῖς τε ἄλλοις, ἃ τῷ παιδίῳ ἥδιστα οἶσθα, καὶ ταῖς βαυκα-
λήσεσιν. Πεφυλάχθαι δὲ ἧσσον οὐδενὸς ἔκπληξιν, ψόφους μεγάλους, 27
ἐμβοήσεις, μηδὲ φοβεῖν πειρᾶσθαι ἄφνω ὄψεσι γοργονίων, ἤ τινων
ἄλλων ὁραμάτων · πᾶσι γὰρ κίνδυνος, τὸ παιδίον καλούμενον ἥκειν
νόσημα. Εἰ δέ που τύχοι ἐκπλαγὲν, παρηγορείσθω, τοῦτο μὲν τῇ 28

nourrice pend l'enfant à son sein, pour teter pendant toute la durée de la
nuit, car cela produit de la plénitude, et puis, n'ayant pas encore digéré
elle-même, elle lui donne des aliments crus. Il suffit de nourrir l'enfant 23
pendant deux ans avec le lait, et de le faire passer ensuite aux aliments.
Le mieux est que ce changement arrive à l'équinoxe d'automne ou au 24
coucher des Pléiades : en effet, cette saison est suivie de l'hiver, pendant
lequel la digestion est le plus vigoureuse. La nourrice ne doit pas non 25
plus se promener continuellement en tenant l'enfant dans ses bras, mais
elle doit aussi le coucher. Ce qui vaut bien mieux encore, c'est de ne pas 26
apaiser l'enfant, car ses cris pourraient être pour lui un exercice, et un
moyen d'expulser la salive et le mucus ; cependant il faut calmer les cris
trop intenses, puisqu'ils menacent du danger de produire des convulsions ; or on les apaise par les chansons propres aux nourrices, aussi
bien que par les autres moyens que vous savez être les plus agréables aux
enfants. On évitera aussi, plus que toute autre chose, la frayeur, les grands 27
bruits et les cris à l'oreille, et on n'essayera pas de les effrayer subitement par l'apparition de spectres, ou de quelque autre vision ; car tous
ces moyens mettent l'enfant en danger de prendre la maladie dite *mal
d'enfant* (l'épilepsie). Si parfois l'enfant est frappé de frayeur, on le ras- 28

4. ἢ ἰσημερ. F. — 12. Φοβεῖν conj.; ψοφεῖν F.

τῶν συνηθεσ]άτων φιλτάτων ἐπιδείξει, τοῦτο δὲ ἀσπάσμασι, τοῦτο
δὲ ἐπᾴδουσαν τῶν παιδικῶν τι τούτων μελῶν καὶ ἀνασείουσαν ὡς
ἔλθῃ εἰς ὕπνον· καθίσ]αται γὰρ τοῖς ὕπνοις καὶ τῶν φόβων ἐπιλαν-
θάνεται.

κα'. Περὶ ὑγιεινῆς διαίτης. Ἐκ τῶν Ἀθηναίου.

1 Τοὺς νηπίους τοὺς ἀπὸ τοῦ γάλακτος γεγονότας ἐν ἀνέσει τε 5
ἐᾶν καὶ παιδιᾷ, καὶ τῇ ψυχικῇ ῥαθυμίᾳ κατεθίζειν αὐτοὺς, καὶ ταῖς
μετὰ ἀπάτης καὶ ἱλαρότητος γυμνασίαις, καὶ τροφὰς αὐτοῖς προσφέρειν ἐλαφροτάτας καὶ τῷ πλήθει συμμέτρους· οἱ γὰρ διὰ τὸν ἀπο-
γαλακτισμὸν ἐμφοροῦντες αὐτοῖς τὰς τροφὰς, καὶ ταύτας πειρώμενοι πολυτροφωτέρας διδόναι, εἰς κακοτροφίαν καὶ ἀναύξειαν αὐτοὺς 10
2 περιτρέπουσι διὰ τὴν τῆς φύσεως ἀσθένειαν. Πολλοῖς δὲ αὐτῶν διὰ
τὰς συνεχεῖς ἀπεψίας καὶ τὰς καταφορὰς τῆς κοιλίας ἑλκώσεις τε

surera, en partie en lui montrant les objets qui lui sont habituellement
les plus chers, en partie en l'embrassant, et en partie en chantant devant
lui une de ces chansons de nourrice et en le secouant, afin qu'il s'en-
dorme; car, par l'effet du sommeil, il revient à lui et oublie sa peur.

21. DU RÉGIME SALUBRE. — TIRÉ D'ATHÉNÉE.

1 On doit permettre aux petits enfants qui viennent d'être sevrés, de vivre
à leur aise et en jouant; on les habituera au repos de l'âme et aux exercices
accompagnés de petites tromperies et de gaieté, et on leur donnera des
aliments très-légers et en quantité modérée: car les gens qui, à l'occasion
du sevrage, les bourrent d'aliments, et essayent de leur en donner qui
nourrissent assez fortement, pervertissent leur nutrition et empêchent
2 leur croissance, à cause de la faiblesse de leur nature. Plusieurs de ces
enfants sont pris d'ulcérations et d'inflammations des intestins, de pro-

CH. 21; l. 5. τοὺς ἀπό Fᵇ; καὶ ἀπό F.
— Ib. γεγονότας Fᵇ; γεγονυίας F. —
6-7. καὶ παιδιᾷ.....ἀπάτης om. Fᵇ Sor.,
Syn., Aët., Paul. — 6. παιδίᾳ F. — Ib.
φυσικῇ F. — 7. ἱλαρότητι Fᵇ. — Ib.
γυμνάσια δε Fᵇ. — 8. ἐλαφρῶς Fᵇ. —
Ib. καὶ..... συμμέτρους om. F, Sor.,
Syn., Paul.; καὶ εὐχύμους Aët. — 9-10.
πειρώμενοι F marg.; διδόμεναι text.; δι-
δόμενοι corr.

καὶ φλεγμοναὶ τῶν ἐντέρων καὶ προπλώσεις τῆς ἕδρας καὶ νόσοι
χαλεπαὶ συμβαίνουσιν. Ἀπὸ δὲ τῶν ϛ´ καὶ ζ´ ἐτῶν τούς τε παῖδας 3
καὶ τὰς κόρας γραμματισταῖς παραδιδόναι πραέσι καὶ φιλανθρώ-
ποις· οἱ μὲν γὰρ προσαγόμενοι τὰ παιδία καὶ πειθοῖ καὶ παρα-
5 κλήσει διδάσκοντες, πολλάκις δὲ καὶ ἐπαινοῦντες, ἐπιτυγχάνουσι,
προτρέπονταί τε αὐτοὺς μᾶλλον καὶ μετὰ χαρᾶς καὶ ἀνέσεως διδά-
σκουσιν· ἡ δὲ ἄνεσις καὶ χαρὰ τῆς ψυχῆς εἰς εὐτροφίαν σώματος
μεγάλα συμβάλλεται· οἱ δὲ ἐπικείμενοι τῇ διδασκαλίᾳ καὶ πικροὶ
ταῖς ἐπιπλήξεσι, δουλοπρεπεῖς αὐτοὺς καὶ καταφόβους ποιοῦσι καὶ
10 ἀλλοτρίους πρὸς τὰς μαθήσεις· δαίροντες γὰρ μανθάνειν καὶ μνη-
μονεύειν ἀναγκάζουσιν ἐν αὐταῖς ὄντας ταῖς πληγαῖς, ὅτε καὶ τοῦ
φρονεῖν ἔξω γεγόνασιν. Οὐκ ἀναγκαῖον δὲ οὐδὲ διὰ ὅλης τῆς ἡμέρας 4
θλίβειν τοὺς ἀρτιμαθεῖς, μερίδα δὲ διδόναι παιδιᾷ αὐτῶν πλείονα·

cidence de l'anus et de maladies graves, par suite de la fréquence des
indigestions et de la tendance du ventre vers le bas (diarrhée). Depuis 3
l'âge de six ou sept ans, on confiera les garçons et les filles à des maîtres
de lecture doux et humains; car ceux qui attirent vers eux les enfants,
qui emploient la persuasion et l'exhortation comme moyens d'enseignement, qui les louent souvent, réussissent mieux et excitent davantage
leur zèle; leur enseignement réjouit les enfants et les met à leur aise; or
le relâchement et la joie de l'âme contribuent beaucoup à la bonté de la
nutrition; ceux, au contraire, qui insistent sur leur enseignement, qui
recourent aux réprimandes acerbes, donnent aux enfants un caractère
servile et peureux, et leur inspirent de l'aversion pour l'objet de leur enseignement : car c'est en les frappant qu'ils les obligent à apprendre et
à se ressouvenir au moment même où ils sont battus, lorsqu'ils ont
perdu leur présence d'esprit. Il n'est pas nécessaire non plus de tour- 4
menter pendant toute la durée du jour les enfants qui commencent à
apprendre; au contraire, il faut consacrer la plus grande partie de la

2. ϛ´ καί om. Aët. — 3. παραδοῦναι
Fᵇ. — 4-6. οἱ μὲν..... μᾶλλον καί] οὗτοι δέ Sor., Syn., Paul.; οὕτω δέ Fᵇ;
om. Aët. — 4-5. περικλήσει F. — 7.
καὶ χαρά om. Fᵇ. — Ib. πρός Fᵇ. —
8. συμβήσεται (συμβλ.) Fᵇ. — 9. αὐτοὺς
κατὰ φόβους F. — 10. δέροντες F. —
13. παιδιᾶς F.

ὁρῶμεν γὰρ καὶ τῶν ἰσχυροτέρων καὶ τετελειωμένων ταῖς ἡλικίαις
τοὺς ἐπιμελῶς καὶ ἀδιαλείπ]ως προσεδρεύοντας τοῖς μαθήμασι κατα-
5 φθειρομένους τοῖς σώμασιν. Τοὺς δὲ δωδεκαετεῖς τῶν παίδων πρός
τε γραμματικοὺς φοιτᾷν ἤδη καὶ γεωμέτρας καὶ τὸ σῶμα γυμνά-
ζειν · ἀναγκαῖον δὲ νουνεχεῖς εἶναι τούς τε παιδαγωγοὺς αὐτῶν 5
καὶ τοὺς ἐπισ]άτας, καὶ μὴ τελείως ἀπείρους, ὅπως τούς τε καιροὺς καὶ τὰς συμμετρίας ἴδωσι τροφῆς, γυμνασίων, λουτρῶν, ὕπνου,
τῶν ἄλλων τῶν κατὰ τὴν δίαιταν · οἱ γὰρ πολλοὶ τῶν ἀνθρώπων
ἱπποκόμους μὲν πλείονος ὠνοῦνται τοὺς ἐπιμελεῖς καὶ ἐμπείρους
ἐκλεγόμενοι, παιδαγωγοὺς δὲ τῶν τέκνων καταστήσαιεν τοὺς ἀπεί- 10
ρους καὶ ἀχρήσ]ους ἤδη γεγονότας, καὶ μηδὲν ἔτι δυναμένους ὑπη-
6 ρετεῖν τῶν κατὰ τὸν βίον. Ἀπὸ δὲ τῶν τεσσαρακαίδεκα ἐτῶν
μέχρι τῶν τριῶν ἑβδομάδων ἁρμόσει μαθημάτων ἄσκησις καὶ ἀνά-
ληψις γνησιωτέρα καὶ φιλοσόφων λόγων κατήχησις καὶ ὑπομνημα-
τισμὸς, καὶ τῶν ὑπομνηματισθέντων ἀνταπόδοσις ἐπισ]ρεφεσ]έρα. 15

journée à leurs jeux : en effet, nous voyons que, même parmi les gens
plus robustes, qui sont déjà parvenus à l'âge de leur développement
complet, le corps se détériore chez ceux qui s'appliquent avec ardeur et
5 sans interruption à la culture des sciences. Les enfants de douze ans doivent déjà fréquenter les grammairiens et les géomètres et exercer leur
corps ; mais il est nécessaire qu'ils aient des précepteurs et des surveillants raisonnables et non entièrement dépourvus d'expérience, afin qu'ils
connaissent la mesure et le temps opportuns pour les aliments, les exercices, les bains, le sommeil et les autres détails du régime : la plupart
des hommes achètent à un prix assez élevé leurs palefreniers et choisis-
sent à cet effet des gens soigneux et expérimentés, tandis qu'ils prennent
pour précepteurs de leurs enfants des individus sans expérience, qui sont
déjà devenus inutiles, et ne peuvent plus rendre aucun des services habi-
6 tuels de la vie. Depuis l'âge de quatorze ans jusqu'à l'accomplissement
de la troisième semaine [d'années], il conviendra de cultiver et de s'ap-
proprier les sciences plus sérieusement, d'entendre les démonstrations
philosophiques, de se les rappeler, et de répéter ce qu'on s'est rappelé

10. καθισ]ήσοι F. — 13. ἁρμόζει Fᵇ.

Χρήσιμον δὲ, [ἢ] μᾶλλον ἀναγκαῖον, πᾶσιν ἀνθρώποις ἀπὸ ταύτης 7
τῆς ἡλικίας ἅμα τοῖς ἄλλοις μαθήμασι συμπαραλαμβάνειν καὶ τὴν
ἰατρικὴν καὶ κατακούειν τὸν ταύτης λόγον, ἵνα καλοὶ καὶ ἀγαθοὶ
σύμβουλοι γένωνται πολλάκις ἑαυτοῖς τῶν εἰς σωτηρίαν χρησίμων ·
5 σχεδὸν γὰρ οὐδείς καιρός ἐστιν οὔτε νυκτὸς, οὔτε ἡμέρας, ἐν ᾧ
χρείαν οὐδεμίαν ἔχομεν τῆς τέχνης, ἀλλὰ καὶ ἐν περιπάτῳ, καὶ ἐν
καθέδρᾳ καὶ ἀλείμματι καὶ λουτρῷ καὶ βρώσει καὶ πόσει καὶ ὕπνῳ
καὶ ἐξεγέρσει καὶ πάσῃ πράξει, διὰ ὅλου τοῦ βίου καὶ διὰ ἁπάσης
τῆς ζωῆς, χρείαν ἔχομεν συμβουλίας πρὸς τὴν ἀβλαβῆ καὶ συμφέ-
10 ρουσαν χρῆσιν αὐτῆς · τὸ δὲ ἀεὶ καὶ περὶ πάντων ἰατροῖς προσανα-
φέρειν κοπῶδες καὶ ἀδύνατον. Τὰ μὲν οὖν περὶ ψυχὴν τοῖς τηλικού- 8
τοις τοῦτον οἰκονομεῖσθαι τὸν τρόπον · τὰ δὲ τοῦ σώματος γυμνάσια
καὶ αὐτὰ ἔσ7ω πλείονα διὰ τὴν ἰσχὺν τοῦ σώματος καὶ διὰ τὸ ἄρχεσθαι κατὰ ταύτην τὴν ἡλικίαν τὴν γένεσιν τοῦ σπέρματος καὶ

avec une attention bien soutenue. A partir de quatorze ans, il est utile, 7
ou plutôt nécessaire, pour tout le monde, de comprendre parmi les objets
d'enseignement, non-seulement les autres sciences, mais aussi la médecine, et d'écouter les préceptes de cet art, afin que nous soyons souvent pour nous-mêmes des conseillers accomplis, eu égard aux choses
utiles pour la santé : car il n'y a presque aucun instant de la nuit ou du
jour, où nous n'éprouvions le besoin de la médecine : ainsi, que nous
nous promenions, ou que nous soyons assis, que nous nous fassions des
onctions, ou que nous prenions un bain, que nous mangions, ou que
nous buvions, que nous dormions, ou que nous veillions, en un mot,
quoi que nous fassions, pendant tout le cours de la vie et au milieu des
diverses occupations qui s'y rapportent, nous avons besoin de conseils
pour employer cette vie d'une manière utile et sans inconvénients; or
il est fatigant et impossible de s'adresser toujours aux médecins pour
tous ces détails. Voilà comment il faut diriger les circonstances qui se 8
rapportent à l'âme chez les jeunes gens de cet âge; quant aux exercices
corporels, puisque le corps est robuste, puisque la production du sperme
commence à cet âge-là, et que les jeunes gens ont des appétits très-

1. [ἢ] conj.; om. F. — 6. ἔχωμεν F. — 13. πολλὰ (-ῷ?) πλείονα Fᵇ.

τὰς ὁρμὰς τῶν μειρακίων πρὸς τὰς μίξεις γίνεσθαι σφοδροτάτας,
ὅπως καὶ ψυχῇ καὶ σώματι πονοῦντες εὐθὺς ἀπὸ τῆς ἀρχῆς ταῖς
ὁρμαῖς κωλύωνται· οὐδὲν γὰρ οὕτως ἐγκοπτικὸν εἰς ἐπίδοσιν ψυχῆς
καὶ σώματος ὡς ἡ πρόωρος καὶ δαψιλὴς χρῆσις τῶν ἀφροδισίων.
9 Συναιρετέον δὲ καὶ τὸν οἶνον ἐπὶ τούτων, παρορμῶντα πρὸς τὰς   5
10 ἀκολασίας. Καθόλου δὲ οὐδὲν παραθεωρητέον οὔτε τῆς ψυχῆς, οὔτε
τοῦ σώματος ἀγύμναστον, ἀλλὰ πάντων ὁμοίως ἐπιμελητέον, ὅπως
καὶ πρὸς τὸ γῆρας ὁλόκληροί τε ἀφικώμεθα καὶ πᾶσιν αὐτοῖς ὁλο-
11 κλήροις χρησώμεθα. Τοῖς δὲ ἀκμάζουσιν ἁρμόζει δίαιτα τελεία καὶ
ψυχῆς καὶ σώματος· διὸ γυμνασίοις χρηστέον πᾶσι, μάλιστα δὲ   10
12 οἷς ἕκαστος εἴθισται· τροφαῖς δὲ ἱκαναῖς καὶ εὐτρόφοις. Πειρᾶσθαι
δὲ τὰς ὁρμὰς καταστέλλειν, καὶ μὴ ταῖς προθυμίαις ὑπερθέσθαι τὰς
ἑαυτῶν δυνάμεις· μέχρι μὲν γάρ τινος ἡ τοῦ σώματος εὐρωστία
ἀντέχειν δυνατὴ τοῖς ἁμαρτανομένοις· τὰ δὲ ἰσχυρότερα καὶ ὑπὲρ
13 δύναμιν περιγίνεται καὶ τῶν μάλιστα εὐεκτεῖν δοκούντων. Τοῖς δὲ   15

ardents qui les excitent aux rapports sexuels, ils doivent aussi être plus
nombreux, afin que, se fatiguant tout de suite l'âme et le corps, ils puissent,
dès le commencement, réprimer leurs désirs, car rien n'entrave autant
les progrès de l'âme et du corps qu'un usage prématuré et excessif des
9 rapports sexuels. Il convient aussi de supprimer le vin à cet âge, parce qu'il
10 excite aux déréglements. En général, il ne faut négliger d'exercer aucune
partie, pas plus de l'âme que du corps, mais prendre un soin égal de
toutes, afin que nous atteignions la vieillesse dans un état d'intégrité, et
que nous puissions nous servir de toutes nos parties dans de pareilles
11 conditions. Ce qui convient aux adultes, c'est un régime complet de l'âme
et du corps : pour cette raison, il faut recourir à tous les exercices, mais
surtout aux exercices conformes aux habitudes de chaque individu en
particulier, et se servir d'aliments bien nourrissants en quantité suffisante.
12 Nous tâcherons de réprimer ses penchants, et nous ferons en sorte que
nos désirs ne dépassent pas nos forces; pendant quelque temps, en effet,
la vigueur du corps est capable de résister aux déréglements, mais les
fautes plus graves et qui dépassent les forces viennent à bout même des
13 corps qui semblent jouir de la meilleure complexion possible. C'est un

11. τε καὶ F^{b}.

ϖαρακμάζουσιν ἁρμόζει δίαιτα ὑφειμένη καὶ ψυχῆς καὶ σώματος, τά τε γυμνάσια ὁποῖά ϖοτε ἂν ᾖ, κατὰ λόγον ἀεὶ τούτων ὑφαιρετέον, τῆς δυνάμεως αὐτῶν μειουμένης. Καὶ τὰς τροφὰς ἐκ ϖροσαγωγῆς 14 συσΊαλτέον, τῆς ἕξεως αὐτῶν ἀρχὴν ψύξεως λαμβανούσης. Τὸ δὲ 15 5 γῆρας ἀκριβεσΊέρας μὲν διαίτης, ϖερισσοτέρας δὲ ἐπικουρίας δεό- μενον τυγχάνει· αἱ γὰρ συνέχουσαι καὶ διασώζουσαι ἡμᾶς ψυχικαί τε καὶ φυσικαὶ δυνάμεις μαραίνονται, καὶ τὰ τούτων ἔργα κατα- λύονται, καὶ τὸ σῶμα ῥακοῦται καὶ ἄτροφον καὶ χαῦνον καὶ ξηρὸν γίνεται. Ὅταν οὖν ἡ μὲν διευθύνουσα τὸ σῶμα δύναμις καὶ τοῖς ἔξω- 16 10 θεν λυμαινομένοις ἡμῖν ἀντερείδουσα καὶ μαχομένη κατά τινας σϖερματικοὺς λόγους καὶ φυσικὰς ἀνάγκας ὑπὸ ϖόδας χωρῇ, τὸ δὲ σῶμα εὐπαθὲς ὑπάρχον καὶ εὐαδίκητον, μικρᾶς αἰτίας χρεία καὶ ῥοπῆς τῆς τυχούσης ϖρὸς βλάβην. Ἄνωθεν μὲν οὖν ἀπὸ τῆς ϖρώ- 17 της ἡλικίας καὶ ϖρονοητέον τοῦ γήρως χρόνῳ· ὡς γὰρ οἱ τὴν χλαῖ- 15 ναν ἐν τῷ θέρει κατατρίψαντες ἐν τῷ τρίβωνι τὸν χειμῶνα διάγουσιν,

régime mitigé de l'âme et du corps qui convient aux gens parvenus à l'âge du déclin, et on devra diminuer les exercices, quels qu'ils soient, en raison de ces circonstances, parce que les forces baissent chez ces gens. On diminuera aussi peu à peu la quantité des aliments, parce que la 14 complexion de ces individus éprouve un commencement de refroidisse- ment. La vieillesse réclame un régime plus exact et des soins plus minu- 15 tieux; car les forces psychiques et naturelles, qui nous maintiennent et nous conservent, se flétrissent à cet âge, leur fonctions languissent et le corps se ride comme un vieux linge, et devient lâche, sec et mal nourri. Lors donc que la force qui dirige notre corps, et qui résiste et lutte 16 contre les influences extérieures capables de nous nuire, s'échappe en vertu de lois fondamentales et de nécessités naturelles, quand notre corps est facilement exposé aux souffrances et facilement lésé, on n'a besoin que d'une cause peu importante et d'un écart insignifiant pour éprou- ver du dommage. Il faut donc, à partir du premier âge, prendre à l'aide 17 du temps ses précautions contre la vieillesse; de même, en effet, que ceux qui ont usé en été leur manteau, passent l'hiver dans un habit délabré,

1. ὑφισΊαμένη F^b Sor., Paul.

οὕτως οἱ ἐν τῇ νεότητι τὴν ῥώμην καταλύσαντες τὸν τοῦ γήρως
18 χιτῶνα σφόδρα δυσκόλως φέρουσιν. Ζηλωτέον δὲ ἐν τῇδε τῇ ἡλικίᾳ
μάλισ]α πραότητι καὶ μεγαλοψυχίᾳ· ὁ γὰρ τοιοῦτος ἀβαρὴς καὶ
ποθεινὸς παρὰ πᾶσι καὶ ἐπιμελείας τυγχάνων μετὰ εὐνοίας τινὸς
19 καὶ συμπαθείας. Σπουδάζειν δὲ καὶ τοὺς συζῶντας ἔχειν εὐαρεσ]ου- 5
μένους, καὶ μὴ ὀχληροὺς, μετὰ ὧν ὡς ἥδισ]α εἰώθει καὶ ὁμιλιῶν
ἐνάρχεσθαι ποθεινῶν, καὶ ἐν τόποις ἐπιτερπεσ]έροις διατρίβειν, καὶ
καθόλου ζῆν μετὰ εὐθυμίας τὸν ἅπαντα χρόνον· εἰ δὲ μή γε, τὸν
πλεῖσ]ον ἑαυτῷ σχολάζειν καὶ πρὸς τὴν ἑαυτοῦ μᾶλλον ἢ πρὸς τὴν
ἑτέρων ἀσχολεῖσθαι θεραπείαν, ἵνα μηδὲν ὑπερθέσεως ἠξιῶται τῶν 10
κατὰ ἕκασ]ον καιρὸν κατεπειγόντων πρὸς τὴν τοῦ σώματος ἐπιμέ-
λειαν· τὸ γὰρ γῆρας ὥσπερ κεκοπιακὸς ἐν τῷ προεληλυθότι χρόνῳ,
20 ἀναπαύσεως δεῖται περισσοτέρας. Ἄρισ]ον δὲ γῆρας τῶν ἐν παιδείᾳ καὶ μαθήσει λογικῇ διαφερόντων, διά τε τὴν προσοχὴν καὶ
τὴν νῆψιν τῆς διαίτης, καὶ διὰ τὴν τῆς ψυχῆς εὐσ]άθειαν, καὶ διὰ τὸ 15
σχολάζειν ἀεὶ καὶ προσαναπαύεσθαι τοῖς τε ἑαυτῶν καὶ τοῖς τῶν

ainsi les gens qui ont épuisé leurs forces dans la jeunesse, portent avec
18 de grandes difficultés le vêtement de la vieillesse. A cet âge, surtout, il faut
s'efforcer d'être doux et généreux; car un vieillard de ce caractère ne
sera pas à charge à tout le monde; au contraire, il sera recherché et on
lui donnera des soins accompagnés de bienveillance et de compassion.
19 On s'évertuera aussi à faire en sorte que les gens avec lesquels on vit, et
avec lesquels on avait l'habitude de lier très-agréablement des conversa-
tions pleines de charme, soient de bonne humeur, et non déplaisants;
on devra séjourner dans des endroits qui font plaisir, et, en général, vivre
toujours gaiement, ou, si cela ne se peut pas, on tâchera de se donner
du loisir le plus longtemps possible, et de s'occuper plutôt du soin de sa
propre personne que de celui des autres, afin qu'aucun des détails que
réclament à chaque instant les soins du corps ne souffre aucun délai; car
la vieillesse étant, pour ainsi dire, fatiguée par la longueur du temps,
20 exige un repos plus complet. La meilleure vieillesse est celle des gens
qui excellent dans l'érudition et les sciences rationnelles, à cause de leur
application, de la sobriété de leur régime, de l'équilibre de leur âme,
et parce qu'ils jouissent d'un loisir perpétuel, en s'appuyant sur leurs

προγενεσ῾ τέρων πόνοις· τίνα γὰρ εὕροι νοῦν ἔχων ἀνὴρ συνομιλη-
τὴν ἑαυτοῦ βελτίονα, ἢ τίσιν ἂν ἥδισ῾ τα συνδιατρίβοι παρεὶς τὰς
τοιαύτας καὶ τηλικούτων ἀνδρῶν πραγματείας; Πηλίκον δὲ χάρμα 21
καὶ πόσον ἔπαρμα ψυχὴ λαμβάνει, συζητοῦσα τοῖς προγενεσ῾ τέ-
5 ροις τῶν φιλοσόφων τε καὶ ἰατρῶν καὶ τοῖς ἄλλοις τοῖς προϊσ῾ τα-
μένοις τῶν ἐγκυκλίων μαθημάτων, καὶ παρεγχειροῦσα τούτοις πολλάκις;

κβ΄. Ὑγιεινὴ δίαιτα. Ἐκ τῶν Διοκλέους.

Ἀρχὴ μέν ἐσ῾ τι τῆς τῶν ὑγιεινῶν πραγματείας ἡ ἐκ τῶν ὕπνων 1
εἰς τὸ ἐγρηγορέναι μετάβασις· ἐγείρεσθαι δὲ ὡς ἐπὶ τὸ πολὺ κα-
10 λῶς ἔχει, μεθεσ῾ τηκότων ἤδη τῶν σιτίων ἐκ τῆς ἄνω γασ῾ τρὸς ἐπὶ
τὴν κάτω κοιλίαν. Καλῶς δὲ ἔχει τὸν νέον καὶ ἀκμάζοντα μικρὸν 2
πρὸ ἡλίου ὅσον διελθεῖν σ῾ τάδια δέκα, θέρους δὲ ὅσον ε΄, τὸν δὲ
πρεσβύτερον ἐλάσσω τούτων καὶ θέρους καὶ χειμῶνος. Διυπνι- 3

propres travaux et sur ceux de leurs ancêtres : en effet, comment un
homme raisonnable pourrait-il trouver un meilleur compagnon pour
soi-même, ou des gens avec lesquels il converserait plus agréablement,
s'il néglige les ouvrages aussi éminents faits par d'aussi grands hommes?
Quelle joie et quelle élévation l'âme ne ressent-elle pas quand on est 21
en commerce d'études avec les philosophes et les médecins nos prédécesseurs, ainsi qu'avec les autres hommes qui marchent à la tête des
sciences universelles, et quand on s'adresse souvent à eux!

22. DU RÉGIME SALUBRE. — TIRÉ DE DIOCLÈS.

Le point par où commence l'art de conserver de la santé est la tran- 1
sition du sommeil à la veille; or il est bon de se réveiller habituellement
quand les aliments se sont déjà transportés du ventre supérieur dans le
ventre inférieur. Il est bon qu'un jeune homme, aussi bien qu'un individu 2
d'un âge moyen, fasse, un peu avant le lever du soleil, une marche de dix
stades environ; en été, cependant, elle ne devra être que de cinq; mais un
homme plus âgé ne parcourra qu'une moindre distance, aussi bien en
hiver qu'en été. Après s'être réveillé, on ne se lèvera pas aussitôt, mais 3

2. συνδιατρίβειν F. — 4-5. τοῖς τῶν προγενεσ῾ τέρων φιλοσ. F.

σθέντα δὲ μὴ εὐθὺς ἀνίσ1ασθαι· μένειν δὲ ἕως ἂν τὸ δυσκίνητον καὶ
4 νωχελὲς τὸ ἐκ τῶν ὕπνων γινόμενον ἐκλείπῃ. Μετὰ δὲ τὴν ἀνάσ1α-
σιν ἁρμότ1ει πρὸς τοὺς τραχηλισμοὺς τοὺς ὑπὸ τῶν προσκεφαλαίων
γινομένους ἀνατρίϐεσθαι τὸν τράχηλον καὶ τὴν κεφαλὴν εὖ καὶ κα-
λῶς· ἔπειτα τοῖς μὲν μὴ εὐθὺς εἰθισμένοις κενοῦσθαι τὴν κοιλίαν, 5
καὶ πρὶν κενωθῆναι, τοῖς δὲ ὅταν κενωθῶσιν, εὐθὺς πρὸ τοῦ πράτ-
τειν ἄλλο τι, βέλτιόν ἐσ1ιν ἤδη τρίϐεσθαι τὸ σῶμα πᾶν μετὰ ἐλαίου
μικροῦ, τοῦ μὲν Θέρους ὕδατος μιγνυμένου, τοῦ δὲ χειμῶνος ὡς
ἔχει, χρόνον μὴ ὀλίγον, καὶ μαλακῶς δὲ καὶ ὁμαλῶς, τὸ ὅλον ἐκτεί-
νοντα καὶ συγκάμπ1οντα καὶ πολλάκις, πάντα τὰ ἐνδεχόμενα τοῦ 10
σώματος· ἄμεινον γὰρ [ἄν] τις καὶ πρὸς ὑγίειαν καὶ πρὸς πάντα
5 πόνον οὕτως εἴη διακείμενος. Μετὰ δὲ ταῦτα τὸ μὲν πρόσωπόν καὶ
τοὺς ὀφθαλμοὺς ὕδατι ψυχρῷ καὶ καθαρῷ προσκλύζειν καὶ ἀπονίζειν
κατὰ ἑκάσ1ην ἡμέραν καθαραῖς ταῖς χερσὶν, τὰ δὲ οὖλα πρὸς τοὺς

on attendra jusqu'à ce que la lourdeur et la difficulté à se mouvoir, que
4 produit le sommeil, se soient dissipées. Après qu'on s'est levé, il convient, contre la roideur du cou produite par l'action des oreillers, de se
frotter convenablement cette partie ainsi que la tête; après cela, c'est
le moment de se frotter tout le corps avec un peu d'huile, et les gens
qui n'ont pas l'habitude d'aller à la selle [après qu'ils se sont levés] pro-
céderont à cette friction même avant l'évacuation dont il s'agit, tandis
que ceux qui ont des habitudes contraires se frictionneront après l'évacuation, mais avant de se livrer à aucune autre occupation; en été, on
mêlera de l'eau à l'huile qu'on emploie à cet effet, mais, en hiver, on
l'emploiera telle qu'elle est; la friction devra être continuée assez longtemps, et on se frottera d'une manière douce et égale, en étendant et en
fléchissant même souvent toutes les parties du corps qui se prêtent à
cette manœuvre : car, de cette manière, on sera bien disposé, tant sous
le rapport de la santé que pour entreprendre un travail quelconque.
5 Après cela on arrosera chaque jour la figure et les yeux, et on lavera,
à l'eau froide et pure, avec les mains propres; on frottera les gencives
en vue [de raffermir] les dents ou, tout simplement, les dents à l'inté-

11. [ἄν] om. F. — 12. ᾗ F.

ὀδόντας, ἢ τοὺς ὀδόντας οὕτως ἐν τοῖς δακτύλοις αὐτοῖς, γλήχωνος
τετριμμένης ὁμοῦ λείας, παρατρίβειν, καὶ ἐντὸς καὶ ἐκτὸς, καὶ ἀπο-
σμᾶν τὰ προσκαθήμενα αὐτοῖς ἀπὸ τῶν σιτίων, τὴν δὲ ῥῖνα καὶ τὰ
ὦτα διαχρίειν μὲν καὶ λιπαίνειν ἔσωθεν ἀμφότερα, μάλιστα μὲν
5 μύρῳ ἡδεῖ· εἰ δὲ μὴ, ἐλαίῳ ὡς ὅτι καθαρωτάτῳ καὶ εὐωδεστάτῳ·
καὶ ἔσωθεν καὶ ἔξωθεν ἀλείφειν ταῖς χερσὶ πλατείαις. Οὐχ ἥκιστα 6
δὲ τῆς κεφαλῆς ἐπιμελεῖσθαι δεῖ, θεραπεία δὲ κεφαλῆς ἐστιν, ὡς
οὕτως εἰπεῖν, τρίψις καὶ χρίσις καὶ σμῆξις καὶ κτενισμὸς καὶ ἐν
χρῷ κουρᾷ. Δεῖ δὲ τρίβειν μὲν καὶ ἀλείφειν αὐτὴν καθ' ἑκάστην ἡμέ- 7
10 ραν, σμᾶν δὲ καὶ κτενίζειν διά τινων χρόνων. Ποιεῖ δὲ ἡ μὲν τρί- 8
ψις τὸ δερμάτιον ἰσχυρότερον, ἡ δὲ χρίσις μαλακώτερον, ἡ δὲ
σμῆξις τοὺς πόρους καθαρωτέρους καὶ εὐπνοωτέρους, ὁ δὲ κτενισμὸς
ἀναξύων καὶ ὁμαλὸν ποιῶν τὸ περὶ τὰς τρίχας ἐκκαθαίρει καὶ πε-
ριαιρεῖ τὰ ἐνοχλοῦντα. Μετὰ δὲ τὴν εἰρημένην ἐκ τῶν ὕπνων ἐπι- 9
15 μέλειαν τοὺς μὲν ἕτερόν τι πράτlειν ἀναγκαζομένους, ἢ προαιρου-

rieur et à l'extérieur avec les doigts mêmes, en y ajoutant l'usage du pouliot finement trituré, et on détergera les parcelles d'aliments qui s'y
sont attachées; on oindra le nez et les oreilles et on les graissera à l'intérieur, de préférence avec de l'huile parfumée d'une bonne odeur;
si l'on n'en a pas, on prendra de l'huile aussi pure et aussi odoriférante
que possible; on les oindra à l'intérieur, et avec le plat de la main à l'extérieur. La tête est encore une partie qui ne réclame pas des soins moins   6
impérieux; or ces soins consistent, à vrai dire, dans la friction, l'onction, la détersion, l'emploi du peigne et la tonsure à ras de la peau. On   7
frictionnera et on oindra la tête chaque jour; mais on ne la détergera et
on n'emploiera le peigne qu'à de certains intervalles. Or la friction ren-   8
force la peau, l'onction la ramollit, la détersion nettoie les canaux et
les rend plus perméables à l'air, tandis que le peigne, en râclant et en
égalisant le cuir chevelu, expulse et enlève ce qui incommodait. Après   9
les soins consécutifs au sommeil, et que nous venons de décrire, il est
bon que les gens qui sont forcés de se livrer à quelque occupation,

---

1. ὀδόντας δὲ καὶ τοὺς ὀδ. ἢ οὕτ. F. — 2. λείης F. — 6. ἀλείφειν καὶ ταῖς F.

μένους, ἐπὶ τοῦτο ὑποχωρεῖν εὖ ἔχει· τοὺς δὲ σχολάζοντας προπερι-
10 πατεῖν ἁρμόζει τὸ σύμμετρον τῇ ῥώμῃ τῆς δυνάμεως. Οἱ μὲν οὖν
πρὸ τῆς προσφορᾶς τῶν σιτίων πλείους γινόμενοι, κενοῦντες τὸ
σῶμα, δεκτικωτέρους τῆς τροφῆς καὶ πέττειν τὰ βρωθέντα ποιοῦσι
δυνατωτέρους· οἱ δὲ ἀπὸ τῶν σιτίων μέτριοι μὲν ὄντες καὶ βραδεῖς 5
ὁμαλίζουσί τε καὶ μιγνύουσι τὰ σιτία καὶ τὸ ποτὸν καὶ τὰ συγκα-
ταλαμβανόμενα τῶν πνευμάτων αὐτοῖς, καὶ τὰ πρόχειρα τῶν περιτλωμάτων ἐκκρίνοντες λαπάτλουσιν, εὐογκότερον ποιοῦντες τὸν
ὄγκον τοῦ πληρώματος; ἀπό τε τῶν ὑποχονδρίων καταβιβάζοντες
τὰς περὶ τὴν κεφαλὴν αἰσθήσεις βελτίους ποιοῦσι καὶ τοὺς ὕπνους 10
ἀταρακτοτέρους· τοὺς δὲ πολλοὺς καὶ ταχεῖς τῶν μετὰ τὰ σιτία πρὸς
οὐδὲν ἄν τις ἐπαινέσειεν· σείοντες γὰρ ἰσχυρῶς τὸ σῶμα διακρί-
νουσί τε καὶ χωρίζουσιν ἀπὸ ἀλλήλων τὰ σιτία καὶ τὰ ποτά, ὥσ7ε
κλύδαξίν τε γίνεσθαι καὶ δυσπεψίαν καὶ τὴν κοιλίαν ἐπιταράτ7εσθαι
11 πολλάκις. Συμφέρει δὲ μετὰ τὸν περίπατον καθεζόμενον οἰκονο- 15

ou qui préfèrent agir ainsi, se livrent à cette occupation; mais il convient aux gens de loisir de faire préalablement une promenade propor-
10 tionnée au degré de leur force. Les promenades qui précèdent l'administration des aliments, si elles sont longues, nous rendent, en
évacuant le corps, plus propres à recevoir les aliments et plus puissants,
à les digérer; les promenades après le repas, si elles sont modérées et
lentes, égalisent et mélangent les aliments, les boissons et les gaz qui
y sont emprisonnés; en expulsant les résidus qui sont à portée, elles
ramollissent le ventre, en modérant le gonflement produit par la charge
de l'estomac, et en faisant descendre [les aliments] des hypocondres,
elles améliorent les sensations qui siégent dans la tête, et rendent le
sommeil moins troublé; mais personne ne louera, sous aucun rapport,
les promenades prolongées et rapides après le repas, car, en secouant
fortement le corps, elles séparent et isolent les uns des autres les
aliments et les boissons, de manière à causer du ballottement et une
11 mauvaise digestion, et à troubler souvent aussi le ventre. Après la promenade, il est utile qu'on s'assoie, et que chacun se livre à ses affaires

1-2. προσπερ. F. — 13-14. ὥσ7ε (inter l. ει) κλύδαξί F.

μεῖν τι τῶν κατὰ αὑτὸν ἕκασίον, ἕως ἂν ὥρα γένηται τραπέσθαι πρὸς
τὴν τοῦ σώματος ἐπιμέλειαν. Καλῶς δὲ ἔχει γυμνάζεσθαι τοὺς μὲν 12
νέους καὶ πλειόνων γυμνασίων γινομένους καὶ δεομένους εἰς τὸ
γυμνάσιον ἀποχωρήσαντας, τοὺς δὲ πρεσβυτέρους καὶ ἀσθενεσίέρους
5 εἰς βαλανεῖον, ἢ εἰς ἄλλην ἀλέαν χρίεσθαι. Ἀπόχρη δὲ τοῖς τηλι- 13
κούτοις καὶ παντάπασιν ἰδιωτικὸν ἔχουσιν αὐτοῖς γυμνάσιον τρίψις μετρία καὶ μικρὰ κίνησις τοῦ σώματος. Τρίβεσθαι δὲ βέλτιόν 14
ἐσίι τὸν τρίψεως δεόμενον μήτε κεχρισμένον πολὺ, μήτε ξηρὸν παντελῶς, ἀλλὰ ὑπαλειψάμενον καὶ τριψάμενον ὁμαλῶς, ἔπειτα περι-
10 ξυσάμενον λουτρῷ ἁρμότίοντι χρήσασθαι, τοὺς δὲ ἀσθενεῖς καὶ σφόδρα πρεσβύτας ἀλείφεσθαι μὲν λιπαρῶς καὶ ὁμαλῶς, τρίβεσθαι δὲ
αὐτὸν ὑπὸ ἑαυτοῦ τὰ πλεῖσία βέλτιόν ἐσίιν · ἅμα γὰρ τῇ τρίψει
καὶ γυμνάζεσθαι τὸ σῶμα συμβαίνει διὰ ἑαυτοῦ κινούμενον · τὸ δὲ
ὑπὸ ἑτέρου τρίβεσθαι διὰ παντὸς τοῖς κοπιῶσι καὶ τοῖς ἀσθενεσίέ-
15 ροις καὶ ῥαθυμοτέρως ἔχουσι πρὸς τὰ γυμνάσια δεῖ μάλισία ἀπονέ-

privées, jusqu'à ce que l'heure arrive de songer aux soins du corps. Il 12
est bon que les jeunes gens, ainsi que ceux qui sont habitués à des exercices assez nombreux, ou qui en ont besoin, aillent au gymnase pour
s'exercer; mais il vaut mieux que les gens plus âgés ou plus faibles se
rendent au bain, ou dans quelque autre endroit chaud, pour se faire
oindre. Pour les gens de cet âge, et qui ont un gymnase destiné exclu- 13
sivement à leur propre usage, une friction modérée et un léger mouvement du corps suffisent. Quant à ceux qui ont besoin d'être friction- 14
nés, le meilleur est, d'un côté, de ne pas faire précéder la friction d'une
onction trop forte, et, d'un autre, de ne pas frotter le corps complètement à sec, mais de l'oindre et de se frictionner d'une manière égale,
de se gratter ensuite et de prendre un bain convenable; pour les gens
faibles et très-âgés, il vaut mieux être frictionné d'une manière égale,
et avec beaucoup de matière grasse; seulement, ils devront faire la plus
grande partie de la friction de leurs propres mains, car, de cette manière, il arrivera qu'ils exercent leur corps en même temps qu'ils se fric-
tionnent, en prenant un mouvement spontané; il faudra, au contraire,
laisser principalement aux gens fatigués ou faibles, ou qui se montrent
paresseux à l'égard des exercices, la coutume de se faire toujours fric-

15 μειν. Μετὰ δὲ τὴν θεραπείαν τοῦ σώματος ἐπὶ ἄρισΊον ἀποχωρεῖν·
οὐκ ἄδηλον δὲ ὅτι καὶ τὸ ἄρισΊον καὶ πᾶσαν ἁπλῶς τὴν δίαιταν ἁρμόσει τοῦ μὲν θέρους εἶναι μὴ θερμαντικὴν, μηδὲ ξηραντικὴν, τοῦ
δὲ χειμῶνος μήτε ψυκτικὴν, μήτε ὑγραντικὴν, τοῦ δὲ ἔαρος καὶ τοῦ
16 μετοπώρου μέσον τι ἔχουσαν. Τοῖς μὲν οὖν εὐόγκως βουλομένοις 5
διάγειν τοῦ θέρους ἄρισΊον ἀποχρῶν ἐσΊι καὶ πρὸς ὑγίειαν καὶ
πρὸς τὸ διημερεύειν ἱκανῶς ἄλφιτον λευκὸν χρήσιμον μέτριον ἐπὶ
οἴνῳ λευκῷ εὐώδει καὶ μέλιτι μὴ πολλῷ καὶ ὕδατι κεκραμένῳ καλῶς πινομένῳ, ἢ ἕψημά τι τῶν ἀφύσων καὶ εὐπέπΊων καὶ τροφί-
μων, καὶ οὕτω, καὶ μετὰ μικροῦ μέλιτος λαμβανόμενον μὴ θερμόν. 10
17 Τῷ δὲ μηδὲν προσιεμένῳ τοιοῦτον ἄρτον ἀρισΊᾶν ἁρμόΊει ψυχρὸν
τοσοῦτον ὅσον ἔσΊαι πρὸ τοῦ δειλινοῦ γυμνασίου καταπέψαι δυνα-
18 τός. Ὄψον δὲ ἕξει λάχανον ἐφθὸν, ἢ κολοκύντην, ἢ σίκυον, ἢ ἄλλο
τι τῶν πρὸς τὴν παροῦσαν ὥραν μὴ ἀναρμόσΊων ἡψημένον ἁπλῶς.

15 tionner par d'autres. Après les soins du corps, on ira déjeuner, mais il est
assez clair, que, pour être convenable, le déjeuner, aussi bien que tous
les autres détails du régime, ne devront être, en été, ni échauffants ni
desséchants et, en hiver, ni refroidissants, ni humectants, tandis que, dans
16 le printemps et l'automne, ils pourront tenir le milieu. Pour ceux donc
qui veulent conserver un embonpoint modéré, il est suffisant, aussi bien
pour la santé que pour être en état d'attendre convenablement le reste
du jour, de prendre pour déjeuner, en été, une quantité modérée de bon
alphiton blanc, auquel on ajoutera pour boisson du vin blanc odoriférant,
bien mélangé avec une quantité modérée de miel et avec de l'eau, ou
quelque bouillie incapable de produire de la flatulence, facile à digérer
et bien nourrissante, qu'on mangera seule, ou avec un peu de miel,
17 pourvu qu'on ne la prenne pas à chaud. Pour celui qui n'aime aucun mets
de ce genre-là, il convient de déjeuner avec du pain froid, dont il mangera exactement autant qu'il pourra digérer avant l'exercice de l'après-
18 midi. On prendra pour mets accessoire quelque herbe potagère bouillie,
comme de la courge, du concombre, ou quelque autre légume simplement
cuit, de ceux qui ne sont pas en désaccord avec la saison actuellement ré-

3. μέν ex em.; δέ F. — 8-9. κεκραμ- ματι τῶν ἀφύσων ἢ εὐπέπΊων F. — 14.
μένοις καλῶς πινόμενον F. — 9. ἐψή- ἀναρμόσΊως F.

Πίνειν δὲ λευκὸν οἶνον ὑδαρέσ]ερον ἄχρι τοῦ μὴ διψῆσαι. Πρὸ δὲ 19-20
τοῦ λαμβάνειν τὸ σιτίον προπίνειν ὕδωρ μὲν, ἂν διψᾷ τις, πλεῖον·
εἰ δὲ μὴ, ἔλατ]ον. Μετὰ δὲ τὸ ἄρισ]ον μὴ πολὺν διατρίψαντα χρό- 21
νον καταδαρθεῖν ἐν σκοτεινῷ, ἢ ψυχεινῷ τόπῳ, καὶ χωρὶς πνεύμα-
5 τος· ἐγερθέντος δὲ, οἰκονομεῖν τι τῶν ἰδίων καὶ περιπατεῖν, περι-
πατήσαντα δὲ καὶ μικρὰ προδιαναπαύσαντα πρὸς τὸ γυμνάσιον
ἀποχωρεῖν. Καὶ τοῖς μὲν ἰσχυροτέροις καὶ νεωτέροις γυμνασαμένους 22
καὶ κονισαμένους τῷ ψυχρῷ λούεσθαι καλῶς ἔχει· τοὺς δὲ πρεσβυτέρους καὶ ἀσθενεσ]έρους ἀλειψαμένους καὶ μικρὰ τριψαμένους
10 λούεσθαι θερμῷ, τὴν κεφαλὴν μὴ βρέχοντας. Ὁμοίως δὲ πᾶσι τοῖς 23
ὑγιαίνουσι θερμῷ λούσασθαι τὴν κεφαλὴν ὀλιγάκις, ἢ οὐδέποτε
ἁρμότ]ει· τοῖς δὲ πρεσβυτέροις οὐδὲ βρέχειν πολλάκις βέλτιόν
ἐσ]ιν, ἀλλὰ διά τινων χρόνων χρίεσθαι τῷ ἐλαίῳ, μίσγοντας τοῦ μὲν
θέρους ὕδωρ, τοῦ δὲ χειμῶνος οἶνον. Ὡς μέγισ]ον δὲ καὶ βέλτισ]ον 24
15 καὶ ἀλειψαμένους ἐκμάτ]εσθαι καθαρῶς, ἢ ἀποσμᾶσθαι καὶ ψυχρῷ

gnante. On boira du vin blanc aqueux jusqu'à ce qu'on n'ait plus de soif. 19
Avant de prendre des aliments, on boira de l'eau en assez grande quantité, 20
si on a soif, sinon, en quantité moindre. Après le déjeuner, on n'attendra 21
pas longtemps pour s'endormir dans un endroit ombragé, ou frais et à
l'abri du vent; après s'être éveillé, on réglera quelqu'une de ses affaires
privées et on fera une promenade; après cette promenade, on prendra
entre deux un petit intervalle de repos et on ira au gymnase. Il est bon 22
que les gens robustes et jeunes prennent un bain froid après s'être exer-
cés et couverts de poussière; les gens âgés et faibles, au contraire, doivent se faire des onctions et de légères frictions et prendre ensuite un
bain chaud, sans s'humecter la tête. Mais c'est une règle qui convient éga- 23
lement à tous les gens bien portants, qu'on doit rarement ou jamais se
laver la tête avec de l'eau chaude; pour les gens âgés, il vaut même mieux
ne pas l'humecter trop souvent, mais faire de temps en temps des onctions sur cette partie avec de l'huile, à laquelle on mêlera en été de l'eau,
et en hiver du vin. Après les onctions, c'est un point très-important et 24
très-utile de s'essuyer proprement, ou de se déterger et de se laver avec
de l'eau modérément froide; puis, après s'être humecté, on s'oindra de

25 μετρίως ἐκκλύζεσθαι, καὶ μετὰ τὸ ὑγρᾶναι ἀλείφεσθαι. Πρὸς δὲ τὰ
σιτία δεῖ βαδίζειν κενοὺς καὶ μηδὲν ἄπεπ]ον ἔχοντας τῶν βρωθέντων
πρότερον · γινώσκοι δὲ ἄν τις τοῦτο μάλισ]α τῇ τῶν ἐρευγμῶν
ἀνοσμίᾳ καὶ ἐκλείψει καὶ τῇ λαπαρότητι καὶ τῇ εὐκρινείᾳ τοῦ ὑπο-
χονδρίου καὶ τῆς κοιλίας · ἔτι δὲ τῷ πρὸς τὴν τοῦ φαγεῖν βούλη- 5
26 σιν ὁρμητικῶς ἔχειν. Δειπνεῖν δὲ καλῶς ἔχει τοῦ θέρους μικρὸν
27 πρὸ ἡλίου δυσμῶν καὶ ἄρτον καὶ λάχανα καὶ μᾶζαν. Λάχανα δὲ
ὠμὰ μὲν προεσθίειν πλὴν σικύου καὶ ῥαφάνου · ταῦτα δὲ τελευ-
28 ταῖα · τὰ δὲ ἑφθὰ λαμβάνειν ὑπὸ πρῶτον τὸ δεῖπνον. Ἰχθῦς δὲ
ἐσθίειν τῶν μὲν πετραίων τοὺς σαρκώδεις καὶ ψαθυροὺς, τῶν δὲ 10
σελάχων καὶ τῶν ἄλλων τοὺς εὐχυλοτάτους, καὶ πλεῖον τοὺς ἑφθούς ·
κρέα δὲ ἐρίφεια καὶ ἄρνεια τῶν νέων πάνυ, ὕεια δὲ τῶν ἀκμαζόντων,
ὀρνίθεια δὲ τὰ τῶν ἀλεκτορίδων, ἢ περδίκων, ἢ περισ]ερῶν, ἢ φατ]ῶν
29 νεοτ]ῶν, ἑφθὰ πάντα λιτῶς. Λαμβάνειν δὲ καὶ τῶν ἄλλων ἐδεσμά-

25 nouveau. On doit prendre le repas quand le corps est vide et ne contient
aucun résidu mal digéré des aliments qu'on a mangés auparavant, et on
reconnaîtra surtout qu'il en est ainsi à ce que les éructations n'ont point
d'odeur, ou à ce qu'elles manquent complétement, à la mollesse et à la
netteté des contours de l'hypocondre et du ventre; et, de plus, à cette
26 circonstance qu'on a envie de manger. Il est bon de dîner, en été, un
peu avant le coucher du soleil, avec du pain, des herbes potagères et
27 de la maza. On commencera le dîner avec des herbes potagères crues à
l'exception du concombre et du raifort, car ces légumes doivent être mangés vers la fin, mais on prendra les herbes cuites vers le commencement
28 du dîner. En fait de poissons, on mangera, dans la classe des poissons de
roche, les espèces charnues et sans cohésion, et, parmi les sélaciens et
les autres classes, les espèces qui donnent la meilleure sauce, et surtout
les poissons cuits; pour la viande de chevreau et d'agneau, on préférera
celle des animaux tout à fait jeunes, et, pour le porc, celle des individus
arrivés au milieu de la vie; en fait d'oiseaux, on mangera de la chair de
poule, de perdrix, de pigeon ou de jeune ramier, mais toutes doivent
29 être simplement cuites. Rien ne saurait empêcher de manger aussi, parmi
les autres aliments, ceux qu'on a inventés pour flatter le goût, pourvu

5. ἐσ]ι F. — 10. πετρ. τῶν σαρκ. F.

τῶν οὐθὲν ἂν κωλύοι τὰ πρὸς ἡδονὴν, ὅσα μὴ τοῖς προειρημένοις
ἐναντίας ἔλαχε δυνάμεις. Ὅτι δὲ ἁρμόττει πᾶσαν ὥραν τοῖς μὲν 30
ὑγρὰς ἔχουσι τὰς κοιλίας τὰ σταλτικὰ λαμβάνειν τῶν παρόντων,
τοῖς δὲ ξηρὰς τὰ ὑπακτικὰ, τοῖς δὲ δυσουροῦσι τὰ οὐρητικὰ, τοῖς δὲ
5 ἰσχνοῖς τὰ τρόφιμα πᾶς τις ἂν διδοίη. Προπίνειν δὲ πρὸ τοῦ δείπνου 31
καὶ πίνειν μέχρι τινὸς ὕδωρ· ἔπειτα τοὺς μὲν ἰσχνοὺς μέλανα λεπτὸν
οἶνον, μετὰ δὲ τὸ δεῖπνον λευκὸν, τοὺς δὲ εὐσάρκους διὰ τέλους
λευκὸν, ὑδαρέστερον δὲ πάντας· πλῆθος δὲ ὅσον ἑκάστῳ γίνεται
πρὸς ἡδονήν. Ἀκρόδρυα δὲ δύσχρηστα μέν ἐστι πάντα, ἥκιστα δὲ 32
10 ἐνοχλεῖ τοῦ λόγου μέτρια λαμβανόμενα πρὸ τῶν σιτίων. Τῆς δὲ 33
ὀπώρας τὰ μὲν σῦκα περιελόντας τὸ δέρμα καὶ τὸν ὀπὸν περιπλύ-
ναντας καὶ βρέξαντας ἐν ὕδατι ψυχρῷ βέλτιόν ἐστι λαμβάνειν, καὶ
μὴ ἔχοντας αὐτοῦ καὶ τοὺς μὴ δυναμένους ἐσθίειν μετὰ δεῖπνον, τοὺς
δὲ λοιποὺς πρὸ τοῦ δείπνου· σταφυλὴν δὲ λευκὴν πάντας ἐν τῷ δεί-

qu'ils ne possèdent pas des propriétés opposées à celles des mets que
nous venons d'énumérer. Tout le monde nous accordera que, quelle
que soit la saison, les gens qui ont le ventre humide devront choisir 30
parmi les aliments qui sont à leur disposition ceux qui resserrent le
ventre; les gens dont le ventre est sec choisiront les mets relâchants,
ceux qui éprouvent de la difficulté à uriner, les mets qui poussent aux
urines, et les gens maigres les mets nourrissants. Avant le dîner on 31
boira de l'eau, et on continuera à en prendre encore quelque temps
après; ensuite les gens maigres boiront du vin noir et ténu, et après le
repas du vin blanc; les gens bien charnus prendront pendant tout le
temps du vin blanc; mais tous boiront du vin assez aqueux, et chacun
déterminera la quantité du vin d'après ce qui lui est agréable. Les fruits 32
des arbres sont tous peu utiles; mais, quand on les prend en quantité
modérée avant le repas, ils font proportionnellement le moins de tort.
En fait de fruits d'arrière-saison, la meilleure manière de manger des 33
figues consiste à leur ôter la peau, à enlever le suc en lavant, et à les
tremper dans l'eau froide; mais ceux qui n'ont pas d'eau froide, ou qui ne
peuvent pas manger (*qui n'ont pas d'appétit*), les prendront après le repas,
tandis que les autres les prendront avant; tout le monde, au contraire,

3. κοιλίας στα‌τικά F.

πνῳ· τραγήματα δὲ ἐρεβίνθους λευκοὺς βεβρεγμένους, ἢ ἀμύγδαλα
34 καθαρὰ βεβρεγμένα. Μετὰ δὲ τὸ δεῖπνον, τοὺς μὲν ἰσχνοὺς καὶ φυσώδεις καὶ μὴ ῥαδίως τὰ σιτία πέτ�τοντας ἁπλᾶ τε λαμβάνειν καὶ
καθεύδειν εὐθὺς, τοὺς δὲ λοιποὺς ὀλίγον καὶ βραδέως περιπατήσαν-
35 τας ἀναπαύεσθαι. Κεκλίσθαι δὲ παντὶ βέλτιόν ἐστι, ὄντος μὲν ἔτι 5
περὶ τὴν γαστέρα τοῦ πληρώματος, ἐπὶ τὴν ἀριστερὰν πλευρὰν,
λαπαρᾶς δὲ γενομένης μεταβάλλειν καὶ ἐπὶ τὴν δεξιάν· κατακεκλί-
36 σθαι δὲ μήτε τεταμένον λίαν, μήτε συγκεκαμμένον ἰσχυρῶς. Ὕπτιον
δὲ καθεύδειν οὐδενὶ βέλτιόν ἐστιν· δύσπνοια γὰρ καὶ πνιγμοὶ καὶ
ἐπιληπτικὰ καὶ ἐξονειριασμοὶ μάλιστα συμβαίνουσι τοῖς οὕτω καθεύ- 10
37 δουσιν. Ἐγρηγορεῖν δὲ κατακειμένοις ὑπτίοις τὸ μὲν γίνεται κατὰ
τρόπον, τὸ δὲ οὔ· τὰ μὲν γὰρ σκέλη καὶ αἱ χεῖρες κατὰ εὐθυωρίαν
κείμενα τοῦ σώματος πρὸς τὸ συγκάμπτειν καὶ ἐκτείνειν καὶ συνάγειν καὶ διοίγειν εὖ ἔχει, καὶ πρὸς τὸ τὰ δεξιὰ τοῖς ἀριστεροῖς

mangera les raisins blancs pendant le repas; en fait de mets de dessert,
on prendra des pois chiches blancs trempés, ou des amandes pures
34 trempées. Après le dîner, les gens maigres, flatulents et qui ne digèrent
pas facilement les aliments, doivent prendre des mets simples et aller
dormir tout de suite, tandis que les autres se reposeront après avoir fait
35 une promenade courte et lente. Pour tout le monde, il vaut mieux se
coucher sur le côté gauche, aussi longtemps que la charge des aliments
reste encore aux environs de l'estomac; mais, quand le ventre est devenu
mou, il faudra se mettre aussi sur le côté droit; on se couchera de telle
36 façon, qu'on ne soit ni trop étendu, ni fortement fléchi. Il n'est bon pour
personne de dormir couché sur le dos, car ceux qui dorment ainsi sont
principalement pris de difficulté de la respiration, d'étouffements, d'épi-
37 lepsie et de pollutions involontaires. Rester éveillé en se tenant couché sur
le dos procure bien quelques avantages d'un côté, mais, d'un autre, cette
façon d'agir n'est pas bonne; en effet, les jambes et les bras, étant situés dans
la même direction que le corps, sont bien disposés pour être facilement
fléchis, étendus, ou portés dans l'adduction ou l'abduction; de plus, cette
situation favorise l'égalité de position des membres du côté droit et de ceux

4-5. περιπατήσοντας F. — 8. συγκεκαυμένον F.

ὁμοίως κεῖσθαι, καὶ μὴ τὰ ἕτερα θλίβεσθαι ὑπὸ τῶν ἑτέρων · ἡ δὲ
ῥάχις πονεῖ διὰ τέλους ἐκτεταμένη παρὰ τὸ μὴ δυνατὸν εἶναι συγ-
κάμπλειν αὐτὴν κατακειμένοις οὕτως. Τὸ δὲ ὑποχόνδριον καὶ τοὺς 38
πόδας ἀλεαίνειν οὐχ ἥκισλα ἁρμότλει παρά τε τὰ σιτία καὶ καθευ-
5 δόντων. Ἐγείρεσθαι μὲν καὶ ἀνίσλασθαι τοὺς μὲν φυσώδεις ὀψὲ, τοὺς 39
δὲ ἄλλους ἅμα τῇ ἡμέρᾳ. Τοῖς μὲν οὖν πλείσλοις τῶν ὑγιαινόντων 40
τοιαύτη τις διαγωγὴ μάλισλα ἂν ἁρμόσειεν · τοῦ δὲ χειμῶνος, ὅτι
πλείω τοῦ θέρους τοὺς περιπάτους καὶ τὰ λοιπὰ γυμνάσια συντο-
νώτερα δεῖ ποιεῖσθαι, κατὰ μικρὸν προσάγοντας, τὸ ἐπὶ πλεῖον
10 εὐλαβουμένους, εἴρηται πρότερον. Ἀλείμμασι δὲ μᾶλλον χρῆσθαι 41
ἢ λουτροῖς · λουτροῖς δὲ ἐνίοτε ψυχροῖς, καὶ μᾶλλον ἐν ταῖς θερ-
μημερίαις, θερμῷ δὲ τοὺς κοπιῶντας καὶ τοὺς ἀφιδρώσεως δεομένους. Καὶ τοὺς μὲν εὐσάρκους καὶ ὑγροὺς ἁρμότλει τε μονοσιτεῖν 42
ἀρξαμένους ἀπὸ Πλειάδος δύσεως [ἕως] ἐπιτολῆς · τοὺς δὲ λοιποὺς
15 ἀρισλᾷν ἁρμότλει μικρὸν ὄψον ἔδοντας, ἢ μέλι μέτριον, ἢ οἶνον γλυ-

du côté gauche, et empêche les uns d'être comprimés par les autres; mais,
comme l'épine du dos reste continuellement étendue, elle se fatigue,
attendu qu'il est impossible aux gens ainsi couchés de la fléchir. Il est 38
éminemment convenable de tenir l'hypocondre et les pieds chauds,
aussi bien pendant le repas que pendant le sommeil. Les gens flatulents 39
doivent s'éveiller et se lever tard; mais les autres doivent le faire à la
pointe du jour. Une telle manière de vivre conviendra très bien à la plupart 40
des gens bien portants; cependant, nous avons déjà dit plus haut qu'en
hiver il faut faire des promenades plus longues et des exercices plus intenses qu'en été, en augmentant peu à peu et en évitant les transitions
brusques. Il faut faire un usage plus fréquent d'onctions que de bains, et 41
recourir quelquefois aux bains froids, surtout pendant les jours chauds,
en réservant les bains chauds pour les gens fatigués et pour ceux qui ont
besoin de transpirer. Pour les sujets humides et qui ont de l'embonpoint, 42
il convient de prendre seulement un repas par jour, en commençant au
coucher des Pléiades et en continuant jusqu'au lever de cette constellation;
mais les autres auront raison de faire aussi un déjeuner, dans lequel ils
ne prendront [avec le pain ou la maza] qu'un peu de mets accessoires,

14. ἕως ex em.; om. F. — 15. ἔδοντας conj.; ἔχοντας F.

κὸν, πίνειν δὲ μηδὲν, ἢ μικρὸν μετὰ τὸ ἄρισῖον οἰνάριον λεπῖὸν
ἀτρέμα μαλακὸν, κεκιρναμένον μετρίως, ἔπειτα καταδαρθεῖν ἀλεαίνοντας, μὴ πολὺν δὲ χρόνον· ἐγερθέντα δὲ, καθάπερ τοῦ θέρους,
τὰ οἰκεῖα πράτῖειν, τὸ δὲ λουτρὸν τὸ θερμὸν ἐᾶν, γυμνασαμένους
δὲ δειπνεῖν συσκοτάζοντος, ἀλεαίνοντας μετὰ πυρὸς, τοὺς μὲν μι- 5
κροὺς καὶ εὖ πρὸς μᾶζαν ἔχοντας ἀμφότερα, πλείω δὲ τὸν ἄρτον,
43 τοὺς δὲ λοιποὺς ἀφαιρεῖν τὴν μᾶζαν. Λάχανα δὲ τὸ μὲν ὅλον τοῦ χει-
44 μῶνος [μᾶλλον] ἢ τοῦ θέρους ἐσθίειν ἁρμότῖει. Μάλισῖα δὲ εὐθετεῖ
τῶν ὠμῶν πήγανον, εὔζωμον, ῥάφανος τελευταία λαμβανομένη· τῶν δὲ
45 ἑφθῶν κράμβη, λάπαθον, γογγύλη, καὶ μᾶλλον ἕωλος. Τὰ δὲ ἄγρια, καὶ 10
τὰ ὠμὰ τῶν ὠμῶν, καὶ τὰ ἑφθὰ τῶν ἑφθῶν, οὐ χείρω τὰ χειμερινὰ τῶν
46 θερινῶν ἐσῖιν. Ἁρμότῖει δὲ καὶ τὰ σκόροδα καὶ τὰ κρόμμυα καὶ ὁ τά-

ou une quantité modérée de miel ou de vin d'un goût sucré [pour humecter ces aliments]; mais ils ne boiront rien du tout, ou bien ils auront
recours, peu de temps après ce déjeuner, à un petit vin ténu, d'une douce
mollesse et mélangé avec une quantité modérée d'eau; ensuite, on ira
dormir, en se tenant chaudement; mais ce sommeil ne devra pas être
long; après le réveil, on s'occupera de ses affaires privées, comme en
été, mais on laissera de côté le bain chaud; enfin, après avoir pris de
l'exercice, on dînera, quand il commence à faire nuit, en se chauffant
avec du feu; mais les gens de petite taille, et qui supportent bien la maza,
mangeront de l'un et de l'autre; toutefois, la quantité du pain devra dépas-
43 ser celle de la maza; les autres supprimeront la maza. En général, il convient de manger, en hiver, une plus grande quantité d'herbes potagère
44 qu'en été. Les meilleures herbes pour être mangées crues sont: la rue, la
roquette et le raifort, pourvu qu'on mange ce dernier à la fin du repas;
en fait d'herbes cuites, on donnera la préférence au chou, à la patience
45 et au navet, surtout quand ce dernier est vieux. Quant aux herbes potagères sauvages, celles d'hiver ne sont pas inférieures à celles d'été, et cette
observation s'applique aussi bien aux herbes crues qu'aux herbes cuites.
46 L'ail, l'oignon, le poisson salé, les purées, sont aussi des aliments convenables pour l'hiver; mais ce sont surtout les lentilles qui conviennent pen-

2-3. ἀλευαίνοντα F; it. l. 5. — 4. ex em.; om. F. — 9. ὠμῶν οἶον πήγα-
τὰ οἰκεῖα conj.; ταχύ F. — 8. [μᾶλλον]. νον F.

ρίχος καὶ τὰ ἔτνη, καὶ ἡ φακῆ μάλιστα, ταύτην τὴν ὥραν, καὶ τῶν
ἄλλων ὄψων μάλιστα τὰ ὀπτὰ τῶν ἑφθῶν, καὶ ὅλως τὰ ξηρότερα τῶν
ὑγροτέρων· χειμερινὸν δὲ [καὶ] τὸ κάρδαμον καὶ τὸ σίνηπι μᾶλλόν
ἐστιν. Πίνειν δὲ ἐν μὲν τῷ δείπνῳ οἶνον μέλανα, λεπτὸν, ἡσυχῇ 47
5 μαλακὸν, μὴ νέον, κιρνάμενον μικρὸν ἀκρατέστερον. Ἁρμότlει δὲ 48
ταύτην τὴν ὥραν ἀμύγδαλα πεφρυγμένα, μύρτα, βάλανοι ὀπτοὶ,
κάρυα πλατέα καὶ ἑφθὰ καὶ ὀπτά. Ὃν μὲν οὖν τρόπον δεῖ ζῆν τοῦ 49
θέρους καὶ τοῦ χειμῶνος, ἐπὶ πλεῖον εἴρηται· τοῦ δὲ ἔαρος καὶ
τοῦ φθινοπώρου δῆλον, ὡς μέση δίαιτα τῶν εἰρημένων μάλιστα ἁρ-
10 μότlει. Φυλάτlεσθαι δὲ ἀεὶ δεῖ τά τε ἀήθη καὶ τὰ ἰσχυρὰ καὶ δυσπε- 50
πlα τῶν βρωμάτων καὶ τὰ πολλὰ λίαν· παρὰ γὰρ τὸ πλῆθος οὐχ
ἧτlον ἢ παρὰ τὰς μοχθηρίας ἐνίοτε τῶν ἐσθιομένων ἐνοχληθείη
μᾶλλον ἄν τις. Μὴ προχείρως δὲ πίνειν ἄηθες ὕδωρ· μοχθηρὸν γὰρ 51
καὶ ἐπισφαλές ἐστιν· ἀλλὰ μετὰ μέλιτος, ἢ οἴνου, ἢ ὄξους, ἢ ἀλ-
15 φίτων καὶ ἁλῶν. Ψυχρὸν δὲ ἰσχυρῶς ὕδωρ καὶ πάμπολυ πόμα 52

dant cette saison; quant aux autres mets secondaires, on préférera les mets
rôtis aux mets bouillis, et, en général, les aliments secs aux aliments humides; le cresson d'Alep est aussi un mets d'hiver, mais surtout la moutarde. On boira, au dîner, du vin noir et ténu, d'une douce mollesse, qui 47
ne soit pas nouveau, et dans lequel on mettra un peu moins d'eau que
de coutume. Dans cette saison, les amandes grillées, les baies de myrte, 48
les glands (*châtaignes?*) grillés, et les noix larges, soit bouillies, soit
grillées, sont des aliments convenables. Nous venons d'exposer en dé- 49
tail de quelle manière on doit vivre en été et en hiver; mais il est clair
qu'au printemps et en automne le régime qui convient le mieux est celui qui tient le milieu entre ceux que nous venons de décrire. On évi- 50
tera toujours les aliments très-forts, ou auxquels on n'est pas accoutumé,
ou qui se digèrent mal, ainsi que les excès de quantité : quelquefois, en
effet, on ne sera pas moins incommodé par la quantité exagérée des aliments que par leurs mauvaises qualités. On ne boira pas, sans précau- 51
tion, de l'eau à laquelle on n'est pas accoutumé, car cela est nuisible et
dangereux; mais on y mettra du miel, du vin, du vinaigre, ou de l'alphiton et du sel. Il est dangereux de boire de l'eau excessivement froide, 52

ἀθροῦν πίνειν, κινδυνῶδές ἐστι, καὶ μάλιστα τοῖς πεπονηκόσι καὶ
ἡλιουμένοις ἔτι θερμοῖς οὖσιν· μέγιστον δὲ πρὸς ὑγίειάν ἐστι τὸ
53 μηδὲν κρεῖττον γίνεσθαι τῆς τοῦ σώματος φύσεως. Ἅμα δὲ ταῖς ὥραις
μεταβαλλούσαις καὶ τὴν ἄλλην διαγωγὴν μεταβάλλειν, κατὰ μικρὸν
εἰς τοὐναντίον ἀπονεύοντα, καὶ μὴ μεγάλην ἐξαπίνης ποιοῦντα με- 5
54 ταβολήν. Ἀφροδισίοις δὲ χρῆσθαι πολλοῖς μὲν καὶ συνεχὲς οὐ δεῖ·
μάλιστα δὲ ἁρμόττει τοῖς ψυχροῖς καὶ ὑγροῖς καὶ μελαγχολικοῖς καὶ
φυσώδεσιν· ἥκιστα δὲ κατὰ φύσιν μέν ἐστι τοῖς ἰσχνοῖς καὶ ἀπλεύ-
ροις καὶ ἄσαρκα τὰ περὶ τὰ ἰσχία καὶ τὴν ὀσφὺν ἔχουσιν· κατὰ δὲ
τὰς ἡλικίας τοῖς ἐκ παίδων εἰς τὴν τῶν μειρακίων ἡλικίαν μετα- 10
55 βαίνουσι καὶ τοῖς πρεσβύταις. Κακοῦται δὲ μάλιστα τοῦ σώματος
τοῖς πλεονάζουσιν ἀκαίρως τὰ περὶ τὴν κύστιν καὶ νεφροὺς καὶ
πνεύμονα καὶ ὀφθαλμοὺς καὶ τὰ περὶ τὸν νωτιαῖον μυελόν· ἥκιστα
δὲ ἐνοχλεῖ καὶ πλεῖστον χρόνον ἡ δύναμις πρὸς ταῦτα διαμένει

ou de boire d'un seul coup une très-grande quantité, surtout pour les
gens qui ont travaillé, ou qui s'exposent au soleil, quand ils sont encore
chauds; car, c'est un point très-important pour la santé que la puissance
53 de notre corps ne soit pas dépassée par une autre puissance. Parallèlement
au changement des saisons, on doit changer aussi les autres circonstances
de sa manière de vivre, en inclinant peu à peu vers le contraire de ce
qu'on faisait auparavant, et en ne faisant pas subitement de grands chan-
54 gements. On ne doit pas faire un usage fréquent et continuel du coït;
cependant cet acte convient surtout aux gens froids, humides, atrabilaires et flatulents, tandis qu'il est moins conforme à la nature des individus maigres, qui ont les côtes aplaties et les hanches et les lombes
décharnées; sous le rapport de l'âge, ceux qui s'y prêtent le moins sont
les sujets qui se trouvent dans l'époque de transition entre l'enfance
55 et la jeunesse, ainsi que les gens âgés. Parmi les diverses parties du
corps, la vessie, les reins, le poumon, les yeux et la moelle épinière
éprouvent surtout des lésions chez les gens qui commettent mal à
propos des excès vénériens; cependant, les rapports sexuels font le
moins de tort, et les forces y suffisent le plus longtemps, chez ceux qui,

3. μηδέ F.

τοῖς μὴ ἄλλως ἀφυέσι πρὸς τὴν τοιαύτην πρᾶξιν, ἐνεργοῦσί τε ἀεὶ
μετρίως καὶ μὴ λίαν πλεονάζουσι, τροφῇ δὲ χρησῇ καὶ δαψιλεῖ
χρωμένοις. Ἐμεῖν δὲ ἀπὸ σίτου τοῖς εὐτάκτως ζῶσι καὶ ἔτι τοῖς σώ- 56
μασι πονεῖν εἰθισμένοις οὐδέποτε βέλτιόν ἐστιν· ἱκανῶς γὰρ ἡ
5 φύσις τοῖς τε τῶν σιτίων καὶ ποτῶν περιτλώμασι καὶ τοῖς κατὰ
φύσιν ἀπὸ τοῦ σώματος ἀποκρινομένοις ἐξαγωγὰς πεποίηκεν, ὥστε
μηδὲν ἐμέτου δεῖσθαι.

κγ΄. Δίαιτα ταῖς ὥραις ἁρμότλουσα. Ἐκ τῶν Ἀθηναίου.

Εὐκράτων μὲν γινομένων τῶν ὡρῶν καὶ τῶν κράσεων τῶν ἐν 1
τοῖς σώμασι μὴ μεγάλας λαμβανουσῶν μεταβολὰς, αὐτάρκης ἥ τε
10 φύσις καὶ ἡ προστασία τῶν ἰδιωτῶν περιγίνεσθαι τούτων, ὁρμὰς
ἐχόντων οἰκείας πρὸς τὰ ἑκάστοτε αὐτοῖς συμφέροντα· δυσκρατο-
τέρων δὲ γενομένων τῶν ὡρῶν καὶ τῶν ἀέρων, τεχνικωτέρας αὐτοῖς
χρεία διορθώσεως, διὰ ἧς τὰς ὑπερβολὰς τῶν κατὰ τοὺς ἀέρας ποιο-

du reste, ne sont pas trop mal disposés pour cet acte, qui agissent toujours avec modération et ne poussent pas trop loin les excès, et qui font
usage d'aliments abondants et de bonne qualité. Il n'est jamais préfé- 56
rable de vomir après le repas, pour les gens qui mènent une vie réglée,
et qui ont, de plus, l'habitude de se fatiguer le corps : car la nature a
construit des voies excrétoires suffisantes pour les résidus des aliments
et des boissons, ainsi que pour les matériaux qui, conformément à la
nature, se séparent de notre corps, de manière à ce qu'on n'ait aucun
besoin de vomir.

23. RÉGIME APPROPRIÉ AUX SAISONS. — TIRÉ D'ATHÉNÉE.

Si les saisons sont tempérées, et si le tempérament du corps ne subit 1
pas de grands changements, il suffit, pour venir à bout de ces circonstances, de la nature et de la surveillance des particuliers, qui, d'ailleurs,
ont, par leur propre nature, de la tendance vers ce qui convient le
mieux au corps dans chaque cas spécial; mais, quand les saisons et l'air
sont moins bien tempérés, le redressement dont on a besoin, et à
l'aide duquel on évitera l'exagération des qualités de l'air et des chan-

CH. 23; l. 11. ἑκάστου τε F.

τήτων καὶ τῶν κατὰ τὰς κράσεις μεταβολῶν φυλάξονται, πρὶν ἐμ-
2 πεσεῖν εἰς νόσον. Ἐν μὲν οὖν τῷ χειμῶνι λυποῦσιν αἱ σφοδραὶ ψύξεις τε καὶ ὑγρότητες, ἡνίκα εἰς τοὺς σκεπηνοὺς καὶ ἀλεεινοὺς τόπους
ἀναχωρητέον καὶ τῆς πόλεως καὶ τῆς οἰκήσεως· τοὺς δὲ ψυχροὺς
καὶ αἰθρίους φευκτέον, ἱματίοις τε καὶ κοινῶς σκεπάσμασι τοῦ σώ- 5
ματος ὅλου Θερμοτέροις χρησ7έον, καὶ τὴν ἀναπνοὴν ἐντὸς τῶν
ἱματίων τηρητέον, τῶν δὲ προσφερομένων ἐκλέγοντας τὰ Θερμαίνειν μὲν αὐτῶν δυνάμενα τὰ σώματα, διαλύειν δὲ τὰ συνηγμένα
3 τῶν ὑγρῶν καὶ πεπαχυμμένα διὰ τὴν ψύξιν. Ἔσ7ω δὲ τὸ μὲν πινόμενον ὑδρόμελι, ἢ οἰνόμελι, [ἢ] οἶνος λευκὸς εὐώδης παλαιός, τὸ 10
πᾶν ὑγρὸν ἐπισπώμενον, καταδεέσ7ερον δέ· [ἡ δὲ] ξηρὰ τροφὴ εὐ-
κατέργασ7ος, εὖ ἐζυμωμένη, εὔοπ7ος, καθαρά, μίγμα ἔχων μαράθρου
4 καὶ ἄμμεως. Λαχάνων δὲ κράμβη, ἀσπάραγος, πράσα, κρόμμυον
ἁπαλὸν ἐφθὸν, ῥαφανῖδες ἐφθαί· ἰχθύων δὲ τῶν πετραίων οἱ εὐ-

2 gements de tempérament, avant de tomber malade, exige plus d'art. En
hiver, c'est surtout l'excès de froid et d'humidité qui fait du tort; dans
cette saison, on se rendra donc dans les endroits couverts et chauds,
remarque qui s'applique aussi bien à la ville qu'à la maison qu'on y
babite; on évitera, au contraire, les localités froides et exposées au
grand air; on emploiera des vêtements plus chauds, et, en général, des
couvertures pour tout le corps plus chaudes que dans les autres saisons;
on respirera en mettant quelque partie du vêtement devant la bouche;
quant aux substances qu'on introduit dans le corps, on choisira celles qui
peuvent réchauffer les parties et dissoudre les liquides figés et épaissis
3 par le froid. Les boissons consisteront en hydromel, en vin miellé, en
vin blanc, vieux et odoriférant, et, [en général], en substances capables
d'attirer toute l'humidité; mais on diminuera la quantité des boissons;
l'aliment sec sera facile à élaborer, bien fermenté, bien cuit, pur, et sera
4 mélangé de fenouil et d'ammi. On prendra, en fait d'herbes potagères,
du chou, des asperges, des poireaux, de l'ognon tendre bouilli et du
raifort bouilli; en fait de poissons, des poissons de roche, qui se distribuent facilement dans le corps; en fait de viande, des volailles, et, parmi

9. Ἔσ7ω conj.; ἔσ7ι F. — 10. οἰνό-   ξηρά F. — 12. ἐζυμώμένος F. — Ib.
μέλι οἶνος F. — 11. κατὰ δὲ ἔσ7ερον δὲ   καθαρός F.

διοίκητοι · κρεῶν τὰ πΊηνά, καὶ τῶν ἄλλων ἐρίφεια καὶ χοίρεια,
καὶ τῶν ἐμβαμμάτων [τὰ] διὰ πεπέρεως καὶ νάπυος καὶ εὐζώμου καὶ
γάρου καὶ ὄξους σκευαζόμενα. Γυμνασίοις δὲ σφοδροτέροις προσε-
λευσΊέον, καὶ κατοχῇ πνεύματος καὶ τρίψει βιαιοτέρᾳ, καὶ μᾶλλον
5 τῇ ἑαυτοῦ πρὸς πυρί. Χρήσιμον δὲ καὶ λουτρῷ θερμῷ καὶ ἐμβάσει
χρῆσθαι, οἷς σύνηθες, καὶ μάλισΊα τοῖς γέρουσι καὶ τὴν κρᾶσιν
ἔχουσι γεροντικήν. Τὰς δὲ ἐκ τῆς κοίτης ἐξεγέρσεις ποιητέον ἀλεει-
νοτέρου γεγονότος τοῦ ἀέρος · ἐν δὲ ταῖς ἐπομβρίαις καὶ ἐν ταῖς
ὑγρότησι τῶν ἀέρων οὐ παρέργως ἐπιβοηθητέον. Τόπους μὲν ἐπι-
10 λεκτέον τοὺς ξηροτέρους, καὶ τροφαῖς χρησΊέον ξηραντικωτέραις,
ὑγραῖς μὲν οἰνομέλιτι, οἴνῳ παλαιῷ λεπΊῷ, λευκῷ καὶ εὐώδει ἀθα-
λάσσῳ· τῷ παντὶ ὑγρῷ ὀλίγῳ μὲν τῷ πλήθει, μὴ ὑδαρῷ δὲ τῇ
κράσει· τροφαῖς δὲ ὀλίγαις μὲν, ξηραντικωτέραις δὲ, οἷον ἄρτῳ
ἐζυμωμένῳ ὀπΊῷ ἐπιμελῶς, ἰχθύων θαλασσίων, καὶ τούτων τοῖς

les autres espèces, du chevreau et du jeune porc; en fait de sauces,
celles qu'on prépare avec du poivre, de la moutarde, de la roquette, du
garon et du vinaigre. On abordera les exercices assez violents, la rétention du souffle, les frictions assez vigoureuses, et surtout celles qu'on se
fait soi-même près du feu. Il est bon aussi de recourir au bain chaud,
qu'on le prenne dans la piscine ou dans une petite baignoire, du moins
pour ceux qui y sont accoutumés, et surtout pour les vieillards, ainsi que
pour les gens qui, par leur tempérament, ressemblent aux vieillards. On se
lèvera de son lit quand l'air est déjà devenu un peu chaud, et, quand
l'air est pluvieux et humide, on ira à l'encontre de cet inconvénient
avec beaucoup de soin. On choisira des endroits de séjour plus secs, et
des aliments plus desséchants que de coutume : en fait d'aliments liquides, on prendra donc du vin miellé, ou du vin vieux, ténu, blanc et
odoriférant, sans mélange d'eau de mer, et, en général, le liquide qu'on
prend devra être peu abondant, et non d'un tempérament aqueux; quant
aux aliments proprement dits, ils seront peu abondants et plus desséchants
que de coutume : tels sont le pain bien fermenté et cuit avec soin, les
poissons de mer, et plutôt ceux qu'on prend sur la côte que ceux qu'on

2. [τὰ] ex em.; om. F. — 9. παρέργων F. — 13. οἴνον F.

αἰγιαλείοις μᾶλλον τῶν ἐν λιμένι, ταρίχων καὶ κρεῶν τοῖς μὴ κα-
9 ταπιμέλοις, μᾶλλον δὲ μὴ πολυσάρκοις. Λαχάνοις δὲ ἥκιστα χρη-
10 στέον, καὶ τούτων τοῖς θερμαντικωτέροις. Γυμνασίοις δὲ χρηστέον
τοῖς θερμοτέροις καὶ ἰχνουμένοις τε καὶ ἱκανωτέροις, εὐλαβουμένους κόπον διὰ τὴν ὑγρότητα καὶ τὸ βάρος τοῦ σώματος καὶ τοῦ 5
κινοῦντος αὐτὸ πνεύματος, τρίψει ξηρᾷ τε καὶ σὺν ἐλαίῳ τῇ μὲν
11 διὰ ἑαυτοῦ, τῇ δὲ διὰ ἑτέρου. Πυρίαις ξηραῖς τὰς εἰρημένας ἐκ τῶν
ὄμβρων καὶ τὰς ἐν τῷ ἀέρι συμβαινούσας ὑγρότητας διορθοῦσθαι
12 ῥάδιον. Ἐν δὲ τῷ θέρει φυλακτέον τὰ καύματα· διακαίει γὰρ ἐπὶ
πλέον τὰ σώματα, καὶ φυλακτέον καὶ τῇ μὲν οἰκείᾳ θερμότητι 10
13 ψύχεσθαι, τῇ δὲ ἐκ τοῦ περιέχοντος θερμαίνεσθαι. Φυλακτέον οὖν
τὰ σφοδρότερα καύματα, καὶ τόποις ἐνδιατριπτέον καὶ τῆς πόλεως
καὶ τῆς ἰδίας οἰκήσεως εὐπνόοις καὶ καταψύχουσιν· τῶν δὲ σφο-

prend dans le port, des salaisons et des viandes qui ne soient pas grasses,
9 ou plutôt qui ne soient pas charnues. On fera très-peu d'usage d'herbes
potagères, et, parmi elles, on préférera celles qui échauffent assez for-
10 tement. On aura recours à des exercices assez échauffants, qui conviennent pour la circonstance, et dont la quantité doit être suffisante, en
évitant la fatigue, à cause de l'humidité et de la lourdeur du corps, et
du pneuma qui le met en mouvement; on emploiera aussi des frictions,
tantôt sèches, tantôt faites avec de l'huile, frictions qu'on pratiquera
11 tantôt soi-même, et tantôt avec l'intervention d'un autre. Il est facile
de redresser l'humidité causée par la pluie et les vicissitudes de l'at-
12 mosphère, à l'aide des étuves sèches. Pendant l'été, il faut éviter l'ardeur
du soleil, car elle pénètre trop fortement notre corps de chaleur; il faut
éviter aussi d'éprouver, à la fois, un refroidissement, eu égard à la chaleur innée, et un échauffement par rapport à celle qui nous vient de l'at-
13 mosphère. On évitera donc les chaleurs trop fortes, et on séjournera
dans des endroits bien aérés et rafraîchissants, aussi bien par rapport
à la ville qu'on habite, que par rapport à sa propre maison; on préférera les séjours qui refroidissent et humectent modérément à ceux qui

1-2. τῶν μὴ καταπιμέλων F. — 2. 7-8. Πυρίαι ξηραὶ τοῖς εἰρημένοις ἐκ τῶν
πολυσάρκων F. — 4. ἰχνουμένοις] ἱκα- ὁμοίων F. — 13-p. 186, l. 1. σφοδρο-
νομένοις F. — 4-5. εὐλαβουμένοις F. — τέρων F.

δρότερον αἱρετέον μὲν τὰ συμμέτρως ψύχοντα καὶ ὑγραίνοντα· ἐλεγκτέον δὲ τὰ περικαῆ καὶ ξηραντικά. Πόμα μὲν οὖν ἔστω ἀκολούθως 14
ταῖς ὁρμαῖς καὶ ταῖς τῆς φύσεως ὀρέξεσιν ὑδαρέστερον, καὶ μὴ θερμὸν ἄγαν, γλυκέος μὲν ἐν προπόματι προτρόπου, ἢ Σκυβελίτου, ἢ
5 τινος τῶν ὁμοίων· οἴνου δὲ ἀθαλάσσου ἀπαλοῦ καὶ μὴ τελείως ἀπέπλου, μηδὲ τελείως ἀποξυνομένου. Ὕδωρ δὲ ἔστω τὸ εὔποτον καὶ 15
κουφότατον καὶ ὑγρότατον· σιτίον δὲ ἧσσον, καὶ μὴ πολύτροφον·
λαχάνων δὲ τὰ μὴ δηκτικά, μηδὲ πυρώδη, ἰχθῦς δὲ πετραῖοι, καὶ
κρεῶν τὰ λεπτὰ καὶ εὐδιοίκητα. Γυμνασίοις δὲ χρηστέον ὀλίγοις, 16
10 καὶ ἐν σκιεροῖς τόποις, οἷον περιπάτῳ, καὶ τούτῳ μὴ ὀξεῖ, ἀλλὰ
πραεῖ καὶ ὁμαλῷ· καὶ συμμέτρῳ ἐν τόπῳ ὁμαλῷ καὶ ἐπιπέδῳ. Δρό- 17
μους δὲ καὶ πάλας καὶ χειρονομίας ἐκκλιτέον, ἢ πράως τε καὶ ἐπὶ
ὀλίγον αὐτοῖς χρηστέον, τρίψει τε συμμέτρῳ μετὰ ἐλαίου, καὶ πλείονι
τῇ διὰ ἑτέρων, περιχύμασιν, οἷς μὲν σύνηθες, ψυχροῖς· οἷς δὲ οὐ

le font trop fortement, et on réprouvera les endroits brûlants et desséchants. La boisson devra être assez aqueuse et pas trop chaude, con- 14
formément aux appétits et aux désirs de la nature; on prendra donc,
avant le dîner, du vin d'un goût sucré, comme celui qui coule de soi-
même du pressoir, le vin scybélitique, ou quelque autre espèce semblable,
et, pendant le dîner, du vin mou, ni complétement vert, ni complétement aigri, et dans lequel on n'aura pas mis d'eau de mer. L'eau sera 15
bonne à boire, très-légère et très-humide, et les aliments peu abondants
et pas trop nourrissants; on préférera les herbes potagères qui ne sont
ni mordicantes, ni brûlantes, les poissons de roche et les viandes fines
et faciles à élaborer. On ne fera usage que d'exercices peu abondants, 16
qu'on exécutera dans des endroits ombragés, par exemple, une promenade qui ne sera pas rapide, mais douce, égale et modérée, qui aura
lieu sur un terrain uni et plat. On évitera la course, la lutte, la gesti- 17
culation, ou bien on n'en fera qu'un usage mitigé et peu abondant; on
aura recours à des frictions modérées avec de l'huile; ces frictions seront, pour la plus grande partie, faites par des aides; on emploiera des
affusions froides, si on y est habitué, et, si on ne l'est pas, les affusions

1-2. ἐλεγκτέον conj.; ἐκλεκτέον F.

σύνηθες, μὴ θερμοῖς ἄγαν· διαναπαύσει καὶ ἡσυχίᾳ καὶ ὕπνῳ κατὰ
18 τὴν μεσημβρίαν. Κοιμᾶσθαι δὲ ἐν οἰκίαις βαθυσκίοις καὶ προσχώ-
19 ροις καὶ τὴν ἀπὸ τοῦ ἐδάφους νοτίδα προσφερομέναις. Ἐκ δὲ τῶν
νυκτερινῶν ὕπνων διεγερτέον ἐν ὥρᾳ κατιψύχοντος ἔτι τοῦ ἀέρος,
καὶ πρὸς τοὺς περιπάτους ὁρμητέον· διὸ καὶ τὴν τοῦ δείπνου τρο- 5
φὴν εὐσταλῆ προσενεκτέον, ὅπως μικρᾶς οὔσης τῆς νυκτός, ἅμα τῇ
ἡμέρᾳ εὐκρινὲς καὶ ἕτοιμον πρὸς τὰς ἐξόδους ὑπάρχῃ τὸ σῶμα.
20 Φυλακτέον δὲ καὶ τὰς ὑπερβολὰς τῶν αὐχμῶν τῶν ἐν τῷ θέρει
συγκυρούντων· λυμαίνονται γὰρ οὐ μικρῶς καὶ νόσους πολλάκις
21 ὀξείας τε καὶ ἐπικινδύνους παρασκευάζουσιν.. Χρησ7έον δὲ ἐν τῷ 10
καιρῷ τούτῳ πόματι μὲν οἴνου ἀπαλοῦ καὶ ὕδατος ὀμβρίου, ἢ πη-
γαίου ὑγροτάτου καὶ λεπτοτάτου καὶ γλυκυτάτου καὶ κράσει ὑδα-
22-23 ροῦς. Ἁρμόσειε δὲ ἂν τούτοις καὶ παντελὴς ὑδροποσία. Χρησ7έον
δὲ καὶ γάλακτι καὶ χυλοῖς γλυκέσι μὴ πολυτρόφοις, ἑψήμασι δὲ
κούφοις, οἷον ἀμύλῳ, ἢ ἰτρίῳ, ἀναπαύσει ἐν τόποις ἰκμαλέοις κατα- 15
ψύχουσι, διατριβαῖς εὐπνόοις καὶ μὴ καῦμα ἔχουσιν, ὕπνῳ πλέονι

ne devront pas être extrêmement chaudes; vers midi, on se livrera au
18 calme, au repos et au sommeil. On dormira dans des bâtiments fortement ombragés, voisins [du bain] et dont le pavé développe de la va-
19 peur. On s'éveillera de son sommeil nocturne et on ira se promener
à l'heure où l'air est encore rafraîchissant ; pour cette raison, les aliments qu'on prend au dîner devront être légers, afin que, la nuit étant
courte, le corps soit, à la pointe du jour, pur, et qu'on se trouve prêt à
20 sortir. On évitera les excès de sécheresse qui ont lieu en été, car ils font
un tort assez considérable et produisent souvent des maladies aiguës et
21 dangereuses. Dans ces circonstances, on prendra pour boisson du vin
mou et de l'eau de pluie, ou de source très-humide, très-ténue, très-
22 douce et douée d'un tempérament aqueux. Il conviendra aussi, dans ces
23 circonstances, de ne boire absolument rien que de l'eau. On se servira
aussi de lait, de potages doux et peu nourrissants et de bouillies légères,
comme l'amidon et l'itrion; on se reposera dans des endroits remplis de
vapeurs et rafraîchissants, et on séjournera dans des localités bien aérées
et à l'abri des chaleurs brûlantes; on dormira assez longtemps d'un som-

ἐμψύχοντι καὶ ὑγραίνοντι. Τὰς δὲ ἐν τῷ μετοπώρῳ πολλῷ μᾶλλον 24
δεῖ εὐλαβεῖσθαι · γίνονται γὰρ μετὰ ἀνωμαλίας. Δεῖ τοίνυν μήτε 25
ἀνυποδέτους περὶ τὸν ὄρθρον καὶ τὸ δείλης διάγειν, μήτε ἀσκέπλως
εἰς ψυχρὸν ὕδωρ ἐμβαίνειν, μήτε ἀχίτωνας θερίζοντας διὰ τὸ κεχα-
5 ρισμένον καὶ ἡδὺ τῆς ψύξεως · τοσούτῳ γὰρ τὸ κακὸν δυσφυλακτό-
τερον ὅσωπερ καὶ τὴν ἡδονὴν ὑποδύεται τὸ βλάπλον. Ἐκκλιτέον δὲ 26
καὶ τὰς ὑπαίθρους κοίτας, καὶ τὰς ἀπὸ τῶν ποταμῶν καὶ λιμνῶν
ἀποπνεούσας αὔρας · οὐ γὰρ μόνον ψύχουσιν, ἀλλὰ καὶ ὑγραίνουσι
τὰς ἕξεις. Φυλακτέον δὲ καὶ τὰ πολύτροφα καὶ τὰ παχυντικὰ τῶν 27
10 προσφερομένων, οἷον οἶνον νέον καὶ παχὺν καὶ σλυπλικὸν, ἄρτον
σεμιδαλίτην ἄζυμον, φοίνικας, σλαφίδας, ᾠὰ, κοχλίας, βολβοὺς,
ἰχθύων τοὺς πολυσάρκους, ταρίχων τοὺς τεμαχισλοὺς, κρεῶν τὰ ἄρνεια καὶ προβάτεια. Οὐκ ἀμελητέον δὲ οὐδὲ τῶν γυμνασίων.   28

κδ'. Περὶ παιδικῶν ἐξανθημάτων.

Ὅσα δὲ τῷ παιδίῳ ἐξανθεῖ κατὰ τὸ δέρμα, γίνονται μὲν τὰ πολλὰ 1
meil rafraîchissant et humectant. On redoutera beaucoup plus [les excès 24
de sécheresse?] qui ont lieu dans l'automne, parce qu'ils sont accompagnés d'inégalité. On ne laissera donc pas les pieds sans chaussure de 25
grand matin, ou dans l'après-midi; on n'entrera pas sans précaution dans
l'eau froide, et on ne se séchera pas sans tunique, [ce à quoi on serait
porté,] à cause du charme et de l'agrément de la fraîcheur : car on se
garantit d'autant plus difficilement du mal, que l'influence nuisible prend
davantage le masque du plaisir. On évitera aussi de se coucher en plein 26
air, et de respirer les brises qui soufflent des rivières et des lacs, car elles
ne refroidissent pas seulement, mais elles humectent aussi le corps. On 27
se gardera encore des boissons et des aliments fortement nourrissants
et incrassants, comme de vin nouveau, épais et astringent, de pain de
fleur de farine non fermenté, de dattes, de raisins secs, d'œufs, d'es-
cargots, d'oignons de vaccet, de poissons très-charnus, de salaisons
qu'on coupe par morceaux, de viandes d'agneau et de mouton. On ne 28
négligera pas non plus les exercices.

24. DES EFFLORESCENCES CHEZ LES ENFANTS.

Les efflorescences qui se forment sur la peau, chez les enfants, tien- 1

5-6. δυσφύλακτον F. — 6. τῆς ἡδονῆς F.

τῇ κακίᾳ τοῦ γάλακτος · γίνεται δὲ καὶ ἢν αὐτὸ μὴ ἐκπέψῃ · τὰ δέ
2 που καὶ ἀπὸ τῶν ὑστέρων ἤνεγκε τὴν βλάβην. Χρὴ οὖν τὸ μὲν αὐτίκα ἀσμένην δέχεσθαι ἔξω · λύσις γὰρ αὕτη μειζόνων κακῶν · εἰ δὲ
ἀποτρέποις εἴσω, κίνδυνος · ὅταν δὲ ἀπανθήσῃ καλῶς καὶ σοι δοκῇ
ἅπαν ἐκκεχωρηκέναι, τηνικαῦτα ἤδη θεραπεύειν τοῖς μὲν λουτροῖς 5
προσεμβαλοῦσαν μυρρίνης, ἢ σχίνου, ἢ ῥόδων, ἢ τῆς μηδείας βραχὺ
ἐπὶ αὐτά, εἶτα τῷ μύρῳ τῷ ῥοδίνῳ, ἢ τῷ σχινίνῳ χρωμένην, ἢ κη-
3 ρωτῇ μετὰ ψιμμιθίου. Τό τε δὴ ἔμπροσθεν τὰ λουτρὰ πλεῖστα ἔστω
4 καὶ θερμότερα, μηδέν τε εἰς αὐτὰ ἐμβεβλήσθω ὧν εἴρηκα. Καὶ ῥύ-
πτειν δήπου τοῖς νίτροις μαλακώτερον · οὐ γὰρ οἴσει τὰ ἰσχυρότερα. 10
5 Ταῦτα μὲν οὖν τῷ δέρματι τὰ ἰάματα · κάλλιστον δὲ τὴν τιτθὴν
διαιτᾶσθαι τῷ γλυκυτέρῳ τρόπῳ · κάλλιστον δὲ καὶ τὸ παιδίον αὐτὸ
διαιτῆσαι, μήτε ἐμπιπλῶντας, μήτε αὖ σφόδρα ἐνδεῶς · τὸ μὲν γὰρ

nent, le plus souvent, à la mauvaise qualité du lait; elles se forment
également si l'enfant ne digère pas le lait; enfin il y a des enfants qui
2 apportent le mal du sein de leur mère. La nourrice doit donc d'abord
être contente de voir arriver ces efflorescences à l'extérieur, car c'est là
un moyen de mettre les enfants à l'abri de maux plus graves, et il y a
du danger à les faire rentrer; mais, quand elles se sont flétries comme il
faut, et qu'il vous semble que tout est sorti, alors enfin il convient de les
traiter par des bains chauds, dans lesquels la nourrice mettra un peu de
myrte, de lentisque, de roses, ou de liseron à feuilles d'althée; après
cela, elle fera usage d'huile parfumée de roses, ou de lentisque, ou du
3 cérat uni à la céruse. Auparavant, les bains doivent, au contraire, être
très-nombreux et assez chauds; mais on n'y mettra aucun des ingrédients
4 que nous venons d'énumérer. On détergera aussi assez doucement avec
de la soude brute : car l'enfant ne supportera pas les remèdes plus actifs.
5 Ce sont là les remèdes pour la peau; mais, ce qu'il y a de mieux à faire,
c'est que la nourrice suive un régime assez doux; il est très-bon aussi de
prescrire un régime à l'enfant lui-même, de manière à ne pas le surchar-
ger d'aliments, et à ne pas le soumettre non plus à une diète trop grande;
car cela tend à produire, dans le premier cas, des indigestions, et, dans
le second, à engendrer de la bile; or, ce sont, dans la maladie dont il

8. Τό τε δὲ ἢ F. — 10. δήπου Sor.; δέ που F.

ἀπεπτότερον, τὸ δὲ χολωδέϲʹ1ερον, ἄμφω δὲ τοῖς ϖαροῦσι κάκισʹ1α.
Δεῖ δὲ εἰδέναι καὶ ὡς ἂν ῥᾳσʹ1α Φύσαι τοὺς ὀδόντας. Πολλὰ γοῦν κα- 6-7
ταλαμβάνει δυσχερῆ ϖερὶ τὴν ὀδοντοΦυΐαν, καὶ σπασμοὶ καὶ ϖυρε-
τὸς καὶ Φλεγμοναὶ τῶν οὔλων καὶ ἔμετοι καὶ διάρροιαι καὶ ἀγρυπνίαι
5 καὶ ἀποσιτίαι, καὶ δακρύει καὶ ϖʹ1ύει ὕΦαιμον. Οὐ μὴν ἴσον ἐπὶ 8
ὀδοῦσιν ὁ σπασμὸς, οἷον ἐπὶ ϖυρετῷ, ἢ ἕλκει, ἀλλὰ ἐνταῦθα μὲν καὶ
ϖεριγίνονται, ἐκεῖσε δὲ ἀϖόλλυνται · ἰσχυρότερον γὰρ σπᾶται.
Φύειν μὲν οὖν ἄρχεται τὰ ϖολλὰ ἐπʹ1άμηνα, τὰ δὲ ἐξωτέρω, καὶ 9
ϖρότερον κάτωθεν τὰ ϖολλά · οὗτοι δὲ καὶ ῥᾷον Φύονται τῶν ἄνω ·
10 χαλεπώτατα δὲ καὶ οἱ κυνόδοντες, καὶ οἱ ἄνω, καὶ οἱ κάτω · χαλε-
ποὶ δὲ καὶ οἱ γόμΦιοι οἱ εἴσω. Τὰ μὲν δὴ ϑᾶσσον Φέροντα ῥᾳδίως 10
μὲν Φέρει · κακοὺς δὲ καὶ ἀσθενεῖς καὶ ἀραιοὺς τὸ ἐπίπαν · τὰ δὲ
ὕσʹ1ερον χαλεπώτερον μὲν, ἀλλὰ ἰσχυροτέρους καὶ ϖυκνούς. Λέγουσι 11
δέ τινες ϖλήθει τε ὀδόντων καὶ ἀραιότητι δύνασθαι γνῶναι μακρο-

s'agit, deux circonstances très-nuisibles. Il faut savoir aussi comment   6
l'enfant poussera le plus facilement ses dents. Or donc il est pris de plu-   7
sieurs incommodités à l'époque de la dentition, par exemple, de convulsions, de fièvre, d'inflammations des gencives, de vomissements, de
flux de ventre, d'insomnies, d'aversion pour les aliments, et il verse des
larmes et rejette des crachats légèrement sanguinolents. Cependant, les   8
convulsions qui tiennent aux dents ne sont pas une chose aussi grave
que celles qui surviennent à propos d'une fièvre, ou d'une plaie; dans
le premier cas, on peut conserver la vie, tandis que, dans le second, on
périt, puisque les convulsions sont plus fortes. Les enfants commencent   9
donc ordinairement à pousser les dents vers le septième mois, et, chez
quelques-uns, cela arrive plus tard; le plus souvent, celles d'en bas sont
les premières; ces dents poussent aussi plus facilement que celles d'en
haut; les dents canines poussent aussi très-difficilement, aussi bien celles
d'en haut que celles d'en bas; les dents molaires intérieures poussent
aussi difficilement. Les enfants qui poussent vite leurs dents se tirent fa- 10
cilement de la dentition; mais ils ont, en général, des dents mauvaises,
faibles et lâches; ceux, au contraire, dont la dentition est tardive, sont
plus fortement incommodés, mais leurs dents sont serrées et plus fortes.
Quelques-uns prétendent qu'à l'aide du nombre des dents et de leur   11

6ίους τε καὶ βραχυ6ίους, καὶ τοὺς ἀραιοὺς μὲν καὶ ἥσσονας βραχυ-
6ίους εἶναι, τοὺς δὲ αὖ ἑτέρους τῶν μακρο6ίων· ἐγὼ δὲ οὔτε ἀπι-
12 σ7εῖν ἔχω τῷ λόγῳ, οὔτε ϖω ἅπαν αὐτὸ ἐπέσκεμμαι. Κατὰ μὲν τὰς
ὥρας.τοῦ μὲν ἦρος καὶ ὑπὸ Πλειάδα φύει εὐπετῶς, τοῦ δὲ χειμῶνος
ἐπαχθῶς μὲν, ἀλλὰ ἐπιφλεγμαίνει ἧσσον· ἐν δὲ τῷ Θέρει κίνδυνος 5
13 καὶ ἑλκῶν καὶ φλεγμονῆς καὶ διαῤῥοίας καὶ ἐμέτων ϖλειόνων. Ταῦτα
μὲν δὴ κατὰ.αὐτὰ οὕτω γίνεται· ἃ δὲ ἄν τις βοηθῆσαι καὶ ϖαιδίῳ τηνικαῦτα, χρὴ τὸ ϖαιδίον εὐσ7αλέσ7ερον διαιτᾷν καὶ λούειν Θερμῷ,
καὶ εἰ μὲν διάῤῥοιαν ἔχοι, συνάγειν ϖειρᾶσθαι τὴν γασ7έρα τοῖς ἐπι-
θέμασιν οἷα μάλισ7α ἴσ7ησιν, τὸ κύμινον ἐρίῳ ἐμπάσσοντα, ἢ τὸ.10
14 ἄνηθον, ἢ τὸ σέλινον· Ἀγαθὸν δὲ καὶ εἰ σπέρμα ῥόδων ϖροσμίσγοις,
καὶ.τὸ ὅλον εἰ Θερμαίνοις μὲν ξηρῶς, μηδὲν δὲ ϖερὶ τὰς ϖέψεις
αὐτῶν ἁμαρτάνοις· οὐδὲν γὰρ οὕτω διαῤῥεῖ μᾶλλον ὡς τὸ ἄπεπ7ον·

position plus ou moins serrée, on peut distinguer les gens qui vivront
longtemps de ceux dont la vie sera courte, que les gens aux dents
lâches et peu nombreuses ont la vie courte, tandis que l'autre espèce
de dents appartient aux gens qui vivront longtemps; il m'est impossible de refuser croyance à cette assertion; cependant je ne l'ai pas en-
12 core soumise entièrement à mes observations. Eu égard aux saisons, les
enfants poussent facilement leurs dents au printemps et vers le coucher des Pléiades; en hiver, au contraire, ils sont incommodés, mais
ils sont moins sujets à l'inflammation; en été, ils sont menacés du danger d'ulcères, d'inflammation, de flux de ventre et de vomissements
13 répétés. Ces choses.se passent ainsi, quand on les abandonne à elles-
mêmes; pour ce qui regarde les remèdes, avec lesquels on peut venir
au secours de l'enfant, on lui prescrira un régime plus restreint, on lui
donnera des bains chauds, et, s'il a un flux de ventre, on tâchera de
resserrer à l'aide des épithèmes, qui ont surtout la propriété d'arrêter
le flux; tels sont le cumin, l'aneth, ou le céleri saupoudré sur de la laine.
14 Il est bon aussi d'ajouter de la graine de rosier, et, en général, d'échauffer en desséchant, pourvu, toutefois, qu'on ne commette aucune erreur
par rapport à la digestion des enfants; car rien n'a autant de tendance à
passer par les intestins que les aliments mal digérés; tandis que la mo-

8.·Θερμῷ Syn., Paul.; Θερμῶς F. — 13. ἄπεπ7ον ex em.; εὐπεπ7ον F.

εὔπεπλον δέ που καὶ ἡ μετριότης οὐχ ἧσσον ἢ εἰ πάνυ χρησ]ὸν
προσφέροις. Εἰ δὲ μηδὲν ὑπίοι κάτω, ἐρεθίζειν ἡσυχῇ τῷ μέλιτι 15
ἡψημένῳ πλασθέντι ὡς βαλάνους, ἢ μίνθῃ τετριμμένη μετὰ μέλιτος
διαχρίουσαν· ἀρκεῖ γὰρ οὕτως ἐξάγειν ὀλίγον ὅσον ἐφήμερον. Τὴν 16
5 δὲ τιτθὴν τότε δὴ καὶ πλεῖον προσήκει πείθεσθαι τῇ γεγραμμένη
διαίτῃ, καὶ τἄλλα πάντα ποιεῖν ὡς εἴρηται, καὶ τὴν διακονουμένην τῇ
τιτθῇ τότε που πλέον τέρψεις τε παντοίας παρέχειν τῷ παιδίῳ καὶ
διὰ ἀκριβεσ]άτης ἄγειν φροντίδος, παραφυλάσσουσαν τοὺς σπασμοὺς μάλισ]α, ὡς ἔνια διεφθάρη ῥᾳθυμίᾳ θεραπείας. Δοκεῖ δὲ κάλ- 17
10 λισ]α βοηθεῖν τοῖς σπασμοῖς ἡλιοτρόπιον ἑψόμενον ἐν ὕδατι, εἰ
λούοιτο ἐν τούτῳ τὸ παιδίον· ὠφελεῖ δὲ καὶ ἰρίνῳ χρῖσαι καὶ τῷ
σικυωνίῳ, καὶ τὸ σύμπαν θερμαίνειν. Ἐπεὶ δὲ μελλόντων ἀνατέλλειν 18
τῶν ὀδόντων δάκνει τοὺς δακτύλους καὶ τιτρώσκει, καλῶς ἂν ἔχοι

dération favorise, en quelque sorte, tout aussi bien la digestion que si
vous donnez des aliments de qualité tout à fait supérieure. S'il ne des- 15
cend rien par les selles, il faut provoquer doucement les évacuations
avec du miel cuit auquel on donne la figure d'un suppositoire, ou en
employant, sous forme d'un onguent qu'on introduit dans l'anus, la
menthe triturée avec du miel; car il suffit d'expulser ainsi chaque jour
de petites selles. La nourrice devra alors observer plus rigoureusement 16
encore le régime que nous avons décrit, et faire tout le reste comme
nous l'avons exposé; de son côté, la femme qui sert la nourrice devra
s'attacher encore plus alors à procurer toutes sortes d'amusements à l'enfant, et elle en fera l'objet de ses préoccupations les plus assidues, pour
prévenir surtout les convulsions, car des enfants sont morts parce qu'on
avait négligé de les soigner. Il semble que ce soit un excellent remède 17
contre les convulsions qu'un bain d'eau dans laquelle on aura fait bouillir
du tournesol; il convient aussi de l'oindre avec de l'huile d'iris, ou de
l'huile de Sicyone, et, en général, de le réchauffer. Comme les enfants, 18
au moment où les dents sont sur le point de sortir, se mordent et se
blessent les doigts, il sera bon de leur faire tenir une racine d'iris bouil-

---

3. βαλάνους ex em.; βαλάνοις F; βα-   Paul. — 11-12. χρῖσαι ἢ κυπρίνῳ καὶ
λάνιον Syn., Paul. — Ib. καλαμίνθῃ   Syn., Paul.

19 κατέχειν ἴρεως ῥίζαν ἐξεσμένην μὴ πάνυ ξηράν. Τοῦτο καὶ τοῖς
ἕλκεσι προσβοηθεῖ, καὶ τὸ βούτυρον μετὰ μέλιτος διαχριόμενον ὀνί-
νησιν· τοὺς δὲ ὀδαξησμοὺς σὰρξ ταρίχου παλαιοῦ ὀνίνησι, καὶ οἶδα
οὕτω ποιούσας τὰς τιτθάς.

κε'. Πρὸς ἄφθας παιδίου. Ἐκ τῶν Γαληνοῦ.

1 Γίνεταί τῷ παιδίῳ καὶ ἕλκος ὃ καλοῦσιν ἄφθαν, τὸ μὲν ὑπόλευ- 5
κον, τὸ δὲ ἐρυθρότερον, τὸ δὲ μέλαν οἷον ἐσχάρα, κάκιστον δὲ τὸ
μέλαν καὶ θανατωδέστατον· ἐν Αἰγύπτῳ δὲ καὶ πλέον, καὶ καλεῖ-
2 ται διὰ τοῦτο ἕλκος αἰγύπτιον. Γίνεται δὲ τῷ μέν τινι πυρέξαντι
συνεχεῖ πυρετῷ· τῷ δὲ καὶ τὸ ἕλκος ἀνῆψε τὸν πυρετόν, πνιγμός
τε καὶ γνάθων ἔρεισις καὶ δύσπνοια καταλαμβάνουσι, καὶ ὁ τρά- 10
χηλος πήγνυται, καὶ ἀτενὲς βλέπει, καὶ νέμεται πρὸς πνεύμονα καὶ
3 αὐτοῦ δὲ καταμείναν κτείνει. Τὴν μὲν οὖν μείζω θεραπείαν τῷ ἰα-
τρῷ ὑποθησόμεν· καὶ γὰρ ἂν χρήσαιτο ὀρθῶς· σοὶ δὲ, ὦ τιτθή·

19 lie, qui ne soit pas trop sèche. Cela est profitable aussi aux ulcères, de
même que le beurre, employé sous forme d'onguent, conjointement
avec le miel; la chair d'une vieille salaison soulage la cuisson, et je sais
que les nourrices ont recours à ce remède.

25. DES APHTHES CHEZ L'ENFANT. — TIRÉ DE GALIEN.

1   L'enfant peut encore être pris de l'ulcère qu'on appelle *aphthe*, lequel
est tantôt blanchâtre, tantôt rougeâtre, tantôt noir comme une escarre;
mais l'ulcère noir est le plus mauvais et celui qui entraîne le plus souvent la mort; cette maladie est assez fréquente en Égypte; pour cette rai-
2 son, on l'appelle *ulcère égyptien*. Chez quelques enfants, cet ulcère se
manifeste à la suite d'une fièvre continue; chez d'autres, l'ulcère allume
la fièvre; les enfants sont pris d'étouffements, de fixité des mâchoires et
de difficulté de la respiration; le cou devient roide, l'œil fixe, l'ulcère
s'étend au poumon, et il tue par son séjour prolongé dans cet organe.
3 Nous confierons le grand traitement de cette maladie au médecin, car
lui seul pourra l'appliquer comme il faut; quant à vous, nourrice, vous

Ch. 25, 1. 5. τῷ παιδίῳ Syn., Paul.;   ὑπέρυθρον Syn., Paul. — 13. σὺ δὲ, ὦ
τὸ παιδίον F. — 6. ἐρυθρόν F text.;   τιτθῆς F.

καὶ γάρ που καὶ μικρὰ γίνεται · οἷς σὺ χρῆσθαι δύνῃ. Ἔϛι δὲ ἡ 4
Ἴρις μετὰ μέλιτος, καὶ εἰ ξηρὰν ἐμφυσᾶν ἐθέλεις, καὶ ῥόδων φύλλα
κεκομμένα, καὶ ἄνθος τῶν ῥόδων καὶ κρόκος καὶ ὀλίγον σμύρνης
καὶ ἡ κηκὶς καὶ ὁ λιβανωτὸς καὶ ὁ φλοιὸς τοῦ λιβάνου ὁμοῦ τε καὶ
5 ἰδίᾳ ἕκαϛον μέλιτι δεδευμένον, ἐπὶ δὲ τούτοις μελίκρατόν τε ὕδωρ
καὶ ῥοᾶς γλυκείας ὁ χυλός. Τὰ δὲ κατὰ μηροὺς ἐκτρίμματα μυρρίνη 5
ξηρᾷ διαπάσσειν καὶ κυπέρῳ καὶ ῥόδοις προσμίσγουσάν τι τῶν
ἀρωμάτων. Τὰς δὲ τῶν ὤτων ὑγρότητας ξηραίνειν ἔριον ἀπὸ ϛυπϊη- 6
ρίας ἐντιθεῖσαν, ἢ οἴνου, ἢ μελικράτου παλαιοῦ ἐνϛάζουσαν, ἢ κρό-
10 κον μετὰ οἴνου τρίψασαν ἢ κυάμους τοὺς αἰγυπϊίους. Ὑγραίνονται 7
δὲ τοῖς τοιούτοις τοῦ γάλακτος ὑπερβάλλοντος, καί τισι πύον εἶναι
ἔδοξεν· τὸ δὲ ἂν γάλα οὐδὲν κακὸν μέγα, εἴ τις ἀτρέμα μὲν ξηραί-
νοι, ἀτρέμα δὲ ἐνδεέϛερον διαιτᾶν ἐθέλοι.

vous servirez des médicaments qui sont à votre portée, car il y a aussi
un petit traitement. Ce traitement consiste en iris avec du miel, ou, si 4
vous voulez faire des insufflations sèches, en feuilles de rosier pilées, en
roses, en safran, en myrrhe prise en petite quantité, en noix de galle,
en encens, en écorce de l'arbre qui produit l'encens, qu'on prenne tous
ces médicaments ensemble, ou chacun pour lui seul, en l'humectant de
miel; de plus, ce petit traitement consiste en eau miellée et en suc de
grenades au goût sucré. La nourrice devra saupoudrer aussi les exco- 5
riations du côté interne des cuisses avec de la myrte sèche, du souchet,
ou des roses, en y mêlant quelque aromate. Elle desséchera l'humidité 6
des oreilles en y introduisant de la laine saturée d'alun, en instillant du
vin ou de la vieille eau miellée, ou en triturant du safran ou des fèves
d'Égypte avec du vin. Les oreilles deviennent humides chez les enfants 7
de cet âge par suite de surabondance de lait, et quelques-uns ont cru
que c'était du pus; mais le lait n'est pas un bien grand mal, si on veut
seulement le dessécher doucement et prescrire un régime un peu plus
restreint.

5. ὕδωρ om. Sor., Syn., Paul. — 9. — 10. οἴνου Syn.; τοῦ οἴνου F. — Ib.
οἴνου ἢ μελικρ. Syn.; οἴνου μελικρ. F. τρίψασαν Syn.; τρίψαντα F.

κϛ΄. Περὶ διαπλάσεώς τε καὶ διαγνώσεως τῆς κεφαλῆς.

1 Ἡ μὲν οὖν μικρὰ κεφαλὴ μοχθηρᾶς ἐγκεφάλου κατασκευῆς ἴδιον
σημεῖον· ἡ μεγάλη δὲ οὐκ ἐξ ἀνάγκης ἀγαθή· εἰ μὲν γὰρ διὰ ῥώμην ἐγένετο τῆς ἐγχωρίου δυνάμεως ὕλην χρηστήν τε καὶ πολλὴν
δημιουργησάσης, σημεῖον ἀγαθόν· ὅπερ ὑπάρξαι καὶ Περικλεῖ τῷ
Ἀθηναίῳ φασίν· εἰ δὲ διὰ τὸ μόνης τῆς ὕλης πλῆθος, οὐκ ἀγαθόν. 5
2 Διοριστέον οὖν αὐτά ἐστι τῷ τε σχήματι καὶ τοῖς ἀπὸ αὐτῆς πεφυ-
κόσιν· τῷ σχήματι μὲν, εἰ εὔρυθμος· ἀεὶ γὰρ ἀγαθὸν τοῦτο ση-
μεῖον· τοῖς πεφυκόσι δὲ, εἰ ἄριστα διάκειται, καὶ εἰ τὸ νευρῶδες
αὐτῷ σύμπαν εὐτραφές τέ ἐστι καὶ εὔτονον, καὶ εἰ δριμὺ δεδορκότες
3 εἰσὶν οἱ ὀφθαλμοί. Οἰκεῖον δὲ σχῆμα κεφαλῆς ὥσπερ ἂν εἰ νοήσαις 10
σφαῖραν ἀκριβῆ κηρίνην ἑκατέρωθεν ἀτρέμα πεπιλημένην· ἀνάγκη

26. DE LA CONFORMATION DE LA TÊTE ET DES MOYENS DE LA RECONNAÎTRE.

1 Une petite tête est le signe propre d'une mauvaise structure du cerveau ;
cependant une grande tête n'est pas nécessairement un bon signe : en
effet, si cette conformation tient à la bonne condition de la force propre,
laquelle a construit de bons matériaux en abondance, c'est un bon signe,
et on prétend que cette conformation existait chez Périclès d'Athènes ; si,
au contraire, la conformation dont il s'agit tient uniquement à l'abon-
2 dance des matériaux, elle n'est pas bonne. On doit donc établir une distinction entre ces deux cas à l'aide de la forme de la tête et à l'aide des
organes qui proviennent du cerveau (*nerfs et organes des sens*) ; par rapport à la forme, on examinera si elle est bien proportionnée, car c'est
toujours là un bon signe ; et, par rapport aux organes qui proviennent du
cerveau, si ces organes sont dans d'excellentes conditions et si tout le système nerveux issu de ce cerveau est bien nourri et vigoureux, enfin si
3 les yeux sont doués d'une vue perçante. La forme propre de la tête est
comme si vous vous figuriez un globe parfait en cire, légèrement comprimé des deux côtés : en effet, dans une boule pareille, les parties pos-

Ch. 26, l. 2. ἀγαθῆς *Syn.*; ἀγαθῆς κατασκευῆς σημεῖον G Gal. — 5. φασιν Gal.;
φυξοῖν (sic) F. — 6. τῷ σχ. καὶ F *Syn.*;
τὸ σχ. τε G. — Ib. ἀπ' αὐτῆς *Syn.*; ἀπ'

αὐτοῖς F; ἀπ' αὐτοῦ Gal. — 8. εἰ κρατε-
ρανχὴν τ' ἐστὶ καὶ τοῖς ἄλλοις ὀστοῖς (om.
ὀστοῖς G) ἄριστα G Gal. — 10. Οἰκεῖον]
Σημεῖον F.

13.

γὰρ τῆς τοιαύτης κυρτότερα μὲν ἢ κατὰ σφαῖραν γενέσθαι τό τε
ὄπισθεν καὶ τὸ ἔμπροσθεν, εὐθύτερα δὲ τὰ ἑκατέρωθεν. Αἱ δὲ φο-
ξαί · καὶ γὰρ καὶ τούτων εἰδέναι χρή τινας οὐκ εἶναι μεμπτάς · γίνονται μὲν ὑπαλλατ7ομένης κατά τι τῆς ἀρίσ7ης διαπλάσεως, ἥ τις,
5 ὡς ἔφην, ἔοικε προμήκει σφαίρᾳ τεθλιμμένῃ κατὰ ἑκάτερον οὖς · ἤτοι
δὲ ἐλλείπουσαν ἔχουσι τὴν κατὰ ἰνίον ἢ μέτωπον ἐξοχὴν, ἢ περαι-
τέρω τοῦ προσήκοντος ηὐξημένην. Ὡς τὸ πολὺ μὲν οὖν, ὥσπερ τὴν
μεγάλην, οὕτω καὶ ταύτας εὑρήσεις μεμπτάς · ἐν δὲ τῷ σπανίῳ καὶ
τούτων γίνονταί τινες ἀγαθαὶ, τῆς διαπλατ7ούσης δυνάμεως τὴν
10 ὕλην ἐξ ἧς ἐγεννήθη κυούμενος ὁ ἄνθρωπος, ἰσχυρᾶς ὑπαρχούσης.
Προσέχειν οὖν σε χρὴ τὸν νοῦν, πότερον αὐξηθείσης ἢ μειωθείσης
τῆς ἐξοχῆς ἡ κυρτότης ἐγένετο · μεμπ7ὸν μὲν γὰρ ἀεὶ τὸ μειωθείσης, οὐ μεμπ7ὸν δὲ ἀεὶ τὸ προσαυξηθείσης, ἀλλὰ συνεπισκέπ7εσθαι
χρὴ τηνικαῦτα πρῶτον μὲν τὴν εὐσχημοσύνην τῆς ἐπαυξήσεως · αἱ

térieure et antérieure doivent nécessairement être plus convexes que
dans un globe [parfait], et les deux côtés plus aplatis. Les têtes obliques
(car il faut savoir que quelques-unes de ces têtes sont irréprochables) se
forment si cette partie s'écarte jusqu'à un certain point de la meilleure
conformation possible, laquelle ressemble, ainsi que je viens de le dire,
à un globe allongé comprimé au niveau des deux oreilles, et présente
une insuffisance, ou un développement exagéré soit de la protubérance
occipitale, soit de la protubérance frontale. Le plus souvent donc vous
trouverez que ces deux espèces de tête méritent nos reproches aussi bien
que les grandes têtes; mais, dans certains cas rares, quelques-unes de
ces têtes deviennent bonnes aussi, lorsque la force, qui donne une
forme à la matière dont l'homme a été construit dans le sein de sa mère,
présente de bonnes conditions. En conséquence, on examinera si la convexité tient à une augmentation ou à une diminution du volume de la
protubérance; car, si elle tient à une diminution, elle méritera toujours
nos reproches, tandis que la convexité produite par une augmentation
de volume n'est pas toujours blâmable; mais, dans ce cas, on prendra
en considération, en premier lieu, l'élégance de la forme de cette aug-

γὰρ ἀπρεπεῖς αὐξήσεις μοχθηραί· δεύτερον δὲ πότερον ἡ κατὰ ἰνίον
ἐξοχὴ τῆς κεφαλῆς γέγονεν αὐτῆς μείζων, ἢ τὸ πρόσω μέρος ηὔξη-
ται, βέλτιον εἶναι νομίζοντα αὐξηθῆναι τὴν κατὰ ἰνίον· ἐνταῦθα γὰρ
ἥ τε κυριωτάτη τῶν κοιλιῶν ἐστι τοῦ ἐγκεφάλου καὶ ἡ τοῦ νωτιαίου
7 μυελοῦ ῥίζωσις. Εἶτα ἑξῆς σκόπει τὸν αὐχένα, πότερον ἀσθενὴς, ἢ 5
καρτερός ἐστιν· ἐὰν γὰρ ἥ τε ἐξοχὴ μήτε ἀσχήμων ᾖ, μήτε ὑπερ-
βαλλόντως μεγάλη, γενναῖός τε αὐτὴν ἐκδέχηται τράχηλος, ἀπο-
δέχου τὴν φοξότητα τῆς τοιαύτης κεφαλῆς· ἰσχυροὺς γὰρ εὑρήσεις
8 τούτους τά τε ἄλλα καὶ τοῖς ὀστοῖς. Ἐπισκέπτου δὲ καὶ τὰ κατὰ τὰς
αἰσθήσεις, ὄψιν τε καὶ γεῦσιν καὶ ὄσφρησιν· ἀλλήλων γάρ εἰσιν 10
ὁρίσματα καὶ ἀλλήλοις μαρτυρεῖ τά τε ἀπὸ τῆς ἀρχῆς πεφυκότα τῇ
9 τῆς ἀρχῆς ἀρετῇ τε καὶ κακίᾳ, καὶ ἡ ἀρχὴ τοῖς ἀπὸ αὐτῆς. Τῆς
δὲ φαύλως κατεσκευασμένης κεφαλῆς καὶ προσεπίσκεψαι τὸ κατὰ
ὑπερφὰν ἐν τῷ στόματι χωρίον· εὑρήσεις γὰρ καὶ τοῦτο κοῖλον

mentation, car, si ces augmentations sont difformes, elles sont mauvaises; en second lieu, on verra si c'est la protubérance occipitale de
la tête qui s'est agrandie, ou si la partie antérieure a augmenté de volume, et on admettra que l'agrandissement de la protubérance occipitale est préférable, car le principal ventricule du cerveau et la racine
7 de la moelle épinière sont situés dans cette région. Ensuite on consi-
dérera si le cou est faible ou vigoureux : en effet, si la protubérance
n'est ni difforme, ni démesurément grande, ou si elle est soutenue
par un cou robuste, vous devrez accepter l'obliquité d'une pareille
tête, car vous trouverez que ces gens-là sont forts aussi bien sous le
8 rapport des os que sous celui des autres parties. Examinez aussi les
organes des sens, la vue, le goût et l'odorat, car il y a deux séries d'organes qui se définissent mutuellement et témoignent l'une pour l'autre:
ce sont les organes provenant d'un organe principal qui témoignent du
bon ou du mauvais état de cet organe, et ce même organe témoigne à
9 son tour pour ceux qui y prennent leur origine. Dans les têtes mal bâties,
il faut encore considérer la région du palais située dans la bouche : car
vous trouverez que cette partie est creuse aussi chez les gens qui pré-

2. αὐτῆς γέγονε Gal. — Ib. τὸ κατὰ   χεται F Gal. — 11. γνωρίσματα Gal. —
πρόσωπον μέρος Gal. — 3. νομίζων F.   11-12. πεφ. τῇ τῆς ἀρχ. om. F. — 12.
— 7. ἢ γενναῖος ταύτην F. — Ib. ἐκδέ-   ἡ om. F.

ἐπὶ ὧν ἡ φοξότης ὀξεῖά τε καὶ ἀσχήμων ἐγένετο · καὶ γὰρ οὖν καὶ
καλοῦσιν οἱ ἄνθρωποι τούτους μάλισ7α φοξούς. Ἐπὶ πολλῶν δὲ 10
καὶ οἱ ὀδόντες παρηλλαγμένοι φαίνονται, τουτέσ7ιν οὐ κατὰ εὐθὺ
τοῖς ἄνωθεν οἱ κάτω ὀδόντες, καὶ οἷον ἀνεσπασμένον τε ἅμα καὶ
5 διεσ7ραμμένον αὐτοῖς φαίνεται τὸ σ7όμα. Τούτους οὖν εὑρήσεις 11
κεφαλήν τε συνεχῶς ἀλγοῦντας καὶ τὰ ὦτα ῥευματιζομένους.

κζ΄. Ὀφθαλμῶν κράσεως διάγνωσις.

Ἐπὶ δὲ τῶν ὀφθαλμῶν ὅσοι μὲν ἁπλομένοις ἐναργῶς εἰσι θερμοὶ 1
κα. κινοῦνται ῥᾳδίως τε καὶ πολλάκις καὶ φλέβας εὐρείας ἔχουσι,
θερμοὶ σύμπαντές εἰσιν · ψυχροὶ δὲ οἱ τούτοις ἐναντίοι, καὶ ὑγροὶ
10 μὲν οἱ μαλακοί τε ἅμα καὶ πλήρεις ὑγρότητος · ξηροὶ δὲ οἱ σκληροὶ
ἅμα καὶ αὐχμηροί. Καὶ βλάπ7ονται μὲν ὑπὸ τῶν ὁμοίων τῇ κράσει 2
ῥᾳδίως αἰτίων, ὠφελοῦνται δὲ ὑπὸ τῶν ἐναντίων τῇ ἐμμέτρῳ χρή-
σει. Ἀλλὰ τοῦτό γε κοινὸν ἐπὶ πάσῃ διαγνώσει κράσεως ἅπαντος 3

sentent une obliquité pointue et difforme : ce sont, du reste, principalement eux dont le vulgaire dit qu'ils ont la tête de travers. Chez plu- 10
sieurs d'entre eux, on s'apercevra aussi que les dents ne se correspondent
pas exactement, c'est-à-dire que les supérieures n'affrontent pas en ligne
droite les inférieures, et que, chez eux, la bouche est, pour ainsi dire,
à la fois relevée et tordue. Vous trouverez donc que ces individus ont 11
continuellement du mal de tête et des fluxions aux oreilles.

27. MOYENS DE RECONNAÎTRE LE TEMPÉRAMENT DES YEUX.

Pour les yeux, ceux qui sont évidemment chauds au toucher se 1
meuvent facilement et souvent, et contiennent des veines larges ; ils sont
tous chauds, et ceux qui sont dans des conditions contraires sont froids ;
les yeux à la fois mous et remplis d'humidité sont humides, et les yeux
à la fois durs et arides sont secs. Les yeux sont facilement lésés par les 2
influences semblables à leur tempérament, et ils profitent de l'usage
modéré des influences opposées. Mais c'est là une remarque générale, 3
de quelque partie qu'il s'agisse de reconnaître le tempérament ; du reste,

---

3-4. εὐθὺ τοῖς ἀνθρώποις τοῖς ἄνωθεν — Cн. 27, l. 12. ἐναντ. συμμέτρῳ F.
F. — 4. οἱ] τοῖς F. — Ib. κάτωθεν Gal. — 13. γέ τοι G.

μορίου · μέγεθος δὲ ὀφθαλμῶν ἅμα μὲν εὐρυθμίᾳ τε καὶ τῇ τῶν
ἐνεργειῶν ἀρετῇ πλῆθος οὐσίας εὐκράτου, ἐξ ἧς διεπλάσθησαν, ἐνδείκνυται · τὸ δὲ ἄνευ τούτων πολλὴν μὲν τὴν οὐσίαν, οὐκ εὔκρατον δὲ δηλοῖ · μικρότης δὲ ὀφθαλμῶν ἅμα μὲν εὐρυθμίᾳ καὶ ἀρετῇ
τῶν ἐνεργειῶν ὀλίγην μὲν, ἀλλὰ εὔκρατον ἐνδείκνυται τὴν οὐσίαν ἐξ 5
ἧς διεπλάσθησαν · ἅμα δὲ ἀρρυθμίᾳ τινὶ καὶ κακίᾳ τῶν ἐνεργειῶν
4 ὀλίγην τε ἅμα καὶ φαύλην εἶναι σημαίνει τὴν οὐσίαν αὐτῶν. Τὰ δὲ
κατὰ χρόαν ὧδε χρὴ διαιρεῖσθαι · γλαυκὸς μὲν ὁ ὀφθαλμὸς ἤτοι διὰ
μέγεθος, ἢ λαμπρότητα τοῦ κρυσταλλοειδοῦς, ἢ προπετῆ θέσιν, ἢ
διὰ τὴν τοῦ λεπτοῦ καὶ ὑδατώδους ὑγροῦ τοῦ κατὰ τὴν κόρην ὀλιγό- 10
τητά τε καὶ καθαρότητα γίνεται, πάντων μὲν ἅμα συνελθόντων ὁ
γλαυκότατος · εἰ δὲ τὰ μὲν αὐτῶν παρείη, τὰ δὲ μὴ, τὸ μᾶλλόν τε
5 καὶ ἧττον ἐν γλαυκότητι συνίσταται. Μέλας δὲ ὁ ὀφθαλμὸς ἢ διὰ τὴν

la grandeur des yeux, combinée à de bonnes proportions et à l'intégrité des fonctions, indique l'abondance et le bon tempérament des matériaux dont ils ont été formés; mais, si la grandeur des yeux n'est pas accompagnée de ces circonstances, elle indique, il est vrai, une abondance
de matériaux; seulement ces matériaux ne sont pas bien tempérés; la
petitesse des yeux, combinée à de bonnes proportions et à l'intégrité
des fonctions, montre que les matériaux dont ils ont été formés étaient
peu abondants, mais bien tempérés; si, au contraire, cette petitesse est
combinée à certaines mauvaises proportions et à la perversité des fonctions, cela signifie que leurs matériaux étaient à la fois peu abondants
4 et mauvais. Quant à la couleur, il faut établir les distinctions suivantes :
les yeux deviennent gris par suite de la grandeur, de la splendeur, ou
de la position saillante du cristallin, ou par suite de la petite quantité, ou de la pureté du liquide ténu et aqueux existant dans la pupille; si toutes ces conditions se rencontrent à la fois, l'œil est très-gris;
si, au contraire, quelques-unes de ces conditions existent, tandis que
d'autres manquent, cela donne lieu aux nuances plus ou moins pronon-
5 cées de la couleur grise. Les yeux deviennent naturellement noirs par

2. εὔκρατον F; εὔκρατα G. — 3. τά Gal. — Ib. ὁ] οὖν GGal. — 11. ὁ] οὖ
F. — Ib. οὐκ om. F. — 8. διορίζεσθαι G F. — 12-13. τε καί om. F.

σμικρότητα τοῦ κρυσ7αλλοειδοῦς, ἢ διὰ τὴν ἐν βάθει Θέσιν, ἢ ὅτι
λαμπρὸν καὶ αὐγοειδὲς ἀκριβῶς οὐκ ἔσ7ιν, ἢ ὅτι τὸ λεπ7ὸν ὑγρὸν
ἤτοι ϖλέον, ἢ οὐ καθαρόν ἐσ7ιν, ἢ διά τινα τούτων, ἢ διὰ ϖάντα
ϖέφυκε γίνεσθαι· τὸ μᾶλλον δὲ καὶ ἧτ7ον ἐν αὐτοῖς ὡς ἔμπροσθεν
5 εἴρηται. Τὸ μὲν οὖν λεπ7ὸν ὑγρὸν ὑδατωδέσ7ερόν τε καὶ ϖλέον γινό-   6
μενον ὑγρότερον ἀποφαίνει τὸν ὀφθαλμὸν, ὥσπερ γε καὶ εἰ ϖαχύτερον ἢ ἔλατ7ον γένοιτο, ξηρότερον· τὸ δὲ κρυσ7αλλοειδὲς, εἰ μὲν
σκληρότερον εἴη, ξηρότερον ἐργάζεται τὸν ὀφθαλμόν· εἰ δὲ μαλακώτερον, ὑγρότερον· οὕτω δὲ καὶ, εἰ μὲν ὑπερβάλλοι τῆς συμμε-
10 τρίας τοῦ λεπ7οῦ, ξηρότερον· εἰ δὲ ἀπολείποιτο, τοὐναντίον.

κη'. Ὁποῖα κοινὰ δυσκρασιῶν γνωρίσματα;

Εἰ μὲν εὔψυκτον εἴη τὸ μόριον, ἤτοι ψυχρότητος, ἢ ἀραιότητος·   1

suite de la petitesse, ou de la situation profonde du cristallin, ou parce
que ce corps n'est pas parfaitement resplendissant et lumineux, ou parce
que le liquide ténu est trop abondant ou impur, que ce soit par quelques-
unes de ces causes, ou par la réunion de toutes; quant aux nuances
plus ou moins prononcées de cette couleur, il en est comme nous avons
dit plus haut. Si donc le liquide ténu devient plus aqueux et plus abon-   6
dant qu'il n'était, cette circonstance augmente l'humidité de l'œil, de
même qu'une augmentation de l'épaisseur, ou une diminution de la
quantité de ce liquide rend l'œil plus sec qu'il n'était; quant au cristallin, s'il est trop dur, il augmente la sécheresse de l'œil; si, au contraire,
il est trop mou, il en augmente l'humidité; de même, si la quantité du
cristallin excède les proportions du liquide ténu, cette circonstance augmente la sécheresse des yeux, tandis que, si elle reste en deçà, cela produit l'effet contraire.

28. QUELS SONT LES SIGNES GÉNÉRAUX DES MAUVAIS TEMPÉRAMENTS?

Si une partie se refroidit facilement, c'est un signe de froideur ou de   1

1. Θέσιν ὅτι F. — 2. τό om. F. —   CH. 28, l. 11. εὔκρατον F. — Ib. ψυ-
5-6. γενόμενον G Gal. — 6. ὑγρόν G.   χρότατον FG, et ainsi souv. pour ces
— 7. ἢ om. F. — Ib. ξηρόν F.   mots. — Ib. ἢ ἀραιότητος om. FG.

εἰ δὲ δύσψυκτον, ἤτοι θερμότητος, ἢ πυκνότητος γνώρισμα· εἰ δὲ
ὑπὸ τῶν ξηραινόντων βλάπτοιτο αὐχμηρόν τε καὶ ξηρὸν καὶ δυσκίνητον γένοιτο, ξηρότητος, ὥσπερ γε καὶ εἰ βαρύνοιτο πρὸς τῶν
2 ὑγραινόντων, ὑγρότητος. Ἐπιβλέπειν δὲ καὶ, εἰ ὡσαύτως ἅπαντες
οἱ μύες, ἢ οὐχ ὡσαύτως κέκρανται, συνεπισκοπούμενον ἐν ἅπασι 5
τὴν πηλικότητα τῶν ὑποβεβλημένων ὀστῶν· ἐνίοτε γὰρ ἰσχνότερον
εἶναι δοκεῖ τὸ μέρος, οὐκ ὂν ἰσχνὸν, ὅσον ἐπὶ τοῖς μυσὶν, ἀλλὰ διὰ
3 τὴν στενότητα τῶν ὀστῶν τοιοῦτον φανταζόμενον, Οὕτω δὲ καὶ παχύτερον ἐνίοις εἶναι δοκεῖ πολλάκις, οὐ διὰ τὴν εὐρύτητα τῶν ὀστῶν,
ἀλλὰ διὰ τὸ τῆς σαρκὸς πλῆθος, ἥ τις αὐξανομένη τε καὶ μειου- 10
μένη σκληροτέρα τε καὶ μαλακωτέρα γενομένη ξηρότερον ἢ ὑγρότερον ἀποφαίνει τὸ μόριον, ἡ μὲν ὀλίγη τε καὶ σκληρὰ ξηρότερον,
4 ἡ πολλὴ δὲ καὶ μαλακὴ ὑγρότερον. Οὕτω δὲ καὶ αἱ μεταξὺ χῶραι

rareté; si, au contraire, elle se refroidit difficilement, c'est un signe de
chaleur, ou de densité; si les influences desséchantes lui causent du
dommage, la rendent sèche et aride, ou entravent ses mouvements, c'est
un signe de sécheresse; de même, si les causes humectantes pèsent sur
2 elle, c'est un signe d'humidité. Il faut examiner, de plus, si tous les
muscles ont le même tempérament, ou non, en remarquant, en même
temps, pour toutes quelle est la condition des os sous-jacents : quelquefois, en effet, une partie semble être assez maigre, quoiqu'elle ne le
soit pas véritablement, du moins en ce qui tient aux muscles, mais
3 qu'elle se présente seulement ainsi à cause de l'étroitesse des os. De
même une partie semble souvent assez épaisse, non à cause de l'ampleur des os, mais par suite de l'abondance des chairs, lesquelles, en
augmentant ou en diminuant, en durcissant ou en ramollissant, augmentent la sécheresse ou l'humidité de la partie; si elles sont peu abondantes et dures, elles dessèchent la partie, tandis qu'elles la rendent
4 humide, si elles sont abondantes et molles. De même encore les in-

5. συνεπισκοπουμένων F. — 6. τήν
cap. 6, p. 19, l. 13; om. F G Gal. — 7.
οὔκουν F G. — Ib. ἐπὶ τὴν βάσιν F; ἐπὶ
τὴν βύσιν G; τοῖς μυσὶν cap. 6, p. 19,
l. 14. — 11. ξηρότερόν τε καί F. — Ib.

μαλακώτερον F. — Ib. γενόμενον F;
γινομένη G et cap. 6, p. 20, l. 3. — Ib.
ξηρ. ἤ om. F. — 12. εἰ F G. — Ib. ξηρότερον, ex em.; τὸ σκληρότ. F. — 13.
ὑγρότερον ex em.; τὸ ὑγρότερον F G Gal.

τῶν ὁμοιομερῶν σωμάτων ἤτοι πλέον, ἢ ἔλατ7ον ἐν αὐταῖς περιέ-
χουσι, καὶ ἤτοι παχύτερον, ἢ λεπ7ότερον, ἢ ξηρότερον, ἢ ὑγρότερον
ἀποφαίνουσι τὸ μόριον, ὑγρότερον μὲν ἔνθα λεπ7οτέρα καὶ πλέων
ἐσ7ὶν ἡ ὑγρότης, ξηρότερον δὲ, ὅπου παχυτέρα τε ἅμα καὶ ἐλάτ-
5 των· αὐτὰ μὲν γὰρ τὰ σ7ερεὰ τοῦ σώματος μόρια τὰ ὄντως σ7ερεὰ
καὶ πρῶτα κατὰ οὐδένα τρόπον οἷόν τέ ἐσ7ιν ὑγρότερα ποιεῖν, ἀλλὰ
ἱκανὸν μὴν εἰ κωλύει τις αὐτὰ μὴ ταχέως ξηραίνεσθαι· τὰς δὲ δια-
λαμβανούσας αὐτὰ χώρας ἔνεσ7ι πληροῦν ὑγρότητος ἤτοι τοίας ἢ
τοιᾶσδε, αὕτη δέ ἐσ7ιν ἅπασιν ἡ οἰκεία τροφὴ τῶν ὁμοιομερῶν ἐκ
10 παραθέσεως, οὐ διὰ ἀγγείων ἑλκομένη. Κοινὸς δὲ οὗτος ὁ λόγος 5
ἐσ7ὶν ἁπάντων τῶν εἰρημένων μορίων, καὶ ῥηθήσεται καὶ αὖθις ἐν
τῇ τῶν ὑγιεινῶν καὶ νοσωδῶν διδασκαλίᾳ μετὰ ταῦτα· τὰ νῦν δὲ τῶν
ἐφεξῆς ἐχώμεθα.

terstices des parties similaires peuvent contenir ou trop, ou trop peu
d'humidité dans leur intérieur, et, de cette façon, ils peuvent augmenter
soit l'épaisseur ou la maigreur, soit l'humidité ou la sécheresse de la partie; ils rendent la partie trop humide quand l'humidité est trop ténue et
trop abondante, et trop sèche au contraire quand elle est trop épaisse à la
fois et en trop petite quantité; car il est de toute impossibilité d'...

κθ ʹ. Ἐρώτημα. Πόσαι διαφοραὶ μορίων; Ἀπόκρισις. Τέσσαρες.

1 Τέσσαρες γάρ εἰσι τῶν μορίων αἱ πᾶσαι διαφοραί· τὰ μὲν γὰρ
αὐτῶν ἀρχαί τινές εἰσι, τὰ δὲ ἀπὸ ἐκείνων, τὰ δὲ οὔτε ἄλλων ἄρχει
τῆς διοικήσεως, οὔτε ὑπὸ ἄλλων ἄρχεται, συμφύτους ἔχοντα τὰς διοι-
κούσας αὐτὰ δυνάμεις· ἔνια δὲ συμφύτους τε ἅμα καὶ ἐπιρρύτους
2 ἔχει. Ἀρχαὶ μὲν οὖν εἰσιν ἐγκέφαλος, καρδία, ἧπαρ καὶ ὄρχεις,   5
ἀπὸ ἐκείνων δὲ ἐκπέφυκε κἀκείνοις ὑπηρετεῖ νεῦρα μὲν καὶ νωτιαῖος
μυελὸς ἐγκεφάλῳ, καρδίᾳ δὲ ἀρτηρίαι, φλέβες δὲ ἥπατι, τὰ σπερ-
3 ματικὰ δὲ ἀγγεῖα τοῖς ὄρχεσιν. Αὐτὰ δὲ αὐτὰ διοικεῖ χόνδρος,
ὀστοῦν, σύνδεσμος, ὑμήν, ἀδήν, πιμελὴ καὶ σὰρξ ἁπλῆ· τὰ δὲ ἄλλα
πάντα μόρια κοινὴν τούτοις ἔχοντα τὴν ἐξ αὐτῶν διοίκησιν ἀρτη-   10
ριῶν καὶ φλεβῶν καὶ νεύρων προσδεῖται· τριχῶν δὲ καὶ ὀνύχων

29. QUESTION : COMBIEN Y A-T-IL D'ESPÈCES DE PARTIES? — RÉPONSE : QUATRE.

1 En effet, il y a en tout quatre espèces de parties : quelques-unes sont
des points de départ, d'autres proviennent de ces parties-là, d'autres
encore ne président au ménage intérieur d'aucune autre, mais ne subissent pas non plus la direction d'une autre, parce que les forces qui
les dirigent leur sont implantées; quelques-unes, enfin, ont à la fois des
forces qui leur sont implantées, et d'autres qui leur viennent du de-
2 hors. Le cerveau, le cœur, le foie et les testicules sont des points de départ; les parties qui doivent leur origine à celles-ci et qui leur obéissent,
sont, pour le cerveau, les nerfs et la moelle épinière; pour le cœur,
les artères; pour le foie, les veines, et, pour les testicules, les vaisseaux
3 spermatiques. Les cartilages, les os, les ligaments, les membranes, les
glandes, la graisse et la chair simple s'administrent eux-mêmes; toutes les
autres parties ont, de même que les précédentes, un ménage intérieur
qu'elles tirent de leur propre fonds; mais elles ont, en outre, besoin
d'artères, de veines et de nerfs; les poils et les ongles n'ont pas même de

CH. 29, l. 1. αἱ om. FG.— Ib. δια-
φοραὶ οἷον τῶν μέν F; διαφοραὶ τῶν μέν
G.— 2. τῶν δὲ ἀπό FG. — Ib. τῶν δέ
F.— 3. ἄρχεται FG. — Ib. συμφύτως
G; συμφοίτως F. — Ib. ἔχοντες F; ἔρ-
χονται G. — 5. Ἀρχαὶ..... ὄρχεις om.
FG. — 6. ὑπηρετεῖν εὕραμεν καί FG.
— 10. τούτοις om. FG.

οὐδὲ διοίκησίς ἐσἶιν αὐτὴ, ἀλλὰ γένεσις μόνη. Αὖται μὲν οὖν εἰ- 4
σιν αἱ τῶν μορίων διαφοραί· σημεῖα δὲ τῆς ἑκάσἶου κράσεως ἐφεξῆς εἰρήσεται, τὴν ἀρχὴν ἀπὸ ἐγκεφάλου ποιησαμένων ἡμῶν.

λ'. Ἐρώτημα. Πόσα γένη σημείων ἐγκεφάλου; Ἀπόκρισις.
Πέντε.

Ἔσἶι δὲ τὰ σύμπαντα γένη τῶν γνωρισμάτων τοῦ ἐγκεφάλου 1
5 πέντε, ἓν μὲν ἡ τῆς συμπάσης κεφαλῆς διάθεσις· αὕτη γάρ ἐσἶι
πρώτη· δεύτερον δὲ ἡ τῶν αἰσθητικῶν ἐνεργειῶν ἀρετή τε καὶ κακία, καὶ τρίτον ἡ τῶν πρακτικῶν, καὶ τέταρτον ἡ τῶν ἡγεμονικῶν,
καὶ πέμπἶον ἡ τῶν φυσικῶν. Ἄλλο δὲ γένος ἐπὶ τούτοις ἅπασιν ἡ 2
ἀπὸ τῶν ἔξωθεν προσπιπἶόντων αὐτῷ ἀλλοίωσις. Ἡ μὲν δὴ τῆς 3
10 συμπάσης κεφαλῆς διάθεσις ἐκ μεγέθους τε καὶ σχήματος αὐτῆς λαμ-
βάνεται καὶ τριχῶν.

ménage intérieur, ils se forment seulement [de toutes pièces]. Ce sont là 4
les diverses espèces de parties ; nous allons exposer maintenant les signes
du tempérament de chacune d'elles, en commençant par le cerveau.

3o. QUESTION : COMBIEN EXISTE-T-IL D'ESPÈCES DE SIGNES [DE LA BONNE
CONFORMATION] DU CERVEAU? — RÉPONSE : CINQ.

Il y a en tout cinq espèces de signes [de la bonne conformation] du 1
cerveau : la première, et la plus importante, consiste dans la condition
de la tête en général; les autres espèces se rapportent à la condition
bonne ou mauvaise des fonctions; la seconde, à celle des fonctions des
sens; la troisième, à celle des fonctions actives (c'est-à-dire celles du mouvement volontaire); la quatrième, à celle des fonctions directrices, et
la cinquième à celle des fonctions naturelles. Outre tous ces signes, il 2
en existe encore une autre espèce qui consiste dans le changement que
les influences extérieures produisent dans le cerveau. La condition gé- 3
nérale de la tête se déduit de son volume, de sa forme et des cheveux.

1. αὐτή ex em.; αὐτῶν FG; om. Gal. — Ib. γνωρ. σημεῖα F. — 5. διάγνωσις
— Ib. γοῦν F. — 3. ἐπί F. — Ch. 3o, F. — 5-6 αὕτη ἐσἶι πρώτη G ; om. Gal.
1. 4. σύμφυτα Gal. — Ib. γένη om. F. — 7. τρίτη Μ F.

λα΄. Περὶ τῶν αἰσθητικῶν μορίων.

1 Οἱ δὲ αὐτοὶ κἀπὶ τῶν ἔμπροσθεν τῆς κεφαλῆς τῶν κατὰ τὸ μέτωπον διορισμοὶ τοῖς ὄπισθεν, εἰς μικρότητα καὶ μέγεθος αὐτοῦ βλεπόντων καὶ σχῆμα καὶ τὰς ἐνταῦθα αἰσθήσεις, ὄψιν τε καὶ γεῦσιν καὶ ὄσφρησιν καὶ ἀκοήν· ἀλλήλων γάρ ἐστι γνωρίσματα καὶ ἀλλήλοις μαρτυρεῖ τά τε ἀπὸ τῆς ἀρχῆς πεφυκότα τῇ τῆς ἀρχῆς 5 ἀρετῇ τε καὶ κακίᾳ καὶ ἡ ἀρχὴ τοῖς ἀπὸ αὐτῆς.

λβ΄. Περὶ τῶν ἡγεμονικῶν ἐνεργειῶν.

1 Ἡ μέντοι τῶν ἡγεμονικῶν ἐνεργειῶν ἀρετή τε καὶ κακία μόνης ἐστὶ τῆς ἀρχῆς αὐτῆς κατὰ ἑαυτὴν γνωρίσματα· καλῶ δὲ τοίνυν ἡγε-
2 μονικὰς ἐνεργείας τὰς ὑπὸ τῆς ἀρχῆς μόνης γινομένας. Ἀγχίνοια μὲν οὖν λεπτομεροῦς οὐσίας γνώρισμα, βραδυτὴς δὲ διανοίας πα- 10

31. DES ORGANES DES SENS.

1 Pour les parties antérieures de la tête, situées au front, il faut établir les mêmes distinctions que pour les parties postérieures, en faisant attention à sa petitesse, à sa grandeur et à sa forme, ainsi qu'aux sens placés dans cette région, comme la vue, le goût, l'odorat et l'ouïe : en effet, il y a deux séries d'organes qui se servent mutuellement de signes et témoignent l'une en faveur de l'autre : ce sont les organes provenant d'un organe principal qui témoignent de la bonne ou mauvaise condition de cet organe, et ce même organe témoigne à son tour en faveur de la condition de ceux qui y prennent leur origine.

32. DES FONCTIONS DIRECTRICES.

1 Le bon ou le mauvais état des fonctions directrices sont des signes qui se rapportent uniquement à la partie principale, considérée en elle-
même; or j'appelle fonctions directrices celles qui sont uniquement du
2 ressort de la partie principale. La pénétration donc est un signe de la subtilité de la substance de la partie principale, et la lenteur de

Ch. 31, l. 6. ἢ om. FG. — Ch. 32, l. 8. γνώρισμα Gal.

χυμεροῦς, εὐμάθεια δὲ εὐτυπώτου, καὶ μνήμη μονίμου· οὕτω δὲ καὶ
ἡ μὲν δυσμάθεια δυσλυπώτου, ἡ δὲ ἐπιλησμοσύνη ῥεούσης, καὶ τὸ
μὲν εὐμετάβολον ἐν δόξαις θερμῆς, τὸ δὲ μόνιμον ψυχρᾶς. Ἔτι μοι   3
δοκῶ λείπεσθαι δύο γένη γνωρισμάτων ὧν ἐξ ἀρχῆς ὑπεσχόμην
5 ἐρεῖν, ἓν μὲν τὸ τῶν φυσικῶν ἐνεργειῶν, ἕτερον δὲ τὸ τῶν ἔξωθεν
προσπιπλόντων· ἔσλαι δὲ κοινὸς ὑπὲρ ἀμφοῖν ὁ λόγος, οὗ ἀρχὴ μέν
ἐσλιν ἃ καὶ ὁποῖά εἰσι τὰ πρῶτα εὐκράτου ἐγκεφάλου κράσεως τὰ
γνωρίσματα· ἔπειτα δὲ καὶ τὰς συνθέσεις ἃς καὶ ταύτῃ ἐδιδάξαμεν
[καὶ] τὰς ἐννοίας τούτων πάντων.

λγ΄. Περὶ τῶν ἄλλων μορίων καὶ ὅτι ἀτονία γίνεται κατὰ δυσκρασίαν.

10　Τὰ δὲ ἄλλα μόρια τοῦ ζῴου τὰ ἐντὸς ἀμυδρὰ τῆς κράσεως ἔχει   1
τὰ γνωρίσματα· πειρατέον δὲ ὅμως αὐτὰ διά τε τῶν ὠφελούντων

l'intelligence est une preuve de son épaisseur; la facilité à apprendre
prouve qu'elle est facile à modeler, et la bonté de la mémoire qu'elle
est solide; de même, la difficulté à apprendre prouve qu'elle se mo-
dèle difficilement, et la tendance à oublier est une preuve de sa mobi-
lité; enfin la facilité à changer d'opinion indique sa chaleur, et la persistance dans les opinions son tempérament froid. Il me semble qu'il   3
manque encore deux des espèces de signes dont nous avions promis de
parler dès le commencement; l'une se rapporte aux fonctions naturelles,
et l'autre aux influences extérieures; nous parlerons simultanément de
ces deux espèces de signes, et, pour traiter ce sujet, nous commence-
rons par dire quels sont les signes primitifs du bon tempérament du
cerveau, et comment ces signes sont faits, ensuite nous devrons traiter
des combinaisons de ces signes, combinaisons dont nous avons déjà parlé
dans ce livre, ainsi que de la valeur de tous ces signes.

33. DES AUTRES PARTIES, ET QUE LA FAIBLESSE TIENT AU MAUVAIS TEMPÉRAMENT.

Les autres parties de l'économie, c'est-à-dire les parties internes, ne   1
fournissent que des signes obscurs pour reconnaître leur tempérament;
néanmoins il faut essayer de le reconnaître à l'aide des influences avan-

---

2. διαρρεούσης Gal. — 3. μέν om. F.   om. Gal. — 8-9. ἃς..... πάντων om.
— 6. ἔσλι F. — 6-9. οὔ..... πάντων   G. — 9. [καὶ] ex em.; om. F.

καὶ βλαπ]όντων διαγινώσκειν, ἔτι τε καὶ κατὰ τὰς τῶν φυσικῶν
δυνάμεων ἐνεργείας ἃς καὶ προείπομεν. Ἀλλὰ καὶ αἱ βραχεῖαι δυσ-   2
κρασίαι λανθάνουσαι τοὺς πολλοὺς ἀτονία πρὸς αὐτῶν ὀνομάζονται · φλεγμονῆς μὲν γὰρ, ἢ ἕλκους, ἤ τινος ἄλλου τοιούτου κατὰ τὴν
5 κοιλίαν ὑπάρχοντος, οὐδεμίαν ἑτέραν ἐπιζητοῦσι τοῦ μὴ πέτ]ειν
αἰτίαν · εἰ δὲ μηδὲν εἴη τῶν τοιούτων, ἀτονίαν εἶναί φασι τῆς κοιλίας, ὥσπερ ἕτερόν τι λέγοντες αὐτοῦ τοῦ φανερῶς γινομένου, τοῦ
μὴ πέτ]εσθαι καλῶς τὰ σιτία · τί γὰρ ἄλλο τὴν ἀτονίαν ἂν τις αὐτοὺς ὑπολάβοι λέγειν πλὴν τῆς περὶ τὴν ἐνέργειαν ἀρρωσίας;
10 Ἀλλὰ οὐ τοῦτό ἐσ]ι τὸ ζητούμενον, ἀλλὰ τίς ἡ ταύτης αἰτία τῆς   3
ἀτονίας, καὶ τίνα κράσεως γασ]ρὸς τὰ γνωρίσματα, ὥσ]ε χρὴ γινώσκειν ἐκ τούτου, καὶ γασ]ρὸς ἀτονίαν καὶ φλεβὸς καὶ ἀρτηρίας
καὶ μυὸς, καὶ παντὸς ἁπλῶς ὀργάνου διά τινα δυσκρασίαν ἀναγκαίως
γίνεσθαι.

tageuses et nuisibles, et, de plus, d'après les fonctions des forces naturelles dont nous avons déjà parlé. Mais les détériorations peu considé-   2
rables du tempérament échappent aux médecins vulgaires, et ils leur
donnent le nom de faiblesse : en effet, s'il y a à l'estomac une inflammation, un ulcère, ou quelque autre accident analogue, ils ne cherchent
aucune autre cause de l'absence de digestion ; mais, s'il n'existe rien de
semblable, ils disent qu'il y a faiblesse de l'estomac, comme si, en parlant ainsi, ils énonçaient quelque chose de plus que ce qui a lieu manifestement, c'est-à-dire l'absence d'une bonne digestion des aliments :
en effet, quel autre état que la langueur des fonctions de cet organe
supposerait-on qu'ils pussent désigner par le mot de faiblesse ? Mais ce   3
n'est pas là ce qu'il faut chercher ; c'est, au contraire, la cause de cette
faiblesse, et quels sont les signes pour reconnaître le tempérament de
l'estomac : conséquemment à ce que nous venons de dire, on reconnaîtra donc que la faiblesse de l'estomac, d'une veine, d'une artère, d'un
muscle, ou, en un mot, de tout organe, quel qu'il soit, tient nécessairement à quelque vice de tempérament.

1. κατά om. FG. — 2. ἃς καὶ προείπομεν om. GGal. — Ib. αἱ om. F. —
3. ἀτονίαι Gal. — 4. φλεγμονῆς γὰρ ἕλκους FG. — Ib. τοιούτου om. F. — 6.

εἰ] ἐπεί F ; ἐπί G. — 8. ἔτι FG. — 11.
καὶ..... γνωρίσματα om. GGal. — Ib.
τίνα conj. ; om. F. — 12. φλεβὸς ἀρτηρίαν FG.

λδ'. Περὶ τῶν ἐν τοῖς συμπλώμασιν αἰτιῶν.

Σπασμὸς δὲ καὶ τρόμος καὶ παλμὸς καὶ ῥῖγος καὶ φρίκη καὶ
λύγγες καὶ βῆχες, ἐρυγαί τε καὶ πλαρμοὶ καὶ σκορδινισμοὶ καὶ χάσμαι καὶ τρισμοὶ κοινὸν μὲν ἅπαντα γένος ἔχει κίνησιν πλημμελῆ
τῶν μυῶν, διενήνοχε δὲ ἀλλήλων τῷ τὰ μὲν αὐτῶν ἔργα φύσεως εἶ-
5 ναι βιαίως ἀναγκαζομένης κινεῖσθαι πρός τινος αἰτίου νοσεροῦ, τὰ
δὲ νοσώδεσιν ἕπεσθαι διαθέσεσιν, οὐδὲν εἰς τὴν γένεσιν αὐτῶν
συμπρατ7ούσης τῆς φύσεως, ἔνια δὲ ὑπὸ ἀμφοῖν γίνεται, τοῦ τε νοσήματος ἅμα καὶ τῆς φύσεως ἐνεργούντων. Ταύτης μὲν οὖν τῆς δυνάμεως ἔργα πλαρμὸς καὶ βῆχες καὶ χάσμαι καὶ σκορδινισμοὶ καὶ
10 λύγγες· μόνου δὲ τοῦ νοσήματος ἐνεργοῦντος παλμὸς καὶ σπασμὸς·
ἄμφω δὲ συνιόντων, τοῦ τε νοσήματος καὶ τῆς δυνάμεως, αἵ τε ναρ-
κώδεις ἅπασαι κινήσεις καὶ παράλυσις, καὶ προσέτι τρόμος. Προαιρετικῆς μὲν οὖν ἐνεργείας βλάβη παράλυσίς τε καὶ σπασμὸς καὶ

34. DES CAUSES DES SYMPTÔMES.

Les convulsions, les tremblements, les palpitations, les frissons, les
horripilations, le hoquet, la toux, les éructations, les éternuments, les
extensions des membres, les bâillements et le serrement des mâchoires,
se rapportent tous à un genre commun qui consiste dans la perversion
du mouvement des muscles; mais ils diffèrent entre eux en ce que quelques-uns de ces symptômes sont des actes de la nature forcée par quelque
cause morbide à se mouvoir avec violence, tandis que d'autres sont les
conséquences d'un état morbide, sans que la nature contribue en rien
à leur formation; quelques-uns, enfin, dépendent de ces deux causes à
la fois, de la maladie et de l'activité de la nature. L'éternument, la
toux, les bâillements, les extensions des membres et le hoquet sont donc
des œuvres de cette force; les palpitations et les convulsions tiennent, au
contraire, uniquement à l'activité de la maladie, tandis que toute torpeur du mouvement provient, ainsi que la paralysie, et, de plus, le
tremblement, de l'action combinée des deux causes, de la maladie et de
la force. La paralysie, les convulsions, les tremblements et la torpeur sont

Сн. 34, l. 4. τῶν μυῶν om. Gal. — ἐνεργοῦντος F; ἐνεργοῦντι G. — 11.
Ib. αὐτῶν ἔν τε αὐτοῖς ἔργα F. — 8. συνιόντος FG.

τρόμος καὶ νάρκη, ποικίλλεται δὲ ἐν τοῖς κατὰ μέρος ὀργάνοις ἕκασΊον τῶν εἰρημένων οὐ τῇ τῶν συμπλωμάτων ἰδέᾳ μόνῃ, ἀλλὰ καὶ
ταῖς προσηγορίαις · ἡ μὲν γὰρ τῶν τὴν ἀναπνοὴν ἐργαζομένων ὀργάνων παράλυσις ἄπνοια, καθάπερ γε καὶ ἡ τῶν τὴν φωνὴν ἀφωνία προσαγορεύεται · ἄπνοια δὲ καὶ ἀφωνία οὐ προαιρετικῆς ἐνερ- 5
γείας, ἀλλὰ φυσικῆς ἐσΊιν ἀπώλεια · τὸ γὰρ ἐκρεῖν ἀκουσίως τὰ
οὖρα προαιρετικῆς ἐνεργείας βλάϐη · ὁμοίως καὶ ἐπὶ τῶν διαχωρημάτων ἡ μὲν ἐπίσχεσις φυσικῆς, ἡ δὲ ἀκούσιος ἔκκρισις προαιρετικῆς ἐνεργείας βλάϐη.

λε'. Περὶ τρόμου.

1   Κατὰ δὲ τοὺς τρόμους ἀκούσῃς αὐτῆς ὑπορρεῖ τὸ κῶλον κάτω, 10
καὶ φανερῶς γε ἐσΊι θεάσασθαι τὴν μάχην αὐτῶν, οὔτε τῆς δυνάμεως ἐπιτρεπούσης κατενεχθῆναι τὸ κῶλον ὡς ἐν ταῖς παραλύσε-

donc des lésions des fonctions volontaires; mais chacun des symptômes
dont nous venons de parler présente beaucoup de variété dans les différents organes particuliers, non-seulement par rapport à la forme des
accidents, mais aussi par rapport à leur dénomination : ainsi, on appelle
apnée la paralysie des organes qui accomplissent la respiration, et de
même *aphonie* celle des organes qui forment la voix; mais l'apnée et l'a-
phonie consistent, non pas dans l'abolition d'une fonction volontaire,
mais dans l'abolition d'une fonction naturelle; car l'écoulement involontaire de l'urine est une lésion d'une fonction volontaire; il en est de même
pour les selles, dont la rétention constitue une lésion d'une fonction naturelle, tandis que leur écoulement involontaire est une lésion d'une
fonction volontaire.

35. DU TREMBLEMENT.

1   Pendant le tremblement, le membre retombe en dépit de la force,
et on peut voir manifestement la lutte entre les deux influences, la force
ne souffrant pas que le membre se porte en bas, comme cela a lieu dans

---

1. ποικίλαι τε ἐν FG. — 2. μόνον F. — Ch. 35, l. 10. ἀκουσίως G; ἀκου-
Gal. — 6. ἐκκρυεῖν F. — Ib. ἑκουσίως σον F.

σιν, οὔτε τοῦ βάρους συγχωροῦντος τῇ δυνάμει φυλάτlειν οὕτω
μετέωρον. Ἐναλλὰξ γοῦν τῆς δυνάμεως νικώσης τε καὶ νικωμένης, 2
καὶ διαδεχομένων ἀλλήλας τῶν κινήσεων, τῆς μὲν δυνάμεως κουφοτά-
της οὔσης, τοῦ δὲ νοσήματος ἀνθέλκοντος, ὁ τρόμος γίνεται. Ἔνεσlι 3
5 γοῦν Ͽεάσασθαι ἰσχυροτάτους νεανίας ἀραμένους ἐν τοῖς ὤμοις μέγισlον βάρος, εἶτα ἐν τῷ προϊέναι τρέμοντας τοῖς σκέλεσιν, εἰ
παύσαιντο δὲ βαδίζοντες, ἢ τὸ φορτίον ἀπορρίψειαν, εὐθὺς ἀτρό-
μους γινομένους· ἐπειδὴ γὰρ ἐν τῷ πρός τι τὸ βαρὺ καὶ κοῦφόν
ἐσlιν, εἴη ἄν τι καὶ τὸ φορτίον οὕτω μέγισlον ὡς καὶ τοῖς ἰσχυρο-
τάτοις εἶναι βαρύ. Τὴν μὲν οὖν εὔρωσlον δύναμιν τὸ μέγισlον 4
φορτίον νικᾷ, τὴν δὲ μὴ τοιαύτην οὐ τοῦτο μόνον, ἀλλὰ καὶ τὸ
σμικρόν· εἰ δὲ ἐπὶ πλεῖσlον ἀρρωσlήσειεν, αὐτὸ τὸ σύμφυτον αὐτῆς σῶμα βαρύνει δίκην φορτίου, καὶ διὰ τοῦτο οἱ γέροντες, ὅταν

les paralysies, tandis que la pesanteur ne permet pas à la force de le tenir tout simplement suspendu. Lors donc que la force est tour à tour 2
victorieuse et vaincue et que les deux mouvements se succèdent alternativement, parce que la force tend vers le haut et que la maladie tire en
sens inverse, le tremblement a lieu. On peut donc voir des jeunes gens 3
très-robustes être pris de tremblement aux jambes en marchant après
avoir soulevé sur leurs épaules un fardeau très-considérable; mais on
voit que ces jeunes gens cessent de trembler dès l'instant qu'ils arrêtent
leur marche, ou qu'ils déposent leur fardeau : en effet, comme la légèreté et la pesanteur sont des notions relatives, il pourra exister un
fardeau tellement considérable, qu'il est pesant même pour les gens les
plus robustes. Il faut donc une charge très-considérable pour vaincre 4
une force vigoureuse; mais, une force qui n'est pas dans ces conditions-
là est vaincue, non-seulement par une charge ainsi faite, mais aussi par
une petite charge, et, si la force est extrêmement affaiblie, le corps
même auquel elle est naturellement reliée lui pèse à l'instar d'un fardeau : pour cette raison, les vieillards sont pris de tremblement aux

1. αὐτό Gal. — 2. Ἐναλλάξαι FG. —
③ 3. ἀλλήλων FG. — 3-4. τῆς μὲν.....
ἀνθέλκοντος om. Gal. — 5-6. μεγάλου
βάρους FG. — 7. παύσατο F; παύ-
σαντες G. — Ib. ἀπορρίψειαν ex em.;
ἀπορρίψαντες Gal.; ἀπορρύψοιεν F; ἀπορ-
ρήψειεν G. — 8. καὶ τὸ κοῦφον FG. —
12. πλέον Gal.

ἐπιχειρήσωσιν ἐνεργείαις σφοδροτέραις, αὐτίκα τρομώδεις γίνονται
5 τοῖς ἐνεργοῦσι μέρεσιν. Οὕτω δὲ καὶ παρὰ κρημνὸν παριών τις
6 τὰ σκέλη τρέμει· καταβάλλει γὰρ τὴν δύναμιν τὸ δέος. Οὕτω δὲ
καὶ θηρίον ἰδών τις ἐπιφερόμενον, ὑποφεύγων τρομώδης καθίστα-
7 ται. Καὶ δὴ καὶ προσιών τις δυνάσῃ φοβερῷ τρέμει παντὶ τῷ 5
σώματι, καὶ εἰ φθέγξασθαι κελεύσειεν, οὐδὲ τὴν φωνὴν ἄτρομον
ἔχει.

λϛ'. Περὶ φόβου καὶ θυμοῦ καὶ ἀγωνίας.

1 Καὶ γὰρ ὁ μὲν φόβος εἴσω τε καὶ πρὸς τὴν ἀρχὴν ἀπάγει καὶ
συστέλλει τὸ πνεῦμα καὶ τὸ αἷμα σὺν τῷ καταψύχειν τὰ ἐπιπολῆς.
2 Ὁ φόβος οὖν συστολὴν ἄγει τοῦ παντὸς σώματος, ἡ δὲ συστολὴ 10
λιποθυμίαν, ἡ δὲ λιποθυμία ἔκλυσιν, ἡ δὲ ἔκλυσις συγκοπήν, ἡ δὲ
συγκοπὴ πάντως θάνατον ἐπιφέρει· ὁ δέ γε θυμὸς πάλιν ζέσις

parties qu'ils mettent en activité, dès l'instant qu'ils entreprennent de se
5 livrer à des efforts plus ou moins violents. De même, un individu qui
passe le long d'un précipice est pris de tremblement aux jambes, parce
6 que la peur abat la force. De même encore, un individu qui se voit attaqué par une bête sauvage est pris de tremblement au moment où il se
7 met en fuite. Enfin, un individu qui s'approche d'un souverain redou-
table tremble de tout son corps, et, si ce souverain lui ordonne de parler,
sa voix même n'est pas exempte de tremblement.

36. DE LA PEUR, DE LA COLÈRE ET DE L'ANXIÉTÉ.

1 En effet, la peur contracte le pneuma et le sang, et les ramène vers l'intérieur et vers le principe, en même temps qu'elle refroidit les parties
2 superficielles. La peur amène donc une contraction de tout le corps, la
contraction amène une défaillance, la défaillance l'épuisement, l'épuisement la syncope, et la syncope donne nécessairement lieu à la mort;
la colère, au contraire, est une ébullition du sang dans le voisinage du

---

3. δέ om. Gal. — 5. τις om. FG. — F, et sic sæpius. — Ib. ἔγκλησιν et
6. ἄτροφον F. — Ch. 36, 1. 11. λειποθ. ἔγκλησις F.

ἐσὶ τοῦ περικαρδίου αἵματος· οὗτος ἀπὸ τῆς ὕλης· ἄλλοι δὲ πάλιν φασὶν ὅτι θυμός ἐσὶ ζέσις ἄμετρος τῆς θυμοειδοῦς οὐσίας·
οὗτος ἀπὸ τῆς δυνάμεως· καὶ γὰρ ὁ θυμὸς ἀποτείνει καὶ χεῖ καὶ
θερμαίνει· τὸ δὲ ἀγωνιᾶν ὀνομαζόμενον ἀνώμαλόν ἐσὶ ταῖς κινή-
5 σεσιν. Καὶ τοίνυν καὶ οἱ σφυγμοὶ σμικρότατοί τε καὶ ἀτονώτατοι
γίνονται τοῖς φοβιζομένοις, μέγισοι δὲ καὶ σφοδρότατοι τοῖς θυ-
μωμένοις, ἀνώμαλοι δὲ τοῖς ἀγωνιῶσιν.

λζ΄. Περὶ δυσκρασίας.

Ἅπασαι μὲν οὖν αἱ μεγάλαι δυσκρασίαι καταβάλλουσι τὴν δύναμιν, ἀλλὰ αἱ μὲν ἐπὶ τῷ ψυχρῷ κρατοῦντι τὰ ψυχρὰ τῶν παθῶν
10 ἐργάζεσθαι πεφύκασιν, αἱ δὲ ἐπὶ τῷ θερμῷ τἀναντία· αἱ γὰρ ἐπὶ
πλεῖον ἐκτροπαὶ τῆς δυσκρασίας ἀτονίας εἰσὶν αἴτιαι τοῖς πεπον-
θόσι μορίοις.

cœur; c'est là une définition empruntée à la matière; d'autres disent à
leur tour que la colère est une ébullition démesurée de la substance
passionnée; c'est là une définition empruntée à la force, car la colère
dissipe les humeurs, les liquéfie et les échauffe; enfin, ce qu'on appelle
anxiété donne lieu à des mouvements inégaux. Le pouls devient donc 3
très-petit et très-faible chez les gens effrayés, très-grand et très-fort chez
les gens en proie à la colère, et inégal chez les individus saisis d'anxiété.

37. DU MAUVAIS TEMPÉRAMENT.

Toutes les grandes détériorations du tempérament abattent les forces; 1
mais celles qui tiennent à la prédominance du froid sont de nature à
produire des maladies froides, tandis que celles où le chaud prédomine
donnent lieu à des maladies de nature opposée, car les écarts les plus
forts d'un mauvais tempérament sont, pour les parties affectées, des
causes de faiblesse.

1. περὶ τὴν καρδίαν G. — 4. ἀγωνία 6. φοβηθεῖσι G Gal. — Ch. 37, l. 9.
F. — 5. Καὶ τοίνυν τοιγαροῦν καί F. — αἱ om. FG.

λη΄. Περὶ τῶν ἀμφιβαλλόντων ἰατρῶν περὶ τὴν τέχνην.

1 Εἰ μὲν γὰρ ἦν ἀπαθὲς καὶ ἀναλλοίωτον τὸ σῶμα, διὰ παντὸς ἂν
ἔμενεν ἡ ἀρίσλη κατασκευὴ, καὶ οὐκ ἂν ἐδεῖτο τέχνης ἐπισλατού-
σης αὐτῷ· ἐπειδὴ δὲ ἀλλοιοῦται καὶ τρέπεται καὶ φθείρεται μὴ φυ-
λάτλον ἣν ἐξ ἀρχῆς κατάσλασιν ἔσχεν, ἐπικουρίας εἰς τοσοῦτον
2 δεῖται παρὰ τοῦ ἰατροῦ. Κατὰ ὅσους οὖν τρόπους ἀλλοιοῦται, το- 5
3 σαῦτα γένη καὶ τῶν ἐπικουριῶν ἕξει. Ἀλλοιοῦται τοίνυν τὸ σῶμα
ποτὲ μὲν ἐξ ἀνάγκης, ποτὲ δὲ οὐκ ἐξ ἀνάγκης, καὶ ἐξ ἀνάγκης μὲν
οἷς ἀδύνατον αὐτῷ μὴ πλησιάζον ζῆν, οὐκ ἐξ ἀνάγκης δὲ τὰ λοιπά·
τὸ μὲν γὰρ τῷ περιέχοντι διὰ παντὸς ὁμιλεῖν, ἐσθίειν τε καὶ πίνειν καὶ ἐγρηγορέναι καὶ ὑπνοῦν ἀναγκαῖον αὐτῷ, ξίφεσι δὲ καὶ 10
θηρίοις οὐκ ἀναγκαῖον.

38. DES MÉDECINS QUI DOUTENT DE LEUR ART.

1   En effet, si le corps était impassible et inaltérable, il persisterait éter-
nellement dans la meilleure structure possible, et n'aurait pas besoin
d'un art pour le surveiller ; mais, comme il est sujet à l'altération, au
changement et à la corruption, et qu'il ne reste pas dans l'état où il était
dès le commencement, il a besoin au même degré que le médecin lui
2 porte secours. Les genres de secours qui lui sont propres seront donc
3 au même nombre que les diverses manières dont il s'altère. Or il s'altère tantôt nécessairement, tantôt sans nécessité : il s'altère nécessaire-
rement par l'effet des influences sans le contact desquelles il lui est
impossible de vivre, et sans nécessité par l'effet des autres ; car il est
indispensable au corps d'être incessamment en contact avec l'atmosphère, de boire, de manger, de veiller et de dormir, mais il ne lui
est pas indispensable d'être en contact avec des épées et des animaux
sauvages.

Ch. 38, l. 2. ἢ om. FG. — 3. δέ ... ἕξει om. G ; καὶ γάρ F. — 6. τοί-
om. F. — 5. περὶ τοῦ ἰητροῦ FG ; om. νυν om. F. — 9. τὰ μέν F. — Ib. γάρ
Gal. — Ib. οὖν om. FG. — 5-6. τοσαῦτα περιέχοντα F. — 10. οὐκ ἀναγκ. FG.

λθ′. Περὶ τῶν μὴ ἐπιμενόντων ἐν ταῖς θεραπείαις.

Καί που καὶ σίδηρος ὁ τμητικώτατος ἠμβλύνθη τέμνων σάρκα 1
μαλακωτάτην, ὅ τε σκληρότατος λίθος ἔσχε τι κοῖλον ἐν ἑαυτῷ,
χρόνῳ πολλῷ πληττόμενος ὑπὸ τοῦ σταλαγμοῦ.

μ′. Περὶ βλάβης ψυχῆς.

Βλάπτεται ἡ ψυχὴ ἐπὶ κακοχυμίᾳ τοῦ σώματος· οἶδε γὰρ καὶ 1
5 αὐτὸς ὁ Πλάτων τὴν ψυχὴν βλαπτομένην ἐπὶ κακοχυμίᾳ τοῦ σώ-
ματος· ὅπου γὰρ ἂν οἱ τῶν ὀξέων καὶ τῶν ἁλυκῶν φλεγμάτων ἢ καὶ
ὅσοι πικροὶ καὶ χολώδεις χυμοὶ κατὰ τὸ σῶμα πλανηθέντες ἔξωθεν
μὲν μὴ λάβωσι διαπνοήν, ἐντὸς δὲ εἰλούμενοι τὴν ἀπὸ αὐτῶν ἀτμίδα
τῇ τῆς ψυχῆς φορᾷ συμμίξαντες ἀνακερασθῶσιν, παντοδαπὰ νοσή-
10 ματα ψυχῆς ἐμποιοῦσιν, μᾶλλον καὶ ἧττον καὶ ἐλάττω καὶ πλείω
πρὸς τοὺς τρεῖς τόπους ἐνεχθέντα τῆς ψυχῆς.

39. DE CEUX QUI NE PERSISTENT PAS DANS LEURS TRAITEMENTS.

Parfois le fer le plus tranchant s'émousse en coupant une chair très-
molle, et la pierre la plus dure se creuse par la longueur du temps,
quand elle est frappée par un liquide qui tombe goutte à goutte.

40. DE LA LÉSION DE L'ÂME.

L'âme est lésée par les mauvaises humeurs du corps : en effet, Platon
(*Tim.* p. 86 e) lui-même savait aussi que l'âme est lésée par les mauvaises
humeurs du corps; car, (disait-il,) si les humeurs de la nature de la pituite
acide ou salée, ou bien les humeurs amères et bilieuses, quelles qu'elles
soient, errant dans le corps, ne peuvent trouver une voie pour transpirer
à l'extérieur, et que, se roulant à l'intérieur, elles imprègnent de leur vapeur, en se mêlant les unes avec les autres, la course de l'âme, elles produisent des maladies de l'âme de toute espèce, plus ou moins fortes,
plus ou moins nombreuses, en se portant vers les trois siéges de l'âme.

Ch. 39, l. 1. ὁ om. FG. — Ib. ἐμ-
βλεῖσθαι F. — 3. ἀπό F. — Ch. 40,
l. 4. Βλάπτεται..... σώματος om. Gal.
— Ib. Κλέπτεται F. — 6. οἳ] ἡ Gal.;
εἴη FG. — 7. τό] δέ FG. — 8. ἀναπνοήν Pl. Gal. — Ib. εἰλούμενοι Pl.;
ἑλκόμενοι FGal.; ἑλκόμενον G. — Ib.
τῇ αὐτῶν ἀτμίδι FG. — 9. ψ. φορᾷ] ψ.
διαθέσει Gal.; ψ. διαθέσει σφοδρᾷ FG.
— 11. τρόπους FGGal.

μα'. Περὶ ψυχικῶν δυνάμεων.

1 Περὶ τῶν διοικουσῶν ἡμᾶς δυνάμεων, ὁπόσαι τέ εἰσι τὸν ἀριθμὸν, ὁποῖα τέ τις ἑκάσϑη, καὶ τόπον ὅν τινα ἐν τῷ ζῴῳ κατείληφεν, ἀναγκαῖον ἐπίσϑασϑαι ἰατροῖς εἴς τε τὸ διασκέψασϑαι περὶ τῶν παϑῶν καὶ σκοπεῖσϑαι τὴν πεπονθυῖαν, ἰᾶσϑαί τε ταύτην μάλισϑα· χρὴ δὲ γινώσκειν αὐτὰς ἐκ τριῶν ὡρμῆσϑαι μορίων, ἐκ κεφαλῆς μὲν ᾗ λογιζόμεθα καὶ μεμνήμεθα καὶ αἰσϑανόμεθα καὶ τόπον ἐκ τόπου μεϑισϑάμεθα· ἐκ καρδίας δὲ ᾗ ϑυμούμεθά τε καὶ ϑερμοὶ τυγχάνομεν, ἔτι τε σφυγμὸν ἔχομεν ἐν αὐτῇ τῇ καρδίᾳ καὶ συμπάσαις ταῖς ἀρτηρίαις, ἐξ ἥπατος δὲ κατὰ ἢν τρεφόμεθα καὶ αὐξανόμεθα καὶ τροφῆς ὀρεγόμεθα καὶ τὴν ληφθεῖσαν κατεργαζόμεθα πέψει τε καὶ ἀναδό- 10 σει καὶ αἱματώσει καὶ προσθέσει καὶ προσφύσει καὶ•διακρίσει καὶ 2 ἀποκρίσει. Ταύταις ταῖς ὑποθέσεσιν ἐξ ἀνάγκης ἕπεται παραφροσύνας τε καὶ μανίας καὶ μελαγχολίας καὶ φρενίτιδας καὶ ληθάργους καὶ κάρους, ἀποπληξίας τε καὶ ἐπιληψίας τῆς πρώτης ἀρχῆς εἶναι

41. DES FORCES DE L'ÂME.

1 Il est nécessaire pour les médecins de connaître les forces qui nous dirigent, leur nombre, la nature particulière de chacune d'elles, et le lieu qu'elles occupent dans l'économie, afin de pouvoir faire des recherches sur les maladies, d'examiner quelle est la force lésée et de diriger principalement son traitement vers celle-là ; or il faut savoir que ces forces proviennent de trois parties : de la tête vient celle qui nous donne la faculté de raisonner, de nous ressouvenir, de sentir et de changer de place ; du cœur, la force en vertu de laquelle nous nous mettons en colère, nous possédons de la chaleur et nous avons un pouls dans le cœur lui-même et dans toutes les artères ; du foie enfin, celle qui est la cause de la nutrition, de la croissance, de l'appétence des aliments et de l'élaboration que nous faisons subir à ceux que nous avons pris, à l'aide de la digestion, de la distribution, de la sanguification, de l'apposition, 2 de l'agglutination, de la sécrétion et de l'excrétion. C'est par une conséquence nécessaire de ces données que le délire, la fureur, la mélancolie, le phrénitis, le léthargus, le carus, l'apoplexie et l'épilepsie sont des ma-

Ch. 41, l. 14. κάρους] catarrhos Junt.

νοσήματα, καὶ πάντως ἐπὶ αὐτῶν πάσχειν τι τὴν κεφαλὴν, ἤτοι καὶ
πρώτην καὶ μόνην, ἢ συμπάσχουσαν ἑτέρῳ μορίῳ, πυρετοὺς δὲ καὶ
ἠπιάλους, ἀσφυξίας τε καὶ κακοσφυξίας καὶ καταψύξεις καὶ ρίγη
καὶ συγκοπὰς καὶ μαρασμοὺς καὶ πνίξεις καὶ ὅσα τε ἄλλα τοιαῦτα
5 τῆς δευτέρας ἀρχῆς εἶναι παθήματα, καὶ πάσχειν ἐπὶ αὐτῶν τὴν
καρδίαν, ἤτοι συμπάσχουσαν ἑτέρῳ τινὶ, καὶ μάλιστα τῶν ἀπὸ αὐτῆς πεφυκότων, ἢ καὶ μόνην ἔχουσαν κατὰ αὐτὴν κακῶς, ἀτροφίας
δὲ αὖ καὶ καχεξίας καὶ κακοχυμίας καὶ κακοχροίας, ἰκτέρους τε καὶ
διαρροίας καὶ οὔρων ἀμέτρους ἐκκρίσεις, ἐλέφαντάς τε καὶ καρκίνους
10 καὶ ξύμπαντας τοὺς ὑδέρους τῆς τρίτης ἀρχῆς γίνεσθαι πασχούσης,
ἰᾶσθαι δὲ ὑπαγορευούσης ἢ μόνον τὸ ἧπαρ, ἢ καί τι τῶν ἀπὸ αὐτῆς
πεφυκότων. † Τὸ μὲν οὖν κατὰ τὰς ἀρτηρίας καὶ τὴν καρδίαν πνεῦμα   3
ζωτικόν τέ ἐστι καὶ προσαγορεύεται, τὸ δὲ κατὰ τὸν ἐγκέφαλον
ψυχικὸν, οὐχ ὡς οὐσία ψυχῆς ὑπάρχον, ἀλλὰ ὡς ὄργανον πρῶτον

ladies du premier principe, et que, dans ces maladies, la tête est nécessairement lésée jusqu'à un certain point, soit uniquement et primitivement,
soit par sympathie avec une autre partie; que les fièvres froides aussi bien
que les autres fièvres, l'absence ou la perversion du pouls, le refroidissement, le frisson, la syncope, le marasme, l'étouffement et toutes les
autres maladies semblables sont des affections du second principe, et que,
dans ces maladies, le cœur est lésé, que ce soit par sympathie avec une
autre partie, et surtout avec une de celles qui proviennent de lui, ou
que cet organe se trouve seul et par lui-même dans une mauvaise condition; que la perversion de la nutrition, la mauvaise complexion, le mauvais état des humeurs, ou de la couleur, la jaunisse, le flux de ventre,
l'excrétion exagérée d'urine, l'éléphantiasis, le cancer, et toutes les espèces d'hydropisie ont lieu quand le troisième principe est affecté, et nous
avertit qu'il faut traiter le foie, ou tout seul, ou conjointement avec quelqu'un des organes qui en proviennent. Le souffle (pneuma) contenu dans   3
les artères et le cœur est le souffle vital, et c'est aussi là le nom qu'on
lui donne; le souffle contenu dans le cerveau a également reçu à juste
titre le nom de *souffle de l'âme*, non pas que ce soit sa substance, mais

2. τε F. — 6-7. ἐφ' ἑαυτοῖς F. — 9. Junt. — 12. καὶ τὴν καρδίαν om. Gal.
ἀμέτρων F. — 11. ἰᾶσθαι..... ἧπαρ om. — 13. ζωτ. ἐστί τε καὶ Gal.

αὐτῆς οἰκούσης κατὰ τὸν ἐγκέφαλον, ὁποία τις ἂν ᾖ κατὰ τὴν οὐ-
σίαν· ἀγνοεῖν μὲν γὰρ αὐτὴν ὁμολογῶ, παρὰ οὐδενὸς ἀπόδειξιν ἐναργῆ
μεμαθηκώς, μόνον δὲ ἐξευρῆσθαί μοι τὴν κρᾶσιν τοῦ ἐγκεφάλου
4 ὀρθῶς προαιρούμενος. Καθάπερ δὲ τὸ ζωτικὸν πνεῦμα κατὰ τὰς
ἀρτηρίας τε καὶ τὴν καρδίαν γεννᾶται, τὴν ὕλην ἔχον τῆς γενέσεως   5
ἔκ τε τῆς εἰσπνοῆς καὶ τῆς τῶν χυμῶν ἀναθυμιάσεως, οὕτω τὸ ψυχικὸν ἐκ τοῦ ζωτικοῦ κατεργασθέντος ἐπὶ πλέον ἔχει τὴν γένεσιν·
ἐχρῆν γὰρ δήπου μᾶλλον ἁπάντων αὐτὸ μεταβολῆς ἀκριβοῦς τυχεῖν·
διὸ καὶ οἷον λαβύρινθόν τινα ποικίλον ἐδημιούργησεν ἡ Φύσις πλησίον τοῦ ἐγκεφάλου τὸ δικτυοειδὲς πλέγμα, πολυχρόνιον αὐτῷ μο-   10
5 νὴν τὴν ἐν τοῖς ἀγγείοις μηχανησαμένη. Πάντα δὲ τὰ μόρια τοῦ
σώματος ἐξ ἐγκεφάλου τὴν αἴσθησίν τε καὶ κίνησιν ἔχουσι, καθηκόντων ἑτέρων μὲν νεύρων εἰς τὰ τῶν αἰσθήσεων ὄργανα διαγνώσεως ἕνεκα τῶν αἰσθητῶν, ἑτέρων δὲ κινούντων αὐτά, ὅσα γε ἔδει

parce que c'est le premier organe de l'âme, laquelle réside dans le cerveau, quelle que soit sa substance : car j'avoue que cette substance m'est
inconnue, puisque personne n'a pu me fournir sur ce point une démonstration évidente, et que, non sans raison, je me proposais seule-
4 ment de découvrir le tempérament du cerveau. De même que le souffle
vital se forme dans les artères et dans le cœur, et trouve les matériaux de sa formation dans l'air qu'on inspire et dans la vapeur qui
s'élève des humeurs, de même, le souffle de l'âme est formé du souffle
vital amplement élaboré : en effet, ce souffle devait, plus que toute autre
chose, subir une transformation exacte, et, pour cette raison, la nature
a bâti, près du cerveau, une espèce de labyrinthe compliqué, formé
par le plexus rétiforme, pour lui ménager un séjour prolongé dans les
5 vaisseaux. Toutes les parties du corps tirent le sentiment et le mouvement du cerveau, et, à cet effet, certains nerfs arrivent aux organes des
sens, en vue de la distinction des objets perceptibles pour eux, tandis
que d'autres nerfs mettent en mouvement les parties, du moins celles

---

3-4. μόνον..... προαιρ.] «solum au-
« tem adinvenerim complexionem cere-
« bri oportere custodire commensura-
« tam necessario eos qui meditari et vi-
« vere recte eligunt.» Junt.— 4. προαι-
ρούμενοις F. — 13-14. διαγνώσεως e
Junt., qui habet dignotionem; καὶ γεννέ-
σεως F.

κινεῖσθαι τὴν κατὰ ὁρμὴν κίνησιν· ὁ γὰρ ἐγκέφαλος οὐκ αἰσθητικὸν
ὄργανον ὑπὸ τῆς φύσεως, ἀλλὰ αἰσθητικὸν αἰσθητικῶν ἐγένετο.
Ταῦτα μὲν οὖν ἱκανὰ πρὸς τὸ παρόν· ἡ δὲ τοῦ γεγενημένου ζῴου
διοίκησις ὑπὸ τριῶν ἀρχῶν συνίσταται, μιᾶς μὲν τῆς ἐν κεφαλῇ
5 κατῳκισμένης, ἧς ἔργα κατὰ αὐτὴν μὲν ἥ τε φαντασία καὶ ἡ μνήμη
καὶ ἡ ἀνάμνησις, ἐπιστήμη τε καὶ νόησις καὶ διανόησις, ἐν δὲ τῷ
πρός τι τῆς τε αἰσθήσεως προηγεῖσθαι τοῖς αἰσθανομένοις τοῦ ζῴου
μέρεσι καὶ τῆς κινήσεως τοῖς κινουμένοις κατὰ ὁρμήν· ἑτέρας δὲ τῆς
ἐν καρδίᾳ καθιδρυμένης, ἧς ἔργα κατὰ αὐτὴν μὲν ὁ οἷον τόνος ἐστὶ
10 τῆς ψυχῆς καὶ τὸ μόνιμον ἐν οἷς ἂν ὁ λογισμὸς κελεύσῃ καὶ τὸ
ἀτρέπτον, κατὰ πάθος δὲ ἡ οἷον ζέσις τῆς ἐμφύτου θερμασίας, πο-
θούσης τιμωρήσασθαι τῆς ψυχῆς τηνικαῦτα τὸν ἀδικεῖν δόξαντα,
καὶ καλεῖται τὸ τοιοῦτον θυμός· ἐν δὲ τῷ πρός τι θερμασίας ἀρχὴ
τοῖς κατὰ μέρος εἶναι μορίοις, ἀρτηρίαις τε κινήσεως σφυγμικῆς·

qui devaient être douées de mouvement volontaire; car, par un bienfait
de la nature, le cerveau n'est pas seulement devenu un organe sensorial,
mais un organe sensorial des organes sensoriaux. Cela suffit pour le moment : quant à la direction de l'animal après sa naissance, elle se fait par
trois principes : l'un, qui a son siége dans le cerveau, a pour fonctions
qu'il accomplit à lui seul, l'imagination, la mémoire, le ressouvenir, le
savoir, l'intellect, la pensée, et, pour fonctions relatives, celles de prési-
der au sentiment dans les parties sensibles de l'animal, et au mouvement
dans celles qui se meuvent volontairement; le second principe, qui est
établi dans le cœur, a pour fonctions qu'il accomplit à lui seul, l'élasti-
cité pour ainsi dire de l'âme, sa persistance dans les résolutions fournies
par le raisonnement, et son inflexibilité; pour fonction passive, l'ébullition, pour ainsi dire, de la chaleur innée, qui a lieu lorsque l'âme
désire punir celui qu'elle croit avoir commis une injustice, ébullition
qu'on appelle colère, et, pour fonctions relatives, celles d'être le principe de la chaleur pour chacune des parties, et celui du mouvement
pulsatile pour les artères: la force, dont il nous reste à parler, et qui

6. καὶ ἡ..... τε om. Gal. — 7. τοῖς   10. μὲν οἷον τόνος ἐστὶ ψυχῆς F. — 11.
τε αἰσθανομένοις F. — 8. καὶ..... κι-   δέῃ οἷον F; δὲ ἡ Gal. — 13. ἀρχή] τα-
νουμένοις om. F. — 9. ἧς om. F. — 9-   ραχή F.

τῆς δὲ ὑπολοίπου δυνάμεως ἐν ἥπατι καθιδρυμένης ἔργα τὰ περὶ τὴν
θρέψιν ἅπαντα κατὰ τὸ ζῷον, ὧν μέγιστον ἡμῖν τε καὶ πᾶσι τοῖς
7 ζῴοις ἐστὶν ἡ τοῦ αἵματος γένεσις. Τῆς δὲ αὐτῆς ταύτης δυνάμεως
καὶ ἡ τῶν ἡδέων ἐστὶν ἀπόλαυσις, ἐν ᾗ σφοδρότερον κινουμένη τοῦ
δέοντος τήν τε ἀκρασίαν ἐργάζεται καὶ τὴν ἀκολασίαν. 5

μβ'. Περὶ πνεύμονος καὶ θώρακος κινήσεως.

1 Ὅτι μὲν ὁ θώραξ κινεῖται, δῆλον ἡμῖν γίνεται καὶ ἁπτομένοις
ταῖς χερσὶ καὶ ὁρῶσι τοῖς ὀφθαλμοῖς· ζητεῖται δὲ ἡ τοῦ πνεύμονος
2 κίνησις, εἴτε ἔστιν, εἴτε καὶ μή. Δέδεικται τοίνυν οὐδεμίαν ἔχων
ξύμφυτον κίνησιν, ἀλλὰ ἀεὶ δεόμενος τοῦ θώρακος πρὸς τὴν κίνη-
σιν· εἰ γὰρ οὐδεμίαν ἔστιν εὑρεῖν διάθεσιν, ἐν ᾗ τοῦ θώρακος γι- 10
νομένου ἀκινήτου φαίνεται κινούμενος ὁ πνεύμων, ἀλλὰ ἀεὶ τῇ μὲν
τοῦ θώρακος ἡ τοῦ πνεύμονος συναπόλλυται κίνησις, οὐ μὴν ἐκείνῃ
γε ἡ τοῦ θώρακος, οὐκ ἂν ἀτόπως τις ὑπολάβοι μηδὲν δεόμενον

réside dans le foie, a pour fonctions toutes celles qui se rapportent à
la nutrition de l'animal, et dont la principale est, pour nous ainsi que
7 pour tous les animaux, la formation du sang. La jouissance des choses
agréables est encore une fonction de cette même force, et, si, dans l'exercice de cette fonction, elle se meut plus fortement qu'il ne le faut, elle
produit l'intempérance et l'incontinence.

42. DU MOUVEMENT DU POUMON ET DE LA POITRINE.

1 Que la poitrine se meut, cela devient pour nous un fait évident, puisque nous la touchons de nos mains et que nous la voyons de nos yeux;
2 mais on demande si le mouvement du poumon existe ou non. Nous
avons montré que le poumon n'a aucun mouvement inné, mais qu'il a
toujours besoin de la poitrine pour se mouvoir : en effet, s'il est impossible de trouver des conditions dans lesquelles, la poitrine devenant immobile, on voit le poumon se mouvoir; si, au contraire, le mouvement
du poumon disparaît toujours simultanément avec celui de la poitrine,
tandis que le mouvement de la poitrine ne disparaît pas en même temps

1. δέ] τε F. — 2. μέγιστον μέρος ἐναίμοις ζῴοις Gal. — Ch. 42, l. 6.
Gal. — Ib. ἐν ἡμῖν F. — 2-3. πᾶσι τοῖς ἁπτόμενος F.

τὸν θώρακα τοῦ πνεύμονος αὐτὸν ἡγεμόνα τῆς κινήσεως ὑπάρχειν
ἐκείνῳ. Τὸ δὲ μήτε δεσμὸν εἶναί τινα, μήτε ἄλλην ἀσφαλῆ λαβὴν 3
μηδεμίαν ᾗ χρησάμενος ὁ θώραξ ἐπισπάσεται τὸν πνεύμονα διιστά-
μενος, ἀλλὰ ἀπολελύσθαι μὲν αὐτὰ πανταχόθεν ἀπὸ ἀλλήλων καὶ
5 οἷον αἰωρεῖσθαι κατὰ πᾶν τὸ κύτος τοῦ θώρακος ὡσὰν ἐν ἀγγείῳ
τε καὶ στέγει ἐπιτηδείῳ περιεχόμενον τὸν πνεύμονα, τοῦτο δὴ χαλεπὸν καὶ δυσέκμαρτον ἐργάζεται τὴν αἰτίαν αὐτοῦ τῆς κινήσεως.
Φέρε γοῦν, εἰ δυνηθείημεν αὐτῷ αἰτίαν εἰπεῖν. Διαστελλομένῳ δὴ 4-5
τῷ θώρακι συγκινηθήσεται πάντως ὁ πνεύμων ὑπὸ τῆς πρὸς τὸ
10 κενούμενον ἀκολουθίας ἑλκόμενος· ἕπεται γὰρ ἀεὶ τῷ κενουμένῳ τὸ
πλησίον, ὡς ἐπὶ τῶν αὐλίσκων τῶν εἰς τὸ ὕδωρ καθιεμένων ἐστὶ
δῆλον, ὧν ἐκμυζήσας τῷ στόματι τὸν ἀέρα τὸ ὕδωρ ἐπισπάσαις ἂν
διὰ μακρᾶς πάνυ πολλάκις ὁδοῦ παρὰ φύσιν ἄνω φερόμενον. Οὕ- 6
τως ἔχει τι βίαιον ἡ πρὸς τὸ κενὸν ἀκολουθία, καὶ εἴ τί γε ἦν

que celui du poumon, il ne serait pas trop déraisonnable d'admettre que
la poitrine préside au mouvement du poumon sans avoir aucun besoin
de cet organe. Mais la circonstance qu'il n'existe aucun lien, ni aucune 3
autre attache sûre dont la poitrine puisse se servir pour attirer le poumon
quand elle se dilate, qu'au contraire ces deux organes sont libres de tous
côtés, l'un par rapport à l'autre, et que le poumon est en quelque sorte
suspendu dans toute la cavité de la poitrine, comme s'il était contenu
dans un vase ou un abri approprié, cette circonstance, dis-je, rend la
cause du mouvement du poumon difficile à découvrir et à atteindre par
conjecture. Allons, essayons cependant si nous pouvons exposer une 4
cause pour cet organe. Quand la poitrine se dilate, le poumon devra se 5
mouvoir nécessairement avec elle, parce qu'il est attiré en vertu du remplacement des matériaux évacués : car les matériaux évacués sont toujours remplacés par ceux qui les avoisinent, comme il est clair pour les
petits tuyaux qu'on enfonce dans l'eau : si, avec la bouche, vous sucez
l'air de ces tuyaux, vous attirerez l'eau, qui parcourra souvent une route
très-longue de bas en haut dans une direction contre nature. Tel est le 6
degré de violence qui accompagne le remplacement du vide, et, s'il exis-

2. ἀσφαλῶς λαβεῖν F. — 6. καί om. F. — 12-13 ἐπισπάσαι διά F.

ἕτερον ἐπιτηδειότερον ἀναπληροῦν τὸ μεταξὺ τῶν ὀργάνων, κἂν
ἀκίνητος ἔμενεν ὁ πνεύμων, ὅπερ ἐν ταῖς μεγάλαις τρώσεσι συμ-
7 βαίνει. Φαίνεται γοῦν ἐναργῶς ὁ ἔξωθεν ἀὴρ εἰς τὰ κενὰ τοῦ θώρακος ἑλκόμενος, ὡς ἂν ῥᾷον ἕλκεσθαι διὰ κουφότητα δυνάμενος,
ὥστε τούτου φθάνοντος καταλαμβάνειν τὴν χώραν τῆς διαστάσεως 5
8 εὐλόγως ὁ πνεύμων ἡσυχάζει. Πῶς δὲ ἂν ἔτι καὶ κινοῖτο τῆς κινούσης αὐτὸν αἰτίας ἀπολομένης; ἦν δὲ αὕτη τὸ μηδὲν εἰς τὸ μεταξὺ
9 παρεμπίπλειν. Τῶν μὲν οὖν ὀργάνων τούτων ἡ κίνησίς ἐστί τε αὕτη
καὶ ὁ θώραξ τῷ πνεύμονι τῆς κινήσεως ἐξηγεῖται.

μγ'. Περὶ αἰτίας ἀναπνοῆς.

1 Διτία τῆς ἀναπνοῆς ἐστιν εἴδη καὶ ἐθέμην γε αὐτοῖς ὀνόματα σα- 10
φοῦς ἕνεκα διδασκαλίας, τῇ μὲν ἑτέρᾳ τῶν διαφορῶν ἀβίαστον, τῇ
2 δὲ ὑπολοίπῳ βίαιον. Ἀβιάστως μὲν ἀναπνοὴ γίνεται κατὰ ὃν καιρὸν

tait un autre corps plus propre que le poumon à remplir les interstices
des organes, le poumon resterait immobile, comme cela a lieu dans les
7 grandes plaies [pénétrantes de la poitrine]. Dans ce cas, on voit manifestement que l'air extérieur est attiré dans les espaces vides de la poitrine,
parce que, vu sa légèreté, il est plus facile à attirer que le poumon;
puisque donc cet air a déjà occupé l'espace vide formé par la dilatation
8 [de la poitrine], il est tout simple que le poumon reste en repos. Comment se mouvrait-il, en effet, la cause qui le mettait en mouvement ayant
disparu? Or cette cause était l'absence d'un corps qui pût envahir l'es-
9 pace intermédiaire. Tel est donc le mouvement de ces organes-là, et la
poitrine préside au mouvement du poumon.

43. DE LA CAUSE DE LA RESPIRATION.

1 Il y a deux espèces de respiration, et, pour rendre mon enseignement
plus clair, j'ai donné à l'une d'elles le nom de respiration sans violence
2 (*naturelle*), et, à celle qui reste, celui de respiration violente. La respiration se fait sans violence dans les circonstances où les organes aériens

---

4. δυνάμεως F. — 6-7. κινούσης αὐτόν e Junt., qui habet *movente ipsum*; κινήσεως αὐτῶν αἰτίας τε καὶ τῆς κινούσης

F. — 7. ἀπολουμένης F. — 8-9. Τῶν...
καί om. Junt. — 8. ἐστί τε αὕτη conj.;
ἐστιν ἐπὶ ταύτη F.

αὐτά τε τὰ τοῦ πνεύματος ὄργανα κατὰ φύσιν ἀκριβῶς ἔχει, τό τε
θερμὸν ἐν αὐτοῖς ὑπάρχει μέτριον ἀγυμνάστοις τε καὶ ἀλούτοις καὶ
ἀπυρέτοις· ἐνίοις δὲ ἔστιν ὅτε διά τινα πρόσφατον αἰτίαν οὐ μέτριον μόνον, ἀλλὰ καὶ πολὺ τοῦ κατὰ φύσιν ἔλαττον, ἐπὶ ὧν ἔτι καὶ
5 μᾶλλον ἡ ἀναπνοὴ μικρὰ καὶ βραδεῖα καὶ ἀραιὰ γίνεται. Τούτοις οὖν   3
ἡ κίνησις τοῦ θώρακος ὀλίγον τι κατὰ ὑποχόνδρια σημαίνει μόνον.
Ἐκ τούτου τοῦ γένους ἐστὶ τῆς ἀναπνοῆς ἐπὶ πλεῖστον ἐκλυθείσης   4
ἡ ὑστερικὴ καλουμένη πνίξ· ἔστι δὲ οὐ πνὶξ, ἀλλὰ ἄπνοια. Κοινόν   5
τι τοῦτο τὸ πάθημα καὶ τοῖς ἀνδράσιν, ἀλλὰ πλεονάζει γε ταῖς
10 μακρὰν χηρευούσαις. Κατὰ διάμετρον ἄν τις τῷδε θείη τὸ μέγιστόν   6
τε καὶ τάχιστον καὶ πυκνότατον πνεῦμα, βιαίας ἀναπνοῆς ἀμετρίαν
ἐσχάτην. Οὐσῶν δ' διττῶν τὸ κατὰ γένος ἀβιάστου τε καὶ βιαίας τῶν   7
ἀναπνοῶν, εἶτα ἑκατέρας αὐτῶν ἐχούσης οἰκεῖα μόρια δύο, τήν τε
εἰσπνοὴν καὶ τὴν ἐκπνοὴν, τέτταρα τὰ σύμπαντα γίνεται μόρια τῆς

se trouvent eux-mêmes dans un état complétement conforme à la nature, où la chaleur qu'ils contiennent est modérée, et où les individus
dont il s'agit n'ont pris ni exercice ni bain, et n'ont pas de fièvre; chez
certains individus, la chaleur, par suite de quelque influence récente,
n'est pas seulement modérée, mais beaucoup moindre que dans l'état
naturel, et, chez eux, la respiration devient encore plus petite, plus lente
et plus entrecoupée. Chez ces gens donc, le mouvement de la poitrine   3
ne se trahit que faiblement aux hypocondres. Ce qu'on appelle suffo-   4
cation utérine appartient à ce genre de respiration affaibli jusqu'au
suprême degré; car ce n'est pas une suffocation, mais un arrêt de la
respiration. C'est une maladie commune aux hommes; seulement elle   5
est plus fréquente chez les femmes qui sont restées veuves depuis
longtemps. On pourrait considérer une respiration très-grande, très-   6
rapide et très-serrée, qui constitue l'excès le plus outré de respiration
violente, comme étant diamétralement opposée à celle dont nous venons
de parler. Comme il y a deux espèces de respiration, la respiration sans   7
violence et la respiration violente, et que chacune de ces deux espèces
a ensuite deux parties propres, l'inspiration et l'expiration, il en résulte
en tout quatre parties de la respiration tout entière, et à chacune de ces

8. εὔπνοια F. — 10. τῷ δοθείη F. — 14. τά om. F.

ὅλης ἀναπνοῆς, κατὰ ἕκαστόν τε τῶν τεττάρων ἰδία τις φύσις ὀργάνων ἐστίν, ἀβιάστου μὲν εἰσπνοῆς τὸ διάφραγμα, βιαίας δὲ οἵ τε ὑπὸ
ἡμῶν εὑρεθέντες μύες, ἥ τε ἐκτὸς μοῖρα τῶν μεσοπλευρίων, οἵ τε
κατὰ τὰ σιμὰ τῶν ὠμοπλατῶν· οὕτω δὲ καὶ τῆς ἐκπνοῆς, ἀβιάστου
μὲν οἵ τε συστέλλειν εἰρημένοι τὸν θώρακα μύες, αὐτό τε τὸ διά-   5
φραγμα κατὰ συμβεβηκός, βιαίου δὲ τῶν μεσοπλευρίων μυῶν ἡ ἐν-
8 τὸς μοῖρα. Μεγάλη μὲν οὖν ἡ διαστολὴ τοῦ θώρακος γίνεται τῶν
μὲν συστελλόντων αὐτὸν μυῶν ἁπάντων ἀργούντων, ἐνεργούντων
δὲ ἁπάντων τῶν διαστελλόντων, ὧν ἡ κυριωτάτη δύναμις ἐν τοῖς
μεσοπλευρίοις ἐστίν· ὁποῖον δέ τι πρᾶγμά ἐστι καὶ ἡ ἐκφύσησις,   10
9 οὐδὲν ἂν εἴη χεῖρον διελθεῖν. Ἡ ἔξω φορὰ τοῦ πνεύματος ἔστιν ὅτε
μὲν ὀλίγου τε καὶ κατὰ βραχὺ διεκπίπτοντος, ἔστιν ὅτε πολλοῦ τε
10 ἅμα καὶ ταχέως ἀποτελεῖται. Ὀλίγον μὲν οὖν καὶ κατὰ βραχὺ κενούμενον ἀψοφητὶ κενοῦται· πολὺ δὲ ἅμα καὶ διὰ ταχέων, ὅπερ

quatre parties est consacrée une nature spéciale d'organes : ainsi le diaphragme est l'organe de l'inspiration sans violence; les muscles que nous
avons découverts, la partie extérieure des muscles intercostaux et ceux
qui se trouvent à la face creuse des omoplates, sont les organes de l'inspiration violente; de même, les muscles dont nous avons dit qu'ils con-
tractaient la poitrine, et accidentellement aussi le diaphragme lui-même,
sont les organes de l'expiration sans violence, et la partie intérieure des
8 muscles intercostaux constitue ceux de l'expiration violente. Par conséquent, pour qu'une grande dilatation de la poitrine ait lieu, tous les
muscles qui contractent la poitrine doivent rester oisifs, et tous ceux qui
la dilatent doivent entrer en activité; or la force principale de ces derniers réside dans les muscles intercostaux; mais il ne serait pas du tout
9 hors de propos d'exposer aussi ce que c'est que l'exsufflation. Le mouvement de l'air vers l'extérieur s'accomplit quelquefois par une petite
quantité d'air qui sort peu à peu, d'autres fois par un air abondant qui
10 marche en même temps vite. Si donc on évacue peu à peu un air peu
abondant, cette évacuation se fait sans bruit; si, au contraire, l'air est
abondant et l'évacuation rapide, cas que nous appelons évacuation sou-

1. ὅλης om. Gal. — 2-3. οἵ τε..... 6. οἵ τε....... συμβεβηκός] οἱ κατ' ἐπι-
μύες om. Gal. — 3. ἐντός Gal. — Ib. γάστριον μύες Gal. — 6. βιαίας Gal. —
οἵ τε ex em.; ἥ τε Gal.; ἥ τε F. — 5- 6-7. ἐκτός Gal.

ἀθρόως ὀνομάζομεν, εὐθὺς καὶ ψόφου τι προσλαμβάνει · συμβαίνει
δὲ τοῦτο αὐτῷ βιαίως μὲν ὑπὸ τοῦ Θώρακος ὠθουμένῳ, ταῖς δὲ
ὁδοῖς ἁπάσαις εὐρείαις χρωμένῳ · ὁδοὶ δὲ αὐτοῦ πρώτη μὲν ἀρτηρία ἡ τραχεῖα, δευτέρα δὲ ὁ λάρυγξ, εἶτα ἐπὶ αὐτοῖς ἡ Φάρυγξ, ἐπὶ
5 ᾗ τετάρτη τε καὶ πέμπτη στόμα τε καὶ μυκτῆρες · εἰ γὰρ ὁ μὲν
Θώραξ βιαίως συσ7έλλοιτο, κατὰ ἕν δέ τι τῶν εἰρημένων ὀργάνων
ὁ ἐκπεμπόμενος ἀὴρ στενοχωρηθείη, τὸ τάχος τῆς κινήσεως ἐν
ἐκείνῳ κωλυθήσεται. Ὅνπερ οὖν τρόπον οἱ ἐν τῷ κρύει τὰς χεῖρας 11
διὰ τῆς ἐκπνοῆς Θάλποντες ἀθρόως ἐκπέμπουσι τὸ πνεῦμα, τὸν
10 αὐτὸν τρόπον εἰ καί τις νῦν ἡμῶν ἰσχυρῶς ἄπαντα συσ7είλας τὸν
Θώρακα, διοίξας δὲ τὰς εἰρημένας ὁδοὺς ἐκΦυσήσειεν, ἀθροωτάτη
γένοιτο ἂν οὕτως ἡ ἔξω Φορὰ τοῦ πνεύματος · εἰ δὲ σ7έλλοι μὲν
ἰσχυρῶς τὸν Θώρακα, σ7εγνώσειε δὲ τὴν ἀρτηρίαν, ἀναπεπλαμένα
Φυλάτ7ων τἄλλα, μετὰ σαΦεσ7έρου ψόφου κενωθήσεται τούτων τὸ
15 πνεῦμα · εἰ δὲ σὺν τούτῳ καὶ τὸν Φάρυγγα σ7ενώσειε, βραγχώδης

daine, elle s'accompagne immédiatement d'un certain bruit; or cela a
lieu quand l'air est violemment expulsé par la poitrine et que toutes
les voies qu'il traverse sont largement ouvertes ; or les voies de l'air sont
d'abord la trachée artère, en second lieu le larynx, ensuite, après celles-
là, le pharynx, après lequel viennent, en quatrième et en cinquième lieu,
la bouche et les narines : en effet, lorsqu'on contracte fortement la poitrine, mais que l'air expulsé est resserré dans l'un des organes susdits,
la rapidité de son mouvement trouvera un empêchement dans cet en-
droit-là. De la même façon donc que ceux qui, lorsqu'il fait froid, se ré- 11
chauffent les mains à l'aide de l'air expiré, expulsent subitement cet air,
de même le mouvement de l'air vers l'extérieur se fera d'une manière très-
subite, si quelqu'un de nous, par exemple, souffle après avoir contracté
fortement toute la poitrine et ouvert les voies que nous venons d'énumérer; si on contracte encore une fois fortement la poitrine, mais en res-
serrant la trachée artère, quoiqu'on tienne toutes les autres voies ouvertes,
l'air, chez ces gens-là, sera expulsé avec un bruit assez manifeste; si quelqu'un resserre, non-seulement la trachée artère, mais aussi le pharynx,

8. οἷον ἐν F. — 12. σ7έλλει F inter l.

ὁ ψόφος αὐτῷ γενήσεται· εἰ δὲ ἐπὶ τούτοις καὶ τὸν λάρυγγα βραχύ
12 τι στενώσειεν, οὗτος μὲν ἂν ἤδη φωνοίη. Καὶ δὴ καὶ τὰς πέντε ταύτας διαφορὰς ὑμῖν ἐναργῶς ἔδειξα τῆς ἔξω φορᾶς τοῦ πνεύματος,
τήν τε ἀβίαστον, ἣν ἰδίως ἐκπνοὴν ὀνομάζομεν, καὶ τῆς βιαίας τήν
γε πρώτην, οἷον ὅταν ἄζοντες ἐκφυσῶμεν, ἀναπετάσαντες ἁπάσας   5
τὰς ὁδοὺς τοῦ πνεύματος, καὶ τὴν δευτέραν ὅταν στενώσωμεν τὴν
ἀρτηρίαν, ἔτι τε τὴν τρίτην, ὅταν καὶ τὴν φάρυγγα· καλῶ δὲ ἐνίοτε
καὶ ὅλον τοῦτο τὸ γένος τῆς ἐκπνοῆς τὸ βίαιον ἐκφύσησιν, ὅταν γε
βουληθῶ θατέρῳ γένει τῆς ἔξω φορᾶς τοῦ πνεύματος ἀντιδιελεῖν
13 αὐτὸ, τῷ μὴ βιαίῳ. Πρὸς δὲ τὴν τῆς ἐκφυσήσεως γένεσιν ἱκανὴ μὲν 10
καὶ ἡ τῶν μεσοπλευρίων μυῶν ἔνδοθεν μοῖρα προστέλλουσα τὸν
θώρακα· συμπράττουσι δέ τι καὶ οἱ μικρὸν ἔμπροσθεν εἰρημένοι
μύες, ἔνιοι μὲν καὶ κατὰ πρῶτον λόγον, αὐτῷ τῷ τῆς συστολῆς
ἔργῳ βοηθοῦντες, ἔνιοι δὲ οὐδὲν μὲν αὐτοὶ συμπράττοντες, ἔνθα δέ
ἐστι κίνδυνος ἐκλυθῆναι κατά τι τὸ σφοδρὸν τῆς ἐνεργείας, ἔξω-   15

il se formera chez cet homme-là un bruit rauque; si, enfin, quelqu'un,
outre ces organes-là, resserre aussi un peu le larynx, cet homme voci-
12 férera déjà. Je viens donc de vous montrer clairement les cinq espèces
suivantes d'émission de l'air : d'abord, l'émission sans violence que nous
appelons proprement *expiration*, ensuite la première espèce d'émission
violente, qui se fait, par exemple, lorsque nous soufflons en haletant, en
ouvrant toutes les voies aériennes, puis la seconde, qui a lieu lorsque
nous resserrons la trachée artère, puis encore la troisième, lorsque nous
resserrons de plus le pharynx; or je donne quelquefois le nom d'*exsufflation* à toute cette classe, comprenant les expirations violentes, quand
je veux l'opposer à l'autre espèce d'émission de l'air, laquelle se fait sans
13 violence. Pour donner lieu à l'exsufflation, il suffit que la portion intérieure des muscles intercostaux contracte la poitrine; cependant les
muscles dont nous avons parlé un peu plus haut y contribuent aussi
pour quelque chose, les uns directement, en aidant à la besogne même
de la contraction; d'autres, au contraire, n'y contribuent en rien, il est
vrai, par eux-mêmes, mais ils viennent au secours à l'extérieur, dès

15. ἐκκαυθῆναι F.

θεν τιμωροῦντες. Ὁποία δέ τις ἡ ἔκλυσις γίνεται, χρὴ διελθεῖν πρό- 14
τερον, εἰ μέλλοιμεν γνώσεσθαι σαφῶς ἥ τίς ποτέ ἐσἲιν ἡ ἐπανόρ-
θωσις αὐτῆς. Τῶν οὖν ὀκτὼ καὶ εἴκοσι μυῶν τῶν συσἲελλόντων 15
τὸν Ͽώρακα κατὰ τὰς βιαίας ἐνεργείας ἰσχυρῶς Ͽλιβόμενος ὁ
5 πνεύμων ἑκατέρωθεν ὥσπερ ὑπὸ δύο μεγάλων χειρῶν τῶν πλευρῶν τοῦ ζώου, πρὸς τὴν εἴκουσαν ὠθεῖται χώραν, καὶ πᾶς οὕτως
ἐμπίπἲειν ἀναγκάζεται ταῖς Φρεσὶν, ὥσἲε οὐ μόνον αὐτὰς ἐξαίρειν
εἰς ὑποχόνδριον, ἀλλὰ καὶ τὰ κατὰ τὴν γασἲέρα συνεξαίρειν ἅπαντα
αὐταῖς. Ὅπως οὖν μὴ γένοιτο τοῦτο, βοηθοῦσα ἡ Φύσις τῷ δια- 16
10 Φράγματι καθάπερ τινὰς ἑτέρας χεῖρας ἐποιήσατο τοὺς κατὰ ὑποχόνδρια μῦς ἀντισἲηρίζοντας ἔκ τε τῶν πρόσω καὶ κάτω μερῶν τῷ
διαφράγματι κατὰ τὰς ἰσχυρὰς τάσεις τῶν ἐν ταῖς πλευραῖς μυῶν,
καὶ διὰ τοῦτο, ὅταν ἀθρόως ἐκφυσῆσαι βουληθῶμεν, ἐκτείνομεν
ὁμοίως τοῖς μεσοπλευρίοις μυσὶ τοὺς κατὰ ὑποχόνδριον, οὐχ ὡς τὴν
15 ἐκφύσησιν αὐτοὺς ἐργαζομένους, ἀλλὰ ὡς σἲηρίζοντας τὰς Φρένας,

qu'il y a danger que la vigueur de l'action s'affaiblisse jusqu'à un certain
point. Il faut exposer d'abord quelle est la nature de cet affaiblissement 14
qui se produit, si nous voulons comprendre clairement en quoi consiste
son redressement. Lors donc que les vingt-huit muscles qui contractent 15
la poitrine agissent avec violence, le poumon, fortement comprimé des
deux côtés par les parois du thorax, comme si c'était par deux grandes
mains, est poussé vers le point qui cède, et se voit forcé de tomber tout
entièrement sur le diaphragme, de manière à faire saillir dans l'hypocondre non-seulement ce muscle-là, mais aussi conjointement avec lui
tous les organes contenus dans le ventre. La nature donc, venant au se- 16
cours du diaphragme, afin que cela ne se fît pas, a fabriqué les muscles
de l'hypocondre comme une seconde paire de mains qui soutiennent
le diaphragme à la partie antérieure et inférieure pendant les fortes
tensions des muscles intercostaux : pour cette raison, nous ne tendons
pas seulement les muscles intercostaux, mais aussi ceux de l'hypocondre,
lorsque nous voulons produire une exsufflation soudaine, non pas que
ces derniers muscles donnent eux-mêmes lieu à l'exsufflation, mais parce

4. β. αὐτῶν ἐνεργείας F. — 10. τούς ex em.; om. F.

ἐκλυούσας ἂν τὸ σφοδρὸν τῆς ἐνεργείας, εἰ μὴ σ1ηριχθεῖεν · οὐ
γὰρ ὑπὸ τῶν ϖλευρῶν μόνων χρὴ Θλίβεσθαι τὸν ϖνεύμονα κατὰ
τὴν τοιαύτην ἐνέργειαν, ἀλλὰ καὶ ἐκ τῶν κάτω σ1ηρίζεσθαι μερῶν,
17 ἵνα ὡς οἷόν τε, ϖανταχόθεν ἰσόρροπος ἡ Θλίψις γίνοιτο. Πάντες
δὲ οἱ κινοῦντες τὸν Θώρακα μύες οἵδε εἰσίν· εἷς μὲν καὶ ϖρῶτος 5
μέγισ1ος μῦς τὸ διάφραγμά ἐσ1ιν, ὄργανον ἀναπνοῆς ἀβιάσ1ου,
κατὰ δὲ τὰς ϖλευρὰς οἱ μὲν ἐν ταῖς μέσαις χώραις αὐτῶν δύο καὶ
εἴκοσιν, οἱ δὲ τῶν ϖρώτων ϖλευρῶν ἴδιοι δύο, ἰσάριθμοι δὲ τούτοις
οἱ τῶν ἐσχάτων δύο, καὶ ϖρὸς τούτοις οἱ καθήκοντες ἐκ τοῦ τραχήλου τρεῖς ἑκατέρωθεν, εἶτα οἱ ϖαρατεταμένοι τοῖς ῥαχίταις ἑπ1ὰ, 10
σὺν αὐτοῖς δὲ οἱ κατὰ ἐπιγάσ1ριον ὀκτὼ, ὧν ἑκατέρῳ τῶν ὀρθίων ἀνα-
τείνεταί τις τένων ϖλατὺς ἄχρι τῆς κλειδὸς, ἔχων τι καὶ σαρκῶδες
ἐνταῦθα· διὸ καὶ μῦν ἕτερον ἀριθμεῖν αὐτὸν ϖροσήκει, καὶ μάλισ1α
18 ὅτι διαφύσει νευρώδει διορίζεται ϖρὸς τὸν ὄρθιον. Οὗτοι μὲν οἱ

qu'ils soutiennent le diaphragme, dont la vigueur d'action faiblirait, s'il
n'était pas appuyé; car, pendant l'accomplissement de cette fonction,
le poumon ne doit pas seulement être comprimé par le thorax, mais il
doit aussi trouver un appui en bas, afin que la compression devienne, au-
17 tant que possible, égale de tous les côtés. Les muscles qui mettent en
mouvement la poitrine sont en tout les suivants : il y a d'abord un
muscle très-grand, le diaphragme, qui est l'organe de l'inspiration sans
violence; puis il existe à la région des côtes vingt-deux muscles dans
leurs interstices, puis deux muscles spéciaux pour les premières côtes, et
un nombre égal pour les deux dernières; outre ceux-là, il y a de chaque
côté trois muscles qui descendent du cou; ensuite viennent les sept
muscles qui sont étendus parallèlement aux muscles du dos, et avec eux
les huit muscles abdominaux; parmi ces derniers, chacun des muscles
droits donne naissance à un tendon large qui remonte jusqu'à la clavicule, et qui a quelque chose de charnu dans cette région-là; pour cette
raison, il convient de le compter pour un autre muscle, surtout parce
18 qu'il est séparé du muscle droit par un interstice nerveux. Voilà quels

1. ἂν ex em.; τε F. — 7-8. αὐτοῦ·
εἴκοσι καὶ δύο μὲν οἱ τῶν Gal. — 8. ἴδιοι
δύο om. Gal. — 8-9. ἰσάριθμοι..... δύο
om. F. — 8. τούτοις ex em.; τούτων Gal.

— 10. ἑκατέρωθεν om. Gal. — Ib. ϖαρα-
τεταγμένοι F. — 10-11. ἑπ1ὰ, σὺν αὐτοῖς δὲ οἱ] ἐπὶ ταῖς F. — 11-14. ὧν.....
ὄρθιον om. Gal.

μύες· ἐνέργεια δὲ ἑκάσ]ου, τῶν μὲν φρενῶν ἀβίασ]ον ἀναπνοὴν ἐργάζεσθαι κινουσῶν τά τε κάτω τοῦ θώρακος καὶ τὰ ϖερὶ τὸ σ]έρ-
νον, τῶν δὲ κατὰ τὰς ϖλευρὰς διασ]έλλειν τε καὶ συσ]έλλειν ἰσχυρῶς τὸν θώρακα, τῶν δὲ ϖρώτων δυοῖν διασ]έλλειν μόνον τὸ ἄνω
5 ϖέρας τοῦ θώρακος, ὥσπερ γε καὶ τῶν ἐσχάτων συσ]έλλειν τὸ
κάτω· οἱ δὲ ἐκ τοῦ τραχήλου καθήκοντες ἀνασπῶσί τε ἅμα καὶ δια-
σ]έλλουσι τὰ τοῦ θώρακος ὑψηλὰ μόρια σύμπαντα, κατὰ μὲν τὰ
μέσα τῶν ϖλευρῶν οἱ κατὰ τὰ σιμὰ τῶν ὠμοπλατῶν, οἵπερ δὴ καὶ
μέγισ]οι τῶν ταύτῃ μυῶν εἰσιν, ἑκατέρωθεν δὲ αὐτῶν ὄπισθεν μὲν
10 ἡ ἐλαχίσ]η συζυγία, ϖρόσω δὲ ἡ μέση τὸ μέγεθος, τῶν δὲ ὀρθίων
κατὰ τὸ ἦτρον οἱ ϖρὸς τὰς κλεῖς ἀνατεταμένοι ϖροσ]έλλουσι τὰ
ταύτῃ ϖέρατα τῶν χόνδρων, ὥσπερ γε καὶ οἱ ϖαρατεταμένοι τοῖς
ῥαχίταις τὰς ῥίζας αὐτῶν, οἱ δὲ κατὰ ἐπιγάσ]ριον ἕδρα τῶν φρενῶν

sont les muscles; mais la fonction de chacun d'eux est la suivante : celle
du diaphragme consiste à produire l'inspiration sans violence, puisque
ce muscle meut la partie inférieure de la poitrine et la région du sternum; celle des muscles intercostaux, à dilater et à contracter fortement
la poitrine; celle des deux premiers, à dilater uniquement l'extrémité supérieure de la poitrine; et, de même, celle des derniers, à contracter son
extrémité inférieure; les muscles qui descendent du cou relèvent à la fois
et dilatent toutes les parties élevées de la poitrine; ceux qui sont situés
à la face creuse des omoplates, et qui sont les plus grands des muscles
de cette région, agissent dans ce sens-là vers le milieu des côtes, tandis
que, des deux côtés de ces derniers muscles, la paire la plus petite agit
en arrière d'eux, et la paire qui tient le milieu sous le rapport de la
grandeur, en avant; les muscles qui, des muscles droits du pubis, s'é-
lèvent vers les clavicules, contractent les extrémités des cartilages situées
dans cette région-là, et, de même, les muscles parallèles aux muscles du
dos contractent les racines des côtes, tandis que les muscles abdominaux

1. ἐνέργειαι Gal. — 2-3. κινουσῶν...
σ]έρνον om. Gal. — 3-4. ἀκριβῶς Gal.
— 4. ϖρώτων om. F. — 7-10. σύμπαντα..... μέγεθος om. Gal. — 10-11.

ὀρθ. τῶν κατὰ τὸν τράχηλον οἱ μὲν ϖρός
Gal. — 11. κλεισὶ ἀνατεταμένοις V ; κλεῖς
ἀνατεινόμενοι Gal. — 12-13. ταῖς ῥαχί-
τισι ῥίζαις τῶν ϖλευρῶν, οἱ Gal.

19 εἰσιν. Οὐ διοίσει δὲ οὐδὲ εἰ βουληθείης αὐτοὺς ἐν τοῖς συσ7έλλουσιν
20 ἀριθμεῖν. Ἐγχωρεῖ δὲ καὶ κατὰ ἄλλους τρόπους κινεῖσθαι τὸν Θώρακα, κἂν οἱ μεσοπλεύριοι μύες ἀπόλωνται· οἵ τε γὰρ ἐκ τοῦ τραχήλου καθήκοντες ἐμφυόμενοι τοῖς ὀσ7οῖς τῶν πλευρῶν ἑκατέρωθεν
ἀνασπᾶν ἄνω πεφύκασιν αὐτάς· ὅταν δὲ ἐνεργῶσι σφοδρῶς ὡς καὶ   5
συνεξαίρειν αὐταῖς τὰ κατωτέρω, καὶ τὸ διάφραγμα κατασπᾷ μὲν
τὸ σ7έρνον, ἀνασπᾷ δὲ βραχύ τι καὶ τὰς ἐσχάτας πλευρὰς, ἐναργῶς
μὲν καὶ τοῦτο τὰ κάτω τοῦ Θώρακος διασ7έλλει, συνδιασ7έλλει δὲ
21 αὐτοῖς ἀμυδρῶς καὶ τῶν ἀνωτέρω βραχέα. Κατὰ δὲ τὸν αὐτὸν τρόπον καὶ συσ7έλλειν τὸν Θώρακα πεφύκασιν οὐ μόνον οἱ ἔνδον τῶν   10
μεσοπλευρίων, ἀλλὰ καὶ οἱ τὰς ῥίζας τῶν πλευρῶν σ7έλλοντες ἅμα
22 τοῖς τὰς ἐσχάτας κατασπῶσιν. Αἴτια τοίνυν τῆς ἀναπνοῆς εἰσι πολλὰ
κατὰ ἰδίαν ἕκασ7ον ἐνέργειαν ἢ χρείαν· ἄλλως μὲν γὰρ ὁ Θώραξ,

19 servent de soutien au diaphragme. Il n'y aura pas non plus de différence,
si vous voulez compter ces derniers parmi les muscles qui contractent la
20 poitrine. Il existe encore d'autres manières dont on peut mouvoir la poitrine, même quand les muscles intercostaux ont péri : en effet, comme
les muscles qui descendent du cou s'implantent sur les os des côtes,
ils peuvent les tirer en haut des deux côtés; lors donc qu'ils agissent fortement, de façon à soulever conjointement avec eux la région inférieure (de la poitrine), et que le diaphragme abaisse à la fois le sternum
et relève un peu les dernières côtes, ce mouvement dilate manifestement
la région inférieure de la poitrine, et, avec elle, une petite partie de la
21 région supérieure à un faible degré. De la même manière, ce n'est pas
seulement la portion intérieure des muscles intercostaux qui contracte la
poitrine, mais les muscles qui dressent les racines des côtes, ainsi que
22 ceux qui abaissent les dernières côtes, le font également. Il existe donc
plusieurs causes de la respiration, dont chacune a son activité et son utilité spéciales : en effet, la poitrine est, d'une certaine manière, la cause

1-2. Οὐ..... ἀριθμεῖν] τῇ τοῦ Θώρακος
βοηθοῦσι συσ7ολῇ Gal. — 1. συσ7έλ-
λουσιν ex em.; συσ7έλλειν F; συντε-
λοῦσιν V. — 4. ἑκατέρωθεν ex em.;
ἑτέρωθεν V; ἔξωθεν F. — 5. ὡς om. F.
— Ib. καί om. V. — 6. κατ. ὅ τε κατὰ
τὸ διάφρ. F. — Ib. κατασπᾷ μέν conj.;

κατασπῶν μέν F; κατασπῶσι V. — 7.
ἀνασπᾷ conj.; ἀνασπῶν F; deletum V.
— Ib. ἐνεργῶς V. — 8. διασ7έλλειν F.
— 8. συνδιασ7έλλει ex em.; συνδιασ7έλ-
λειν F; deletum V. — 11. συσ7έλλον-
τες F. — 12. Αἴτιαι..... πολλαί V. —
13. ὁ om. F.

ἄλλως δὲ ὁ πνεύμων, ἄλλως δὲ οἱ κινοῦντες τὸν θώρακα μύες, ἄλλως δὲ τὰ τούτων νεῦρα, καὶ πολὺ μᾶλλον ἑτέρως ὁ ἐγκέφαλος αὐ-
τός· οὗτος μὲν γὰρ ὡς ὁ κινῶν ταῖς ἡνίαις τοὺς ἵππους ἀναβάτης,
αἱ δὲ ἡνίαι τοῖς νεύροις ἐοίκασιν, ἵπποις δὲ οἱ μῦς, οὕτω τὸν
5 θώρακα κινοῦντες ὡς ἐκεῖνοι τὸ ἅρμα· διὸ καὶ προαιρέσεως ἔργον, οὐ φύσεως εἶναι συμβαίνει τὴν ἀναπνοὴν ὑπὸ ἐγκεφάλου γινομένην.

μδ΄. Περὶ φωνῆς.

Δύο ἐστὶ τὰ πρῶτα καὶ γενικώτατα κεφάλαια τῶν εἰς γένεσιν 1
φωνῆς ἀναγκαίων, τὸ μὲν ἕτερον αὐτῶν ἐκφύσησις, τὸ δὲ ἕτερον ἡ
10 ἐν τῇ γλωττίδι πληγὴ τῆς ἐκφυσήσεως· ἄνευ γὰρ τοῦ πληγῆναι
τὸν ἀέρα γενέσθαι φωνὴν ἀδύνατον· οὐ μὴν ἐξ ἅπαντος γενέσθαι
πᾶσαν· τὸ γὰρ τοῦ λάρυγγος στόμα διοίγεται μὲν ἐπὶ πλεῖστον ἐν

de la respiration, le poumon l'est d'une autre, les muscles qui meuvent
la poitrine, également d'une autre, les nerfs de ces muscles d'une autre
encore, et le cerveau l'est d'une manière encore bien plus différente :
car ce dernier organe est comme le cocher qui meut les chevaux à l'aide
des rênes, les rênes ressemblent aux nerfs, et les muscles aux chevaux,
puisqu'ils meuvent la poitrine comme ceux-ci meuvent la voiture : pour
cette raison, il advient que la respiration est un acte volontaire, et non
un acte naturel, puisqu'elle se fait par le cerveau.

44. DE LA VOIX.

Il y a deux points principaux et qui tiennent la première place parmi 1
les circonstances nécessaires à la formation de la voix : l'un d'eux est
l'exsufflation, et l'autre le choc de l'exsufflation contre la glotte : il
est, en effet, impossible qu'il se forme une voix, si l'air n'est pas répercuté ; mais tout air ne peut pas donner lieu à la formation d'une voix
quelconque : en effet, pendant l'exsufflation, l'orifice du larynx s'ouvre

---

3. γὰρ τὰ κινοῦντα ταῖς V. — Ib. — Cʜ. 44, l. 9. μὲν πρῶτον αὐτῶν V.
ἀναβάτης c Gal.; ἁμμάτοις F; ἁμμάτης — Ib. δέ om. V. — 11. φωνήν] πλη-
inter l.; δαμα..... V. — 4. μύες V Gal. γήν F. — Ib. γε γίνεσθαι V.

ταῖς ἐκφυσήσεσιν, ὅπως ὁ ἀὴρ ἐκκενωθῇ τάχισ]α διὰ εὐρείας ὁδοῦ
φερόμενος, συσ]έλλεται δὲ εἰς τοὔσχατον ὡς ἀκριβῶς κλείεσθαι κα-
ταλαμβανόντων τὸ πνεῦμα, μέσην δὲ ἔχει κατάσ]ασιν ἐν ταῖς φωναῖς · οὔτε γὰρ ἴσχεσθαι χρὴ τὸ πνεῦμα κατὰ αὐτὰς, οὔτε ἀθρόως
ἐκκενοῦσθαι · ταμιεύεται τοίνυν αὐτοῦ τὴν φορὰν ἡ φύσις τῷ συμμέ-   5
2 τρῳ τοῦ κατὰ τὸν λάρυγγα σ]ομίου. Πλάτους δὲ ὄντος ἱκανοῦ μεταξὺ
κατὰ τὸ μᾶλλόν τε καὶ ἧτ]ον ἀνεῴχθαι τὸν λάρυγγα, μεγάλη τε καὶ
3 μικρὰ καὶ ὀξεῖα καὶ βαρεῖα φωνὴ κατὰ τοῦτό γίνεται. Φέρεται μὲν
οὖν ἔξω τὸ πνεῦμα κἀν ταῖς ἐκφυσήσεσιν, ἀλλὰ ἀθρόον · ἔξω δὲ
κατὰ τὰς φωνὰς, ἀλλὰ οὐκ ἀθρόον, ὅθεν οὐδὲ ἐπὶ πλέον ἐκφυσῆσαι   10
δυνατόν ἐσ]ι συνεχῶς κατὰ μίαν ἐκπνοήν · τάχισ]α μὲν γὰρ ἐπι-
λείπει τὸ πνεῦμα τοῖς ἐκφυσῶσι, παραμένει δὲ ἐπὶ πλεῖσ]ον τοῖς
4 φωνοῦσιν. Δεῖται δὲ ὁ λάρυγξ εἰς φωνῆς γένεσιν ἐρρωμένου τοῦ
γένους ἑκατέρου τῶν μυῶν, ὅσοι τε διοίγουσι καὶ ὅσοι κλείουσιν

très-largement, afin que l'air soit très-rapidement expulsé en passant par
une voie large; pendant la rétention du souffle, au contraire, cet orifice se
contracte jusqu'à l'extrême limite, de manière à se fermer complètement, tandis que, pendant l'émission de la voix, il est dans une situation
moyenne; car, durant l'accomplissement de cette fonction, le souffle ne
doit être ni retenu, ni subitement expulsé; la nature ménage donc l'afflux de l'air en proportion du degré moyen d'ouverture de l'orifice du
2 larynx. Mais, comme il y a une marge assez large entre les deux extrêmes, sous le rapport du plus ou moins d'ouverture du larynx, cela
donne lieu à la formation de la voix grande ou petite, aiguë ou grave.
3 L'air se porte à l'extérieur aussi bien pendant l'exsufflation que pendant
l'émission de la voix; mais, dans le premier cas, cela se fait subitement,
tandis que, dans le second, le mouvement n'est pas soudain : voilà pourquoi il n'est pas même possible de souffler longtemps sans interruption en
ne faisant qu'une seule expiration; en effet, l'air manque très-vite à ceux
qui soufflent, tandis que les gens qui vocifèrent en ont pendant très-
4 longtemps à leur disposition. Pour produire la voix, le larynx a besoin
que les muscles des deux espèces, aussi bien ceux qui ouvrent que ceux

6. τῷ....'. σ]ομίῳ F.

αὐτοῦ τὸ σ]όμα. Διότι δὲ οὐκ ἐνδέχεται γενέσθαι φωνὴν ἄνευ τῆς 5
ἐκφυσήσεως, ὡς σ]οιχεῖόν τι τοῦ λόγου μνημονεύομεν· ὄργανα δὲ
αὐτῆς οἱ μεσοπλεύριοι μύες εἰσὶν, ἐπιβοηθούντων μὲν καὶ ἄλλων, οὐ
μὴν δυναμένων γε μόνων ἐργάσασθαι τὴν ἐκφύσησιν. Οἱ δὲ ἐν τοῖς 6
5 ὑποχονδρίοις ἐντείνονται καὶ σροσσ]έλλονται φωνούντων, οὐχ ἵνα
συσ]έλλωσι τὸν θώρακα· τοῦτο γὰρ ἱκανῶς οἱ μεσοπλεύριοι σράτ-
τουσιν, ἀλλὰ ὑπὲρ τοῦ σ]ηρίζειν ἀνατρεπομένας εἰς τὸ κάτω τὰς
φρένας. Διὰ τοῦτο καὶ τμηθέντων αὐτῶν οὐδὲν ἧτ]ον ἔτι φωνεῖ τὸ 7
ζῷον, εἰς τὸ μέγεθος τῆς φωνῆς ἐνίοτε βλαπ]όμενον· οὐ μὴν εἰς
10 ἄλλο γέ τι. Τὸ μέγεθος δὲ τῆς φωνῆς σαραβλάπ]εται βραχύ τι 8
καὶ τῶν ἐπικειμένων τῷ λάρυγγι τμηθέντων, καὶ σροσέτι τριῶν
ἄλλων συζυγιῶν συσ]ελλουσῶν τὸν θώρακα, μιᾶς μὲν τῆς σαρὰ
τοὺς ῥαχίτας μῦς, ἑτέρας δὲ τῆς περὶ τὸ σ]έρνον, καὶ τρίτης τῆς
κατασπώσης τὰς ἐσχάτας σλευράς. Αὗται μὲν οὖν ἐλάχισ]αι βλά- 9

qui ferment son orifice, soient vigoureux. Puisqu'il ne peut pas se for- 5
mer de voix sans qu'il y ait exsufflation, nous mentionnons ici cet acte
comme un élément de notre sujet; or les organes qui accomplissent cet
acte sont les muscles intercostaux, quoiqu'il y ait aussi d'autres muscles
qui aident à son accomplissement, sans pouvoir cependant produire l'exsufflation à eux seuls. Ainsi, les muscles des hypocondres se tendent et 6
se dressent quand nous émettons la voix, non pas pour contracter la poitrine, car cette besogne est déjà suffisamment accomplie par les muscles
intercostaux, mais pour soutenir le diaphragme qui est refoulé en bas.
Pour cette raison, la section des muscles abdominaux n'empêche en au- 7
cune façon l'animal de vociférer; quelquefois cependant, la grandeur de
la voix est compromise dans ce cas, mais c'est, du reste, le seul attribut
de la voix qui le soit. Accessoirement, la grandeur de la voix est aussi 8
un peu compromise, quand on coupe les muscles placés sur le larynx,
et, de plus, quand on coupe trois autres paires de muscles qui contractent le thorax; la première est celle des muscles parallèles aux muscles
dorsaux, la seconde celle des muscles situés au sternum, et la troisième
celle des muscles qui abaissent les dernières côtes. Ce sont là de très- 9

1. σ]όμιον V. — 4. γε μόνων om. V.   τό V. — 9-10. ἐνίοτε..... φωνῆς om.
— 5. ἐκτείν. V. — Ib. σροσ]έλλ. F V.   V. — 11. τῇ φάρυγγι F. — 13. τούς
— 8. Καὶ διὰ τοῦτο καί V. — 9. εἰς δέ   om. V. — Ib. δὲ τοὺς σαρὰ τό F.

θαι Φωνῆς, οὐδὲ αὗται κατὰ πρῶτον λόγον, ἀλλὰ ὅτι κακοῦσι τὴν
ἐκφύσησιν· αἱ μέγισ]αι δὲ δύο τῶν γε τῆς Φωνῆς ἰδίων ὀργάνων
παραλυθέντων· εἰσὶ δὲ οἱ ἒξ μύες οἱ κινοῦντες τὸν τρίτον χόνδρον
καὶ οἱ τὸν τῆς ἐκφυσήσεως· οἱ δὲ κινοῦντες τὸν Θυρεοειδῆ καλούμενον χόνδρον μύες καὶ προσσ]έλλοντες αὐτὸν καὶ προσάγοντες τῷ   5
δευτέρῳ μάλισ]α σ]ενοῦσι τοῦ λάρυγγος ὅλον τὸν πόρον· ἐπεκτείνεται γὰρ οἷον περιβαίνων ὁ πρῶτος τὸν δεύτερον ἐν τούτοις τοῖς
10 μέρεσιν. Ὅταν οὖν προσσ]αλῇ τε καὶ σφιγχθῇ περὶ τὸν δεύτερον
ἰσχυρῶς, οὐδὲ ἂν ἀθροώτατον ἐκφυσᾶται, τὸ πνεῦμα δύναται δια-
σ]εῖλαι τὸν πόρον· εἰ δὲ ἤτοι παραλυθεῖεν, ἢ ἑκόντων ἡσυχάζοιεν, 10
ἀνατρέπεται μὲν εἰς τοὔμπροσθεν ὁ πρῶτος χόνδρος ὑπὸ τῆς τοῦ
πνεύματος Φορᾶς, εὐρύνεται δὲ εἰς τοσοῦτον ὁ πόρος τοῦ λάρυγγος
11 εἰς ὅσον ἐχαλάσθη τῶν συντιθέντων αὐτὸν χόνδρων ἡ ἁρμονία. Διὰ

petites lésions de la voix, qui n'ont pas même lieu directement, mais
parce que ces sections compromettent l'exsufflation, tandis que les deux
lésions les plus grandes de la voix tiennent à la paralysie des organes
propres de cette fonction; or ce sont les six muscles qui meuvent le troisième cartilage, ainsi que ceux qui meuvent le cartilage pour l'exsufflation : en effet, les muscles qui meuvent et dressent le cartilage appelé
thyréoïde et le rapprochent du second cartilage [l'aryténoïde], produisent surtout le rétrécissement de toute la cavité du larynx; car, dans
ces parties-là, le premier cartilage empiète sur le second, en l'enve-
10 loppant pour ainsi dire. (Voyez plus loin les *Livres anatomiques*.) Lors
donc que le premier cartilage est dressé et appuyé étroitement et avec
force contre le second, l'air ne saurait dilater le canal du larynx, même
quand on souffle très-brusquement; si, au contraire, les muscles dont il
s'agit sont paralysés, ou si on les laisse à dessein en repos, le premier cartilage est renversé en avant par l'impulsion de l'air, et la cavité du larynx
se dilate dans une mesure proportionnelle au relâchement des articula-
11 tions formées par les cartilages qui constituent cet organe. Pour cette

1. βλάπ]ουσι V. — 2. γε] τε V. — 4.
Θυροειδῆ F, et sic sæp.—5. προσ]έλλ. F
V.—8. προσσ]αλῇ τε ex em.; προσσ]αλῇ
τε F; προσ]έλληται V. — 9. ἀθροώτε-

ρον V. — Ib. δύναιτ' ἂν V. — 10. πό-
ρον· ἢν δέ τοι π. V. — Ib. ἢ ὅλως ἡσυ-
χάζειεν V. — 12. τοσοῦτον καὶ πρὸ τοῦ
λ. V. — 13. αὐτόν om. V.

τοῦτο γοῦν οἱ εἰρημένοι μύες ἐπειδὰν τμηθῶσι, παραβλάπλουσι
τὴν φωνήν· ἡ γὰρ εἰς εὖρος ἄμετρος ἐπίδοσις, εἴτε οὖν κατὰ τὴν
ἀρτηρίαν, εἴτε κατὰ τοὺς χόνδρους τοῦ λάρυγγος, εἴτε κατὰ τὴν
φάρυγγα γένοιτο, μικροτέραν ἅμα καὶ βαρυτέραν ἐργάζεται τὴν
5 φωνήν. Ὅταν δὲ δὴ καὶ χαλαρὸν, ἢ ὑγρὸν ὑπάρχῃ τὸ πλητλόμενον 12
ὑπὸ τοῦ πνεύματος σῶμα, βραγχώδης ὁ ψόφος γίνεται, καὶ διὰ
τοῦτο ἐν καταρροις βραγχώδης διὰ παντός ἐσλιν ἡ φωνή· κατὰ
φύσιν δὲ ἐχόντων ὅσον ἐπὶ τῇ κράσει τῶν ὀργάνων, ἐν τῷ παραλύεσθαι μὲν τοὺς κινοῦντας τὸν λάρυγγα μύας, ἐντείνεσθαι δὲ [τοὺς]
10 τὴν φάρυγγα. Πίσλιν δὲ τούτου μεγάλην ἐποιησάμεθα τοὺς κατὰ τὰ 13
παρίσθμια παραλύσαντες μῦς, ὑπὸ ὧν ἡ φάρυγξ τείνεται, προπα-
ραλελυμένων δηλονότι τῶν κλειόντων τὸν λάρυγγα. Κἂν εἰ πάντας 14
δὲ παραλύσαις τοὺς μῦς τοῦ λάρυγγος ἅμα τοῖς τῆς φάρυγγος, ἐκ-
φυσήσει τὸ ζῷον ὁμοίως τοῖς ἄζουσιν, κατὰ ἐκεῖνον δηλονότι τὸν και-

raison donc, la section des muscles dont nous venons de parler compromet accessoirement la voix, car l'augmentation démesurée de la
largeur des voies aériennes, que cet élargissement ait lieu dans la trachée artère, au niveau des cartilages du larynx, ou dans le pharynx, rend
la voix à la fois plus petite et plus grave. Lors donc que le corps frappé 12
par l'air est lâche ou humide, le son devient rauque, et, pour cette raison, la voix est toujours rauque en cas de catarrhe; mais, quand les organes sont dans leur état naturel, eu égard au tempérament, la raucité
est une conséquence de la paralysie des muscles qui meuvent le larynx,
combinée à la tension de ceux du pharynx. Nous avons fourni une preuve 13
importante de ce fait, en paralysant les muscles placés dans la région
des amygdales et qui tendent le pharynx, après avoir préalablement pa-
ralysé, bien entendu, ceux qui ferment le larynx. Et même, dans le cas 14
où vous paralyseriez tous les muscles du larynx conjointement avec ceux
du pharynx, l'animal soufflera de la même manière que les gens à voix
haletante, bien entendu dans les circonstances où il tâche de vociférer; car,

1. οὖν V. — 4. ἅμα om. V. — 5. δή
om. V. — 6-7. ὁ ψόφος..... βραγχώδης
om. V. — 8. δέ om. V. — Ib. ἐπὶ φύσει τῶν V. — 9. ἐκτείνεσθαι V. — Ib.
[τούς] ex em.; om. FV. — 10. Πίσλιν

δὲ μεγίσλην τούτους ἐποιησάμεθα V. —
11-12. προσπαραλελυμένων FV. — 12.
κινούντων V. — 13. δέ] γε F. — Ib.
τοῖς τοῦ φάρυγγος V. — 14. σλενάζου-
σιν V.

ρὸν ἐν ᾧ φωνεῖν ὀριγνᾶται, ὡς εἴ γε ἁπλῶς ἐκπνέοι τὴν ἀβίασῖον
15 ἐκπνοὴν, ἀψοφητὶ κενοῦται τὸ πνεῦμα. Θαυμασῖὸν δὲ οὐδὲν εἰ τὴν
αὐτὴν ἰδέαν ἴσχει τῆς κενώσεως ὁ ἀὴρ, ἄν τε ἅπαντες, ἄν τε οἱ
κλείοντες μόνοι τὸν λάρυγγα παραλυθῶσι μύες· ἐξ ἐπιμέτρου γὰρ
ἡ τῶν ἀνοιγνύντων αὐτὸν ἐν τοῖς τοιούτοις πάθεσι προσέρχεται πα-   5
ράλυσις, οὔτε ἰωμένη τὴν ἐκ τῶν παραλυθέντων βλάβην, οὔτε ἐπαυ-
ξάνουσα· τὸ γὰρ ἐπὶ πλεῖσῖον ἀνοίγνυσθαι τὸν πόρον τοῦ πνεύματος ἐν ταῖς ἐκφυσήσεσιν ἀμφοτέραις ὑπάρχει ταῖς διαθέσεσιν·
ἄν τε γὰρ ἐνεργῶσιν οἱ διασῖέλλοντες τὸν λάρυγγα μύες, ἄν τε
παραλυθῶσιν, ὡσαύτως ὅλος ὑπὸ τῆς ἐκφυσήσεως ἀναπετάννυται·   10
πάσχων δὲ τοῦτο σὺν μὲν χαλαρᾷ τῇ φάρυγγι τὸ καλούμενον ἄζειν
16 ἐργάζεται· ταθείσης δὲ βραγχώδη τὸν ψόφον ἀποτελεῖ. Τὸ δὲ ἧττόν τε καὶ μᾶλλον ἐν τῷ βραγχώδει ταῖς τῆς φάρυγγος ὑγρότησιν
ἕπεται· ξηρᾶς μὲν γὰρ οὔσης αὐτῆς ἧτῖον βραγχώδης· ὑγρανθεί-

lorsqu'il accomplit tout simplement une expiration exempte de violence,
15 l'air est évacué sans bruit. Il n'y a rien d'étonnant que la forme de l'é-
mission de l'air reste la même, si on paralyse tous les muscles du larynx,
ou seulement ceux qui ferment cet organe, puisque, dans ces affections-
là, la paralysie des muscles qui ouvrent le larynx est une lésion surajoutée, laquelle ne saurait ni redresser, ni augmenter le mal causé par
la paralysie des autres muscles : car, dans les deux conditions, la dilatation des voies aériennes poussée jusqu'au suprême degré existe en cas
d'exsufflation : en effet, que les muscles qui dilatent le larynx agissent ou
qu'ils soient paralysés, l'exsufflation déploie de la même manière toutes
les voies aériennes; or, si cette altération se trouve combinée au relâchement du pharynx, elle produit ce qu'on appelle *voix haletante;* si, au
16 contraire, le pharynx est tendu, elle donne lieu à un son rauque. Les différences graduelles dans la raucité sont sous la dépendance de l'humidité du pharynx : en effet, quand cet organe est sec, la voix est moins

1. εἴ Β' ἁπλῶς V. — 2. ἢ τήν F; εἰς
τήν V. — 3. πάντες V. — 5. οἱ F. —
Ib. τοιούτ. δὲ πάθ. F. — 6-7. ἐπαυξά-
νεσθαι F. — 7. πλεῖσῖον (lac.) πος τοῦ
V. — 7-8. πνεύματος conj.; πνεύμονος
FV. — 8. ὑπάρχειν V. — 9. διασῖεί-
λαντες V. — 10. φυσήσεως F. — 13.
τε om. F.

σης δὲ μᾶλλον. Εἰ δὲ εἰς τὸν λάρυγγα συμβαίη διαδοθῆναι τὴν ὑγρό- 17
τητα, κἂν ἐνεργῶσιν ὥσπερ προσῆκεν οἱ τοῦ λάρυγγος μύες, ἡ
φωνὴ βραγχώδης γενήσεται · σφοδρυνθέντος δὲ ἐπὶ μᾶλλον τοῦ κα-
τάρρου, τελέως ἀπόλλυσθαι συμβαίνει τὴν φωνήν, ἢ μικρὸν καὶ δασὺ
5 καὶ μέλαν γίνεσθαι τὸ φώνημα · καλοῦσι γὰρ οὕτως αὐτὸ μουσικῶν
παῖδες. Χωρὶς δὲ τῶν μεσοπλευρίων μυῶν οὔτε ἐκφύσησις, οὔτε φωνὴ 18
γενέσθαι δύναται. Σαφῶς γοῦν ἐθεάσω κατὰ τὸν ἀριθμὸν τῆς βλά- 19
βης τῶν μεσοπλευρίων μυῶν ἀνάλογον ἀπολλύμενόν τι τῆς φωνῆς ·
τοσοῦτον γὰρ ἀεὶ μέρος ἀπόλλυται τῆς φωνῆς ὅλης ἡλίκον ἐστὶ μό-
19 ριον ὁ τῶν παραλυθέντων μυῶν ἀριθμὸς ἅπαντος τοῦ κατὰ τὰ μεσοπλεύρια. Ἐθεάσω δὲ αὐτὸ τετραχῶς δεικνύμενον ὑπὸ ἡμῶν, ἅπαξ 20
μὲν ἐπὶ ταῖς τοῦ νωτιαίου τομαῖς, αὖθις δὲ ἐπὶ ταῖς τῶν μεσοπλευρίων μυῶν, τὸ τρίτον δὲ ἐπὶ τῶν κινούντων αὐτοὺς νεύρων, καὶ τέταρτον ἐκκοπ]ομένων τῶν πλευρῶν. Ὥσπερ δὲ τῆς φωνῆς ἡ ἐκφύ- 21

rauque; quand, au contraire, il est humecté, elle l'est davantage. S'il 17
advient que l'humidité pénètre jusque dans le larynx, la voix deviendra
rauque, même quand les muscles du larynx agissent comme il faut; si
le catarrhe augmente encore, il arrive que la voix se perd entièrement,
ou que le son devient grêle, rude et *sombre* (voyez plus bas p. 246, l. 9);
car c'est par ce mot-là que les musiciens désignent la voix dont il s'agit.
Mais, sans l'intervention des muscles intercostaux, il est impossible qu'il y 18
ait, soit exsufflation, soit émission de la voix. En effet, vous avez vu clai- 19
rement que la partie de la voix qui se perd est proportionnelle à la mesure de la lésion des muscles intercostaux : car il existe toujours, entre la
partie de la voix qui se perd et la voix tout entière, la même relation
qu'entre le nombre des muscles paralysés et le nombre entier des muscles
intercostaux. Vous m'avez vu démontrer ce fait de quatre manières : une 20
première fois par la section de la moelle épinière, une autre fois par celle
des muscles intercostaux, la troisième en coupant les nerfs qui mettent
ces muscles en mouvement, et la quatrième par l'excision des côtes. De 21
même que l'exsufflation est, pour ainsi dire, la cause matérielle propre

1. Οὐδ' εἰς τόν V. — 3. γίνεται V. ἀεί om. V. — 10. ἀπάντων τῶν V. —
— 4. συμβαίη F. — Ib. φωνὴν ὡς μι- Ib. τά om. F. — 12. ἐπὶ τοῦ V. — 13.
κρόν V. — 5. μέλαν] μᾶλλον F. — 9. τό om. V. — 14. δέ om. V. — Ib. ἡ om. F.

σησις ὕλη τίς ἐσ]ιν οἰκεία, κατὰ τὸν αὐτὸν τρόπον ἡ φωνὴ τῆς
διαλέκτου· γίνεται γὰρ ἡ μὲν ἐκφύσησις ἀνεῳγμένου συμμέτρως
τοῦ λάρυγγος φωνὴ, αὕτη δὲ αὖ πάλιν ἡ φωνὴ πρός τε τῆς γλώτ]ης
καὶ τῶν συνεργούντων αὐτῇ, περὶ ὧν αὖθις εἰρήσεται, διάλεκτος
22 ἀποτελεῖται. Πλήτ]εται γοῦν τὸ πνεῦμα καὶ πλητ]όμενον ὑπὸ τῶν   5
τοῦ λάρυγγος χόνδρων ἐργάζεται τὴν φωνήν· πλήτ]ει δὲ αὐτὸ καὶ ἡ
ἀρτηρία· καὶ γὰρ ταύτῃ περιρρήγνυται· καὶ ἡ φάρυγξ δὲ καὶ ὁ γαρ-
23 γαρεὼν καὶ ἡ ὑπερῴα σύμπασα. Καὶ ὁ οὐρανίσκος ἅμα τῇ κατὰ τοὺς
μυκτῆρας διεξόδῳ πληγὴν ἀπεργάζεται τῷ πνεύματι, καὶ ὁ τῆς
πληγῆς ψόφος ἐγγὺς μὲν ἥκει ζῴου φωνῆς· οὔπω μὴν ἔχει τὸν 10
οἰκεῖον κόσμον, οὐδὲ τὴν πρέπουσαν ἰδέαν ἄνευ τῆς κατὰ τὸν λάρυγγα πληγῆς· ἠχεῖον γάρ τι τοῦτο κατὰ τῆς ἀρτηρίας ἐπίκειται
θαυμάσιον οἷον εἰς τὸ πλήτ]εσθαί τε ἅμα καὶ πλήτ]ειν τὸν ἐκφυ-
σώμενον ἀέρα· ὡς γὰρ οἷόν τε ἦν μάλισ]α τῇ ῥώμῃ τοῦ πνεύματος

de la voix, de même la voix devient à son tour la cause matérielle propre
de la parole : en effet, l'exsufflation devient voix quand le larynx est modérément ouvert, et cette voix est à son tour transformée en parole par
la langue et par les autres organes qui concourent au même but; mais
22 nous reviendrons plus tard sur ce fait. L'air est donc répercuté par les cartilages du larynx, et, au moment même où il est répercuté par eux, il
produit la voix; mais la trachée artère repousse aussi l'air, car il se brise de
tous côtés contre elle; le pharynx, la luette, et tout l'ensemble du pa-
23 lais produisent encore des répercussions de l'air. Enfin, le voile du palais
donne lieu à une répercussion de l'air à l'instant même où il traverse les
narines, et le son de cette répercussion se rapproche d'une voix d'animal;
seulement elle n'a pas encore la perfection spéciale à la voix, ni le timbre
qui lui convient, tant que la répercussion qui se fait dans le larynx n'a pas
lieu : en effet, cet organe est admirablement placé comme un vase sonore
au-dessus de la trachée-artère et fait tout exprès, pour ainsi dire, dans le
but d'être frappé par l'air qu'on expulse en soufflant, en même temps que
pour le répercuter lui-même; car, la nature a construit l'organe de la voix
de façon à rendre, autant que possible, sa résistance proportionnelle à la

4. εἴρηται F. — 5. οὖν V. — 6. πλήτ-
τεται δὲ αὐτῷ V. — 9-10. τῆς πληγῆς
om. V. — 10. ἥκει] τῆς V. — Ib. μέν
F.

V. — 11. τόν om. V. — 12. τοῦτο ex
em.; τοῦ F; τούτῳ V. — 14. γάρ om.
F.

ἰσοσθενὲς ἀπεργάσασθαι τὸ τῆς φωνῆς ὄργανον, οὕτω παρεσκευάσθαι τῇ φύσει μετὰ τοῦ καὶ τὴν οὐσίαν αὐτοῦ χόνδρον οὖσαν ἠχεῖον
ὀργάνου μουσικοῦ μεμιμῆσθαι. Δηλοῖ δὲ μάλισλα καὶ αὐτοῖς τοῖς 24
πάθεσιν, εἰς ὅσον ἥκει συμμετρίας· ὑγρανθὲν μὲν γὰρ ἐν κατάρροις
5 βραγχῶδη τὴν φωνὴν ἀπεργάζεται· ξηρανθὲν δὲ ἐπὶ πλέον ἐν πυρετῷ ἣν Ἱπποκράτης ὀνομάζει κλαγγώδη. Συντελεῖ μὲν δὴ μεγάλα 25
καὶ ἡ τῆς οὐσίας τοῦ λάρυγγος συμμετρία πρὸς τὴν τῆς φωνῆς
γένεσιν· ἔτι δὲ μείζω ταύτης ἡ τῶν κινούντων αὐτὸν μυῶν ἐνέργεια·
πλέον μὲν γὰρ ἢ προσήκει τοῦ λάρυγγος εὐρυνθέντος ἐκλυθήσεται
10 μὲν τὸ τάχος τῆς ἐκφυσήσεως, συνδιαφθαρήσεται δὲ αὐτῷ τοῦ πνεύματος ὁ τόνος, ἄρρωσος δὲ ἡ πληγὴ γενήσεται, τῶν ἀνθισλαμένων
τῷ πνεύματι χόνδρων ἀποχωρησάντων ἐπὶ πλέον· εἰ δέ γε ἀμετρότερον συσλαλείη, τάχος μὲν καὶ ῥώμην ἡ ἐκφύσησις ἕξει, καὶ
πλήξει τε καὶ κινήσει βιαίως, ἀλλὰ ὀλίγον ἔξω φερόμενον τὸ πνεῦμα

puissance de l'air, en s'arrangeant en même temps pour que la substance
de cet organe, laquelle est constituée par du cartilage, imitât les parois
sonores des instruments de musique. C'est surtout par les maladies que 24
la nature nous enseigne le degré d'exactitude qu'atteint cette proportion :
en effet, quand cet organe devient trop humide dans les catarrhes, il produit
la voix rauque, et, quand il devient trop sec dans la fièvre, il donne lieu à
l'espèce de voix qu'Hippocrate appelle *retentissante* (cf. *Prorrhet. I, 19*). La 25
condition moyenne de la substance du larynx entre donc pour beaucoup
dans la formation de la voix, mais l'activité des muscles qui mettent cet
organe en mouvement y a une part bien plus grande encore : en effet,
quand le larynx est plus fortement dilaté qu'il ne le faut, la rapidité de
l'exsufflation faiblira, la vigueur de l'air disparaîtra avec elle et sa répercussion deviendra peu intense, puisque les cartilages qui lui résistent
se seront trop fortement écartés; si, au contraire, le larynx est rétréci
d'une manière trop démesurée, l'exsufflation sera douée, il est vrai,
de rapidité et de vigueur; elle frappera avec véhémence et produira des
mouvements violents; mais, comme l'air qui se porte au dehors est en

1-2. παρεσκεύασλο V. — 2. οὐσίαν ex em.; ὅν V. — Ib. μεγάλως V. — 8.
αὖ χόνδ. V. — 4. γάρ om. V. — 5-6. αὐτῶν F. — 10. μὲν γὰρ τό F. — 12.
ἐν πυρ..... ὀνομάζει om. F. — 6. ἥν γε om. V.

μικρὰν ἐργάζεται τὴν φωνήν· οὐ γὰρ οἷόν τε μεγάλην γενέσθαι
φωνὴν χωρὶς τοῦ συναυξηθῆναι κατὰ ἴσον ἄμφω τὰ πρώτως συνι-
στάντα τὴν οὐσίαν αὐτῆς· ἕκαστον γὰρ τῶν ὄντων μέγα γίνεται
κατὰ τὴν οἰκείαν οὐσίαν αὐξανόμενον· οἰκεία δὲ ἦν οὐσία φωνῆς
πνεῦμα καὶ πληγή, τὸ μὲν οἷον ὕλη τις, τὸ δὲ οἷον εἶδος ἐν ὕλῃ. 5
26 Καὶ τοίνυν καὶ ὅπως ἡ μεγίστη κατὰ ἕκαστον ζῷον γίνεται φωνή,
σαφὲς ἤδη γέγονεν· ὅταν γὰρ ὁ μὲν θώραξ πᾶσι τοῖς μυσὶν ἐνεργήσῃ
σφόδρα, τῷ δὲ ἔξω φερομένῳ πνεύματι πλείστῳ τε ἅμα καὶ ἰσχυροτάτῳ κατὰ τὴν τοιαύτην ἐνέργειαν ὑπάρχοντι τό τε εὖρος ὁμό-
τιμον ᾖ τοῦ λάρυγγος, ἰσοσθενὴς δὲ ἡ πληγή, μεγίστην οὕτως 10
ἀναγκαῖον γενέσθαι τὴν φωνήν· εἰ δὲ ἤτοι στενώτερος ὁ πόρος, ἢ
εὐρύτερος εἴη τοῦ πνεύματος, ἐπὶ μὲν τῷ στενωτέρῳ ταχεῖάν τε
ἅμα καὶ εὐτονωτέραν ἀνάγκη γενέσθαι τὴν φωνήν· ἐπὶ δὲ θατέρῳ
τἀναντία βραδεῖάν τε καὶ ἀτονωτέραν, ἀμφοτέρας δὲ μικροτέρας εἰς

petite quantité, il produira une petite voix; car il n'est pas possible qu'il
se forme une voix grande sans que les deux éléments qui constituent en
premier lieu la substance de la voix subissent une augmentation égale
d'intensité; car chaque chose, quelle qu'elle soit, grandit à mesure de
l'augmentation de sa substance propre; or la substance propre de la voix
est l'air et la répercussion, la première comme une espèce de matière,
26 l'autre comme forme contenue dans la matière. Maintenant, il est déjà
devenu clair pour nous comment se forme, chez chaque animal, la voix
la plus grande possible : en effet, quand la poitrine entre, à l'aide de
tous ses muscles, dans une activité intense, quand l'ampleur du larynx
est en raison à la fois de la quantité très-grande et de la vigueur très-
prononcée de l'air propres à une telle activité, quand la répercussion
opérée par cet organe répond, eu égard à son intensité, à la force de
cet air, il doit se former indispensablement, de cette manière, une voix
très-grande; mais, quand les voies aériennes sont ou trop étroites, ou trop
larges, la voix, en cas d'étroitesse, gagnera nécessairement en rapidité et
en force, tandis que, dans l'autre cas, elle deviendra lente et trop faible;
mais, dans les deux cas, elle deviendra d'autant plus petite que les con-

2. συναυξυνθῆναι F, et sic sæpius. — 6. τοίνυν ὅπως V. — 12. στενωτάτῳ V.
4. ἦν om. F. — 5. εἶδος om. F. — — 13. εἰ δ᾽ ἐπὶ θάτερον V.

τοσοῦτον εἰς ὅσον ἂν ἀποχωρήσωσιν ἐκείνης τοῦ λάρυγγος τῆς κα-
ταστάσεως, ᾗ τις εἰργάζετο μεγίστην φωνήν. Ἀλλὰ ἐπεὶ δέδεικται 27
πρόσθεν ἀναγκαῖον ὑπάρχειν εἰς γένεσιν φωνῆς αὐξηθῆναι τῆς φορᾶς τοῦ πνεύματος τὸ τάχος, αὐξάνεσθαι δὲ ἐδείκνυτο κατὰ τὰς
5 στενωτέρας τῶν ὁδῶν, εὐλόγως ἡ φύσις ἔνδον τοῦ λάρυγγος εἰργάσατο τοιοῦτον ἀκριβῶς ὄργανον, οἷόν περ ἐν τοῖς αὐλοῖς ἐστιν ἡ
γλωττίς· τὸ κάτω μὲν γὰρ αὐτῆς πέρας ἀκριβῶς ἐστι στενόν· ἄνω
δὲ εὐρύνεται πρὸς τὴν τῆς φωνῆς γένεσιν ἐπιτηδείως· ἐπίκειται δὲ
ἐφεξῆς ἄνωθεν μὲν τῆς γλωττίδος τὸ πέρας τοῦ λάρυγγος, ἐφεξῆς
10 δὲ ἡ φάρυγξ, εἶτα ἑξῆς δίκην ἠχείου τινὸς ὁ τοῦ στόματος οὐρανός.
Τοῦ δὲ μὴ κλείεσθαι τὴν γλωττίδα φωνούντων σφοδρῶς αἴτιοι μά- 28
λιστά εἰσιν οἱ ἔνδον ἐν αὐτῷ τῷ πόρῳ λοξοὶ μύες, κατὰ ὧν ἡ γλωτ-
τὶς ἐπιβέβληται, κυριώτατοι τῶν κατὰ τὸν λάρυγγα μυῶν πάντων
ὄντες· ἐν γὰρ τῷ φθάσαι ποτὲ τοῖς πλαγίοις αὐτῆς ἐν κύκλῳ πε-

ditions de son émission s'écarteront davantage de l'état du larynx propre
à produire, ainsi que nous l'avons déjà dit, la voix la plus grande possible. Mais, comme nous avons montré plus haut que l'accroissement 27
de la rapidité du mouvement de l'air est une condition indispensable
pour la formation de la voix, et que nous montrions tout à l'heure que
cette rapidité augmentait par l'étroitesse du passage, la nature a construit, non sans raison, à l'intérieur du larynx, un organe exactement
semblable aux anches qu'on trouve dans les flûtes [antiques] : en effet,
l'extrémité inférieure de cet organe est tout à fait mince, tandis qu'en
haut il s'élargit conformément aux conditions requises pour la formation de la voix; ensuite l'extrémité du larynx est placée au-dessus de la
glotte, puis vient le pharynx, et après cela, comme une table sonore,
la voûte du palais. Ce qui empêche principalement la glotte de se 28
fermer pendant les fortes émissions de la voix, ce sont les muscles
obliques placés à l'intérieur des voies aériennes, muscles que recouvre
la glotte, et qui sont les plus importants de tous ceux du larynx : en
effet, le danger que la glotte ne se ferme a lieu dès que l'air, qui se

---

2. ἐργάζεται V. — 3. ὑπάρχων F. — 11-12. μᾶλλον V. — 12. ἐν om. V. —
5. ἀλόγως V. — 10. ἡ λάρυγξ F. — 13. τόν om. V.

ριχυθέντα τὸν ἄνω φερόμενον ἀέρα σφίγξαι καὶ θλῖψαι καὶ συνα-
29 γαγεῖν αὐτὴν ἔσω βιαίως ὁ τοῦ κλεισθῆναι κίνδυνος ἔπεται. Τοῦτο
οὖν ἡ φύσις ἐπὶ τῶν ζῴων ἐφυλάξατο περιθεῖσα τῇ γλωττίδι τοὺς
εἰρημένους μῦς ἀντιβαίνοντας, ἐπειδὰν ταθῶσι, τῇ βίᾳ τοῦ πνεύμα-
30 τος. Οἱ γοῦν πλεῖστοι τῶν ἰσχνοφώνων, ὅταν ἐθέλωσι μέγα φωνῆ- 5
σαι, τότε μάλιστα ἐμποδίζονται· γίνεται γὰρ ἡ μεγάλη φωνὴ,
καθάπερ ἐδείχθη πρόσθεν, ἰσχυρῶς μὲν ἐκθλιβομένου τοῦ ἀέρος,
ἰσχυρῶς δὲ ἀντιβαινόντων αὐτοῦ τῇ φορᾷ τῶν τοῦ λάρυγγος μυῶν.
31 Ὅταν οὖν ἀναφέρηται μὲν ἀθρόαις, ἀτονώτεροι δὲ οἱ μύες ὑπάρχωσιν, ἐμπίπλει φθάνων τοῖς τρήμασιν, εὐρύνων τε τὰς κοιλότητας ἐμ- 10
φράττει τὸν πόρον· ὅθεν ἔνιοι μὲν ἐξ αὐτῶν ὀλίγον τι κατὰ ἀρχὰς
φθεγξάμενοι, συλλαβῆς μιᾶς που φθόγγον, ἄφωνοι γίνονται τοὐν-
τεῦθεν· ἐνίοις δὲ παραμένει μικρός τις φθόγγος, οἷος τοῖς μύζουσι
32 γίνεται. Καὶ φθέγξασθαί γε τοῖς οὕτως ἐπισχεθεῖσι τὴν φωνὴν

porte à l'extérieur, tombant parfois avec précipitation de tous les côtés
sur les parties latérales de la glotte, serre, presse et ramasse violem-
29 ment cet organe vers l'intérieur. La nature a donc évité ce danger
chez les animaux, en plaçant autour de la glotte les muscles susdits,
qui, lorsqu'ils se contractent, résistent au mouvement violent de l'air.
30 Aussi la plupart des gens qui bégayent éprouvent surtout de l'embarras lorsqu'ils veulent émettre une grande voix : en effet, la grande voix
se produit, ainsi que nous l'avons montré plus haut, quand on exprime
fortement l'air et que les muscles du larynx s'opposent fortement aussi à
31 son expulsion. Lors donc que l'air se porte subitement en haut, mais que
les muscles sont trop faibles, il commence par tomber sur les trous et
bouche le passage en dilatant les ventricules ; pour cette raison, quelques
bégayeurs, après avoir parlé un instant en commençant et énoncé la valeur à peu près d'une seule syllabe, perdent ensuite la voix ; chez quelques-uns, cependant, il reste un petit son semblable à celui des gens qui
32 chuchotent. Aux gens dont la voix s'est arrêtée d'une telle manière, il

5. ἐθελήσωσι V. — 6. ἐμπαγίζονται
(lac.) αν (l. λίαν vel ἄγαν) V ; ἐμποδ.
inter l.— 9. ἀνώτεροι V.— 9-10. ὑπάρχουσιν F V. — 11. κατ' ἀρχᾶς F ; om.
V. — 13. οἷον V. — Ib. ἄζουσι V. —
14. τε V.

ἀδύνατόν ἐσὶ πρὶν ἐκκενῶσαι τῶν κοιλοτήτων τὸ πνεῦμα· γενέσθαι δὲ τοῦτο ἀδύνατον εἰ μὴ παύσαιντο τείνοντες τὸν θώρακα·
μέχρι γὰρ ἂν ἀναφέρηται βιαίως ὁ ἐκφυσώμενος ἀὴρ, οὐκ ἐπιτρέπει συμπεσεῖν ταῖς κοιλότησιν· εἰ δὲ ἐκλύσειε μὲν ὁ θώραξ τὴν
5 τῆς ἐκφυσήσεως ἐνέργειαν, ἐπὶ πλεῖσον δὲ ὁ λάρυγξ ὑπὸ τῶν
τοῦτο ἔργον ἐχόντων μυῶν ἀνοιχθείη, κενοῦται τηνικαῦτα τῶν κοιλοτήτων αὐτοῦ τὸ πνεῦμα· πολὺ δὲ δὴ μᾶλλον εἰ πρὸς τῷ παύσασθαι τῆς ἐκφυσήσεως ἔτι καὶ διασέλλοι τις ἐπὶ βραχὺ τὸν θώρακα·
φερομένου γὰρ ἐπὶ τὸν πνεύμονα τοῦ κατὰ τὴν τραχεῖαν ἀρτηρίαν
10 ἀέρος ἐν τῷ καιρῷ τῷδε, συνέπεται τῇ τούτου φορᾷ καὶ ὁ ἐκ τῶν
κοιλοτήτων, εἶτα αὖθις ὅταν ἐντεῖναι μὲν ἰσχυρῶς φθάσωσι τοὺς
κατὰ τὸν λάρυγγα μῦς, συσέλλωσι δὲ τὸν θώρακα μὴ πάνυ βιαίως,
ἔφθασεν οὕτω καὶ ὁ διὰ τῆς γλωτίδος ἐκφυσώμενος ἀὴρ φέρεσθαι
διὰ αὐτῆς ἔξω πρὶν ἐμπεσεῖν ταῖς κοιλίαις, κἂν τούτῳ λοιπὸν ἀλύ-

est impossible de parler avant d'avoir évacué l'air des ventricules; or
cela ne saurait se faire, s'ils ne cessent de tendre la poitrine : en effet,
aussi longtemps que l'air expulsé par l'exsufflation se porte violemment
en haut, il ne permet pas aux sinus de s'affaisser; quand, au contraire,
la poitrine ralentit la vigueur de l'exsufflation, et que les muscles auxquels cette fonction est confiée dilatent le larynx aussi largement que
possible, alors seulement l'air est évacué des ventricules du larynx; ce
phénomène a lieu, à bien plus forte raison encore, si, au moment où
on est sur le point de cesser de souffler, on dilate, de plus, légèrement
la poitrine : en effet, l'air contenu dans la trachée-artère se portant en
ce moment-là vers le poumon, celui qui vient des ventricules suit également le mouvement de celui-ci, et, si, après cela, on commence par
contracter fortement les muscles du larynx pour rétrécir ensuite la poitrine, sans cependant y mettre trop de violence, l'air qu'on souffle à
travers la glotte aura déjà commencé à se porter au dehors, en passant
par cet organe, avant qu'il puisse tomber dans les ventricules, et, à
compter de ce moment-là, on pourra continuer à émettre la voix sans dé-

---

1. ἐγκενῶσαι τήτων (sic) τό F. — 4. καὶ ὅταν V. —Ib. διατεῖναι F. — 13.
πεσεῖν F. — 5. ἐκφωνήσεως F. — 7. ὄντως V. — Ib. διά om. V 1ᵃ m. —Ib.
πολλῷ V. — 8. ἔτι δὲ καί F. — Ib. δια- ἐπιγλωτίδος F. — 14. ἐκπεσεῖν τὰ κοι-
σέλλοι F; διασελεῖ V. — 11. αὖθις λίας F.

πως φωνοῦσι μηκέτι ἐμποδιζόμενοι· διακοπῆναι γὰρ οὐκέτι οἷόν
33 τε ἦν τὴν ἔμπλωσιν αὐτοῦ φθάσαντος φέρεσθαι ταύτην. Ῥήτωρ γοῦν
τις τῶν παρὰ ἡμῖν ἰσχνοφωνότερος ὢν ἀντὶ παντὸς ἐποιεῖτο θερα-
πευθῆναι· θεασάμενος δὲ αὐτὸν ἐγὼ κατὰ ἀρχὰς μὲν τοῦ διαλέγεσθαι δυσχερῶς ἐκφωνοῦντα, μετὰ δὲ τὸ φθέγξασθαί ποτε δυνηθῆναι   5
κἂν ἓν ὄνομα θαυμασΊῶς ὅπως εἴροντα, συνεβούλευσα μετρίως ἐντείνειν τὸν θώρακα κατὰ τὴν ἀρχὴν τοῦ φωνεῖν, ἐντεῦθεν δὲ, εἰ
34 βούλοιτο, πρὸς τὸ σφοδρότατον ἀνάγειν. Ὁ δὲ καὶ μάλα ἔφη καλῶς
αὐτῷ τοῦτο συμβουλεύεσθαι· μάλισΊα γὰρ δημηγορῶν, ἢ δίκας λέγων, ἢ μελετῶν, ἐμποδίζεσθαι, ῥᾳθυμῶν δὲ καὶ ταύτῃ τῇ συνήθη   10
35 φθεγγόμενος ἑτοίμως ἄρχεσθαι. Ἐκμέλεια δὲ γίνεται διὰ ὀργάνων
ξηρότητα κατὰ τρόπους τρεῖς, ἤτοι τραχυνθέντων αὐτῶν καὶ διὰ
τοῦτο τὸν φθόγγον ἀποτελούντων τραχύν, ἢ δυσκινήτων γινομέ-

sagrément et en n'éprouvant plus aucun empêchement : en effet, il n'est
plus dorénavant possible d'interrompre l'arrivée de l'air [sur la fente de
la glotte], puisqu'il a déjà commencé auparavant à passer par cette route.
33 Ainsi, un certain rhéteur de mon pays, qui bégayait assez fortement,
tenait beaucoup à être guéri : m'étant donc aperçu que, lorsqu'il commençait à prendre la parole, il éprouvait surtout de la difficulté, mais
que, dès qu'il avait réussi une fois à parler, ne fût-ce qu'un seul mot, il
liait admirablement bien son discours, je lui donnai le conseil de tendre
modérément la poitrine lorsqu'il commençait à parler, pour pousser plus
34 tard cette tension, s'il le voulait, au degré le plus intense. Le rhéteur me
répondit que je lui donnais là un excellent conseil, puisque c'était surtout quand il haranguait le peuple, quand il plaidait, ou quand il s'exer-
çait, qu'il éprouvait de l'embarras, tandis qu'il commençait facilement
35 quand il se reposait et qu'il parlait avec sa voix tout à fait ordinaire. Le
chant faux est causé par la sécheresse des organes de trois manières
différentes : d'abord quand ces organes sont devenus rudes, et produisent, pour cette raison, une voix rude, ensuite lorsque leurs mouvements sont devenus difficiles, et, en troisième lieu, quand ils rendent

4-6. μὲν τοῦ..... ὄνομα resectum   δέ om. V. — 8. σφοδρότερον V. — 9.
apud F. — 6. ὅπερ εἴροντο V. — Ib.   συμβεβουλεῦσθαι V. — Ib. δίκαια V. —
συνεβούλευσατο (vel αντος) V. — Ib.   10. ἢ μελετῶν om. V. — 12. αὐτῶν
μετρίως] μήτε V. — 6-7. ἐντείνειν.....   om. V.

16.

νων, ἢ κλαγγώδη τὸν ἦχον ἐργαζομένων· ἔσ͵ι δὲ κλαγγώδης Φθόγγος
ὁ τῆς ὑπερεξηραμμένης γλωτ͵ίδος ὀξὺς καὶ τραχὺς καὶ μικρὸς, μη-
δενός γε ἄλλου προσελθόντος αὐτῇ συμπ͵ώματος. Εἰ δέ γε ἢ μύ-   36
σειεν ἐπὶ πλέον, ἢ διασ͵αίη, τούτοις αὖ πάλιν οἰκείους ἀκολουθῆσαι
5 Φθόγγους ἀναγκαῖον, ὑπὲρ ὧν ἄμεινον ἐφεξῆς εἰπεῖν, ἐπειδὰν ἐπὶ
τέλος ἀφικώμεθα τῶν νῦν ἡμῖν ἐνεσ͵ώτων· οὐ μικρὰ γάρ τις ἔοικε
χρεία τῆς γενομένης ὑγρότητος ὑπάρχειν ἐν τῷ τοῦ λάρυγγος ἔνδον
σώματι πρὸς τὸ μήτε τὰ νεῦρα, μήτε τοὺς μῦς, μήτε τοὺς χιτῶνας, ἢ
τοὺς ὑμένας, ἢ τοὺς συνδέσμους τῶν τῆς Φωνῆς ὀργάνων ξηρανθῆναι.
10 Τρισὶ δὲ μορίοις ἐφεξῆς ἀλλήλων κειμένοις εἰς Φωνὴν καὶ διάλεκτον   37
ἀναγκαίοις, γλώτ͵η καὶ Φάρυγγι καὶ λάρυγγι καὶ συζυγίαι τρεῖς
εἰσιν ἀδενωδῶν σωμάτων ἐπιτήδειον ὑγρότητα παρασκευάζουσαι,
ἀλλὰ ἐκ μὲν τῶν τῆς γλώτ͵ης ἀδενωδῶν ἀγγείων ζεῦγος ἐκπεφυκὸς
οὐ ταύτῃ μόνον, ἀλλὰ καὶ τῷ σ͵όματι παντὶ παροχετεύει τὸ σίε-

le son retentissant; or le son retentissant est le son aigu, rude et grêle,
qui est le propre d'un état de sécheresse exagérée de la glotte, pourvu
qu'aucun autre accident ne vienne se surajouter à cet état. Si la glotte   36
est trop fortement fermée, ou trop fortement béante, il se produit indispensablement de nouveau des sons spéciaux; mais il vaut mieux
que nous parlions plus tard de ces sons quand nous serons arrivé à la
fin de notre traité actuel, car il semble que le liquide qui se forme
dans le corps intérieur du larynx a une utilité assez importante pour
empêcher que, soit les nerfs, soit les muscles, soit les tuniques, soit
les membranes, soit les ligaments des organes de la voix, ne se dessèchent. En effet, trois organes situés immédiatement l'un après l'autre,   37
et qui sont indispensables pour la formation de la voix et de la parole, la langue, le pharynx et le larynx, sont pourvus de trois paires
de corps glanduleux qui préparent une humeur appropriée; mais les
corps glanduleux de la langue donnent naissance à une paire de conduits qui amènent la salive, non-seulement sur cet organe, mais aussi

2. ὀξὺς δὲ καί V. — 2-3. μικρὸς καὶ
μηδ. F. — 3. γε om. V. — Ib. προσπε-
σόντος vel περιπεσόντος V. — Ib. ἢ
om. V. — 5. ἄμεινον ἐξειπεῖν F. — 8.
τῷ F V. — Ib. μηκέτι τά V. — 10. δια-
κειμένοις V. — 11. λάρ. συζυγ. V. —
14. οὔτ' αὔτη F. — Ib. παντί om. F. —
14-p. 245, l. 1. σίαλον V.

38 λον. Οὔτε δὲ ἐκ τῶν ἀντιάδων, οὔτε ἐκ τῶν κατὰ τὸν λάρυγγα τοιοῦτόν τι πέφυκεν ἀγγεῖον, ἀλλὰ αἱ μὲν ἀντιάδες ὅμοιαι σπόγγῳ τὴν φύσιν ὑπάρχουσαι, λεπτὴν ἰκμάδα δροσοειδῶς ἐξερεύγονται κατὰ τὴν ἀρχὴν τῆς φάρυγγος, ὥστε ἐντεῦθεν ἄνωθεν κάτω ῥᾳδίως ἐπιρρεῖν

39 αὐτὴν, μὴ δεομένην τῶν παραξόντων ἀγγείων. Ἡ δὲ ἐν τῷ λάρυγγι   5
κατὰ τὴν γλωττίδα τοιαύτην μὲν οἵαν εἶπον ἔμπροσθεν ἔσχε τὴν οὐσίαν, δύο δὲ ἐν αὐτῇ κοιλότητας ἐπὶ διτλοῖς ὀρθίοις τρήμασιν ἐν τοῖς μεγαλοφωνοτάτοις ζῴοις ὑπὲρ τοῦ κλείεσθαι τὸν πόρον τῆς

40 γλωττίδος ἐπεκτήσατο. Περὶ μὲν οὖν τούτων ἱκανὰ τὰ εἰρημένα·
τὸ δὲ τάχος τῆς φορᾶς τοῦ πνεύματος εἰς ὀξύτητα συντελεῖν ἀπο-   10

41 δέδεικται τῇ φωνῇ, τῶν ἄλλων ὡσαύτως ἐχόντων. Ἐπεὶ τοίνυν ἡ
μὲν στενότης ἐπιτείνει τὸ τάχος, ἡ δὲ εὐρύτης ἐκλύει, διὰ τοῦτο
ἐπὶ μὲν ταῖς στεναῖς ἀρτηρίαις ὀξυτέραν τὴν φωνήν, ἐπὶ δὲ ταῖς
εὐρείαις βαρυτέραν γίνεσθαι συμβαίνει· κατὰ τὸν αὐτὸν τρόπον ἐπὶ

38 dans tout l'intérieur de la bouche. Ni les amygdales, ni les corps glanduleux du larynx ne donnent naissance à un pareil vaisseau, mais les amygdales, qui, par leur nature, ressemblent à une éponge, laissent échapper une humeur ténue sous forme de rosée vers le principe du pharynx, de sorte que, de ce point-là, cette humeur peut couler facilement de haut en bas sans avoir besoin de vaisseaux pour la porter à sa destination.

39 Les corps glanduleux du larynx situés dans la région de la glotte ont une substance telle que je l'ai décrite plus haut, mais, chez les animaux à voix très-grande, ils ont de plus deux cavités dans leur intérieur, cavités qui font suite à deux trous percés droits, et cette disposition a pour but

40 de permettre qu'on ferme le canal de la glotte. — Ce que nous venons de dire suffit pour ce sujet-là; quant à la rapidité du mouvement de l'air, nous avons montré plus haut qu'il contribuait à l'acuité de la voix, pour-

41 vu que toutes les autres conditions restassent les mêmes. Puis donc que l'étroitesse augmente la rapidité, tandis que l'ampleur l'affaiblit, pour cette raison il arrive que la voix devient plus aiguë quand la trachée-artère est étroite, et plus grave quand elle est large, et que, de la même ma-

1. Οὐδὲ ἐκ τῶν ἀντ. F. — 4. ἄνω τατον καὶ βαρύτατον V. — Ib. συστέλ-
κάτω V. — 5. παρεξόντων F. — 7. λειν F. — 11. τὴν φωνήν F. — 14.
ταύτῃ V. — 9. οὖν om. F. — 10. ὀξύ- κατὰ δὲ τόν V.

μὲν ταῖς βραχυτέραις ὀξυτέραν, βαρυτέραν δὲ ἐπὶ ταῖς μακροτέραις.
Αἱ μὲν οὖν γυναῖκες, εἰ καὶ μὴ τῷ μήκει τῆς ἀρτηρίας, ἀλλὰ τῷ γε 42
εὔρει πάντως ἀπολείπονται τῶν ἀνδρῶν, καὶ ὀξυφωνότεραι δεόντως
εἰσίν· τὰ δὲ παιδία καὶ τούτων ἔτι μᾶλλον, ἐπειδὴ καὶ τῷ μήκει
5 λείπεται· διπλασιασθέντων γὰρ αὐτοῖς τῶν τῆς ὀξύτητος αἰτίων,
ἀνάγκη δήπου καὶ τὴν φωνὴν ὀξυτέραν γενέσθαι μακρῷ. Εὔηχος δὲ 43
ἡ φωνὴ καὶ μέγας ὁ ψόφος γίνεται πολλοῦ πνεύματος ἐμπίπτοντος
ἰσχυρῶς ἰσοσθενεῖ σώματι· πλήτειν τε γὰρ οὕτως ἔφαμεν αὐτὰ
καὶ πλήτεσθαι πρὸς ἀλλήλων. Καὶ ὀνομάζουσι μέλαν φώνημα ὃ 44
10 προοίμιόν ἐστι βραγχώδους φωνῆς. Ἕπεται γοῦν ἄμφω περιτταῖς 45
ὑγρότησιν, ἐν τῷ μᾶλλόν τε καὶ ἧττον ἀλλήλων διαφέροντα· ὅθεν
οἶμαι καὶ τοῖς γέρουσι διὰ τὸ πλῆθος τῶν περιττωμάτων βραγχώδης ἡ φωνὴ, ὡς εἴ γε δύναιντο φυλάττειν ἀπερίττους ἑαυτοὺς, εὐ-
φωνότεροι φαίνοιντο ἂν τῶν νεωτέρων. Καὶ ἑκάτερον τούτων κατὰ 46

nière, la brièveté de cet organe augmente l'acuité, et la longueur la gravité de la voix. Or les femmes sont inférieures aux hommes, sinon pour 42
la longueur, du moins toujours pour l'ampleur de la trachée-artère, et
elles ont donc nécessairement la voix plus aiguë qu'eux; les enfants ont la
voix encore plus aiguë que les femmes, puisqu'ils ont en outre la trachée-
artère plus courte : en effet, les causes d'acuité étant devenues doubles
chez les enfants, leur voix doit devenir inévitablement beaucoup plus
aiguë. La voix devient sonore et le son est fort lorsqu'une grande quan- 43
tité d'air tombe vigoureusement sur un corps assez dense pour lui faire
résistance : car nous disions que, de cette façon, les deux corps se frap-
paient mutuellement au même instant où ils étaient frappés l'un par
l'autre. On appelle voix *sombre* celle qui est le prélude de la voix rauque. 44
Ces deux espèces de voix tiennent à une humidité superflue, et elles ne 45
présentent entre elles qu'une différence graduelle; je pense donc que la
raucité de la voix des vieillards dépend de la grande quantité de résidus
de la nutrition propre à cet âge, et que, s'ils pouvaient tenir leurs corps
libres de ces résidus, les vieillards nous présenteraient une voix plus belle
que les gens moins âgés. Ces deux particularités de la voix des vieillards, 46

1. βραχυτάταις F. — 4. ἐπειδὴ τῷ V.   10. φωνῆς..... ἄμφω om. V. — Ib. περὶ
— 5. λείπουται V. — 7. ἐγγίγνεται V.   τοῖς F. — 14. φαίνοιντο ἂν ex cm.; φα-
— 9. καὶ πλήτ. πρ. ἀλλ. om. V. —   νοῦνται F V.

λόγον γίνεται τοῖς γέρουσι, τό τε βραγχῶδες ἐν τῷ φωνήματι, καὶ
τὸ λαμπρὸν, ὅτι ξηρὸν μὲν ἐδείχθη τὸ σῶμα αὐτῶν εἶναι τοῖς οἰκείοις μορίοις, ὑγρὸν δὲ τῷ πλήθει τῶν περιττωμάτων· ὅτι δὲ τὰ
ξηρὰ καὶ πυκνὰ σώματα λαμπρότερα ἠχεῖ τῶν ἐναντίων, παντὶ
47 δῆλον. — Γίνεται μὲν οὖν ὑπό τε τῆς ἐκφυσήσεως ἡ φωνὴ καὶ τῆς 5
γλωττίδος μόνον· φέρεται δὲ ἔξω διά τε τοῦ κατὰ τὸν λάρυγγα στομίου, καὶ μετὰ αὐτὸ διὰ φάρυγγος καὶ στόματος, οὐδὲν μὲν ἔτι συν-
τελούντων εἰς γένεσιν φωνῆς, βλάπτειν δὲ αὐτὴν οὐ σμικρὰ δυνα-
48 μένων. Αὐτίκα γέ τοι φλεγμονῆς, ἤ τινος ἄλλου συστάντος ὄγκου
περί τι τῶν εἰρημένων μορίων, ἢ στενοχωρία τῆς ὁδοῦ βλάπτει τὴν 10
49 φωνήν. Οὔκουν οὐδὲ ἐκφυσᾶν οἱ τοιοῦτοι δύνανται· εἰ δὲ ἐπὶ πλέον
ὁ παρὰ φύσιν ὄγκος ἐξαρθείη, κινδυνεύσουσι μήτε εἰσπνεῖν ἔτι,
μήτε ἐκπνεῖν δύνασθαι· κοινὴ γὰρ δὴ τούτων ἁπάντων ἐστὶν ὁδὸς
ἡ διὰ τῶν εἰρημένων ὀργάνων, ὥστε καὶ βλάψει κοινῇ σύμπαντα,

aussi bien la clarté que la raucité, n'ont ni l'une ni l'autre rien de contraire à la raison, car nous avons déjà montré (p. 6) qu'à cet âge le
corps est sec eu égard à ses parties propres, mais humide par suite de
l'abondance des résidus; or il est évident pour tout le monde que
les corps secs et denses produisent un son plus clair que ceux qui se
47 trouvent dans des conditions opposées. — La voix est donc uniquement formée par l'air qu'on expulse en soufflant et par la glotte; mais
elle se porte à l'extérieur à travers l'orifice du larynx, et, après cela,
à travers le pharynx et la bouche, organes qui ne contribuent plus en
rien à la formation de la voix, quoiqu'ils puissent lui faire un tort
48 assez considérable. Par exemple, s'il survient une inflammation, ou
quelque autre tumeur aux environs d'une des parties susdites, l'étroitesse
49 du passage compromet la voix. Les gens affectés d'une pareille tuméfaction ne peuvent donc même pas souffler, et, si le volume de cette tuméfaction augmente encore, ils courront le danger de ne pouvoir plus ni
inspirer, ni expirer, car le canal qui passe à travers les organes susdits
est la route commune pour tout ce que nous allons énumérer, pour la
voix, pour l'exsufflation, pour l'exspiration et pour l'inspiration; le dom-

4. λαμπρόν V. — 5. τε om. V. — 6. V. — 12. κινδυνεύουσι F. — 12-13. ἔτι,
ἐπιγλωττίδος FV. — Ib. ἔξωθεν V. — μήτε ἐκπνεῖν om. V. — 13-14. ὁδὸς
7. μὲν οὖν οὐκέτι V. — 9. Ἄνευ δὴ γε μία τῶν V. — 14. βλάψαι F text.

Φωνὴν, ἐκφύσησιν, ἐκπνοὴν, εἰσπνοήν. Οὐ μὴν ἥ γε ἔμφραξις τῆς 50
ῥινὸς ἀδικεῖ τι τὴν φωνὴν, ἀλλὰ ἐκεῖνα μόνα τῆς διαλέξεως ὅσα δεῖται τῶν κατὰ τὴν ῥῖνα πόρων ἀφράκτων. Ἀλλὰ τί τοῦτο; καὶ γὰρ 51
τῶν ὀδόντων ἄλλος ἄλλο κακοῖ διαλέκτου μόριον, ὥσπερ γε καὶ τοῦ
5 χείλους ἀπολλύμενόν τι, καὶ ὁ γαργαρεὼν ἀμέτρως ἐκτμηθεὶς, ἀλλὰ
καὶ τῆς ὑπερῴας ἄμετρος ὑγρότης ἐμποδίζει τῷ καθαρῷ τῆς φωνῆς,
ὥσ7ε ἀκριβολογουμένῳ τινὶ, καθάπερ ἡμεῖς νῦν ἀκριβολογούμεθα,
χρὴ μηδὲν φάναι τῶν εἰρημένων εἰς φωνὴν συντελεῖν · ἄλλως δὲ
οὐ προσήκει σμικρολογεῖσθαι πρὸς τὸν εἰπόντα συντελεῖν τι τῇ
10 φωνῇ.

με'. Περὶ μυῶν κινήσεως.

Ὄργανα κινήσεως τῆς κατὰ ὁρμὴν οἱ μύες εἰσὶν, οὕτω δή τι πολὺ 1
πλῆθος ὄντες ὥσ7ε οὐδὲ ἀριθμῆσαι ῥᾴδιον αὐτούς · καὶ γὰρ οὖν καὶ

mage qu'il cause portera donc aussi en commun sur toutes ces fonctions.
Mais l'obstruction du nez ne fait aucun tort à la voix, elle compromet 50
seulement l'énonciation de ceux des éléments de la parole qui exigent
que les narines soient libres. Mais qu'ai-je besoin de mentionner ce fait, 51
puisque les dents mêmes compromettent l'énonciation de certains éléments de la parole, l'une tel élément, et une autre tel autre, et qu'il en est
de même pour la perte d'une partie des lèvres, ou pour une excision
trop étendue de la luette? de plus, l'humidité exagérée du palais est un
obstacle pour la pureté de la voix; si donc ont veut s'exprimer avec exactitude, comme nous le faisons actuellement, il faut dire qu'aucun des
organes dont nous venons de parler ne contribue à la formation de la
voix; toutefois il ne faudrait pas disputer pour si peu avec celui qui pré-
tendrait qu'ils y contribuent.

45. DU MOUVEMENT DES MUSCLES.

Les muscles sont les organes du mouvement volontaire, et leur 1
nombre est si considérable, qu'il n'est pas même facile de les compter : en

---

1. ἔμφρ. ἢ τῆς V. — 4. ἄλλο ἢ ἄλλο λογημένῳ V. — 8-9. συντελεῖν, ὡς οὐδ'
V. — Ib. -λέκτου μόριον resect. ap. F. οὐ V. — 9. ἀκριβολογεῖσθαι V. — Ib.
— Ib. ὥσπερ ἴσ7ε τοῦ V. — 7. ἀκριβο- συσ7έλλειν F. — 9-10. τὴν φωνήν V.

συμφύονταί τινες ἀλλήλοις ὡς δοκεῖν εἷς εἶναι, καί τις εἷς ὢν εἰς πολλοὺς τελευτήσας τένοντας, οὐχ εἷς ἔτι μῦς, ἀλλὰ ὅσοι περ οἱ τένον-
2 τες, εἶναι δοκεῖ. Διά τε οὖν ταῦτα, καὶ ὅτι πολυειδεῖς εἰσι τοῖς σχή-
μασιν, εἰς ἀνόμοιά τε καταφύονται μόρια δυσφωρατότατον ἴσχουσι
3 τὸν τῆς κινήσεως τρόπον. Ἀλλὰ καὶ τμηθεὶς ἅπας μῦς ἐγκάρσιος   5
μὴ πάνυ λεπτῇ, μηδὲ ἐπιπολῆς τῇ τομῇ βλάπτει μέν τινα πάντως
τῶν τοῦ μορίου κινήσεων εἰς ὃ καταφύεται · τῷ δὲ εἶναι πολυειδεῖς
τὰς βλάβας, καὶ ταύτῃ δυσφωρατότατος αὐτῶν ὁ τῆς κινήσεως τρό-
4 πος. Αὐτίκα τῶν κατὰ σκέλος μυῶν ἄλλοτε ἄλλου τμηθέντος, ἢ
κάμπτειν, ἢ ἐκτείνειν, ἢ ἐπαίρειν, ἢ καθιέναι, ἢ ἐπιστρέφειν ἀδυνα-   10
5 τοῦσι τὸ κῶλον. Τὰ δὲ αὐτὰ καὶ φλεγμοναὶ καὶ σκίρροι καὶ θλά-
σεις αὐτῶν καὶ σήψεις καὶ σκληρότητες οὐλῶν ἐργάζονται · τὰ δὲ
αὐτὰ καὶ τῶν τενόντων παθόντων γίνεται · καλοῦσι δὲ αὐτοὺς ἀπονευρώσεις μυῶν οἱ νεώτεροι · μικτὴ δέ τις αὐτῶν ἡ φύσις ἐστὶ καὶ

effet, quelques muscles s'unissent entre eux de façon qu'ils semblent
ne former plus qu'un seul; d'autres fois, un muscle unique se termine
en plusieurs tendons et semble, par conséquent, n'être plus un seul
2 muscle, mais autant de muscles qu'il y a de tendons. Pour cette raison
donc, et aussi parce qu'ils présentent des formes très-variées et s'implantent sur des parties dissemblables, ils ont un mode de mouvement
3 très-difficile à saisir. Mais, de plus, si l'on fait sur tout le diamètre d'un
muscle une incision transversale qui ne soit ni trop petite ni trop superficielle, l'un des mouvements de la partie sur laquelle ce muscle s'implante
sera nécessairement compromis, et, comme ces dérangements sont d'une
nature très-variée, cette circonstance contribue aussi à rendre le mode de
4 mouvement des muscles très-difficile à saisir. Par exemple, l'incision des
divers muscles du membre inférieur rendra impossible, soit la flexion,
soit l'extension, soit le soulèvement, soit l'abaissement, soit la rotation
5 de ce membre. L'inflammation, le squirrhe, la contusion, la pourriture de ces muscles, ou l'induration de leurs cicatrices, auront encore
les mêmes conséquences, et le même effet sera également produit par
les lésions des tendons, organes que les médecins modernes appellent
muscles transformés en nerfs, car leur nature est, en quelque sorte, mixte

2. μῦς] μόνας Gal. — 4. δυσφώρα-   καταφύετο F inter l.; κατεφύετο Gal.
τον Gal.; it. l. 8. — 6. τινας F. — 7.   — 13. πασχόντων Gal.

μέση συνδέσμου τε καὶ νεύρου. Πρὸς ἐγκέφαλον δὲ καὶ νωτιαῖον 6
ἅπασι μυσὶν οὐ σμικρὰ κοινωνία· δέονται γὰρ ἢ παρὰ ἐγκεφάλου
νεῦρον ἢ παρὰ νωτιαίου λαβεῖν, τοῦτο τὸ νεῦρον, ἰδέσθαι μὲν σμικρὸν, οὐ μὴν τήν γε δύναμιν σμικρόν. Ἐπιγνώσῃ δὲ τοῖς παθήμα- 7
5 σιν· καὶ γὰρ τεμνόμενον καὶ θλιβόμενον καὶ θλώμενον καὶ βρόχῳ
διαλαμβανόμενον καὶ σκιρρούμενον καὶ σηπόμενον ἀφαιρεῖται τοῦ
μυὸς ἅπασαν αἴσθησιν καὶ κίνησιν. Ἀλλὰ καὶ φλεγμαίνοντος ἐσπά- 8
σθησάν τε καὶ παρέπαισαν οὐκ ὀλίγοι καί τινες τῶν οὕτως ἐχόντων
ἰατροῦ σοφωτέρου τυχόντες τέμνοντος τὸ νεῦρον, αὐτίκα μὲν ἐπαύ-
10 σαντο τοῦ σπᾶσθαί τε καὶ παραπαίειν, εἰς ὕστερον δὲ τὸν μῦν, εἰς
ὃν τὸ νεῦρον ἐνέβαλεν, ἀναίσθητόν τε καὶ ἀχρεῖον εἰς τὰς κινήσεις
ἔσχον. Οὕτως ἄρα μεγάλη τις δύναμις ἐν τοῖσδε τοῖς νεύροις ἐσ͂ὶν 9
ἄνωθεν ἀπὸ τῆς μεγάλης ἀρχῆς ἐπιρρέουσα. Γνοίης δὲ ἂν τῷδε 10
μάλισ͂α· εἰ τέμοις τῶν νεύρων τούτων ὁτιοῦν, ἢ εἰ τὸν νωτιαῖον

et tient le milieu entre celle du ligament et celle du nerf. Tous les muscles 6
ont des relations assez importantes avec le cerveau et la moelle épinière,
car ils ont besoin de recevoir du cerveau ou de la moelle épinière un
nerf, ce nerf qui est si petit à voir, mais dont les forces sont loin d'être
petites. Vous le reconnaîtrez à ses lésions : en effet, l'incision, la com- 7
pression, la contusion, la ligature, le squirrhe, ou la pourriture du nerf
enlève au muscle tout sentiment et tout mouvement. Qui plus est, chez 8
un assez grand nombre de malades, l'inflammation d'un nerf a amené des
convulsions ou le délire, et quelques-uns des gens qui se trouvaient
dans cet état, ayant été assez heureux pour rencontrer un médecin bien
avisé qui coupât le nerf, furent immédiatement délivrés de leurs convulsions et de leur délire; mais, à compter de ce moment, le muscle auquel ce nerf s'insérait fut, chez eux, insensible et incapable de servir
aux mouvements. Telle est donc l'importance des forces de ces nerfs, 9
forces qui leur viennent d'en haut du grand principe. Vous le reconnaî- 10
trez surtout au fait suivant : si vous coupez tel ou tel de ces nerfs qu'il
vous plaira, ou bien la moelle épinière, toute la partie située au-dessus

3. καὶ τοῦτο Gal. — 7. κίνησίν τε καὶ Gal. — 11. ἐνέβαλε Gal. — 12. τοῖσδε
αἴσθησιν Gal. — 9. τέμνοντος ex em.; om. Gal. — 13. ἂν ἐν τῷδε F. — 14.
τέμνον F; τεμόντος Gal. — 10. εἰς om. εἴτε μύς F. — Ib. ἢ ἢ εἰ F.

αὐτὸν, ὅσον μὲν ἀνωτέρω τῆς τομῆς συνεχὲς ἐγκεφάλῳ, τοῦτο μὲν
ἔτι διασώσει τὰς τῆς ἀρχῆς δυνάμεις, τὸ κατωτέρω δὲ πᾶν οὔτε αἴ-
11 σθησιν, οὔτε κίνησιν οὐδενὶ χορηγεῖν ἔτι δυνήσεται. Λόγον οὖν
ὀχετῶν ἔχοντα τὰ νεῦρα καθάπερ ἔκ τινος πηγῆς τοῦ ἐγκεφάλου
τοῖς μυσὶ παράγοντα τὰς δυνάμεις, ἐπειδὰν πρῶτον αὐτοῖς ὁμιλήσῃ, 5
σχίζεται πολυειδῶς ἄλλην ἐπὶ ἄλλῃ σχίσιν, καὶ τέλος εἰς λεπτὰς
καὶ ὑμενώδεις ἵνας ὅλα λυθέντα πᾶν οὕτω διαπλέκει τὸ σῶμα τοῦ
12 μυός. Οἱ δὲ αὖ σύνδεσμοι κατὰ οὓς τοῖς ὀστοῖς οἱ μύες συνδοῦνταί τε
καὶ συμφύονται, τούς τε ὑμένας τοὺς ἀμφὶ αὐτοῖς γεννῶσι καί τινας
εἴσω διαφύσεις εἰς αὐτὴν τὴν σάρκα τῶν μυῶν πέμπουσιν, ἣν ὥσπερ 10
τινὰ χώραν μοι νόει πολλοῖς ὀχετοῖς ἀρδομένην, ἑνὶ μὲν τῷ πρόσθεν εἰρημένῳ τῷ νεύρῳ, δύο δὲ ἄλλοις τῷ μὲν αἵματος θερμοῦ καὶ
λεπτοῦ καὶ ἀτμώδους, τῷ δὲ ψυχροτέρου τε καὶ παχυτέρου · καλεῖ-
13 ται δὲ αὐτῶν τὸ μὲν ἀρτηρία, τὸ δὲ φλέψ. Οὗτοι μὲν οὖν οἱ ὀχετοὶ

de l'incision, et qui reste en rapport avec le cerveau, conservera encore
les forces qui viennent de ce principe, tandis que toute la partie qui est
au-dessous ne pourra plus communiquer ni sentiment, ni mouvement
11 à aucun organe. Les nerfs, qui jouent par conséquent le rôle de conduits,
et qui, dès l'instant qu'ils entrent en contact avec les muscles, leur apportent les forces qu'ils tirent du cerveau, comme d'une source, se divisent
d'une manière très-variée à l'aide de plusieurs bifurcations successives,
et, s'étant résolus à la fin entièrement en fibres membraneuses et ténues,
12 elles forment un réseau pour tout le corps du muscle. Les ligaments,
au contraire, qui servent à relier et à unir les muscles aux os, donnent
naissance aux membranes qui les environnent et font pénétrer certaines
cloisons intérieures dans la chair même des muscles, chair que vous de-
vez vous représenter comme un lieu arrosé par plusieurs canaux; d'abord
par celui dont nous venons de parler, c'est-à-dire par le nerf, ensuite par
deux autres, dont l'un amène du sang chaud, ténu et vaporeux, et
l'autre du sang plus froid et plus épais; le premier de ces canaux s'ap-
13 pelle artère, et le second veine. Ces canaux donc, qui tirent leur origine

3. ἔτι om. Gal. — 5. πρῶτον δ' αὐτοῖς Gal. — 9. τοὺς δ' ὑμένας Gal. —
lb. αὐτούς Gal. — 10. ἣν om. F. —
11. ἀρδευομένην Gal.

τὴν ἀρχὴν ἀπὸ καρδίας καὶ ἥπατος ἔχοντες, τὸ σῶμα τῶν μυῶν ἄρ-
δουσι, καὶ διὰ τοῦτο οὐκέτι χώρα τις ἁπλῶς, ἀλλὰ οἷον φυτὸν ὁ μῦς
γίνεται· διὰ δὲ τὸν τρίτον ὀχετὸν τὸν ἀπὸ τῆς μεγάλης ἀρχῆς οὐ
φυτόν, ἀλλὰ ἤδη κρεῖτ7όν τι φυτοῦ, προσλαβὼν αἴσθησίν τε καὶ
5 κίνησιν τὴν κατὰ ὁρμήν, οἷς τὸ ζῷον τοῦ μὴ ζῴου διαφέρει. Διὰ ταύ- 14
τας οὖν τὰς δυνάμεις ὄργανον ψυχικὸν ὁ μῦς ἐγένετο, καθάπερ ἀρτηρία καὶ φλὲψ φυσικά. Καὶ γοῦν καὶ τῶν κινήσεων αἱ μὲν ἀρτηρίας 15
καὶ φλεβὸς φυσικαί τε καὶ χωρὶς ὁρμῆς, αἱ δὲ τῶν μυῶν ψυχικαί
τε καὶ μετὰ ὁρμῆς. Τί δήποτε οὖν οὐκ αἰσθήσεως ὄργανον εἴπομεν 16
10 τὸν μῦν, ἀλλὰ κινήσεως μόνης, καίτοι γε ἀμφοτέρων αὐτῷ μετῆν;
ὅτι κίνησις μὲν οὐκ ἂν γένοιτο τοῖς ζῴοις οὐδεμία κατὰ ὁρμὴν ἄνευ
τῶν μυῶν, ὥστε ἴδιον αὐτῆς ὄργανον ὁ μῦς· αἴσθησις δὲ ὑπάρχει
τοῖς αἰσθητικοῖς μορίοις πᾶσι καὶ χωρὶς μυῶν· ὅ τι γὰρ ἂν αὐτῶν
μετάσχῃ νεύρου, τοῦτο πάντως αἰσθάνεται. Τί μὲν οὖν ἐστιν ὁ μῦς, 17

du cœur et du foie, arrosent le corps du muscle, et, pour cette raison,
il n'est plus simplement un lieu, mais il devient, pour ainsi dire, une
plante; grâce au troisième canal, qui provient du grand principe, il n'est
pas une plante, mais déjà quelque chose de meilleur qu'une plante,
puisqu'il gagne le sentiment et le mouvement volontaire, propriétés qui
distinguent l'animal de ce qui n'est pas animal. Par l'effet de ces forces, 14
le muscle est donc devenu un organe de l'âme, comme l'artère et la
veine sont des organes de la nature. En effet, les mouvements de l'artère 15
et de la veine sont des mouvements naturels et sans spontanéité, tandis
que ceux des muscles sont volontaires et du ressort de l'âme. Pourquoi 16
donc n'appelons-nous pas le muscle organe du sentiment, mais uniquement organe du mouvement, quoiqu'il participe à tous les deux?
Parce que les animaux n'auraient aucun mouvement volontaire sans les
muscles, de sorte que le muscle est l'organe propre de ce mouvement;
tandis que toutes les parties sensibles sont douées de sentiment même
sans l'intervention des muscles, car toute partie pourvue de nerfs est
nécessairement douée de sentiment. On a donc dit ce que c'est qu'un 17

2. τούτους Gal. — 3. ὀχ. ἀπό F. —   Gal. — 9. δήπου τ' οὖν F; δήποτε δέ
6-7. δι' ἀρτηρίας καὶ φλεβὸς φυσικόν Gal. — 11. ἢ ὅτι Gal.

εἴρηται· λείποι δὲ ἂν ἔτι περὶ τῆς τῶν τενόντων φύσεως εἰπεῖν
πρὸς τὸ μηδὲν ἀσαφὲς ὑπολείπεσθαι τοῖς ἑξῆς λόγοις. Σκληρότερός 18
ἐσ]ιν ὁ τένων νεύρου τοσοῦτον ὅσον συνδέσμου μαλακώτερος, ἀλλὰ
καὶ τὸν ὄγκον τοῦ σώματος τηλικοῦτος οἷος ἐξ ἀμφοῖν μάλιστα γέ-
5 γονεν ἄν. Καὶ σύνδεσμος μὲν ἅπας ἀναίσθητος, νεῦρον δὲ ἅπαν 19
αἰσθητικὸν, ὁ δὲ τένων οὔτε ἀναίσθητος, ὅτι καὶ νεύρου μετέσχεν,
οὔτε οὕτως αἰσθητικὸς ὡς τὸ νεῦρον μόνον. Ἀλλὰ κἀκ τοῦ φύεσθαι 20
μὲν ἐκ τῆς τελευτῆς τοῦ μυὸς τὸν τένοντα, καταφύεσθαι δὲ εἰς τὴν
κεφαλὴν αὐτοῦ τό τε νεῦρον καὶ τοὺς συνδέσμους, εἶτα εἰς ὅλον δια-
10 σπείρεσθαι τὸν μῦν, εὔλογον ἐξ ἀμφοῖν γεγονέναι τὸν τένοντα· τὸ
γὰρ νεῦρον τὸ καθῆκον εἰς αὐτὸν κατὰ μὲν τὴν πρώτην ἔμφυσιν εἰς
ὀλίγας νενέμηται μοίρας, ἐκείνων δὲ αὖθις εἰς ἑτέρας τεμνομένων,
καὶ τῶν γενομένων αὖθις εἰς ἄλλας, καὶ μέχρι τοσούτου τῆς σχίσεως προϊούσης ὥσ]ε εἰς ὑμενώδεις καὶ πάνυ λεπ]ὰς ἶνας τελευτῆ-

muscle; pour qu'il ne reste aucune obscurité dans ce que nous allons
dire, il nous faut encore parler de la nature des tendons. Le tendon 18
dépasse autant en dureté le nerf qu'il dépasse le ligament en mollesse;
mais le volume du corps du tendon est aussi tel qu'il serait à peu près,
si le tendon avait été formé des deux organes en question. De plus, tout 19
ligament est insensible, tout nerf est sensible; le tendon n'est ni insensible, parce qu'il tient du nerf, ni aussi sensible qu'un nerf pur. Mais la 20
circonstance que le tendon provient de l'extrémité du muscle, tandis que
le nerf et les ligaments s'implantent à sa tête, et se distribuent ensuite
dans tout le muscle, rend vraisemblable la conjecture que le tendon se
forme des deux organes en question : en effet, le nerf qui arrive au muscle
se divise, dès l'instant de son implantation, en parties peu nombreuses,
et, si ces parties se distribuent de nouveau en d'autres, si les parties
qui proviennent de cette seconde division se séparent encore une fois en
d'autres, si cette bifurcation continue jusqu'au point de faire terminer les
nerfs en fibres membraneuses et extrêmement ténues, si, enfin, ces parties

1. εἴρηται σαφῶς Gal. — 4-5. γέγονεν ἂν ex em.; γεγονέναι F Gal. — 6.
ὅτε F. — 7. νεῦρον· οὐ γάρ ἐσ]ι νεῦρον μόνον Gal. — 9. τε om. F. — 11.
ἔκφυσιν F. — 12-13. τεμν. καὶ τούτων
τεμνομένων αὖθις Gal.

σαι, πάλιν ἐκ τούτων τῶν λεπῖῶν μορίων συνιόντων εἰς ἄλληλα
καὶ ποιούντων νεῦρα, μείζονα μὲν τὸν ὄγκον τῶν ἔμπροσθεν, ἐλάσσονα δὲ τὸ πλῆθος, ἐν τῇ τελευτῇ τοῦ μυὸς ἴσα τόν τε ἀριθμὸν καὶ
τὸ μέγεθος ταῦτα γίνεται τοῖς κατὰ τὴν πρώτην ἀρχήν. Ἐπεὶ δὲ 21
5 αὖθις ὁ τένων φύεται πολὺ μείζων τοῦ καθήκοντος εἰς τὸν μῦν νεύρου, δῆλον ὡς οὐκ ἐκ τοῦ νεύρου μόνον γέγονεν, ἀλλά τι καὶ τῶν
συνδέσμων τῆς φύσεως προσέλαβε, καὶ οὐκ ὀλίγον γε τοῦτο· πολλαχόθι γὰρ δεκαπλάσιος τῷ πάχει τοῦ νεύρου φαίνεται, πολλαχόθι
δὲ ἑξαπλάσιος. Καὶ προσηκόντως ἄρα τοιοῦτός τε καὶ τηλικοῦτος 22
10 ἐγένετο, μέλλων γε καὶ τὴν συνδέσμου καὶ τὴν νεύρου χρείαν παρέ-
ξειν· συνδεῖ μὲν γὰρ τὸν μῦν τοῖς ὑποκειμένοις ὀσ͂οῖς εἰς ἃ καταφύεται, καὶ ταύτῃ μὲν οὐδὲν διαφέρει συνδέσμου· αἰσθάνεται δὲ καὶ
κινεῖται, καὶ ταύτῃ πάλιν νεύρου μετέχει. Μείζων δὲ ἐγένετο τοῦ 23
νεύρου, μέλλων κινήσειν αὐτὸς τὸ ὀσ͂οῦν· καταφύεται γὰρ ὡς τὸ

si ténues se réunissent de nouveau entre elles pour former des nerfs moins
nombreux, mais d'un volume plus considérable que ceux qui les précèdent, il en résulte, à l'extrémité du muscle, des nerfs égaux en nombre
et en volume à ceux qui se trouvent à la première origine du muscle.
Mais, comme, au contraire, le tendon, dès son origine, est beaucoup plus 21
grand que le nerf qui arrive au muscle, il est clair qu'il ne s'est pas formé
uniquement du nerf, mais qu'il s'est approprié aussi une partie, et même
une partie assez considérable, de la substance des ligaments : en effet, dans
plusieurs endroits, on voit que l'épaisseur du tendon est le décuple de
celle du nerf, et, dans plusieurs aussi, qu'elle en est le sextuple. C'est, 22
d'ailleurs, fort à propos que les tendons sont ainsi faits et qu'ils ont ce
volume-là, puisqu'ils devaient rendre les services que rendent aussi bien
un ligament qu'un nerf, attendu qu'ils relient les muscles aux os sous-jacents sur lesquels ils s'implantent, et, sous ce rapport, ils ne diffèrent en
rien d'un ligament; d'un autre côté, ils sentent et se meuvent, et, en
cela, ils tiennent de nouveau du nerf. Le tendon est devenu plus grand 23
qu'un nerf, parce qu'il devait lui-même mettre en mouvement un os : car

1. λεπῖῶν om. Gal. — 5. αὐτοῖς F.
— Ib. ἐγένετο Gal. — 6. δῆλον οὖν ὡς
F Gal. — 8. μὲν γὰρ ἑξαπλάσιος Gal.;

δὲ δεκαπλάσιος F. — 9. δὲ δεκαπλ. Gal.;
γὰρ ἑξαπλ. F. — 14. μέλλων γε κινήσειν Gal.

ϖολὺ ϖᾶς τένων εἰς ὀσ⁷οῦ μὲν ϖέρας ὑπαληλιμμένον χόνδρῳ · οὐ
μὴν τὸ τυχόν γε τοῦτο ϖέρας, οὐδὲ ὡς ἔτυχεν, ἀλλὰ αὐτὸς μὲν ϖλα-
τυνθεὶς, εἰς δὲ τὸ ϖέρας τοῦ ὀσⁱοῦ τὸ ἄνωθεν ὃ καλεῖται κεφαλή ·
οὕτω γὰρ ἤμελλεν ὑπὸ τοῦ μυὸς ἑλκόμενος αὐτὸς συνεφελκύσεσθαι
συμφυὲς ὂν ἑαυτῷ τὸ ὑποκείμενον ὀσⁱοῦν · δεσμοῦ μὲν γὰρ ἀσφα- 5
λοῦς τινος ἔδει τῷ μυῒ ϖρὸς τὸ κινηθησόμενον ὀσⁱοῦν ὑπὸ αὐτοῦ,
24 καὶ οὐδὲν ἦν ἐπιτηδειότερον εἰς τοῦτο συνδέσμου. Τὸ δὲ νεῦρον τὸ
ἀπὸ ἐγκεφάλου, ὁδός τις ὂν δυνάμεως κινητικῆς ἕνεκα τοῦ μεταδοῦ-
ναι ταύτης, συμπαρεξετάθη τε καὶ συνανεμίχθη τῷ συνδέσμῳ, καὶ
25 οὕτως ἐξ ἀμφοῖν ὁ τένων ἐγένετο. Πᾶς μὲν οὖν τένων εἰς ὀσⁱοῦν κα- 10
26 ταφύεται τοὐπίπαν · οὐ μὴν ἅπας γε μῦς εἰς τένοντα τελευτᾷ. Τῶν
γοῦν τὴν γλῶτ⁷αν κινούντων μυῶν ἐπὶ οὐδενὶ φύεται τένων · οὐδὲ
27 γὰρ ἐδεῖτο κινεῖν οὐδὲν ὀσⁱοῦν ἡ γλῶτ⁷α. Καὶ τὰ χείλη δὲ τοῦ σⁱό-
ματος καὶ οἱ ὀφθαλμοὶ, καὶ μὴν καὶ τὸ δέρμα τὸ κατὰ τὸ μέτωπόν

le plus souvent tout tendon s'implante sur une extrémité d'os revêtue de
cartilage; cependant cette implantation ne se fait pas au hasard, et il ne
choisit pas à cet effet la première extrémité d'os qui se présente, mais
il s'élargit lui-même, et ensuite il s'implante sur l'extrémité supérieure
de l'os appelée tête : en effet, de cette manière, le tendon devait, au
moment où il est attiré lui-même par le muscle, attirer avec lui l'os
sous-jacent auquel il est réuni, puisque le muscle avait besoin d'un
lien sûr pour le rattacher à l'os qu'il devait mettre en mouvement, et
24 qu'il n'existait rien de plus approprié à cet usage qu'un ligament. Le
nerf venant du cerveau, lequel est une route pour la force motrice,
ayant pour but de communiquer cette force, est étendu à côté du ligament et entremêlé avec lui, et, de cette manière, le tendon s'est formé
25 de ces deux organes. Tout tendon s'implante donc ordinairement sur un
26 os, mais tout muscle ne se termine pas en tendon. Ainsi, aucun des
muscles de la langue ne donne naissance à un tendon, car la langue n'a-
27 vait pas non plus besoin de mettre en mouvement aucun os. De même,
les lèvres de la bouche, les yeux, de même encore la peau du front et des

1. ϖαρηλειμμένον Gal. — 2-3. ϖλα- 6. ὑφ' ἑαυτοῦ F Gal. — 14. κατὰ μέτω-
τυνθεὶς ἑλίτ⁷εται δὲ ϖερὶ τοῦ Gal. — πον F.

τε καὶ τὰς ὀφρῦς καὶ τὰ πάντα μέρη τοῦ προσώπου τῶν ὀσιῶν ἀτρε-
μούντων κινεῖται κατὰ ὁρμήν. Ἐν κεφαλαίῳ δὴ κατὰ πάντων μυῶν 28
λεκτέον ὅτι κινήσεως τῆς κατὰ ὁρμὴν ὄντες ὄργανα, ποτὲ μὲν ἑαυτοὺς μόνους κινοῦσι συσιέλλοντες, ὡς οἱ τῆς ἕδρας τε καὶ κύσεως,
5 ποτὲ δὲ τὸ δέρμα πρὸς τὴν ἑαυτῶν ἀρχὴν ἑλκόμενοι συνεπισπῶν-
ται, καθάπερ οἱ κατὰ τὰ χείλη καὶ τὸ μέτωπον καὶ ὅλον τὸ πρόσωπον. Τούτων μὲν οὖν οὐδεὶς ἀποφύεται τένων· οἱ δὲ ἄλλοι πάντες 29
μῦς ὅσοι μὲν ὀσιᾶ κινοῦσιν, εἰς τένοντας τελευτῶσι τοὐπίπαν, ἢ
μείζους, ἢ ἐλάτ1ους· ὅσοι δὲ ἄλλο τι, τούτων τοῖς μέν εἰσι τένοντες,
10 τοῖς δὲ οὔ· κινοῦσι δὲ ἄλλο τι, καὶ οὐκ ὀσιοῦν, οἵ τε τῶν ὀφθαλμῶν καὶ οἱ τῆς γλώτιης, καὶ οἱ τῶν ὄρχεών τε καὶ οἱ τοῦ αἰδοίου,
καὶ οἱ τῆς φάρυγγος, καὶ οἱ κατὰ τὸν λάρυγγα μάλισια· καλεῖται
δὲ οὕτω τὸ ἄνω πέρας τῆς τραχείας ἀρτηρίας, ὅπερ καὶ κεφαλὴν
ὀνομάζουσι βρόγχου τε καὶ φάρυγγος. Οἱ μὲν οὖν τῶν ὀφθαλμῶν 30

sourcils, ainsi que toutes les parties de la face se meuvent volontairement, les os restant en repos. Pour résumer donc ce qui regarde tous les 28
muscles, il faut dire que, puisque ce sont les organes du mouvement volontaire, parfois, en se contractant, ils ne mettent en mouvement qu'eux-
mêmes, comme le font les muscles du siége et de la vessie; que, d'autres
fois, en se rétractant vers leur propre origine, ils attirent avec eux la
peau, comme les muscles des lèvres, du front et de toute la face. Or 29
aucun de ces muscles ne donne naissance à un tendon, mais tous les
autres muscles, qui mettent en mouvement des os, se terminent, en général, en tendons d'un volume plus ou moins considérable; quant aux
muscles qui mettent en mouvement autre chose que des os, quelques-
uns ont des tendons, et d'autres n'en ont pas; or, les muscles qui mettent
en mouvement quelque autre partie, et non un os, sont ceux des yeux,
ceux de la langue, ceux des testicules et du membre viril, ceux du pharynx, et surtout ceux du larynx; on donne ce nom à l'extrémité supérieure
de la trachée-artère, partie qu'on appelle aussi tête de la trachée ou du
pharynx. Les muscles des yeux parviennent, en se transformant en nerfs 30

---

1. πλεῖσ1α Gal. — 2. δέ Gal. — 11. τῶν αἰδοίων F; it. p. 257, l. 3. —
4. ὁ F. — 5. τὴν ἐξ αὐτῶν ἀρχήν F. — 12. φάρυγγες οἱ F.

ὑμενώδεσι μὲν, ἀλλὰ ἰσχυραῖς ἀπονευρώσεσιν, εἰς τὸν σκληρὸν καὶ
χονδρώδη χιτῶνα τὸν σερικείμενον τῷ ῥαγοειδεῖ καθήκουσιν· οἱ δὲ
τοῦ αἰδοίου τε καὶ τῶν ὄρχεων οὐδεμίαν ἀπονεύρωσιν σοιησάμενοι,
τοῖς σαρκώδεσι σφῶν αὐτῶν μορίοις ἐμφύονται· τῶν δὲ κατά γε
5 τὴν φάρυγγα καὶ τὸν λάρυγγα μυῶν τοῖς μὲν ἀμυδραί τινες ἀπονευρώσεις, τοῖς δὲ οὐδὲ ὅλως εἰσίν. Ἡ μὲν οὖν ὡς ἐνέργεια κίνησις 31
μυὸς μία κατὰ ἕκαστον· ἡ δὲ ἐναντία κατὰ συμβεβηκός. Ἐνεργεῖ μὲν 32
οὖν ἕλκων ἐπὶ ἑαυτὸν τὸ κινούμενον μόριον· οὐκ ἐνεργεῖ δὲ ὅταν
ὑπὸ ἄλλου μυὸς εἰς τὸν ἐναντίον τόπον ἀπάγηται, καὶ διὰ τοῦτο
10 οὐδὲν τῶν κινουμένων μορίων ἑνὶ κέχρηται μυῒ, ἀλλὰ εἰ μὲν ἄνωθέν
τις ἐμφύοιτο, σάντως ἄλλος ἀντεμφύεται κάτωθεν· εἰ δὲ ἐκ τῶν
δεξιῶν, σάντως ἄλλος ἐκ τῶν ἀρισερῶν· ἕκαστον γὰρ τῶν κινουμένων μορίων, οἷον ὑπὸ ἡνιῶν τινων, τῶν μυῶν εἰς τἀναντία διειλημμένον ἐναλλὰξ ἔχει τὸν μὲν ἐντεινόμενόν αὐτῶν, τὸν δὲ χαλώμενον.
15 Ὁ μὲν οὖν ἐνταθεὶς ἕλκει σρὸς ἑαυτὸν, ὁ δὲ χαλασθεὶς ἕλκεται σὺν 33

membraneux; mais robustes, jusqu'à la tunique dure et cartilagineuse
qui entoure l'uvée; ceux du membre viril et des testicules ne donnent
lieu à aucune transformation en nerf, et s'implantent sur leurs propres
parties charnues; enfin, parmi les muscles du pharynx et du larynx,
les uns présentent des transformations en nerfs peu apparentes, et
les autres n'en présentent pas du tout. Chaque muscle n'a qu'un seul 31
mouvement qui soit une activité; il ne possède le mouvement opposé
qu'accidentellement. Or, un muscle agit quand il attire vers lui la partie 32
qui est en mouvement, mais il n'agit pas quand il est amené au côté
opposé par un autre muscle, et, pour cette raison, aucune des parties
douées de mouvement ne possède qu'un seul muscle; au contraire, si
un muscle s'implante en haut, un autre s'implante nécessairement de son
côté en bas, et, si un muscle s'implante à droite, un autre s'implante
nécessairement à gauche; car, chaque partie mise en mouvement par
des muscles, comme si c'était par des rênes, étant obligée de partager
son activité des deux côtés, présente, tour à tour, l'un des deux muscles
contracté et l'autre relâché. Le muscle contracté attire donc vers soi, tandis 33
que le muscle relâché est attiré conjointement avec la partie; et, pour

2. νευρώδη Gal. — 14. ἐκτεινόμενον Gal. — 15. ἐκταθεὶς Gal.

τῷ μορίῳ, καὶ διὰ τοῦτο κινοῦνται μὲν κατὰ ἀμφοτέρας τὰς κινήσεις ἀμφότεροι· οὐ μὴν ἐνεργοῦσιν ἀμφότεροι· τὸ γὰρ ἐνεργεῖν
ἡγεῖσθαι τῶν κινουμένων ἐσʔὶν, οὐχ ἕπεσθαι· ἕπεται δὲ ὅταν αὐτὸς
ὥσπερ ἄλλο τι τῶν τοῦ κώλου μορίων, μεταφέρηται. Δῆλον οὖν ἐκ 34
5 τῶν εἰρημένων ὡς τὸ μὲν κάμπʔειν τῶν ἐντός ἐσʔιν ἔργον μυῶν,
τὸ δὲ ἐκτείνειν τῶν ἐκτός· οὐκ ἄδηλον δὲ ὅτι τὸ μὲν ἐντείνεσθαί τε
καὶ εἰς ἑαυτοὺς συνέρχεσθαι σύμφυτος ἐνέργεια τοῖς μυσὶ, τὸ δὲ
ἐκτείνεσθαι καὶ χαλᾶσθαι τῶν ἀντιτεταγμένων ἐνταθέντων τε καὶ
ϖρὸς ἑαυτοὺς ἑλκυσάντων γίνεται. Εἰ γοῦν μῦν ὅλον ἐγκάρσιον 35
10 ἐθέλοις διατεμεῖν, εἴτε ἐπὶ τεθνεῶτος, εἴτε καὶ ζῶντος ἔτι τοῦ ζῴου,
τῶν μερῶν αὐτοῦ τὸ μὲν ἄνω, τὸ δὲ κάτω φερόμενον ἐναργῶς ὄψει
ϖρὸς τὸ ἴδιον ϖέρας ἑϰάτερον ἑλκόμενον, καὶ τοῦτο κατὰ ὅ τι ἂν
μέρος τὸν μῦν ὅλον ἐγκάρσιον διατέμῃς, ἐναργῶς ὄψει γινόμενον·
ᾧ δῆλον ὅτι ϖᾶν μόριον αὐτοῦ σύμφυτον ἔχει κίνησιν τὴν εἰς ἑαυτὸ

cette raison, les deux muscles se meuvent pendant l'accomplissement de
chacun des deux mouvements, mais ils n'agissent pas tous les deux; car
agir c'est donner l'impulsion aux parties qui se meuvent, et non pas leur
obéir; or un muscle obéit quand il est transporté comme le serait toute
autre partie du membre. Il ressort de ce que je viens de dire que la flexion 34
est la fonction des muscles du côté intérieur, et l'extension celle de ceux
du côté extérieur; ce n'est pas un secret non plus que l'activité naturelle
des muscles consiste à se contracter et à revenir sur eux-mêmes et que
l'extension et le relâchement ont lieu, quand les muscles antagonistes se
contractent et attirent vers eux. Si donc vous coupez transversalement tout 35
un muscle, que l'animal soit déjà mort, ou qu'il soit encore en vie, vous
verrez clairement que l'une de ses parties se porte en haut, et l'autre
en bas, chaque partie étant attirée vers sa propre extrémité, et vous reconnaîtrez manifestement que cela a lieu, quelle que soit la partie où
vous aurez coupé transversalement tout le muscle : d'où il ressort que
toute partie d'un muscle a pour mouvement inné la contraction sur elle-

---

3. τείνεσθαι τὸν κινούμενον Gal. — — 6. ἐντείνεσθαι ex em.; τείνεσθαι F
Ib. ὅταν] ὥσπερ F. — 4. ὥσπερ καὶ Gal. — Ib. τε om. F. — 9. γίνεσθαι F.
Gal.; ὅταν F. — Ib. ἄλλο τι κʔὶ ἄλλο F. — 12. ὁτιοῦν ἄν Gal.

σύνοδον· καὶ γὰρ αὖ καὶ εἰ τὴν ἄνωθεν ἀρχὴν μόνην ἀποτέμοις
τοῦ μυὸς, ἐπὶ τὸ ϖέρας ἐνεχθήσεται, καὶ εἰ τὴν κάτω τελευτὴν,
ἐπὶ τὴν κεφαλὴν ἀνασπασθήσεται, καὶ εἰ ἑκατέρωθεν ἀποτέμοις αὐτὸν, οἷον σφαιρούμενον ὄψει καὶ συντρέχοντα ϖρὸς τὸ μέσον ἐξ
36 ἀμφοῖν τῶν ϖεράτων. Σκιρρωθέντος δὲ μυὸς ἢ τένοντος οὑτινοσοῦν, 5
τῶν μὲν ἐντὸς τοῦ κώλου τεταγμένων, καμφθὲν τὸ μέρος οὐκέτι
ἐκτείνεται· τῶν δὲ ἐκτὸς, ἐκταθὲν οὐκέτι κάμπτεται, ἔμπαλιν ἢ κατὰ
37 τὰς τρώσεις εἶχεν. Φαίνεται δὲ δὴ καὶ τοῦτο μὴ ὅτι μαχόμενον τοῖς
ἔμπροσθεν, ἀλλὰ καὶ μεγάλα μαρτυροῦν· τὸ γὰρ σκιρρωθὲν ἅπαν
38 ὑπὸ τοῦ ϖαρὰ φύσιν ὄγκου τείνεται. Τοῦτο γοῦν αὐτῷ ϖρὸς τοῦ ϖα- 10
θήματος φαίνεται γινόμενον ὅπερ ἐρρωμένῳ ϖρὸς τῆς ὁρμῆς, ϖλὴν
ὅτι ϖρὸς τῆς ὁρμῆς μὲν ἑκούσιος ἡ κίνησις, ϖρὸς δὲ τοῦ ϖαθήμα-
39 τος ἀκούσιος. Ἅπερ δὲ ἐπὶ τῶν σκίρρων, ταῦτα κἀπὶ τῶν φλεγμονῶν ὁρᾶται γινόμενα· καὶ γὰρ καὶ μύες καὶ τένοντες φλεγμήναντες

même : en effet, si vous coupez de nouveau le bout supérieur du muscle
tout seul, ce muscle se portera vers son point d'implantation, et, si vous
coupez le bout inférieur, il sera rétracté vers sa tête; enfin, si vous le
détachez des deux côtés, vous verrez qu'il se rassemble et se forme pour
36 ainsi dire en boule vers le milieu en partant des deux bouts. Si un
muscle ou un tendon quelconque est affecté de squirrhe, et qu'il s'agisse
d'un muscle ou d'un tendon placé au côté intérieur du membre, ce
membre, une fois fléchi, ne s'étend plus; et, s'il s'agit de ceux qui existent
au côté extérieur, le membre, une fois étendu, ne se fléchit plus, contrai-
37 rement à ce qui avait lieu à l'occasion des plaies. Évidemment, ce fait
non-seulement n'est pas en contradiction avec ceux qui précèdent, mais il
fournit même une preuve très-forte en leur faveur, car tout membre af-
38 fecté de squirrhe est tendu par la tumeur contre nature. On voit donc que
le même phénomène, qui, dans le membre sain, était une conséquence
de la volonté, est maintenant le produit de la maladie, excepté que la
volonté donnait lieu à un mouvement spontané, et la maladie à un mou-
39 vement sans spontanéité. Pour l'inflammation on voit la même chose
avoir lieu que pour le squirrhe : en effet, il est souvent arrivé que des

1. οὖν Gal. — 2. μυὸς, ὅλος ἐπί Gal.   11. ϖρὸς μὲν τῆς F. — 11-12. ϖλὴν
— 6. ἔτι om. F. — 8. δή om. F. — ..... μέν om. F. — 14. γὰρ μύες F.

ϖολλάκις ἐπὶ ἑαυτοὺς τείναντες τὸ κῶλον ἀκίνητον εἰργάσαντο, καὶ
σκληρότης δὲ οὐλῶν οὐδὲν ἧττον τῶν ϖροειρημένων ϖαθῶν ϖολλάκις ἐπέδησεν αὐτό. Λεκτέον δὲ ἐφεξῆς τὸ μήτε ϖᾶσαν κίνησιν 40
τῆς χειρὸς ἐνεργείᾳ γίνεσθαι μυῶν, μήτε ἅπασαν ἀκινησίαν ἡσυ-
5 χίᾳ· καὶ γὰρ κίνησίν τινα δυνατὸν εὑρεῖν, ἀργούντων ἁπάντων τῶν
κατὰ αὐτὴν μυῶν, καὶ ἡσυχίαν ἐνεργούντων ϖάνυ ϖολλῶν· λεγέσθω
δὲ ϖρότερον ὑπὲρ τῆς κινήσεως. Ἀναμνησθῶμεν ϖρῶτον ἐπὶ τοῦ 41
ϖαντὸς σώματος δυοῖν τούτων κινήσεων ἀλλήλαις μὲν ϖαρακειμέ-
νων, οὐχ ὁμοίως δὲ γινομένων· καλεῖται δὲ αὐτῶν ἡ μὲν κατάκλι-
10 σις, ἡ δὲ κατάπλωσις. Καὶ γίνεται δηλονότι κατὰ ὁρμὴν μὲν τὸ 42
κατακλίνεσθαι, τὸ καταπίπτειν δὲ ἀκούσιον. Τὸ μὲν οὖν κατακλί- 43
νεσθαι μυῶν ἐνεργείᾳ συντελεῖται, καὶ διὰ τοῦτο ἔργον ἐστὶν ἑκού-
σιον τοῦ ζῴου, τὸ καταπίπτειν δὲ οὐκ ἔργον, ἀλλὰ ἀκούσιόν ϖάθημα,
καὶ μυὸς οὐδενὸς ἐνεργοῦντος δεῖται· μόνον γὰρ χρὴ ϖάντας ἐκλῦ-
15 σαι τοὺς μῦς τῆς τάσεως, ἐπιτρέψαντα τῷ βάρει τοῦ σώματος ᾗ ῥέπει

muscles ou des tendons enflammés ont rendu un membre immobile en
l'attirant vers eux, et l'induration des cicatrices a, tout aussi bien que
les maladies que nous venons de nommer, souvent arrêté un membre
tout court. Il faut expliquer maintenant comment tout mouvement du 40
bras n'est pas causé par l'activité des muscles, ni toute immobilité de ce
membre par leur repos; en effet, il est possible de découvrir un mouvement pendant lequel tous les muscles du membre sont inactifs, et un
repos pendant lequel un très-grand nombre sont en activité; parlons
donc, en premier lieu, du mouvement. Mentionnons d'abord les deux 41
mouvements suivants de tout le corps, qui ont beaucoup de rapports
entre eux, mais qui ne se font pas de la même manière; on appelle l'un
d'eux se coucher; et l'autre tomber. Il est évident que le coucher a lieu 42
volontairement, et la chute, au contraire, involontairement. Le coucher 43
donc se fait grâce à l'activité des muscles, et, pour cette raison, c'est
un acte volontaire de l'animal, tandis que la chute n'est pas un acte,
mais un mouvement passif involontaire, et ne réclame l'activité d'aucun
muscle: en effet, tout ce qu'il faut, c'est qu'on relâche la tension de
tous, et qu'on permette au poids du corps de se porter du côté vers le-

14. χρή] ἀρκεῖ Gal.

44 Φέρεσθαι. Ταύτη μὲν τὸ καταπίπΊειν τοῦ κατακλίνεσθαι διήνεγκε,
ταύτη δὲ καὶ τὸ καταφέρεσθαι τὴν χεῖρα τοῦ καθίεσθαι· καταφέρεται μὲν γὰρ ἀργούντων ἁπάντων τῶν κατὰ αὐτὴν μυῶν ὑπὸ τοῦ συμ-
φύτου τοῖς σώμασι βάρους κατασπωμένη, καθίεται δὲ τῶν κατὰ
45 τὴν μασχάλην μυῶν ϖρὸς ἑαυτοὺς ἑλκόντων τὸν βραχίονα. Ἆρα 5
οὖν οὐδὲ κινεῖται μῦς οὐδεὶς καταφερομένης τῆς χειρός; καὶ μὴν
οὐκ ἐνδέχεται τοῦ κώλου ϖαντὸς κάτω φερομένου τὸν μῦν ἀκίνητον
μένειν, ἀλλὰ κινεῖται μὲν, οὐ μὴν ἐκτείνεταί γε, οὐδὲ συσΊέλλεται
46 τηνικαῦτα. Τίς οὖν ὁ τρόπος αὐτῷ τῆς κινήσεως; οἷος καὶ τοῖς ὀσΊοῖς
δηλονότι· οὐδὲ γὰρ ταῦτα ἐκτεινόμενα καὶ συσΊελλόμενα συμπερι- 10
φέρεται τοῖς κώλοις, ἀλλὰ ὥσπερ εἰ καὶ τῶν ἀψύχων τι σωμάτων
47 ϖροσδήσας αὐτοῖς ἔτυχες. Ἐπειδὴ τοίνυν τῶν κινήσεων ἡ μὲν ἔν-
τασις ἐνέργεια τοῦ μυός ἐσΊιν ὡσὰν ὀργάνου ψυχῆς, ἡ δὲ ἔκτασις
ὡς ὀργάνου μὲν, οὐ μὴν ἐνέργειά γε, ἀλλὰ ἁπλῶς κίνησις, ἡ δὲ
νῦν ϖροτεθεῖσα τρίτη κίνησις οὐδὲ ὡς ζῶσιν ὑπάρχει τοῖς μυσὶν, 15

44 quel il penche. Voilà en quoi la chute diffère du coucher; la même différence existe entre le fait de laisser tomber le bras et celui de l'abaisser;
en effet, quand ce membre tombe, entraîné par la pesanteur naturelle
aux corps, tous ses muscles sont dans l'inactivité; quand on l'abaisse,
45 au contraire, les muscles situés à l'aisselle attirent le bras à eux. Aucun muscle n'entre-t-il donc en mouvement quand on laisse choir
le bras? Il est impossible qu'un muscle reste immobile quand tout le
membre se porte en bas; seulement, dans ce cas, il se meut sans s'é-
46 tendre ou se contracter. Quel est donc le mode de son mouvement? Le
même évidemment que celui des os; car ces organes ne suivent pas non
plus le mouvement des membres en s'étendant et en se contractant, mais
47 exactement comme si on leur avait attaché quelque corps inanimé. Puisque donc, parmi les divers mouvements, la tension est une activité du
muscle, agissant comme organe de l'âme, que l'extension est aussi un
mouvement du muscle jouant le rôle d'organe, quoique ce ne soit pas un
acte, mais tout simplement un mouvement, que le troisième mouvement,
qui forme le sujet actuel de notre discours, n'est pas même un attribut

8. γε om. F. — 12-13. σύντασις Gal. — 14. γὲ om. F.

ἀλλὰ ὡς τοῖς ἀψύχοις τε καὶ τελέως ἐξ αὐτῶν ἀκινήτοις, ἐπὶ τὴν
λοιπὴν καὶ τετάρτην μεταβάντες κίνησιν, ἐπισκεψώμεθα καὶ τὸν
αὐτῆς τρόπον. Ἀντίστροφος δέ πως ἔοικεν ὑπάρχειν τῷ τρίτῳ· κατὰ 48
μὲν γὰρ τὸν τρίτον τρόπον τῆς κινήσεως ἀργεῖν οἱ μύες ἀπεδείχθη-
σαν, καίτοι κινούμενοι, κατὰ δὲ τὸν τέταρτον ἐνεργεῖν ἀποδειχθή-
σονται, καίτοι μηδαμῶς κινεῖσθαι φαινόμενοι. Ἐννοήσωμεν γὰρ 49
ἀνατεταμένην τὴν χεῖρα, κἄπειτα ἐν τούτῳ τῷ σχήματι φυλαττομέ-
νην, κἄπειτα ἐρωτῶμεν ἐξῆς ἡμᾶς αὐτούς, τί δή ποτε οὐ φέρεται
κάτω τῷ βάρει ῥέπουσα, κἄπειτα ἀποκρινώμεθα διότι τῶν ἀνατει-
νόντων αὐτὴν μυῶν ἡ τάσις διαμένει. Πρὶν οὖν ταύτην ἐκλυθῆναι 50
τελέως οὐχ οἷόν τε μετακινηθῆναι τῇ χειρί· παυσαμένων μέντοι τῆς
τάσεως, εἰ μὲν μηδεὶς ἄλλος ταθείη μῦς, ἀλλὰ ἀργοὶ μένοιεν ἅπαντες, ᾗ τὸ βάρος αὐτὴν ἄγει, ταύτῃ κατενεχθήσεται· εἰ δέ τις ἄλλος ταθείη μῦς, ἵνα περ ἂν ἐκεῖνος ἕλκῃ, ταύτῃ κινηθήσεται. Δῆλον 51

des muscles comme êtres vivants, mais comme corps inanimés et tout à fait
incapables de se mouvoir par eux-mêmes, il nous faudra passer maintenant
au quatrième mouvement, dont il nous reste à parler, et examiner quelle
est sa nature. Ce mouvement semble, en quelque sorte, être l'opposé du 48
troisième, car nous avons montré que, dans le troisième mode de mouvement, les muscles restent inactifs, quoiqu'ils se meuvent, et nous allons
montrer maintenant que, dans le quatrième, ils agissent, quoiqu'on
n'aperçoive pas le moindre mouvement en eux. Figurons-nous, en effet, 49
que le bras soit étendu, et qu'après cela on le maintienne dans cette position; alors nous nous demanderons ensuite quelle est la cause qui
l'empêche de se porter en bas du côté où il penche en vertu de sa pesanteur, et nous nous répondrons que c'est parce que la contraction des
muscles qui le soulèvent persiste. Avant donc que cette contraction 50
soit complétement relâchée, il est impossible qu'on fasse changer le bras
de place; mais, dès que nous cessons de contracter, il descendra du
côté où la pesanteur l'entraîne, pourvu, cependant, qu'aucun autre
muscle ne se contracte, mais que tous restent inactifs; si, au contraire,
un autre muscle se contracte, le bras fera un mouvement dans le sens
où celui-ci l'entraîne. Il est donc clair que, lorsqu'on maintient le bras 51

3. τῇ τρίτῃ Gal. — 8. οὖν F. — 10. ταύτης Gal. — 14. ἂν ex em.; om. F Gal.

οὖν ὡς ἐν τῷ τεταμένην φυλάτ7ειν τὴν χεῖρα τῶν εἰς τοῦτο αὐτὴν
52 καταστησάντων μυῶν ἡ τάσις διασώζεται. Τέτ7αρες γοῦν αἱ πᾶσαι
διαφοραὶ τῶν κατὰ τοὺς μῦς κινήσεων· ἢ γὰρ συσ7έλλονται, ἢ ἐκ-
τείνονται, ἢ μεταφέρονται, ἢ τεταμένοι μένουσιν· ἔσ7ι δὲ ἐκ ταὐτοῦ γένους ἡ τετάρτη διαφορὰ τῇ πρώτῃ· ἀμφότεραι γὰρ ἐνέργεια   5
53 μυῶν. Διτ7οῦ δὲ τρόπου τυγχάνοντος τοῖς μυσὶν ἅπασι τῆς ἐμφύσεως, οὐδὲν χεῖρον ἑκάτερον αὐτῶν σαφῶς ἑρμηνεῦσαι· τῶν γὰρ
συμβαλλόντων ἀλλήλοις ὀσ7ῶν ἵνα ἄρθρον γένηται, τὸ μὲν ἕτερόν
ἐσ7ιν αὐτῶν τὸ κινούμενον, θάτερον δὲ ἕδρα τις ὑπέρήρεισ7αι τῷ
κινουμένῳ, καθάπερ ὁρᾷς τοὺς τῶν θυρῶν σ7ροφεῖς ἔχοντας, ὥσ7ε   10
ἐξ ἀνάγκης τῷ μένοντι μὲν ἡ κοιλότης, τῷ κινουμένῳ δὲ ἡ κυρτότης ὑπῆρξεν· καλεῖται δὲ ἡ μὲν κοιλότης κοτύλη τε καὶ γλήνη, ἡ
54 δὲ αὖ κυρτότης κεφαλή τε καὶ κόνδυλος. Τοσοῦτον δὲ ἡ κοτύλη τῆς
γλήνης βαθυτέρα ὅσον ἡ κεφαλή τοῦ κονδύλου προμηκεσ7έρα, ἑκάτερον δὲ ἑκατέρῳ καθάπερ σ7ρόφιγγι χώραν ἐπιτήδειον ἡ φύσις   15

---

dans l'état d'extension, la contraction des muscles qui l'ont mis dans
52 cet état, persiste. Par conséquent, il y a en tout quatre espèces de mouvements des muscles : en effet, ou ils se contractent, ou ils s'étendent,
ou ils sont changés de place, ou ils restent tendus ; mais la quatrième
espèce appartient au même genre que la première, puisque toutes les
53 deux sont une activité des muscles. Comme, pour tous les muscles, il
existe deux modes d'implantation, il ne sera pas trop hors de propos
de donner une exposition claire de tous les deux : l'un des os qui se
réunissent pour former une articulation se meut, tandis que l'autre
appuie le premier en guise de soutien, arrangement qu'on voit se reproduire pour les charnières des portes ; il est donc indispensable que
l'os qui reste en repos soit muni de la surface creuse, et celui qui
se meut, de la surface convexe ; or on appelle la surface creuse cotyle
54 ou évasement, et la surface convexe tête ou condyle. Le cotyle dépasse
autant l'évasement en profondeur que la tête dépasse le condyle en
saillie ; mais la nature a, dans tous les deux cas, construit l'une des
deux surfaces pour fournir un emplacement convenable à l'autre, comme

---

3-4. ἐπεκτείν. Gal. — 10. σ7ρόφιγγας Gal. — 11. μέν om. Gal.

ϖαρεσκεύασεν. Ἐπειδὴ δὲ καλῶς εἶχε τὰ κινηθησόμενα, ϖολὺ κάλ- 55
λιον αὐτοῖς ἔτι καὶ τεχνικώτερον συνῆψε τὰ κινήσοντα· τὰ γὰρ τῶν
κινήσεων ὄργανα τοὺς μῦς ἐξέφυσε μὲν τῶν ὑπερκειμένων ὀςῶν
ἐν οἷς αἱ κοτύλαι, κατέφυσε δὲ εἰς τὰς κεφαλὰς τῶν ὑποκειμένων
5 ἅπερ ἔμελλε κινήσεσθαι, καὶ διὰ τούτων ἐντεινομένων ἀνασπωμέ-
νων τῶν κεφαλῶν συνανασπᾶται ϖᾶν τὸ κῶλον. Ἐπεὶ δὲ οἱ μὲν αὐ- 56
τῶν μεῖζον, οἱ δὲ ἔλασσον ὀςοῦν ἔμελλον κινήσειν, ἀνάλογον τοῖς
ὄγκοις τῶν κινηθησομένων ὀςῶν τὸ μέγεθος τῶν κινησόντων ἐδη-
μιούργησε μυῶν, ὥςτε εὐλόγως οἱ μὲν ἐξ αὐτῶν τῶν κεφαλῶν ἢ
10 κονδύλων τῶν ὑπερκειμένων ὀςῶν ἐξέφυσαν, οἱ δὲ μικρὸν τούτων
κατωτέρω, ϖλησίον δὲ τῆς κοτύλης ἢ γλήνης οὐ ϖάνυ τι· μικρὸς
γὰρ ἂν οὗτος ϖαντάπασιν ἐγένετο καὶ ἀδύνατος κινεῖν τὸ ὑποκείμενον ὀςοῦν. Αὕτη μὲν ἡ φύσις τῶν τε ἀλλήλοις συντεταγμένων 57

cela a lieu pour les charnières. Les organes qui devaient être mis en 55
mouvement ayant déjà été placés dans de bonnes conditions, la
nature a encore employé un soin et un art beaucoup plus exquis
pour y rattacher ceux qui devaient les mouvoir; car elle a fait partir les muscles, qui sont les organes du mouvement, des os pourvus
de cotyles et situés au-dessus d'eux, tandis qu'elle les a implantés
sur les têtes des os sous-jacents qui devaient être mis en mouvement;
lors donc que, par la contraction des muscles, ces têtes sont tirées en
haut, tout le membre est entraîné avec eux. Mais, comme certains 56
muscles devaient mouvoir un os plus gros, et d'autres un os plus petit,
la nature a construit les muscles qui devaient les mouvoir, d'un volume
proportionnel à la masse des os qu'ils devaient mettre en mouvement :
il est donc conforme à la raison qu'une partie des muscles prenne son
point de départ aux têtes ou aux condyles mêmes des os placés au-
dessus d'eux, et qu'une autre partie ait son origine un peu plus bas que
les premiers, mais aucun muscle, à peu près, ne provient d'un point
voisin du cotyle ou de l'évasement, car un tel muscle serait tout à
fait petit et incapable d'ébranler l'os sous-jacent. Voilà quelle est la na- 57
ture des os réunis pour former une articulation et des muscles qui les

5. ἐκτεινομένων Gal. — 13. συντεταμμένων F; συντατ7ομένων Gal.

ὀσ7ῶν κατὰ ἄρθρα καὶ τῶν κινούντων αὐτὰ μυῶν· ἄνευ δὲ τῆς ψυχικῆς ὁρμῆς οὐδέτερος τῶν μυῶν οὔτε ἐσχάτην καμπὴν, οὔτε ἔκτασιν
ἄκραν ἐργάζεσθαι δύναται τοῦ μορίου· σ7ερήσας γὰρ τοὺς μῦς τῆς
ψυχικῆς ὁρμῆς μέσον ὄψει σχημάτων τὸ κῶλον γινόμενον· εἰ δέ γε
τέμοις τὸν ἐκτὸς μῦν, καμπ7όμενον ἐπὶ πλέον τοῦ μέσου σχήματος   5
ὄψει τὸ κῶλον· οὕτω δὲ εἰ καὶ τὸν ἐντὸς μῦν τέμοις, ἐκτεινόμενον
58 ἐπὶ πλέον τοῦ μέσου θεάσῃ τὸ μόριον. Μία μὲν οὖν ἐν τῷ μέσῳ
σχήματι κατάσ7ασις μυῶν ἐσ7ιν, ἡ εἰρημένη πρόσθεν ἐν ᾗ μηδέτε-
ρος τῶν ἀντιτεταγμένων ἐνεργεῖ μυῶν, ἑτέρα δὲ ἡ νῦν ῥηθησομένη,
κατὰ ἣν ἐνεργοῦσιν ὁμοίως ἀμφότεροι· ὑπάρχει δὲ ἡ μὲν προτέρα 10
τοῖς ἐλινύουσιν ὡς Ἱπποκράτης ὠνόμαζεν· ἡ λοιπὴ δὲ ὅταν μήτε
κάμπ7ειν, μήτε ἐκτείνειν τὸ κῶλον ἐπιτρέπωμέν τινι, μηδὲ εἰ πάνυ
σφόδρα βιάζοιτο· γίνεται δὲ αὕτη τῶν ἀντιτεταγμένων μυῶν τὴν
59 τονικὴν καλουμένην ἐχόντων ἐνέργειαν. Οὕτω δὲ κἂν εἰ τοῦ μέσου

mettent en mouvement; mais, sans l'impulsion qui vient de l'âme, aucun des deux muscles ne saurait produire une flexion ou une extension
extrêmes : en effet, si vous enlevez aux muscles cette impulsion, vous
verrez le membre prendre la position moyenne, et, si vous coupez le
muscle du côté extérieur, vous verrez qu'il se fléchit au delà de la
moyenne ; si vous coupez le muscle intérieur, vous vous apercevrez
58 également que l'extension du membre dépasse la moyenne. Il n'existe
donc qu'un seul état des muscles qui réponde à la position moyenne,
c'est celui dont nous avons parlé plus haut, et dans lequel aucun des
muscles antagonistes n'entre en activité ; une autre position est celle
dont nous allons parler maintenant, et dans laquelle les deux muscles
sont également en activité ; le premier de ces mouvements a lieu chez
ceux qui sont au repos, comme dit Hippocrate (*Fract.* § 7, t. III, p. 440),
et l'autre quand nous ne permettons à personne de fléchir ou d'étendre
notre membre, quels que soient les efforts qu'on fasse ; or, ce mouvement tient à ce que les muscles antagonistes emploient leur activité qu'on
59 appelle *tonique.* De même, quand vous aurez placé le membre dans une

3. ἐργάσασθαι Gal. — 4. σχημάτων Gal. — 7. ἐν om. F. — 10. καθ' ἣν] κἂν
κῶλον F ; σχῆμα τῶν ὀσ7ῶν πρὸς ἄλληλα F. — 11. ἐλινύζουσιν F.

σχήματος ἐκατέρωθεν σ1ήσεις τὸ κῶλον, ὁμοίως ἐνεργεῖν ἀμφοτέροις δυνήσῃ τοῖς μυσίν· ὅταν δὲ εἴς τι τῶν ὑπερβολικῶν ἀγάγῃς
αὐτὸ σχημάτων, ὁ ἕτερος μῦς ἱκανὸς εἰς τὴν τοιαύτην ἐνέργειαν. Μὴ 60
τοίνυν ἁπλῶς τὸ μέσον ἀνώδυνον εἶναι λέγωμεν, ἀλλὰ τὸ ἐν τῷ
5 ἐλινύειν· τὸ γὰρ μετὰ τῆς ἐκατέρων τῶν μυῶν τάσεως μέσον σχῆμα
τοῖς ἐσχάτοις ὁμοίως ὀδυνηρόν. Ἐπεὶ δὲ ἐν αὐτῷ τῷ ἐλινύειν μέσον 61
σχῆμα τὸ μὲν ἁπλῶς ἐσ1ι, τὸ δὲ οὐχ ἁπλῶς, ἁπλῶς μὲν τὸ πάντων τῶν ὑπερβολικῶν τοῦ κώλου σχημάτων μέσον, οὐχ ἁπλῶς δὲ
τὸ τῆς ἑτέρας ἀντιθέσεως μόνης, τὸ μὲν ἁπλῶς μέσον ἀκάματον ἂν,
10 ὡς Ἱπποκράτης ἐκάλεσεν, εἴη μόνον· οὐ μὴν τῶν γε ἄλλων οὐδὲν
ἀκριβῶς ἀκάματον. Ἀπόδειξις δὲ τοῦ λόγου γένοιτο ἂν σαφὴς, διε- 62
λομένων πρότερον ἡμῶν τό τε ἁπλῶς μέσον σχῆμα καὶ τὰ μὴ
τοιαῦτα· γενήσεται δὲ ὁ λόγος ἵνα ᾖ σαφὴς, ἐπὶ χειρὸς ὡς ἐπὶ
παραδείγματος. Ὄντων οὖν ἐν αὐτῇ σχημάτων τετ1άρων, πρανοῦς, 63

position qui s'écarte, dans l'un des deux sens, de la position moyenne, vous
pourrez mettre en activité les deux muscles à la fois; mais, quand vous
lui aurez fait prendre l'une des positions extrêmes, l'un des deux muscles
suffira pour produire une pareille démonstration de force. Ne disons 60
donc pas tout simplement que c'est la position moyenne qui est exempte
d'efforts pénibles, mais celle qui est propre au repos; car la position
moyenne qui est accompagnée de la tension de l'un des deux systèmes de
muscles n'est pas plus à l'abri de pareils efforts que les positions extrêmes.
Mais, comme la position moyenne propre au repos est tantôt une position 61
moyenne absolue, et tantôt une position moyenne non absolue, que la
moyenne absolue est celle qui tient le milieu entre toutes les positions extrêmes du membre, tandis que la moyenne non absolue n'est moyenne
que pour l'un des deux systèmes de muscles opposés, la position moyenne
absolue sera seule exempte de fatigue, comme Hippocrate (*Fract.* § 3, t. III,
p. 426) le disait, mais aucune autre n'en sera complétement exempte. Nous 62
pourrons démontrer clairement ce que nous avançons, en établissant d'a-
bord une distinction entre la position moyenne absolue et celles qui ne
le sont pas, et, pour être clairs, nous prendrons le bras pour exemple
dans notre démonstration. En effet, comme il existe pour ce membre 63

1. κατασ1ήσεις Gal. — 7. οὐχ ἁπλῶς   μάτων ἐσχάτων Gal. — Ib. πρηνοῦς
μέν F. — 8. ὑπερβολῶν F. — 14. σχη-   Gal. et sic semper.

ὑπτίου, τοῦ κατὰ ἔκτασιν ἄκραν, τοῦ κατὰ κάμψιν, τὸ μὲν ἁπλῶς
μέσον τούτων ἀπάντων ἐσὶ μέσον, τὸ δὲ οὐχ ἁπλῶς ὁποτερασοῦν
τῶν ἀντιθέσεων · ἄλλο μὲν γὰρ ἐκτάσεως ἄκρας καὶ καμπῆς, ἄλλο

64 δὲ ὑπτίου καὶ πρανοῦς τὸ μέσον. Ὕπτιον μὲν οὖν ἐσὶ σχῆμα χει- 5
ρὸς ὅταν τὸ κοῖλον μὲν αὐτῆς μέρος ἄνωθεν ᾖ, τὸ δὲ κυρτὸν κάτωθεν · πρανὲς δὲ τὸ ἐναντίον τούτῳ · μέσον δὲ ἀμφοῖν ὅταν ἔσωθεν
μὲν ᾖ τὸ κοῖλον, ἔξωθεν δὲ τὸ κυρτὸν, ὑποκείμενος δὲ ὁ μὲν μικρὸς
δάκτυλος τοῖς ἄλλοις, τὸ δὲ τοῦ πήχεως ὀσοῦν τῷ τῆς κερκίδος.

65 Τοῦτο οὖν τὸ μέσον σχῆμα δύναται μὲν ἐκτεταμένης τελέως τῆς
χειρὸς, δύναται δὲ καὶ κεκαμμένης γίνεσθαι, ὥσπερ οὖν καὶ τὸ τῆς 10
ἑτέρας ἀντιθέσεως μέσον σχῆμα δύναται μὲν ὑπτίας τῆς χειρὸς, δύναται δὲ καὶ πρανοῦς οὔσης ὑπάρχειν · ὅρος δὲ ἐκείνου τοῦ σχήμα-
τός ἐσιν ὁ πῆχυς ὀρθὴν ἐργαζόμενος γωνίαν πρὸς βραχίονα, καὶ

66 διὰ τοῦτο αὐτὸ καλοῦσιν ἐγγώνιον. Τὸ τοίνυν ἁπλῶς μέσον ἐκ τῆς

quatre positions, la pronation, la supination, l'extension et la flexion
extrêmes, la position moyenne absolue sera celle qui tient le milieu
entre toutes les positions énumérées, et la position moyenne non absolue
celle qui présente les mêmes rapports eu égard à celui des deux systèmes
de mouvements opposés qu'on voudra; car il existe une position qui tient
le milieu entre l'extension et la flexion extrêmes, et une autre qui est

64 dans le même cas pour la supination et la pronation. Or la supination
du bras a lieu quand sa partie creuse est en dessus et sa partie bombée
en dessous, et la pronation est le contraire de la supination, tandis que
la position moyenne entre les deux existe, quand la surface creuse est du
côté intérieur, et la surface convexe du côté extérieur, quand le petit
doigt est placé au-dessous des autres, et le cubitus au-dessous du radius.

65 Cette position moyenne peut donc se combiner tout aussi bien avec l'extension complète qu'avec la flexion du bras, de même que la position
moyenne par rapport à l'autre système de mouvements opposés peut se
combiner également avec la supination et avec la pronation du membre ;
ce qui détermine cette position, c'est l'angle droit que l'avant-bras fait

66 avec le bras, et, pour cette raison, on l'appelle position angulaire. Par
conséquent la position moyenne absolue provient de la combinaison des

11. μέσον om. F. — 14. ἁπλῶς om. F.

ἀμφοτέρων τῶν εἰρημένων σχημάτων συνόδου γίνεται· τὰ δὲ ἄλλα
μέσα τέτlαρα μὲν ἔσlαι τὰ σύμπαντα, γενήσεται δὲ οὐδὲν αὐτῶν
ἁπλῶς ὅλου τοῦ κώλου μέσον, ἀλλὰ μιᾶς ἀντιθέσεως μόνης· ὡς γὰρ
ἐκτάσεως καὶ συσlολῆς μόνον ἔσlαι μέσον, οὕτως ὑπlίου τε καὶ ϖρα-
5 νοῦς· ἐπεὶ δὲ ἑκάτερον αὐτῶν διτlὸν γίνεται ζευγνύμενον ἐν μέρει
ταῖς ἐκ τῆς λοιπῆς ἀντιθέσεως ὑπερβολαῖς, ἀναγκαῖον οὕτω τὰ ϖάντα
γίνεσθαι τέτlαρα. Καθάπερ δὲ ἐπὶ τῶν χειρῶν τὸ καλούμενον ἐγγώ- 67
νιον μέσον ἀκριβῶς ὂν ἄκρας ἐκτάσεως καὶ καμπῆς, ἀνωδυνώτατόν
ἐσlιν, οὕτω δόξειεν ἂν ἔχειν κἀπὶ τῶν σκελῶν· οὐ μὴν ἔχει γε οὕ-
10 τως, ἀλλὰ ἐν τῷ μεταξὺ τοῦ τε μέσου σχήματος καὶ τῆς ἄκρας ἐκτάσεως τὸ ἐν τούτοις ἀνώδυνον. Αἴτιον δὲ τὸ ἔθος· τὰ ϖολλὰ γὰρ 68
ἐκτεταμένοις τοῖς σκέλεσι χρώμεθα· καὶ γὰρ τούτου χάριν ἐγένετο,
τοῦ ϖᾶν ὀχεῖσθαι τὸ σῶμα ϖρὸς αὐτῶν ἑσlώτων τε ἡμῶν καὶ βα-
διζόντων. Ταῦτα γοῦν τὰ δύο σκοπῶν ἐπὶ ἁπάντων τῶν ἄρθρων, τήν 69

deux positions dont nous venons de parler, tandis que les autres positions
moyennes sont en tout au nombre de quatre; seulement aucune de ces
positions ne sera une moyenne absolue pour tout le membre, mais uniquement eu égard à l'un des deux systèmes de mouvements opposés : en
effet, aussi bien qu'il existe une moyenne entre l'extension et la contraction seules, il en existe une autre pour la supination et la pronation; mais,
comme, par la combinaison alternative de ces deux positions avec les positions extrêmes appartenant à l'autre système de mouvements opposés,
chacune de ces positions devient double, il en résulte nécessairement en
tout quatre. Mais, ainsi que la position qu'on appelle angulaire, et qui 67
tient exactement le milieu entre l'extension et la flexion extrêmes, est,
pour les bras, la plus exempte de douleur, la même chose semblerait
devoir se rencontrer pour les jambes; cependant il n'en est pas ainsi;
mais c'est la position tenant le milieu entre la position moyenne et
l'extension extrême qui est, pour ces membres, à l'abri de la douleur.
La cause de ce fait est l'habitude; car nous employons le plus sou- 68
vent nos jambes dans l'état d'extension, puisque, en effet, elles ont été
créées dans ce but, c'est-à-dire pour porter tout le corps, quand nous
sommes debout, ou que nous marchons. En faisant donc attention, pour 69

1. εἰρ. μέσων σχ. Gal. — 5. ἐν om. F.

τε φύσιν καὶ τὸ ἔθος, ἐξευρήσεις οὕτω τὸ μέσον τε καὶ ἀνώδυνον.

70 Ἐν τῷ καθόλου τοίνυν ἐπὶ ἁπάντων ἄρθρων τὰς ἐσχάτας κινήσεις

71 ἐπισκεψάμενος ἐξευρήσεις τὸ μέσον τε καὶ ἀνώδυνον σχῆμα. Καὶ

ὅσοι δὲ μύες χωρὶς ἄρθρων εἰσὶ, κἂν τούτοις ἡ μέση κατάστασις

ἀνώδυνος, ὥσπερ ἐπὶ ἕδρας ἔχει καὶ κύστεως καὶ γλώττης· τό τε 5

γὰρ εἰς ἔσχατον σφίγγειν τὴν ἕδραν καὶ τὸ διοίγειν ἐπὶ μέγιστον

ὀδυνηρὰ, τό τε ἐκτείνειν ἐπὶ μήκιστον τὴν γλῶτταν, ἢ κάμπτειν, ἢ

72 ὁπωσοῦν ἄλλως περιάγειν ἀμέτρως. Ῥᾷστον οὖν καὶ τούτοις ἐξευρί-

σκειν τὸ μέσον τῶν ὑπερβολῶν, ὅπερ καὶ ἀνωδυνώτατόν ἐστι, καὶ

πάντες ἄνθρωποι κατὰ ὃν ἀναπαύονται χρόνον τῶν κατὰ τὸν βίον 10

ἐνεργειῶν, τὸ μέσον τε καὶ ἀνώδυνον ἐν ἅπασι τοῖς μορίοις ἔχουσι

73 σχῆμα. Περὶ μὲν τούτων οὕτω χρὴ γινώσκειν· πῶς δὲ ἐν μὲν τῇ

γλώττῃ κατὰ συζυγίαν πάντες οἱ μύες πεφύκασιν ἄνωθέν τε καὶ

κάτωθεν, κἀκ τῶν ἀριστερῶν τε κἀκ τῶν δεξιῶν· διόπερ οὐδὲ θαυ-

toutes les articulations, à ces deux points, la nature et l'habitude, vous serez sur la voie de découvrir la position moyenne et exempte de douleur.

70 En général donc, vous trouverez toujours la position moyenne et sans dou-
71 leur en faisant attention aux mouvements extrêmes. Quant aux muscles sans rapport avec les articulations, la condition moyenne est de même exempte de douleur pour eux tous, comme, par exemple, pour le siége, la vessie et la langue : en effet, le resserrement exagéré ou la déhiscence la plus grande possible de l'anus sont douloureux, et il en est de même, si on étend la langue aussi loin que possible, ou si on lui imprime une flexion exagérée, ou un autre mouvement quelconque de circon-
72 volution démesurée. Il est donc très-facile aussi de déeouvrir, pour ces parties, la moyenne entre les extrêmes, qui est en même temps la plus exempte de douleur de toutes les conditions, et tous les hommes tien-nent tous leurs membres dans cette position moyenne et exempte de douleur, lorsqu'ils se reposent de leurs occupations professionnelles.
73 Voilà l'opinion qu'on doit avoir sur ces points-là; mais, dans la langue, tous les muscles sont, jusqu'à un certain point, disposés par paires, en haut et en bas, à gauche et à droite; pour cette raison, il ne semble pas étonnant

2-3. Ἐν τῷ..... σχῆμα om. Gal. — 6-7. ἐπὶ μέγ..... ἐκτείνειν om. F.

μασ7ὸν Φαίνεται ἡμῖν εἰς τὰς ἐναντίας ἄγεσθαι τὸ μόριον κινήσεις
ὑπὸ τῶν ἀντιτεταγμένων· ἐπὶ δὲ τοῦ κατὰ τὴν ἕδραν μυὸς καὶ τοῦ
κατὰ τὴν κύσλιν καὶ τοῦ κατὰ τὰς Φρένας θαυμάζειν μὲν, πόθεν εἰς
τὰς ἐναντίας ἄγεται τὰ μόρια κινήσεις· κατὰ ἕκασλον γὰρ αὐτῶν
5 κυκλοτερὴς εἷς ἐσλιν οὐδενὸς ἀντιτεταγμένου μυός· λεκτέον δὲ ὡς
τοῦ μὲν κατὰ τὴν ἕδραν τε καὶ τὴν κύσλιν μυὸς ἔργον ἐσλιν οὐ τὸ
ἀποκρίνειν τὰ περιτλώματα τῆς τροφῆς, ἀλλὰ τὸ κατέχειν, Φύλακας
τῆς ἀκαίρου τῶν περιτλωμάτων ἐξόδου τῆς Φύσεως αὐτοὺς κατασλη-
σάσης, ὥσλε οὐχ ὅπως οὐκ ἐνεργοῦσι πρὸς τὴν ἔκκρισιν, ἀλλὰ οὐδὲ
10 ἐπιτρέπουσι τοῖς ἐνεργοῦσιν. Τίνα τοίνυν τὰ τῆς ἐνεργείας ταύτης 74
ὄργανα; πλείω μὲν κατὰ μέρος, διτλὰ δὲ τῷ γένει· τὰ μὲν γὰρ
αὐτῶν ψυχῆς, τὰ δὲ Φύσεώς ἐσλιν, αἱ μὲν δὴ Φρένες καὶ οἱ κατὰ τὸ
ἐπιγάσλριον ἅπαντες μύες τὰ τῆς ψυχῆς ἐσλιν ὄργανα, τῶν δὲ ἐντέρων ἁπάντων ἡ σύνταξις ἅμα τῇ γασλρὶ τὰ τῆς Φύσεως. Ἀλλὰ 75
15 περὶ μὲν τῆς τούτων ἐνεργείας ἐν ἑτέροις εἰρήσεται· περὶ δὲ τῶν

non plus que nous puissions imprimer à cet organe des mouvements en sens opposé par les muscles antagonistes; pour le muscle du siége, pour celui de la vessie et pour le diaphragme, il y a, au contraire, lieu de se demander d'où vient la force qui pousse ces parties à des mouvements opposés; car chacune d'elles n'a qu'un seul muscle circulaire dépourvu de tout antagoniste; or il faut dire que la fonction du muscle du siége et de celui de la vessie ne consiste pas à expulser les résidus de la nutrition, mais à les retenir, la nature en ayant fait des surveillants contre la sortie intempestive de ces résidus; non-seulement ils n'agissent donc pas pour pousser à cette excrétion, mais ils ne permettent pas même d'agir dans ce sens aux organes qui ont cette fonction. Quels sont donc les organes 74 de cette fonction? Il y en a plusieurs de particuliers et qui sont de deux espèces; car les uns sont des organes de l'âme, et les autres, des organes de la nature: le diaphragme et tous les muscles abdominaux, des organes de l'âme, et toute la série des intestins conjointement avec l'estomac, des organes de la nature. Mais nous parlerons, dans un autre endroit, de la 75 fonction de ces derniers organes; maintenant nous parlerons des muscles,

1. ἀπάγεσθαι Gal. — 3. θαυμ. μέν λακα Gal. — 9. οὐκ om. F. — 15. εἰ-
om. Gal. — 5. εἷς om. F. — 7. Φύ-   ρηται Gal.

μυῶν νῦν ἐροῦμεν, ἐπειδὴ τῆς τούτων κινήσεως ὁ παρὼν λόγος ἐξή-
76 γησίς ἐσῖιν. Οἱ κατὰ τὸ ἐπιγάσῖριον ἅπαντες μύες ὅταν ἐνεργοῦντες τείνωνται, ϑλίϐουσιν εἴσω τὰ τῆς τροφῆς ὄργανα, τὰ δὲ, ἢν
μὲν εἴκωσιν αἱ φρένες, εἰς τὸν ἐκείνων ἀναχωροῦντα τόπον ἐκλύει
τὴν βίαν τῶν μυῶν· ἢν δὲ ἀνθισῖῶνται, καθάπερ ὑπὸ δυοῖν πιε- 5
ζόμενα χεροῖν, ἔξωθεν μὲν τῶν μυῶν, ἔσωθεν δὲ τῶν φρενῶν, ἐκθλί-
77 ϐοιτο ἂν τὰ ταῖς κοιλότησιν αὐτῶν περιεχόμενα. Προσῖιμωρεῖ δὲ
εἰς τοῦτο μεγάλα ἡ λοξότης τῶν φρενῶν, τὸ μὲν ἕτερον τῶν περάτων τῷ κατὰ τὸ σῖέρνον χόνδρῳ προσκείμενον ἐχουσῶν, τὸ δὲ
78 ἕτερον ὀπίσω κατὰ τὴν ἀρχὴν τῆς ὀσφύος. Πλειόνων δὲ ὄντων κατὰ 10
τὴν γασῖέρα μυῶν καὶ πάντων τεινομένων, ἐν ταῖς ἀποπατήσεσι
μᾶλλον μὲν οἱ πρὸς τοῖς ὑποχονδρίοις, ἧτῖον δὲ οἱ κάτω τείνονται ἔμπαλιν ἢ ἐν ταῖς οὐρήσεσιν ἔχει· μᾶλλον μὲν γὰρ ἐπὶ ἐκείνων
οἱ κάτω, ἧτῖον δὲ οἱ πρὸς τοῖς ὑποχονδρίοις ἐνεργοῦσιν· συνεντεί-
νονται δὲ ἀμφοτέροις οἱ κατὰ τὰς πλευρὰς μύες, οὐκ οὐρήσεως ὄντα 15

puisque le présent discours est consacré à l'exposition de leur mouve-
76 ment. Quand tous les muscles abdominaux agissent en se contractant,
ils poussent en dedans les organes de la digestion, et, si le diaphragme
cède, ces organes remontent dans l'endroit qu'il occupait, et épuisent
ainsi l'activité des muscles; si, au contraire, le diaphragme résiste,
ce qui est contenu dans les cavités de ces organes sera expulsé par suite
de la compression qu'exercent sur eux, comme si c'étaient deux mains, à
77 l'extérieur les muscles, et à l'intérieur le diaphragme. Ce qui aide puissamment à produire cet effet, c'est l'obliquité du diaphragme, dont l'une
des extrémités est adjacente au cartilage du sternum, tandis que l'autre
78 est placée en arrière vers l'origine des lombes. Quoique les muscles abdominaux soient assez nombreux et qu'ils se contractent tous, ceux des
hypocondres se contractent cependant plus fortement que ceux de la
région inférieure pendant la défécation, contrairement à ce qui a lieu
pendant l'émission de l'urine; car, dans ce dernier cas, les muscles inférieurs agissent plus fortement que ceux des hypocondres; conjointement avec ces deux ordres de muscles, les muscles intercostaux se con-

ἢ ἀποπατήσεως ὄργανα· τοῦτο μὲν γὰρ ἐσχάτως ἄλογον· ἀλλὰ
ἐπεὶ τῶν φρενῶν τὴν τάσιν ἴσην ἐχρῆν εἶναι τῇ τάσει τῶν κατὰ
τὴν γαστέρα μυῶν, ἣν δὲ ἀδύνατον ἕνα μῦν οὔσας αὐτὰς πολλοῖς
καὶ μεγάλοις ἁμιλλᾶσθαι, καὶ κίνδυνος ἐν τούτῳ νικηθείσας [εἰς τὴν
5 εὐρυχωρίαν ἀνατραπῆναι τοῦ θώρακος, διὰ τοῦτο οἱ κατὰ τὰς πλευρὰς συνεντείνονται].

tractent aussi, non que ce soient des organes de l'émission de l'urine ou
de la défécation, car il serait de la dernière absurdité de prétendre cela;
mais ces muscles se contractent aussi : en effet, la tension du diaphragme
devait être égale à celle des muscles abdominaux; il était impossible que
le diaphragme, qui n'est qu'un seul muscle, luttât contre des muscles
grands et nombreux; enfin, ces circonstances amenaient le danger que
le diaphragme ne succombât et ne se renversât dans la cavité de la poitrine.

2. ἴσην om. F. — 3. ἐναμυνούσας F. — 4-6. εἰς..... συντείνονται om. F. —
6. συντείνονται Gal.

ΒΙΒΛΙΟΝ ΚΔ'.

α'. Περὶ ἐγκεφάλου καὶ μηνίγγων. Ἐκ τῶν Γαληνοῦ.

1 Γυμνώσας ἐπιτηδείως τὸν ἐγκέφαλον ὄψει τὴν σκληρὰν μήνιγγα
κατὰ τὸ μῆκος αὐτοῦ μέσον ἑαυτῆς πολὺ παχυτέραν γε φαινομένην,
ἐγκαταβαίνουσάν τε μέχρι τινὸς αὐτῷ, κατὰ ὃ μάλιστα μέρος ἐσ͑ὶν
2 ἐν τῷ κρανίῳ τῶν ῥαφῶν ἡ μέση. Κατὰ δὲ τὸν αὐτὸν τρόπον ὑπὸ τῇ
λαμβδοειδεῖ ῥαφῇ τὴν παχεῖαν μήνιγγα θεάσῃ διπλουμένην τε   5
3 ἅμα καὶ μέχρι τινὸς ἐγκαταβαίνουσαν τῷ ἐγκεφάλῳ. Φανοῦνται δέ
σοι καὶ φλέβες ἀνίσχουσαι διὰ αὐτῆς, ἑκατέρωθεν μία, κατὰ τὰς
4 πλευρὰς τῆς λαμβδοειδοῦς ῥαφῆς. Ἔνθα δὲ ἀλλήλαις εἰς ταὐτὸν ἥκουσιν αὗται, σχεδὸν μέν τι τοῦτο τὸ χωρίον ὑψηλότατον φαίνεται

LIVRE XXIV.

1. DU CERVEAU ET DES MÉNINGES. — TIRÉ DE GALIEN.

1 En dénudant convenablement le cerveau, vous verrez que la dure membrane (*dure-mère*) se montre, sur la ligne médiane, dans le sens de la longueur du cerveau, beaucoup plus épaisse qu'ailleurs, et que, à l'endroit
qui correspond à la suture moyenne du crâne (*suture sagittale*), elle s'en-
2 fonce, jusqu'à un certain point, dans cet organe (*faux du cerveau*). Vous
verrez encore que, sous la suture lambdoïde, l'épaisse membrane (*dure-
mère — tente du cervelet*) se replie et s'enfonce de la même manière, jusqu'à
3 un certain point, dans le cerveau. Il vous apparaîtra aussi, de chaque
côté, une veine qui monte à travers cette membrane, en longeant la su-
4 ture lambdoïde (*sinus latéraux*). Vous vous apercevrez que le point où
ces veines se rencontrent (*pressoir d'Hérophile*) est, peu s'en faut, plus
élevé que toutes les parties qui l'environnent; cependant ce point ne

---

Ch. 1, l. 2. ἑαυτῆς om. A B Mor. — 3. οὕτω Codd. Mor. — 7. μία om. Codd.

τῶν πέριξ· οὐκ ἴσον δὲ ἀπὸ αὐτοῦ τό τε πρόσω καὶ τοὐπίσω τῶν
κατὰ τὸν ἐγκέφαλόν ἐστι μορίων, ἀλλὰ τὸ πρόσω παμπόλλῳ μεῖζον. Ἐπὶ δὲ τὸ μετεωρότατον τοῦτο καὶ ἡ ἑτέρα διπλόη παραγίνε-   5
ται τῆς παχείας μήνιγγος, ὥστε φαίνεσθαι τετραπλασίαν τῷ πάχει
5 τῶν ἄλλων ἁπάντων μερῶν ἑαυτῆς ὅσα περιλαμβάνει τὸν ἐγκέφαλον κύκλῳ. Καὶ μὲν δὴ καὶ φλὲψ ἄλλη τρίτη παρὰ τὰς εἰρημένας   6
δύο κατὰ τὸ μῆκος ἐκτέταται πρόσω φερομένη· τί γὰρ ἂν ἄλλο
τις ἢ φλέβα καλέσειε τὸ τοιοῦτον ἀγγεῖον, ἐν ᾧ φαίνεται περιεχόμενον αἷμα; Θεάσῃ τε τὰς κοιλότητας ταύτας οὐ τὸν τῆς φλεβὸς   7
10 ἐχούσας χιτῶνα συναναβαίνοντα διὰ τῶν ὀστῶν τῆς κεφαλῆς, ἀλλὰ
ὅταν πρῶτον αἱ φλέβες προσάψωνται τοῦ κρανίου, διπλουμένην τε
κατὰ τοῦτο τὴν παχεῖαν μήνιγγα, μετὰ τοῦ συριγγοῦσθαι τὴν ἔνδον χώραν εἰς ἰδέαν ἀγγείου δεχομένην τὸ αἷμα, καὶ φυλάτ]ουσαν   .
οἷον παρέλαβεν· ἐνθάδε συμβάλλουσιν ἀλλήλαις αἱ δύο φλέβες, ἥν
15 τινα χώραν ὁ Ἡρόφιλος ὀνομάζει ληνόν. Ἔστι δὲ αὕτη μὲν ἣν ἐκεῖ-   8

se trouve pas à une distance égale de la partie antérieure et de la partie
postérieure du cerveau; au contraire, ce qui est en avant a beaucoup
plus d'étendue. A ce point le plus élevé du crâne aboutit également   5
un autre pli de l'épaisse membrane (*faux du cervelet*); par suite, cette
membrane y présente une épaisseur quadruple de celle de toutes ses
autres parties qui enveloppent circulairement le cerveau. Outre les deux   6
veines dont nous venons de parler, il y en a encore une troisième (*sinus
longitudinal supérieur?*), qui s'étend sur toute la longueur de la dure-mère
et se dirige en avant : en effet, quel autre nom que celui de *veine* don-
nera-t-on à un vaisseau qui contient manifestement du sang? Vous re-   7
connaîtrez que ces cavités n'ont pas la tunique des veines, laquelle ne
remonte pas avec elles à travers les os du crâne; au contraire, aussitôt
que les veines touchent au crâne, l'épaisse membrane forme un pli à
l'endroit même où s'opère le contact, et l'espace intermédiaire se creuse
pour former un vaisseau qui admet le sang et le conserve tel qu'il l'a
reçu; c'est là que se réunissent les deux veines (*sinus latéraux*), endroit qu'Hérophile appelle *pressoir*. La rencontre de veines à laquelle   8

6. Καὶ μέντοι καὶ Codd. Gal. — ἴδιον ἀγγεῖον Gal. — 14. ἔνθα δέ AB.
11. προσάψωνται ἄρχονται AB. — 13. Voy. Gal.

νος ὀνομάζει, διὰ βάθους μᾶλλον· ἐπιπολῆς δὲ ἑτέρα συμβολὴ φλεβῶν
μικρῶν ἐπικειμένη τῇ ληνῷ κατὰ τὴν παχεῖαν ὡσαύτως μήνιγγα
9 γεγενημένη. Ἀποφύεται δὲ κατὰ ἐκεῖνο τὸ μέρος ἔνθα συμβάλλει ἡ
10 λαμβδοειδὴς ῥαφὴ τοῖς λεπιδοειδέσιν ὀσ7οῖς. — Ἡ δὲ λεπ7ὴ μῆνιγξ
σ7ηρίζει μὲν ἅμα τὸν ἐγκέφαλον καὶ σκέπει, καὶ προσέτι σύνδε- 5
σμος γίνεται τῶν κατὰ αὐτὸν ἀγγείων ἁπάντων· ἔοικε γὰρ ἐμβρύου χορίῳ καὶ μεσαραίῳ ζῴου · καὶ γὰρ ἐκείνων ἑκάτερον ἐκ
πολλῶν ἀρτηριῶν καὶ φλεβῶν ἐγγὺς ἀλλήλαις κειμένων, ὑμένι τε
λεπ7ῷ τὰ μεταξὺ διασ7ήματα συνυφασμένων, ἐγένετο, καὶ ἡ μῆνιγξ
ὡσαύτως ἁπάσας συνδεῖ τὰς κατὰ τὸν ἐγκέφαλον ἀρτηρίας καὶ φλέ- 10
11 βας. Οὐ περιέχει δὲ μόνον τὸν ἐγκέφαλον, ἀλλὰ καὶ διὰ τοῦ βάθους
αὐτοῦ διαδύεται, καὶ πάντῃ διεξέρχεται, καὶ ὅλον αὐτὸν διαπλέκει,
πανταχόσε τοῖς ἀγγείοις παρεκτεινομένη μέχρι τῆς ἔνδον εὐρύ-
12 τητος τῶν κοιλιῶν. Ἔσ7ι μὲν οὖν καὶ ἡ παχεῖα μῆνιγξ ἐγκεφάλου
σκέπασμα · μᾶλλον δὲ οὐχ ἁπλῶς σκέπασμα χρὴ καλεῖν αὐτήν, 15

Hérophile a donné ce nom est plutôt profondément située; mais il y a
encore une autre réunion superficielle de petites veines (*réunion des sinus
occipitaux?*), placée au-dessus du pressoir et située également dans l'é-
9 paisse membrane. [Le petit repli de la dure-mère — *tente du cervelet*] prend
son origine à l'endroit de la jonction de la suture lambdoïde avec les os
10 écailleux (*temporaux*). — La mince membrane (*pie-mère*) raffermit à la
fois et couvre le cerveau; elle devient, en outre, un lien pour tous les
vaisseaux de cet organe, car elle ressemble au chorion d'un fœtus ou au
mésentère d'un animal : en effet, l'un aussi bien que l'autre de ces deux
organes se compose d'un grand nombre d'artères et de veines placées
les unes près des autres et réunies par une membrane mince qui remplit
leurs interstices; la pie-mère relie de la même manière toutes les artères
11 et toutes les veines du cerveau. Cette membrane n'enveloppe pas seulement le cerveau, mais elle pénètre aussi dans sa profondeur, se répand
de tous les côtés, et le revêt en entier jusque dans l'intérieur des ven-
12 tricules, en s'étendant dans tous les sens le long des vaisseaux. L'épaisse
membrane est bien aussi une enveloppe du cerveau, quoiqu'il vaille
mieux l'appeler non pas simplement une enveloppe, mais une espèce de

3. Ἀποφύεται δ' ἡ εἰρημένη λεπ7ὴ τῆς μήνιγγος ἀπόφυσις ἡ ἐπιπολῆς κατ' Gal.

ἀλλὰ οἷον ἀμυντήριόν τι πρόβλημα ταῖς τοῦ κρανίου προσβολαῖς
ἐκκείμενον· ἀλλὰ ἥ γε λεπὴ, σύμφυτον αὐτοῦ σκέπασμα· καὶ γὰρ
δὴ καὶ ἀφέστηκεν ἀπὸ αὐτῆς ἡ παχεῖα, τοῖς διεκπίπλουσιν ἀγγείοις
μόνοις συνεχομένη. Προτέρα μὲν οὖν ἡ λεπὴ μῆνιγξ, ἐπὶ αὐτῇ δὲ 13
5 ἡ παχεῖα γέγονεν, ὅσον ὀστοῦ μαλακωτέρα, τοσοῦτον τῆς λεπῆς
σκληροτέρα, ὅσον δὲ ταύτης ἡ λεπή ἐστι μαλακωτέρα, τοσοῦτον
ἐκείνης ὁ ἐγκέφαλος. Ἡ μὲν οὖν χοριοειδὴς μῆνιγξ σύμφυτόν ἐστιν 14
ἐγκεφάλου σκέπασμα, καθάπερ τι δέρμα ζῴου· ταύτης δὲ ἡ παχεῖα
σύμφυτον μὲν οὐκέτι, πολλαχόθι δὲ συμφυές· ταύτῃ δὲ αὖ πάλιν
10 τῇ παχείᾳ τὸ περικείμενον ἔξωθεν ὀστοῦν, ὃ δὴ καὶ κρανίον ὀνομάζουσι, καθάπερ τι κράνος ἐπίκειται· τῇ μήνιγγι δὲ τὸ κρανίον
σύμφυτον μὲν οὐκ ἐποίησεν ἡ φύσις, εἰς ἀσφάλειαν δὲ αὐτῆς δε-
σμοὺς ἐτεχνήσατο. Τίνες οὖν οἱ δεσμοὶ τῆς μήνιγγος; αὐτῆς ἀπο- 15
φύονται λεπτοί τινες ὑμένες· ὁδοὶ δὲ αὐτοῖς, ὥστε διεκπίπλειν
15 ἐκτὸς, αἱ ῥαφαὶ τῆς κεφαλῆς εἰσιν· περιτεινόμενοι γὰρ οὗτοι περὶ

, rempart placé là pour défendre le cerveau du contact du crâne; la mince
membrane, au contraire, est une enveloppe adhérente du cerveau : car
l'épaisse membrane s'écarte de la mince et ne s'y rattache que par les
vaisseaux qui la traversent. Il y a donc d'abord [sur le cerveau] la mince 13
membrane, ensuite l'épaisse, qui surpasse autant l'os en mollesse qu'elle
surpasse la mince membrane en dureté; mais, autant celle-ci surpasse
l'épaisse membrane en mollesse, autant le cerveau la surpasse elle-même
sous ce rapport. La membrane qui ressemble au chorion (pie-mère), est 14
donc une enveloppe adhérente du cerveau, comme la peau d'un animal;
tandis que l'épaisse membrane n'adhère pas à la pie-mère, mais présente
seulement, en plusieurs endroits, des attaches; sur cette épaisse membrane se trouve, à son tour, placé l'os qui sert d'enveloppe extérieure et
qu'on appelle aussi *cranion*, comme si c'était une espèce de casque (κράνος); mais la nature n'a pas fait le crâne adhérent à la dure-mère; seulement, elle lui a fabriqué des liens en vue de sa sûreté. Quels sont donc 15
les liens de l'épaisse membrane? Elle donne naissance à certaines membranes minces (*adhérence de la dure-mère au niveau des sutures*), auxquelles les sutures de la tête servent de route pour passer à l'extérieur:

2. ἐγκείμενον Codd. Gal. Mor. — 12-13. κρ. πάντη σύμφ. Gal.

τὸ κατὰ ἑαυτὸν ἕκασ]ος μέρος, ὅθεν ἀνέσχεν, ἐντεῦθέν τε προϊόντες
ἀπαντῶσιν ἀλλήλοις, καὶ συνάπ]ονται, καὶ συμφύονται, καὶ τελέως
ἐνοῦνται, καὶ σχεδὸν ἕνα γεννῶσιν ὑμένα τὸν περικράνιον ὀνομαζό-
16 μενον. Αὕτη δὲ ἡ μῆνιγξ ἡ παχεῖα τὸ κρανίον ὑπέζωκεν· ὁ δὲ ἐγκέφαλος ἐν τῷ διασ]έλλεσθαί τε καὶ συσ]έλλεσθαι προσέρχεταί τε καὶ   5
17 ἀποχωρεῖ κατὰ τὴν μεταξὺ χώραν τὴν κενήν. — Αὐτὸς δὲ ὁ ἐγκέφαλος τὴν μὲν οὐσίαν ὁμοιότατός ἐσ]ι τοῖς νεύροις, ὧν ἔμελλεν ἀρχὴ
γενήσεσθαι, πλὴν ὅτι μαλακώτερος αὐτῶν ὑπάρχει, καὶ αὐτοῦ δὲ
μαλακώτερος μὲν ὁ πρόσθεν, σκληρότερος δὲ ὁ λοιπὸς, ὃν ἐγκρά-
νιον καὶ παρεγκεφαλίδα καλοῦσιν οἱ ἀνατομικοί· καὶ διείργεσθον   10
ἐνδιπλουμένη τῇ σκληρᾷ μήνιγγι, κατὰ μόνον τὸν ὑπὸ τῇ κορυφῇ
τῆς κεφαλῆς κείμενον πόρον καὶ τὰ τούτου περιέχοντα σώματα
18 συναπ]ομένω. Κοιλίαι δὲ τοῦ ἐγκεφάλου δύο μέν εἰσιν αἱ πρόσθιοι, τὴν εἰσπνοὴν καὶ τὴν ἐκπνοὴν καὶ τὴν ἐκφύσησιν ἐργαζό-

en effet, ces membranes se répandant chacune autour de la partie qui
lui correspond et d'où elles s'échappent, et, s'avançant de là à la rencontre
les unes des autres, se touchent, adhèrent entre elles, s'unissent complètement, et forment presque une seule membrane, qu'on appelle *péri-*
16 *crâne*. L'épaisse membrane tapisse le crâne, et le cerveau, pendant sa
dilatation et sa contraction, se rapproche et s'éloigne d'elle dans l'es-
17 pace vide qui existe entre eux. — Le cerveau lui-même, sous le rapport
de sa substance, ressemble beaucoup aux nerfs dont il devait être l'origine; seulement, il est plus mou qu'eux, et, de ses diverses parties,
l'antérieure est la plus molle, tandis que le reste, que les anatomistes
appellent *encrâne* ou *parencéphale* (*cerveau accessoire; cervelet*), est plus
dur; ces deux parties sont séparées par un pli de la dure membrane
(*tente du cervelet*), et ne se touchent qu'au niveau du conduit (*confluent
du liquide céphalo-rachidien*) situé sous le sommet de la tête et vers les
parties (*tubercules quadrij. et pont formé par l'arachn. entre le cerveau et
18 le cervelet*) qui entourent ce conduit. Il y a deux ventricules antérieurs
(*latéraux*) du cerveau qui opèrent l'inspiration, l'expiration et l'expul-

1. ἔσχεν AB. — 5. τε καὶ συσ]έλλ.   τὸν κατὰ τούτου περιέχ. σῶμα καὶ AB;
om. AB Mor. — 9-10. ὃν ἐγκεφ. καλ.   καὶ τὸν κατὰ τὸν περιέχ. σῶμα Mor. —
Gal. — 11. σκληρᾷ] λαιᾷ B. — 12. καὶ   14. φύσην Mor.; φύσις AB.

μεναι τὴν ἐξ ἐγκεφάλου · δέδεικται γὰρ ἑτέρωθι περὶ τούτων · ἀποδέδεικται δὲ καὶ ὅτι προκατεργάζονταί τε καὶ προπαρασκευάζουσιν
αὗται τὸ ψυχικὸν πνεῦμα · καὶ μὲν δὴ καὶ ὅτι τοῖς κάτω μέρεσι
σφῶν αὐτῶν τοῖς πρὸς τὰς ῥῖνας, ἅμα μὲν ὀσφρητικόν ἐστιν ὄργα-
5 νον, ἅμα δὲ οἷον ὀχετός τις εἰς περιτωμάτων ἐκροὴν ἐπιτήδειος ·
μία δὲ ἡ ἐν τῇ παρεγκεφαλίδι, τὸ κατειργασμένον ἐν ταῖς προσθίοις ψυχικὸν πνεῦμα μεταλαμβάνουσα · διὸ καὶ ἀναγκαῖον ἦν γενέσθαι τινὰ πόρον ἐξ ἐκείνων εἰς ταύτην. Ἀτὰρ οὖν καὶ φαίνεται 19
μέγιστος ὁ ἀπὸ τῶν ἔμπροσθεν κοιλιῶν εἰς αὐτὴν ἐμβάλλων πόρος,
10 καὶ κατὰ τοῦτό γε μόνον ἡ σύμφυσίς ἐστι τῇ παρεγκεφαλίδι πρὸς
τὸν ἐγκέφαλον · οὕτω γὰρ ἑκατέραν αὐτοῦ τὴν μοῖραν ἔθος ἐστὶ
καλεῖν τοῖς περὶ τὸν Ἡρόφιλον · τὴν δὲ ὄπισθεν παρεγκεφαλίδα.
Διειργόμενος οὖν ἀπὸ τῆς παρεγκεφαλίδος, ὡς καὶ πρόσθεν εἴρη- 20
ται, τῇ τῆς παχείας μήνιγγος διπλώσει, δεόμενος δὲ κἂν κατὰ ἕν

sion du pneuma du cerveau : car nous avons traité, dans un autre endroit (*Util. de la respir.* I, v), de ces fonctions, et nous avons démontré
aussi que ces ventricules élaborent et préparent le pneuma psychique;
nous avons prouvé, de plus (*Util. des parties*, VIII, vii), que, dans leurs
parties inférieures qui se rapprochent des narines, ils étaient à la fois un
organe de l'odorat et une espèce de canal pour l'écoulement des superfluités ; mais le ventricule qui existe dans le cervelet et qui reçoit le
pneuma psychique élaboré dans les ventricules antérieurs, est unique :
pour cette raison, il était nécessaire aussi qu'il y eût un canal qui se ren-
dît des uns à l'autre (*confluent du liquide céphalo-rachidien*). Mais le canal 19
qui, venant des ventricules antérieurs, aboutit à celui du cervelet (*quatrième ventricule*), a manifestement un volume considérable, et c'est là
le seul endroit où il y ait continuité entre le parencéphale (*cervelet*) et
l'encéphale : c'est, en effet, l'habitude d'Hérophile de désigner par ce
dernier mot chacune des deux parties (*hémisphères*) du cerveau, et de ré-
server le mot de parencéphale pour la partie postérieure. L'encéphale 20
donc, étant séparé du parencéphale, comme il a été dit précédemment,
par le repli de l'épaisse membrane (*tente du cervelet*), et ayant besoin

6. προκατειργ. Gal.

τι συναφθῆναι μέρος ἕνεκα τῆς τοῦ προειρημένου πόρου γενέσεως,
εἰς μίαν πρότερον χώραν τὰς κοιλίας ἀμφοτέρας ἐπεράτωσεν, ἢν δὴ
τετάρτην ἔνιοι τῶν ἀνατομικῶν ἀριθμοῦσι τοῦ παντὸς ἐγκεφάλου
κοιλίαν· ἐκ ταύτης γὰρ τῆς κοιλότητος ὁρμώμενος ὁ πόρος, ἐκδε-
χόμενός τε τὸ περιεχόμενον ἐν αὐτῇ πνεῦμα, διαπέμπει τῇ παρ- 5
21 εγκεφαλίδι. Τὸ δὲ ὑπὲρ τὴν κοιλότητα μέρος ἐγκεφάλου, καθάπερ
οἰκίας τις ὄροφος, εἰς κοίλης σφαίρας ἐπιφάνειαν περιαγόμενον,
οὐκ ἂν ἀλόγως δόξειεν ὠνομάσθαι καμάριόν τε καὶ ψαλιδοειδὲς,
ὅτι καὶ τὰ τοιαῦτα τῶν οἰκοδομημάτων ἔθος ἐστὶ τοῖς ἀρχιτεκτονι-
22 κοῖς καμάρας τε καὶ ψαλίδας ὀνομάζειν.—Τὸ δὲ κατὰ τὴν ἀρχὴν τοῦ 10
συνάπτοντος τὴν μέσην κοιλίαν πόρου πρὸς τὸν ὀπίσθιον ἐγκέφαλον ἐπικείμενον σῶμα, τὸ πρὸς τῶν ἀνατομικῶν ὀνομαζόμενον
κωνάριον, τὴν μὲν οὐσίαν ἐστὶν ἀδὴν, καὶ τὸ σχῆμα κώνῳ μάλιστα
23 παραπλήσιον, ὅθεν αὐτῷ καὶ τοὔνομα. Τοῦτον δὴ τὸν ἀδένα τὸν τῷ
κώνῳ παραπλήσιον ἀναπληροῦντα τῆς μεγάλης φλεβὸς τὴν σχίσιν, 15
ἀπὸ ἧς ἅπαντα δὴ σχεδὸν τὰ κατὰ τὰς προσθίους κοιλίας χοριοειδῆ

cependant de lui être rattaché, du moins en un point, pour engendrer
le susdit canal, a fait d'abord aboutir ses deux ventricules au même endroit, que certains anatomistes comptent pour le quatrième ventricule
(*troisième des mod.*) de tout l'encéphale; car le canal qui part de cette cavité reçoit le pneuma qu'elle renferme, et le transmet au parencéphale.
21 Quant à la partie du cerveau située au-dessus de la cavité, et arrondie
pour former la surface d'une sphère creuse, à l'instar du toit d'une maison, ce n'est pas sans raison, ce semble, qu'on l'a nommée *petite voûte*
et *corps cintré* (*voûte à trois piliers*), attendu que les architectes ont également l'habitude d'appeler voûtes et cintres les parties semblables des
22 édifices. — Le corps placé à l'entrée du canal qui relie le ventricule
moyen à l'encéphale postérieur (*cervelet*), et que les anatomistes appellent *conarium* (*glande pinéale*), est, par sa substance, une glande, tandis
que, par sa figure, il ressemble surtout à une pomme de pin : d'où lui
23 vient son nom. Cette glande, qui ressemble à une pomme de pin et qui
remplit la bifurcation de la grande veine (*veines de Galien*), d'où dérivent
presque tous les plexus chorioïdes des ventricules antérieurs, a été faite,

1. συναχθῆναι AB Mor. — 7. περιαγόμενος A.

ϖλέγματα συνίσ]αται, τῆς αὐτῆς χρείας ἕνεκα τοῖς ἄλλοις ἀδέσι τοῖς
σ]ηρίζουσι τὰς σχιζομένας φλέβας ἡγοῦμαι γεγονέναι· ἡ δὲ ἐκτεταμένη κατὰ ϖαντὸς τοῦ ϖόρου σκωληκοειδὴς ἐπίφυσις ἐπιτροπεύει τε
καὶ ἄρχει τῆς διόδου τοῦ ϖνεύματος, καὶ ἔχει Θέσεώς τε καὶ φύσεως,
5 καὶ τῆς ϖρὸς τὰ ϖαρακείμενα μέρη κοινωνίας ὧδέ ϖως· ἑκατέρωθεν
τοῦ ϖόρου λεπ]αὶ καὶ ϖρομήκεις εἰσὶν ἐξοχαὶ τοῦ ἐγκεφάλου, γλουτία καλούμενα· μηροῖς ἀνθρώπου μάλισ]α ἂν εἰκάσαις ἀλλήλων
ἀπ]ομένοις τὴν ὁμιλίαν αὐτῶν. Εἰσὶ δὲ οἳ διδύμοις εἰκάσαντες αὐτὰ 24
διδύμια καλοῦσιν· τινὲς δὲ τὰ μὲν ὁμιλοῦντα τῷ κωναρίῳ σώματα
10 διδύμια καλοῦσι, τὰ δὲ ἐφεξῆς αὐτῶν γλουτία. Τὰ μὲν οὖν ἀρισ]ερὰ 25
καὶ δεξιὰ μέρη τοῦ ϖόρου τὰ τούτων ἐσ]ὶ σώματα· τὰ δὲ ἄνωθεν
ὑπὸ λεπ]οῦ μὲν ὑμένος τινὸς, οὐ μὴν ἀρρώσ]ου γε σκέπεται, συνα-
π]ομένου τοῖς γλουτίοις ἑκατέρωθεν· ὅς τις ὑμὴν ἄχρι τῆς ὀπίσω
κοιλίας ἐκτεταμένος, τὸ κάτω ϖέρας ἐσ]ὶ τῆς σκωληκοειδοῦς ἐπι-

je pense, en vue de la même utilité que les autres glandes qui soutiennent les bifurcations des veines; le prolongement en forme de ver (*apophyse vermiforme — vermis inferior* du cervelet), lequel s'étend sur tout
le canal, surveille et régit le passage du pneuma, et sa position, sa nature et ses relations avec les parties voisines sont les suivantes : de chaque
côté du canal, il existe des éminences minces et allongées du cerveau,
appelées *fesses* (*tubercules quadrijumeaux*); on pourrait surtout comparer
leur jonction aux cuisses d'un homme qui se touchent [en arrière par
leur partie supérieure]. Quelques-uns, les comparant aux testicules, leur 24
donnent le nom de *petits testicules;* d'autres encore appellent *testicules*
les corps qui sont en rapport avec la glande pinéale (*tuberc. quadrij. ant.*),
et *fesses* les corps situés derrière ceux-ci (*tuberc. quadrij. post.*). Les par- 25
ties gauches et droites du canal sont formées par la substance de ces
corps mêmes, tandis que les parties supérieures sont recouvertes par
une membrane mince (*valvule de Vieussens?*), quoique assez forte, qui se
rattache aux fesses des deux côtés, et cette membrane, qui s'étend jusqu'au ventricule postérieur (*celui du cervelet*), est l'extrémité inférieure
du prolongement vermiculaire, lequel ne ressemble en rien ni aux tes-

3. ἀπόφυσις Gal. — 7. ἂν om. A B Mor.

Φύσεως, οὐδὲν ὅμοιον ἐχούσης τοῖς διδύμοις καὶ γλουτίοις· ἡ μὲν
γὰρ πολυειδῶς διήρθρωται, τὰ δέ ἐσὶιν ὅμοιά τε πάντη καὶ οὐ
26 πάνυ τι σύνθετα. Πρὸς δὲ τῷ πολυειδῶς διηρθρῶσθαι καὶ δοκεῖν ἐκ
παμπόλλων συγκεῖσθαι μορίων λεπῖοῖς ὑμέσι συναπῖομένων ἔτι
καὶ τοῦτο ἡ σκωληκοειδὴς ἐπίφυσις ἐξαίρετον ἔχει· κυρτὸν μὲν καὶ 5
λεπῖὸν αὐτῆς ἐσῖι τὸ κατὰ τὴν ὀπίσω κοιλίαν πέρας, ἵνα περ εἰς
τὸν ἐπικείμενον ὑμένα τελευτᾶν ἐλέγετο· τὸ δὲ ἀπὸ τοῦδε κατὰ
βραχὺ προσαυξανομένη τε καὶ πλατυνομένη, σχεδὸν ἴσον ἴσχει
τὸν νῶτον τῇ τῶν γλουτίων διασῖάσει, καὶ διὰ τοῦτο μακρὰ μὲν
ἐκταθεῖσα κατὰ τοῦ πόρου τελέως αὐτὸν ὅλον ἐπιφράτῖει· ἀνακλω- 10
μένη δὲ εἰς τοὐπίσω, συνανασπᾶ μὲν οὕτω τὸν ὑμένα συμφυῆ τοῖς
κυρτουμένοις ἑαυτῆς μορίοις ὑπάρχοντα, τὸν πόρον δὲ εἰς τοσοῦτον ἀνοίγνυσιν ὅλον, εἰς ὅσον ἀποχωρεῖ πρὸς τοὐπίσω· σφαιρου-
μένης γὰρ αὐτῆς κατὰ τὴν ἀνάκλασιν, καὶ εἰς ἑαυτὴν συνιζανούσης,

ticules, ni aux fesses : en effet, le prolongement présente des articulations de formes très-variées, tandis que les testicules et les fesses sont
26 semblables dans toutes leurs parties, et pas du tout compliquées. Outre
qu'il présente des articulations de formes variées, et qu'il semble être
composé de parties très-nombreuses, réunies par des membranes minces
(*arachnoïde?*), le prolongement vermiculaire présente encore la particularité, que son extrémité qui correspond au ventricule postérieur (*celui du cervelet*), à l'endroit où, disions-nous, elle aboutit à la membrane
(*valv. de Vieussens?*) superposée [au ventricule moyen], est convexe et
mince ; mais, à partir de cet endroit, elle augmente peu à peu en volume
et en largeur, de manière à avoir sa face supérieure presque égale à l'intervalle des fesses ; pour cette raison, en s'allongeant sur le canal, elle
le bouche complétement, et, quand on la renverse en arrière, elle entraîne avec elle la membrane adhérente à ses parties convexes, et ouvre
tout le canal dans la même proportion qu'elle recule : en effet, comme elle
s'arrondit en se renversant, et s'affaisse sur elle-même, autant elle perd

2. τε om. AB Gal. — 2-3. οὐ πάντη
σύνθ. Gal. — 7-8. κατὰ βρ. om. Gal.
— 8. προσαυξομένης τε καὶ πλατυνομέ-
νης A. — 9. γλουτῶν AB. — 10-11. ἀνα-
κυκλουμένη Gal. — 11. ἀνασπᾶ A ; συνα-
ποσπᾶ Gal., Dund.

ὅσον ἀφαιρεῖται τοῦ μήκους, τοσοῦτον συναύξεται τοῦ πλάτους·
ὥστε εὐλόγως, ὀλίγον μὲν ἀνακυλισθείσης, καὶ διὰ τοῦτο ὀλίγῳ
πλατυτέρας γενομένης, μόνοις τοῖς κατὰ τὴν βάσιν μέρεσι τοῦ πόρου τοῖς σ῾τενωτάτοις μὴ κατεμβαίνειν δύνασθαι τὰ κάτωθεν αὐτῆς
5 πέρατα· πλέονος δὲ τῆς ἀνακλάσεως γενομένης, καὶ διὰ τοῦτο καὶ
τῆς πλατύτητος ἐπαυξηθείσης, πλέον καὶ τὸ τοῦ πόρου διοίγεσθαι
μέρος, ἀεὶ δὲ τοσοῦτον, ὅσον ἂν ἑκάσ῾τοτε ἀποῤῥέῃ τῆς ἐμβησομέ-
νης αὐτῷ κυρτότητος. Συνέφυσε δὲ ἡ Φύσις αὐτὴν τοῖς τῶν γλου- 27
τίων νώτοις συνδ῾έσμοις, οὓς οἱ περὶ τὰς ἀνατομὰς δεινοὶ τένοντας
10 ὀνομάζουσιν, ὑπὸ ˚ὧν ἀμφοτέρων ἐσφιγμένη τε καὶ κατεχομένη,
πλανᾶσθαι κωλύεται.— Τῆς δὲ τῶν περιτ῾τωμάτων ἐκκρίσεως τοῦ 28
ἐγκεφάλου πρόνοιαν ἱκανὴν ἡ Φύσις ἐποιήσατο· διτ῾τῶν γὰρ ὄντων
τούτων τῷ γένει· τὰ μὲν γὰρ οἷον ἀτμώδη τέ ἐσ῾τι καὶ καπνώδη
σύμφυτον ἔχοντα τὴν ἄνω φορὰν, τὰ δὲ οἷον ὑδατώδη τε καὶ ἰλυώδη
15 κάτω ῥέποντα· διτ῾τοὺς καὶ τοὺς τῆς ἐκκρίσεως αὐτοῖς ἐτέμετο πό-

en longueur, autant elle gagne en largeur : ainsi, naturellement, lorsqu'on la roule un peu en arrière, et que, pour cette raison, elle devient un peu plus large, ses extrémités inférieures ne peuvent s'enfoncer
que dans les parties les plus étroites de la base du canal; mais, quand
on la renverse plus fortement, et que, par conséquent, sa largeur augmente, la partie du canal qui s'ouvre devient plus grande, et cela toujours d'autant plus que glisse davantage la partie de la convexité destinée
à y entrer. La nature a attaché ce prolongement à la partie supérieure 27
des fesses par des ligaments que les anatomistes habiles appellent *tendons*
(*racines des nerfs pathétiques?*), et ces deux tendons, en le serrant et le retenant, l'empêchent de se mouvoir çà et là. — La nature a pourvu, avec 28
grand soin, à l'excrétion des superfluités du cerveau : en effet, comme ces
superfluités sont de deux sortes, les unes, pour ainsi dire, vaporeuses et
semblables à la fumée avec une tendance naturelle à monter, et les autres
aqueuses et boueuses, lesquelles tendent à descendre, la nature a aussi
creusé deux espèces de canaux pour leur excrétion; elle a fait remonter
aux endroits les plus élevés ceux qui doivent évacuer les superfluités lé-

2. ἀνακλασθείσης B 2ª m. Mor.; ἀνακυκλωθείσης Gal. — 7. δεῖ AB Mor.

ρους, τοὺς μὲν τὰ κοῦφα κενώσοντας ἐπὶ τὰ ὑψηλότατα ἀνάγουσα,
29 τοὺς δὲ τὰ βαρέα καὶ κάτω ῥέποντα κατάντεις ἐργαζομένη. Κατὰ
μὲν οὖν τὴν κεφαλὴν, ἐπειδὴ καὶ τῶν ἄλλων ἁπάντων τῶν ἐν τῷ
σώματι μελῶν ὑπέρκειται καθάπερ τις ὄροφος οἴκου θερμοῦ, καὶ
δέχεται τὰ λιγνυώδη τε καὶ ἀτμώδη περιτ7ώματα πάντα τῶν ὑπο- 5
κειμένων, πολλὰς ἀναπνοὰς παρεσκεύασεν, ἅμα μὲν σηραγγῶδες
ἐργασαμένη τὸ τῆς κεφαλῆς ὀσ7οῦν, ἅμα δὲ καὶ συνηρθρωμένον ποι-
κίλως ταῖς ὀνομαζομέναις ῥαφαῖς, διὰ ὧν αἱ τῆς ἀτμώδους περιτ-
τώσεως ἐκκρίσεις γίνονται, ἃς οὐκ ἀεὶ σαφῶς ἔσ7ιν ἰδεῖν, οὔτε κατὰ
ὅλον τὸ σῶμα γινομένας, οὔτε διὰ τῆς κεφαλῆς, ὡς ἂν ὑπὸ λεπ7ό- 10
τητος ἐνίοτε λανθανούσας· οἱ δὲ κατάντεις ἐγκεφάλου πόροι διά τε
τῆς ὑπερῴας εἰς τὸ σ7όμα, καὶ διὰ τῶν ῥινῶν ἐξερεύγονται σ7όμασιν
30 αἰσθητοῖς καὶ μεγάλοις αἰσθητὰ καὶ παχέα περιτ7ώματα. — Τῶν
μὲν οὖν δύο πόρων τῶν εἰς τὰς ῥῖνας φερόντων ἡ κατασκευὴ τοιαύτη
τίς ἐσ7ιν· αὐτὴ μὲν ἡ σκληρὰ μῆνιγξ σκέπουσα τὸν ἐγκέφαλον 15
διατέτρηται δίκην ἠθμοῦ· τὰ προκείμενα δὲ αὐτῆς ὀσ7ᾶ πολυειδέ-

gères, et établi en pente ceux destinés à l'évacuation des superfluités
29 pesantes et qui tendent vers le bas. Puisque la tête est située au-dessus de
toutes les autres parties du corps, comme un toit sur une maison chaude,
et reçoit tous les résidus fuligineux et vaporeux des parties sousjacentes,
la nature y a construit un grand nombre de soupirails, d'un côté, en faisant l'os de la tête caverneux, et, d'un autre, en l'articulant d'une façon
variée à l'aide de ce qu'on nomme sutures, lesquelles sutures sont les
voies par où se fait l'évacuation des superfluités vaporeuses, évacuation
qu'il n'est pas toujours possible de distinguer nettement, soit qu'elle se
fasse dans tout le corps, ou qu'elle passe par la tête, attendu qu'elle se
dérobe parfois à nos yeux à cause de sa ténuité; mais les canaux déclives du cerveau vomissent, à travers le palais, dans la bouche et à travers
les narines, par des orifices larges et visibles, des superfluités épaisses
30 et appréciables aux sens.—Voici donc quelle est, à peu près, la structure
des deux canaux qui se rendent aux narines (voy. ch. 5 et 6) : la dure-mem-
brane elle-même, qui recouvre le cerveau, est percée comme un crible,
mais les os placés au-devant d'elle sont percés d'une manière plus variée et

3. τῶν ἄλλων om. Gal. — 4. μερῶν Gal.

σ7ερον, καὶ ὥσπερ αἱ σπογγιαὶ, μήτε ἐπὶ εὐθείας ἀλλήλοις τῶν πόρων κειμένων, μήτε ὅλως εὐθέων ἁπάντων ὑπαρχόντων, ἀλλὰ ἔσ7ιν ὧν καὶ τοιούτων, τῶν πλείσ7ων μέντοι σκολιῶν τε ἅμα καὶ περιφερῶν, ὥσ7ε ἄλην τέ τινα μακρὰν καὶ περίοδον συχνὴν ἐκπεριελθεῖν χρὴ
5 πρότερον, εἴ τι μέλλει διὰ αὐτῶν ὁδοιπορῆσαν ἐπὶ τὸν ἐγκέφαλον ἰέναι. Καὶ διὰ τοῦτο συμβαίνει, μήτε ἄλλο τι προσπίπ7ειν ἔξωθεν 31 σκληρὸν τῷ ἐγκεφάλῳ σῶμα, μήτε ἀκραιφνῆ γίνεσθαι τὴν ψύξιν, εἰσπνεόντων ἡμῶν, εὐθὺ τῶν κατὰ τὸν ἐγκέφαλον κοιλιῶν. Ἐπεὶ δὲ 32 ἅπαξ ἐγένετο ταῦτα δὴ τὰ τοῖς σπόγγοις προσεοικότα προβλήματα,
10 καλούμενα πρὸς τῶν ἀνατομικῶν ἠθμοειδῆ, τῆς κατὰ τὸν ἐγκέφαλον ἀσφαλείας ἕνεκα, καὶ τὴν ἀναπνοὴν διὰ αὐτῶν ἀναγκαῖον ἦν ἐπιτελεῖσθαι· διὰ μὲν γὰρ τῆς εἰσπνοῆς ἡ τῶν ὀσμῶν γίνεται διάγνωσις, διὰ δὲ τῆς ἐκπνοῆς ἡ τῶν περιτ7ωμάτων ἔκκρισις· ἡ γάρ τοι ῥύμη τῆς ἐν ταύταις ταῖς ἐνεργείαις φορᾶς τοῦ πνεύματος συνε-
15 πισύρεται πολλὰ τῶν κατὰ μόνας ἀδυνατούντων διελθεῖν. Τῶν δὲ 33 ἄλλων δυοῖν πόρων τῶν εἰς τὴν ὑπερῴαν καθηκόντων ὁ μὲν ἐκ τοῦ

comme le sont les éponges, de façon que les trous ne se correspondent pas en ligne droite et ne sont pas tous entièrement droits; il en est de droits, mais la plupart sont tortueux et tournants, de manière qu'un long dédale et de fréquentes circonvolutions doivent être parcourus d'abord par tout corps qui veut, en les traversant, s'acheminer vers le cerveau. En conséquence, 31 nulle espèce de corps dur venant de l'extérieur ne heurte le cerveau, et, pendant que nous inspirons, aucun froid sans mélange ne pénètre directement dans ses ventricules. Puisque ces cloisons protectrices qui ressemblent aux éponges, et que les anatomistes appellent *cribriformes* (*os ethmoïdes*), existaient déjà en vue de la sûreté du cerveau, il était nécessaire qu'elles servissent aussi au passage de l'air; car la distinction des odeurs a lieu à l'aide de l'inspiration, et l'excrétion des résidus à l'aide de l'expiration; attendu que la rapidité du mouvement du pneuma, pendant l'accomplissement de ces fonctions, entraîne avec lui beaucoup de matières qui n'auraient pas pu passer toutes seules. Des deux autres conduits qui aboutissent au 33

---

3. καὶ τούτων πλείσ7ων σκολιῶν AB Mor. — 4. ἄλλην τινὰ μακρὰν περίο- δον AB Mor. — 12. ὀδμῶν Gal.; ἀτμῶν AB.

πυθμένος τῆς μέσης κατὰ τὸν ἐγκέφαλον κοιλίας ὁρμηθεὶς εἰς τὸ
κάταντες φέρεται, ὁ δὲ ὑπόλοιπος ἄρχεται μὲν ἀπὸ τοῦ συνάπ7ον-
τος πόρου τὸν ἐγκέφαλον τῇ παρεγκεφαλίδι, φέρεται δὲ ἐπὶ τὸν
ἐγκέφαλον εἰς τὸ κάτω λοξός · ἡνίκα δὲ ἂν πρῶτον εἰς ταὐτὸν ἀλλήλοις ἀφίκωνται, δέχεταί τις ἀμφοτέρους χώρα κοινὴ κοίλη καὶ 5
34 κάταντης. Καὶ κύκλος μὲν ἀκριβής ἐσ7ιν αὐτῆς τὸ ἄνω χεῖλος · ἐντεῦθεν δὲ ἀεὶ καὶ μᾶλλον σ7ενουμένη, καταφύεται εἰς ὑποκείμενον
ἀδένα πεπλατυσμένῃ σφαίρᾳ παραπλήσιον, αἰσθητὴν ἔχοντα καὶ
35 αὐτὸν κοιλίαν. Ἐκδέχεται δὲ τοῦτον ἠθμῷ τινι προσεοικὸς ὀσ7οῦν,
διὰ οὗ γέγονεν εἰς τὴν ὑπερῴαν ἡ τῶν παχέων περιτ7ωμάτων ὁδός. 10
36 Ἡ χρεία δὲ ἑκάσ7ου τῶν κατὰ αὐτὴν ὀργάνων, ἡ μὲν ὑποδεχομένη
τοὺς πόρους κοιλότης, ἣν οἱ μὲν ἀπὸ τοῦ σχήματος πύελον, οἱ δὲ
ἀπὸ τῆς χρείας χοάνην ὀνομάζουσιν, ἐκ μὲν τῶν ἄνω μερῶν οἷον
δεξαμενῆς τινος ἐπέχει χρείαν · ἐκ δὲ τῶν κάτω, καθάπερ αὐτὸ
τοὔνομα ἐνδείκνυται, χοάνην μεμίμηται · διατέτρηται γὰρ εἰς τὸ 15

palais, l'un, sortant du fond du ventricule moyen du cerveau (*parties antér. et post. de l'étage infér. du ventricule moyen?*), se dirige vers le bas;
l'autre naît du canal qui unit le cerveau au cervelet (*confluent du liquide
céphalo-rachidien*), et se dirige obliquement vers le cerveau, en descendant; dès qu'ils sont arrivés au même point, ils sont reçus tous les deux
34 dans un réceptacle commun, creux et incliné (*infundibulum*). Le bord supérieur de ce réceptacle est un cercle parfait; mais, à partir de là, se
rétrécissant toujours davantage, il s'implante sur une glande située au-
dessous de lui, semblable à une sphère aplatie, et qui présente, elle
35 aussi, une cavité manifeste aux sens (*glande pituitaire*). Après cette
glande vient un os semblable à un crible, et au travers duquel s'opère
36 le passage des résidus épais qui se rendent au palais. L'utilité de chacun
des organes situés sur cette route est la suivante : la cavité (*infundibulum*)
qui reçoit les conduits, cavité que les uns nomment *bassin* à cause de
sa figure, et d'autres *entonnoir* à cause de son utilité, remplit, pour ainsi
dire, à sa partie supérieure, l'office d'un réservoir, tandis qu'à sa partie
inférieure elle représente, comme son nom même l'indique, un entonnoir :
en effet, elle est traversée en sens déclive par un conduit visible qui des-

1. ἐγκέφαλον] ἕτερον Gal.

κάταντες αἰσθητῷ πόρῳ μέχρι τῆς κατὰ τὸν ἀδένα κοιλίας· ἐπεὶ δὲ
ἄνωθεν μὲν ἐχρῆν αὐτῷ τῷ ἐγκεφάλῳ συνῆφθαι, κάτωθεν δὲ εἰς τὸν
ἀδένα καταφύεσθαι, δεόντως ὑμενώδης ἐγένετο. Μοῖρα γοῦν τις ἀπὸ 37
τῆς λεπῖῆς μήνιγγος τῆς χοριοειδοῦς ἀποταθεῖσα τῆς πυέλου τὸ
5 σῶμα συνεσῖήσατο. — Τὸ δὲ δικτυοειδὲς καλούμενον πλέγμα μέ- 38
γισῖον θαῦμα τῶν ἐνταυθοῖ τέτακται, περιλαμβάνον μὲν ἐν κύκλῳ
καὶ αὐτὸν τὸν ἀδένα, παρῆκον δὲ καὶ εἰς τοὐπίσω μέχρι πλείσῖου·
πᾶσα γὰρ ὀλίγου δεῖν ἡ τοῦ ἐγκεφάλου βάσις ὑποτεταγμένον ἔχει
τοῦτο τὸ πλέγμα. Ἐσῖι δὲ οὐχ ἁπλοῦν τὸ δίκτυον, ἀλλὰ ὡς εἰ καὶ 39
10 ταῦτα τὰ δίκτυα τὰ τῶν ἁλιέων πλείω λαβὼν ἐπὶ ἀλλήλοις ἐκτείναις.
Πρόσεσῖι δὲ τῷ τῆς φύσεως ἐκείνῳ δικτύῳ τὸ τὰς ἐπιβολὰς ἀεὶ θα- 40
τέρου συνῆφθαι θατέρῳ, καὶ μὴ δύνασθαι μόνον ἓν ὁτιοῦν λαβεῖν
ἐξ αὐτῶν· ἕπεται γὰρ καὶ τἄλλα τῷ ληφθέντι, κατὰ σῖοῖχον ἀπάντων ἑξῆς ἀλλήλοις συνημμένων. Οὐ μὴν ἐξ ὕλης τῆς ἐπιτυχούσης 41
15 γέγονεν, ἀλλὰ τῶν ἀπὸ τῆς καρδίας ἐπὶ τὴν κεφαλὴν ἀναφερομένων

cend jusque dans la cavité de la glande ; mais, comme cette partie (le bassin)
devait se rattacher en haut au cerveau lui-même, et s'implanter en bas
sur la glande, elle est nécessairement devenue membraneuse. C'est donc 37
une partie détachée de la membrane mince ressemblant au chorion (prolongement de la pie-mère) qui a constitué le corps du bassin. — Le plexus 38
appelé réticulé (rets admirable chez les animaux) est la plus grande merveille de tout ce qui est situé dans cette région : il embrasse la glande
même et s'étend très-loin en arrière; peu s'en faut, en effet, qu'il ne s'é-
tende sous toute la base du cerveau. Ce réseau n'est pas simple, mais 39
c'est comme si vous preniez plusieurs de ces filets de pêcheurs, et que
vous les étendiez les uns sur les autres. Ce filet naturel a ceci de parti- 40
culier, que toujours les mailles de l'un sont attachées à celles de l'autre,
et qu'il est impossible d'enlever séparément un de ces filets, quel qu'il
soit ; car les autres viennent à la suite de celui qu'on a saisi, attendu que
tous sont rattachés successivement les uns aux autres. Ce n'est pas, en 41
vérité, d'une matière prise au hasard que ce réseau se compose : la
plus grande partie des artères qui, du cœur, remontent à la tête (caro-

1. αἰσθητῷ πόρῳ om. Gal. — 6. βύβλῳ B ; βίβλῳ A.

ἀρτηριῶν τὴν μὲν μεγίσ]ην μοῖραν ὕλην ἡ Φύσις ἐπεβάλετο τῷ θαυ-
μασ]ῷ τούτῳ πλοκάνῳ· βραχεῖαι γάρ τινες αὐτῶν ἀποβλασ]ήσεις
εἴς τε τὸν τράχηλον, καὶ τὸ πρόσωπον καὶ τὰ ἐκτὸς τῆς κεφαλῆς
ἀπεχώρησαν μόρια· τὸ δὲ ἄλλο πᾶν ὄρθιον, ὥσπερ ἐξ ἀρχῆς ἐγένετο, διά τε τοῦ θώρακος καὶ τοῦ τραχήλου πρὸς τὴν κεφαλὴν ἀνα- 5
Φερόμενον, ὑπεδέξατο μὲν εὐμενῶς ἡ ταύτῃ μοῖρα τοῦ κρανίου, καὶ
διατρηθεῖσα παρέπεμψεν ἀλύπως εἴσω τῆς κεφαλῆς· ὑπεδέδεκτο δὲ
κἂν ἡ μῆνιγξ ἡ παχεῖα, καὶ κατὰ εὐθὺ τῆς ἐκείνων ὁρμῆς ἤδη διετέτρητο, καὶ δόκησις ἦν ἐκ τούτων ἁπάντων εἰσάγεσθαι πρὸς τὸν
42 ἐγκέφαλον αὐτάς. Ἀλλὰ οὐκ ἄρα τοῦτο οὕτως ἔχει· ὑπερβᾶσαι γὰρ 10
τὸ κρανίον ἐν τῇ μεταξὺ χώρᾳ τούτου τε καὶ τῆς παχείας μήνιγγος,
πρῶτα μὲν ἐσχίσθησαν εἰς μικρὰς πάνυ καὶ λεπ]ὰς ἀρτηρίας, ἑξῆς
δὲ τὸ μέν τι πρόσω τῆς κεφαλῆς, τὸ δὲ ὀπίσω, τὸ δὲ εἰς ἀρισ]ερὰ,
τὸ δὲ εἰς δεξιὰ διὰ ἀλλήλων Φερόμεναί τε καὶ περιπλεκόμεναι πά-

tides primitives), a été employée par la nature comme matériaux pour cet
admirable réseau : [je dis la plus grande partie], parce que quelques
petites ramifications de ces artères vont au cou, à la face et aux parties
extérieures de la tête; mais tout le reste, qui, dès sa source, s'était élevé
en ligne droite, montant dans la même direction vers la tête, à travers la
poitrine et le cou, est accueilli avec faveur par la partie du crâne située
dans cette région, laquelle étant percée de trous, le fait passer sans en-
combre dans l'intérieur de la tête; l'épaisse membrane (dure-mère) aurait
pu les recevoir et aurait pu être déjà percée de trous dans le sens de
leur parcours, et il était à croire que, par suite de toutes ces circons-
42 tances, elles seraient introduites dans le cerveau. Mais il n'en est pas
ainsi : dépassant le crâne, elles se divisent d'abord, dans la région située
entre celui-ci et l'épaisse membrane, en branches très-petites et très-dé-
liées; ensuite, se portant en partie au côté antérieur de la tête, en partie
au côté postérieur, celle-ci à gauche, celle-là à droite, se traversant et

1. μέν om. AB Mor. — 2. πλοκάμῳ AB. — 8. τῆς κατ' ἐκείνων AB Mor.
B Gal. Mor. — 4. ὀρθρὸν ὥσπερ ἐξ Mor. — 9. ἐπείγεσθαι Gal. — 12. μακρὰν
ὁ ὄρθιον ἐξ Gal. — 5. τε om. AB Mor. πάνυ A; longas admodumque Ras.; πολ-
— 7. ὑπεδέχετο AB Mor. — Ib. δέ] μέν λὰς πάνυ σμικρὰς Gal.

λιν ἑτέραν δόκησιν ἐναντίαν ϖαρέσχον, ὡς ἐπελάθοντο τῆς ἐπὶ τὸν
ἐγκέφαλον ὁδοῦ. Ἀλλὰ οὐκ ἄρα οὐδὲ τοῦτο ἀληθὲς ἦν · αὖθις γὰρ 43
ἐκ τῶν ϖολλῶν ἀρτηριῶν ἐκείνων, ὥσπερ ἐκ ῥιζῶν εἰς ϖρέμνα, τῆς
συναγωγῆς γενηθείσης, ἐξέφυ ζεῦγος ἀρτηριῶν ἄνωθεν ἕτερον ἴσον
5 τῷ κατὰ ἀρχὰς ἀνιόντι, καὶ οὕτως ἤδη διὰ τῶν τῆς ϖαχείας μήνιγγος τρημάτων εἰς τὸν ἐγκέφαλον ἔδυ. Τί δὴ τοῦτό ἐσῖι τὸ θαῦμα, 44
ϖολλάκις εἴρηται καὶ ϖρόσθεν, ὡς ἔνθα ϖερ ἀκριβῶς κατεργάσα-
σθαι τὴν ὕλην ἡ φύσις βούλεται, ϖολυχρόνιον αὐτῇ διατριβὴν ἐν
τοῖς τῆς ϖέψεως ὀργάνοις ϖαρασκευάζει. Διὰ τοῦτο οὖν ἐπειδὴ τὸ 45
10 κατὰ τὸν ἐγκέφαλον ϖνεῦμα ψυχικὸν ἀκριβεσῖέρας ἐδεῖτο κατεργα-
σίας, τὸ δικτυοειδὲς ϖλέγμα ϖολυπλοκώτερον ἐποίησεν · ὅ τε γὰρ
ὅλος ἐγκέφαλος ὑπὸ τούτων τῶν ἀρτηριῶν διαπλέκεται ϖολυειδῶς
σχισθεισῶν, καὶ ϖολλαὶ τῶν ἀποσχίδων εἰς τὰς κοιλίας αὐτοῦ τελευτῶσιν, ὥσπερ οὖν καὶ τῶν ἐκ τῆς κορυφῆς κατιουσῶν φλεβῶν ·
15 ἐξ ἐναντίων μὲν γὰρ τόπων ἐμβάλλουσι ταῖς ἀρτηρίαις, εἰς ἅπαντα

s'entrelaçant, elles font penser à leur tour qu'elles ont oublié la route
du cerveau. Mais cette supposition n'est pas plus vraie que l'autre : en 43
effet, ces nombreuses artères, venant de nouveau se réunir, comme
des racines en des troncs, donnent naissance en haut à une autre paire
d'artères, du même volume que celle qui remontait originairement,
et ce n'est qu'alors qu'elles entrent dans le cerveau par les trous de l'é-
paisse membrane. Que signifie donc cette merveille ? Nous l'avons déjà 44
dit ailleurs, à différentes reprises (conf. *Dogmes d'Hippocrate et de Platon*, VII, III, suiv.) : c'est que, quand la nature veut élaborer minutieu-
sement la matière, elle lui ménage un séjour prolongé dans les organes
de la coction. Pour cette raison donc, comme le pneuma psychique du 45
cerveau réclamait une élaboration assez minutieuse, la nature a construit le plexus réticulaire avec des entrelacements assez nombreux : en
effet, le cerveau tout entier est entrelacé et traversé par ces artères à
ramifications très-variées, et plusieurs de leurs rameaux aboutissent à
ses ventricules, ainsi qu'une grande partie des veines qui descendent du
sommet de la tête ; car c'est en venant d'une région opposée à celle d'où
viennent les artères, qu'elles s'implantent et se distribuent de la même

2. οὐ καθαροῦ δέ A. — 4. ἄνωθεν om. Gal.

δὲ ὡσαύτως αὐτοῦ τὰ μόρια διανέμονται, τά τε ἄλλα καὶ αὐτὰς τὰς
κοιλίας, ἐκκρίνουσαι μὲν τὰ περιτ]ώματα, τὸ δὲ αἷμα κατέχουσαι,
καθάπερ αἱ ἀρτηρίαι τὸ πνεῦμα, μάλισ]α πάντων ἀναπνέουσαι·
κατασχεθὲν δὲ ἐν αὐταῖς σαμπόλλῳ χρόνῳ καὶ κατεργασθὲν, ἐμπι-
46 π]ει ταῖς κοιλίαις τοῦ ἐγκεφάλου. Μέχρι μὲν οὖν τῆς κεφαλῆς ἀπὸ   5
τῆς καρδίας διὰ τοῦ θώρακός τε καὶ παντὸς τοῦ τραχήλου τὰς φλέβας ἅμα ταῖς ἀρτηρίαις ἀνήγαγεν ἡ φύσις· ἐντεῦθεν δὲ τὰς μὲν
ἀρτηρίας ἐπὶ τὸ δικτυοειδὲς, ὡς εἴρηται, πλέγμα, τὰς φλέβας δὲ
ἐπὶ ἄκραν τὴν κορυφὴν τῆς κεφαλῆς εἴσω τοῦ κρανίου σαρήγαγε,
διπλουμένης τῆς παχείας μήνιγγος, καὶ εἰς μέσην ἑαυτὴν ὑποδεχο-   10
μένης αὐτάς.

β'. Περὶ μειώσεως ἐγκεφάλου.

1   Ἐγκεφάλου μείωσις, ὡς φησιν Ἱπποκράτης, γίνεται τοῖς φαλα-
κρουμένοις, ὥσ]ε τὰ τοῦ βρέγματος ὀσ]ᾶ χαυνότερα καὶ λεπ]ότερα

manière aux diverses parties du cerveau, aussi bien aux autres qu'aux
ventricules eux-mêmes, évacuant les résidus et retenant le sang, de
même que les artères retiennent le pneuma, vu qu'elles sont avant tout
des organes respiratoires, et ce pneuma ne tombe dans les ventricules
du cerveau qu'après avoir été très-longtemps retenu et élaboré dans
46 elles. La nature a donc fait remonter les veines conjointement aux artères,
depuis le cœur, à travers la poitrine et toute la longueur du cou, jusqu'à la tête; mais, à partir de là, elle a conduit, ainsi que nous l'avons
dit plus haut, les artères au plexus réticulé; tandis que, pour les faire
entrer dans le crâne, elle fait dévier les veines vers le sommet de la
tête, l'épaisse membrane (*dure-mère*) formant un repli et les accueillant
dans son intérieur.

2. DE LA DIMINUTION DE VOLUME DU CERVEAU.

1   La diminution de volume du cerveau a lieu, comme le dit Hippocrate (*Épid.* VI, III, 1), chez ceux qui deviennent chauves; les os du
sinciput (*pariétaux*), qui sont plus spongieux et plus minces que les

3. καὶ μάλισ]α Gal.; δὲ μάλισ]α B. —   μιουργός Gal. — Ch. 2, l. 13. ἀπαλώ-
4. κατασχεθέν] μένον Gal. — 7. ὁ Δη-   τερα Gal.

τῶν ἄλλων ὄντα, καὶ ἄνωθεν ἐπικείμενα, γίνεσθαι ξηρὰ, διὰ τὴν
ἔνδειαν τοῦ ἐγκεφάλου μήτε ἐξικνουμένου πρὸς αὐτὰ, μήτε ἅπʃε-
σθαι δυναμένου · συνιζάνει τε γὰρ καὶ καταπίπʃει ταπεινὸς ἐπὶ τὴν
ἑαυτοῦ βάσιν. Ἀκόλουθον δέ ἐσʃι τῶν ὀσʃῶν τούτων ξηρανθέντων,   2
5 ξηραίνεσθαι καὶ τὸ περιτεταμένον αὐτοῖς δέρμα, καὶ φαίνεταί γε
καὶ αὐτῇ τῇ αἰσθήσει πάνυ ξηρὸν ἐπὶ τῶν φαλακρῶν, ὅταν γε μὴν
ἐπὶ πλέον τύχῃ ξηρανθεὶς ὁ ἐγκέφαλος, ὡς ἐπί τινων ἐν ἐσχάτῳ
γήρᾳ συμβαίνει. Καὶ τὰς τῶν νεύρων ἐκφύσεις ἀναγκαῖον ἀποξη-   3
ραίνεσθαι τηνικαῦτα, καὶ διὰ τοῦτο μήτε ὁμοίως ὁρᾷν ἔτι, μήτε
10 ἀκούειν, μήτε ἄλλο τι τῶν κατὰ τὰς αἰσθήσεις ἢ κατὰ ὁρμὴν κινήσεις ἐρρωμένως ἐπιτελεῖν, ἀλλὰ ἔκλυτα πάντα, καὶ ἀμυδρὰ, καὶ
ἄρρωσʃα γίνεσθαι τὰ κατὰ αὐτὰς ὄργανα, διὰ ὧν ἐπετέλουν τὸ πρότερον.

γʹ. Περὶ τοῦ νωτιαίου.

Τὰς δύο μήνιγγας ὁ νωτιαῖος ἔχει, τήν τε παχεῖαν καὶ τὴν λε-   1

autres, et qui reposent en haut sur le cerveau, se dessèchent donc, parce
que le cerveau, vu son insuffisance, ne les atteint, ni ne saurait les toucher; car cet organe s'affaisse et retombe en redescendant sur sa base.
C'est une conséquence du desséchement de ces os que la peau tendue   2
autour d'eux se dessèche également; en effet, nos sens mêmes nous apprennent la très-grande sécheresse de cette membrane chez les gens
chauves, du moins quand le cerveau est fortement desséché, comme cela
arrive chez quelques-uns dans l'extrême vieillesse. Dans ce cas, et c'est   3
une conséquence inévitable, les racines des nerfs se dessèchent aussi;
pour cette raison, on ne voit ni n'entend plus aussi bien qu'auparavant; toutes les autres fonctions du ressort des sens et du mouvement
volontaire ne s'accomplissent plus avec la même vigueur qu'avant, mais
les organes consacrés à ces fonctions, et à l'aide desquels on agissait
autrefois, s'énervent, s'émoussent et s'affaiblissent tous.

3. DE LA MOELLE ÉPINIÈRE.

La moelle épinière a les deux méninges, aussi bien l'épaisse (dure-   1

πλὴν, ἀπὸ τῶν περὶ τὸν ἐγκέφαλον πεφυκυίας, αἷς δὴ καὶ ἥνωται·
τρίτον δὲ ἔξωθεν αὐταῖς περιβέβληται σῶμα, καθάπερ ἀμφίεσμά τι
καὶ πρόβλημα τοῦ νωτιαίου μυελοῦ, τὴν ἀρχὴν τῆς ἐκφύσεως ἐκ
2 τῶν κορωνῶν τῆς κεφαλῆς εἰληφός. Ἔστι δὲ ἡ φύσις αὐτοῦ τῇ τῶν
συνδέσμων ἡ αὐτὴ, κατὰ ὅ τι καὶ πέφυκεν ἐξ ὀστοῦ τοῖς συνδέ- 5
σμοις ὡσαύτως· καὶ μέντοι καὶ συνδεῖ πως τὸ πρόσω τῶν σπονδύλων ἐγκαταβαῖνον τὸ σῶμα τοῦτο διπλοῦν ταῖς μεταξὺ χώραις
3 αὐτῶν. Παραπλήσιον δέ ἐστι τῇ παχείᾳ μήνιγγι καὶ πάχει, καὶ
4 χροιᾷ, καὶ σκληρότητι. Τμηθεὶς δὲ οὗτος ὁ σύνδεσμος, εἴ τε κατὰ
μῆκος, εἴ τε κατὰ πλάτος, εἴ τε κατὰ ἄμφω, βλαβὴν οὐδεμίαν ἐρ- 10
γάσεται τῷ ζώῳ, καθάπερ οὐδὲ ἂν ἡ σκληρὰ τμηθῇ μῆνιγξ, κακώ-
σει τὸ ζῷον, οὐδὲ ἂν τὸν νωτιαῖον αὐτὸν τέμῃς κατὰ τὸ μῆκος·
πέφυκε γὰρ ἑκάτερον τῶν νεύρων ἃ κατὰ συζυγίαν ἐκφύεται τοῦ
νωτιαίου κατὰ τὰς συμβολὰς τῶν σπονδύλων ἐκ τῶν πλαγίων, τὸ

mère) que la mince (pie-mère), lesquelles proviennent des membranes
de même nature qui entourent le cerveau, membranes auxquelles la
moelle est unie; mais, à l'extérieur, les méninges de la moelle sont en-
vironnées d'un troisième corps (lame ext. de la dure-mère, et ligament
vertébral commun post.), qui est une espèce d'enveloppe et de défense
de la moelle, et qui se détache, à son origine, des condyles de la tête.
2 La nature de ce corps est la même que celle des ligaments, en tant
qu'il provient d'un os, de même que ces organes; mais, en outre, ce
corps, qui est double, semble relier entre elles les surfaces antérieures
3 des vertèbres, en s'insinuant dans les espaces intermédiaires. Ce corps
ressemble à l'épaisse membrane sous le rapport de l'épaisseur, de la
4 couleur et de la dureté. Si on coupe ce ligament, que ce soit en long
ou en large, ou dans les deux sens à la fois, on ne causera aucun dommage à l'animal, de même qu'on ne lui fera aucun tort, si l'on coupe la
dure membrane, ou si l'on incise la moelle même longitudinalement :
car les nerfs, qui sortent par paires de la moelle en traversant l'espace
laissé libre sur les côtés entre les vertèbres (trous de conjugaison), nais-

---

3. φύσεως B.— 6. τό] τῷ Mor.; om. A. Ras. — 10-11. ἐργάσαται A; ἐργάζε-
—6-7. προσωπονδύλων A; totam faciem ται Mor. Ras.

μὲν δεξιὸν ἐκ τοῦ δεξιοῦ, τὸ δὲ ἕτερον ἐκ Θατέρου. Τῆς τομῆς δὲ 5
ἐγκαρσίας γενομένης τοῦ νωτιαίου, παραλύεσθαι συμβαίνει τὴν
κίνησιν ἐκείνων τοῦ ζῴου τῶν μερῶν, ὅσα κατωτέρω τῆς τομῆς τοῦ
νωτιαίου τὴν ἀρχὴν ἔχει τῶν εἰς ταῦτα φερομένων νεύρων· ὥστε
5 ἐκ τῆς τῶν νεύρων ἀνατομῆς ῥᾷστον ἔσται σοι τὰ κατὰ ἕκαστον μέρος τοῦ νωτιαίου τμηθὲν ἑπόμενα πάθη τοῦ ζῴου γινώσκειν. Νυνὶ δὲ 6
τοσοῦτον ἔτι προσθήσω τῷ λόγῳ· ἡ μὲν ἐν τῷ μεταξὺ κεφαλῆς τε
καὶ τοῦ πρώτου σπονδύλου τομὴ τοῦ νωτιαίου, τὴν σκέπουσαν μήνιγγα τὸ πέρας τῆς ὀπίσω κοιλίας ἐγκεφάλου διαιροῦσα, παρα-
10 χρῆμα τὸ ζῷον ἅπαντος τοῦ σώματος ἀκρατές τε ἅμα καὶ ἀναίσθητον
ἐργάζεται. Κατὰ τοῦτο τὸ μέρος ὁρᾶτε καὶ τοὺς ταύρους τεμνομένους 7
ἐν τοῖς ἱεροῖς ὑπὸ τῶν βουτύπων. Ἡ δὲ μετὰ τὸν πρῶτον, οὐχ ὅτι 8
ταύτης μόνης ἅπτεται τῆς κοιλίας, διὰ τοῦτο τὰ αὐτὰ συμπτώματα φέρει τοῖς ζῴοις, ἀλλ' ὅτι τά τε κῶλα παραλύει τοῦ ζῴου, καὶ πᾶσαν
15 ἀναιρεῖ τὴν ἀναπνοήν. Ταὐτὸν δὲ ὑπάρχει τοῦτο καὶ τῇ μετὰ τὸν 9

sent, celui du côté droit à droite, et l'autre, de l'autre côté. Mais, si l'on 5
fait une incision transversale à la moelle, il survient une paralysie du
mouvement de toutes les parties de l'animal auxquelles viennent se
rendre des nerfs qui naissent au-dessous de l'endroit où on a coupé
la moelle : il sera donc très-facile de reconnaître, à l'aide de la dissection des nerfs, quelles lésions seront, chez l'animal, la conséquence
de l'incision de chaque partie de la moelle épinière. Pour le moment, 6
je n'ajouterai que ceci à ce que je viens de dire : l'incision de la moelle
dans l'espace intermédiaire entre la tête et la première vertèbre, incision
qui divise la partie de la méninge qui revêt l'extrémité du ventricule
postérieur du cerveau, rend immédiatement l'animal incapable de diriger
son corps, et le prive en même temps de tout sentiment. Vous voyez 7
aussi que, dans les cérémonies religieuses, les sacrificateurs donnent
dans cet endroit un coup de couteau aux taureaux. L'incision prati- 8
quée au-dessous de la première vertèbre cause les mêmes accidents chez
les animaux, non par la seule raison qu'elle effleure ledit ventricule,
mais parce qu'elle paralyse les membres de l'animal et supprime entièrement sa respiration. La même chose a lieu dans le cas d'une division 9

δεύτερόν τε καὶ τρίτον καὶ τέταρτον σπόνδυλον, ἐάν περ αὐτὸν οὕτως ἀκριβῶς τέμῃς, ὡς τὸ κατὰ τὴν συμβολὴν αὐτοῦ τὴν πρὸς τὸν
πέμπ7ον ἀποφυόμενον νεῦρον διατεμεῖν · τά γε μὴν πρῶτα τοῦ
10 τραχήλου κινεῖται τοῖς οὕτω τμηθεῖσι ζῴοις. Ἡ δὲ μετὰ τὸν πέμπ7ον
τομὴ τοῦ νωτιαίου τὰ μὲν ἄλλα πάντα τοῦ Θώρακος παραλύει, τὸ 5
διάφραγμα δὲ ὀλίγου δεῖν ἀπαθὲς φυλάτ7ει, καί τι βραχὺ τῶν ὑψη-
11 λοτάτων μυῶν. Ἡ δὲ μετὰ τὸν ἕκτον τοὺς μὲν ὑψηλοὺς τοῦ Θώρακος μῦς ὁμοίως παραβλάπ7ει, τὸ διάφραγμα δὲ ἧτ7ον ἢ πρόσθεν.
12 Ἡ δὲ μετὰ τὸν ἕβδομον, ἔτι δὲ μᾶλλον μετὰ τὸν ὄγδοον, ἀβλαβῆ μὲν
ἅπασαν ἔχει τὴν τοῦ διαφράγματος κίνησιν, ἀβλαβῆ δὲ σχεδόν τι 10
καὶ τὴν τῶν ὑψηλῶν μυῶν, καὶ τῶν τοῦ τραχήλου παντὸς, οὐ μὴν
τῶν γε μεσοπλευρίων · ἀπόλλυται γὰρ ἅπασα, κατὰ πάντας τοὺς
τοῦ τραχήλου σπονδύλους τῆς τομῆς γενομένης, ὅπου καὶ μετὰ τὸν

de la moelle au-dessous de la deuxième, de la troisième ou de la quatrième vertèbre, pourvu que vous fassiez l'incision avec assez d'exactitude pour couper le nerf qui provient de l'espace intermédiaire entre la
quatrième et la cinquième vertèbre; mais les parties supérieures du cou
conservent leur mouvement chez les animaux auxquels on a pratiqué une
10 pareille incision. L'incision de la moelle pratiquée au-dessous de la
cinquième vertèbre paralyse toutes les parties de la poitrine, excepté
qu'elle laisse à peu près intact le diaphragme et une petite partie des
11 muscles situés tout à fait au haut de cette région. L'incision faite au-
dessous de la sixième vertèbre fait aux muscles de la partie supérieure
de la poitrine le même tort partiel que l'opération précédente; mais
12 elle fait moins de tort au diaphragme. Si on coupe au-dessous de la septième vertèbre, ou, à bien plus forte raison encore, si on le fait au-dessous de la huitième, le mouvement du diaphragme reste complétement
intact; il en est presque de même pour le mouvement des muscles de
la partie supérieure de la poitrine et de tous les muscles du cou, mais
non pas pour celui des muscles intercostaux: car ce dernier mouvement
disparaît complétement quand on fait une incision au niveau d'une des
vertèbres du cou, quelle qu'elle soit, puisque, même dans le cas où l'on

2-3. τὸν π. ἀποφυόμενον ex em.; τὸ π.   ἐγκεφάλου A. — 10. καὶ τὴν τοῦ AB
ἀποφυομένην AB Mor. — 4. τραχήλου]   Ras. — 12. τούς om. Mor.

ϖρῶτον αὐτοῦ τοῦ θώρακος ὅλου τμηθέντος τοῦ νωτιαίου, οὕτως
ἀπόλλυται ϖᾶσα τῶν μεσοπλευρίων μυῶν ἡ ἐνέργεια. Παντάπασι 13
δὲ αὐτῆς ὀλίγον σώζεται, κατὰ τὸ δεύτερον μεσοπλεύριον τῆς τομῆς
γενομένης · ἐφεξῆς δὲ κατὰ λόγον ἀεὶ τῶν μὲν ὑψηλοτέρων τῆς
5 τομῆς μεσοπλευρίων μυῶν ἐνεργούντων, τῶν ταπεινοτέρων δὲ ϖα-
ραλυομένων.

δ΄. Περὶ ὀφθαλμῶν.

Εἰς ἑκάτερον τῶν ὀφθαλμῶν ἐκφύσεις ἐγκεφάλου καθήκουσι, 1
ϖιλούμεναι μὲν κατὰ τὴν διὰ τῶν ὀσῖῶν ὁδὸν ἕνεκα δυσπαθείας ·
ἐπειδὰν δὲ εἰς αὐτοὺς ἀφίκωνται τοὺς ὀφθαλμούς, αὖθις λυόμεναί τε
10 καὶ ϖλατυνόμεναι, καὶ ϖεριλαμβάνουσαι μὲν ἐν κύκλῳ χιτῶνος δίκην τὸ ὑαλοειδὲς ὑγρὸν, ἐμφυόμεναι δὲ τῷ κρυσῖαλλοειδεῖ. Τοῦτο 2
δὲ τὸ κρυσῖαλλοειδὲς ὑγρὸν τὸ ϖρῶτόν ἐσῖι τῆς ὄψεως ὄργανον,
λευκὸν, καὶ σῖίλβον, καὶ λαμπρὸν, καὶ καθαρὸν γενόμενον · μόνως
γὰρ οὕτως ὑπὸ χρωμάτων ἔμελλεν ἀλλοιωθήσεσθαι. Τρέφεσθαι δὲ 3

coupe entièrement la moelle au-dessous de la première vertèbre du thorax, cela suffit pour supprimer entièrement la fonction des muscles intercostaux. Si l'on pratique l'incision dans le second espace intercostal, 13
on ne conserve qu'une très-petite partie de ce mouvement ; mais, à partir
de là, il y a toujours corrélation entre le tort produit et l'endroit de l'incision : les muscles intercostaux situés au-dessus de l'incision fonctionnent, tandis que les muscles situés plus bas sont frappés de paralysie.

4. DES YEUX.

A chacun des deux yeux aboutissent des prolongements du cerveau, 1
comprimés pour leur sûreté en traversant les os, mais qui, arrivés aux
yeux mêmes, se développent de nouveau, s'étendent, embrassent circulairement, sous forme de tunique, l'humeur vitrée, et s'implantent sur
le cristallin. Cette humeur cristalline est le principal organe de la vision ; 2
il est blanc, brillant, clair et pur : car ce n'était qu'à ces conditions qu'il
pouvait être influencé par les couleurs. Il était impossible qu'il fût directe- 3

1. αὐτοῦ θ. AB. — Ch. 4, l. 8. μέν om. AB Mor. — 14 ἀλλοιώσεσθαι Gal.

ἄντικρυς ἐξ αὐτοῦ τοῦ αἵματος ἀδύνατον ἦν, αὐτῷ πολὺ διεσ]ῶτι

4 ταῖς ποιότησιν· οἰκειοτέρας δέ τινος αὐτῷ τροφῆς ἔδει. Καὶ τοίνυν
καὶ γέγονε καὶ παρεσκεύασ]αι πρὸς τῆς φύσεως ἐπιτήδειος αὐτῷ
τροφὴ τὸ ὑαλοειδὲς ὑγρὸν, ὅσῳ παχύτερον καὶ λευκότερον αἵματος,
τοσούτῳ τοῦ κρυσ]αλλοειδοῦς ἀπολειπόμενον παχύτητί τε καὶ φα- 5

5 νότητι. Φλὲψ δὲ οὐκ ἔσ]ιν οὐδεμία τῶν ὑγρῶν τούτων οὐδετέρῳ· δῆλον οὖν ὡς κατὰ διάδοσιν τρέφεται, τὸ μὲν κρυσ]αλλοειδὲς ἐκ τοῦ
ὑαλοειδοῦς, τὸ δὲ ὑαλοειδὲς ἐκ τοῦ περιέχοντος αὐτὸ σώματος, ὃ πλα-

6 τυνθείσης τῆς ἄνωθεν κατιούσης ἐγκεφάλου μοίρας ἐγένετο. Καὶ καλοῦσιν οὐ κυρίως αὐτό τινες ἀμφιβλησ]ροειδῆ χιτῶνα· προσέοικε 10
μὲν γὰρ ἀμφιβλήσ]ρῳ τὸ σχῆμα, χιτὼν δὲ οὐδαμῶς ἐσ]ιν, οὔτε
τὴν χρείαν, οὔτε τὴν οὐσίαν, ἀλλὰ εἰ περιελὼν αὐτὸ καθείης μόνον,
ἀθροίσας ἐς ταὐτὸ, σαφῶς ἂν δόξαις ἐγκεφάλου τι μέρος ἀφῃρη-

7 μένον ὁρᾷν. Ἔσ]ι μὲν οὖν αὐτοῦ χρεία, πρώτη μὲν καὶ μάλισ]α,
διὰ ἣν ἄνωθεν κατεπέμφθη, τῶν ἀλλοιώσεων αἰσθάνεσθαι τοῦ 15
κρυσ]αλλοειδοῦς, ἤδη δὲ καὶ οἷον διαπορθμεύειν τε καὶ διαφέρειν

ment nourri par le sang même, puisqu'il en différait beaucoup sous le
rapport des propriétés, et il avait besoin d'un aliment qui lui fût plus fa-
4 milier. Aussi la nature a-t-elle créé et préparé pour lui un aliment approprié, l'humeur vitrée : autant celle-ci est plus épaisse et plus blanche que
le sang, autant elle est inférieure au cristallin pour la densité et le bril-
5 lant. Il n'existe aucune veine, ni dans l'une, ni dans l'autre de ces deux
humeurs : évidemment donc elles sont nourries par transmission, le cristallin par l'humeur vitrée, et celle-ci par le corps qui l'enveloppe et qui
6 est une portion épanouie du cerveau descendue de haut en bas. Quelques-
uns appellent improprement ce corps *tunique rétiforme;* il ressemble,
en effet, à un petit filet; mais ce n'est, en aucune façon, une tunique,
ni sous le rapport de l'usage, ni sous celui de la substance; au contraire,
si, après l'avoir enlevé, vous le laissez pendre et que vous le ramassiez
en boule, vous croirez manifestement voir une partie détachée du cer-
7 veau. La première utilité de ce corps (et c'est surtout pour celle-là qu'il
arrive de haut en bas) consiste à percevoir les altérations (*sensations,
affections*) de l'humeur cristalline, puis aussi à transvaser, pour ainsi

5. παχ.] ὑγρότητι Gal. — 15. αἰσθησόμενον Codd. Mor.

τὴν τροφὴν τῷ ὑαλοειδεῖ· καὶ γάρ τοι φαίνεται μεσ]ὸν ἀρτηριῶν
τινων καὶ φλεβῶν πολὺ πλειόνων τε καὶ μειζόνων ἢ κατὰ τὸν ἴδιον
ὄγκον· ἐκ γὰρ τοῦ χοριοειδοῦς χιτῶνος τοῦ περιέχοντος αὐτὸ λε-
π]αὶ καὶ ἀραχνώδεις διαφύσεις εἰς τοῦτο δὴ τὸ ἀμφιβλησ]ροειδὲς
5 σῶμα διατεταμέναι, σύνδεσμοί τε ἅμα γίνονται, καὶ τροφὴν αὐτῷ
διαφέρουσιν· πάμπολλα γὰρ οὖν καὶ αὐτὸς οὗ]ος ὁ χιτὼν ὁ χοριοειδὴς ἀγγεῖα φαίνεται κατὰ ἑαυτὸν ἔχων. Αὐτήν τε οὖν ταύτην   8
τὴν χρείαν παρέχεται, καὶ προσέτι χιτὼν ὄντως ἐσ]ὶ καὶ σκέπη
καὶ περίβλημα τοῖς ὑποκειμένοις σώμασιν· ἡ δὲ ἀρχὴ καὶ τούτῳ
10 τῷ χιτῶνι ἡ λεπ]ὴ μῆνιγξ ἐσ]ιν ἡ τὸν ἐγκέφαλον περιέχουσα. Παν-   9
ταχόθεν δὲ εἰς μέσον τὸ κρυσ]αλλοειδὲς περιφερὲς ὂν τῆς προειρημένης καταφύσεως γενομένης, κύκλος ἀκριβὴς ἐξ ἀνάγκης ἐγεννήθη,
καὶ μέγισ]ός γε οὗτός ἐσ]ιν ἐν τῷ κρυσ]αλλοειδεῖ, καὶ δίχα τέμνων
αὐτό. Κατὰ δὴ τὸν κύκλον τοῦτον εὔλογον ἦν ἐπισχεῖν τοῦ πρόσω   10
15 τὸ ὑαλοειδὲς, ὥσ]ε διὰ τοῦτο μέσον ὀχεῖται κατὰ αὐτοῦ τὸ κρυσ]αλ-

dire, et à distribuer à l'humeur vitrée son aliment : en effet, elle paraît
remplie d'artères et de veines beaucoup plus nombreuses et plus grandes
qu'on ne le supposerait d'après son propre volume, puisque de la tunique
chorioïde (*portion de la pie-mère*) qui l'environne, s'étendent sur ce corps
réticulé même des cloisons minces et semblables à des toiles d'araignées,
lesquelles à la fois se transforment en ligaments (*procès ciliaires*) et lui
distribuent sa nourriture; on voit, en effet, que cette tunique chorioïde
possède elle-même, dans sa propre substance, un grand nombre de
vaisseaux. C'est donc en cela que consiste l'utilité présentée par cette   8
membrane; mais, de plus, c'est une véritable tunique, une enveloppe et un rempart pour les corps sous-jacents; l'origine de cette tunique est encore la mince membrane (*pie-mère*) qui entoure le cerveau.
Comme l'implantation dont nous venons de parler se fait de toutes   9
parts sur le milieu (*circonférence*) du cristallin, qui est rond, elle donne
nécessairement lieu à la formation d'un cercle parfait, et ce cercle est un
grand cercle du cristallin, et le divise [par conséquent] en deux parties
égales. Il était raisonnable d'empêcher, au niveau de ce cercle, l'humeur   10
vitrée d'avancer, disposition qui fait flotter le cristallin au milieu sur

1 2. ἀκριβής om. Gal. — Ib. ἐγεννήθη A Gal. — 1 3. γε] δέ AB Mor.

11 λοειδὲς, οἷον σφαῖρά τις ἐν ὕδατι ἡμίτομος. Καὶ τοίνυν καὶ συνέ-
φυσεν αὐτὰ κατὰ θάτερον μέρος τὸ ἔνδον τὸ οἷον ἡμισφαίριον τοῦ
κρυσ]αλλοειδοῦς ἀσφαλείας ἕνεκα κύκλος εἷς ὁ προειρημένος μέ-
γισ]ος τῶν κατὰ τὸ κρυσ]αλλοειδὲς, ὅρος τε κοινὸς ἀμφοτέροις
ἐσ]ὶ, καὶ σύνδεσμος αὐτοῖς γίνεται, καὶ προσέτι τῷ ἀμφιϐλησ]ροει- 5
δεῖ σώματι καὶ τετάρτῳ τῷ χοριοειδεῖ χιτῶνι · τὸ γὰρ ἰσχυρότατον
ἐν αὐτοῖς καὶ μάλισ]α σ]ηρίζειν αὐτὰ καὶ σκέπειν δυνάμενον ὁ
12 χιτὼν οὗτός ἐσ]ιν. Ἀλλὰ ὥσπερ εἰς τὴν ἐκείνων φυλακὴν ἰσχυρὸς
ἦν, οὕτως εἰς τὴν ἰδίαν ἀσθενὴς καὶ ἀδύνατος φέρειν ἀϐλαϐῶς τὴν
13 σκληρότητα τῶν περικειμένων ὀσ]ῶν. Ὡς οὖν κατὰ τὸν ἐγκέφαλον, 10
οὕτω κἀνταῦθα τὸν ἀπὸ τῆς παχείας μήνιγγος χιτῶνα περιϐέϐλη-
ται, καὶ διεσ]ὼς δὲ ὁ χιτὼν οὗτος ἀπὸ αὐτοῦ κατὰ πάντα τὰ μέρη,
καὶ μόναις ταῖς τῶν ἀγγείων διαφύσεσι συναπ]όμενος αὐτῷ, κατὰ
τὸν προειρημένον ἐκεῖνον κύκλον τὸν ἐν τῷ κρυσ]αλλοειδεῖ συνέφυ,

11 cette humeur, comme une sphère coupée en deux, par l'eau. De plus,
un seul et même cercle, celui dont nous venons de dire qu'il est un des
grands cercles du cristallin, a,uni, pour cause de sûreté, les deux corps
en question (*cristallin et humeur vitrée*) au niveau d'une des deux parties
du cristallin, je veux parler de la partie intérieure, qui forme, pour ainsi
dire, une demi-sphère; ce même cercle (*iris*, cf. p. 299, l. 1) sert de
borne commune pour ces corps, et devient un lien, non-seulement pour
eux; mais, en outre, pour le corps réticulé (*rétine*), et, en quatrième
lieu, pour la tunique chorioïde; car, entre ces parties, la tunique dont
il s'agit est la plus forte et la plus capable de les consolider et de les
12 recouvrir. Mais, autant elle est puissante pour leur protection, autant elle
est impuissante pour la sienne propre, et incapable de supporter, sans
13 être lésée, la dureté des os environnants. Ici donc, comme pour le cerveau, elle est entourée d'une tunique provenant de l'épaisse membrane
(*sclérotique*); cette tunique, qui, dans toutes ses [autres] parties, est dis-
tante de la tunique chorioïde et ne s'y rattache que par des vaisseaux allant de l'une à l'autre, y adhère au niveau de ce cercle du cristallin dont

2-3. αὐτά..... ἕνεκα om. A. — 2. τὸ AB Mor. — 6. σώματι τῷ τρίτῳ καὶ
οἷον] τόπον AB Mor. — 3. καὶ κύκλος τ. Mor. — 14. κύκλον ἐν AB Mor.

καὶ πέμπτη σύμφυσις ἐπὶ ταῖς προειρημέναις τέτλαρσι κατὰ ἕνα
τόπον τοῦτον γενομένη, πᾶσι τοῖς ὑποκειμένοις ὄφελος οὐ σμικρὸν
ἐσλιν. Ἡ μὲν οὖν σκληρὰ μῆνιγξ ἀσφαλῶς τῇ χοριοειδεῖ συμπέφυ- 14
κεν, αὕτη δὲ αὖ πάλιν τῷ ἀμφιβληστροειδεῖ, καὶ αὐτὸ τῷ ὑαλοειδεῖ
5 τε καὶ κρυσλαλλοειδεῖ, τῷ μὲν κατὰ ὅλον ἑαυτὸ, τῷ δὲ κατὰ τὴν
ἴριν μόνην· ὥσλε διὰ τῶν μέσων σωμάτων τὸ ὑαλοειδὲς ὑγρὸν τῷ
πάντων ἔξωθεν ἥνωται χιτῶνι, τὸ μαλακώτατον τῷ σκληροτάτῳ.
Ἐπὶ δὲ τὸν αὐτὸν τοῦτον ἔκτος ἔξωθεν ἐγγύς τις ἥκει κύκλος εἰς τὸν 15
σκληρὸν χιτῶνα καταφυόμενος, αἱ τῶν κινούντων τοὺς ὀφθαλμοὺς
10 μυῶν ἀπονευρώσεις. Ἕβδομος ἐπὶ τούτοις ἄλλος, ἡ τοῦ περιοσλίου 16
κατάφυσις, ἅμα μὲν συνδοῦντος ὅλον τὸν ὀφθαλμὸν τοῖς ὀσλοῖς, ἅμα
δὲ σκέποντος τοὺς κινοῦντας αὐτὸν μῦς. Καί σοι τοῦτον ἤδη τὸν 17
ὑμένα θεάσασθαι καὶ πρὸ τῆς ἀνατομῆς ἐσλι λευκὸν μὲν οἷός περ
καὶ φαίνεται, τελευτῶντα δὲ οἷ περ καὶ τῶν ἄλλων ἕκασλος ὑποβέ-

nous venons de parler, et, s'étant surajoutée, comme une cinquième insertion, aux quatre que nous avons déjà décrites comme existant dans ce
même endroit, elle n'est pas d'un médiocre avantage à tous les cercles
sous-jacents. La dure-mère (sclérotique) est donc sûrement unie à la tunique 14
chorioïde, celle-ci, à son tour, au corps réticulé, et celui-ci à l'humeur
vitrée et au cristallin : à l'humeur vitrée, en l'embrassant tout entière,
mais au cristallin, uniquement au niveau de l'iris : de sorte que le corps
vitré, la plus molle des parties de l'œil, s'unit, par des tissus intermédiaires, à la plus dure, c'est-à-dire à la tunique la plus externe. Sur ce 15
même cercle, il en arrive extérieurement et de plus près un sixième, qui
s'insère sur la membrane dure (sclérotique) ; ce sont les extrémités nerveuses des muscles moteurs des yeux. Outre ces cercles-là, il en existe en- 16
core un autre, qui est le septième; c'est l'insertion du périoste (voy. les
notes) qui rattache à la fois tout l'œil aux os, et recouvre les muscles qui le
mettent en mouvement. Vous pourrez voir, même avant de disséquer, cette 17
membrane qui se présente avec sa couleur blanche naturelle, et qui se
termine à l'endroit où chacun des autres cercles est placé au-dessous, là

4-5. καὶ..... τε om. AB. — 4. αὐτό   5. τῷ μέν] οὐ AB. — 10. ὅλως Gal. —
ex cm.; οὕτως Mor.; πάλιν αὐτό Gal. —   12. Καί σοι καί AB.

18 ἕληται κύκλων, ἵνα συνάπ7ει τὸ λευκὸν τῷ μέλανι. Καλεῖται δὲ ἶρις ὁ
19 τόπος οὗτος, ἔνιοι δὲ σ7εφάνην ὀνομάζουσιν. Καὶ εἰ καλῶς προσέλ-
θοις αὐτῶν τῇ διαιρέσει, καὶ μηδὲν συγχέας ἐπισκοποίης, θεάσῃ
κύκλους ἀλλήλοις ἐπιβάλλοντας ἐπ7ὰ ἐνταῦθα, καὶ πάχει καὶ χροιᾷ
διαφέροντας ὥσ7ε μηδὲ ἂν εἰ βουληθείης γε ἑτέρως ὀνομάσαι τὸ 5
20 χωρίον δυνηθῆναι πλὴν ἶριν. Μέχρι μὲν οὖν τῆς μέσης χώρας τοῦ
κρυσ7αλλοειδοῦς ἠγάγομεν ἤδη τῷ λόγῳ τοὺς ἐπιβάλλοντας ἀλλήλοις καὶ συμφυομένους ἐνταῦθα κύκλους ἐπ7ά· τὸ δὲ ἀπὸ τοῦδε μά-
λισ7α θαυμάσαις ἄν· ἵνα γὰρ ἅμα μὲν αἰσθάνηται τῶν ἰδίων αἰσθητῶν ἀκριβῶς τὸ κρυσ7αλλοειδὲς, ἅμα δὲ ἀσφαλῶς φρουρῆται, παχὺν 10
ἱκανῶς ὄντα τὸν κερατοειδῆ χιτῶνα καὶ ἦτ7ον τῆς χρείας πυκνὸν,
πυκνότερόν τε ἅμα καὶ λεπ7ότερον ἀποφύειν ὑπήρξατο ἡ φύσις,
καὶ κατὰ βραχὺ προάγουσα τὸ μεσαίτατον αὐτοῦ πάνυ σφόδρα
21 λεπ7ὸν καὶ πυκνὸν ἀπειργάσατο. Καί σοι δόξει δεινῶς ἐοικέναι
τοῦτο τοῖς κέρασι τοῖς εἰς λεπ7ὰ τετμημένοις, ὅθεν αὐτῷ καὶ τὴν 15

18 où le blanc touche au noir. Cet endroit s'appelle *iris;* mais quelques-
19 uns l'appellent *couronne.* Si vous vous appliquez à séparer avec soin ces
cercles, et que vous les examiniez sans rien confondre, vous les verrez
tous les sept placés dans cet endroit les uns sur les autres, différents
d'épaisseur et de couleur, en sorte que, même malgré vous, vous ne
20 pourriez lui donner d'autre nom que celui d'*iris.* Nous avons donc déjà
conduit, dans cette dissertation, jusqu'au plan qui coupe le cristallin en
deux parties égales, les sept cercles qui, dans cet endroit, se superposent
et s'unissent les uns aux autres; mais, à partir de cet endroit, votre admiration deviendra encore plus grande : en effet, pour que le cristallin perçût exactement les impressions sensuelles qui lui sont propres,
et qu'en même temps il fût sûrement protégé, la nature a commencé à
tirer de la cornée (lisez *sclérotique*), qui était assez épaisse et moins compacte que son utilité ne le réclamait, un prolongement (*cornée*) à la fois
plus compacte et plus mince, et, le faisant avancer peu à peu, elle a fait
21 sa partie centrale extrêmement mince et extrêmement dense. Il vous
semblera que cette partie offre une analogie étonnante avec des cornes

4. ἐξ AB Gal. — 9. γὰρ αἰσθάνηται — 14. κοινῶς AB Mor. — 15. τεμνα-
τε τῶν AB Mor. — 12. ἀπήρξατο Gal. μένοις B.

προσηγορίαν πρέπειν ἡγησάμενοι τοῦ κερατοειδοῦς, οὕτω καλοῦσιν. Ὁ τοίνυν κερατοειδὴς χιτὼν λεπτὸς καὶ σκληρὸς καὶ πάνυ 22
πυκνὸς γενόμενος, εὐθὺς ἄρα ἔμελλεν ἔσεσθαι καὶ λαμπρὸς, οἷος
ἐπιπέμπειν αὐγὴν ἐπιτηδειότατος εἶναι, παραπλησίως τοῖς ἀκρι-
5 βῶς διεξεσμένοις τε καὶ λελεπτυσμένοις κέρασιν. Τὸν δὲ ἀπὸ τῆς 23
λεπτῆς μήνιγγος φυόμενον χιτῶνα τὸν χοριοειδῆ, πολλαχόθι μέν
μέλανα, πολλαχόθι δὲ φαιόν τε καὶ κυανοῦν εἰργάσατο ἡ φύσις,
ἀπὸ τῆς ἴρεως ἅμα τῷ κερατοειδεῖ προάγουσα, θρέψοντα μὲν τῇ
παραθέσει τὸν κερατοειδῆ, κωλύσοντα δὲ προσπίπτειν τὸν κερα-
10 τοειδῆ σκληρὸν ὄντα τῷ κρυσταλλοειδεῖ, θέαμά τε γενησόμενον
ἰατήριον πονούσης ὄψεως· ὅθεν οἶμαι καὶ φύσει πάντες ἐπειδὰν
κάμνωμεν ἐν λαμπραῖς αὐγαῖς, αὐτίκα τὰ βλέφαρα κλείομεν, ἐπὶ τὸ
σύμφυτον ἴαμα σπεύδοντες. Ἐγὼ μὲν οὖν καὶ ταύτην θαυμάζω τὴν 24
ἐπαληλιμμένην τῷ χιτῶνι τούτῳ κυανῆν χρόαν· οὐδὲν δὲ ἧττον αὐ-
15 τῆς θαυμάζω καὶ τὴν ἐπιτραφεῖσαν ἐντὸς δασύτητα τῷ περιέξοντι

coupées en lames minces : pour cette raison, jugeant que le nom de
cornée lui conviendrait, on l'appelle ainsi. La tunique cornée, étant 22
mince, dure et extrêmement compacte, devait donc, par une conséquence immédiate, être transparente aussi et très-apte à transmettre la
lumière, à l'instar des cornes amincies et polies avec soin. Quant à la tu- 23
nique chorioïde, qui provient de la mince membrane, la nature l'a faite
noire en plusieurs endroits, et brune ou bleue en plusieurs autres, tout en
prolongeant, à partir de l'*iris*, conjointement avec la cornée, cette membrane qui devait nourrir la cornée par son contact, empêcher la cornée,
qui est dure, de tomber sur le cristallin, et devenir un spectacle capable
de soulager la fatigue de la vue : c'est donc par instinct naturel, je
pense, que, lorsqu'une vive lumière nous fait souffrir, nous fermons
tous immédiatement les paupières, nous pressant de recourir au remède
naturel. J'admire donc aussi cette couleur bleue appliquée sur cette tu- 24
nique; mais je n'admire pas moins non plus les villosités (*couche vas-
culaire*) adhérentes au côté intérieur à la tunique (*rétine*) qui doit enve-

1. ἡγ. κερατοειδὴς χιτὼν τοῦ κερατοειδοῦς AB. — 2. πάνυ om. Gal. — 3.
ἂν Mor.; utique Ras. — 8. προσάγ. AB
Mor. — 9-10. τὸν κερ. σκληρὸν ὄντα
om. Gal. — 14. χρόαν om. AB Mor.
— 15. τραχύτητα Gal.

τὸ ὑαλοειδὲς ὑγρὸν χιτῶνι· νοτερὰ γὰρ αὕτη καὶ μαλθακὴ καθάπερ σπογγιὰ, τοῦ κρυσ7αλλοειδοῦς ὑγροῦ ψαύουσα, τὴν τοῦ χιτῶ-
25 νος ὅλου γειτνίασιν ἄλυπον αὐτῷ ϖαρέχει. Καὶ τούτου μᾶλλον ἔτι
ϑαυμάζω τὴν ἐκτὸς ϖυκνότητα, κατὰ ἣν ὁμιλεῖ τῷ σκληρῷ χιτῶνι
τῷ κερατοειδεῖ, χάριν τοῦ μηδὲ αὐτόν τι ϖάσχειν ὑπὸ τοῦ κερα- 5
26 τοειδοῦς. Ἔτι δὲ δὴ μεῖζον ϑαῦμα τὸ κατὰ τὴν κόρην αὐτοῦ τρῆμα·
διέτρησε γὰρ ἐνταῦθα τὸν κυανοῦν χιτῶνα τοῦτον τὸν ῥαγοειδῆ·
καλοῦσι γὰρ οὕτως αὐτὸν, εἰκάσαντες, οἶμαι, ῥαγὶ σ7αφυλῆς τήν τε
27 ἐκτὸς λειότητα καὶ τὴν ἐντὸς δασύτητα. Καὶ κατὰ τοῦτο μόνον τὸ
τρῆμα τοῦ κερατοειδοῦς καὶ τοῦ κρυσ7αλλοειδοῦς οὐδεὶς ἐν τῷ μέσῳ 10
χιτὼν ἕτερός ἐσ7ιν, ἀλλὰ οἷον διὰ λεπ7οῦ ϖάνυ καὶ λευκοῦ κέρατος
ἢ τῆς ἔνδον αὐγῆς ϖρὸς τὴν ἔξω κοινωνία τε καὶ κρᾶσις γίνεται.
28 Καὶ ὅπως μηδὲ κατὰ τοῦτο τὸ τρῆμα ψαύσῃ ϖοτὲ ὁ κερατοειδὴς χιτὼν τοῦ κρυσ7αλλοειδοῦς ὑγροῦ, ϖρούνοήσατο ὁ Δημιουργὸς, ἅμα
μὲν ἐπὶ ϖλέον ἐκτὸς ἀπαγαγὼν τὴν ταύτῃ μοῖραν τοῦ κερατοειδοῦς, 15

lopper l'hûmeur vitrée : en effet, ces villosités, étant humides et molles
à l'instar d'une éponge, rendent exempt de gêne le voisinage de toute
25 cette tunique à l'humeur cristalline, à laquelle elles touchent. J'admire
encore plus la densité de la face externe du cristallin, par laquelle il est
en contact avec la tunique dure dite *cornée*, densité qui doit l'empêcher
26 d'avoir quelque chose à souffrir de cette tunique. Un plus grand sujet
d'admiration encore, c'est l'ouverture de l'iris au niveau de la pupille;
car la nature a percé dans cet endroit cette tunique bleue, appelée *uvée*
(*iris* proprement dit) : en effet, c'est là le nom qu'on lui donne, la
comparant, je pense, à un grain de raisin, tant pour le poli extérieur
27 que pour les villosités intérieures. C'est uniquement au niveau de ce trou
qu'il n'existe aucune autre tunique intermédiaire entre la cornée et le
cristallin, que la communication et le mélange entre la lumière du dedans et celle du dehors se fait à travers une espèce de corne blanche et
28 extrêmement mince. Le Créateur a pris soin que, même au niveau de ce
trou, la tunique cornée ne touchât jamais à l'humeur cristalline, d'un
côté, en éloignant davantage vers le dehors la partie de la cornée cor-

7. χιτῶνα om. AB Mor. — 8. τε om. AB Mor.

ἅμα δὲ ὑγρὸν λεπ⁷ὸν καὶ καθαρὸν, οἷόν περ τὸ ἐν τοῖς ᾡοῖς ἐσ⁷ι,
περιχέας τῷ κρυσ⁷αλλοειδεῖ, καὶ τρίτον ἐπὶ τούτοις αἰθεροειδοῦς τε
καὶ αὐγοειδοῦς πνεύματος πληρώσας τὴν χώραν ἅπασαν τῆς κόρης.
Τὸ μὲν οὖν πνεῦμα τοῦτο ἐν τοῖς ὁπ⁷ικοῖς ἀποδέδεικται λόγοις, ὡς 29
5 αὐγοειδές τέ ἐσ⁷ι, καὶ τὴν πρώτην καὶ μεγίσ⁷ην δύναμιν εἰς τὴν
τῶν ὀφθαλμῶν ἐνέργειαν εἰσφέρεται· περὶ δὲ τῆς ὑγρότητος ἐκ
τῶνδε ἂν μάθοις, ὡς οὐκ εἰς τὸ πληροῦν μόνον τὴν κενὴν χώραν,
ἀλλὰ καὶ πρὸς τὸ μὴ καταξηραίνεσθαι τό τε ὑγρὸν τὸ κρυσ⁷αλλοει-
δὲς αὐτὸ καὶ τὴν ἔνδον μοῖραν τοῦ ῥαγοειδοῦς ἀναγκαιότατόν ἐσ⁷ιν,
10 εἰ πρῶτον μὲν γνοίης ὅση γίνεται βλάβη ταῖς ὄψεσι πλέονος αὐτοῦ κενωθέντος ἐν ταῖς παρακεντήσεσι, καὶ ὡς τὸ πάθημα τὸ πρὸς
τῶν ἰατρῶν ὀνομαζόμενον γλαύκωσις ξηρότης μέν ἐσ⁷ι καὶ πῆξις
ἄμετρος τοῦ κρυσ⁷αλλοειδοῦς ὑγροῦ· τυφλοῖ δὲ εἴπερ τι καὶ ἄλλο
τῶν κατὰ τὸν ὀφθαλμὸν νοσημάτων. Ἅπαν⁷α τε οὖν ταῦτα θαυ- 30
15 μασ⁷ὴν ἔνδειξιν ἔχει προνοίας, καὶ τούτων οὐχ ἥκισ⁷α τὸ σύμφυτον

respondant à cette région; d'un autre, en versant autour du cristallin un
liquide ténu et pur, semblable à celui que contiennent les œufs (*humeur
aqueuse*), et, de plus, en troisième lieu, en remplissant tout l'espace vide
de la pupille d'un air éthérien et lumineux. On démontre, dans les trai- 29
tés sur l'optique, que cet air est lumineux, et qu'il a la première, la
plus grande influence sur la fonction des yeux; quant à l'humeur, vous
apprendrez, par ce que nous allons dire, qu'elle est très-nécessaire,
non-seulement pour remplir l'espace vide, mais aussi pour empêcher
que l'humeur cristalline elle-même et la face intérieure de l'uvée ne
se dessèchent, si vous savez, d'une part, quelle est la grandeur du dommage causé aux yeux par un écoulement trop abondant de cette humeur
pendant la ponction, et, de l'autre, que la maladie à laquelle les médecins donnent le nom de *glaucôse*, quoiqu'elle ne soit qu'une sécheresse
et une solidification démesurée de l'humeur cristalline, n'en donne pas
moins lieu à une cécité tout aussi grave qu'aucune autre maladie des yeux.
Toutes ces dispositions offrent une preuve admirable de prévoyance, et 30

2. τρίτα A; τρία B. — Ib. ἀερώ- — 10. ὅτι Gal. — 14. Ἅπαντά τε οὖν
δους Gal. — 5. πρώτην καὶ om. Gal. om. A.

ἀμφίεσμα τοῦ κρυσ]αλλοειδοῦς· λεπ]ότερος γὰρ καὶ τῶν ἰσχνῶν
ἀραχνίων ἐσ]ὶ καὶ λευκότερος· καὶ τὸ τούτου μεῖζον, ὅτι μηδὲ περὶ
πᾶν ἐκτέταται τὸ κρυσ]αλλοειδὲς, ἀλλὰ τὸ μὲν ἐνούμενον αὐτοῦ
μέρος τῷ ὑαλοειδεῖ τελέως ἀσκέπασ]όν ἐσ]ι καὶ γυμνὸν χιτῶνος·
ἐνοῦσθαι γὰρ κατὰ τοῦτο ἄμεινον ἦν ἀλλήλοις τὰ ὑγρά· τὸ δὲ ὑπερ-   5
κύπ]ον ἅπαν εἰς τοὐκτὸς, ψαῦον τοῦ ῥαχοειδοῦς, τὸν λεπ]ὸν τούτου
31 καὶ λαμπρὸν περιβέβληται χιτῶνα. Καὶ δὴ καὶ τὸ τῆς κόρης εἴδωλον οἷον ἐν κατόπ]ρῳ τινὶ συνίσ]αται· καὶ γὰρ δὴ καὶ λεῖός ἐσ]ι
32 καὶ σ]ιλπνὸς ὑπὲρ πάντα τὰ κάτοπ]ρα. Καὶ πανταχόθεν ἄρα τὸ
33 τῆς ὄψεως ὄργανον ὑπὸ τῆς φύσεως κεκόσμηται. Τὰ δὲ ἐπὶ τοὺς   10
ὀφθαλμοὺς ἀπὸ ἐγκεφάλου κατιόντα νεῦρα αἰσθητικὰ πρότερον ἡ
φύσις εἴσω τοῦ κρανίου συνάψασα καὶ ἐπικάμψασα καὶ τοὺς πόρους αὐτῶν ἐνώσασα, καὶ σχῆμα παραπλήσιον τῷ Χ γράμματι
ποιήσασα, μετὰ ταῦτα πάλιν ἑκάτερον ἐπὶ τὸν κατὰ εὐθὺ τῆς ἄνωθεν ἐκφύσεως ὀφθαλμὸν προήγαγεν, ὥσ]ε τὸ ἀπὸ ἐγκεφάλου παρα-   15

l'enveloppe naturelle du cristallin (*capsule*) n'en est pas la preuve la
moins éclatante ; en effet, cette membrane est plus blanche et plus ténue que les minces toiles d'araignée ; et ce qui est encore plus fort,
c'est qu'elle ne s'étend pas même autour de tout le cristallin, mais que
la partie de cet organe unie à l'humeur vitrée est complétement à nu
et dépourvue de tunique ; car il valait mieux que les deux humeurs se
touchassent en ce point (*prétendue communication entre les humeurs vitrée
et cristalline*) ; au contraire, toute la partie qui fait saillie vers le dehors,
et qui est en contact avec l'uvée, est enveloppée de cette mince et bril-
31 lante tunique. De plus, l'image de la pupille se forme comme dans une
espèce de miroir, car cette tunique est lisse et brillante plus que quel-
32 que miroir que ce soit. La nature a donc, de tous côtés, bien ordonné
33 l'organe de la vue. Quant aux nerfs sensitifs qui du cerveau descendent
aux yeux (*nerfs optiques*), elle les a d'abord courbés et réjoints dans
l'intérieur du crâne, en réunissant les conduits et en leur donnant une
figure semblable à la lettre *chi* (X), après quoi elle les a de nouveau amenés chacun à l'œil situé dans la direction primitive du prolongement supérieur, de sorte que, si parfois l'un des yeux est fermé ou complétement

8. γάρ om. AB.

γινόμενον εἰς ἐκάτερον τῶν ὀφθαλμῶν πνεῦμα, εἴ ποτε ἕτερος αὐτῶν
μύσειεν, ἢ πηρωθείη τελέως, ὅλον εἰς τὸν ὑπόλοιπον ἰέναι· διπλα-
σιαζομένης γὰρ αὐτοῦ τῆς ὀπλικῆς δυνάμεως, ἄμεινον ὄψεται.

ε'. Περὶ ῥινός.

Τῆς ῥινὸς ἐχούσης μέσον διάφραγμα καὶ πόρους ἀξιολόγους δύο,   1
5 τούτους δὴ τοὺς φαινομένους, ἕνα κατὰ ἕκασλον μυκτῆρα, χρὴ γινώσκειν ἀνωτέρω τῶν μέσων τῆς ῥινὸς ἑκάτερον αὐτῶν δίχα σχιζόμενον. Ἥκει δὲ τῶν μερῶν τὸ μὲν ἕτερον εἰς τὰ τοῦ σλόματος   2
ἔνδον, τὸ δὲ ἕτερον ὄρθιον ὡς ἐξ ἀρχῆς ἐφέρετο, πρὸς αὐτὸν ἀναβαίνει τὸν ἐγκέφαλον, ἔνθα τυγχάνουσιν αἱ ἀποφύσεις τῶν προσθίων
10 κοιλιῶν, κατὰ ὃ καὶ ἡ τῶν ἠθμοειδῶν ὀσλῶν θέσις ἐσλίν. Καὶ ἥ γε   3
μῆνιγξ ἡ παχεῖα κατὰ ἃ ψαύει τῶνδε τῶν ὀσλῶν, ὀπαῖς λεπλαῖς
τέτρηται. Καὶ διὰ ταύτης γέ τοι πρώτης ἠθεῖται τὰ παχύτερα τῶν   4

estropié, le pneuma, qui, du cerveau, se rendrait [sans cela] à chaque
œil en particulier, va [maintenant] intégralement à l'autre : car [de cette
façon], la quantité de force visuelle se trouvant doublée, cet œil verra
mieux.

5. DU NEZ.

Le nez ayant une cloison au milieu, et, de plus, deux canaux consi-   1
dérables, c'est-à-dire ceux que nous voyons, un pour chaque narine, il
faut savoir que chacun de ces deux canaux se divise en deux au-dessus
de la moitié [de la hauteur] du nez. L'une des branches se rend dans   2
l'intérieur de la bouche; l'autre monte tout droit, dans la même direction que le canal suivait dès le principe, vers le cerveau lui-même, à
l'endroit où se trouvent les prolongements des ventricules antérieurs
(caroncules mamillaires) et l'emplacement des os cribriformes (ethmoïdes).
De plus, la membrane épaisse (dure-mère) est percée de petits trous, là   3
où elle touche à ces os (voy. ch. 1, p. 283, l. 15). C'est à travers cette   4
membrane que filtre d'abord la partie la plus épaisse des superfluités du

CH. 5, l. 4. δύο om. AB Mor.

τοῦ ἐγκεφάλου περιτῶν, ἡ βλέννα καὶ ἡ κόρυζα, πρώτην μὲν τὴν
παχεῖαν μήνιγγα διεξερχόμενα, μετὰ ἐκείνην δὲ διὰ τῶν ἠθμοειδῶν
ὀσῖων ἠθούμενα, κἄπειτα οὕτως ἐμπίπτοντα τοῖς πόροις τῆς ῥινός.
5 Ἐν δὲ τῇ διὰ τούτων πορείᾳ μέρος ἔσῖιν ὅτε παραπίπῖει τῶν καταφερομένων εἰς τὸ σῖόμα διὰ τῶν εἰρημένων ἐκ τῆς ῥινὸς εἰς αὐτὸ   5
6 συντρήσεων. Ὑπαλείφει δὲ ἄναιμος χιτὼν ὑμένος παχύτερος αὐτούς
τε τῆς ῥινὸς τοὺς εὐθεῖς πόρους ἀναφερομένους ἄχρι τῶν ἠθμοειδῶν,
καὶ πρὸς τούτοις τοὺς ἄλλους τοὺς λοξοὺς οὓς εἰς τὸ σῖόμα τελευτᾶν ἔφην, συνεχὴς ὢν τῷ τὴν τοῦ σῖόματος ὅλου περιγραφὴν ἔνδοθεν ὑπαλείφοντι, καὶ γλῶτῖαν ἀμφιεννύντι, φάρυγγά τε καὶ   10
7 λάρυγγα, καὶ τραχεῖαν ἀρτηρίαν, καὶ σῖόμαχον. Γέγονε δὲ ἡ εἰς
τὸ σῖόμα σύντρησις ἡ κατὰ τὴν ὑπερῴαν χάριν τοῦ μὴ κατὰ εὐθὺ
τῆς τραχείας ἀρτηρίας εἶναι τὴν ἀρχὴν τῆς εἰσπνοῆς, ἀλλὰ καμπὴν
τινα καὶ οἷον ἕλικα γίνεσθαι πρότερον, εἰς αὐτὴν ἰόντος τοῦ πνεύματος, ὡς ἂν μὴ ψύχηταί ποτε τὰ περὶ τὸν πνεύμονα, ψυχροῦ   15

cerveau, c'est-à-dire la morve et la pituite; ces superfluités traversent en
premier lieu la membrane épaisse, puis filtrent à travers les os cribriformes, et, par conséquent, tombent ensuite dans les canaux du nez.
5 Pendant leur passage à travers ces canaux, une partie de ces excréments,
en descendant, tombe parfois subsidiairement dans la bouche par les
6 trous dont nous avons parlé, et qui du nez aboutissent à cette cavité. Une
tunique (*muqueuse*) dépourvue de sang, et plus épaisse qu'une membrane,
tapisse à la fois les canaux droits du nez qui remontent jusqu'aux os cribriformes, et les autres canaux qui, disions-nous, aboutissent obliquement à la bouche; cette tunique forme un tout continu avec celle qui, à
l'intérieur, tapisse le contour de la bouche tout entière, et qui revêt la
7 langue, le pharynx, le larynx, la trachée-artère et l'œsophage. La communication avec la bouche, qui existe au palais, a été faite afin que le
point où commence l'inspiration ne fût pas placé sur la même ligne droite
que la trachée-artère, mais qu'il se fît d'abord un détour, et, pour ainsi
dire, un circuit lors de l'entrée de l'air dans la trachée, disposition destinée à empêcher que, parfois, le poumon ne se refroidisse, lorsque l'air

3. ὀσῖῶν om. A. — 4. παραῤῥίπῖει AB Mor. — 11. ἡ om. AB Mor. — 13
AB; καταῤῥεῖ Gal. — 10. καὶ τὴν γλ. ἀρτηρίας om. Gal.

III.   20

πολλάκις γινομένου τοῦ περιέχοντος ἡμᾶς ἀέρος, μήτε τοὺς ἀνα-
μεμιγμένους ὄγκους αὐτῷ πολλάκις κόνεως, ἢ τέφρας τινὸς, ἢ τοιούτου παραγίνεσθαι μέχρι τῆς ἀρτηρίας, φθάνοντας προσπίπλειν
τοῖς περὶ τὰς καμπὰς σώμασιν ὑγροῖς καὶ μαλακοῖς ὑπάρχουσιν.

ϛ'. Περὶ τοῦ τῆς ὀσφρήσεως ὀργάνου.

5   Τὸ δὲ τῆς ὀσφρήσεως ὄργανον, δι' οὗ ποιούμεθα τὴν διάγνωσιν   1
τῶν ὀσφραντῶν, ἡ ῥὶς εἶναι δοκεῖ κατὰ τὴν πρώτην ἐπιβολὴν τῆς
διανοίας. Ἐν γοῦν τῷ διὰ τοῦ στόματος εἰσπνεῖν στεγνώσαντες   2
ὁπωσοῦν αὐτὴν, οὐδενὸς τῶν ὀσφραντῶν ἀντιλαμβανόμεθα, καθάπερ
γε κἀπειδὰν ἀνοίξαντες τοὺς μυκτῆρας εἰσπνέωμεν, εὐθέως αἰσθανό-
10 μεθα. Καὶ δὴ [καὶ] φαίνεται μηδεμία γινομένη διάγνωσις ὀσμῶν ἄνευ   3
τῆς εἰσπνοῆς, καίτοι πεπληρωμένων γε ἐνίοτε τῶν πόρων τῆς ῥινὸς
ἀτμοῦ σφοδροτάτην ἔχοντος δύναμιν. Ἐὰν γοῦν τις ἐν οἴκῳ μικρῷ   4
θυμιάσας ἄσφαλτον, ἢ κασίαν, καὶ πληρώσας ὀσμῆς ἰσχυροτάτης

qui nous environne est froid, comme cela arrive fréquemment, ou que
les particules de poussière, cendre, ou matière semblable, qui sont souvent mêlées à l'air, ne pénètrent jusqu'à la trachée-artère, vu qu'elles
tombent auparavant sur les parties situées au niveau de ce détour, lesquelles sont humides et molles.

6. DE L'ORGANE DE L'ODORAT.

L'organe de l'odorat, à l'aide duquel nous opérons la distinction   1
des corps odoriférants, semble être le nez, quand on y arrête d'abord
son attention. En effet, quand nous le serrons d'une façon quelconque,   2
en inspirant par la bouche, nous ne percevons aucun corps odoriférant;
de même, quand nous inspirons en ouvrant les narines, nous sentons
immédiatement la présence de ces corps. Aussi, voyons-nous vérita-   3
blement qu'aucune distinction d'odeurs n'a lieu sans inspiration, quoiqu'il arrive parfois que les canaux du nez sont remplis d'une vapeur
douée de propriétés très-efficaces. En effet, si, après avoir pratiqué des fu-   4
migations de bitume, ou de fausse cannelle, dans une petite chambre, et

Ch. 6, l. 10. δὴ φαίν. A B Mor.

αὐτὸν, εἰσελθὼν ἀποπειρῷτο διὰ πολλοῦ χρόνου ποιούμενος τὴν εἰσπνοὴν, εἴσεται τοῦ λεγομένου τὴν ἀλήθειαν, ἐν μὲν τῷ τῆς εἰσπνοῆς
χρόνῳ μόνῳ τῆς ὀσμῆς αἰσθανόμενος, ἐν δὲ τῷ λοιπῷ παντὶ μηδεμίαν αὐτῶν ἴσχων διάγνωσιν, καίτοι πεπληρωμένων τῶν πόρων
5 τῆς ῥινός. Ἔοικεν οὖν ἕτερόν τι μόριον εἶναι τὸ τῶν ὀσμῶν διαγνω- 5
σ]ικὸν, ἔνδον που τεταγμένον ἐν βαθυτέρῳ τοῦ σώματος, καὶ εἰκός
γε κατὰ τὰς προσθίας κοιλίας τοῦ ἐγκεφάλου τὴν τῶν ὀσφραντῶν
αἴσθησιν γίνεσθαι · τῆς γὰρ ἀναπνοῆς ὅλης ἀπὸ ἐγκεφάλου γινομένης ἕνεκα τοῦ διαφυλάτ]εσθαι τῆς ἐν τῇ καρδίᾳ θερμασίας τὴν
συμμετρίαν, εὔλογον δήπου πρώτῳ ταύτην ἑαυτῷ πορίζειν, αὐτὸν 10
ἑτοιμότατα βλάπ]εσθαι πεφυκότα πρὸς τῶν ἀμετρότερον ἤτοι θερ-
6 μαινόντων, ἢ ψυχόντων. Πῶς οὖν οὐκ ἄν τινα πρὸς τοῦτο κίνησιν
ἡ φύσις ἔδωκεν αὐτῷ σύμφυτον, ἐν μὲν ταῖς εἰσπνοαῖς ῥιπίζουσάν
τε καὶ σφύζουσαν, ἐν δὲ ταῖς ἐκπνοαῖς ἀποχέουσαν ἐνίοτε πνεῦμα
7 φλογῶδες, καὶ βλένναν, καὶ κόρυζαν; Καὶ φαίνεταί γε ἐναργῶς ἡ κατὰ 15

l'avoir remplie d'une odeur très-forte, on fait, en entrant, l'expérience
d'inspirer à de longs intervalles, on reconnaîtra la vérité de ce que nous
venons de dire, puisqu'on ne sentira l'odeur que pendant le temps de
l'inspiration, tandis qu'on n'en distinguera rien pendant tout le reste du
5 temps, quoique les narines en soient remplies. Il semble donc qu'une
autre partie que le nez est l'organe doué de la faculté de distinguer les
odeurs, que cette partie est située quelque part à l'intérieur dans des
régions plus profondes du corps, et il est probable que la perception
des corps odoriférants a lieu dans les ventricules antérieurs du cerveau :
en effet, comme toute la respiration du cerveau se fait pour conserver
au cœur son degré modéré de chaleur, il est raisonnable de croire que
le cerveau se procure en premier lieu à lui-même cette chaleur modérée, lui qui, par sa nature, est si éminemment apte à être lésé par les
6 substances qui échauffent ou refroidissent outre mesure. Comment donc
la nature ne lui aurait-elle pas donné à cet effet un mouvement inné
pour le ventiler et le battre pendant l'inspiration, et pour le débarrasser,
parfois, pendant l'expiration, d'un souffle brûlant, de la morve et de la
7 pituite? D'ailleurs, le mouvement du cerveau apparaît manifestement ; on

3. αἰσθόμ. AB Mor. — 14. σφίγγ. AB Mor. — 14-15. ἐνίοτε φλεγματ. Gal.

τὸν ἐγκέφαλον κίνησις, ἥν τινα κίνησιν ἔν τε τοῖς βρέφεσι καὶ τοῖς
ἀνατιτραμένοις θεάσῃ. Αὕτη μὲν οὖν ἡ κίνησις αὐτῷ κατὰ φύσιν τε   8
καὶ διὰ παντὸς ὑπάρχει· προσγίνεται μὴν καὶ ἑτέρα τις ἐναργῶς
φαινομένη κατὰ πάντα τὰ ζῷα· θεωρεῖται γὰρ ἐκκοπέντων αὐτῆς
5 τῶν ὀστῶν τῆς κεφαλῆς ἡ κίνησις, ἔστε ἂν μὲν σιγῶσι σφυγμώδης
γινομένη κατὰ τὸν αὐτὸν ῥυθμὸν ταῖς ἀρτηρίαις καὶ τῇ καρδίᾳ· κε-
κραγότων δὲ ἐξαίρεταί τε καὶ διαφυσᾶται πᾶς ὁ ἐγκέφαλος, καί μοι
δοκεῖ τοῦτο συμβαίνειν ὑπό τε θερμασίας πλείονος ἀναπτομένης ἐν
ταῖς μεγάλαις φωναῖς, ἐκθλιβομένων τε τῶν ὑλῶν ἄνω. Προνοεῖται   9
10 μὲν οὖν καὶ τῆς καρδίας ὁ ἐγκέφαλος· προνοεῖται δὲ δήπου πολὺ
πρότερον ἑαυτοῦ, διαστέλλων μὲν τὸν θώρακα τῆς καρδίας ἕνεκα,
διαστέλλων δὲ καὶ τὰς ἐν ἑαυτῷ κοιλίας ἑαυτοῦ χάριν. Ἕλκει δὲ διὰ 10
μὲν τῶν κοιλιῶν τούτων τὸν ἐκ τῆς ῥινὸς ἀέρα, διὰ δὲ τοῦ θώρακος
τὸν ἐκ τῆς τραχείας ἀρτηρίας καὶ φάρυγγος, ᾧ πάλιν ὁ ἔξωθεν ἀὴρ
15 ἐξ ἀνάγκης ἕπεται· διὰ ὧν ἡμῖν εὕρηται τό τε ἀναπνεῖν εἰς τὸν

le voit chez les petits enfants et chez ceux qui ont des plaies pénétrantes.
Ce mouvement-là donc est naturel au cerveau, et il existe de tout temps;   8
mais il s'y ajoute un autre mouvement, qu'on voit manifestement chez tous
les animaux : en effet, quand on a pratiqué l'excision des os de la tête,
on voit se produire, aussi longtemps que les animaux se taisent, un
mouvement de pulsation, dont la cadence s'accorde avec celle du mouvement des artères et du cœur; mais, quand les animaux poussent des
cris, tout le cerveau s'élève et se gonfle, et cela me paraît tenir à l'augmentation de la chaleur qui s'allume pendant l'émission d'une voix
forte, ainsi qu'à l'expression des matières vers le haut. Le cerveau donc   9
prend soin du cœur; mais, bien avant cela, il prend soin de lui-même;
d'un côté, il dilate la poitrine en vue du cœur, et, d'un autre, il dilate
ses propres ventricules en vue de son propre avantage. Il attire l'air du 10
nez à travers ces ventricules, et celui de la trachée artère et du larynx
à travers la poitrine; ce dernier air entraîne à son tour nécessairement
après lui l'air extérieur : à l'aide de cette observation, nous avons dé-

ἐγκέφαλον, καὶ τὸ τῶν ὀσμῶν ὄργανον εἶναι τὰς κοιλίας αὐτοῦ, μάλιϛα δὲ αὐτῶν τὰ κάτω ϖέρατα, ϖλησιάζοντα τοῖς ἠθμοειδέσιν
ὀνομαζομένοις ὀϛοῖς.

ζ΄. Περὶ ὤτων.

1   Τὸ τῆς ἀκοῆς αἰσθητικὸν ὄργανον ϖρώτην μὲν τὴν κατὰ τὸ
λιθοειδὲς ὀϛοῦν ἕλικα τοῦ ϖόρου κατεσκευασμένην ἔχει ϖρὸς τὸ   5
μηδὲν τῶν ἔξωθεν αὐτῷ ϖροσπιπ1όντων λυμαίνεσθαι · δεύτερον δὲ,
καθάπερ τῶν ὀφθαλμῶν τὰς τρίχας τῶν ὀφρύων ὑπερέθηκεν ἐκδεξο-
μένας ϖροτέρας, εἴ τι [ἀπὸ] τῆς κεφαλῆς εἰς αὐτοὺς καταρρέοι,
κατὰ τὸν αὐτὸν τρόπον ἐβουλήθη ϖροτάξαι τὰ ὦτα τῆς ἀκοῆς, οὐ
μόνον ἀποκωλύειν, ἀλλὰ καὶ ϖροσεπηχεῖν τι δυνάμενα.   10

η΄. Περὶ γλώτ1ης καὶ τῶν συμϕυῶν αὐτῆς.

1   Ὁ χιτὼν τῆς γλώτ1ης συνεχής ἐϛιν ἅπαντι τῷ κατὰ τὴν τοῦ

couvert la respiration dans le cerveau, nous avons constaté en même
temps que les ventricules du cerveau, et surtout leur terminaison inférieure (*caroncules mamillaires*) qui se rapproche des os cribriformes
(*ethmoïdes*), sont l'organe de l'olfaction.

7. DES OREILLES.

1   Pour empêcher que l'organe sensitif de l'ouïe ne fût endommagé par
aucun des corps qui tombent sur lui de l'extérieur, la nature a construit
d'abord la spirale du conduit, laquelle se trouve dans l'os rocheux (*ro-*
cher); en second lieu, il a plu à la nature, par une disposition analogue
à celle qui lui fit mettre les poils des sourcils au-dessus des yeux pour
recevoir d'abord ce qui pourrait découler de la tête sur eux, de placer les
oreilles au-devant de l'organe de l'ouïe, non-seulement pour repousser
les corps étrangers, mais aussi parce qu'elles pouvaient donner lieu à
une résonnance accessoire.

8. DE LA LANGUE ET DES PARTIES QUI Y ADHÈRENT.

1   La tunique de la langue est continue avec l'ensemble de celle qu'on

Ch. 7, l. 8. ἀπό conj.; om. AB Gal. Mor. — Ch. 8, l. 11. Ὅτι τῶν τῆς AB Ras.

σ1όματος εὐρυχωρίαν ἄχρι τῆς Φάρυγγος· ὁ δὲ αὐτὸς οὗτος καὶ διὰ
τοῦ σ1ομάχου καὶ τῆς τραχείας ἀρτηρίας κατέρχεται, συνεχὴς ὢν
ἑαυτῷ, πάντων, ὡς εἴρηται, τούτων ὑπάρχων κοινὸς, γλώτης καὶ
σ1όματος παντὸς, ἐπιγλωτ1ίδος τε καὶ Φάρυγγος, καὶ σ1ομάχου καὶ
5 γασ1ρὸς, καὶ λάρυγγος, καὶ ἀρτηρίας. Τὸ δὲ ἐν τῷ σ1όματι μέρος 2
τῆς γλώτης ἄνωθεν μὲν ὅλον Φαίνεται, κάτωθεν δὲ οὐχ ὅλον, ἀλλὰ
ἐκεῖνο μόνον ὅσον ἐκτός ἐσ1ι τοῦ πρὸς τὴν γένυν δεσμοῦ κατὰ τὸν
ἔξωθεν αὐτῆς χιτῶνα γινομένου. Καὶ πολλάκις γε μέχρι πλείονος 3
ὁ δεσμὸς οὗτος ἐκτεταμένος οὐκ ἐπιτρέπει τῇ γλώτῃ πολυειδῶς
10 κινεῖσθαι, καὶ διὰ τοῦτο ἀναγκαζόμεθα τέμνειν τε τὸν δεσμὸν ἀπο-
λύειν τε τῆς δέσεως τὴν γλῶτ1αν, ὡς χαλαρὰν γενομένην ἐκτείνεσθαι πρός τε τὴν ὑπερῴαν καὶ τὰ πλάγια πάντα τοῦ σ1όματος
μέρη. Παρὰ δὲ τὸν δεσμὸν τοῦτον ἑκατέρωθεν ἐκ τῶν πλαγίων με- 4
ρῶν εὑρήσεις ἀγγείων σ1όματα τῶν σιαλοχόων ὀνομαζομένων, εἰς
15 ἃ διπύρηνον καθιέναι δυνατόν ἐσ1ιν. Ταῦτα τὰ ἀγγεῖα τὴν ἀρχὴν 5

rencontre dans la cavité de la bouche jusqu'au pharynx; cette même tunique descend par l'œsophage et la trachée-artère sans solution de continuité, et appartenant en commun, ainsi que nous venons de le dire
(p. 3o5), aux organes suivants, à la langue, à toute la bouche, à l'épiglotte
et au pharynx, à l'œsophage et à l'estomac, au larynx et à la trachée-
artère. La partie de la langue qui se trouve dans l'intérieur de la bouche 2
se voit entièrement à sa surface supérieure, tandis que de là surface inférieure on ne voit que la partie située en dehors du ligament qui relie
la langue à la mâchoire (*frein*), et qui est formé par la tunique extérieure
du premier organe. Souvent ce lien s'étend assez loin, et ne permet pas 3
à la langue d'exécuter des mouvements variés; pour cette raison, nous
sommes obligés de couper ce ligament et de délivrer la langue de ses
liens, afin que, étant devenue libre, elle puisse s'appliquer au palais et
sur toutes les parties latérales de la bouche. Sur les deux côtés de ce liga- 4
ment, vous trouverez les orifices des vaisseaux dits *salivaires,* dans lesquels
on peut introduire une sonde à deux boutons. Ces vaisseaux prennent 5

3. ἑαυτῷ ex em.; ἐν αὐτῷ B Mor.; εἰ   πύρηνον ex em.; διπύρινον B; δὴ πύρι-
αὐτός A. — 12. καὶ om. A. — 15. δι-   νον A; δὴ πυρῆνα Mor.

ἔχει κατὰ τὴν ῥίζαν τῆς γλώτ1ης, ἔνθα καὶ οἱ ἀδένες αὐτῆς εἰσιν·
ἐξ ἐκείνων γὰρ ἐκφύεται παραπλήσια ταῖς ἀρτηρίαις ὄντα τὴν
ἰδέαν, δι᾿ ὧν φερόμενον φλεγματῶδες ὑγρὸν ἐπιτέγγει τήν τε γλῶτταν αὐτὴν, καὶ τὰ κάτω, καὶ τὰ πλάγια, καὶ τὰ κύκλῳ πάντα τοῦ
σ1όματος· τὰ μὲν γὰρ ἄνω τοὺς ἐξ ἐγκεφάλου καθήκοντας ἔχει πό-   5
6 ρους, περὶ ὧν εἰρήσεται. Συνάπ1εται δὲ ἡ ῥίζα σχεδὸν ἅπασι τοῖς
πλησιάζουσι σώμασι διὰ τοῦ κοινοῦ χιτῶνος αὐτῆς πρὸς ὅλον τὸ
7 σ1όμα, δι᾿ οὖ καὶ τοῖς ἄλλοις ἅπασιν οἷς συμπέφυκεν ἐνοῦται. Ὅτι
μὲν οὖν εἰς τὸ διαλέγεσθαι καὶ τὰς τῶν χυμῶν διαγνώσεις ἡ γλῶτ1α
χρήσιμος ἡμῖν ἐσ1ι, πρόδηλον παντί· φαίνεται δὲ κἂν τῷ μασᾶσθαι   10
μεταφέρουσά τε καὶ μεταβάλλουσα τὰ σιτία κατὰ ὅ τι ἂν αὐτοὶ
βουληθῶμεν.

θ'. Περὶ λάρυγγος καὶ τῆς ἐπιγλωτ1ίδος.

1 Τὸ ὑπὸ τῇ κάτω γένυϊ κατὰ τὴν μέσην χώραν τῶν πρώτων τοῦ

leur origine à la racine de la langue, là où se trouvent aussi les glandes
de cet organe (*glandes salivaires*) : car c'est d'elles que proviennent ces
vaisseaux qui, pour la forme, ressemblent aux artères ; à travers ces vaisseaux chemine un liquide pituiteux, qui humecte la langue elle-même
et les parties latérales et inférieures de la bouche, ainsi que celles qui
se trouvent placées tout à l'entour ; car les parties supérieures ont les
canaux qui descendent du cerveau, et dont nous parlerons plus bas
6 (lisez *plus haut*, ch. 1, p. 283). La racine de la langue se relie à presque
toutes les parties voisines, à l'aide de la tunique qui lui est commune
avec la bouche entière, et, par cette même tunique, la langue s'unit
7 aussi à toutes les autres parties auxquelles elle est adhérente. Il est clair
pour tout le monde que la langue nous est utile pour l'émission de la parole et pour la distinction des saveurs ; mais on s'aperçoit que, de plus,
pendant la mastication, elle transporte et remue les aliments là où nous
le voulons.

9. DU LARYNX ET DE L'ÉPIGLOTTE.

1 Tout le monde connaît le corps placé au-dessous de la mâchoire in-

6. περὶ ὧν ἔμπροσθεν εἶπον Gal. (Voy. notes.) — 8. δι᾿ οὖ] οἷον A.

τραχήλου μερῶν τεταγμένον σῶμα, προπετὲς εἰς τὸ πρόσω φαινόμενον, ἅπαντες ἴσασί τε καὶ καλοῦσι λάρυγγα, καὶ Θλᾶν γε αὐτὸ
ἐπιχειροῦσιν οἱ παγκρατιασταί· πνίγεται γὰρ παραυτίκα Θλασθέν-
τος αὐτοῦ τὰ ζῶα, στενωτάτης κατὰ αὐτὸ τῆς διεξόδου τῷ κατὰ τὴν
5 ἀναπνοὴν ἀέρι γινομένης. Σύγκειται δὲ ἐκ τριῶν μεγάλων χόνδρων,   2
ὧν μέγιστος μέν ἐστιν ὁ ἔμπροσθεν, οὗπερ καὶ ψαύομεν, ἔξωθεν
μὲν κυρτὸς, ἔσωθεν δὲ κοῖλος ὑπάρχων, ὅπλῳ σκεπαστηρίῳ μάλιστα
παραπλήσιος τῷ προμηκεστέρῳ, τῷ καλουμένῳ Θυρεῷ. Καὶ τοῦ-   3
νομά γε αὐτοῦ κατὰ τὴν πρὸς τοῦτο ὁμοιότητα Θυρεοειδής ἐστιν.
10 Ὁ δεύτερος δὲ ὅσον ἐλάττων ὑπάρχει τούτου, τοσοῦτον τοῦ τρίτου   4
μείζων, ἐκ μὲν τῶν ἔνδον τεταγμένος μερῶν, ἵνα περ ὁ στόμαχος·
ὅσον δὲ ἀποδεῖ τῷ μεγάλῳ πρὸς τὸ τελέως εἰς κύκλον περιῆχθαι,
τοῦτο αὐτὸς προστίθησιν · τὰς γὰρ ὁριζούσας τὰ πλάγια μέρη
πλευρὰς τοῦ Θυρεοειδοῦς Θεάσῃ διὰ παντὸς ὁμιλούσας ταῖς πλευ-

férieure, à la région moyenne des premières parties du cou, et qu'on
voit faire saillie en avant; tout le monde aussi l'appelle larynx, et les
pancratiastes s'évertuent à y produire des contusions, car, aussitôt que
cette partie est contusionnée, les animaux étouffent, puisque le canal par
où doit passer l'air destiné à la respiration devient très-étroit dans
cette partie. Le larynx se compose de trois grands cartilages, dont le   2
plus grand est l'antérieur, que nous touchons du doigt (*pomme d'Adam*);
ce cartilage est convexe à l'extérieur et concave à l'intérieur, et il ressemble surtout à l'espèce la plus allongée d'armes défensives, espèce
qu'on appelle *thyreos* (*grand bouclier*). Ce cartilage porte le nom de *thy-*   3
réoïde, conformément à sa ressemblance avec cette espèce de bouclier.
Autant le second cartilage (*cricoïde*) est plus petit que le premier, autant   4
il surpasse en grandeur le troisième (*aryténoïdes*, que Galien considère
comme une seule pièce), et il est placé à la partie intérieure, au même
endroit que l'œsophage; ce qui manque au grand cartilage pour s'arron-
dir en cercle parfait est ajouté par celui-ci : vous verrez, en effet, que
les côtes du cartilage thyréoïde, qui limitent ses parties latérales, sont
partout en rapport avec les côtes du second cartilage, et que toute la

1. πρόσωπον A Mor. Ras. — 7. μέν om. AB. — 8. τῷ καλ. om. A.

ραῖς τοῦ δευτέρου χόνδρου, τό τε κάτω μέρος ὅλον τῷ κάτω διὰ
5 μυῶν ἡνωμένον. Τὸ δὲ ἄνω πέρας ἑκατέρου τῶν χόνδρων ἀντιτέ-
τακται, καθάπερ εἰ νοήσαις θυρεοὺς δύο ἀλλήλων ψαύοντας οὕτω
6 ταῖς πλευραῖς ὡς ποιῆσαί τινα μέσην χώραν. Τετ]άρων δὲ οὐσῶν
τοῦ θυρεοειδοῦς γωνιῶν κατὰ τὰς συμβολὰς τῶν ὁριζουσῶν αὐτὸν   5
τετ]άρων γραμμῶν, αἱ μὲν ἄνω δύο συμφύονται διὰ νευροχονδρώδους
δεσμοῦ τοῖς κάτω πέρασι τῶν ταπεινῶν πλευρῶν τοῦ λαμβδοειδοῦς·
ἐπίκειται δὲ τοῦτο τῷ ἄνω πέρατι τοῦ πρώτου χόνδρου, τὴν μὲν
εὐθεῖάν τε καὶ μέσην ἑαυτοῦ γραμμὴν κατὰ εὐθὺ τῆς τε ῥάχεως ἔχων
τοῦ θυρεοειδοῦς καὶ τῆς ἐν τοῖς κάτω μέρεσι τῆς γλώσσης γραμ-   10
μῆς, τὰς ταπεινὰς δὲ δύο πλευρὰς ἐπὶ τὰς ἄνω γωνίας ἐκτείνων
τοῦ πρώτου χόνδρου· θυρεοειδῆ γὰρ λέγειν, ἢ πρῶτον, οὐ διοίσει.
7 Διαρθροῦνται δὲ ἀλλήλοις οἱ πρῶτοι χόνδροι κατὰ τὰ πλάγια, καὶ
σύνδεσμοί γέ τινες ἐκ τοῦ πρώτου διήκουσιν εἰς τὸν δεύτερον ὑμε-
8 νώδεις τε καὶ νευρώδεις. Οὗ δὲ ὁ ἐλάτ]ων ὁ ἔνδοθεν παύεται, δύο μὲν   15

partie inférieure du premier est réunie à la partie inférieure du second
5 par des muscles. Les parties supérieures des deux cartilages sont opposées
l'une à l'autre, comme si vous vous figuriez deux boucliers qui se tou-
6 chent par leurs côtés, de façon à former un espace intermédiaire. Comme
il y a au cartilage thyréoïde quatre angles correspondants aux points
de jonction des quatre lignes qui le limitent, les deux angles supérieurs adhèrent, par un ligament qui tient le milieu entre les nerfs
et les cartilages, aux extrémités inférieures des côtes (cornes) abaissées
de l'os lambdoïde (hyoïde) ; car cet os est placé sur l'extrémité supérieure
du premier cartilage, ayant sa ligne droite et moyenne placée dans la
même direction que l'épine du cartilage thyréoïde et la ligne qui se
trouve à la partie inférieure de la langue, tandis qu'il étend ses deux
côtes abaissées vers les angles supérieurs du premier cartilage : en effet,
que vous l'appeliez thyréoïde, ou premier, cela ne fera aucune différence.
7 Les premiers cartilages s'articulent latéralement l'un avec l'autre, et il
y a des ligaments membraneux et nerveux qui se rendent du premier
8 au second (ligam. thyréo-cricoïd. moyens et latéraux). Là où finit le plus
petit des deux (cricoïde), c'est-à-dire l'intérieur, s'élèvent deux petites

2. ἄνωθεν ἐκ. A.— 6. ἄνω ex em.; κάτω AB Mor. (Cf. XXV, 8.)— 14. γάρ AB Mor.

ἐπίκεινται κυρτότητες μικραί. Ἄρχεται δὲ ἐντεῦθεν ὁ τρίτος χόν- 9
δρος ἁρμοτ1ούσας ἀκριβῶς ταῖς ἐξοχαῖς αὐτοῦ κοιλότητας ἔχων,
ὥσ1ε τὴν σύνταξιν τῶν δύο χόνδρων τούτων διτ1ὴν ἐργάζεσθαι διάρθρωσιν. Ἔσ1ι δὲ καὶ σ1ενώτερος ταύτης τῆς κάτω βάσεως ὁ δεύτερος 10
5 χόνδρος, ὥσ1ε διὰ τοῦτο καὶ τοῦ λάρυγγος ὅλου τὸ κάτω πέρας, οὗ
ψαύει τῆς ἀρτηρίας, εὐρύτερόν ἐσ1ι τοῦ ἄνω σ1ομίου τοῦ τελευτῶντος εἰς τὴν φάρυγγα· καὶ γὰρ αὖ καὶ ὁ τρίτος χόνδρος εἰς σ1ενὸν
κομιδῇ καὶ αὐτὸς τελευτᾷ, οὗ τὸ ἄνω πέρας ἀρυταινοειδὲς οἱ πλεῖ-
σ1οι τῶν ἀνατομικῶν ὀνομάζουσιν, ἀπὸ τῆς τοῦ σχήματος ὁμοιό-
10 τητος τῆς πρὸς αὐτὰς δὴ τὰς προχόους, ἃς καὶ ἀρυταίνας ἔνιοι καλοῦσιν. Ἔσ1ραπ1αι δὲ καὶ τούτου τοῦ χόνδρου τὸ κοῖλον εἰς τὸν τοῦ 11
πνεύματος πόρον, ὥσ1ε οἷον αὐλόν τινα γενέσθαι τὸ συγκείμενον
ἐκ τῶν τριῶν. Ὧδε μὲν ἔχει κατασκευῆς ἡ ἴδιος οὐσία τοῦ λάρυγγος· 12
ὁ γὰρ δὴ χιτὼν ὁ ἔνδον αὐτὸν ὑπαλείφων κοινὸς τῆς τε ἀρτηρίας
15 ἐσ1ὶ καὶ τοῦ σ1ομάχου· τὴν δὲ κίνησιν αὐτοῦ κατὰ τὴν τοῦ ζῴου

éminences (*facettes aryténoïdiennes*). C'est à partir de ce point que com- 9
mence le troisième cartilage (*aryténoïde*), qui est pourvu de cavités (*base
échancrée*) s'adaptant parfaitement [par emboîtement réciproque] aux
éminences du précédent, de sorte que la jonction de ces deux cartilages
donne lieu à une articulation double (*artic. crico-arytén*). Le second car- 10
tilage (*cricoïde*) est, en outre, plus étroit que la partie inférieure du précédent cartilage (voy. *Notes*), de sorte que l'extrémité inférieure de tout
le larynx, là où il touche à la trachée-artère, est plus large que son orifice
supérieur qui aboutit au pharynx, attendu que, de son côté, le troisième
cartilage se termine, lui aussi, en se rétrécissant tout à fait, et la plupart
des anatomistes donnent le nom d'*aryténoïde* à son extrémité supérieure,
à cause de sa ressemblance avec les vases destinés à verser de l'eau sur les
mains, et que quelques-uns appellent *arytènes*. La face concave de ce car- 11
tilage est aussi tournée vers le conduit aérien, en sorte que l'ensemble
des trois cartilages forme une espèce de flûte. Telle est la structure de 12
la substance propre du larynx, car la tunique qui la tapisse à l'intérieur
lui est commune avec la trachée-artère et l'œsophage; quant au mouve-

1. μακραί AE Ras. — 5. καὶ διά AB Mor. — 12. πνεύμονος AB.

γίνεσθαι προαίρεσιν ἀναγκαῖον ἦν, εἴπερ εἴς τε τὰς ἀναπνοὰς, καὶ
τὰς ἐκπνοὰς, καὶ τὰς ἐπισχέσεις τῆς ὅλης ἀναπνοῆς, καὶ τὰς ἐκφυσήσεις, καὶ τὰς φωνὰς ἔμελλεν ἔσεσθαι χρήσιμος · ἅπαντα δὲ
13 ταῦτα βέλτιον ἦν ὑπὸ τῆς ἡμετέρας ἄρχεσθαι προαιρέσεως. Οἱ χόνδροι δὲ διτλὰς ἔχουσι τὰς διαρθρώσεις καὶ κινήσεις, ἑτέρας μὲν τὰς 5
διασλελλούσας τε καὶ συσλελλούσας αὐτοὺς, ἑτέρας δὲ τὰς ἀνοιγού-
14 σας τε καὶ κλειούσας. Εἰς μὲν οὖν τὰς πρώτας ἡ τοῦ πρώτου πρὸς
τὸν δεύτερον ἐγένετο διάρθρωσις · εἰς δὲ τὰς δευτέρας ἡ τοῦ δευτέρου
15 πρὸς τὸν τρίτον. Περὶ μὲν οὖν τῶν χόνδρων τοῦτο εἰρήσθω · κατὰ
δὲ τὴν ἔνδον χώραν τοῦ λάρυγγος, δι' ἧς εἴσω καὶ ἔξω τὸ πνεῦμα 10
φέρεται, τέτακταί τι σῶμα, μήτε τὴν οὐσίαν, μήτε τὸ σχῆμα παραπλήσιον ἑτέρῳ τινὶ τῶν κατὰ ὅλον τὸ ζῷον ὅπερ ἔοικεν αὐλοῦ
16 γλώτλῃ, μάλισλα κάτωθέν τε καὶ ἄνωθεν αὐτὸ θεωμένῳ. Λέγω δὲ,
κάτωθεν μὲν, ἵνα συνάπλουσιν ἀλλήλοις ἥ τε ἀρτηρία καὶ ὁ λάρυγξ ·
ἄνωθεν δὲ, κατὰ τὸ σλόμα τὸ γεννώμενον ὑπὸ τῶν ταύτῃ περάτων 15
17 τοῦ τε ἀρυταινοειδοῦς χόνδρου καὶ τοῦ θυρεοειδοῦς. Τοῦτο δὴ πι-

ment de cette partie, il était nécessaire qu'il obéît à la volonté de l'animal, car il devait être utile pour l'inspiration, l'expiration, l'arrêt de la
respiration tout entière et l'émission du souffle et de la voix; il valait
13 mieux que toutes ces fonctions fussent régies par notre volonté. Les cartilages ont deux espèces d'articulations et de mouvements, les uns pour
14 dilater et contracter, et les autres pour ouvrir et fermer. L'articulation
du premier cartilage avec le second a donc été faite en vue de la première
15 espèce, et celle du second avec le troisième, en vue de la seconde. Qu'il
nous suffise d'avoir dit ceci des cartilages ; mais, dans la cavité intérieure
du larynx par où entre et sort l'air, se trouve placé un corps (*glotte*) qui
ne se rapproche, ni pour la substance, ni pour la forme, d'aucune autre
des parties qui se trouvent dans tout l'animal ; il ressemble à l'anche d'une
16 flûte antique, surtout si on le regarde d'en haut ou d'en bas. J'appelle *en
bas*, là où la trachée-artère et le larynx se soudent, et *en haut*, là où se
trouve l'orifice formé par les extrémités du cartilage aryténoïde et du thy-
17 réoïde, situées dans cette région. Ce corps a une substance à la fois grais-

1. εὔλογον Gal. — 6. τε καὶ συσλ. αὐτ. om. AB Mor. — 15. γενόμενον A Gal.

μελῶδες μέν ἐςτιν ἅμα καὶ ὑμενῶδες τὴν οὐσίαν, ϖρῶτον δὲ καὶ
κυριώτατον ὑπάρχει τῆς φωνῆς ὄργανον · ἵνα γὰρ φωνήσῃ τὸ ζῷον,
δεῖται ϖάντως καὶ τῆς κάτωθεν φορᾶς ἀθροωτέρας, δεῖται δὲ οὐδὲν
ἧττον ταύτης καὶ τῆς κατὰ τὸν λάρυγγα διεξόδου ςενωτέρας, καὶ
5 οὐχ ἁπλῶς γε ςενωτέρας, ἀλλὰ κατὰ βραχὺ μὲν ἐξ εὐρέος εἰς ςε-
νὸν ἀγομένης, καὶ κατὰ βραχὺ δὲ ἐκ ςενοῦ ϖάλιν εὐρυνομένης, ὡς
ἐν τοῖς ϖερὶ φωνῆς δείκνυται · ὅπερ ἀκριβῶς ἐργάζεται τουτὶ τὸ
σῶμα τὸ ϖροκείμενον ἐν τῷ λόγῳ νῦν, ὃ δὴ γλωτίίδα τε καὶ γλῶτταν ὀνομάζω λάρυγγος. Οὐ μόνον δὲ εἰς τὸ τῆς φωνῆς ὄργανον 18
10 ἀναγκαῖον τῷ λάρυγγι τουτὶ τὸ σῶμα τῆς γλωτίίδος, ἀλλὰ καὶ τῇ
καλουμένῃ καταλήψει τοῦ ϖνεύματος. Ὀνομάζουσι δὲ οὕτως οὐχ ὅταν 19
ἀπνευςὶ μόνον ἔχωμεν, ἀλλὰ ὅταν ἅμα τῷ συςέλλειν ἐκ ϖαντὸς
μέρους τὸν θώρακα τοὺς μῦς ἐντείνωμεν σφοδρῶς ὅσοι κατὰ ὑποχόνδριά τε καὶ τὰς ϖλευρὰς τετάχαται · βιαιοτάτη γὰρ ἐνέργεια
15 τηνικαῦτα τοῦ τε θώρακος ἅπαντος γίνεται, καὶ τῶν κλειόντων τὸν

seuse et membraneuse, et c'est le premier et le plus important organe
de la voix; car, pour que l'animal émette un son, il est de toute nécessité qu'il y ait un abaissement brusque; puis, le rétrécissement du conduit du larynx n'est pas moins indispensable que cet abaissement, et il
ne s'agit pas ici d'un rétrécissement simple; mais le conduit, de large
qu'il est, doit peu à peu se rétrécir, et d'étroit qu'il est devenu, re-
prendre de nouveau peu à peu sa largeur, comme cela a été montré dans
les livres *Sur la voix :* or c'est justement là l'action qu'accomplit le corps
dont nous nous occupons actuellement, et que j'appelle *glottide* ou *glotte
du larynx.* Ce n'est pas seulement pour former l'organe de la voix que 18
ce corps appelé glotte est nécessaire au larynx, mais aussi pour ce qu'on
appelle *rétention du souffle.* (Voy. t. I, p. 656.) On emploie ce terme, 19
non pas quand nous restons seulement sans respirer, mais lorsque, en
même temps que nous contractons la poitrine de tous les côtés, nous
tendons aussi fortement tous les muscles situés aux hypocondres et au
niveau des côtes, car il s'accomplit alors une action très-énergique de
toute la poitrine et des muscles qui ferment le larynx : en effet, ces

6-7. ὡς..... δείκνυται om. Gal.

λάρυγγα μυῶν· ἀντέχουσι γὰρ οὗτοι βιαίως ὠθουμένῳ τῷ πνεύματι, τὸν ἀρυταινοειδῆ κλείοντες χόνδρον, εἰς ὅπερ ἔργον οὐ σμικρὰ συντελεῖ τῆς προειρημένης γλωτ῵ίδος ἡ φύσις· εἰς ταὐτὸν γὰρ
αὐτῆς ἔρχεται τὰ μόρια τῶν ἀρισ῵ερῶν καὶ τῶν δεξιῶν, ὡς συμπε-
20 σεῖν ἀλλήλοις ἀκριϐῶς, καὶ κλεῖσαι τὸν πόρον. Εἰ δέ τι σμικρὸν 5
ἄκλεισ῵ον ὑπολειφθείη, οὐδὲ τοῦτο ἀπρονόητον παρῶπ῵αι τῇ φύσει,
τρῆμα κατὰ ἑκάτερον μέρος τῆς γλωτ῵ίδος ἓν ἐργασαμένη ὑποθείσῃ
21 τε τῷ τρήματι κοιλίαν ἔνδον οὐ σμικράν. Ἐπειδὰν μὲν οὖν εὐρείαις
ὁδοῖς ὁ ἀὴρ χρώμενος εἰσίῃ τε εἰς τὸ ζῷον, ἐξίῃ τε αὖθις, οὐδὲν εἰς
τὴν κοιλίαν παρωθεῖται· φραχθείσης δὲ τῆς διεξόδου, σ῵ενοχωρού- 10
μενος ὠθεῖταί τε βιαίως πρὸς τὰ πλάγια, καὶ τὸ τοῦ τρήματος τῆς
γλωτ῵ίδος ἀνοίγνυσι σ῵όμιον, ὃ τέως ἐκέκλεισ῵ο τῶν χειλῶν ἐπεπλυ-
γμένων· πληρωθεισῶν δὲ πνεύματος τῶν ἐν τῇ γλώτ῵ῃ τοῦ λάρυγγος
κοιλιῶν, ἀποχεῖσθαι μὲν δήπου τὸν ὄγκον ἀναγκαῖον εἰς αὐτὸν τοῦ

muscles s'opposent au choc violent de l'air, en fermant le cartilage aryténoïde, et cette action ne trouve pas un médiocre auxiliaire dans la nature de la susdite glotte, puisque les parties de cet organe situées à
gauche et à droite se réunissent de manière à s'adapter parfaitement l'une
20 à l'autre et à fermer le conduit. S'il restait une petite partie non fermée
(*glotte interaryténoïdienne*), la nature n'a pas négligé de pourvoir à cet
inconvénient, puisqu'elle a pratiqué une ouverture de chaque côté de
la glotte (*orifice des ventricules*), et placé intérieurement, au-dessous de
21 l'ouverture, une cavité assez considérable (*ventricules*). Lors donc que l'air
entre et sort de nouveau de l'animal par des conduits largement ouverts,
rien n'est poussé latéralement dans cette cavité; mais, quand le passage
est bouché, l'air refoulé est poussé violemment vers les côtés, et ouvre
l'orifice du trou de la glotte (c'est-à-dire l'entrée du *ventricule*), qui, jusque-là, était fermé, ses lèvres (*cordes roides supér. et infér. d'un même côté*)
étant appliquées l'une sur l'autre; mais, quand les cavités (*ventricules*)
qui existent dans la glotte du larynx sont remplies d'air, la masse doit

7. γλ. ἐργασαμένης AB; γλ. ἐνεργα-
σαμένης Mor.— 7-8. ὑποθείσῃ τε ex em.;
ὑποθείσης τε AB; ὑποθείσῃ δέ Gal.; ὑποθείσης Mor. — 9. τό om. AB Mor.— 9-
10. εἰς τὴν κ. om. Gal. — 10. Φθαρείσης
AB Mor. — 14. κυαίων ABCD; βιαίων E.

πνεύματος τὸν πόρον, ἀκριβῶς δὲ στενοῦσθαι, κἂν εἰ σμικρόν τι
πρόσθεν ἀνέῳκτο. Κλειομένου δὲ οὕτως ἀκριβῶς τοῦ λάρυγγος, ὡς 22
μηδὲ τὸ βιαίως ἐκθλιβόμενον ὑπὸ τοῦ θώρακος πνεῦμα διοίγειν αὐτὸν, οὐ χρὴ ζητεῖν αἰτίαν ἑτέραν τοῦ μὴ φέρεσθαι τὸ ποτὸν εἰς
5 τὸν πνεύμονα · τὴν γὰρ ἐπιγλωτίδα προμηθῶς ἡ φύσις οἷον ἐπί-
θημά τι προὔθηκε τοῦ κατὰ τὸν λάρυγγα στόματος, ἑστηκυῖαν μὲν
ὀρθὴν ἐν τῷ πρόσθεν ἅπαντι χρόνῳ, κατὰ ὃν ἀναπνεῖ τὰ ζῷα, κα-
ταπίπτουσαν δὲ ἐπὶ τὸν λάρυγγα, καταπινόντων ὁτιοῦν · αὐτὸ γὰρ
τὸ καταπινόμενον, ἅτε πρῶτον μὲν ἐπιπίπτον αὐτῆς τῇ ῥίζῃ, μετὰ
10 ταῦτα δὲ κατά τοῦ νώτου φερόμενον, ἀναγκάσει κατακλίνεσθαί τε
καὶ καταπίπτειν αὐτήν. Ἡ φύσις δὲ ἐποιήσατο τὴν τοιαύτην ἐπίφυ- 23
σιν, οὐχ ὑπὲρ τοῦ μηδὲ ὅλως ἐμπίπτειν μηδὲν, ἀλλὰ ὑπερ τοῦ μὴ
πολὺ, μηδὲ ἀθρόον. Καταφέρεται γοῦν τι τοῦ πόματος ὀλίγον εἰς 24
τὴν τραχεῖαν ἀρτηρίαν ἐν κύκλῳ περὶ τοὺς χιτῶνας αὐτῆς θλι-
15 βόμενον, οὐ διὰ μέσης ὁδοιπορῶν τῆς εὐρυχωρίας, καὶ τοσοῦτόν
ἐστιν ἐκεῖνο τὸ ὑγρὸν, ὅσον εὐθὺς ἀναρπάζεσθαι διαβρέχον τὸν πνεύ-

se déverser nécessairement dans le conduit aérien lui-même, et, s'il
existait auparavant quelque petite ouverture, cette ouverture doit se rétrécir exactement. Comme le larynx se ferme avec une si grande exac- 22
titude, que l'air violemment expulsé de la poitrine ne saurait l'ouvrir, il
n'y a pas lieu de chercher une autre cause pour laquelle les boissons ne
vont pas au poumon : la nature, dans sa prévoyance, a placé au-devant
de l'orifice du larynx, en guise de couvercle, l'épiglotte, qui se tient
droite pendant tout le reste du temps, quand les animaux respirent, mais
qui tombe sur le larynx quand ils avalent quoi que ce soit : en effet, l'objet avalé tombant d'abord sur la racine, puis descendant sur la surface
postérieure de l'épiglotte, l'oblige à s'incliner et à retomber. La nature a 23
créé une semblable protubérance, non pour empêcher que rien absolument ne tombât dans le larynx, mais pour éviter que quelque chose y en-
trât en grande quantité, ou brusquement. Une petite partie de la boisson 24
descend donc dans la trachée-artère, en se pressant tout à l'entour contre
ses tuniques; mais ce liquide ne chemine pas au milieu de sa cavité, et il
est en si petite quantité, qu'il est immédiatement absorbé par le poumon.

25 μονα. Χονδρώδους δὲ ὄντος τοῦ λάρυγγος καὶ περιφεροῦς πανταχόθεν, ἀναγκαῖον γίνεσθαι τῷ σϊομάχῳ σϊενοχωρίαν ἐν τῇ παρόδῳ
26 τῶν σιτίων. Πῶς οὖν οὐ σϊενοχωρεῖται καταπινόντων; πῶς δὲ ἄλλως ἢ κατασπώμενος; ὑπαλλάτϊεται γὰρ οὕτως ἡ θέσις αὐτῶν, ὥσϊε
τὴν μὲν ἀρχὴν τοῦ σϊομάχου κατὰ τὴν τραχεῖαν ἀρτηρίαν γίνεσθαι, 5
27 τὸν λάρυγγα δὲ ἀνατρέχειν εἰς τὴν φάρυγγα. Δεῖ δὲ γινώσκειν ὡς
ὃν τρόπον ὑπὸ τῶν σιτίων ἡ ἐπιγλωτϊὶς εἰς τὸν τοῦ λάρυγγος ἀνα-
κλίνεται πόρον, οὕτως ὑπὸ τῶν ἐμουμένων ὁ ἀρυταινοειδὴς χόν-
δρος· ἔσϊραπϊαι γὰρ κἀκεῖνος εἰς τὴν εὐρυχωρίαν τοῦ λάρυγγος,
ὥσϊε ἡ ῥύμη τῶν ἀναφερομένων ἐκ τοῦ σϊομάχου τοῖς κατὰ τὸ νῶ- 10
τον αὐτοῦ προσπίπϊουσα, ῥᾳδίως εἰς τὴν εἴκουσαν ἀνατρέπει χώραν ὅλον τὸν χόνδρον.

ι΄. Περὶ τοῦ γαργαρεῶνος.

1 Ὁ γαργαρεὼν εἰς μέγεθος μὲν καὶ κάλλος τῇ φωνῇ συντελεῖ·

25 qu'il humecte. Comme le larynx est cartilagineux et arrondi de tous les
côtés, l'œsophage doit nécessairement éprouver un rétrécissement pendant
26 le passage des aliments. Comment donc ne se rétrécit-il pas quand nous
avalons? De quelle autre manière l'éviterait-il, si ce n'est en s'abaissant?
En effet, de cette manière, il s'établit un échange entre la position res-
pective des deux organes, de sorte que le commencement de l'œsophage
se place au niveau de la trachée-artère, tandis que le larynx remonte
27 dans le pharynx. Il faut savoir que, de la même manière que les aliments
rejettent l'épiglotte dans le conduit du larynx, les matières qu'on vomit
rejettent le cartilage aryténoïde : en effet, ce cartilage est aussi tourné
vers la cavité du larynx, en sorte que le flux des matières qui remontent
de l'œsophage, venant frapper sa face postérieure, renverse facilement
tout le cartilage dans l'espace qui cède.

10. DE LA LUETTE.

1 La luette contribue à l'élévation et à la beauté de la voix : en effet,

8. ὁ om. AB Mor.

ϖερισχίζεται δὲ αὐτῷ ϖρότερον ὁ εἰσιὼν ἀὴρ, καὶ θραύεται τῆς τε
ῥύμης αὐτοῦ τὸ σφοδρὸν, καὶ διὰ τοῦτο καὶ τῆς ψύξεως. Ἔνιοι γοῦν 2
τῶν ἐκτμηθέντων αὐτὸν ἄχρι βάσεως οὐ μόνον εἰς τὴν φωνὴν ἐβλά-
βησαν ἐπιδήλως, ἀλλὰ καὶ ψυχροτέρας τῆς εἰσπνοῆς ᾔσθοντο. Καὶ 3
5 μέντοι καὶ ψυχθέντες τὰ κατὰ τὸν ϖνεύμονα καὶ τὸν θώρακα, ϖολλοὶ τῶν τοιούτων ἀπώλοντο. Καὶ χρὴ μὴ ϖροπετῶς ἀποτέμνειν 4
αὐτὸν, μηδὲ ὡς ἔτυχεν, ἀλλὰ ἀπολείπειν τι τῆς βάσεως μέρος. Οὐ 5
σμικρὰ δὲ συντελεῖ τὸ μόριον τοῦτο καὶ ϖρὸς τὸ μήτε κόνιν ἐμπί-
ϖτειν τῷ λάρυγγι, μήτε ἄλλην τινὰ οὐσίαν τοιαύτην.

ια΄. Περὶ τῆς τραχείας ἀρτηρίας.

10 Ἔστι δή τι μόριον ἁπλοῦν ἐν τῷ τοῦ ζῴου σώματι, σκληρότερον 1
μὲν τῶν ἄλλων ἁπάντων, μόνου δὲ τοῦ ὀστοῦ μαλακώτερον, ᾧ τοὔνομα σχεδὸν ἅπαντες ἰατροὶ χόνδρον ἐπέθεντο. Τούτου δὲ τοῦ χόν- 2

c'est autour d'elle que l'air se divise d'abord à son entrée; c'est contre
elle que vient se briser la violence de son courant, et, par suite encore,
s'amortir la violence du refroidissement qu'il cause. Aussi, quelques-uns 2
de ceux auxquels on avait coupé la luette jusqu'à la base éprouvèrent
non-seulement une détérioration manifeste de la voix, mais s'aperçurent
aussi que l'air inspiré était devenu plus froid. Beaucoup même périrent 3
par refroidissement du poumon et de la poitrine. Il ne faut pas non plus 4
couper cet organe témérairement ou au hasard, mais laisser une partie
de sa base. La luette est encore d'un assez grand secours pour empê- 5
cher qu'il ne tombe ni poussière, ni autre substance semblable dans le
larynx.

11. DE LA TRACHÉE-ARTÈRE.

Il existe dans le corps de l'animal une partie simple, plus dure que 1
toutes les autres, plus molle que les os seulement; elle a reçu de presque
tous les médecins le nom de *cartilage*. La nature, employant une grande 2

7. ἀπολειπεῖν A; ἀπολιπεῖν B Mor. — — Ib. σκληρότατον Gal. — 12. δέ om.
Ch. 11, l. 10. ἔστι τι B; ἔστι τό A Mor. AB Mor.

δρου πλεῖσ7ον ἡ φύσις εἰς τὴν κατασκευὴν τῆς τραχείας ἀρτηρίας πα-
ρασκευασαμένη, κατέκαμψεν εἰς ἀκριβῆ κύκλου περιφέρειαν, ὥσ7ε
ἔξωθεν μὲν εἶναι τὸ κυρτὸν, οὗ δὴ καὶ ψαύομεν, ἔσωθεν δὲ τὸ κοῖλον, εἶτα ἐφεξῆς ἀλλήλων ἐν τῷ τοῦ τραχήλου μήκει θεῖσα καὶ πᾶν
τὸ μεταξὺ λάρυγγός τε καὶ πνεύμονος τούτῳ συμπληρώσασα, συνέ-   5
φυσεν αὐτοὺς ἰσχυροῖς δεσμοῖς ὑμενώδεσιν, ὁμοιοτάτοις τοῖς τῶν
3 καράβων ὀσ7ράκοις. Ὅσον δὲ αὐτῶν μέρος ὑποκειμένου τοῦ σ7ομά-
χου ψαύσειν ἔμελλε, τοῦτο οὐκ ἔτι χόνδρον ἐποιήσατο, ἀλλὰ λείπει
μέν τι τῷ κύκλῳ κατὰ ταῦτα τὰ μέρη, καὶ ἔσ7ιν ὥσπερ σίγμα τῶν.
4 χόνδρων ἕκασ7ος. Κοινῇ δὲ κατά τε τούτων τῶν δεσμῶν καὶ τῶν   10
ἄλλων τῶν κυκλοτερῶν, καὶ προσέτι τῶν χόνδρων αὐτῶν, ἄλλος τις
ἔσωθεν ἐπιτέταται χιτὼν, ἀκριβῶς κυκλοτερὴς, ὑπαλείφων ἅπαντα,
πυκνὸς μὲν καὶ σ7εγανὸς, εὐθείας δὲ κατὰ τὸ μῆκος ἔχων τὰς ἶνας,
οὗ καὶ πρόσθεν οἶδά που μνημονεύσας, ὡς ἔσ7ι συνεχὴς τῷ τό τε

quantité de ce cartilage pour construire la trachée-artère, l'a recourbé
en forme d'un arc de cercle parfait, dont la face convexe, c'est-à-dire
celle que nous touchons, est tournée vers l'extérieur, et dont la face interne est concave; puis, plaçant ces cerceaux l'un au-dessus de l'autre
dans la longueur du cou, et remplissant avec eux tout l'espace compris
entre le larynx et le poumon, elle les a réunis par de forts ligaments
membraneux, qui ressemblent beaucoup à ceux qui rattachent les par-
3 ties du test des langoustes. Cependant la nature n'a pas fait cartilagineuse [mais fibro-membraneuse] toute la partie de ces cerceaux qui
devait toucher à l'œsophage placé au-dessous (en arrière); loin de là,
il manque dans cette région quelque chose au cartilage pour que le
4 cercle soit complet, et chaque cartilage ressemble à la lettre C. Sur ces
ligaments, ainsi que sur les autres ligaments, c'est-à-dire les ronds (cerceaux fibreux), et, de plus, sur les cartilages, est étendue uniformément
une autre tunique placée à l'intérieur et exactement périphérique; elle
tapisse toutes ces parties, est épaisse, compacte, et pourvue de fibres
droites longitudinales (membr. muqueuse et tunique à fibres élastiques); je
suis sûr d'avoir dit déjà quelque part plus haut (chap. 5) que cette tu-

1-2. παρεσκευασμένη AB Mor. — 4.   AB Gal. Mor. — 7. κεράσων A; κο-
ἀλλήλων om. AB Mor. — 5. τοῦ λάρ.   ράκων Gal. — 14. τῷ τό τε ex em.; τῷ
AB Mor. — Ib, τούτῳ ex em.; ἐν τούτῳ   τε τό B Mor.; τό τε τό A; τό τε Gal.

III.   21

στόμα πᾶν ὑπαλείφοντι καὶ τὸ τοῦ στομάχου τε καὶ ὅλης τῆς γαστρὸς ἔνδοθεν. Καὶ μήν γε καὶ πάντα ἔξωθεν αὐτὰ περιλαμβάνει　5
τις ὑμὴν, οἷον ἀμφίεσμά τι καὶ περίβλημα τῆς ὅλης ἀρτηρίας. Ὡδὶ　6
μὲν ἔχει φύσεως ἡ κατὰ τὸν τράχηλον ἀρτηρία διὰ ἧς εἰσπνεῖ τε
5 καὶ αὖθις ἐκπνεῖ καὶ φωνεῖ γε καὶ ἐκφυσᾷ τὰ ζῷα· κατὰ ὃ δὲ πρῶτον ὑπερβᾶσα τὰς κλεῖς ἐν τῇ τοῦ θώρακος εὐρυχωρίᾳ γίνεται,
σχίζεται κατὰ τοῦτο, καὶ πάντῃ τοῦ πνεύμονος φέρεται, μετὰ τῶν
ἀπὸ τῆς καρδίας ἀγγείων εἰς ἅπαντας αὐτοῦ τοὺς λοβοὺς διανεμομένη. Οὐ μὴν ἐξίσταταί γε τῆς ἄνωθεν φύσεως, οὐδὲ παραλλάτ ει　7
10 κατά τι τῶν ἀποβλαστημάτων αὐτῆς οὐδέν, ἀλλὰ ὁμοίως ἅπαντα
χόνδροι πολλοὶ σιγμοειδεῖς ὑμενώδεσι δεσμοῖς συνεχόμενοι μέχρι
τῶν ἐσχάτων λοβῶν τοῦ σπλάγχνου διαφυλάτ ονται. Τοῦτο μόνον　8
ἐν τῷ πλεύμονι τὸ ἀγγεῖον ἀκριβῶς ἐστιν αἵματος καθαρὸν, ἔν γε
τῷ κατὰ φύσιν ἔχειν τὸ ζῷον· ἐπειδὰν δέ τις ἢ ῥῆξις, ἢ ἀναστό-

nique forme un tout continu avec celle qui tapisse toute la bouche et
l'intérieur de l'œsophage et de tout le canal intestinal. De plus, toutes　5
ces parties sont extérieurement entourées d'une membrane qui sert comme
de vêtement et d'enveloppe à toute la trachée-artère (*cylindre fibreux*).
Telle est la nature de l'artère du cou, au moyen de laquelle les animaux
inspirent et expirent tour à tour, émettent des sons et soufflent; mais,　6
à l'endroit où, immédiatement après avoir dépassé les clavicules, la trachée-artère entre dans la cavité de la poitrine, elle se divise et se porte
dans toutes les parties du poumon, s'y distribuant dans tous les lobes
avec les vaisseaux qui viennent du cœur. Néanmoins, elle ne s'éloigne　7
pas de la nature qu'elle avait primitivement, ni ne se modifie en rien
dans aucune de ses ramifications; mais toutes ces ramifications, jusqu'aux derniers lobes du viscère, restent formées de cartilages nombreux
en forme de C, réunis par des ligaments membraneux (voy. trad. de
Galien, t. I, p. 460). Il n'y a que ce vaisseau dans le poumon qui soit　8
complétement privé de sang, du moins quand l'animal est dans l'état
naturel; mais, quand il y a dans le poumon des vaisseaux déchirés,

---

μωσις, ἢ διάβρωσις ἀγγείων κατὰ τὸν πνεύμονα γένηται, τότε ἐκχεῖται μέν τι καὶ εἰς τήνδε τὴν ἀρτηρίαν αἵματος· ἐνοχλεῖ δὲ τῷ
πνεύματι καταλαμβάνον αὐτοῦ τὰς ὁδοὺς, καὶ οὕτως ἤδη βήττει μὲν
9 τὸ ζῷον, ἀναφέρεται δὲ τὸ αἷμα διὰ τῆς φάρυγγος εἰς τὸ σῖόμα. Ὁ
δὲ εἰρημένος χιτὼν ἐν μὲν τῷ σῖομάχῳ τῇ καταπόσει συνεργεῖν 5
ἐδείκνυτο τὰ μέγισῖα· κατὰ δὲ τὴν ἀρτηρίαν, ἔνδοθεν μὲν τοὺς χόνδρους ὑπαλείφει, καὶ αὐτὴν ἀνασπᾷ μετὰ τοῦ λάρυγγος εἰς τὴν φάρυγγα καταπίνοντος τοῦ ζῴου τρόπον ὁμοιότατον τῷ κατὰ τὰ κη-
10 λώνια καλούμενα. Ταύτης ἐσῖὶ τῆς φύσεως ἡ ἀρτηρία τοῦ πνεύμονος
ἡ ἐκ τῶν βρογχίων συγκειμένη· καλεῖν γὰρ οὕτως ἔθος τοῖς ἰατροῖς 10
τοὺς χόνδρους αὐτῆς, ὥσπερ γε καὶ ὅλην μὲν βρόγχον, κεφαλὴν δὲ
τὸ ἄνω πέρας αὐτῆς, ὥπερ δὴ καὶ λάρυγξ ὄνομα.

ιβʹ. Περὶ τοῦ ὑπεζωκότος καὶ τῶν διαφρατῖόντων ὑμένων τὸν
θώρακα.

1   Ὁ ὑπεζωκὼς ὑμὴν οὐσίαν τε τὴν αὐτὴν ἔχει τῷ περιτοναίῳ, καὶ

béants ou corrodés, il se répand aussi du sang dans cette artère, et ce
sang gêne la respiration, en envahissant les voies aériennes; alors l'ani-
9 mal tousse, et le sang monte dans la bouche par le pharynx. Nous avons
montré (lisez : nous montrerons, ch. 18, p. 343, l. 2) que, dans l'œsophage,
la tunique dont nous venons de parler concourt puissamment à la déglutition; dans la trachée-artère, tapissant intérieurement les cartilages,
elle remonte tout le conduit avec le larynx dans le pharynx quand
l'animal avale, d'une façon tout à fait semblable à ce qui a lieu avec
10 la machine appelée grue. Telle est la nature de l'artère du poumon, qui
se compose des bronches; car les médecins ont l'habitude d'appeler ainsi
les cartilages de cet organe, de même qu'ils appellent bronchos le conduit
tout entier, et tête son extrémité supérieure, partie qui porte aussi le
nom de larynx.

12. DE LA PLÈVRE ET DES MEMBRANES QUI DIVISENT LA POITRINE.

1   La plèvre est formée de la même substance que le péritoine, et elle

7. αὐτούς Gal. — 11. κεφαλήν] καί Gal. — Ib. δέ om. Gal.

χρείας τὰς αὐτὰς παρέχει πᾶσι τοῖς τοῦ πνεύματος ὀργάνοις ἅσπερ ἐκεῖνο τοῖς τῆς τροφῆς. Ὀνομάζεται δὲ ὑπεζωκὼς ὑμὴν, ἐπειδὴ 2
τὰς πλευρὰς ὅλας ὑπέζωκεν ἔσωθεν, λεπτότατος ὢν ὥσπερ ἀράχνιον,
ὁμοιομερής τε κατὰ πᾶν ἑαυτῷ. Καὶ τὰς μὲν πλευρὰς ὑπέζωκεν, 3
5 ἀμφίεσμα δέ ἐστιν οἷον χιτών τις ἁπάντων τῶν πνευματικῶν ὀργάνων, ἐπιτεινόμενος πᾶσι τοῖς ἔνδοθεν τοῦ θώρακος μορίοις, ὡς
τὸ περιτόναιον ἐλέχθη τοῖς κάτω τῶν φρενῶν. Ἐξ αὐτοῦ δὲ καὶ οἱ 4
διαφράττοντες ὑμένες τὸν θώρακα γεννῶνται κατὰ τὸ μῆκος ἄνωθεν κάτω φερόμενοι· καταφύονται δὲ ἀσφαλῶς, ὀπίσω μὲν εἰς τοὺς
10 τῆς ῥάχεως σπονδύλους, ἔμπροσθεν δὲ εἰς τὸ κατὰ στέρνα μέσον
ὀστοῦν, οὗ πέρας ἐστὶ κάτω μὲν ὁ ξιφοειδὴς ὀνομαζόμενος χόνδρος,
ὁ κατὰ τὸ στόμα τῆς γαστρὸς, ἄνωθεν δὲ τῶν κλειδῶν ἡ σύνταξις.
Ἡ δὲ χρεία τῶν ὑμένων ἡ πρώτη μὲν καὶ μεγίστη δύο κοιλίας 5
ἐργάσασθαι τοῦ θώρακος, ἵνα εἰ καί ποτε μεγάλου τραύματος ἐν

fournit à tous les organes aériens les mêmes avantages que le péritoine
fournit aux organes de la nutrition. On la nomme [en grec] *membrane*
ceignante, parce qu'elle ceint entièrement les côtes à l'intérieur, étant 2
très-mince et uniforme, comme une toile d'araignée. Elle sert donc de 3
ceinture aux côtes (*plèvre pariétale*), et de vêtement, comme si c'était une
tunique, à tous les organes de la respiration, s'étendant sur toutes les parties intérieures de la poitrine (*plèvre viscérale*), comme le péritoine, ainsi
que nous l'avons dit (lisez : *nous le dirons*, ch. 20, p. 350, l. 3), le fait pour
les parties situées au-dessous du diaphragme. Elle forme aussi les mem- 4
branes qui divisent la poitrine, et qui se portent longitudinalement de haut
en bas (*médiastins*); ces membranes s'implantent sûrement en arrière sur
les vertèbres de l'épine du dos, et en avant sur l'os situé au milieu de la
poitrine (*sternum*), os dont l'extrémité inférieure est constituée par le cartilage dit *en forme d'épée* (*cartilage xiphoïde*) placé sur l'orifice de l'estomac, et dont l'extrémité supérieure forme le moyen de jonction des deux
clavicules. La principale, la plus grande utilité de ces membranes est de 5
diviser la poitrine en deux cavités, afin que, si, parfois, l'une venant à

1-2. ἅσπερ ex em.; ἅπερ AB; ὥσ-   Gal. — 8-9. ἄνωθεν καταφερόμενοι AB
περ Gal. Mor. — 7. ὁ περιτόναιος Mor.

Θατέρῳ μέρει γενηθέντος, ἀπόλοιτο τὸ κατὰ ἐκεῖνο τὸ μέρος ἔργον
τῆς ἀναπνοῆς, ἡ λοιπὴ κοιλία σωζομένη τὸ γοῦν ἥμισυ τῆς ἐνερ-
6 γείας διαφυλάτΊῃ. Διὰ τοῦτο οὖν ἡμίφωνον καὶ ἡμίπνουν ἐπὶ τοῖς
εἴσω διασχοῦσι τραύμασι μεγάλοις ἐν θατέρῳ μέρει τοῦ θώρακος
εὐθὺς γίνεται τὸ ζῶον, ἄφωνον δὲ καὶ τελέως ἄπνουν, εἰ ἀμφότε- 5
7 ραι συντρηθεῖεν αἱ κοιλίαι. Ταύτην τοίνυν οὕτω μεγάλην χρείαν
παρεχομένων τῷ ζώῳ τῶν διαφρατίόντων ὑμένων τὸν θώρακα,
καὶ διὰ τοῦτο μάλισΊα γεγονότων, ἡ φύσις κατεχρήσατο καὶ πρὸς
ἄλλο, καὶ τὴν ὡς ἀμφιεσμάτων τε ἅμα καὶ συνδέσμων ἐξ αὐτῶν
ὠφέλειαν τοῖς ἐντὸς τοῦ θώρακος ὀργάνοις ἅπασιν ἐτεχνήσατο · 10
καὶ γὰρ καὶ τὰς ἀρτηρίας τὰς ἐνταῦθα, καὶ τὰς φλέβας, καὶ τὰ
νεῦρα, καὶ τὸν οἰσοφάγον, ἤδη δὲ καὶ αὐτὸν ὅλον τὸν πνεύμονα
συνδοῦσί τε τῷ παντὶ θώρακι καὶ σκέπουσιν οἱ ὑμένες οἵδε περιτεινόμενοι.

recevoir une grave blessure, la fonction respiratoire dévolue à cette partie s'abolissait, l'autre cavité, intacte, sauvât du moins la moitié de la
6 fonction. Aussi l'animal perd-il instantanément la moitié de la voix et
de la respiration dans le cas de grandes plaies qui pénètrent dans l'intérieur de l'une des cavités de la poitrine, et il perd immédiatement la
voix et la respiration tout entière, si toutes les deux sont ouvertes.
7 Quoique les membranes de séparation de la poitrine aient cette utilité
si importante pour l'animal, et qu'elles aient été principalement faites en
vue de cet office, la nature les a fait concourir de plus à un autre but,
et a imaginé de retirer d'elles, pour tous les organes situés à l'intérieur
de la poitrine, les avantages qu'on retire à la fois des enveloppes et des
ligaments : en effet, ces membranes rattachent à toute la poitrine et enveloppent, en s'étendant autour d'eux, les artères, les veines et les nerfs
de cette région, l'œsophage et aussi le poumon lui-même tout entier.

1. ἐκ. μέρος AB Mor. — 5. δὲ τελ. ἢ ἐχομένων AB Mor. — 9. ἄλλο καί om.
ἀπν. Gal. — 6-7. τοίνυν μεγ. χρ. οὕτω AB Mor. — 13. τε om. AB Mor.

ιγ΄. Περὶ πνεύμονος.

Τὴν τοῦ θώρακος ὁ πνεύμων ἐκπεπλήρωκεν εὐρύτητα, φωνητι-   1
κὸν ἅμα καὶ ἀναπνευσΤικὸν ὄργανον γενόμενος, τὴν ἀρχὴν τῆς κινήσεως ἔχων παρὰ τοῦ θώρακος. Ἡ δὲ χρεία τῆς ἀναπνοῆς διὰ τὴν   2
καρδίαν γίνεται, τὸ μέν σου δεομένης καὶ αὐτῆς τοῦ ἀέρος τῆς οὐ-
5 σίας, τὸ δὲ πλεῖσΤον ὑπὸ θερμότητος ζεούσης ἀναψύχεσθαι ποθού-
σης· ἀναψύχει δὲ αὐτὴν ἡ μὲν εἰσπνοὴ χορηγίᾳ ποιότητος ψυχρᾶς, ἡ δὲ ἐκπνοὴ τοῦ ζέοντος ἐν αὐτῇ καὶ οἷον συγκεκαυμένου
καὶ λιγνυώδους ἀποχύσει. Διὰ τοῦτο οὖν καὶ διπλῆν ἔχει τὴν κίνη-   3
σιν ἐξ ἐναντίων συγκειμένην, ἕλκουσαν μὲν ἐπειδὰν διασΤέλληται,
10 κενουμένην δὲ ἐν τῷ συσΤέλλεσθαι. Σκοπεῖσθε δέ μοι κἀνταῦθα τὴν   4
πρόνοιαν τῆς φύσεως· ἐπειδὴ γὰρ ἄμεινον ἡμῖν ἦν ἔχειν φωνὴν,
ἐδεῖτο δὲ ἐξ ἀνάγκης αὐτῆς ἡ γένεσις ἀέρος, ὅσον ἤμελλεν ἄλλως
ἀργὸν καὶ ἄχρησΤον ἐκπνεῖσθαι, τοῦτο ὕλην ἐποιήσατο φωνῆς, καὶ
τὴν καρδίαν οὐ διὰ τῆς φάρυγγος εὐθὺς ἔξωθεν ἕλκειν ἐποίησε τὸν
15 ἀέρα, μέσον δὲ ἀμφοῖν ἔθηκε τὸν πνεύμονα, καθάπερ τι ταμιεῖον

13. DU POUMON.

Le poumon remplit la cavité de la poitrine, et c'est à la fois un organe   1
vocal et un organe respiratoire ; il tire le principe de son mouvement de
la poitrine. La respiration a lieu dans l'intérêt du cœur, lequel, d'une   2
part, a besoin lui-même de la substance de l'air, et, d'autre part, vu sa
chaleur bouillante, a un désir très-vif d'être refroidi ; or l'inspiration le
refroidit, en lui amenant [une substance d'] une qualité froide, et l'expiration, en enlevant ce qu'il contient d'effervescent, et, pour ainsi
dire, de brûlé et de fuligineux. C'est pour cette raison que le cœur a un   3
double mouvement composé d'éléments opposés, attirant quand il se
dilate, et se vidant pendant la contraction. Faites attention, à ce propos,   4
à la prévoyance de la nature : puisqu'il valait mieux pour nous que nous
eussions une voix, et que, pour en produire une, l'air était indispensable, elle a converti en matériaux de la voix tout l'air qui, sans cela,
aurait dû être expiré sans profit ni utilité, et elle n'a pas chargé le cœur
d'aspirer l'air immédiatement de l'extérieur par le pharynx ; mais, pour
intermédiaire entre cés deux organes, elle a établi le poumon, comme

πνεύματος, ἀμφοτέραις ταῖς ἐνεργείαις ὑπηρετεῖν ἅμα δυνάμενον.

5 Ἔσ7ι δὲ καὶ ἡ σύσ7ασις αὐτοῦ τοιάδε· αἱ κατὰ ὅλον τὸ σῶμα φλέβες
ἐξ ἑνὸς ἰδίου γεγόνασι χιτῶνος· ὁ γὰρ ἔξωθεν αὐταῖς ἐνίοτε περι-
φυόμενος ὑμὴν, ἔνθα συνδεῖσθαί τισιν ἢ σ7ηρίζεσθαί τε καὶ σκέ-
πεσθαι δέονται, κατὰ ἐκεῖνα μόνα προσέρχεται· δύο δὲ εἰσιν οἱ τῆς   5
ἀρτηρίας ἴδιοι χιτῶνες, ὁ μὲν ἔξωθεν οἷός περ ὁ τῆς φλεβὸς, ὁ δὲ
ἔνδον πενταπλάσιος τῷ πάχει τουδὶ, καὶ μέντοι καὶ σκληρότερος,
6 εἰς ἐγκαρσίας ἶνας διαλυόμενος. Ὅ γε μὴν ἔξωθεν, ὁ καὶ ταῖς φλεψὶν ὑπάρχων, εὐθείας τε καὶ μετρίως ἐνίας λοξὰς ἔχει τῶν ἰνῶν,
ἐγκαρσίαν δὲ οὐδεμίαν· ὁ δὲ ἔνδον χιτὼν τῆς ἀρτηρίας ὁ παχὺς καὶ   10
σκληρὸς, οἷον δέρμα τι κατὰ τὴν ἐντὸς ἐπιφάνειαν ἔχει παραπλήσιον ἀραχνίῳ, σαφῶς φαινόμενον ἐπὶ τῶν μεγάλων ἀρτηριῶν, ὃν
7 ἔνιοι τρίτον ἀρτηρίας τίθενται χιτῶνα. Τέταρτος δὲ ἄλλος ἴδιος αὐτῆς οὐδείς ἐσ7ιν, ἀλλὰ ὥσπερ ἐνίαις τῶν φλεβῶν, οὕτω καὶ τῶν ἀρτηριῶν ἐπιφύεταί τε καὶ περιφύεται κατά τινα μέρη λεπ7ὸς ὑμὴν,   15

5 un réservoir d'air capable de servir à la fois aux deux fonctions. Sa com-
position est là suivante : les veines répandues dans tout le corps sont
faites d'une seule tunique propre; car la membrane qui, parfois, s'implante de tous côtés sur elle à l'extérieur, lorsqu'elles ont besoin d'être
rattachées à certaines parties, ou d'être consolidées ou recouvertes, ne
s'y ajoute que dans ces circonstances; mais les tuniques propres des artères sont au nombre de deux, l'une extérieure, semblable à la tunique
propre des veines (*tun. ext. celluleuse*), l'autre intérieure et cinq fois plus
épaisse que la première; puis elle est aussi plus dure, et se résout en
6 fibres transversales (*tun. moyenne fibreuse*). La tunique extérieure, qui
existe également pour les veines, a des fibres droites, et aussi quelques
fibres d'une obliquité modérée, mais point de transversales ; quant à la tunique interne des artères, tunique épaisse et dure, elle possède à sa surface intérieure une espèce de peau, semblable à une toile d'araignée (*tun.
int. séreuse*), qu'on voit clairement dans les grandes artères, et que quel-
7 ques-uns considèrent comme la troisième tunique des artères. Il n'existe
aucune autre quatrième tunique propre des artères; mais, comme pour
certaines veines, il y a pour quelques artères une membrane mince qui,

2. Ἔσ7ι..... τοιάδε om. Gal.

σκέπων, ἢ σηρίζων, ἢ ξυνδέων αὐτὰς τοῖς ϖλησιάζουσι μορίοις.
Ὁποῖαι μὲν οὖν κατὰ ὅλον τὸ σῶμά εἰσιν αἱ ἀρτηρίαι, τοιοῦτον ἐκ 8
τῆς δεξιᾶς κοιλίας τῆς καρδίας ἐκφυόμενον ἀγγεῖον εἰς ὅλον τὸν
ϖνεύμονα κατασχίζεται· ὁποῖαι δὲ αἱ φλέβες, τοιοῦτον ἐκ τῆς ἀρι-
5 σερᾶς, ὥσε τριῶν ἀγγείων διαπλεκόντων τὸν ϖνεύμονα, τὸ μὲν
ἀπὸ τῆς ἀρισερᾶς κοιλίας τῆς καρδίας ὁρμώμενον ἀρτηρίαν φλεβώδη καλεῖσθαι, τὸ δὲ ἀπὸ τῆς δεξιᾶς ἀρτηριώδη φλέβα, τὸ δὲ τρίτον ἀπὸ τῆς φάρυγγος ἀρτηρίαν τραχεῖαν, ἐκ χόνδρων συγκειμένην
σιγμοειδῶν τὸ σχῆμα. Τὸ μὲν οὖν κυκλοτερὲς τοῦ χόνδρου κατά τε 9
10 τὴν μεγάλην ἀρτηρίαν τὴν ἐν τῷ τραχήλῳ ϖρέμνου λόγον ἔχουσαν
ϖρὸς τὰς ἐν τῷ ϖνεύμονι καὶ κατὰ αὐτὰς ἐκείνας ὥσπερ τινὰς κλά-
δους ἀπὸ αὐτῆς ϖεφυκυίας, ἐν τοῖς ϖρόσω τέτακται μέρεσιν· κατὰ
ὃ δὲ ἀπολείπεται μέρος ὁ χόνδρος εἰς τὴν τοῦ κύκλου συμπλήρω-
σιν, ἐν τοῖς ὀπίσω μέρεσίν ἐσι, κατὰ μὲν τὸν τράχηλον ὁμιλοῦν
15 τῷ σομάχῳ, κατὰ δὲ τὸν ϖνεύμονα τῇ κληθείσῃ ϖρὸς ἡμῶν ὀλί-

dans certaines parties, s'implante sur elles et les enveloppe de tous côtés
pour les recouvrir, les consolider ou les relier aux parties voisines. Or 8
il se détache du ventricule droit du cœur un vaisseau en tout semblable
aux artères du reste du corps, et qui se ramifie dans tout le poumon, et
il en vient un autre du ventricule gauche, identique aux autres veines :
ainsi donc, comme il y a trois vaisseaux qui enlacent le poumon, on
appelle *artère veineuse* (*veines pulmonaires*, voy. trad. de Galien, t. I,
p. 400 et 407), celui qui provient du ventricule gauche du cœur, *veine
artérielle* (*artère pulmonaire*), celui qui provient du ventricule droit, et
trachée-artère, le troisième vaisseau qui vient du larynx, et qui se compose de cartilages semblables, pour la forme, à la lettre C. Dans la grande 9
artère du cou, qui, relativement à celles du poumon, joue le rôle de
tronc, ainsi que dans ces artères mêmes (*bronches*), qui sont comme
des branches dérivées de ce tronc, la partie circulaire du cartilage occupe la face antérieure, et la partie où le cartilage nécessaire pour
compléter le cercle fait défaut occupe la face postérieure, en contact
au cou avec l'œsophage, et dans le poumon avec le vaisseau que nous

1. ξυνδῶν B. — 2. αἱ om. AB Mor. τας AB Mor. — 12-14. κατὰ..... ἐσιν
— 8. ἀπὸ τῆς φάρ. om. Gal. — 11. ταύ. om. Gal. — 14. ὁμιλῶν Gal.

γον ἔμπροσθεν ἀρτηριώδει φλεβί· ἀναπληροῦται δὲ τὰ μεταξὺ τῶν
ἀγγείων ὑπὸ τῆς τοῦ πνεύμονος ἰδίας οὐσίας, ἣν οἱ περὶ τὸν Ἐρα-
10 σίστρατον ὀνομάζουσι παρέγχυμα. Ὅτι δὲ οὐχ ὡς ἐπὶ ἥπατος οἱ
λοβοὶ τοῦ πνεύμονος ἄνισοι τὸν ἀριθμόν εἰσιν, ἀλλὰ ἐπὶ πάντων
τῶν ζῴων, ὑπὲρ ὧν ὁ λόγος ἡμῖν ἐστι, δύο μὲν ἐν τοῖς δεξιοῖς αὐ- 5
τοῦ μέρεσι, δύο δὲ ἐν τοῖς ἀριστεροῖς, ὡμολόγηται πᾶσιν· ὡμολόγηται δέ, εἰ καὶ μὴ πᾶσιν, ἀλλὰ τοῖς γε ἀκριβέστερον ἀνατέμνου-
σιν, ὡς ἐν τῷ δεξιῷ μέρει τοῦ θώρακος ἔστι τις καὶ πέμπτος λοβὸς
11 μικρὸς, οἷον ἀποβλάστημά τι θατέρου τοῖν δυοῖν. Εὑρήσεις δὲ αὐτὸν ῥᾷστα τῇ κοίλῃ φλεβὶ προσέχων τὸν νοῦν· ἐκείνῃ γὰρ ὑπο- 10
βέβληται, κατὰ ὃ πρῶτον ἐμπίπτει τῷ θώρακι καταλιποῦσα τὰς
12 φρένας. Ἔστι δὲ ὅτε καὶ κοιλότητά τινα κατὰ τῶν ἐπιπολῆς αὐτοῦ
σαφῶς ἰδεῖν ἔστιν, ἐπὶ ἧς ἡ φλὲψ ἐστηρίζετο ζῶντος ἔτι τοῦ ζῴου·
μετὰ γάρ τοι τὸν θάνατον ὁ πνεύμων ἀεὶ συμπεπλωκὼς ὁρᾶται καὶ

avons appelé, un peu plus haut, *veine artérielle*; les interstices des
vaisseaux sout remplis par la substance propre du poumon, qu'Éra-
10 sistrate appelle *parenchyme*. — Que le nombre des lobes du poumon
n'est pas inégal, comme cela a lieu pour le foie, mais que, chez tous
les animaux qui font l'objet de ce traité, il y a deux lobes au côté
droit du poumon et deux au côté gauche, c'est un fait sur lequel tout
le monde est d'accord; un autre fait, sur lequel, sinon tout le monde,
au moins ceux qui dissèquent avec quelque soin, s'accordent également, c'est que, dans le côté droit de la poitrine, il existe en plus un
cinquième lobe de petite taille, qui pousse, pour ainsi dire, de l'un
11 des deux autres. (Voy. trad. de Galien, t. I, p 480.) Vous trouverez
très-facilement ce lobe, en faisant attention à la veine cave; car il est
placé sous cette veine, exactement à l'endroit où, quittant le diaphragme,
12 elle arrive dans la poitrine. Quelquefois on peut voir clairement que
même une excavation occupe la partie superficielle de ce lobe, excavation sur laquelle s'appuie la veine cave quand l'animal est encore en
vie: car, après la mort, on voit toujours le poumon dans un état d'affais-
sement et de rétrécissement, l'espace vide entre le poumon et la poitrine

13. ἐπὶ ἧς] ᾧ Mor.; om. AB.

μικρὸς, οὐκ ὀλίγης γινομένης τῆς μεταξὺ χώρας αὐτοῦ τε καὶ τοῦ
Θώρακος, ἔμπαλιν ἢ ὡς ζῶντος ἔσχε τοῦ ζῴου · πεποίηκε γὰρ ἡ
φύσις, οὐχ ὡς ἀναπνευσῇκὸν ὄργανον, ἀλλὰ ὡς ὑπόσ]όρεσμά τι
μαλθακὸν τῇ κοίλῃ φλεβὶ τὸν λοβὸν τοῦτον ἀπὸ τοῦ διαφράγματος
5 ἄχρι τοῦ τῆς καρδίας ὠτὸς ἐκτεταμένον. Ἡ δὲ σάρξ τοῦ πνεύμονος 13
ἀερώδης ὁρᾶται καὶ πνεύματος μεσ]ὴ, σαφῶς εἰς πέψιν ἀέρος ἐν-
δεικνυμένη παρεσκευάσθαι, καθάπερ ἡ τοῦ ἥπατος εἰς τὴν τῆς τροφῆς · εὔλογον γὰρ οὐκ ἀθρόως, οὐδὲ ἐξαίφνης τὸν ἔξωθεν ἀέρα τοῦ
κατὰ τὸ ζῷον πνεύματος γίνεσθαι τροφὴν, ἀλλὰ κατὰ βραχὺ μὲν
10 ἀλλοιούμενον, ὥσπερ γε καὶ τὰ σιτία, δεχόμενον δὲ τὴν οἰκείαν
ποιότητα τῷ συμφύτῳ πνεύματι χρόνῳ πλέονι, καὶ ταύτης τῆς
ἀλλοιώσεως τὸ πρῶτον ὄργανον ὑπάρχειν τὴν τοῦ πνεύμονος σάρκα,
καθάπερ γε καὶ τῆς εἰς αἷμα μεταβολῆς ἡ σάρξ τοῦ ἥπατος ἐδείκνυτο
τὴν αἰτίαν ἔχειν · τὸ γὰρ ἐκ τῶν τραχειῶν ἀρτηριῶν πνεῦμα τὸ
15 ἔξωθεν ἔσω ἐνεχθὲν ἐν μὲν τῇ σαρκὶ τοῦ πνεύμονος τὴν πρώτην

acquérant un volume assez considérable, contrairement à ce qui avait
eu lieu pendant la vie de l'animal : en effet, la nature n'a pas fait ce
lobe, qui s'étend du diaphragme jusqu'à l'oreillette du cœur, comme
un organe de la respiration, mais comme une couche molle pour la
veine cave. La chair du poumon se présente à nos yeux comme de nature 13
aérienne et pleine d'air, montrant par là évidemment qu'elle a été construite pour élaborer l'air, comme celle du foie l'a été pour élaborer les
aliments : car il est naturel que l'air extérieur ne devienne pas instantanément et tout d'un coup l'aliment du souffle renfermé dans le corps
de l'animal, mais qu'il faille un temps assez long pour que, se transformant peu à peu comme le font aussi les aliments, il acquière la qualité propre au pneuma inné, et que le premier organe de ce changement
soit la chair du poumon, comme celle du foie, nous l'avons montré
(lisez : nous le montrerons, chap. 25, p. 359, l. 6), contient également la
cause du changement [des aliments] en sang, attendu que l'air venant
des bronches, air apporté de dehors en dedans, subit dans la chair du

1. τῆς om. AB Mor. — 2. ἔχει A. AB. — 8. εἶναι ἄλογον A. — 15. ἔξω-
— 7-8. τὴν τροφῆς Mor.; τὴν τροφήν θεν ἐλχθὲν ἐν Gal.

ἐργασίαν λαμβάνει· μετὰ ταῦτα δὲ ἐν τῇ καρδίᾳ τε καὶ ταῖς ἀρτηρίαις, καὶ μάλιστα ταῖς κατὰ τὸ δικτυοειδὲς πλέγμα, τὴν δευτέραν,
ἔπειτα τὴν τελειοτάτην ἐν ταῖς τοῦ ἐγκεφάλου κοιλίαις, ἔνθα δὴ
καὶ ψυχικὸν ἀκριβῶς γίνεται.

ιδ΄. Περὶ τοῦ Θύμου.

1   Τὸν καλούμενον θύμον, ἀδένα μέγιστόν τε ἅμα καὶ μαλακώτα- 5
τον ὑπέτεινεν ἡ φύσις τοῖς ἄνω μέρεσι τοῦ μέσου κατὰ τὸ στῆθος
ὀστοῦ τοῦ στέρνου καλουμένου, ὡς μήτε ψαύειν αὐτὸ τῆς κοίλης
φλεβός, τάς τε ἄλλας ἐκφύσεις ἁπάσας αὐτῆς τὰς ἐν τούτῳ τῷ
χωρίῳ γινομένας παμπόλλας οὔσας στηρίζεσθαι, κατὰ ἃ πρῶτον
ἐκφύονται· πανταχοῦ γὰρ ὅπου μετέωρον ἀγγεῖον ἡ φύσις σχίζει, 10
πάντως ἐνταῦθα μέσον ἀδένα τὴν σχίσιν ἐκπληροῦντα κατατί-
θησιν.

poumon sa première élaboration, ensuite la seconde dans le cœur et
dans les artères, surtout dans celles du plexus réticulé du cerveau (voy.
ch. 1, p. 286), et, après cela, la plus complète dans les ventricules du
cerveau, où il devient exactement pneuma psychique.

14. DU THYMUS.

1   La glande appelée *thymus*, qui est à la fois une glande très-grande
et très-molle, a été étendue par la nature sous les parties supérieures
de l'os qui occupe le milieu de la poitrine, et qu'on appelle *sternum*,
de façon à ce que cet os ne touche pas la veine cave, et que toutes les
autres ramifications de cette veine, si nombreuses en cet endroit, soient
raffermies au lieu même de leur origine : partout, en effet, où la nature
fait naître des branches d'une veine suspendue, elle établit toujours,
dans le milieu de cette séparation, une glande pour remplir l'angle de
la bifurcation.

Cн. 14, l. 6. τοῦ στήθους B. 1ᵃ m.   ταχοῦ om. Gal. Mor. — Ib. γὰρ ὅπου
— 10. ἐμφύονται AB Mor. — Ib. παν-   om. AB; ὅπου γὰρ ἂν Mor.

ιε′. Περὶ καρδίας.

Σάρξ ἐσ]ιν ἡ καρδία σκληρὰ καὶ δυσπαθής; ἐξ ἰνῶν πολυειδῶν 1
συγκειμένη · μέση δὲ τέτακται τῶν τοῦ θώρακος εὐρυχωριῶν ἑκατέρας, περιλαμβανομένη κατὰ κύκλον ὑπὸ τοῦ πνεύμονος, καθάπερ
δακτύλοις τισὶ, τοῖς λοβοῖς αὐτοῦ. Διασημαίνει δὲ ἡ κίνησις αὐτῆς 2
5 ὡς ἐν τοῖς ἀρισ]εροῖς μᾶλλον κειμένης, διὰ διτ]ὴν αἰτίαν, ὅτι τε
κατὰ τοῦτο τέτακται τοῦ ζώου τὸ μέρος ἡ πνευματικὴ κοιλία, καὶ
ὅτι κέκλιταί πως ὅλη πρὸς τοῦτο μᾶλλον· οὐ γὰρ ὥσπερ ἡ βάσις
αὐτῆς ἀκριβῶς ἐσ]ι μέση τῶν τοῦ θώρακος ἀρισ]ερῶν τε καὶ δεξιῶν,
οὕτω καὶ ἡ κορυφὴ, διότι μηδὲ ἀκριβῶς κατάντης ἀπὸ τῆς ἰδίας
10 βάσεως ἐπὶ τὸ κάτω πέρας ἐκτέταται, παρεγκλίνει δὲ, ὡς ἔφην,
ἐπὶ τὴν ἀρισ]ερὰν χώραν. Τὰ δὲ ὦτα τῆς καρδίας κατὰ ὁμοιότητά 3
τινα τοῖς κυρίως ὀνομαζομένοις ὠσὶν ἐκάλεσαν οἱ πρόσθεν. Δύο δὲ 4
ταῦτά ἐσ]ιν, ἓν κατὰ ἑκάτερον τῶν εἰσαγόντων ἀγγείων τὰς ὕλας,

15. DU CŒUR.

Le cœur est une chair dure et résistante aux lésions, composée de 1
fibres de plusieurs espèces; il est placé au milieu entre les deux cavités
de la poitrine, et le poumon l'enveloppe avec ses lobes comme si c'étaient
des doigts. Si le mouvement apparent de cet organe indique qu'il est plu- 2
tôt situé à gauche, cela tient à deux causes : d'abord à ce que le ventricule aérien (*ventricule gauche*) est situé de ce côté de l'animal, et ensuite
à ce que tout le cœur penche en quelque sorte plutôt vers ce côté : car,
si sa base est placée exactement au milieu entre le côté gauche et le
côté droit de la poitrine, il n'en est pas de même de sa pointe, parce que
le cœur ne s'étend pas, en partant de sa propre base, avec une direction
perpendiculaire parfaite vers son extrémité inférieure, mais qu'il dévie,
comme je viens de le dire, à gauche. (Voy. trad. de Galien, t. I, p. 383.)
Les oreillettes du cœur ont été ainsi appelées par nos prédécesseurs, à cause 3
de leur ressemblance avec les organes qu'on nomme proprement *oreilles*. Il 4
y en a deux, une pour chacun des vaisseaux qui apportent les matériaux,

CH. 15, l. 13. ταῦτά] σ]όματά AB Mor. Ras.

ἐν μὲν τοῖς δεξιοῖς μέρεσι κατὰ τὴν τῆς φλεϐὸς ἔμφυσιν εἰς τὴν
ἐνταῦθα κοιλίαν τῆς καρδίας, ἐν δὲ τοῖς ἀριστεροῖς, κατὰ τὴν τῆς
5 ἀρτηρίας τῆς φλεϐώδους. Ἀναπτύξαντος δέ σου ταυτὶ τὰ ὦτα, τό
τε σῶμα τῆς καρδίας αὐτὸ φανεῖται, καὶ τῶν εἰρημένων στομάτων
ἑκάτερον, οἵ τε ὑμένες οἱ κατὰ τὴν ἔμφυσιν ἐπικείμενοι, τρεῖς μὲν 5
ἐπὶ τῆς δεξιᾶς κοιλίας, δύο δὲ ἐπὶ τῆς ἀριστερᾶς, ὧν τὸ σχῆμα τῆς
6 συνθέσεως ἔοικε ταῖς τῶν βελῶν γλωχῖσιν. Ταῦτά τοι καὶ τριγλώ-
7 χινας αὐτὰς ὠνόμασαν ἔνιοι τῶν ἀνατομικῶν. Λοιπὰ δέ ἐστι δύο
στόματα τῶν ἐξαγόντων τὰς ὕλας ἀγγείων, ἐκ μὲν τῆς δεξιᾶς κοιλίας εἰς τὸν πνεύμονα τὸ τῆς ἀρτηριώδους φλεϐὸς, ἐκ δὲ τῆς ἀρι- 10
στερᾶς εἰς ὅλον τοῦ ζῴου τὸ σῶμα τὸ τῆς μεγάλης ἀρτηρίας · ἐπὶ
ὧν αὖ πάλιν ἑκατέρου θεάσῃ τρεῖς ὑμένας σιγμοειδεῖς τὸ σχῆμα,
8 νεύοντας ἔξω τῆς καρδίας, ὥσπερ οἱ τριγλώχινες εἴσω. Χρεία δὲ
αὐτῶν ἐστιν ἁπάντων κοινῇ, κωλῦσαι παλινδρομεῖν εἰς τοὐπίσω

une à droite, au niveau de l'implantation de la veine [cave] dans le ventricule du cœur situé de ce côté, et une à gauche, au niveau de l'insertion de l'*artère veineuse (veine pulmonaire*.) (Voy. trad. de Galien, p. 433.)
5 Si vous déployez ces oreilles, la masse même du cœur apparaîtra à vos
yeux, ainsi que chacune des deux embouchures susdites et les membranes
(*valvules*) placées sur leur lieu d'insertion (voy. *ibid.* p. 434, cf. aussi
p. 400 et 417), trois pour le ventricule droit (*valvule tricuspide* ou *tri-
glochine*), deux pour le ventricule gauche (*valvule bicuspide* ou *mitrale*),
membranes qui, par la forme de leur affrontement, ressemblent à des
6 pointes d'armes (*flèches*). Aussi quelques anatomistes les ont-ils, pour
cette raison, nommées membranes à trois pointes (*valvules tricuspides*).
7 Restent deux orifices de vaisseaux qui enlèvent les matériaux, celui de la
veine artérielle (*artère pulmonaire*) qui les porte du ventricule droit au poumon, et celui de la grande artère (*aorte*) qui les porte du ventricule gauche
dans tout le corps; sur chacun de ces orifices, vous verrez de nouveau
trois membranes en forme de C, qui tendent à retomber en dehors du
cœur, comme les membranes à trois pointes tendent à retomber dans
8 l'intérieur de cet organe. (Voy. trad. de Galien, p. 430.) Il y a une utilité commune pour toutes ces membranes, qui consiste à empêcher les

13. εἴσω] ἔξω AB.

τὰς ὕλας. Τοῦ ϖνεύμονος δὲ ἐνήλλαξεν ἡ φύσις τῶν ἀγγείων τοὺς   9
χιτῶνας, οὐ μάτην, ἀρτηριώδη μὲν ἐργασαμένη τὴν φλέβα, φλε-
6ώδη δὲ τὴν ἀρτηρίαν· τρέφεται μὲν γὰρ ἕκαστον ὑπὸ τῆς ὁμοίας
ἑαυτῷ τροφῆς, κοῦφον δέ ἐστι καὶ μανὸν καὶ οἷον ἐξ ἀφροῦ τινος
5 αἱματώδους ϖεπηγότος τὸ τοῦ ϖνεύμονος σῶμα, καὶ διὰ τοῦτο δεόμενον ἀτμώδους καὶ λεπ7οῦ καὶ καθαροῦ τοῦ αἵματος, οὐχ ὥσπερ
τὸ ἧπαρ ἰλυώδους τε καὶ ϖαχέος· διὸ καὶ ἔμπαλιν αὐτῷ τὰ τῶν
ἀγγείων ἔχει, μάλισ7α μὲν τοῖς κατὰ ἧπαρ, ἤδη δὲ καὶ τοῖς ἄλλοις
τοῦ ζῴου μορίοις· τοῖς μὲν γὰρ ἀραιός τε καὶ λεπ7ὸς ὁ χιτὼν ὑπάρ-
10 χων τοῦ τὸ αἷμα χορηγοῦντος ἀγγείου, ϖλεῖσ7ον τοῦ ϖαχέος ἑτοίμως τοῖς ϖεριέχουσι διαδίδωσιν· τῷ δὲ ϖνεύμονι ϖάχους οὐδὲν, ὅτι
μὴ τὸ λεπ7ὸν, ἐπιτρέπει διέρχεσθαι. Καὶ τοῖς μὲν ἄλλοις αἱ ἀρτη-   10
ρίαι ϖαχεῖαι καὶ ϖυκναὶ γενηθεῖσαι ϖαντάπασιν ὀλίγον ἀτμώδους
αἵματος τοῖς ϖαρακειμένοις μορίοις ἕλκειν ἐπιτρέπουσι, τῷ δὲ ϖνεύ-

matières de revenir en arrière. Pour le poumon, la nature a interverti   9
l'ordre des tuniques des vaisseaux, et ce n'est pas sans raison qu'elle a
rendu artérielle la veine (*artère pulmonaire*), et veineuse l'artère (*veine
pulmonaire*) : en effet, chaque partie est nourrie par des aliments qui
lui ressemblent; or le corps du poumon est léger, poreux, et formé,
pour ainsi dire, d'une écume sanguinolente solidifiée, et, pour cette
raison, il a besoin d'un sang vaporeux, ténu et pur, et non, comme le
foie, d'un sang boueux et épais : voilà pourquoi les vaisseaux du poumon présentent une disposition opposée, en premier lieu, à celle des
vaisseaux du foie, et en second lieu à celle des vaisseaux des autres
parties de l'animal; car, dans celles-ci, la tunique du vaisseau qui apporte le sang, étant rare et mince, distribue facilement à ce qui l'environne une très-grande quantité de sang épais; dans le poumon, au contraire, ce vaisseau ne laisse passer que la partie la plus subtile du sang.
Puis, dans les autres parties, les artères étant épaisses et serrées, ne   10
permettent d'attirer aux parties adjacentes qu'une quantité tout à fait
petite de sang vaporeux; au poumon seul elles cèdent une quantité

7. τό om. AB Mor. — 8. μέν] δὲ B. — 11. ϖαχὺς καὶ ϖυκνὸς γενόμενος
καὶ Mor. — Ib. ἢ δὲ καὶ Mor.; ἡ δὲ Gal. — 12. λεπ7ότατον Gal. — 13.
καὶ A; καί B. — 9-10. ὑπάρχων om.   γεννηθεῖσαι B Gal. Mor.

μονὶ μόνῳ ϖάμπολυ τὸ τοιοῦτον μεθιᾶσιν, ὑπὸ μανότητός τε καὶ
λεπ῁ότητος ἀδυνατοῦσαι σ῁έγειν, ὥσ῁ε ϖάντῃ τῷ ϖνεύμονι τὰ ϖερὶ
τὴν τροφὴν ὑπεναντίως ἔχει τοῖς ἄλλοις ἅπασι τοῦ ζῴου μορίοις,
11 ὥσπερ καὶ τὰ τῆς τοῦ σώματος ἰδέας. Διὰ δὴ τὴν εὐπορίαν τῆς
τοιαύτης τροφῆς ἀπὸ καρδίας ἐπιπέμπεται τῷ ϖνεύμονι, τοῦ αἵμα- 5
12 τος ἀκριβῶς ἐν ἐκείνῃ κατειργασμένου τε καὶ λελεπ῁υσμένου. — Τὸ
δὲ κατὰ τὴν κεφαλὴν τῆς καρδίας εὑρισκόμενον ὀσ῁οῦν οὐκ ἐν ἅπασι
τοῖς ζῴοις ἀκριβές ἐσ῁ιν ὀσ῁οῦν, ἀλλὰ ἐν μὲν τοῖς μείζοσιν ἀκριβὴς χόνδρος ἐσ῁ὶν, ἐν δὲ τοῖς ἱκανῶς μεγάλοις χόνδρος ὀσ῁ώδης,
13 κατὰ δὲ τὰ μέγισ῁α τὸ ϖλεῖον ὀσ῁ώδης. — Ἀρτηρίαι μὲν οὖν καὶ 10
φλέβες ϖάντῃ ἐν κύκλῳ ϖεριέρχονται τὸ τῆς καρδίας σῶμα· νεῦρον
δὲ οὐδὲν φαίνεται κατεσχισμένον εἰς αὐτὴν, ὥσπερ οὐδὲ εἰς ἧπαρ,
ἢ νεφροὺς, ἢ σπλῆνα· μόνον γὰρ δὴ τὸ ϖερικάρδιον σκέπασμα
14 λεπ῁ῶν νεύρων φαίνεται δεχόμενον βλασ῁ήματα. — Θεάσῃ δὲ δήπου

considérable de cette espèce de sang, attendu que leur porosité et leur
ténuité les empêchent de le retenir : par conséquent, pour ce qui regarde la nutrition, le poumon présente, sous tous les rapports, des dispositions quelque peu contraires à celles de toutes les autres parties de
11 l'animal, et il en est de même de l'aspect du corps de l'organe. Afin
donc qu'il soit abondamment pourvu d'une pareille nourriture, le poumon la reçoit du cœur, vu que, dans cet organe, le sang est élaboré et
12 atténué avec soin. — L'os qu'on trouve à la tête (base) du cœur (voy trad.
de Galien, t. I, p. 447), n'est pas, chez tous les animaux, un os parfait,
mais [dans les petits animaux, il est légèrement cartilagineux], dans les
animaux plus grands, c'est un cartilage parfait; dans les animaux d'une
grandeur assez considérable, c'est un cartilage osseux, et dans les ani-
13 maux très-grands, sa majeure partie est osseuse. — Des artères et des
veines cheminent en tout sens autour de la masse du cœur (artères et
veines coronaires); mais on n'aperçoit aucune ramification de nerf qui
se distribue sur cet organe, pas plus que sur le foie, les reins ou la rate;
en effet, il n'y a que l'enveloppe entourant le cœur qu'on voie recevoir
14 des prolongements de nerfs minces. — Lorsque le cœur est mis à nu,

---

8. ἀκριβῶς Gal. — 8-9. μὲν τοῖς μι-   τοῖς μείζοσιν Gal. — 9. ἐσ῁ίν om. Gal.
κροῖς ἀτρέμα χονδρώδης ἐσ῁ὶν, ἐν δὲ   — 14. ἀποβλασ῁ήματα Gal.

γυμνώσας ὅλην τὴν καρδίαν, τὴν μὲν ἀρισ7ερὰν κοιλίαν αὐτῆς ἀνή-
κουσαν ἐπὶ ἄκραν τὴν κορυφήν · τὴν δεξιὰν δὲ πολὺ κατωτέρω
παυομένην, καὶ περιγραφὴν δὲ πολλάκις ἰδίαν ἔχουσαν, ἐπὶ μὲν
τῶν μεγάλων ζῴων μᾶλλον, ἔσ7ι δὲ ὅτε μὴν καὶ ἐπὶ τῶν μικρῶν.
5 Τινὲς γοῦν δύο κορυφὰς ἔχουσαν εὑρίσκοντες τὴν καρδίαν, ἐνίοτε 15
νομίζουσι δύο εἶναι καρδίας. — Στόματα δὲ τὰ πάντα εἶναί φαμεν 16
τέτ7αρα τῶν τετ7άρων ἀγγείων · τὰ δὲ ὦτα τῶν κοιλιῶν τῆς καρδίας
ἐκτός ἐσ7ιν · εἰ δέ τις αὐτὰ μέρη τοῦ σπλάγχνου τιθέμενος, ἐπιπλέον ἐκτείνοι τὸν ἀριθμὸν τῶν σ7ομάτων, δόξει διαφωνεῖν ἡμῖν ·
10 ἐν μὲν γάρ ἐσ7ι τὸ σ7όμα τῆς φλεβώδους ἀρτηρίας κατὰ τὴν ἀρισ7ε-
ρὰν κοιλίαν· οὐ μὴν μένει γε ἓν ἄχρι πλείονος, ἀλλὰ εὐθέως ἐν τῇ
κατὰ τὸ οὖς εὐρυχωρίᾳ σχισθὲν εἰς τέτ7αρα μόρια, πρὸς ἕκασ7ον
ἓν ἀφικνεῖται τῶν τοῦ πνεύμονος λοβῶν. Σφύζουσι δὲ ἀμφότεραι 17

vous verrez que le ventricule gauche. monte jusqu'à l'extrémité de sa
pointe, tandis que le ventricule droit cesse beaucoup plus bas et possède
souvent une délimitation propre, surtout chez les grands animaux, mais
quelquefois aussi chez les petits. Quelques-uns donc, découvrant que le 15
cœur [de l'animal qu'ils voulaient sacrifier aux dieux] avait deux pointes,
croyaient quelquefois qu'il y avait deux cœurs [et, par conséquent, criaient
miracle]. — Nous sommes d'avis qu'il y a en tout dans le cœur quatre 16
orifices (*orifice auriculo-ventriculaire droit*, ou *de la veine cave*, pour Galien;
— *orifice de l'artère pulmonaire*; — *orifice aortique*; — *orifice auriculo-ventriculaire gauche*, que Galien considère comme celui *des veines pulmonaires*)
pour quatre vaisseaux (voy. trad. de Galien, t. I, p. 387, 388, 417 et 429);
car les oreillettes sont situées en dehors des ventricules du cœur; mais,
si quelqu'un, considérant les oreillettes comme faisant partie du viscère,
augmente encore plus le nombre de ces orifices, il semblera être en
désaccord avec nous : en effet, il n'y a qu'un seul orifice de l'artère veineuse au ventricule gauche; cependant cet orifice ne reste pas longtemps
unique; au contraire, dans la cavité de l'oreillette, il se divise immédiatement en quatre branches, qui arrivent une à une à chaque lobe
du poumon. (Voy. *ibid.* p. 417.) — La poitrine étant ouverte, les deux 17

---

4. ὅτε καὶ ἐπί B Mor.; ὅτε καὶ ἐπὶ   μενος Gal. — 10. μέν om. AB Mor. —
μέν A. — 6. τά om. AB Mor. — 8. θέ-   11. ἔν om. AB Mor. Ras.

μὲν αἱ κοιλίαι τῆς καρδίας διοιγομένου τοῦ θώρακος, οὐ μὴν ὡσαύτως ἐν ἀμφοῖν αἷμα καὶ πνεῦμα περιέχεται· πλεονεκτεῖ γὰρ οὐκ
ὀλίγῳ κατὰ μὲν τὴν δεξιὰν ἡ τοῦ αἵματος οὐσία, κατὰ δὲ τὴν ἀρι-
18 σ1ερὰν ἡ τοῦ πνεύματος. Ἐπεὶ δὲ ἡ καρδία τῆς ἐμφύτου θερμασίας
ἣ διοικεῖ τὸ ζῷον, οἷον ἑσ1ία τίς ἐσ1ι καὶ πηγή, πᾶν μὲν ἂν οὕτω 5
μόριον αὐτῆς εἴη κύριον, ἀλλὰ μᾶλλον ὅσων ἡ χρεία τῷ παντὶ ζῴῳ
19 διαφυλάτ1ει τὴν ζωήν. Ἔσ1ι δὲ δὴ ταῦτα δυοῖν ἀγγείων σ1όματα
κατὰ τὴν ἀρισ1ερὰν αὐτῆς κοιλίαν, ἣν τοῖς ἰατροῖς ἔθος ἐσ1ὶν ὀνομάζειν πνευματικήν· διὰ γὰρ δὴ τούτων τῶν σ1ομάτων ἡ καρδία,
διὰ μὲν τοῦ μικροτέρου ταῖς κατὰ τὸν πνεύμονα, διὰ δὲ τοῦ μείζο- 10
20 νος ἁπάσαις ταῖς κατὰ ὅλον τὸ ζῷον ἀρτηρίαις ἐσ1ὶ συνεχής. Ἧτ1ον
δὲ ἂν εἴη τούτων κύρια τὰ κατὰ τὴν ἑτέραν αὐτῆς κοιλίαν, ἣν
αἱματικὴν ὀνομάζουσιν· ὅμως μὲν καὶ ταῦτα τῶν ἄλλων κυριώτερα,
τὸ μὲν εἰσάγον εἰς αὐτὴν τὸ αἷμα, τὸ δὲ ἐξ αὐτῆς εἰς τὸν πνεύμονα
παράγον. 15

ventricules du cœur battent; cependant tous les deux ne contiennent
pas, dans la même mesure, du sang et du pneuma : en effet, dans le
ventricule droit, la substance sanguine prédomine dans une proportion
18 assez forte, et, dans le gauche, la substance aérienne. Le cœur étant
comme un foyer et une source de la chaleur innée qui régit l'animal, à
ce titre, chacune de ses parties a son importance, mais surtout celles
19 dont la fonction consiste à entretenir la vie dans tout l'animal. Or ce sont
les orifices des deux vaisseaux situés dans la cavité gauche (*ventricule
gauche*), que les médecins ont l'habitude d'appeler *cavité pneumatique* :
en effet, au moyen de ces orifices, le cœur se continue, par le plus petit
(*orifice des veines pulmonaires*, voy. plus haut), avec les artères du poumon, et, par le plus grand (*orifice aortique*), avec toutes les artères de
20 l'animal entier. Les orifices situés dans l'autre ventricule du cœur, dit
sanguin, sont moins importants que les précédents ; cependant ils sont
toujours plus importants que les autres parties, puisque l'un apporte le
sang au cœur (*orifice de la veine cave*, voy. plus haut), tandis que l'autre
le dérive du cœur au poumon (*artère pulmonaire*).

2. τε καὶ AB Mor. — 7. δέ om. AB Mor. — 9. δήπου A B Mor.

ις΄. Περὶ τοῦ περικαρδίου.

Ὅ γε μὴν τῆς καρδίας χιτὼν ἴδιος, ὁ περικάρδιος ὀνομαζόμενος, 1
ἕτερός ἐσὶιν ἑκατέρου τούτων, ἐν τῷ μέσῳ κείμενος ἀμφοτέρων. Οὐ 2
μὴν αὐτῷ γε τῷ σώματι τῆς καρδίας ὁ περικάρδιος οὗτος χιτὼν
συμπέφυκεν, ἀλλὰ ἐν μὲν τοῖς ἄλλοις ἅπασιν οὐ σμικρά τίς ἐσὶιν
5 ἡ μεταξὺ χώρα τῇ τῆς καρδίας ἀνακειμένη κινήσει· κατὰ δὲ τὴν
ἑαυτοῦ βάσιν, ἥ τις κύκλος ἐσὶὶ, τοῖς ἐκφυομένοις αὐτῆς ἀγγείοις
συμπέφυκεν, ὧν τὸ μέν ἐσὶιν ἡ μεγίσὶη τῶν ἀρτηριῶν ἐν τοῖς ἀρι-
σὶεροῖς δηλονότι μέρεσι, τὸ δὲ ἕτερον ἐν τοῖς δεξιοῖς, ἡ ἀπὸ ἥπατος
ὁρμωμένη φλέψ· ἄλλα δὲ δύο, ὧν τὸ μὲν ἀρτηρίαν φλεβώδη, τὸ δὲ
10 ἀρτηριώδη φλέβα καλῶ.

ιζ΄. Περὶ οἰσοφάγου.

Ὁ οἰσοφάγος κατὰ τῶν τῆς ῥάχεως σπονδύλων ἐπικείμενος καὶ 1

16. DU PÉRICARDE.

La tunique propre du cœur, qu'on appelle *péricarde*, est différente 1
aussi bien de l'un que de l'autre des deux [feuillets de la plèvre *mé-
diastine*], et placé entre eux au milieu. Cependant le péricarde n'adhère 2
pas au corps même du cœur; mais, à l'exception de la base, partout
ailleurs, l'espace intermédiaire, destiné au mouvement du cœur, est
assez considérable; à la base, au contraire, qui forme un cercle, le péricarde est adhérent aux vaisseaux provenant de cet organe; de ces vaisseaux, l'un, la plus grande des artères (*aorte*), est situé à gauche, et
l'autre, c'est-à-dire la veine qui commence au foie (*veine cave*), se trouve
à droite; il y en a encore deux autres, dont j'appelle le premier *artère
veineuse* (*veine pulmonaire*), et le second *veine artérielle* (*artère pulmonaire*).

17. DE L'ŒSOPHAGE.

L'œsophage, couché le long des vertèbres dorsales, tout en s'y atta- 1

CH. 16, l. 6. ἐμφυομένοις AB Mor. l. 11. σὶόμαχος Gal. — Ib. ἐποχούμε-
— 9. ἀναφερομένη Gal. — CH. 17, νος Gal.

συνδεδεμένος αὐτοῖς καὶ τούτῳ τῷ τρόπῳ διεξερχόμενος ὅλον τὸν
θώρακα, σὺν τῷ τῆς θέσεως ἑδραίῳ τε καὶ πανταχόθεν ἀσφαλεῖ
καὶ τὸ μηδὲν ἐνοχλεῖν μήτε τῇ καρδίᾳ, μήτε τῷ πνεύμονι, μήτε
2 ἄλλῳ τινὶ τῶν κατὰ τὸν θώρακα μορίων, ἐπεκτήσατο. Σκολιὸς δέ
ἐσῖι τὴν θέσιν· κατὰ μὲν γὰρ τῆς μέσης χώρας τῶν πρώτων τοῦ   5
νώτου τετῖάρων σπονδύλων ἀκριβῶς ἐκτέταται μηδαμόσε παρατρε-
πόμενος, κατὰ δὲ τὸν πέμπῖον σπόνδυλον ἐκτρέπεται μὲν τῆς κατὰ
εὐθὺ κάτω φορᾶς εἰς τὰ δεξιὰ μέρη μεθισῖάμενος, ἑτέρῳ δὲ ὀργάνῳ
κυρίῳ παραχωρεῖ τῆς βελτίονος ἕδρας, τῇ μεγίσῖῃ πασῶν ἀρτηρίᾳ·
ταύτην γὰρ ἐκ μὲν τῆς ἀρισῖερᾶς κοιλίας τῆς καρδίας ἐκφυομένην,   10
εἰς ἅπαν δὲ τὸ σῶμα τοῦ ζῴου νεμομένην, εὔλογον ἦν δήπου κατὰ
3 τῆς ἀρίσῖης χώρας ἐπιβῆναι τῶν σπονδύλων, ἥ τις ἦν ἡ μέση. Τοῖς
μὲν οὖν πρώτοις τέτρασι σπονδύλοις ὁ σῖόμαχος τῆς γασῖρὸς ἐπιβέβηκε, τοῖς δὲ ὀκτὼ τοῖς λοιποῖς ἐκ τῶν δεξιῶν παρατέταται, διὰ
ἃς εἶπον αἰτίας· ὅταν δὲ δὴ πρῶτον ἅψηται τῶν φρενῶν, αἳ δὴ τὸ   15
κάτω πέρας εἰσὶ τοῦ θώρακος, ὑμέσιν ἰσχυροῖς εἰς ἱκανὸν ὕψος

chant, et traversant de cette façon la poitrine entière, a obtenu par là,
outre une position sûre et abritée de toutes parts, l'avantage de n'ap-
porter aucune gêne ni au cœur, ni au poumon, ni à aucun des autres
2 organes situés dans la poitrine. Sa position est oblique: en effet, il s'é-
tend exactement sur le milieu des quatre premières vertèbres dorsales,
sans dévier dans aucun sens; mais, au niveau de la cinquième vertèbre,
il se détourne de la ligne droite qu'il suivait en descendant, pour se
transporter à droite, et cède la meilleure place à un autre organe important, la plus grande de toutes les artères (aorte): car il était raisonnable que cette artère, qui naît du ventricule gauche du cœur et qui se
distribue dans tout le corps de l'animal, s'appuyât sur la meilleure ré-
3 gion des vertèbres, or c'est la moyenne. Le col de l'estomac (œsophage)
s'appuie donc sur les quatre premières vertèbres, mais il est étendu à
droite à côté des huit autres, pour les raisons que je viens de dire; cependant, dès qu'il touche au diaphragme, qui est la limite inférieure
de la poitrine, soulevé à une hauteur assez considérable par de fortes

3. καὶ τό] ὥσῖε Mor. — Ib. μήτε — 11. δίκαιον Gal. — 14. περιτέτρα-
τῇ καρδίᾳ om. A. — 9. κυριωτέρῳ Gal. πῖαι AB Mor.

ἐξαιρόμενος, ὑπερβαίνει τὴν μεγάλην ἀρτηρίαν αὖθις ἐπὶ θάτερα
μέρη, κἀνταῦθα τὰς φρένας διεξερχόμενος, ἐμφύεται τῷ στόματι τῆς
γαστρός.

ιη΄. Περὶ γαστρός.

Τοῖς μὲν ἄλλοις ἅπασι τοῦ ζῴου μορίοις οὐ συνῆψεν ἡ φύσις   1
5 αἴσθησιν τῶν ἐλλειπόντων, ἀλλὰ οἷον φυτὰ ταῦτα τρέφεται, διὰ
παντὸς ἐκ τῶν φλεβῶν ἀρυόμενα τὴν τροφήν · μόνῃ δὲ τῇ γαστρὶ,
καὶ ταύτης μάλιστα τοῖς κατὰ τὸ στόμα μέρεσιν, αἴσθησιν ἐνδείας
ἐπέστησεν, ἐπεγείρουσάν τε καὶ κεντρίζουσαν τὸ ζῷον προσαίρε-
σθαι σιτία. Καὶ τούτου χάριν εἰς αὐτὴν ζεῦγος οὐ σμικρῶν νεύρων   2
10 ἄνωθεν καταφέρεται, καὶ διασπείρεταί τε καὶ διαπλέκει, μάλιστα
μὲν τὸ στόμα καὶ τὰ τούτῳ συνεχῆ, καὶ τοῖς ἄλλοις δὲ δὴ τοῖς μέχρι τοῦ πυθμένος αὐτῆς ἐπεκτείνεται μέρεσιν. Κεῖται δὲ γαστὴρ ἐν   3
τοῖς ἀριστεροῖς μέρεσι τοῦ ζῴου μᾶλλον, τοῦ πυθμένος αὐτῆς ἐπὶ
τὰ δεξιὰ παρεκτεινομένου μέρη. Περίκειται δὲ αὐτῇ, κατὰ μὲν τὰ   4
15 δεξιὰ τὸ ἧπαρ, ἀκριβῶς περιλαμβάνον αὐτὴν, οἷα δακτύλοις τοῖς

membranes, il passe de nouveau de l'autre côté par-dessus la grande
artère; ensuite, traversant le diaphragme, il débouche dans l'orifice de
l'estomac, sur lequel il s'implante.

18. DE L'ESTOMAC.

A l'exception de l'estomac, la nature n'a rattaché à aucune autre   1
partie de l'animal le sentiment de ce qui lui manque; mais ces parties
se nourrissent comme des plantes, en puisant perpétuellement leur nourriture dans les veines; à l'estomac seul, surtout aux parties qui avoisinent son orifice, la nature a donné le sentiment du besoin, qui excite
et aiguillonne l'animal à prendre des aliments. Dans ce but, une paire   2
de nerfs assez considérables (*pneumo-gastriques*) se rend de haut en
bas à cet organe, s'y distribue et enlace surtout l'orifice et les parties
contiguës; cependant ces nerfs s'étendent aussi sur les autres parties
jusqu'au fond du viscère. L'estomac est placé plutôt du côté gauche de   3
l'animal, tandis que le fond du viscère s'étend latéralement à droite.
L'estomac est entouré, à droite par le foie, qui l'enveloppe complète-   4

λοβοῖς, ὁ σπλὴν δὲ κατὰ τὰ ἀρισΊερά, ἀλλὰ ἀνωτέρω μὲν ἔχει τὴν
5 θέσιν τὸ ἧπαρ ὡς ψαύειν τῶν φρενῶν, κατωτέρω δὲ ὁ σπλήν. Τὰ
μὲν οὖν δεξιὰ τῆς γασΊρὸς καὶ τὰ ἀρισΊερὰ μέρη σρὸς τούτων θερμαίνεται, ὄπισθεν δὲ ὑπὸ τῶν ῥαχίτων μυῶν ἅμα τῇ κατὰ αὐτοὺς
6 σιμελῇ. Λοιπὸν δὲ τὸ σρόσω μέρος αὐτῆς τὸ καλούμενον ἐπίπλοον 5
θερμαίνει, τούτου χάριν γεγονὸς, ὡς ἔσΊι μαθεῖν ἐναργῶς ἐπὶ ὧν
τρωθέντων τῶν κατὰ ἐπιγάσΊριον, ἐκπεσὸν διὰ τοῦ τραύματος,
ἔπειτα σελιδνὸν γενόμενον, εἰς ἀνάγκην ἀφαιρέσεως τοῦ βεβλαμ-
μένου μέρους κατέσΊησε τοὺς ἰατρούς· ἅπαντες γὰρ οὗτοι ψυχροτέρας αἰσθάνονται τῆς γασΊρὸς, καὶ ἧΊΊον σέΊΊουσι, καὶ σλειόνων 10
τῶν ἔξωθεν ἐπιβλημάτων δέονται, καὶ μάλισΊα ὅταν ἀξιόλογον ᾖ
7 τῷ μεγέθει τὸ ἀποτμηθέν. Τῷ σχήματι δὲ σεριφερής τε ἅμα καὶ
σρομήκης ἐσΊὶν ἡ γασΊήρ· κατὰ ἃ δὲ σεριβέβηκε τοῖς σπονδύλοις,
ἐντετύπωταί τε καὶ διέφθαρται κατὰ τοῦτο αὐτῆς ἡ κυρτότης, ὅ τε
8 σιυθμὴν ἐπὶ ἀνθρώπων εὐρύτερός ἐσΊι τῶν κατὰ τὸ σΊόμα. Καί σοι 15

ment avec ses lobes, comme si c'étaient des doigts, et à gauche par la
rate; mais le foie a une position plus élevée, de manière à toucher le
5 diaphragme, tandis que la rate est située plus bas. Le côté droit et le
côté gauche de l'estomac sont donc réchauffés par ces parties-là; mais,
en arrière, il l'est par les muscles de l'épine, y compris la graisse qu'ils
6 contiennent. Reste la partie antérieure de l'estomac; elle est réchauffée
par la partie qu'on appelle *épiploon*, partie qui a été faite dans ce but
même, comme on peut l'apprendre manifestement à l'occasion des gens
chez lesquels, après une plaie à la région du ventre, l'épiploon ayant
fait saillie à travers la plaie et étant devenu livide, a mis les médecins dans la nécessité d'enlever la partie lésée: en effet, tous ces gens
sentent que l'estomac est plus froid qu'auparavant; ils digèrent moins
bien, et réclament, à l'extérieur, un plus grand nombre de couvertures, surtout si la partie retranchée avait une grandeur considérable.
7 L'estomac a une forme arrondie et allongée; mais, à l'endroit où il s'applique sur les vertèbres, il se moule sur elles, et sa convexité disparaît
dans cette région, tandis que le fond est, chez les hommes, plus large
8 que l'orifice. Maintenant l'ensemble de la forme de l'estomac vous est

14. κατὰ ταύτας ἡ AB Mor.

δῆλον αὐτῆς ἤδη τὸ σύμπαν σχῆμα· σφαῖραν γὰρ ἀκριβῶς νοήσας,
αὐτὴν εὐρυτέραν ἐπινόησον κάτωθεν, εἶτα εἰργάσθαι διτὰς ἀποφύσεις, εὐρυτέραν μὲν τὴν κατὰ τὸν οἰσοφάγον, στενωτέραν δὲ τὴν
κάτω· εἶτα ἐπὶ τούτοις ἔτι θλίψας αὐτὴν καὶ σιμώσας τὴν ὄπισθεν
5 κυρτότητα, τὸ σύμπαν σχῆμα μεμαθηκὼς ἔσῃ τῆς γαστρός. Ὑπεναν- 9
τίως δὲ αὐτῆς ἔχει τὰ μέρη ταῖς ἀποφύσεσιν· ἄνωθεν γὰρ, ἐν οἷς
ἐστιν αὐτὴ στενωτέρα, ὁ στόμαχος εὐρύτερος· κάτωθεν δὲ, ἐν οἷς
ἐστιν εὐρυτέρα, ἡ εἰς τὸ ἔντερον ἔκφυσις στενωτέρα γέγονεν. Κατὰ 10
βραχὺ μὲν οὖν ἀπὸ τῆς τοῦ στομάχου καταφύσεως ἀνευρύνεται,
10 σαφῶς αὐτοῦ τοῦ φαινομένου διδάσκοντος, μέρος τι πρόμηκες
ἀποτεταμένον αὐτῆς ὑπάρχειν τὸν οἰσοφάγον· οὐ κατὰ βραχὺ δὲ,
ἀλλὰ ἀθρόως ἐκ τοῦ πυθμένος ἐκφύεται τὸ ἔντερον, ὡς ἂν οὐκ αὐτοῦ τοῦ σώματος τῆς κοιλίας μόριον ὑπάρχον, ἀλλὰ ἕτερόν τι συμφυὲς αὐτῇ. Καὶ μήν γε καὶ ἡ τῶν χιτώνων φύσις τῇ μὲν γαστρὶ καὶ 11

déjà bien connu : en effet, représentez-vous exactement une sphère,
figurez-vous, de plus, que cette sphère est plus large vers le bas, qu'ensuite on y a fait deux prolongements, dont l'un, qui répond à l'œsophage, est le plus large (*cardia, orifice de l'estomac*), tandis que le prolongement inférieur est plus étroit (*duodenum*, voy. trad. de Galien;
t. I, p. 289); si, après cela, vous comprimez encore cette sphère et si
vous déprimez sa convexité postérieure, vous aurez saisi l'ensemble de
la forme de l'estomac. Les parties de cet organe présentent une certaine 9
opposition avec ses prolongements : en effet, à sa partie supérieure, où
l'organe lui-même est assez étroit, existe le col le plus large; et, à la partie inférieure, où l'organe est assez large, le prolongement vers l'intestin
est assez étroit. L'estomac s'élargit donc peu à peu, en partant du point 10
d'insertion de l'œsophage, et ce que nous voyons de nos yeux nous enseigne manifestement que l'œsophage est une partie allongée de l'estomac s'éloignant de lui, tandis que l'intestin ne naît pas peu à peu, mais
tout d'un coup du fonds de cet organe, comme s'il n'était pas une partie
du corps même de l'estomac, mais un autre organe rattaché à lui. De plus, 11
la nature des tuniques est la même pour l'estomac et pour l'œsophage,

4. τούτοις ἐπιθλίψας αὐτῆς AB Mor. Gal. — 14. μήν ex em.; μέν AB Gal.
— 11. δέ om. AB. — 12. ἐκφύεσθαι Mor. — Ib. μέν om. AB Mor.

τῷ σ1ομάχῳ σαραπλήσιος, ἀνόμοιος δὲ τοῖς ἐντέροις · ὁ μὲν γὰρ
ἔνδον χιτὼν ὑμενωδέσ1ερος ὢν ἐν τῇ γασ1ρὶ καὶ τῷ σ1ομάχῳ, ἵνας
εὐθείας ἄνωθεν κάτω φερομένας ἔχει · ὁ δὲ ἔξωθεν ὁ σαρκωδέσ1ερος
ἐγκαρσίας, οἷας σερ οἱ δύο χιτῶνες ἔχουσιν οἱ τῶν ἐντέρων · κυκλοτερεῖς γάρ εἰσιν αἱ σλεῖσ1αι τῶν ἰνῶν ἐν τοῖς ἐντέροις, ὀλι-   5
γοσ1ῶν ἐπιτεταμένων αὐταῖς · εὐθειῶν · ἕλκειν μὲν γὰρ εἰς ἑαυτὴν
ἐχρῆν τὴν γασ1έρα διὰ τοῦ σ1ομάχου τά τε σιτία καὶ τὰ σοτὰ,
καθάπερ χερσὶ, ταῖς εὐθείαις ἰσὶ ταύταις ἐπισπωμένην · σροωθεῖν
δὲ ταῖς ἐγκαρσίαις κατὰ κύκλον σερισ1ελλομέναις · ἑκάσ1ῳ γὰρ τῶν
κινουμένων μορίων ἐν τῷ σώματι κατὰ τὰς τῶν ἰνῶν θέσεις αἱ κι-   10
νήσεις εἰσίν · τοῖς δὲ ἐντέροις · ἑλκτικῆς γὰρ οὐδὲν ἔχει δυνάμεως ·
12 αἱ σροωθεῖν ἐπιτήδειοι γεγόνασι μόναι. Τῶν μὲν οὖν ἐγκαρσίων
ἰνῶν τεινομένων, ἔλατ1ον ἀνάγκη γίνεσθαι τὸ εὖρος τῆς σεριεχο-
μένης ὑπὸ αὐτῶν κοιλότητος · τῶν δὲ εὐθειῶν ἑλκομένων τε καὶ εἰς
ἑαυτὰς συναγομένων, οὐκ ἐνδέχεται μὴ οὐ συναιρεῖσθαι τὸ μῆκος.   15

tandis qu'elle est différente dans les intestins, puisque, dans l'estomac
et dans l'œsophage, la tunique interne, qui ressemble le plus à une
membrane, a des fibres droites qui vont de haut en bas, et la tunique
extérieure, qui est plus charnue, des fibres transversales, genre de
fibres que possèdent aussi les deux tuniques des intestins (voy. trad.
de Galien, t. I, p. 290, 291); car, dans les intestins, la plupart des
fibres sont circulaires, et il n'y a qu'un petit nombre de fibres droites
étendues sur ces dernières : en effet, l'estomac devait attirer à soi, par
l'œsophage, les aliments et les boissons, se servant à cet effet de ses
fibres droites, comme si c'étaient des mains, tandis qu'il devait pousser
en avant par la contraction circulaire de ses fibres transversales, car
chaque partie mobile du corps a des mouvements qui correspondent à
la direction de ses fibres; or les intestins, qui n'ont aucune force attrac-
12 tive, ont uniquement des fibres capables de pousser en avant. Lors donc
que les fibres transversales se tendent, la largeur de la cavité qu'elles
circonscrivent doit nécessairement diminuer; si, au contraire, les fibres
droites tirent et se contractent sur elles-mêmes, il est impossible que la

5-6. ὀλιγίσ1ων B. — 11. ἔδει Gal. — 15. οὐ om. AB Mor.

Ἀλλὰ μὴν ἐναργῶς τε Φαίνεται καταπινόντων συναιρούμενον, καὶ 13
τοσοῦτον ὁ λάρυγξ ἀνατρέχων, ὅσον ὁ στόμαχος κατασπᾶται, καὶ
ὅταν γε συμπληρωθείσης τῆς ἐν τῷ καταπίνειν ἐνεργείας, ἀφεθῇ τῆς
τάσεως ὁ στόμαχος; ἐναργῶς πάλιν Φαίνεται κάτω Φερόμενος ὁ
5 λάρυγξ· ὁ γὰρ ἔνδον χιτὼν τῆς γαστρὸς ὁ τὰς εὐθείας ἴνας ἔχων, ὁ
καὶ τὸν στόμαχον ὑπαλείΦων καὶ τὸ στόμα, τοῖς ἐντὸς ἐπεκτείνεται μέρεσι τοῦ λάρυγγος· ὥστε οὐκ ἐνδέχεται κατασπώμενον αὐτὸν ὑπὸ τῆς κοιλίας μὴ οὐ συνεπισπᾶσθαι τὸν λάρυγγα. Τὸ δὲ τῆς 14
τοῦ μήκους συναιρέσεως ἴδιον τῶν τὰς εὐθείας ἴνας ἐχόντων ὀργά-
10 νων, ἵνα ἐπισπάσωνταί τι. Ἀλλὰ μὴν ἐδείχθη κατασπώμενος ὁ στό- 15
μαχος· οὐ γὰρ ἂν εἷλκε τὸν λάρυγγα. Δῆλον οὖν ὡς ἡ γαστὴρ 16
ἕλκει τὰ σιτία διὰ τοῦ στομάχου. Καὶ ἡ κατὰ τὸν ἔμετον δὲ τῶν 17
ἐμουμένων ἄχρι τοῦ στόματος Φορὰ πάντως μέν που καὶ αὐτὴ τὰ
μὲν ὑπὸ τῶν ἀναΦερομένων διατεινόμενα μέρη τοῦ στομάχου διε-

longueur [de la cavité] ne diminue pas. D'ailleurs, nous voyons mani- 13
festement que, pendant la déglutition, l'œsophage se raccourcit, et que
le larynx remonte autant que l'œsophage est abaissé; et, quand, après
l'accomplissement de la fonction d'avaler, la tension de l'œsophage s'est
relâchée, nous voyons de nouveau manifestement descendre le larynx :
en effet, la tunique interne de l'estomac, qui a des fibres droites et
qui tapisse aussi l'œsophage et la bouche, s'étend sur les parties intérieures du larynx; il est donc impossible que l'œsophage, lorsqu'il est
abaissé par l'estomac, n'entraîne pas avec lui le larynx. Le raccour- 14
cissement de la longueur est un phénomène propre aux organes qui
ont des fibres droites afin d'attirer quelque chose. Or nous avons 15
montré que l'œsophage est tiré vers le bas : car, sans cela, il n'exer-
cerait pas de traction sur le larynx. Il en résulte donc que l'estomac 16
attire les aliments par l'œsophage. De même, en cas de vomissement, 17
c'est aussi, en quelque sorte, une conséquence nécessaire de la propulsion des matières vomies jusqu'à la bouche, que les parties de
l'œsophage distendues par les matières qui remontent, se dilatent :

6. ἐκτός AB Mor. — 8. οὐ om. AB　13-14. στόματος ..... τοῦ om. AB
Mor. — Ib. καὶ τὸν λάρυγγα Gal. — Mor.

σ1ῶτα κέκτηται· τῶν πρόσω δὲ ὅ τι ἂν ἑκάσ1οτε ἐπιλαμβάνῃ, τοῦτο
ἀρχόμενον διασ1έλλεται· τὸ δὲ ὅπισθεν καταλείπει δηλονότι συ-
σ1ελλόμενον· ὥσ1ε ὁμοίαν εἶναι πάλιν τὴν διάθεσιν τοῦ σ1ομάχου
κατά γε τοῦτο τῇ τῶν καταπινόντων, ἀλλὰ τῆς ὁλκῆς μὴ παρού-
σης τὸ μῆκος ἴσον ἐν τοῖς τοιούτοις συμπ1ώμασι διαφυλάτ1εται.   5

18 Διὰ τοῦτο δὲ καὶ καταπίνειν ῥᾷόν ἐσ1ιν ἢ ἐμεῖν, ὅτι καταπίνεται
μὲν ἀμφοῖν τῆς γασ1ρὸς τῶν χιτώνων ἐνεργούντων, τοῦ μὲν ἐντὸς
ἕλκοντος, τοῦ δὲ ἐκτὸς περισ1ελλομένου τε καὶ συνεπωθοῦντος·
ἐμεῖται δὲ θατέρου μόνου τοῦ ἔξωθεν ἐνεργοῦντος, οὐδενὸς ἕλκοντος εἰς τὸ σ1όμα· οὐδὲ γὰρ ἐπιθυμεῖ τὰ κατὰ τὸ σ1όμα μόρια τοῦ   10
γενομένου παθήματος, καθάπερ ἡ γαστὴρ ὀρέγεται τοῦ καταπίνειν
τὰς τροφάς· οὐ γὰρ δὴ φέρεται κάτω τῷ βάρει τὰ καταπινόμενα,

19 καθάπερ ᾠήθησαν ἔνιοι. Δῆλον δὲ τοῦτό ἐσ1ιν ἐκ τῶν μαχροτραχή-
λων ζῴων, ὅσα νεμόμενα καταπίνει τὴν τροφὴν ἐπικεκυφότα, καὶ
προσφέρεται τὸ ποτόν· ἔνδειξις γὰρ ἐκ τούτου τοῦ φαινομένου   15

en effet, à mesure qu'à chaque instant ces matières atteignent une
partie plus éloignée, cette partie se dilate dès le principe, tandis qu'é-
videmment elles laissent dans un état de contraction la partie située en
arrière, qu'elles quittent : l'état de l'œsophage, dans ce cas, est donc de
nouveau semblable à celui où il se trouve pendant la déglutition (sauf
l'inversion des mouvements de dilatation et de contraction); mais, comme il
18 n'y a pas d'attraction, la longueur, dans ces cas-là, reste la même. C'est
aussi pour cette raison qu'il est plus facile d'avaler que de vomir, attendu
que la déglutition s'opère par l'action des deux tuniques de l'estomac,
puisque la tunique interne attire, et que l'externe se contracte et aide à
la propulsion; on vomit, au contraire, par l'action de l'une des deux,
de l'externe seule, tandis que rien n'attire vers la bouche; car les parties
situées dans la bouche ne désirent pas l'effet qui se produit, comme l'estomac désire avaler les aliments : en effet, ce qu'on avale ne descend
19 pas en vertu de la pesanteur, comme quelques-uns l'ont cru. Cela est
évidemment prouvé par les animaux à long cou, qui, en mangeant, se
baissent pour avaler leurs aliments ou prendre leurs boissons : en effet,
cette observation fournit une démonstration du fait, que c'est en se ser-

2. ὃ καταλ. AB Mor. — 3. πάντη Gal. — 4. μή om. AB Mor. — 5. ὅλον Gal.

δείκνυται δυνάμει τινὶ χρώμενον, ἤτοι τὸν σ⸏όμαχον, ἢ διὰ τούτου τὴν κοιλίαν ἐργάζεσθαι τὴν κατάποσιν, ἥ τις δύναμις ἐνίοτε
παραλυθεῖσα χωρὶς φλεγμονῆς καταπίνειν ἀδυνάτους ἐργάζεται, μὴ
ὅτι σιτίον σκληρὸν, ἀλλὰ μηδὲ τὸ ὕδωρ. Εὔδηλον οὖν ὅτι τῆς ὑγιει- 20
5 νῆς κατασκευῆς τῶν μορίων βλαπτομένης ἡ τοιαύτη παράλυσις
γίνεται, δυσκρασίας τινὸς συμβαινούσης, ἣν ἐπανορθοῦν χρὴ πρὸς
τὸ σύμμετρόν τε καὶ κατὰ φύσιν ἐπανάγοντας· ἐάν τε γὰρ ὁ ἔξω
χιτὼν τοῦ σ⸏ομάχου τὴν διάθεσιν ἔχῃ ταύτην, ἐάν τε ὁ ἔνδον, ἡ
θεραπεία μία γίνεται τῶν ἔξωθεν αὐτῷ προσφερομένων, τῶν τε
10 διὰ τοῦ σ⸏όματος καταπινομένων, ἐνίοτε τόπῳ προσφερομένων καὶ
τὴν αὐτὴν ἐχόντων δύναμιν.

ιθ'. Περὶ ἐντέρων.

Ὥσπερ τὰς φλέβας ἡ φύσις ἀναδόσεως ὄργανα ποιήσασα, δύνα- 1
μιν ἐνέθηκεν αὐταῖς αἵματος γεννητικὴν, ὅπως μὴ μάτην ὁ χρόνος
ἀπόλοιτο τῆς διὰ αὐτῶν φορᾶς τῇ τροφῇ, κατὰ τὸν αὐτὸν λόγον

vant d'une certaine force que, soit l'œsophage, soit, par son intermédiaire, l'estomac, opère la déglutition, laquelle force, se trouvant parfois
paralysée, rend, sans qu'il y ait inflammation, les malades incapables
d'avaler, non-seulement des aliments solides, mais même de l'eau. Il est 20
donc évident que cette espèce de paralysie provient d'une lésion de la
structure normale des parties, tenant elle-même à un mauvais tempérament, qu'il faut redresser, en le ramenant à l'état moyen et naturel :
en effet, que ce soit la tunique extérieure ou la tunique intérieure qui
se trouve dans cet état, on applique le même traitement, aussi bien pour
les remèdes extérieurs que nous appliquons au malade, que pour ceux
que nous lui faisons avaler par la bouche, tandis que, parfois aussi,
nous faisons des applications locales de médicaments doués des mêmes
forces.

19. DES INTESTINS.

La nature, ayant fait des veines les organes du transport de l'aliment 1
dans l'intimité des tissus, leur a communiqué une faculté génératrice
du sang, de peur que le temps nécessaire pour les parcourir ne se perdît

καὶ τοῖς ἐντέροις τῆς εἰς τὰς φλέβας ἀναδόσεως ἕνεκα γεγενημένοις δύναμίς τις ἐνυπάρχει πεπτικὴ σιτίων· διόπερ οὔτε τῆς τῶν πε-ριτλωμάτων εἰς τὸ πρόσω φορᾶς ἕνεκεν, οὔτε πέψεως, ἀλλὰ τοῦ πᾶν εἰς τὰς φλέβας ἀναλαμβάνεσθαι τὸ κεχυλωμένον ἐν τῇ κοιλίᾳ
2 παρεσκεύασθαι τὰ ἔντερα. Καὶ διὰ τοῦτο αἱ τῶν ἐντέρων ἕλικες 5 ἀναρίθμητόν τι πλῆθος φλεβῶν ἐξ ἥπατος εἰς ἑαυτὰς ἐμφυόμενον ἔχουσαι, σύμπαντα τὸν ἐν τῇ γαστρὶ πεπεμμένον χυλὸν ἀναπέμ-
3 πουσιν. Ἐπεὶ δὲ ἓν εἶδος κινήσεως ἔχει τὰ ἔντερα τὸ προωστικὸν, ἓν χιτῶνος εἶδος εἰς ἐγκαρσίας τε καὶ κυκλοτερεῖς ἶνας ἀναλυόμε-
4 νον ἐκτήσατο. Τί δὴ οὖν οἱ χιτῶνες αὐτῶν δύο γεγόνασιν, εἴπερ 10 ὁμοίως ἔχουσιν ἀμφότεροι; περιττὸς γὰρ ἂν εἶναι δόξειεν ὁ ἕτερος.
5 Ἀλλὰ οὐχ ὧδε ἔχει· σφοδρότητος γὰρ ἕνεκα τῆς ἀποκριτικῆς δυνά-μεως, καὶ δυσπαθείας αὐτῶν τῶν ὀργάνων ὁ τῶν ἐντέρων χιτὼν
6 διτλὸς ἐγένετο, ὡς δηλοῖ καὶ τὰ δυσεντερικὰ παθήματα. Πολλοῖς

inutilement, eu égard à la nutrition; de même les intestins, qui ont été créés en vue du transport de l'aliment dans les veines, possèdent une espèce de force pour élaborer l'aliment : les intestins n'ont donc pas été construits, ni pour pousser en avant ses résidus, ni en vue de la digestion, mais afin que tout ce qui a été transformé en chyle dans l'estomac fût reçu
2 dans les veines. Pour cette raison aussi, les circonvolutions des intestins, qui possèdent une quantité innombrable de veines, lesquelles, venant du foie, vont s'implanter sur elles, font passer dans l'intérieur du corps
3 tout le chyle élaboré dans l'estomac. Mais, comme les intestins n'ont qu'une seule espèce de mouvement, le mouvement propulsif, ils n'ont reçu qu'une seule espèce de tunique, qui se résout en fibres transver-
4 sales et circulaires. Pourquoi donc leurs tuniques sont-elles au nombre de deux, puisque toutes les deux présentent les mêmes conditions? Il
5 semblerait, en effet, que l'une était superflue. Mais il n'en est pas ainsi; car c'est en vue de l'intensité de la force expulsive et de la résistance des organes mêmes contre les lésions, que la tunique des intestins est
6 double, comme l'indiquent les affections dyssentériques. En effet, nous

2. ὡς δύναμις AB Mor. — 3-4. τού-πίπαν AB Mor. — 9. ἓν καὶ χιτῶνος Gal. — Ib. εἰς om. AB Mor. — 11.

περιττὸς. . . . . ἕτερος om. AB Mor. — 13-14. ὁ. . . . . ἐγένετο om. AB Mor. — 14. καί] μάλιστα Gal.

γοῦν καὶ πολλάκις ἐθεασάμεθα κακῶς τε ἅμα καὶ χρονίως νοσήσασι
πλεῖσ͙τον ἔντερον ἀποσαπὲν, ὡς πολλαχόθι τὸν ἔνδον ὅλον ἀπολέσθαι χιτῶνα, καὶ ὅμως ἐβίων τε οὗτοι καὶ διεγένοντο, μὴ ἂν δια-
σωθέντες, εἰ μὴ καὶ δεύτερός τις ἦν ἐπὶ τῷ διεφθαρμένῳ χιτὼν
5 ἕτερος ἔξωθεν. Τοῦ δὲ μὴ δεῖσθαι συνεχῶς τῆς ἔξωθεν τροφῆς αἱ τῶν   7
ἐντέρων ἕλικές εἰσιν αἰτίαι, καθάπερ καὶ τοῦ μηδὲ ἀποπατεῖν πολλάκις, ἀλλὰ ἐκ μακροτέρων διασ͙τημάτων ἢ τοῦ παχέος εὐρύτης ἐντέρου τὴν αἰτίαν ἔχει, δευτέρα τρόπον τινὰ γασ͙τὴρ αὐτοῖς ὑποβε-
βλημένη · ἵνα γὰρ μήτε ἀποπατῇ τὰ ζῷα συνεχῶς, μήτε οὐρῇ, τοῖς
10 μὲν ὑγροῖς περιτ͙λώμασιν ἡ κύσ͙τις ὑπόκειται, τοῖς δὲ ξηροῖς τὸ
παχὺ καλούμενον ἔντερον, ὃ δὴ καὶ κάτω κοιλίαν ὀνομάζουσί τινες.
Ἀρχὴ δὲ αὐτοῦ τὸ τυφλὸν ἔντερον · οὗ γὰρ δὴ τελευτᾷ τὸ λεπτὸν   8
ἔντερον, ἐντεῦθεν εἰς μὲν τὰ δεξιὰ τὸ τυφλὸν, εἰς ἀρισ͙τερὰ δὲ τὸ
κῶλον ἀποφύεται, διὰ τῆς δεξιᾶς πρότερον ἀνενεχθὲν λαγόνος. Τὸ   9

avons vu maintes fois beaucoup de malades atteints d'affections à la fois
graves et chroniques, chez lesquels une très-grande partie de l'intestin
était pourrie, au point qu'en beaucoup d'endroits la tunique interne se
détruisait entièrement; néanmoins, ces malades vécurent et restèrent en
vie; mais ils n'eussent pas été sauvés, s'il n'y avait pas eu une seconde
tunique placée extérieurement sur la tunique détruite. Si nous n'éprou-
vons pas un besoin continuel d'aliments extérieurs, cela tient aux circon-   7
volutions des intestins; et, de même, la cause pour laquelle nous n'allons
pas fréquemment à la selle, mais seulement à des intervalles assez éloignés, doit être cherchée dans l'ampleur du gros intestin, qui constitue,
jusqu'à un certain point, un second estomac placé au-dessous des intestins : en effet, pour éviter que les animaux évacuent continuellement
les selles et l'urine, la vessie se trouve au-dessous des excréments liquides; et l'intestin appelé *épais*, que quelques-uns nomment aussi *ventre
inférieur*, au-dessous des excréments solides. Le commencement du gros   8
intestin est le *cœcum* : en effet, à partir du point où finit l'intestin grêle,
le cœcum se détache à droite, et le *œlon*, qui remonte d'abord à travers
la région iliaque droite, à gauche. Le cœcum est évidemment une es-   9

1 2. γάρ om. AB Mor. — 14. κόλον A 1ᵃ m., et sic sæpius.

μὲν δὴ τυφλὸν ἄντικρυς οἷον γασ]ήρ τίς ἐσ]ι παχεῖα, εἰς ὑποδοχὴν
10 περιτ]ωμάτων ἐπιτήδειος, ἀνάλογον δὲ αὐτῷ καὶ τὸ κῶλον. Πρῶτον
μὲν οὖν ἡ ἔκφυσις, ἣν ἐκ τοῦ πυλωροῦ λαμβάνει τὸ ἔντερον, ἱκανῶς
ἐσ]ι σ]ενὴ καὶ οὐκ εἰς ἕλικας ἐπικαμπ]ομένη, κατά τε τῆς ῥάχεως
τεταμένη · μετὰ δὲ ταύτην, δωδεκαδάκτυλον οὖσαν τὸ μῆκος, ὡς Ἡρό- 5
φιλος ἀληθῶς ἔφη, κατακάμπ]εται πολυειδῶς εἰς ἕλικας, ἀγγείων
παμπόλλων ἔχουσα πλῆθος, ὅπερ ὀνομάζουσι νῆσ]ιν, ὅτι κενὸν
11 ἀεὶ τροφῆς εὑρίσκεται. Τούτῳ δὲ ἐφεξῆς ἐσ]ι τὸ λεπ]ὸν, κατὰ μὲν
τὴν οὐσίαν ταὐτὸν τῷδε, διαφέρον δὲ τῷ τε μήτε κενὸν εὑρίσκεσθαι,
12 μήτε τοσοῦτον ἀγγείων ἔχειν πλῆθος. Ἐπὶ τούτῳ δέ ἐσ]ι τὸ τυφλὸν 10
καλούμενον, εἶτα τὸ κῶλον, ἐπὶ ᾧ κατὰ τὸ πέρας ἄχρι τῆς ἕδρας
ἐκτέταται τὸ ἀπευθυσμένον ὀνομαζόμενον.

κ'. Περὶ περιτοναίου.

1 Διελὼν ἀπὸ τοῦ ξιφοειδοῦς χόνδρου μέχρι τῶν τῆς ἥβης ὀσ]ῶν

πèce d'estomac épais propre à recevoir les résidus, et le colon présente
10 des conditions analogues. Ainsi, il y a d'abord le prolongement de l'estomac à partir du pylore (*duodenum*), prolongement qui est assez étroit,
ne se replie pas pour former des circonvolutions, et s'étend le long de
l'épine du dos; après ce prolongement, qui présente une longueur de
douze doigts, comme Hérophile le disait conformément à la vérité, la
partie de l'intestin qu'on appelle *jejunum*, parce qu'on le trouve toujours
vide d'aliments, se réfléchit en descendant, pour former des circonvolutions extrèmement variées, étant pourvue d'un très-grand nombre de
11 vaisseaux. Après cet intestin-là vient l'*intestin grêle*, qui lui est identique
sous le rapport de la substance, mais qui en diffère en ce qu'on ne le
trouve pas vide et en ce qu'il ne contient pas un aussi grand nombre de
12 vaisseaux. Après l'intestin grêle vient l'intestin dit *cæcum*, et ensuite le
colon, après lequel l'intestin dit *rectum* s'étend de son extrémité jusqu'au siège.

20. DU PÉRITOINE.

1 Si vous faites une incision sur tous les muscles du bas-ventre, depuis

3-4. ἱκ. ἐσ]ιγμένη Mor. — 7. καμπύλων A B Mor.

ἄπαντας τοὺς κατὰ ὑπογάσ]ριον μῦς, ἐντεύξῃ τινὶ λεπ]ῷ σώματι
καθάπερ ἀραχνίῳ ϖλατεῖ, τῷ καλουμένῳ ϖεριτοναίῳ. Κέκληταί γε 2
μὴν ϖεριτόναιον ἀπὸ τοῦ ϖεριτετάσθαι ϖᾶσι μὲν τοῖς σπλάγχνοις,
ϖᾶσι δὲ τοῖς ἐντέροις, ἔτι δὲ τοῖς ἀγγείοις ὅσα μεταξὺ Φρενῶν τέ
5 ἐσ]ι καὶ σκελῶν. Οὕτω δὲ καὶ τοῖς ἄλλοις ὅσα τούτων μεταξὺ κεῖται, 3
ϖεριτέταται ϖᾶσιν, ἐν οἷς ἐσ]ι καὶ μήτρα καὶ κύσ]ις. Τοῦτον τὸν 4
ὑμένα λεπ]ότατον ὄντα οὐδὲ ἀποδεῖραι ῥᾴδιόν ἐσ]ιν ἄνευ τοῦ δια-
σπάσαι, καὶ μάλισ]α κατά τε τὰς Φρένας καὶ τοὺς ὁμιλοῦντας αὐτῷ
δύο μῦς τῶν κατὰ ὑπογάσ]ριον τοὺς ἐγκαρσίους, ἕνα κατὰ ἑκάτερον
10 μέρος, ἀρισ]ερόν τε καὶ δεξιόν· ἔνθα γὰρ οὗτοι ϖλατὺν καὶ λεπ]ὸν
τένοντα τὴν ἑαυτῶν ἀπονεύρωσιν ἴσχουσι, συμπέφυκεν αὐτοῖς δύσ-
λυτος ὁ ϖεριτόναιος ὑμήν, ὥσ]ε τὴν καλουμένην γασ]ρορραφίαν,
ἣν οἴονται τοῦ ϖεριτοναίου μόνου ϖοιεῖσθαι, μετὰ τῆς ἀπονευρώσεως. ἧς λέγω, γινομένην ἴσθι. Χρεῖαι δὲ τοῦ ϖεριτοναίου ϖλείους 5

le cartilage xiphoïde jusqu'aux os du pubis, vous rencontrerez un corps
mince ressemblant à une large toile d'araignée; c'est ce qu'on appelle
péritoine. On l'a appelé péritoine, du verbe ϖεριτετάσθαι, qui signifie 2
s'étendre autour, parce qu'il s'étend autour de tous les viscères, de tous
les intestins, et, en outre, de tous les vaisseaux qui se trouvent entre le
diaphragme et les membres inférieurs. Il s'étend également autour de 3
toutes les autres parties situées entre les limites susdites; or, de ce
nombre sont l'utérus et la vessie. Il n'est pas facile de disséquer cette 4
membrane, qui est très-mince, sans la déchirer, surtout au niveau du
diaphragme et des deux muscles qui lui sont contigus, c'est-à-dire des
muscles transversaux du bas-ventre (*m. transverses de l'abdomen*), placés un
de chaque côté, à gauche et à droite : en effet, à l'endroit où ces muscles
présentent un tendon large et mince, produit de leur transformation en
nerfs, la membrane dite *péritoine* leur est adhérente de façon à s'en détacher difficilement : sachez que, pour cette raison, l'opération appelée
suture ventrale, qu'on croit faire sur le péritoine seul, se fait de plus sur
l'épanouissement nerveux dont je parle. Les avantages que les animaux 5

6. τόν ex em.; om. AB Mor. — 9. Gal. — 11. ἐξ αὐτῶν Gal. — 11-12.
ἐπιγάσ]ρ. Gal. — Ib. τοὺς ἐγκαρσίους δύσαυτος A; ὡσαύτως B. — 12. ὥσ]ε
ex em.; τῶν ἐγκαρσίων AB Mor.; om. καὶ AB Mor.

τοῖς ζῴοις· μία μὲν ὡς σκεπάσματος ἀπάντων τῶν ὑποκειμένων μορίων, δευτέρα δὲ ὡς διαφράγματος αὐτῶν τούτων πρὸς τοὺς ἔξωθεν
ἐπικειμένους μῦς· τρίτη δὲ ὡς πρὸς τὸ θᾶττον ὑπιέναι τὰ περιττώματα τῆς ξηρᾶς τροφῆς· οἷον γὰρ ὑπὸ δυοῖν τινων χειρῶν, τοῦ
τε περιτοναίου καὶ τῶν φρενῶν ἄνω μὲν ἡνωμένων, κάτω δὲ διεστη- 5
κότων, σφιγγόμενα τὰ μεταξὺ θλίβει τε καὶ ὠθεῖ τὰ τῆς τροφῆς
περιττώματα κάτω· καὶ τετάρτη πρὸς τὸ μὴ ῥᾳδίως πνευματοῦσθαι
τά τε ἔντερα καὶ τὴν γαστέρα· περιτεταμένον γὰρ σφίγγει καὶ
περιστέλλεται, ῥᾳδίως τε θλίβει τῆς φύσης τὸ μὲν ἄνω, τὸ δὲ
κάτω· καὶ πέμπτη, πρὸς τὸ πάντα τὰ κάτω τῶν φρενῶν συνδεῖ- 10
σθαί τε ὑπὸ αὐτοῦ, καὶ ὡς ὑπὸ δέρματός τινος ἕκαστον ἰδίᾳ σκέ-
πεσθαι.

κα΄. Περὶ ἐπιπλόου.

1 Ἐκ δυοῖν μὲν χιτώνων γέγονε τὸ καλούμενον ἐπίπλοον λεπτῶν

retirent du péritoine sont assez nombreux : d'abord il sert de couverture
pour toutes les parties sous-jacentes ; en second lieu, il remplit l'office
de cloison entre ces mêmes parties et les muscles placés sur eux à l'extérieur ; en troisième lieu, il accélère la descente des résidus des aliments solides : en effet, le péritoine et le diaphragme, imitant deux
mains réunies en haut et écartées en bas, serrent les parties intermédiaires, lesquelles compriment et poussent à leur tour vers le bas les
résidus des aliments ; il empêche encore que les intestins et l'estomac
ne se gonflent trop facilement par des gaz : en effet, formant une enveloppe étroite, il serre ces organes, se contracte autour d'eux, et pousse
facilement les vents, partie en haut, partie en bas ; enfin, il relie entre
eux et recouvre d'une espèce de peau, chacune en particulier, toutes les
parties situées au-dessous du diaphragme.

21. DE L'ÉPIPLOON.

1 La partie appelée *épiploon* consiste en deux tuniques minces et com-

6. σφιγγόμ. μεταξὺ AB Mor.

καὶ συκνῶν ἀλλήλοις ἐπικειμένων, σαμπόλλων δὲ ἀρτηριῶν καὶ
Φλεβῶν, καὶ σιμελῆς οὐκ ὀλίγης · σύγκειται γὰρ ἐκ δυοῖν οἷον
σλυχῶν τοῦ σεριτοναίου, μέσων δὲ ἐν αὐταῖς σεριεχομένων τῶν
ἀγγείων ἀμφίεσμά τε ἅμα γινόμενον αὐτῶν, καὶ σρόβλημα, καὶ σίη-
5 ριγμα. Λελέχθαι δὲ τὸ ἐπίπλοόν Φασιν οὕτως, ἐπειδή σερ οἷον 2
ἐπιπλέον ἐσὶ τοῖς ἐντέροις. Σχῆμα δὲ ἔχει μάλισἴα Φασκωλίου τε 3
καὶ θυλάκου καὶ σάκκου, σἴόμα μὲν ἔχοντος τὴν ἐκ τῆς γασἴρὸς
ἔκφυσιν ἄνωθέν τε καὶ κάτωθεν, ὅλον δὲ τὸ κύτος ἑαυτοῦ μέχρι τοῦ
συθμένος ὅσον ἐκ τῶν εἰρημένων ἀρχῶν ἀποτείνεται κάτω. Μαθήσῃ 4
10 δὲ ἐναργέσἴερον οὕτω τοῦτο ἔχον, ἐὰν ἀποτεμὼν ἐντεῦθεν αὐτὸ,
καὶ κατὰ μηδὲν ἄλλο μέρος ἢ τρήσας, ἢ διασπάσας, ἐμπιπλάναι
βουληθῇς ἤτοι γε ὑγρᾶς οὐσίας, ἢ σἴερεᾶς · σληρωθήσεται γὰρ ὑπὸ
αὐτῆς, ὅλον ὑπάρχον ὑγιές τε καὶ συνεχὲς ἑαυτῷ, καθάπερ τὰ Φα-
σκώλια. Ῥᾷσἴον δέ ἐσἴί σοι καὶ τελέως ἐξελεῖν αὐτὸ τοῦ ζώου · · 5
15 βραχεῖαι γὰρ ἔτι συμφύσεις ὑπολείπονται σρός τε τὸν σπλῆνα καὶ

pactes, placées l'une sur l'autre, en un grand nombre d'artères et de veines,
et en une quantité assez considérable de graisse : il se compose en effet
de ce qu'on pourrait appeler les deux replis (*feuillets*) du péritoine, au
milieu desquels sont contenus les vaisseaux, dont il devient à la fois la
couverture, le rempart et le soutien. On prétend que l'*épiploon* a reçu ce 2
nom, parce qu'il flotte (ἐπιπλέω), pour ainsi dire, sur les intestins. Il a 3
à peu près la forme d'une besace, d'une bourse ou d'un sac, qui a pour
ouvertures les prolongements supérieur et inférieur de l'estomac, tandis qu'à partir des deux points d'origine susdits, tout le ventre du sac
jusqu'au fond s'étend vers le bas. Vous reconnaîtrez plus clairement qu'il 4
en est ainsi, si, après l'avoir détaché de ces deux points avec un couteau, sans toutefois le percer ou le déchirer en aucun autre point, vous
voulez le remplir d'une substance, soit liquide, soit solide : en effet,
l'épiploon se remplira de cette substance comme les besaces, puisqu'il
est entièrement sans lacune ni solution de continuité. Il vous est très- 5
facile de détacher entièrement l'épiploon de l'animal : en effet, après
qu'on l'aura détaché entièrement de ses premiers points d'origine, il lui

3. μέσον AB Gal. — Ib. μὲν αὐτοῖς λεῖμμα Mor. Ras. — 9. ἀποτέμνεται
AB Mor. — 4. σρόάλημα A; σροδ- AB Mor.

τὸ κῶλον αὐτῷ, μετὰ τὸ τῶν πρώτων ὅλον ἐκφύσεων χωρισθῆναι.

6 Προσφύεται μὲν οὖν ποτε σπανίως καὶ λοβῷ τοῦ ἥπατος ἄλλοτε ἄλλῳ, καί τινι νόθῃ πλευρᾷ, μηδὲ ταύτῃ μιᾷ διὰ παντὸς, ἀλλὰ ὡς ἂν τύχῃ· τοὐπίπαν δὲ ἀπολέλυται καὶ κεχώρισται πάντων τῶν ἄλλων ὅτι μὴ τριῶν τῶνδε, γαστρὸς καὶ σπληνὸς καὶ κώλου· τούτοις 5 γὰρ ἀεὶ συνῆπται.

κϛ'. Περὶ μεσεντερίου.

1 Καὶ τὸ μεσεντέριον δὲ ἐκ τοῦ περιτοναίου τὴν γένεσιν ἔχει.

2 Καλοῦσι δὲ αὐτὸ καὶ μεσάραιον, ἀπὸ τῶν συμβεβηκότων αὐτῷ τὰς προσηγορίας ἀμφοτέρας θέμενοι, μεσεντέριον μὲν ἀπὸ τῆς θέσεως· μεσάραιον δὲ ἀπὸ τῆς οἰκείας οὐσίας· μέσον γὰρ τέτακται τῶν ἐν- 10 τέρων, καὶ πάσας τὰς ἐξ ἥπατος εἰς αὐτὸ καταφερομένας φλέβας ἅμα ταῖς παρακειμέναις ἀρτηρίαις τε καὶ νεύροις ἐν κύκλῳ περιλαμ-

3 βάνει, καθάπερ ἕκαστον τῶν ἐντέρων. Ἔνθα μὲν οὖν περιτείνεται τοῖς ἀγγείοις τε καὶ τοῖς ἐντέροις, ἁπλοῦν ἐστιν, ἔνθα δὲ μέσον αὐ-

6 restera encore de petites adhérences avec la rate et le colon. Ainsi, l'é- piploon adhère quelquefois aussi, quoique rarement, à quelque lobe du foie, tantôt à l'un, tantôt à l'autre, et à l'une ou l'autre des fausses côtes, et pas même toujours à une seule, mais au hasard; en général cependant, à l'exception des trois organes que je vais énumérer, l'épi- ploon est détaché et séparé de tous les autres; je veux parler de l'esto- mac, de la rate et du colon; car il se rattache toujours à ces trois.

22. DU MÉSENTÈRE.

1-2 Le mésentère est aussi formé par le péritoine. On donne encore le nom de *mésarée* à cet organe, et on dérive ces deux noms, l'un aussi bien que l'autre, de circonstances accidentelles à cette partie, l'appelant *mésentère* d'après sa position, et *mésarée* d'après la substance propre [de l'intestin qui l'entoure]; le mésentère est en effet placé au milieu des in- testins, et il enveloppe aussi bien toutes les veines qui du foie viennent aboutir à lui conjointement avec les artères et les nerfs placés à côté 3 d'elles, que chaque intestin en particulier. Dans l'endroit où le mésen- tère s'étend autour des intestins et des vaisseaux, il est simple; mais il

τῶν κείμενον, οὐ τὴν ἀμφιέσματος ἔτι χρείαν, ἀλλὰ τὴν συνδέσμου
παρέχει, διπλοῦν γίνεται.

κγ΄. Περὶ τοῦ παγκρέου.

Ἡ κατιοῦσα φλὲψ ἐξ ἥπατος, μεταξὺ τῆς γασιρὸς καὶ τῶν ἐντέρων ἀχθεῖσα, τοῖς ὑποκειμένοις σπονδύλοις ἐπιβέβηκεν · εἰς ταὐτὸ
5 δὲ ἥκει χωρίον καὶ ἡ μέλλουσα μετὰ αὐτῆς σχίζεσθαι κατὰ ὅλον τὸ
μεσάραιον ἀρτηρία, καὶ τὸ νεῦρον δὲ τὸ συγκατασχιζόμενον τῇ
ἀρτηρίᾳ καὶ τῇ φλεβὶ κατὰ ὅλον τὸ μεσάραιον, εἰς τοῦτον ἤχθη τὸν
τόπον, ὥσπερ γε καὶ οἱ τὸ χολῶδες περίτιωμα τῆς ἐπὶ ἥπατι κύ-
σιεως ἐκκενώσοντες πόροι · ὥσιε ἐπεὶ καὶ φλέβα, καὶ ἀρτηρίαν, καὶ
10 νεῦρον, καὶ τέταρτον σὺν αὐτοῖς τὸ χοληδόχον ἀγγεῖον εἰς ἓν τοῦτο
χωρίον ἤγαγεν ἡ φύσις, τὰς δὲ ἀρχὰς τῆς σχίσεως ἀναγκαῖον ἦν
αὐτῶν ἐνταυθοῖ γενέσθαι, μεγάλης βοηθείας ἐδεῖτο τοῦτο τὸ χωρίον
εἰς ἀσφάλειαν τῶν κατὰ αὐτὸ διανεμηθησομένων καὶ σχισθησομέ-
νων ἀγγείων. Καὶ διὰ τοῦτο ἡ φύσις ἀδενῶδές τι σῶμα δημιουργή-   2

est double à l'endroit où, placé au milieu d'eux, il n'a plus l'utilité
d'une enveloppe, mais celle d'un lien.

23. DU PANCRÉAS.

Quand la veine (v. porte) qui descend du foie est arrivée entre l'esto-   1
mac et les intestins, elle s'appuie sur les vertèbres sous-jacentes; mais
l'artère qui doit se distribuer avec elle dans tout le mésentère (art. mésentérique supér.) arrive aussi au même endroit, et le nerf dont les rameaux se répandent, conjointement avec ceux de la veine et de l'artère,
dans tout le mésentère, est amené également à cet endroit, ainsi que les
canaux destinés à évacuer le résidu bilieux de la vessie placée sur le foie
(vésicule biliaire); puisque la nature a conduit à cet endroit une veine,
une artère, un nerf, et en quatrième lieu, outre ces vaisseaux, le vaisseau cholédoque, et que le point de départ des ramifications de ces vaisseaux devait nécessairement se trouver dans cet emplacement, ce lieu
avait donc besoin d'une grande protection pour la sûreté des vaisseaux qui
doivent s'y distribuer et s'y ramifier. Pour cette raison, la nature a créé   2

Ch. 23, l. 9. πόροι om. AB Mor.

σασα, τὸ καλούμενον παγκρεας, ὑπεσlόρεσεν ἅμα καὶ περιέβαλεν
ἐν κύκλῳ πᾶσι καὶ τὰς σχίσεις ἀνεπλήρωσεν, ὡς μηδὲν αὐτῶν εὔ-
σχισlον εἶναι, μηδὲ ἀσlήρικτον, ἀλλὰ ἐπὶ μαλακοῦ καὶ μετρίως εἴ-
κοντος ἀναπαυόμενα πάντα, καὶ ἢν κινηθῇ που σφοδρότερον,
3 ἄπληκτά τε καὶ ἄθλασlα καὶ ἄρρηκτα διὰ παντὸς φυλάτlεσθαι. Καὶ 5
μήν γε καὶ ὑμένας ἰσχυροὺς ἰδίᾳ τε κατὰ ἕκασlον ἀγγεῖον, καὶ
κοινῇ πᾶσιν αὐτοῖς περιέβαλεν, ἀμφιέσοντάς τε καὶ συνάψοντας,
οὐ πρὸς τὸν ἀδένα μόνον, ἀλλὰ σὺν ἐκείνῳ καὶ τοῖς μὲν ὑποκειμένοις κατὰ τὴν ῥάχιν πρώτοις καὶ μάλισlα, μετὰ ταῦτα δὲ καὶ τοῖς·
ἄλλοις ἅπασι τοῖς περικειμένοις ὀργάνοις. 10

κδ'. Περὶ διαφράγματος.

1   Εῖς ἐσlι τοῦ Θώρακος μῦς οὐχ ὁ φαυλότατος, αἱ Φρένες, ὀνομά-
2 ζουσι δὲ αὐτὰς καὶ διάφραγμα. Τὸ μὲν οὖν μέσον ἐν ταῖς Φρεσὶν

un corps glanduleux, celui qu'on appelle *pancréas*, l'a étendu à la fois
au-dessous de tous ces vaisseaux et les en a entourés circulairement; par
lui elle a comblé les angles de bifurcation, de façon qu'aucun de ces
vaisseaux ne se divise trop aisément et ne soit privé de soutien, mais
que tous reposent sur un corps mou et qui cède dans une juste mesure,
et que, si parfois ils subissaient un mouvement trop violent, ils restassent
garantis à tout jamais contre les lésions, les meurtrissures et les déchi-
3 rures (cf. chap. XIV). De plus, elle a revêtu non-seulement chaque vaisseau séparément, mais aussi tous les vaisseaux ensemble, de fortes membranes qui doivent les recouvrir et les rattacher, non pas à la glande
seule, mais en même temps, en premier lieu et principalement aux parties sous-jacentes placées sur l'épine du dos, et après cela aussi à tous
les autres organes voisins.

24. DU DIAPHRAGME.

1   Il existe un muscle de la poitrine qui n'est pas le moins important et
2 qu'on nomme aussi *cloison* (*diaphragme*). Le milieu du diaphragme est

2. πᾶσι κατασχισθὲν ἐπλήρωσέ τε ὡς   ex em.; μέν A B Gal. Mor. — 8. καί
A B Mor. — 4. πολύ Gal. — 6. μήν om. A B Mor.

ὁ μῦς ἀπονευρούμενος εἰς τένοντα ϖλατὺν, ἐκ ϖαντὸς μέρους ϖερι-
λαμβανόμενον ὑπὸ τῶν σαρκωδῶν· ἑκατέρωθεν δὲ αὐτοῦ λεπ7ὸς ὑμὴν
ἐπιπέφυκεν ἄνωθέν τε καὶ κάτωθεν, ὑπὸ ὧν ὁ Θώραξ διαφράτ7εται.
Δύο δέ ἐσ7ι τὰ τρήματα τῶν φρενῶν, τὸ μὲν ἕτερον τὸ μεῖζον, ἵνα   2
5 τοῖς σπονδύλοις ἐπιβεβήκασιν, ὁδὸς τῷ τε σ7ομάχῳ καὶ τῇ μεγάλῃ
ϖαρεσκευασμένον ἀρτηρίᾳ· τὸ δὲ ὑπόλοιπον τοὔλατ7ον τὴν κοίλην
φλέβα τοῖς ἄνω τοῦ ζώου μέρεσι κομίζουσαν αἷμα δέχεταί τε καὶ
ϖαραπέμπει σὺν ἀσφαλείᾳ ϖολλῇ· καὶ γὰρ καὶ ϖεριπέφυκεν αὐτῇ
ϖάνυ δυσλύτῳ συμφύσει, καὶ συναποπέμπει τὸν ἐν τοῖς δεξιοῖς τοῦ
10 Θώρακος ὑμένα. Τὸ δὲ σ7όμα τῆς γασ7ρὸς κεῖται μὲν κατὰ τὰς   3
φρένας, οὐ μὴν ἰσχυρῶς γε συμφυόμενον, ὥσπερ ἡ κοίλη φλὲψ,
ἀλλὰ χαλαροῖς ὑμέσι διειλημμένον.

κε'. Περὶ ἥπατος.

Οὐχ ἅπασιν ἀνθρώποις ὁμοίως ἔχει τὸ ἧπαρ κατά τε μέγεθος καὶ   1

formé par ce muscle qui, devenant *nerf,* se transforme en un tendon
large, entouré de tous côtés de parties charnues; aux deux côtés de ce
tendon, en haut et en bas, s'implante sur lui une membrane mince, et
ces membranes servent de cloison au thorax. Il y a deux trous dans le   2
diaphragme : l'un, qui est le plus grand, a été disposé pour livrer passage à l'œsophage et à la grande artère (*aorte*) dans la région où ces
organes s'appuient sur les vertèbres; l'autre, qui est plus petit, reçoit la
veine cave, qui apporte le sang aux parties supérieures de l'animal, et
il l'y conduit avec une grande sûreté : en effet, le diaphragme s'implante
de tous côtés sur cette veine, à l'aide d'une adhérence très-difficile à
rompre, et on voit se détacher, pour l'accompagner, la membrane qui
se trouve au côté droit de la poitrine (*plèvre*). L'orifice de l'estomac est   3
situé au niveau du diaphragme; cependant il ne s'y rattache pas fortement comme la veine cave; au contraire, l'union entre les deux organes
n'a lieu que par des membranes lâches.

25. DU FOIE.

Chez tous les hommes, le foie ne présente pas la même disposition, ni   1

4. μέγα Gal. — 11. φλέβας AB Mor.

2 πλῆθος λοβῶν. Ἀκριβέστατα γοῦν ὑπὲρ αὐτοῦ γράφων Ἡρόφιλος
αὐτοῖς ὀνόμασι τάδε φησίν· ἔστι δὲ εὐμέγεθες τὸ τοῦ ἀνθρώπου
ἧπαρ, καὶ μεῖζον τοῦ ἔν τισιν ἑτέροις ζῴοις ἰσοπαλέσιν ἀνθρώποις,
καὶ κατὰ ὃ μὲν ταῖς φρεσὶ προσψαύει, κεκύρτωται καὶ λεῖόν ἐστιν·
3 κατὰ ὃ δὲ τῇ κοιλίᾳ προσψαύει, ἔνσιμον καὶ ἀνώμαλον. Ἀφωμοίω- 5
ται δὲ κατὰ τοῦτο διασφαγί τινι, κατὰ ὃ καὶ τοῖς ἐμβρύοις ἐκ τοῦ
4 ὀμφαλοῦ ἡ φλὲψ εἰς αὐτὸ ἐμπέφυκεν. Οὐχ ὅμοιον δέ ἐστιν ἐν ἅπασιν, ἀλλὰ καὶ πλάτει, καὶ μήκει, καὶ πάχει, καὶ ὕψει, καὶ λοβῶν
πλήθει, καὶ ἀνωμαλίᾳ τοῦ ἐκ τοῦ ἔμπροσθεν, καὶ ὄγκῳ τοῦ ἐκ τοῦ
ἔμπροσθεν, κατὰ ὃ παχύτατόν ἐστι, καὶ τοῖς ἄκροις τοῖς κύκλῳ 10
κατὰ τὴν λεπτότητα, ἄλλοις ἀλλοῖον· λοβὸν γάρ τισι μὲν οὐδὲ ἔχει,
ἀλλά ἐστιν ὅλον στρογγύλον καὶ ἀνορθόν· τοῖς δὲ δύο, τοῖς δὲ καὶ
5 πλείους, πολλοῖς δὲ καὶ τέσσαρας ἔχει. Ταῦτά τε οὖν ὀρθῶς εἶπεν
Ἡρόφιλος, ἔτι τε πρὸς τούτοις, ὀλίγων μὲν ἐπὶ ἀνθρώπων, οὐκ

2 pour le volume, ni pour le nombre des lobes. Hérophile, qui a traité ce
sujet avec la plus grande exactitude, dit mot à mot ce qui suit : « Chez
l'homme, le foie est considérable, et il est même plus grand que chez
certains animaux de la même force que l'homme; du côté où il touche
au diaphragme, il est bombé et lisse; mais, du côté où il touche à l'es-
3 tomac, il est évasé et inégal. Dans cet endroit, il ressemble à un ra-
vin, et c'est dans cette région même que s'implante sur lui, chez les
4 fœtus, la veine qui vient du nombril. Le foie ne se ressemble pas chez
tous; au contraire, cet organe présente un aspect différent, suivant les
individus, aussi bien pour la largeur que pour la longueur, l'épaisseur, la hauteur, le nombre des lobes, l'inégalité et le volume de sa
partie antérieure, partie où le foie présente la plus grande épaisseur;
enfin, pour l'amincissement de ses extrêmes limites, qui forment sa circonférence : en effet, chez les uns il n'a pas de lobes, mais offre partout
une rondeur parfaite, sans aucune ligne droite; chez d'autres il a deux
5 lobes, chez d'autres encore plus, et même, chez plusieurs, quatre. » Toutes
ces assertions d'Hérophile sont parfaitement justes, et, de plus, il a écrit,

---

5. τῇ κοιλίᾳ καὶ τῷ κυρτῷ τῆς κοιλίας , 9-10. καὶ ὄγκῳ..... ἔμπροσθεν om. Gal.
Gal. — 9. ἀνωμαλίᾳ τῇ ἐκ τοῦ Gal. — Ras.

ὀλίγων δὲ ἐπὶ ἄλλων ζώων ἐπιλαμβάνειν αὐτό τι τῶν ἀρισθερῶν
μερῶν, ἀληθῶς ἔγραψεν. Τοῦτο τὸ σπλάγχνον εἰς τὸ σιμότατον 6
ἑαυτοῦ μέρος ἀνηκούσας ἔχει τὰς ἐκ τοῦ μεσεντερίου φλέβας · ὀνομάζουσι δὲ τὸν τόπον τοῦτον εἰς ὃν ἀθροίζονται πᾶσαι, πύλας ἥπα-
5 τος, κατὰ ὃν εὑρήσεις σθόμα μέγισθον φλεβός. Ἀπὸ τῶν πυλῶν 7
τούτων εἰς ἕκασθον λοβὸν, ὅσοι περ ἂν ὦσιν, μίαν εὑρήσεις ἀφικνουμένην φλέβα μεγάλην, ἧς σχισθείσης εἰς πολλὰς μικρὰς, ὅσον
ἐσθὶ μεταξὺ τῶν ἀγγείων, ἅπαν ἀναπεπλήρωται τῇ τοῦ σπλάγχνου
σαρκί · καλοῦσι δὲ αὐτὴν οἱ περὶ τὸν Ἐρασίσθρατον παρέγχυμα.
10 Τῆς δὲ φλεβὸς ἑκάσθης κατὰ ἧπαρ ὁ χιτὼν πάνυ λεπθός ἐσθιν, 8
οἷος οὐκ ἄλλος ἐν οὐδεμιᾷ τῶν κατὰ ὅλον τὸ ζῷον. Ὄψει δὲ εὐθέως, 9
ἐὰν ἀκριβῶς προσέχῃς τοῖς κατὰ τὰς πύλας χωρίοις καὶ τὸν ἐκ
τῆς χολοδόχου κύσθεως πόρον εἰς τὴν ἀρχὴν τῆς τῶν ἐντέρων ἐκφύσεως ἀφικνούμενον, οὐ πολλῷ κατωτέρω τοῦ πυλωροῦ καλου-
15 μένου, γεγονότα χάριν τοῦ διακρίνεσθαι τὴν χολήν. Ἔσθι δὲ ὅτε 10

conformément à la vérité, « que chez peu d'hommes, mais chez un assez
grand nombre d'animaux, le foie empiète un peu sur le côté gauche. » Ce 6
viscère contient, dans sa partie la plus profondément creusée, les veines
qui, du mésentère, remontent vers lui; on nomme cet endroit où elles se
rassemblent toutes, *portes du foie*, et vous y trouverez un orifice de veine
(*v. porte*) très-grand. Vous verrez que, de ces portes, une grande veine 7
va se rendre à chaque lobe (*v. hépatiques*), quel que soit leur nombre,
et, pendant que cette veine se divise en un grand nombre de petites, tout
l'espace intermédiaire entre les vaisseaux est comblé par la chair du viscère, chair qu'Érasistrate appelle *parenchyme*. La tunique de toutes les 8
veines du foie est extrêmement mince, et aucune autre veine, dans tout
le corps de l'animal, ne possède une tunique qui le soit au même degré.
Si vous portez une attention soutenue dans l'examen de la région des 9
portes, vous verrez tout de suite que le canal (*canal cholédoque*) provenant de la vésicule biliaire, et qui a été fait pour filtrer la bile, aboutit
aussi au commencement du prolongement des intestins (*c'est-à-dire le
duodenum*), un peu au-dessous de ce qu'on appelle le pylore. Quelquefois 10

1. τι om. AB Mor. — 6. λοβόν om. AB.

καὶ ἀποσχίδα ἑαυτοῦ τινα πέμπει μικρὰν ἀνωτέρω τοῦ πυλω-
11 ροῦ. Καὶ μὲν δὴ καὶ νεῦρον πάνυ τι σμικρὸν ἅμα τῇ πρὸς τὸ
σπλάγχον ἀναφερομένῃ Θεάσῃ φλεβὶ, καταφυόμενον εἰς τὸν περικείμενον ἔξωθεν ὑμένα, χωρὶς τοῦ κατασχίζεσθαι σὺν αὐτῇ διὰ βά-
12 θους, ἵνα μὴ παντάπασιν ἀναίσθητον ᾖ τὸ σπλάγχον.—Ἡ μὲν οὖν   5
σὰρξ τοῦ ἥπατος αὐτὸ δὴ τὸ ἴδιόν ἐστιν αὐτοῦ σῶμα, τὸ πρῶτον
τῆς αἱματώσεως ὄργανον· διὸ καὶ ταῖς εἰς τὴν γασ῀έρα καὶ σύμπαντα τὰ ἔντερα καθηκούσαις φλεψὶν ὑπάρχει δύναμις αἵματος
ποιητικὴ, κατὰ ἣν καὶ πρὶν εἰς ἧπαρ ἀφικέσθαι, τὸν ἐκ τῶν σιτίων
13 ἀναδιδόμενον χυμὸν αἱματοῦν αἱ φλέβες πεφύκασιν. — Συνῆπ῀αι   10
δὲ τὸ ἧπαρ τῇ μὲν γασ῀ρὶ καὶ τοῖς ἐντέροις ἅπασι διά τε τῶν φλεβῶν καὶ τοῦ συνδοῦντος αὐτὰς χιτῶνος, τοῖς δὲ ἄλλοις τοῖς περικειμένοις σώμασι διὰ τοῦ σκέποντος αὐτὰ χιτῶνος, τὴν γένεσιν ἐκ
τοῦ περιτοναίου λαμβάνοντος, ὥσ῀ε διὰ μὲν τούτου πᾶσι τοῖς ἐντὸς συνάπ῀εσθαι· πᾶσι γὰρ ὁ χιτὼν οὗτος ἐπεκτείνεται· διὰ με-   15

ce canal envoie aussi un petit rameau de lui-même au delà du pylore.
11 Vous verrez aussi, conjointement avec la veine qui remonte vers ce
viscère, un très-petit nerf (*plexus hépatique*) s'implante sur la membrane qui environne le foie à l'extérieur, sans que néanmoins ce nerf se
ramifie avec la veine dans la profondeur du tissu de cet organe, et cette
disposition a pour but de prévenir que le viscère ne soit entièrement
12 insensible. — La chair du foie, qui est sa substance propre même, est le
premier organe de la sanguification : c'est aussi pour cette raison que les
veines qui aboutissent à l'estomac et à tous les intestins sont douées d'une
faculté formatrice du sang, en vertu de laquelle ces veines sont capables
de convertir en sang, même avant qu'il n'arrive au foie, le suc provenant
13 des aliments, qui va se rendre dans l'intimité des tissus. — Le foie se rattache à l'estomac et à tous les intestins par les veines et par la tunique qui
les relie entre elles (*lig. hépato-duodénal et h. colique; petit épiploon*), aux
autres organes environnants, par la tunique qui le recouvre et qui prend
son origine au péritoine (*épiploon gastro-hépatique?*), de sorte que, par
son intermédiaire, le foie se rattache à tous les organes intérieurs, puisque
cette tunique s'étend sur tous; enfin, le foie se rattache au diaphragme

3. ἀναφερόμενον AB Mor. — 12. δέ om. AB. — 14-15. ἐκτός B.

γάλου δὲ δεσμοῦ ταῖς φρεσὶ, καὶ διά τινων ἄλλων ὑμενωδῶν τε καὶ
σμικρῶν ταῖς νόθαις πλευραῖς. Ὁ δὲ δὴ πρὸς τὰς φρένας αὐτὸ 14
συνάπτειν εἰρημένος ἔστι μὲν καὶ αὐτὸς οἷόν περ τὸ περιτόναιον
κατὰ τὴν οὐσίαν· καὶ γὰρ δὴ καὶ τὴν γένεσιν ἔκ τε τοῦ περιέχοντος
5 ἔχει τὸ ἧπαρ χιτῶνος, καὶ τοῦ τὰς φρένας ὑποζωννύντος κάτωθεν,
οὓς ἀμφοτέρους δυσπαθείᾳ παμπόλλῳ παραλλάττει ὁ τοῦ περιτοναίου. Συνάπτεται δὲ οὐ ταῖς φρεσὶ μόνον ἐνταυθοῖ τὸ ἧπαρ, ἀλλὰ 15
καὶ τῇ καρδίᾳ διὰ τῶν φρενῶν· τῆς γὰρ κοίλης φλεβὸς πρὸς τὴν
καρδίαν ἀνιούσης διὰ τῶν φρενῶν ἐν μέσῳ κειμένων ἀμφοτέρων τῶν
10 σπλάγχνων, δεσμὸν ἡ φύσις παρεσκεύασε σκληρὸν ἕνα καὶ παχὺν, ἀμφίεσμά τε ἅμα τῆς κοίλης, καὶ κοινὸν σύνδεσμον πρὸς τὸ
διάφραγμα τῇ τε φλεβὶ καὶ παντὶ τῷ σπλάγχνῳ.

κϛ'. Περὶ σπληνός.

Ὁ σπλὴν ὄργανόν ἐστι καθαρτικὸν τῶν ἐν ἥπατι γεννωμένων 1

par un grand ligament (lig. suspenseur), et aux fausses côtes par certains
autres ligaments membraneux et peu considérables (lig. semi-lunaires?).
La membrane qui, disions-nous, rattache le foie au diaphragme, res- 14
semble elle-même aussi au péritoine sous le rapport de sa substance,
puisque en effet elle tire son origine de la tunique qui entoure le foie et
de celle qui tapisse la face inférieure du diaphragme; cependant la tunique péritoine surpasse beaucoup ces deux tuniques-là sous le rapport de la résistance aux lésions. Dans cet endroit, le foie ne se rattache 15
pas seulement au diaphragme, mais encore, par l'intermédiaire du diaphragme, au cœur : en effet, comme la veine cave remonte au cœur par
le diaphragme, placé dans le milieu entre les deux viscères, la nature a
construit un lien dur et épais destiné à servir à la fois d'enveloppe pour
la veine cave, et de ligament commun pour rattacher le diaphragme à
la veine et à tout le viscère.

26. DE LA RATE.

La rate est un organe dépuratif des humeurs boueuses, épaisses et 1

7. Συνάπτει A B Mor.

2 ἰλυωδῶν καὶ παχέων καὶ μελαγχολικῶν χυμῶν. Ἕλκει μὲν οὖν
τούτους διὰ ἀγγείου φλεβώδους, οἷον στομάχου τινός· ἑλκύσας δὲ
οὐκ εὐθὺς εἰς τὴν κοιλίαν ἀποκρίνει, ἀλλὰ αὐτὸς πρότερον κατερ-
3 γάζεται καὶ μεταβάλλει κατὰ πολλὴν σχολήν. Ὅσον μὲν οὖν ἂν εἰς
τὸν οἰκειότατον τῷ σπλάγχνῳ χυμὸν μετακομισθῇ, τροφὴ τῷ   5
σπληνὶ γίνεται· ὁπόσον δὲ ἄν τι καὶ τὴν ἐν τούτῳ διαφυγὸν ἐργασίαν καὶ μὴ δυνηθὲν εἰς αἵματος ἰδέαν λεπτοῦ καὶ χρησοῦ με-
τασθῆναι, παντάπασιν ἄχρησον ἢ πρὸς θρέψιν, εἰς τὴν γαστέρα
τοῦτο διά τινος ἑτέρου φλεβώδους ὁ σπλὴν ἐξερεύγεται στομάχου,
4 χρείαν καὶ αὐτὸ παρέχον οὐ σμικράν. Τὸ ἴδιον δὲ σῶμα τοῦ σπλη- 10
νός, τὸ καλούμενον ὑπό τινων παρέγχυμα, χαῦνον ἱκανῶς ἐστι καὶ
ἀραιόν, ὥσπερ τις σπογγιὰ πρὸς τὸ ῥᾳδίως ἕλκειν τε καὶ παραδέ-
5 χεσθαι τὸ πάχος τῶν χυμῶν. Κεῖται δὲ ὁ σπλὴν ἐν τοῖς ἀριστεροῖς,
ἀεὶ τὸ σιμὸν ἑαυτοῦ μέρος ἐστραμμένον ἔχων εἰς τὰ δεξιὰ πρὸς τὸ
ἧπάρ τε καὶ τὴν γαστέρα· τὸ δὲ αὖ κυρτὸν δῆλον ὡς ἀντίκειται 15
τοῖς σιμοῖς.

2 atrabilaires, qui se forment dans le foie. La rate attire donc ces humeurs
par un vaisseau veineux (*v. splénique*) qui forme une espèce de col; cependant, après les avoir attirées, la rate ne les déverse pas immédiatement dans l'estomac, mais elle commence par les élaborer elle-même,
3 et les transforme complétement à loisir. Par conséquent, toute la partie
de ces humeurs, qui a été transformée en un suc qui présente la plus
grande affinité avec ce viscère, devient l'aliment de la rate; mais toute
la partie qui, ayant échappé à l'élaboration, laquelle s'opère dans ce viscère, et n'ayant pas pu prendre la forme d'un sang ténu et utile, devient
tout à fait inutile pour la nutrition, est revomie par la rate dans l'estomac à travers un autre col veineux (*v. courtes*); cette partie y rend
4 même un service assez important. Le corps propre de la rate, que quelques-uns appellent *parenchyme,* est assez flasque et assez poreux, à la
manière d'une éponge, pour attirer aisément et recueillir ces humeurs
5 épaisses. La rate est située à gauche, ayant toujours sa partie concave
tournée à droite, vers le foie et l'estomac; il est clair que, de son côté,
la face convexe est opposée à la face concave.

8. τὴν θρ. A B Mor. — 10. παρέξον A. — 14. ἀεί om. Gal.

κζ'. Περὶ νεφρῶν.

Τῶν δὲ νεφρῶν ὁ μὲν δεξιὸς ἐπὶ πάντων τῶν ζῴων ἀνωτέρω 1
κεῖται, ψαύων ἔσ]ιν ὅτε τοῦ μεγάλου τῶν κατὰ ἧπαρ λοβῶν, ὁ δὲ
ἀρισ]ερὸς κατωτέρω. Ἐμφύεται δὲ εἰς αὐτοὺς ἀπὸ τῶν κατὰ ῥάχιν 2
ἀγγείων, τῆς τε ἀρτηρίας καὶ τῆς φλεβός, οὐ σμικρὰ τὸ μέγεθος
5 ἀγγεῖα. Καὶ μέντοι καὶ τὰ σιμὰ μὲν εἰς ἀλλήλους ἔχουσιν ἐσ]ραμ- 3
μένα, τὰ κυρτὰ δὲ ἀπεσ]ραμμένα πρὸς τὰ πλάγια τοῦ ζῴου μέρη.
Σαφῶς γε μὴν αὐτὴν τοῦ νεφροῦ τὴν κοιλίαν θεάσῃ, περιαλειφο- 4
μένην μὲν ὑμενώδει τινὶ σώματι, κατὰ ἕν δέ τι μέρος αὐτῆς οὐ πόρρω
τῆς τῶν ἀγγείων ἐμφύσεως ἕτερόν τι σῶμα ἔχουσαν πρόμηκές τε
10 καὶ κοῖλον ἐμφυόμενον, ὅπερ ὀνομάζεται πόρος οὐρητικὸς, τὸν
νεφρὸν τῇ κύσ]ει συνάπ]ων. Καὶ ἔσ]ιν αἰσθητὸν τὸ σ]όμα τοῦ 5
πόρου τούτου, κἂν μὴ πάνυ τι μέγα τὸ ζῷον ᾖ. Ἕνα δὲ ὁ πόρος 6
οὗτος ὁ οὐρητὴρ ἔχει τὸν ἴδιον χιτῶνα, περιλαμβανόμενον ὡσαύ-

27. DES REINS.

Chez tous les animaux, le rein droit a la position la plus élevée, et 1
il touche quelquefois au grand lobe du foie, tandis que le rein gauche
est situé plus bas. (Voy. trad. de Gal. t. I, p. 350, 351.) Des vaisseaux 2
d'un volume assez considérable, venant de ceux qui sont situés sur l'é-
pine du dos, aussi bien de la veine que de l'artère (*vaisseaux émulgents*),
s'implantent sur les reins. De plus, ces organes ont leurs faces concaves 3
tournées l'une vers l'autre, et leurs faces convexes tournées en sens opposé vers les parties latérales de l'animal. Vous verrez du moins claire- 4
ment la cavité elle-même du rein tapissée d'un corps membraneux, et vous
vous apercevrez que, dans l'une de ses parties, non loin du point d'insertion des vaisseaux, elle est pourvue d'un autre corps allongé et creux
qui s'implante sur elle, et qu'on nomme *canal urinaire* (*uretère*), reliant
le rein à la vessie. L'orifice de ce canal est perceptible aux sens, même 5
quand l'animal n'est pas très-grand. Ce canal, dit *uretère*, n'a qu'une 6
seule membrane qui lui soit propre, quoiqu'il soit enveloppé du péri-

CH. 27, l. 6. τὰ κυρτὰ δὲ ἀπεσ]ρ. om. AB Mor.

7 τως τοῖς ἄλλοις ἅπασιν ὅσα μετέωρα, πρὸς τοῦ περιτοναίου. Τὰ
δὲ οὖρα διακρίνεται τοῦ αἵματος τῶν νεφρῶν ἑλκόντων τὸν ὀρὸν,
κἀντεῦθεν εἰς τὴν κύσλιν διὰ τῶν οὐρητήρων ἐκπεμπομένου, κἀκεῖ-
8 θεν ἐκκρινομένου κατὰ ὃν ἂν ὁ λογισμὸς κελεύσῃ καιρόν. Μέτεσλι
δὲ τοῖς νεφροῖς νεύρων, εἰς ὅσον καὶ σπληνὶ, καὶ ἥπατι, καὶ κύσλει 5
τῇ χοληδόχῳ καλουμένῃ· ταῦτα γὰρ πάντα μικρὰ παντελῶς δέχεται νεῦρα τοῖς ἔξωθεν αὐτῶν ἐμφανιζόμενα χιτῶσι, τοσοῦτον
αἰσθήσεως ἑκάσλῳ μέρει μεταδούσης τῆς φύσεως, ὅσον ἔπρεπεν
ἕνεκα τοῦ φυτῶν ἀποχωρισθῆναι, καὶ ζῴου γενέσθαι μορίοις.

κη′. Περὶ τῶν κύσλεων.

1 Τῇ μὲν τὸ οὖρον ὑποδεχομένῃ κύσλει νεῦρα μὲν ἀπὸ τοῦ κατὰ τὸ 10
πλατύ τε καὶ ἱερὸν ὀσλοῦν ὀνομαζόμενον ἐνέφυσεν ἡ φύσις νω-
τιαίου· πλησιαίτατα γὰρ οὗτος αὐτῆς ἐτέτακτο· φλέβας τε καὶ ἀρ-

7 toine, comme tous les autres organes suspendus. L'urine se sépare du
sang par suite de l'attraction que les reins exercent sur le sérum; de ces
organes, le liquide est chassé dans la vessie à travers les uretères, et de
8 là il est évacué chaque fois que la volonté l'ordonne. Les reins sont pourvus de nerfs au même degré que la rate, le foie et la vessie appelée *réservoir de la bile* : en effet, toutes ces parties reçoivent des nerfs extrêmement petits, qu'on voit sur les tuniques qui les entourent à l'extérieur,
la nature ayant communiqué à chaque partie autant de sensibilité qu'il
convenait pour que chacune d'elles se distinguât des plantes et devînt
une partie d'animal.

28. DES VESSIES [URINAIRE ET BILIAIRE].

1 Les nerfs que la nature a implantés sur la vessie servant de réservoir
à l'urine, viennent de la moelle épinière située au niveau de l'os appelé *large* ou *sacré* (rameaux de la branche antér. du troisième nerf sacré);
car cette partie de la moelle est la plus rapprochée de la vessie; la nature

2. τὸν ὀρόν ex em.; τὸ ὀρον AB; Mor. — 8. ὅσον ἔπρεπεν om. AB Mor.
τὸ οὖρου Mor. — 3. ἐκπεμπομένου] — Ch. 28, l. 10-11. κατὰ πλατύ AB
πέμπεται Gal. — 4. ὃν ἀναλογισμός AB Mor. — 12. τε] δέ AB Mor.

τηρίας ἀπὸ τῶν ἔγγισ]α καὶ αὐτὰς ἀγγείων, ἵνα πρῶτον αἱ ἐπὶ τὰ
σκέλη τῶν ἐπὶ ῥάχεως τῶν μεγάλων ἐκφύσεις γίνονται · τῇ δὲ
ἑτέρα κύσ]ει τῇ κατὰ τὸ ἧπαρ ἀρτηρίαν μὲν καὶ νεῦρον ἀπὸ τῶν
εἰς αὐτὸ τὸ σπλάγχνον ἐμφυομένων ἀποσχίσασα μικρὸν ἑκάτερον
5 ἱκανῶς καὶ δυσθεώρητον, αἰσθητὴν δὲ καὶ σαφῆ φλέβα τῆς ἐπὶ πύ-
λαις ἀποφύσασα, ταῦτα πάντα τὰ τρία κατὰ ἕνα τόπον εἰς τὸ τῆς
κύσ]εως ἐνέφυσε σῶμα κατὰ τὸν καλούμενον αὐχένα. Οὕτω δὲ καὶ   2
εἰς τὴν ἑτέραν κύσ]ιν τὴν μεγάλην κατὰ αὐτὸν ἐνέφυσε τὸν αὐχένα
τὰ ἓξ ἀγγεῖα, τρία κατὰ ἑκάτερον αὐτῆς μέρος. Ὅ γε μὴν τρόπος   3
10 ὁ τῆς ἐμφύσεως εἰς μὲν τὴν κύσ]ιν τῶν οὐρητήρων, εἰς δὲ τὸ ἔντερον τοῦ χοληδόχου πόρου, πάντων θαυμάτων ἐσ]ὶν ἐπέκεινα ·
λοξοὶ γὰρ εἰς αὐτὰ καταφυόμενοι καὶ μέχρι τῆς ἐντὸς εὐρυχωρίας
λοξοὶ καὶ προμήκεις διήκοντες, οἷον ὑμένα τινὰ τῶν ἐντὸς ἀπο-
τέμνονται πρὸς μὲν τῆς ἔσω φορᾶς τῶν περιτ]ωμάτων ἀνατρεπό-
15 μενόν τε καὶ ἀνοιγνύμενον, ἐν δὲ τῷ λοιπῷ χρόνῳ παντὶ προσπε-

a également tiré les artères et les veines, pour cet organe, des vaisseaux les
plus rapprochés, à l'endroit de la première origine des rameaux qui, des
grands vaisseaux situés sur l'épine du dos, vont se rendre aux jambes;
quant à l'autre vessie placée sur le foie (*vésicule biliaire*), la nature a d'a-
bord détaché une artère et un nerf, tous les deux assez petits et difficiles
à apercevoir, de ceux qui s'implantent sur le viscère lui-même, tandis
qu'elle a fait partir une veine visible et apparente de celle qui est placée sur
les *portes du foie;* ensuite elle a inséré ces trois rameaux sur le corps de
la vésicule, au même endroit, vers la partie qu'on appelle *col.* De même,   2
elle a inséré sur l'autre grande vessie, au col même, les six vaisseaux,
trois sur chaque côté d'elle. Le mode d'insertion des uretères dans la   3
vessie, et du canal cholédoque dans l'intestin, dépasse tout ce qu'il y a
de plus merveilleux : en effet, les canaux, s'implantant obliquement sur
les organes, et pénétrant obliquement et par un long trajet jusque dans
leur cavité intérieure, détachent des parties intérieures une espèce de
membrane qui est renversée et ouverte par les résidus qui s'acheminent
vers l'intérieur, tandis que, pendant tout le reste du temps, elle retombe,

1. ἔγγισ]α] ἔμπροσθεν A.

πⁱωκότα τε καὶ προσεσⁱαλμένον, καὶ οὕτως ἀκριϐὲς πῶμα τῷ πόρῳ
γενόμενον, ὥσⁱε μὴ μόνον τοῖς ὑγροῖς ἀδύνατον εἶναι τὴν εἰς τοὐπίσω φορὰν, ἀλλὰ καὶ τῷ πνεύματι.

κθʹ. Περὶ μήτρας.

1 Ἐντὸς περιτοναίου ἡ μήτρα κεῖται μεταξὺ κύσⁱεως καὶ ἀπευθυσμένου, τῷ μὲν ἐπικειμένη σχεδὸν ὅλῳ, κύσⁱεως δὲ κατὰ μὲν τὸ   5
πρὸς τὸν ὀμφαλὸν ἔνθα ὁ πυθμὴν αὐτῆς ἐσⁱιν, ὑπερέχουσα ὡς τὰ
πολλά· κατὰ δὲ τὸ πρὸς τὸ αἰδοῖον ἡ κύσⁱις τῆς μήτρας ὑπερέχει
2 τῷ αὐχένι. Τούτων δὲ αὐτῶν ἡ μὲν κύσⁱις κατὰ τὸ ἐφήϐαιον τέτακται, τὸν αὐχένα μικρότερόν τε καὶ εὐρύτερον ἔχουσα τῆς ἀν-
δρείας κύσⁱεως μεταξὺ τῶν τῆς ἤϐης καλουμένων ὀσⁱῶν καθήκοντα   10
εἰς τὸ γυναικεῖον αἰδοῖον ἐγγὺς τῷ ἔξω τε καὶ ἄνω πέρατι αὐτοῦ·
τὸ δὲ ἀπευθυσμένον τῷ τε ἱερῷ καλουμένῳ ὀσⁱῷ καί τισι τῶν τῆς
ὀσφύος σπονδύλων ἐφήδρασⁱαι· καὶ γὰρ καί πως σιμοῦται τἄνδον

se dresse et forme un couvercle tellement bien fait pour le conduit,
qu'il est impossible, non-seulement aux fluides, mais à l'air lui-même,
de retourner en arrière.

29. DE L'UTÉRUS.

1 La matrice est située dans l'intérieur du péritoine (*c'est-à-dire qu'elle
est coiffée par le péritoine*), entre la vessie et le rectum; elle repose sur
l'étendue presque entière de ce dernier organe, tandis qu'au niveau de
l'ombilic, où se trouve le fond de la matrice, cet organe dépasse ordinairement la vessie; dans la région des parties génitales, au contraire,
la vessie s'avance au delà de la matrice de toute la longueur de son col.
2 Entre ces deux organes mêmes, la vessie est placée au niveau du pubis et
est pourvue d'un col plus court et plus large que chez l'homme, lequel
col parvient entre les os dits *os du pubis* aux parties génitales de la
femme, près de leur extrémité extérieure et supérieure; le rectum, de
son côté, est appuyé sur l'os dit *sacré* et quelques-unes des vertèbres
lombaires; car, dans cette région, le rachis devient concave à sa face an-

---

1. προσεσⁱαλμένον AB Mor. — Ch. ABF. — 9. τὸ πρὸς (κατὰ Gal.) τὸν αὐ-
29, l. 5-6. τὸ πρός om. F. — 7. δὲ πρός   χένα F Gal.

ἡ ῥάχις κατὰ τοῦτο, διὰ ὃ καὶ ἔξωθεν κυρτὴ καταφαίνεται. Μέγεθος   3
δὲ ἡ μήτρα οὐκ ἴση μὲν ἐπὶ πασῶν· παρὰ πολὺ γὰρ ἐλαττουμένη
ἢ τῆς κυησάσης, μείζων δὲ ἡ τῆς ἐγκύου, καὶ εἴ τις δὲ οὐδέποτε
ἐκύησε, καὶ ταύτης μείων ἐστὶ, καὶ παρὰ τὰς ἡλικίας, αἷς μηδέπω
5 τοῦ λαγνεύεσθαι ὥρα, ἢ μηκέτι· καὶ γὰρ καὶ ἄλλως ἐλάττων ἀεὶ
ταῖς μὴ λαγνευομέναις. Τό γε μὴν τῆς συμμέτρως ἐχούσης μέγεθος κατὰ μὲν τὸ ἄνω πέρας τὸ τοῦ πυθμένος πλησίον ἐστὶ τῷ ὀμφαλῷ, τὸ κάτω δὲ αὐτῆς πέρας κατὰ τὸ αἰδοῖον τῆς γυναικὸς ἔχει
καὶ ἔστιν ἀπὸ τοῦ ὀμφαλοῦ ἐπὶ τὸ πέρας τοῦ αἰδοίου τὸ ἔξω οὐκ
10 ἴσον μὲν ἐπὶ πασῶν· ὡς τὸ πολὺ δὲ τό γε σύμμετρον διάστημα
δακτύλων ἐννέα ἢ δέκα, τὸ δὲ πλάτος ἐπὶ ἑκάτεραν τῶν λαγόνων
ἐκτείνεται ταῖς αὐτῆς κεραίαις. Περὶ δὲ τῶν κατὰ βάθος περάτων   5
ἤδη εἴρηται, ὅτι τε κύστις καὶ ἀπευθυσμένον ὁρίζουσιν αὐτὴν, καὶ

térieure, raison pour laquelle il présente une convexité à sa face postérieure. La matrice n'a pas le même volume chez toutes les femmes : en   3
effet, après l'accouchement, elle se rapetisse beaucoup, tandis qu'elle est
plus grande chez les femmes enceintes; et, chez toute femme qui n'a
jamais conçu, elle est encore plus petite que dans le premier cas, et, de
même, par rapport aux âges, chez celles qui ne sont pas encore arrivées
à l'âge nubile, ou qui l'ont déjà dépassé; car, même sans cela, elle est
toujours plus petite chez les femmes qui n'usent pas du coït. Quant au   4
volume d'un utérus de grandeur moyenne, à sa partie supérieure le fond
de l'organe se rapproche du nombril, tandis qu'il a son extrémité inférieure dans les parties génitales de la femme, et la distance du nombril
jusqu'à l'extrémité extérieure des parties génitales n'est pas la même
chez toutes les femmes; ordinairement, cependant, la longueur moyenne
de cet espace est de neuf ou de dix doigts; quant à la largeur, l'utérus
s'étend dans chacune des deux régions des iles à l'aide de ses *cornes*.
Nous avons déjà parlé de ses limites dans la profondeur du bassin, en   5
disant qu'il est limité par la vessie et le rectum, que le premier de ces

1. κυρτή om. ABF. — 2. ἐλαττουμένη ex em.; ἐλατ7ομένη A; ἐλαττού-
μενον ταῖς F; ἐλάτ7ων μὲν B Gal.; ἐλάττων μένει Mor. — 3. ἢ om. ABF Mor.
— Ib. κυούσης F; μὴ κυούσης AB Mor.

— 4. ταύτη ABF Mor. — 8. κατά] ἐπὶ
ABF Mor. — 8-9. τῆς..... αἰδοίου om.
AB Mor. — 10. μέν om. ABF Mor. —
11. ὅσον δακτ. F. — Ib. δακτ. ἔνδεκα
Gal.

6 ὅτι ἡ μὲν ἐπίκειται, τὸ δὲ ὑπόκειται. Αὐτὸ δὲ τὸ αἰδοῖον τὸ γυναικεῖον ἡ μεταξὺ τῶν τῆς ἥ6ης ὀσ7ῶν ἐσ7ιν εὐρυχωρία, κατὰ τὰ ἔξω
μέρη δερματώδεις ἐπιφύσεις ἔχουσα, ἀνάλογον τῇ ἐπὶ τῶν ἀρρέ-
7 νων ϖόσθη. Τὸ δὲ σχῆμα αὐτῆς, τὸ μὲν ἄλλο ϖᾶν, καὶ μάλισ7α ὁ
ϖυθμὴν, κύσ7ει ἔοικεν· κατὰ ὅσον δὲ ἐκ τῶν ϖλαγίων ἐπιφύσεις   5
ἔχει μασ7οειδεῖς ϖρὸς τὰς λαγόνας ἀνανευούσας, ταύτῃ γε οὐκέτι
8 ἔοικεν. Αὐτῶν δὲ τούτων τὸ σχῆμα ὁ μὲν Ἡρόφιλος ἡμιτόμου κύκλου ἕλικι ἀπεικάζει, Διοκλῆς δὲ κέρασι φυομένοις· ταῦτά τοι καὶ
ὠνόμασεν αὐτὰς ϖαρωνύμως ἀπὸ τοῦ κέρατος κεραίας.

λʹ. Περὶ τῶν αἰδοίων ἄρρενος.

1 Τῶν τῆς ἥ6ης ὀνομαζομένων ὀσ7ῶν ἐκφυόμενον νευρῶδες σῶμα   10
κοῖλόν τε ἅμα καὶ κενὸν ϖάσης ὑγρότητος τὸ τῶν αἰδοίων γένος
ἀπεργάζεται, καὶ ϖληρουμένου τούτου τοῦ κοίλου νεύρου ϖνεύμα-

6 organes est situé au-dessus, et le second au-dessous. Les parties génitales elles-mêmes de la femme sont formées par la cavité située entre les
os du pubis, et pourvues, à l'extérieur, de prolongements formés de
7 peau qui sont l'analogue du prépuce chez les hommes. A l'exception des
cornes, la forme de l'utérus ressemble, pour tout le reste, surtout cependant pour le fond, à une vessie ; mais, eu égard aux prolongements
latéraux dont il est pourvu, lesquels ressemblent à des seins de femme
8 et remontent vers la région des îles, il n'y ressemble plus. Hérophile
compare la forme de ces prolongements mêmes à un arc de demi-cercle,
et Dioclès, à des cornes en croissance ; pour cette raison, il les a nommés
κεραῖαι, dérivant leur nom des cornes des animaux, qui s'appellent en
grec κέρατα.

3o. DES PARTIES GÉNITALES DE L'HOMME.

1 L'espèce d'organe qu'on appelle membre viril est formé par un corps
nerveux, à la fois creux et dépourvu de toute espèce de liquide (*corps caverneux*), corps qui prend son origine aux os dits *os du pubis* ; c'est quand
ce nerf creux se remplit d'air que le membre vient à entrer en érection

1. τὸ δὲ ὑπόκ. om. ABF. — Ib. δέ δερματώδη ἐπίφυσιν Gal. — 6. γε om.
om. AB Mor. — 5. ἐκ] καί AB Mor.   ABF Gal. — Ib. οὐκ AB Mor. — 9.
— Ib. δερματοειδεῖς ϖροσεπιφύσεις F ; ἀπό om. ABF Mor.

τος, τείνεσθαι τὸ αἰδοῖον ἐν ταῖς συνουσίαις συμβαίνει. Τείνεται 2
δέ, οὐχ ὡς ἂν οἰηθείη τις, ἕνεκα τῆς συνουσίας μόνης, ἀλλὰ καὶ τοῦ
διΐσ1ασθαι καὶ ἀνευρύνεσθαι τὸν πόρον, ἵνα ἐπὶ πλεῖσ1ον ἐξακον-
τίζηται τὸ σπέρμα. Διὰ τοῦτο ἡ Φύσις καὶ δύο μύας ἑκατέρωθεν 3
5 τούτου τοῦ κοίλου νεύρου τέταχεν, ἵνα ὥσπερ ὑπὸ χειρῶν τινων ἀν-
τισπώμενος ἀνευρύνηται ὁ πόρος ἐπὶ ἑκάτερα, μένοντος ἀκλινοῦς
τοῦ σύμπαντος αἰδοίου. Ἔμελλε δὲ δήπου καὶ ἡ εὐθύτης τοῦ πόρου 4
διὰ τῆς τοιαύτης κατασκευῆς φυλάτ1εσθαι, χρήσιμον δέ ἐσ1ι κατὰ
τὰς ἀποκρίσεις τοῦ σπέρματος εὐρύτατόν τε ἅμα καὶ εὐθύτατον ἀκρι-
10 βῶς φυλάτ1εσθαι τὸν πόρον, ὑπὲρ τοῦ συνεχὲς ὅλον ἀθρόως ὅτι τά-
χισ1α πρὸς τοὺς κόλπους αὐτὸ τῶν μητρῶν ἐξικνεῖσθαι. Ἐπεὶ δὲ 5
καὶ ἡ κύσ1ις ἐτέτακτο πλησίον, ἕτερον οὐκ ἦν ἄμεινον ἐκκρίσεως
οὔρων ἐργάζεσθαι πόρον μᾶλλον ἢ συγχρήσασθαι τῷ τοῦ σπέρματος. Εὐλόγως οὖν καὶ ὁ ταύτης αὐχὴν ἅπαν κατείληφε τὸ τοῦ πε- 6
15 ρινέου χωρίον, ἀναφερόμενος ἀπὸ τῆς ἕδρας, ἐπὶ ἧς ἐξ ἀρχῆς ἔκειτο

pendant le coït. Ce n'est pas uniquement en vue du coït, comme on 2
pourrait le penser, que le membre entre en érection, mais aussi pour
dilater et élargir le conduit, afin que le sperme soit éjaculé aussi loin
que possible. Pour cette raison, la nature a placé deux muscles (*ischio* et 3
bulbo-caverneux), un de chaque côté de ce nerf creux (*corps caverneux*),
afin que, retiré en sens opposé des deux côtés par ces muscles, comme si
c'étaient des mains, le conduit s'élargit, l'ensemble du membre restant
à l'abri de toute flexion. La direction droite du conduit devait aussi se 4
conserver à l'aide de cette disposition; or il est utile que, pendant l'expulsion du sperme, le canal reste à la fois complétement dilaté et complétement droit, afin que ce liquide puisse, sans interruption, arriver
aussitôt que possible, intégralement et tout d'un coup, aux sinus de la
matrice. Mais, comme la vessie était aussi située dans le voisinage, il n'y 5
avait pas avantage de construire un autre conduit pour l'excrétion des
urines, plutôt que d'employer en même temps celui du sperme. Ce n'est 6
donc pas sans raison que le col de la vessie occupe, en remontant du
siége, où il a été placé primitivement, toute la longueur du périnée,

2. τις ἴσως Gal. — 3. εὐθύνεσθαι Gal. — 10. ὅλως καὶ ἀθρόως ABF Mor. —
— 6. διευρύνοιτο Gal.— 7. εὐρύτης Gal. 12. ἡ om. AB Mor. — 13. ἄλλον Gal.

7 μέχρι τῆς κατὰ τὸ αἰδοῖον ἐμφύσεως. Ἐπὶ δὲ τῶν γυναικῶν, ἅτε
οὐκ ὄντος αἰδοίου προμήκους, τὴν τοιαύτην ἀπόφυσιν ὁ τῆς κύσλεως
αὐχὴν οὐκ ἔσχεν, ἀλλὰ τὸ μὲν αἰδοῖον αὐτὸ τὸ γυναικεῖον ἐπίκειται κατὰ τῆς ἕδρας, ἐπὶ δὲ τὸ ἄνω πέρας αὐτοῦ τῆς κύσλεως ὁ τράχηλος τελευτᾷ, κἀνταῦθα προχεῖ τὸ οὖρον, οὔτε ἱκανῶς καμπύλος 5
8 ὡς ἐπὶ τῶν ἀνδρῶν, οὔτε οὕτω μακρὸς γενέσθαι δεηθείς. Οἷον δέ τι
πρόβλημα τῆς φάρυγγος ὁ γαργαρεών ἐσλι, τοιοῦτο τῶν μητρῶν
ἡ νύμφη προσαγορευομένη, σκέπουσά τε ἅμα καὶ ψύχεσθαι κωλύουσα τὸ καθῆκον αὐτῶν εἰς τὸ γυναικεῖον αἰδοῖον σλόμα τοῦ τραχήλου. 10

λα'. Περὶ μήτρας καὶ αἰδοίου γυναικείου. Ἐκ τῶν Σωρανοῦ.

1 Ἡ μήτρα καὶ ὑσλέρα λέγεται καὶ δελφύς· μήτρα μὲν οὖν ὅτι μήτηρ ἐσλὶ τῶν ἐξ αὐτῆς γεννωμένων ἐμβρύων, ἢ ὅτι τὰς ἐχούσας αὐτὴν μητέρας ποιεῖ· κατὰ δέ τινας ὅτι μέτρον ἔχει χρόνου πρὸς

7 jusqu'à ce qu'il se confonde avec le membre viril. Comme, chez les
femmes, il n'y a pas de partie génitale allongée, le col de la vessie ne
possède pas, chez elles, une pareille prolongation; mais la partie génitale
de la femme est placée sur l'anus, et le col de la vessie aboutit à son
extrémité supérieure et y verse l'urine, n'ayant pas besoin d'être très-
8 courbé comme chez l'homme, ni aussi long que chez lui. La partie appelée *nymphe* est, pour l'utérus, un moyen de protection de la même
espèce que la luette l'est pour le pharynx, puisqu'elle recouvre et empêche de se refroidir l'orifice du col utérin, qui aboutit dans les parties
génitales de la femme (*vagin*).

31. DE LA MATRICE ET DU MEMBRE GÉNITAL DE LA FEMME. — TIRÉ DE SORANUS.

1 A la matrice on donne aussi le nom d'*utérus* et de *delphys*; on l'appelle *matrice*, parce qu'elle est la mère des embryons engendrés d'elle,
ou parce qu'elle rend mères celles qui en ont une, ou, selon quelques-
uns, parce qu'elle implique la mesure du temps pour la menstruation et

1. ἐμφύσεως ex em.; ἐκφύσεως Codd. AB. — Ch. 31, l. 13. ἔχει] ἔτι A; ἐσλὶ
Gal. Mor. — 8-9. κωλύουσα καθῆκον Goup.

κάθαρσιν καὶ ἀπότεξιν· ὑσΊέρα δὲ διὰ τὸ ὕσΊερον ἀποδιδόναι τὰ
ἑαυτῆς ἐνεργήματα, ἢ διὰ τὸ ἐσχάτην κεῖσθαι τῶν σπλάγχνων, εἰ
καὶ μὴ πρὸς ἀκρίβειαν, ἀλλὰ κατὰ πλάτος· δελφὺς δὲ διὰ τὸ ἀδελ-
φῶν αὐτὴν εἶναι γεννητικήν. Κεῖται δὲ ἐν τῇ τῶν ἰσχίων εὐρυχω- 2
5 ρίᾳ μεταξὺ κύσΊεως καὶ ἀπευθυσμένου ἐντέρου, τούτῳ μὲν ἐπικειμένη, τῇ κύσΊει δὲ ὑποκειμένη, ποτὲ μὲν ὅλη, ποτὲ δὲ ἀπὸ μέρους,
διὰ τὸ κατὰ μέγεθος ἐξαλλάτΊεσθαι· ταῖς μὲν γὰρ νηπίαις μικροτέρα τῆς κύσΊεώς ἐσΊιν· διὸ καὶ ὅλην ταύτην ὑπελήλυθεν· ταῖς δὲ
ἐν ἀκμῇ παρθένοις ἴση τῇ κύσΊει κατὰ τὰ ὑπερκείμενα· ταῖς δὲ
10 προηλικεσΊέραις καὶ ἤδη διακεκορευμέναις, καὶ μᾶλλον προκεκυη-
κυίαις, μείζων, ὥσΊε ταῖς πλείσΊαις ἐν λήξει τοῦ κόλου προσα-
ναπαύεσθαι· μᾶλλον δὲ ἐν τῷ κυοφορεῖν, ὡς καὶ τῇ ὁράσει καταλαμβάνειν ἔσΊιν, εἰς πολὺ διωγκωμένου τοῦ περιτοναίου καὶ τοῦ
ἐπιγασΊρίου, καὶ ἐκ τοῦ τηλικοῦτον εἶναι τὸ ἀποτικτόμενον μετὰ

l'accouchement (de μέτρον, mesure); on la nomme utérus (en grec ὑσΊέρα),
parce qu'elle n'accomplit ses œuvres que plus tard (de ὕσΊερον plus tard),
ou parce qu'elle occupe la dernière place parmi les viscères, sinon rigoureusement, du moins par une interprétation large; on lui donne le nom
de delphys, parce qu'elle a la faculté d'engendrer des frères (en grec ἀδελ-
φός). La matrice est située dans la cavité formée par l'écartement des 2
hanches, entre la vessie et le rectum, étant placée sous le premier et
sur le second organe, quelquefois entièrement, d'autres fois en partie,
attendu que son volume est variable : en effet, chez les petites filles, elle
est plus petite que la vessie, raison pour laquelle elle se cache entièrement sous cet organe; chez les vierges à la fleur de l'âge, elle atteint
le niveau de la vessie à la partie supérieure; chez les femmes plus âgées,
qui ont déjà perdu leur virginité, et surtout si elles ont déjà eu un
accouchement auparavant, la matrice est plus grande, de façon que,
chez la plupart de ces femmes, elle repose sur l'extrémité du colon;
il en est ainsi, à bien plus forte raison encore, pendant la grossesse,
comme on peut le constater aussi bien par ses yeux, le péritoine et le
ventre étant considérablement tuméfiés, que par le fait que l'enfant qui

1-2. διὰ τὸ..... ἐνεργήματα ἤ om.   Sor.— 11. ἐν λέξει A; ἄλιξι Codd. Sor.;
AB Goup. — 4. σπλάγχνων Sor. — 4-   ἕλιξι conj. Dietz. — 12-p. 371, l. 1.
5. εὐρ. ἐντὸς τοῦ περιτοναίου μεταξύ   μᾶλλον..... χιτώνων om. Sor.

3 τῶν σὺν αὐτῷ χιτώνων καὶ ὑγρῶν. Μετὰ δὲ τὴν ἀπότεξιν συσ7έλλε-
ται μέν· ἄλλως δὲ μεῖζον ἔχει τὸ μέγεθος τοῦ ϖρὸ τῆς ἀποτέξεως.

4 Τότε οὖν ἐσ7ὶ μείζων τῆς κύσ7εως· οὐ κατὰ ἴσον δὲ ὑπελήλυθεν
αὐτήν· κατὰ μὲν γὰρ τὰ ἔμπροσθεν μέρη ϖροπαλέσ7ερός ἐσ7ιν ὁ
τῆς κύσ7εως τράχηλος, ὡς ἂν τὴν οὐρήθραν ϖέρας ἔχων καὶ ὅλῳ 5
τῷ γυναικείῳ ϖαρατεινόμενος κόλπῳ· ϖροανακεχώρηκε δὲ ἀπὸ τῆς
ὑσ7έρας· κατὰ δὲ τὰ ὄπισθεν ἀνωτέρω τοῦ τῆς κύσ7εως ϖυθμένος
ὁ τῆς μήτρας ἐσ7ὶ ϖυθμὴν, κείμενος ὑπὸ τὸν ὀμφαλὸν, ὥσ7ε τῆς
κύσ7εως τὴν μὲν εὐρυχωρίαν ἐπικεῖσθαι τῷ τραχήλῳ τῆς ὑσ7έρας,
5 τὸν δὲ ϖυθμένα καὶ κύτει. Συνέχεται δὲ λεπ7οῖς ὑμέσιν ἡ μήτρα ϖρὸς 10
μὲν τὰ ὑπερκείμενα τῇ κύσ7ει, ϖρὸς δὲ τὰ ὑποκείμενα τῷ ἀπευ-
θυσμένῳ, ϖρὸς δὲ τὰ ϖλάγια καὶ τὰ ἐξόπισθεν τοῖς ἐκπεφυκόσιν
6 ἀπὸ τῶν ἰσχίων καὶ τοῦ ἱεροῦ ὀσ7έου. Τούτων γοῦν συνελκομένων
μὲν διὰ φλεγμονὴν, ἀνασπᾶται καὶ ϖαρεγκλίνεται· ϖαριεμένων δὲ

vient au monde a un volume si considérable, y compris les tuniques
3 et les liquides qui l'accompagnent. Après l'accouchement, la matrice
revient sur elle-même, il est vrai ; mais elle conserve, du reste, un vo-
4 lume plus considérable qu'avant la première grossesse. Dans ce cas donc
elle est plus grande que la vessie ; cependant elle n'est pas placée sous
cet organe d'une manière uniforme : car, en avant, le col de la vessie
fait plutôt saillie et s'avance au delà de la matrice, puisqu'il a l'urètre
pour terminaison, et qu'il s'étend le long de tout le vagin ; en arrière,
au contraire, le fond de la matrice est plus élevé que celui de la vessie,
puisqu'il est situé sous le nombril, de sorte que la cavité de la vessie
5 est placée sur le col de la matrice, et le fond sur sa cavité. Des membranes minces rattachent la matrice, du côté des organes situés sur elle,
à la vessie, et du côté des organes situés sous elle, au rectum, tandis qu'elle est retenue latéralement et en arrière par les membranes
6 qui prennent leur origine aux hanches et au sacrum (lig. larges). Par
conséquent, si ces membranes se contractent par l'inflammation, elle est
tirée en haut et dévie latéralement ; si, au contraire, elles se détendent

2. μὲν ἄλλ.] μεγάλως Codd. Sor. —
3. Τοῦτο γοῦν Codd. Sor.; τόπου καὶ
Goup. — 4. ἐμπρόσθια ABF Goup. —
6. ϖροσανατεινόμενος καὶ ϖαρατριβόμε-
νος Sor. — 10. καὶ κύτει ex em.; καὶ
κύσ7ει A Sor.; τῇ κύσ7ει BF. — 12. καὶ
τὰ ἐξόπισθεν om. Ras. — 14. ϖαρειμέ-
νων ABF Goup.

24.

καὶ χαλωμένων, προπίπλει, ζῷον μὲν οὐκ οὖσα, καθὼς ἐνίοις ἔδοξε,
τοῖς ἄλλοις δὲ παραπλησίως αἴσθησιν ἁπλικὴν ἔχουσα, καὶ διὰ
τοῦτο συσλελλομένη μὲν ὑπὸ τῶν ψυχόντων, χαλωμένη δὲ ὑπὸ τῶν
ἀραιούντων. Σχῆμα δὲ μήτρας οὐχ ὡς ἐπὶ τῶν ἀλόγων ζῴων ἑλι- 7
5 κοειδής, ἰατρικῇ δὲ σικύᾳ παραπλήσιος· ἀπὸ γὰρ περιφεροῦς καὶ
πλατέος ἀρξαμένη, τοῦ κατὰ πυθμένα πέρατος πρὸς λόγον ἐπὶ
σλενὸν συνάγεται τὸ σλόμιον. Κέκληται δὲ αὐτῆς τὸ μὲν πρῶτον 8
καὶ προάγον μέρος σλόμιον, τὸ δὲ μετὰ τοῦτο τράχηλος, τὸ δὲ
ἑπόμενον αὐχὴν, ἡ συνδρομὴ δὲ τούτων καυλός, τὰ δὲ ἑκατέρωθεν
10 μετὰ τὴν σλενότητα τοῦ τραχήλου πλατυνόμενα πρῶτα μέρη τῶν
ὑσλερῶν ὦμοι· τὰ δὲ μετὰ ταῦτα πλευρά, τὸ δὲ ὕσλατον πυθμὴν,
τὸ δὲ ὑποκείμενον βάσις, τὸ δὲ ὅλον χώρημα κύτος καὶ γδσλρα
καὶ κόλπος. Τὸ δὲ σλόμιον κατὰ μέσον κεῖται τοῦ γυναικείου αἰ- 9
δοίου· περισφίγγεται γὰρ ὁ τράχηλος ὑπὸ τῶν σλερυγωμάτων·

et se relâchent, la matrice éprouve une chute, non parce qu'elle est
un animal, comme quelques-uns l'ont cru, mais parce qu'elle possède,
comme les autres parties, de la sensibilité tactile, et que, pour cette
raison, elle se contracte sous l'influence des refroidissants, et se relâche
sous celle des raréfiants. Quant à sa figure, l'utérus ne présente pas celle 7
d'une spirale, comme chez les animaux privés de raison; mais elle ressemble aux ventouses des médecins : en effet, commençant par une partie large et arrondie, elle finit, en se rétrécissant, par un orifice étroit
en comparaison de son extrémité placée au fond. On appelle *orifice* la 8
première partie de l'utérus, laquelle est placée en devant; *col,* la partie
qui vient après; *nuque,* celle qui vient ensuite; *tronc,* l'ensemble de ces
trois parties; *épaules,* les parties latérales qui sont les premières à s'é-
largir après le col; *côtés,* les parties suivantes; *fond,* la dernière partie;
base, ce qui est placé au-dessous du fond; et *sac, tonneau* ou *sinus,* l'ensemble de la cavité. L'orifice de l'utérus est situé au milieu du vagin; 9
car le col est serré de tout côté par les grandes lèvres, et la distance de

1. χαλατονούντων Sor. — 2. τοπικήν   ραπλήσιον Sor. — 7. τὸ μὲν πρ. om. F.
A B F Goup. — 3. μέν om. A B F Goup.   — 10-11. πρώτως ὑσλέρας ὦμοι Sor. —
— 4-5. ἑλικοειδές Sor. Goup. — 5. πα-   11. τὸ δὲ ὑσλ. π. om. A B Goup.

τούτων δὲ ἀφέσληκε τὸ σλόμιον ταῖς μὲν μᾶλλον, ταῖς δὲ ἧτ7ον
παρὰ τὰς ἡλικίας· ὡς ἐπὶ τὸ πολὺ δὲ ταῖς ἤδη τελείαις πέντε ἢ
10 ἓξ δακτύλους. Προχειρότερον δὲ γίνεται κατὰ τὰς ἀποτέξεις, ἐπεκ-
11 τεινομένου τοῦ τραχήλου. Διάφορον δὲ ἔχει καὶ τὸ μέγεθος, πλὴν
ἐπί γε τῶν πλείσλων ἐν τῷ κατὰ φύσιν τηλικοῦτόν ἐσλιν, ἡλίκον τὸ 5
12 ἐκτὸς πέρας τῆς ἀκουσλικῆς εὐρυχωρίας. Διίσλαται δὲ κατά τινας
καιροὺς καθάπερ ἐν τῇ ὀρέξει τῆς συνουσίας πρὸς παραδοχὴν τοῦ
σπέρματος, κἀν ταῖς καθάρσεσι πρὸς ἀπόκρισιν τοῦ αἵματος, κἀν
ταῖς συλλήψεσι πρὸς λόγον τῆς τοῦ ἐμβρύου συναυξήσεως· ἐν δὲ
τῇ ἀποτέξει καὶ πλεῖσλον προσανευρύνεται μέχρι τοῦ καὶ χεῖρας 10
13 τελείων παραδέχεσθαι. Κατὰ μέντοι τὴν φύσιν τρυφερόν ἐσλι καὶ
σαρκῶδες, ἐπὶ τῶν ἀδιακορεύτων σομφότητι πνεύμονος, ἢ τρυφερίᾳ
γλώτ7ης ἐοικός· ἐπὶ δὲ τῶν ἀποκεκυηκυιῶν τυλωδέσλερον γίνεται
ὡς κεφαλὴ πολύποδος, ἢ ἄκρῳ βρόγχου, καθώς φησιν Ἡρόφιλος,
ὅμοιον, τυλούμενον τῇ παρόδῳ τῶν ἀποκρινομένων καὶ ἀποτικτο- 15

ces dernières parties à l'orifice est plus ou moins grande, suivant l'âge;
cependant elle est ordinairement de cinq ou six doigts chez les femmes
10 qui sont déjà arrivées à la puberté. L'orifice devient plus facile à atteindre
11 pendant l'accouchement, parce que le col s'allonge. La grandeur de l'orifice diffère aussi; cependant, chez la plupart des femmes, son étendue,
dans l'état normal, égale celle de l'extrémité du conduit auriculaire. Dans
12 certaines circonstances, l'orifice se dilate, par exemple quand l'orgasme
du coït se fait sentir, pour accueillir le sperme; pendant la menstruation,
pour excréter le sang; pendant la grossesse, en raison de l'augmentation de volume du fœtus; mais, pendant l'accouchement, l'orifice s'é-
largit considérablement, jusqu'au point d'admettre des mains d'indi-
13 vidus adultes. Naturellement, l'orifice de l'utérus est charnu et mou;
avant la défloration, il ressemble, pour la spongiosité, au poumon, et,
pour la mollesse, à la langue; mais, après l'accouchement, il devient
plus calleux, comme la tête d'un poulpe, ou, comme le dit Hérophile,
il prend de la ressemblance avec le sommet de la trachée-artère (c'est-à-
dire le larynx), parce que le passage des produits de l'excrétion et de la

12. ἐπὶ δὲ τῶν ABF Goup. — 14. ὡς om. ABF Goup.

μένων. Ἡ δὲ ὅλη μήτρα κατὰ τὸ πλεῖσ7οδυναμοῦν ἐσ7ι νευρώδης · 14
σύγκειται γὰρ οὐκ ἐκ νεύρων μόνον, ἀλλὰ καὶ φλεβῶν καὶ σαρκῶν
καὶ ἀρτηριῶν, ἐξ ὧν τὰ νεῦρα μὲν ἀπὸ νωτιαίας μήνιγγος λαμβάνει
τὴν καταρχὴν, αἱ δὲ ἀρτηρίαι καὶ φλέβες ἀπὸ τῆς παρακειμένης τῇ
5 ῥάχει κοίλης φλεβὸς καὶ παχείας ἀρτηρίας · δύο μὲν γὰρ ἀποσχίζονται φλέβες ἀπὸ τῆς κοίλης φλεβὸς, δύο δὲ ἀρτηρίαι ἀπὸ τῆς
παχείας ἀρτηρίας, ὧν ἀνὰ μίαν φλὲψ καὶ ἀρτηρία φέρονται πρὸς
ἑκάτερον νεφρὸν, ἔπειτα πρὶν εἰς αὐτοὺς ἐμφυῆναι δισχιδεῖς γινόμεναι ταῖς μὲν δυσὶν ἐκφύσεσιν εἰς ἑκάτερον νεφρὸν ἐμφύονται,
10 ταῖς δὲ δυσὶ τὴν ὑσ7έραν ἀναπλέκουσιν, ὥσ7ε γίνεσθαι τεσσάρων
εἰς αὐτὴν ἀγγείων ἔμφυσιν, δύο μὲν ἀρτηριῶν, δύο δὲ φλεβῶν. Ἐκ 15
τούτων δὲ καὶ εἰς ἑκάτερον τῶν διδύμων ἀνὰ μίαν μὲν φλὲψ, ἀνὰ
μίαν δὲ ἐμπέφυκεν ἀρτηρία. Προσπαραπεφύκασι δὲ ἔξωθεν οἱ δίδυ- 16
μοι σύνεγγυς τοῦ αὐχένος πρὸς ἑκάτερον πλευρὸν ἀνὰ ἕνα, καί εἰσι

parturition le rendent calleux. Quant à son élément prédominant, l'en- 14
semble de la matrice est *nerveux;* car cet organe ne se compose pas de
nerfs seulement, mais aussi de veines, de chairs et d'artères; parmi ces
divers éléments, les nerfs tirent leur première origine de la membrane
de la moelle épinière (*dure-mère*), les artères et les veines, de la veine
cave et de la grosse artère, situées à côté de l'épine du dos : en effet,
deux veines se détachent de la veine cave, et deux artères de la grosse
artère, et ces vaisseaux se rendent aux reins, à chaque rein une veine
et une artère; mais, avant de s'implanter sur ces organes, ils se bifur-
quent et s'insèrent, avec deux rameaux, sur les deux reins, tandis que
les deux autres rameaux enveloppent l'utérus de leur réseau (*vaisseaux
utéro-ovariques*) : il en résulte donc que quatre vaisseaux, deux artères et
deux veines, s'implantent sur cet organe. Partant de ces vaisseaux, une 15
veine et une artère viennent aussi s'implanter sur chaque testicule
(*ovaire, branches ovariques*). Les testicules adhèrent à l'utérus, à l'ex- 16
térieur, près du col, un à chaque côté, et ces organes sont peu cohé-

---

2. συγκέκριται γάρ Sor.; καὶ γὰρ
αὕτη σύγκειται F. — 4. ὑπερκειμένης·
Sor. — 5-7. δύο μὲν... ἀρτηρίας om.
Codd. Sor. — 7. ἀνὰ μίαν ex em.; ἀνὰ
μία ABF Goup.; it. l. 12 et 13; μία Sor.
— 12. μέν om. AB Sor. Goup. — 13.
δέ ante ἐμπέφ. om. AB Goup. — 14.
ἕνα ex em.; εἶς ABF Goup. Sor.

17 μὲν ψαφαροὶ καὶ ἀδενώδεις ἰδίῳ σκεπόμενοι ὑμένι. Κατὰ σχῆμα δὲ
οὐχ ὡς ἐπὶ τῶν ἀρρένων, ὑπομήκεις ὑπάρχουσιν · ὑπόσιμοι δὲ καὶ
18 στρογγύλοι, ἐπὶ ὀλίγον πλατυνόμενοι κατὰ βάσιν. Ὁ σπερματικὸς
δὲ πόρος ἀπὸ τῆς ὑστέρας ἐξ ἑκατέρου φέρεται διδύμου, καὶ τοῖς
πλευροῖς παραταθεὶς μέχρι τῆς κύστεως, εἰς τὸν ταύτης ἐμφύεται   5
19 τράχηλον. Ἔνθεν δὲ δοκεῖ τὸ τοῦ θήλεος σπέρμα πρὸς ζῳογονίαν
μὴ συλλαμβάνεσθαι τῷ εἰς τὸ ἐκτὸς ἐκχεῖσθαι, περὶ οὗ διελάβομεν
20 ἐν τῷ περὶ σπέρματος λόγῳ. Ἔνιοι δὲ, καθὼς βούλεται καὶ Χῖος,
καὶ ἀνακρεμαστῆράς φασιν αὐτοῖς ἐμπεφυκέναι, καὶ ἡμεῖς δὲ τοῦτο
ἐπὶ τῆς αὐτοψίας ἱστορήκαμεν ἐπί τινος ἐντεροκηλικῆς γυναικός,   10
ἐπὶ ἧς ἐν τῇ χειρουργίᾳ προέπιπτεν ὁ δίδυμος, χαλασθέντων τῶν
κατεχόντων αὐτὸν καὶ περιειληφότων ἀγγείων, σὺν οἷς καὶ ὁ κρε-
21 μαστὴρ ὑπέπεσεν. — Ἡ δὲ ὅλη μήτρα συνέστηκεν ἐκ δυοῖν χιτώνων
ἐναντίως ἑαυτοῖς ἐσχηματισμένων ἐμφερῶς ταῖς τῶν χαρτῶν ἰσίν.

17 rents, glanduleux et recouverts d'une membrane propre. — Quant
à la forme, ils ne sont pas allongés comme chez les hommes, mais ar-
18 rondis, légèrement évasés, et un peu aplatis à leur base. Le canal spermatique, en venant de l'utérus, part du testicule de son côté, et, s'étendant sur les côtés de l'utérus lui-même jusqu'à la vessie, il s'insère sur
le col de celle-ci (*ligament de l'ovaire et ligament rond.* V. trad. de Galien,
19 t. II, p. 118). Il semble donc que la semence de la femelle ne contribue pas à la formation de l'animal, puisqu'elle est versée à l'extérieur ;
mais nous avons traité ce sujet lorsque nous parlions de la semence.
20 Quelques-uns, et c'est aussi l'opinion de Chius, prétendent qu'il y a aussi
des ligaments suspenseurs qui s'implantent sur les testicules (*ovaires
— partie du ligament large?*), et nous avons vérifié ce fait par l'expérience chez une femme affectée de hernie intestinale ; chez cette femme,
il y eut, pendant l'opération, une chute du testicule, par suite du relâchement des vaisseaux qui le retiennent et l'enveloppent, avec lesquels
21 le ligament suspenseur s'échappa aussi. — L'ensemble de la matrice est
composé de deux tuniques, lesquelles présentent une disposition élé-
mentaire opposée l'une à l'autre, à la manière des languettes du papier

4. ἐξ Sor.; διά ABF Goup.

Ὁ μὲν οὖν ἔξωθεν νευρωδέσʲερός ἐσʲι καὶ λειότερος καὶ σκληρότε- 22
ρος καὶ λευκότερος· ὁ δὲ ἔσωθεν σαρκωδέσʲερος καὶ δασύτερος καὶ
ἀπαλώτερος καὶ ἐνερευθέσʲερος, διὰ ὅλου μὲν καταπεπλεγμένος
ἀγγείοις, πλείοσι δὲ καὶ ἀξιολόγοις κατὰ τὸν πυθμένα, καὶ τοῦ
5 σπέρματος ἐκεῖ κολλωμένου, καὶ τῆς καθάρσεως ἐκεῖθεν φερομένης.

Οἱ μέντοι δύο χιτῶνες αὐτῆς συνέχονται πρὸς ἀλλήλους ὑμέσι λα- 23
γαροῖς καὶ νεύροις, ὥσʲε πολλάκις ἐπεκτεινομένων αὐτῶν προπί-
πʲειν τὴν ὑσʲέραν, τοῦ μὲν νευρώδους χιτῶνος κατὰ χώραν μένοντος, τοῦ δὲ ἔσωθεν κατὰ ἐκτροπὴν προπίπʲοντος. Ἔτι κοινῶς ἐπὶ 24
10 μὲν τῶν ἀτόκων ἡ μήτρα κατὰ τὸν πυθμένα σʲολίδας ἔχει δύο κατὰ
τὸ πλεῖσʲον, πιλοειδῶς ἐνδεδιπλωμένας· ἐπὶ δὲ τῶν τετοκυιῶν ἐκτείνεται ὅλη καὶ περιφερὴς γίνεται. Διοκλῆς δὲ καὶ κοτυληδόνας 25
καὶ πλεκτάνας καὶ κεραίας λεγομένας εἶναί φησιν ἐν τῇ εὐρυχωρίᾳ
τῆς ὑσʲέρας, αἵ τινες μασʲοειδεῖς ἐκφύσεις ὑπάρχουσι, πλατεῖαι
15 μὲν κατὰ βάσιν, μύουροι δὲ κατὰ τὸ ἄκρον, ἑκατέρωθεν κείμεναι

[de papyrus]. La tunique extérieure (*péritoine?*) est la plus nerveuse, la 22
plus lisse, la plus dure et la plus blanche, et la tunique interne la plus
charnue, la plus rugueuse, la plus molle et la plus rouge (*couche musculeuse*); elle est entièrement recouverte de réseaux vasculaires dont les
vaisseaux sont plus nombreux et plus considérables au fond de la matrice, parce que c'est l'endroit où s'agglutine le sperme et d'où coulent
les règles. Les deux tuniques de l'utérus sont rattachées entre elles par 23
des membranes lâches et des nerfs : de sorte que, quand ces membranes
et ces *nerfs* s'allongent, ils amènent souvent une chute de l'utérus, dans
laquelle la tunique nerveuse reste en place, tandis que la tunique interne
sort en tombant par renversement. De plus, la matrice présente, en gé- 24
néral, au fond, chez les femmes qui n'ont pas eu d'accouchement, des
rides plissées comme un feutre, et dont le nombre ne va pas au delà de
deux; chez les femmes qui ont accouché, l'utérus est entièrement uni et
arrondi. Dioclès prétend qu'il y a aussi ce qu'on appelle des *cotylédons*, 25
des *bras de poulpe*, ou des *cornes*, dans la cavité de l'utérus, lesquels seraient des excroissances en forme de mamelles, larges à la base et se
terminant en pointe au sommet, situées latéralement aux deux côtés de

11. κυκλοειδῶς Sor.

τῶν πλευρῶν, προνοητικῶς ὑπὸ τῆς φύσεως γεγενημέναι χάριν τοῦ
26 τὸ ἔμβρυον προμελετᾷν τὰς θηλὰς τῶν μασῶν ἐπισπᾶσθαι. Κατα-
ψεύδονται δὲ τῆς ἀνατομῆς · οὐχ εὑρίσκονται γὰρ αἱ κοτυληδόνες,
καὶ ἀφύσικός ἐσιν ὁ περὶ αὐτῶν εἰσαγόμενος λόγος, ὡς ἐν τοῖς
27 περὶ ζῳογονίας ὑπομνήμασιν ἀποδέδεικται. Τὴν μέντοι γε μήτραν 5
οὐχ ὑποληπίέον κυριότητα πρὸς τὸ ζῆν ἔχειν · οὐ γὰρ προπίπλει
μόνον · ἐπὶ ἐνίων δὲ καὶ ἀποκόπλεται δίχα τοῦ θάνατον αὐτὴν ἐπε-
νεγκεῖν, ὡς ἱσλόρηκε Θεμίσων · ἐν Γαλατίᾳ δὲ τὰς ὗς εὐτροφωτέ-
28 ρας γίνεσθαί φασι μετὰ τὴν ἐκτομὴν τῆς μήτρας. Πάσχουσα μέντοι
πρὸς συμπάθειαν σίόμαχον ἄγει καὶ μήνιγγας · ἔσλι δέ τις αὐτῇ 10
29 καὶ πρὸς τοὺς μασοὺς φυσικὴ συμπάθεια. Μεγεθυνομένης γοῦν αὐτῆς ἐν ταῖς ἀκμαῖς καὶ οἱ μασλοὶ συγδιογκοῦνται, καὶ αὐτὴ μὲν τὸ
σπέρμα τελεσιουργεῖ, μασλοὶ δὲ εἰς τροφὴν τῶν κυηθησομένων γάλα
30 παρασκευάζουσιν. Καὶ φερομένων μὲν τῶν καταμηνίων σβέννυται
τὸ γάλα · φερομένου δὲ τοῦ γάλακτος οὐκέτι φαίνεται κάθαρσις, 15

l'organe, et que la nature aurait créées par prévoyance, pour exercer le
26 fœtus à attirer le mamelon du sein. Mais cette opinion sur les excroissances ne concorde pas avec les dissections ; car on ne trouve pas de cotylédons, et le raisonnement qu'on vient nous débiter à leur propos est
contraire aux principes de la physique, comme nous l'avons démontré
27 dans nos écrits sur la génération de l'animal. Il ne faut pas croire cependant que la matrice a une importance capitale pour la vie ; car elle
ne fait pas seulement des chutes, mais on la retranche aussi chez quelques femmes, sans que cela entraîne la mort, comme Thémison le raconte ; dans la Galatie, d'après ce qu'on dit, les truies deviennent aussi
28 plus grosses après l'excision de l'utérus. Quand l'utérus est malade, il
amène aussi l'orifice de l'estomac et les membranes du cerveau à prendre
part à sa maladie ; il existe aussi une certaine sympathie naturelle entre
29 l'utérus et les seins. En effet, quand l'utérus se développe à la fleur de
l'âge, les seins se tuméfient en même temps que lui, et l'utérus complète l'évolution du sperme, tandis que les mamelles préparent le lait
30 destiné à nourrir l'enfant qui doit venir au monde. De plus, quand les
règles coulent, le lait se tarit, et, quand le lait coule, les règles ne se

4. καὶ οὐ φυσικός B.

καθάπερ καὶ ἐπὶ τῶν ϖαρηλικεσ⁷ερων συσ⁷ελλομένης τῆς ὑσ⁷έρας
καὶ οἱ μασ⁷οὶ τρόπῳ τινὶ μαραίνονται, καὶ ϖάσχοντος τοῦ ἐμβρύου
σ⁷ενοῦται τὸ μέγεθος αὐτῶν. Ἐπὶ γοῦν τῶν κυοφορουσῶν Ͽεασά- 31
μενοι ῥηγνυμένους τοὺς μασ⁷οὺς καὶ συναγομένους γενησομένην
5 ϖρολέγομεν ἔκτρωσιν. Καὶ τοιαύτη μὲν ἡ φύσις τῆς μήτρας.   32

λϛ'. Περὶ γυναικείου αἰδοίου.

Τὸ δὲ γυναικεῖον αἰδοῖον καὶ κόλπος ὠνόμασ⁷αι γυναικεῖος, ὑμὴν 1
δέ ἐσ⁷ι νευρώδης καὶ ὑπό τι ϖεριφερὴς, ὥσπερ ἔντερον, εὐρυχω-
ρέσ⁷ερον μὲν κατὰ τὸ ἔνδον, σ⁷ενώτερον δὲ κατὰ τὸ ἐκτὸς, ἐν ᾧ καὶ
τοὺς ϖλησιασμοὺς συμβέβηκε γίνεσθαι. Τὸ μὲν οὖν ἔνδον αὐτοῦ μέ- 2
10 ρος ϖεριπέφυκε τῷ τραχήλῳ τῆς μήτρας ὡς ἐπὶ τῶν ἀρρένων ἡ ϖόσθη τῇ βαλάνῳ· τὸ δὲ ἔξω τοῖς ϖ⁷ερυγώμασιν· τὸ δὲ κάτω τῇ
ἔδρᾳ· τὰ δὲ ϖλάγια τοῖς σαρκώδεσι τῶν ἰσχίων· τὸ δὲ ἄνω τῷ

montrent plus; de même, chez les femmes arrivées à l'âge de retour, les
mamelles se flétrissent, pour ainsi dire, tandis que la matrice se rétré-
cit, et, en cas de maladie du fœtus, leur volume se contracte. Lors donc 31
que nous voyons, chez les femmes enceintes, les seins se fendiller et se
contracter, nous prédisons qu'il y aura une fausse couche. Voilà quelle 32
est la nature de la matrice.

3₂. DES PARTIES GÉNITALES EXTERNES DE LA FEMME.

Aux organes génitaux externes de la femme (pudendum) on donne 1
aussi le nom de sinus féminin; c'est une membrane nerveuse, jusqu'à un
certain point arrondie comme un intestin, dont la partie intérieure (vagin) est la plus spacieuse, tandis que l'extérieure (vulve) est plutôt étroite;
c'est aussi le siége des rapprochements sexuels. La partie intérieure 2
s'avance autour du col de la matrice, comme, chez les hommes, le prépuce pousse autour du gland; la partie extérieure est appliquée contre
les grandes lèvres, la partie inférieure contre le siége, les parties latérales contre la région charnue des hanches, la partie supérieure enfin

---

4. τοὺς μασ⁷οὺς καὶ συναγομένους Goup.—10-11. ἡ ϖόσθη τῇ βαλάνῳ om.
om. F. — CH. 3₂, l. 9. οὖν om. A   AB Sor. Goup.

τραχήλῳ τῆς κύσεως· οὗτος γὰρ, ὡς ἔφην, ὑπερπεσὼν τὸ σ1όμιον
τῆς ὑσ1έρας καὶ ϖαραταθεὶς ἄνωθεν τῷ αἰδοίῳ, κατὰ ἄκρον εἰς τὸν
3 οὐρητικὸν ϖόρον ἐμφύεται. Φαίνεται τοίνυν ὡς ὁ γυναικεῖος κόλπος
ὑπόκειται μὲν τῷ τραχήλῳ τῆς κύσεως, ἐπίκειται δὲ τῷ δακτυλίῳ
4 καὶ τῷ σφιγκτῆρι καὶ τῷ ἄκρῳ τοῦ ἀπευθυσμένου. Κατὰ δὲ μῆκός 5
ἐσ1ιν, ὡς ἔμπροσθεν ὑπεδείξαμεν, ἄνισος, οὐ μόνον ϖαρὰ τὰς ἡλικίας, ἢ τὰς συνουσίας, ἐν αἷς ἐπεκτεινόμενος ὁ τράχηλος τῆς ὑσ1έ-
ρας, ὥσπερ καὶ τὸ τῶν ἀρρένων αἰδοῖον, ἐπιλαμβάνει τι τοῦ κόλπου,
ἀλλὰ καὶ τῷ φύσει τινὰς μὲν ϖροπετέσ1ερον ἔχειν τὸν τράχηλον,
τινὰς δὲ ἄγαν κολοβόν· ταῖς δὲ ϖλείσ1αις τῶν τελείων ἕξ ἐσ1ι δα- 10
5 κτύλων. Συμπέπλωκε μέντοι γε καὶ σ1ενώτερός ἐσ1ιν ἐπὶ ϖαρθένων
σ1ολίσι κεχρημένος συνεχομέναις ὑπὸ ἀγγείων ἀπὸ τῆς ὑσ1έρας τὴν
ἀπόφυσιν εἰληφότων, ἅπερ κατὰ τὰς διακορεύσεις καὶ ὀδύνην ἐπιφέρει, ἀπλουμένων τῶν σ1ολίδων· ῥήγνυται γὰρ καὶ ἀποκρίνεται

contre le col de la vessie; car ce col, comme je l'ai dit plus haut, dépassant l'orifice de l'utérus, et s'étendant, à partir d'en haut, le long
3 du vagin, s'implante, à son extrémité, sur le canal urinaire. On voit
donc que le vagin est placé sous le col de la vessie et sur l'anus, le
4 sphincter et l'extrémité du rectum. Sa longueur est inégale, comme
nous l'avons montré plus haut, non-seulement suivant l'âge et suivant
l'usage qu'on fait du coït, acte dans lequel le col de l'utérus, en s'allongeant, vient occuper, aussi bien que le membre viril, une partie du vagin, mais aussi parce que certaines femmes ont naturellement le col plus
saillant, tandis que d'autres ont un col extrêmement tronqué; chez la
plupart des femmes adultes, cependant, sa longueur est de six doigts.
5 Chez les vierges, le vagin est affaissé et plus étroit [que chez les
autres femmes], parce qu'il est pourvu de rides retenues par des vaisseaux qui prennent leur origine à l'utérus, et qui, au moment de la
défloration, produisent de la douleur par le déplissement des rides; car
ils éclatent, et de là vient l'excrétion du sang qui s'écoule habituelle-

7. ἢ ϖαρὰ τάς AB Sor. Goup. — 10.
κολοβὸν ἢ κονδόν ABF; κονδόν Codd.
Sor. — 11. γε om. AB Sor. Goup. —

Ib. σ1ερώτερος Sor. — 12. συνεχομέναις om. A Goup. — 13. καὶ κατά F
Sor. Goup.; καὶ διά AB.

τὸ συνήθως ἐπιφερόμενον αἷμα· τὸ γὰρ οἴεσθαι διαπεφυκέναι λεπτὸν ὑμένα διαφράσσοντα τὸν κόλπον, τοῦτον δὲ ῥήγνυσθαι κατὰ
τὰς διακορεύσεις καὶ ὀδύνην ἐπιφέρειν, ἢ θᾶττον καθάρσεως γινομένης, ἐμμείναντα δὲ καὶ σωματοποιηθέντα τὸ ἄτρητον λεγόμενον
5 πάθος ἀποτελεῖν, ψεῦδός ἐστιν· πρῶτον μὲν γὰρ διὰ τῆς ἀνατομῆς οὐχ εὑρίσκεται· δεύτερον δὲ ἐπὶ τῶν παρθένων ἐχρῆν ἀντικό-
πτειν τι τῇ μηλώσει· νυνὶ δὲ μέχρι βάθους ἄπεισιν ἡ μήλη. Τρίτον 6
δὲ εἰ κατὰ τὰς διακορεύσεις ῥηγνύμενος ὁ ὑμὴν ὀδύνης γίνεται
παραίτιος, ἐχρῆν ἐξ ἀνάγκης ἐπὶ τῶν παρθένων ἔμπροσθεν τῆς
10 διακορεύσεως ἐπιφανείσης καθάρσεως περιωδυνίαν παρακολουθεῖν,
κατὰ δὲ τὴν διακόρευσιν μηκέτι. Καὶ ἄλλως, εἰ σωματοποιηθεὶς ὁ 7
ὑμὴν τὸ ἄτρητον ποιεῖ πάθος, ἔδει κατὰ τὸν αὐτὸν τόπον εὑρίσκεσθαι διηνεκῶς αὐτὸν, ὃν τρόπον καὶ ἐπὶ τῶν ἄλλων μερῶν ἕκαστον
ἐπὶ τοῦ ἰδίου τόπου πάντοτε θεωροῦμεν. Νυνὶ δὲ ἐπὶ τῶν ἀτρήτων 8

ment après l'acte; mais c'est une erreur de croire qu'une membrane
mince pousse au milieu du vagin et lui sert de cloison, que cette membrane se rompt et produit de la douleur lors de la défloration, ou même
avant cela, à l'apparition des règles, tandis que, si elle persiste et prend
de la consistance, elle donne lieu à la maladie dite *imperforation* : en
effet, d'abord on ne trouve pas cette membrane par les dissections;
en second lieu, quelque chose devrait résister à l'introduction de la
sonde chez les vierges : or, dans l'état actuel des choses, la sonde pénètre jusqu'au fond. En troisième lieu, si, en éclatant lors de la déflo- 6
ration, la membrane occasionne de la douleur, une douleur devrait nécessairement se produire avant la défloration, lors de l'apparition des
règles; lors de la défloration, il ne devrait plus y en avoir. Du reste, 7
si cette membrane, en prenant de la consistance, donnait lieu à la maladie de l'imperforation, elle devrait se rencontrer constamment au
même endroit, de la même manière que, pour ce qui regarde les autres
parties, nous voyons invariablement chacune occuper l'endroit qui lui
est propre. Or, dans l'état actuel des choses, chez les femmes imperfo- 8

---

3. καὶ θαρσέως A Goup. — 3-4. γενομένης Sor.; om. AB Goup. — 4. μεί-
ναντα δέ F Sor. — 10. παρακολουθῆ-
σαι F.— 13. ἕκαστον] ἐκλεκτόν AB.—
14. θεωροῦμεν Cod. Barb. Sor.; θεω-
ρούμενον rel.

ὁ διαφράτ7ων ὑμὴν αὐτὸν τὸν πόρον ποτὲ μὲν κατὰ τὰ πρόχειρα
μέρη τῶν π7ερυγωμάτων εὑρίσκεται, ποτὲ δὲ κατὰ μέσον τοῦ αἰ-
9 δοίου, ἄλλοτε δὲ κατὰ μέσον τὸ σ7όμιον τῆς ὑσ7έρας. Τοιοῦτος μὲν
οὖν ἐσ7ι καὶ ὁ γυναικεῖος κόλπος · τὰ δὲ ἔξωθεν αὐτοῦ καὶ φαινόμενα π7ερυγώματα καλεῖται, τρόπῳ τινὶ χείλη τοῦ κόλπου καθε- 5
10 σ7ῶτα. Παχέα δέ ἐσ7ι καὶ σαρκώδη καὶ πρὸς μὲν τὰ κάτω πρὸς
ἐκάτερον μηρὸν ἀποτελευτᾷ, καθάπερ ἀλλήλων ἀποσχισθέντα, πρὸς
δὲ τὰ ὕπερθεν εἰς τὴν λεγομένην ἀπολήγει νύμφην · αὕτη δὲ τοῖν
δυοῖν π7ερυγωμάτοιν ἐσ7ὶν ἀρχή, τῇ φύσει δὲ σαρκίδιόν ἐσ7ιν
11 ὡσανεὶ μυῶδες. Νύμφη δὲ εἴρηται διὰ τὸ ταῖς νυμφευομέναις ὁμοίως 10
ὑποσ7έλλειν τὸ σαρκίον · ὑπὸ δὲ τὴν νύμφην πάλιν ἕτερον ὑπο-
σ7έλλει σαρκίδιον ἐπανασ7ηκὸς, ὅπερ ἐσ7ὶ· τοῦ τραχήλου τῆς κύ-
σ7εως, καλεῖται δὲ οὐρήθρα, ἡ δὲ ἔνδον σ7ολιδώδης τραχύτης χεῖλος.
12 Διαφέρει δὲ τῆς ἐπὶ ἀνδρῶν ἡ ἐπὶ θηλειῶν κύσ7ις · ἐκείνη μὲν γὰρ

rées, la membrane qui bouche le canal même se rencontre, tantôt à la
partie des grosses lèvres qui est à notre portée, tantôt au milieu du va-
9 gin, d'autres fois encore au milieu de l'orifice de l'utérus. Voilà comment est fait le vagin; quant à ses parties extérieures qui s'offrent à la
vue, on les appelle *ailes* (*grandes lèvres*), parties qui sont, en quelque
10 sorte, les lèvres du vagin. Elles sont épaisses et charnues, et aboutissent,
vers les parties extérieures, aux deux cuisses, comme si elles avaient
été arrachées l'une de l'autre; à la partie supérieure, elles aboutissent
à la partie qu'on appelle *nymphe* (*clitoris*); cette partie est le commencement des deux grosses lèvres, et, par sa nature, elle forme une caron-
11 cule, pour ainsi dire, musculeuse. On appelle cette caroncule *nymphe*,
parce qu'elle se cache comme les nouvelles mariées; et, au-dessous de la
nymphe, s'élève de nouveau, en se cachant, une autre caroncule qui
appartient au col de la vessie; on l'appelle *urètre*, et on donne le nom
12 de *lèvre* à l'aspérité ridée intérieure. La vessie des femmes diffère de

1. αὐτόν om. Sor. Ras. — Ib. τὸν
πόρον om. Ras. — Ib. τά om. A Goup.
— 2-3. τὸ αἰδοῖον Sor. — 6-7 κάτω
ἐκάτερον εἰς μηρόν Goup.; κάτω ἑκάτερον μηρόν A. — 7. ἀποτεθέντα Sor.

— 10. κυῶδες A Goup.; fœtus Ras. —
Ib. νυμφευομίαις A; νυμφετομίαις Goup.;
νύμφαις Sor. — 10-12. ὁμοίως......
ὅπερ om. A B Goup. — 12. ἐσ7ί] ἐπὶ
A B Goup. — Ib. τῷ τραχήλῳ A Goup.

μείζων ἐσ7ὶ καὶ σκολιὸν ἔχει τὸν τράχηλον · αὕτη δὲ μικροτέρα
καὶ εὐθυτράχηλος.

λγ΄. Ὅτι οὐκ ἐφικνεῖται τὸ σύμμετρον αἰδοῖον ἄρρενος τοῦ σ7ομίου τῆς
ὑσ7έρας. Ἐκ τῶν Λύκου.

Τοῦ κύτους τῆς μήτρας ἐπίπροσθεν ὁ τράχηλός τε καὶ τὸ σ7όμα   1
ἐσ7ίν · τοῦ δὲ σ7όματος αὐτῆς ὁ κόλπος ὁ γυναικεῖος ϖροτέτακται,
5 μέγεθος ἔχων τοσοῦτον, ὡς τῷ αἰδοίῳ τῷ μὴ μεγίσ7ῳ εἰς τὸ ἐμβαλεῖν τῷ σ7όματι. τῆς ὑσ7έρας τὴν γονὴν μὴ ἐξαρκεῖν τὸ μέγεθος,
ἀλλὰ καὶ βολῆς τινος ϖροσδεῖν.

celle des hommes : en effet, la dernière est la plus grande et a le col
recourbé, tandis que la première est plus petite et a un col droit.

33. QUE LE MEMBRE VIRIL DE MOYENNE GRANDEUR N'ATTEINT PAS L'ORIFICE DE L'UTÉRUS. — TIRÉ DE LYCUS.

Au-devant de la cavité de la matrice se trouvent le col et l'orifice (mu-   1
seau de tanche), et le vagin est à son tour placé avant l'orifice de l'utérus, ayant une étendue assez grande pour que la grandeur du membre
viril, à moins qu'il ne soit très-grand, ne lui suffise pas pour verser le
sperme sur l'orifice de l'utérus, mais qu'il ait besoin d'une certaine pro-
jection.

1. σκληρόν Codd. Sorani. — Ib. μι-
κρότερον Codd. Sorani. — Cн. 33, l. 5.   τῷ μεγίσ7ῳ F. — 7. κολῆς AB; agglu-
tinatione Ras.

BIBΛION KE′.

α′. Περὶ ὀνομασιῶν τῶν κατὰ ἄνθρωπον. Ἐκ τῶν Ῥούφου.

1 Ἀναγκαιότατόν ἐςὶ προδιδαχθῆναι τοῖς τὴν ἰατρικὴν τέχνην
2 μανθάνουσιν ὡς χρὴ καλεῖν ἕκαςον μόριον τοῦ σώματος. Ἔςι δὴ
μέγιςα μέρη τοῦ σώματος κεφαλὴ καὶ αὐχὴν καὶ θώραξ καὶ χεῖρες
καὶ σκέλη · θώρακα γὰρ οὐ μόνον τὸ ἀπὸ τῶν κλειδῶν μέχρι τῶν
ὑποχονδρίων καλοῦμεν, ἀλλὰ καὶ τὸ σύμπαν ἀπὸ τῶν κλειδῶν μέ- 5
χρι τῶν αἰδοίων · κεφαλὴν δὲ καὶ τὸ τετριχωμένον καλοῦμεν καὶ
3 τὸ σὺν τῷ προσώπῳ. Τοῦ οὖν τετριχωμένου τὸ μὲν ἔμπροσθεν
καλεῖται βρέγμα, ἐπὶ οὗ τέτακται ἡ καλουμένη ςεφάνη, περὶ ἣν
τοὺς ςεφάνους τίθεμεν, ἰνίον δὲ τὸ ὀπίσω, τὰ δὲ ἑκατέρωθεν τοῦ

LIVRE XXV.

1. DES NOMS DES PARTIES DE L'HOMME. — TIRÉ DE RUFUS.

1   Il est éminemment nécessaire, pour ceux qui apprennent l'art de la
médecine, d'être instruits d'abord du nom qu'on doit donner à chaque
2 partie du corps. Or les plus grandes parties du corps sont la tête, le cou,
le thorax, les membres supérieurs et les membres inférieurs : car on ne
donne pas seulement le nom de *thorax* à la région comprise entre les
clavicules et les hypocondres; mais aussi à tout l'espace qui s'étend des
clavicules jusqu'aux parties génitales; on appelle *tête*, non-seulement ce
qui est chevelu, mais on comprend aussi la face sous cette dénomination.
3 La partie antérieure de la région chevelue s'appelle *lieu propre aux
embrocations (sinciput)*, et sur cette partie on trouve l'endroit nommé *couronne*, autour duquel nous plaçons les couronnes; l'*occiput* est la partie
postérieure, et les régions placées latéralement à côté du *sinciput* s'ap-

Ch. 1, 1. 8. καλεῖται om. Ruf. — 8-   καλουμένη ςεφάνη] coronalis sutura
9. ἐπὶ ·,.. τίθεμεν om. Ruf. — 8. ἡ Ras.

βρέγματος κρόταφοι καὶ κόρσαι, τὸ δὲ ἐν μέσῳ κατὰ ὃ δὴ μάλιϲτα
εἰλοῦνται αἱ τρίχες, κορυφή. Ὑπὸ δὲ τῷ βρέγματι κεῖται τὸ μέτω- 4
πον. Αἱ δὲ παρὰ τοὺς κροτάφους τῶν τριχῶν ἐκφύσεις ἴουλοι, 5
χαῖται δὲ αἱ ὄπισθεν κατὰ τὸ ἰνίον ἀφειμέναι τρίχες. Ἡ δὲ τοῦ 6
5 μετώπου ἐσχάτη ῥυτὶς ἐπισκύνιον, τὰ δὲ τετριχωμένα τοῦ μετώπου
ὀφρύες. Τούτων ἡ μεσότης μεσόφρυον, ἀπὸ οὗ ἡ ῥὶς τέταται, ἧς 7
τὸ ἄκρον σφαιρίον καλεῖται, τὸ δὲ ὑποκείμενον διάφραγμα. Ἀπὸ 8
δὲ τοῦ σφαιρίου τὸ καθῆκον σαρκῶδες ἐπὶ τὸ χεῖλος κίων, μυξωτῆρες
τὰ κοιλώματα ἐξ ἑκατέρου μέρους δι᾽ ὧν γίνεται ἡ ὄσφρησις, πτε-
10 ρύγια ῥινὸς λέγεται τὰ τὰς κοιλότητας ταύτας περιέχοντα. Τὸ δὲ 9
ὑπὸ τῷ κίονι κοῖλον τὸ ἐπάνω τοῦ χείλους φίλτρον καλεῖται· πᾶν
δὲ τὸ μετὰ τὴν ῥῖνα τοῦ ἄνω χείλους ὑπόρρινον, εἶτα χείλη δύο, ὧν
τὰ ἄκρα πρόχειλα, τὸ δὲ σύμβλημα τῶν χειλῶν προσϲόμιον. Ὑπὸ 10
δὲ ταῖς ὀφρύσιν ὑπόκεινται ὀφθαλμοί, αὐτοὺς δὲ τοὺς ὀφθαλμοὺς τὰ

pellent *tempes* ou [*région des*] *cheveux*, tandis que la région centrale, région
dans laquelle les cheveux sont plus crépus que partout ailleurs, se nomme
sommet. Le *front* est situé sous le sinciput. Les cheveux qui poussent 4–5
près des tempes s'appellent *poils follets*, et ceux qui descendent en arrière, au niveau de l'occiput, *crinière*. La dernière ride du front s'ap- 6
pelle *episcynion*, et les parties du front couvertes de poils, *sourcils*. —
L'espace qui existe entre les sourcils porte le nom de *région inter-sourci-* 7
lière; à partir de là s'étend le *nez*, dont l'extrémité s'appelle *petite sphère*
(*lobule*), et la partie [cartilagineuse] placée au-dessous du lobule, *cloison*.
La partie charnue qui commence au lobule et aboutit à la lèvre se nomme 8
colonne (*sous-cloison*); les cavités situées de chaque côté, et par lesquelles
s'opère la perception des odeurs, s'appellent *narines*, et les parties qui
entourent ces cavités ont reçu le nom d'*ailes du nez*. La gouttière qui se 9
trouve sur la lèvre, au-dessous de la colonne, s'appelle *philtre*, et toute
la partie de la lèvre supérieure venant après le nez, *région sous-nasale*;
ensuite viennent les deux lèvres, dont les extrémités s'appellent *avant-*
lèvres, et la commissure *avant-bouche*. Sous les sourcils se trouvent les 10
yeux; les parties qui recouvrent les yeux mêmes s'appellent *paupières*,

4. ἄφειμ. τρ. om. Ruf². — 4-5. Αἱ δὲ
ἔσχαται... ῥυτίδες Ruf. — 5-6. ὄφρ. δὲ
τὰ τετρ. τοῦ μετ. πέρατα Ruf. — 6. τέτακται A Ras. — 8. κίων om. AB. —
10. κρινός A; *spina* Ras. — 12. ὑπορρί-
νιον Ruf.

σκέποντα βλέφαρα, ὧν τὸ μὲν ἄνωθεν, τὸ δὲ κάτωθεν, αἱ δὲ συμ-
11 βολαὶ αἱ ἐν τῷ ἐπιμύειν γινόμεναι ταρσοί. Αἱ δὲ τρίχες αἱ ἐκ τῶν
βλεφάρων ἐκπεφυκυῖαι βλεφαρίδες, τὰ δὲ πέρατα τῶν ταρσῶν καν-
θοὶ, ὧν ὁ μὲν πρὸς τῇ ῥινὶ μέγας, ὁ δὲ πρὸς τῷ κροτάφῳ μικρός.
12 Κόραι, ἢ ὄψεις, ἢ γλῆναι τὰ μέσα τῶν ὀφθαλμῶν διὰ ὧν ὁρῶμεν· οἱ 5
δὲ ὄψιν μὲν ᾧ βλέπομεν, κόρην δὲ καὶ γλήνην τὸ εἴδωλον τὸ ἐν τῇ
13 ὄψει. Τὰ δὲ μετὰ ταῦτα μέλανα, ἢ γλαυκὰ, ἢ χαροπὰ, ἀπὸ τῆς
14-15 χρόας καλεῖται. Ἶρις δὲ ὁ κύκλος ὁ συνάπτων τῷ λευκῷ. Τὰ δὲ ὑπὸ
τοῖς ὀφθαλμοῖς ὑπώπια, οἷς ὑπόκεινται ἐπαναστάσεις τινὲς, αἳ κα-
16 λοῦνται μῆλα, οἷς ἐρυθριῶμεν. Ἀπὸ δὲ τῶν μήλων αἱ καλούμεναι 10
παρειαὶ καὶ σιαγόνες καὶ γνάθοι, ὧν αἱ γένυες ἀπολήγουσιν εἰς τὸ
ἄποξυ τῶν κάτω γνάθων, ἀπὸ οὗ τὸ μέχρι τοῦ κάτω χείλους περι-
φερές τε καὶ ἐξέχον γένειον· τὸ δὲ ὕπτιον ὑπὸ τὸ γένειον σαρκῶδες

dont l'une est supérieure et l'autre inférieure; les commissures de ces
organes, lesquelles se forment quand on cligne les yeux, se nomment
11 *clayes*. Les poils qui poussent des paupières s'appellent *cils*, et les extrémités des tarses *canthes* (*angles ou coins de l'œil*), dont l'un, situé vers
12 le nez, est le grand, et l'autre situé vers les tempes, le petit. Les *pupilles*
(*poupées*), *vues* ou *évasements* sont les parties centrales des yeux, à travers lesquelles nous voyons; d'autres cependant appellent *vue* la partie
par laquelle nous voyons, et *pupille* ou évasement l'image qu'on voit dans
13 cette partie. La bande circulaire noire, bleue ou brune, qui vient après,
14 tire son nom de sa couleur. L'*iris* est le cercle qui relie [la pupille] au
15 blanc. Les parties situées au-dessous des yeux portent le nom de *région
sous-oculaire;* et au-dessous de ces parties se trouvent certaines protubé-
16 rances appelées *pommettes*, qui nous donnent la faculté de rougir. Après
les pommettes vient la région appelée *mâchoires* ou *joues* (παρειαὶ, σιαγόνες ou γνάθοι), dont la charpente osseuse, *maxillaire inférieur* (γένυς),
aboutit à l'extrémité pointue des mâchoires inférieures (*c'est-à-dire, à la région du menton*); le *menton* est la partie arrondie et saillante qui, de cette
pointe, s'étend jusqu'à la lèvre inférieure; la région inclinée et charnue
située sous le menton s'appelle *anthéréon* (*lieu où fleurit la barbe?*); d'autres

2. ταρσοί] στεφάναι καὶ χηλαί Ruf. ἢ ante γλ. om. B Rufⁿ. — 8. τὸ λευ-
— 3. ταρσοὶ καὶ βλεφαρίδες Ruf. — 5. κόν Rufⁿ.

ἀνθερεῶνα, οἱ δὲ λευκανίαν · οἱ δὲ ἀνθερεῶνα μὲν τοῦτο, λευκανίαν
δὲ τὸ ϖρὸς τῇ κλειδὶ κοῖλον ὀνομάζουσιν. Ὦτα καλοῦνται αἱ ἐπανα- 17
σΊάσεις αἱ ἐξ ἑκατέρου μέρους τῶν κροτάφων ϖρὸς τοῖς τέρμασι
ϖεφυκυῖαι, ὧν τὰ μὲν τρήματα ϖόροι ἀκουσΊικοὶ διὰ ὧν ἀκούομεν,
5 τὰ δὲ ἐκκρεμῆ καὶ σαρκώδη λοβοί · τὰ δὲ χονδρώδη καὶ ἀνωτάτω
ϖΊερύγια, ἕλικες δὲ τὰ ἐντεῦθεν συνάπΊοντα τὴν ϖεριφέρειαν· ἀνθέ-
λικες δὲ τὰ ἐν μέσῳ ὑπεραίροντα μετὰ τὴν ἕλικα ϖαρὰ τὴν κοι-
λότητα· κόγχη δὲ τὸ ἀπὸ τῆς ἀνθέλικος κοῖλον · τὸ δὲ ἀπέναντι
τῆς κόγχης ἔξαρμα ϖαρὰ τὸ ϖέρας τοῦ κροτάφου τράγος · τὸ δὲ
10 ἀντικρὺ τούτου ϖαχὺ ϖέρας τῆς ἀνθέλικος ἀντίτραγος. Στόμα δὲ ἡ 18
ϖρώτη τομὴ τῶν χειλῶν καὶ ἡ λοιπὴ εὐρυχωρία ϖᾶσα μέχρι τῆς
φάρυγγος. Ἐν δὲ τῷ σΊόματι ἄλλα τέ τινά ἐσΊι, καὶ οἱ ὀδόντες, ὧν 19
οἱ μὲν ἔμπροσθεν τομεῖς καλοῦνται, ὀκτὼ τὸν ἀριθμὸν ὑπάρχοντες,
κυνόδοντες δὲ οἱ μετὰ αὐτοὺς τέσσαρες, οἱ δὲ λοιποὶ ϖάντες εἴκοσι
15 μύλαι ϖροσαγορεύονται. Τούτων δὲ οἱ ἔσχατοι καὶ ἐνδοτέρω σω- 20

la nomment *gorge;* d'autres donnent le premier nom à cette partie, et le second à la cavité qu'on trouve au voisinage des clavicules (*fossette sus-clavi-
cul.*). On appelle *oreilles* les protubérances qui surgissent de chaque côté 17
des tempes, vers leurs extrémités; les trous de ces organes, à travers lesquels nous entendons, s'appellent *canaux acoustiques;* les parties charnues
et pendantes, *lobes,* les parties cartilagineuses situées tout à fait en haut,
ailes (pavillon); celles qui, à partir des ailes, complètent le cercle, s'appellent *hélix;* celles qui, après l'hélix, s'élèvent au milieu, à côté de la
cavité, *anthélix;* la cavité qui vient après l'anthélix, *conque;* la bosse placée du côté opposé à la conque, près de l'extrémité des tempes, *tragos,*
et l'extrémité épaisse de l'anthélix, vis-à-vis du tragos, *antitragos.* On 18
donne le nom de *bouche* aussi bien à la première fissure des lèvres qu'à
tout le reste de la cavité, jusqu'au pharynx. Dans la bouche se trouvent, 19
sans parler de quelques autres organes, les *dents;* on nomme les dents
antérieures, qui sont au nombre de huit, *incisives,* les quatre qui viennent après celles-là, *canines,* et les vingt autres, *molaires.* Les quatre der- 20
nières de ces dents, lesquelles sont placées plus à l'intérieur que les

4-5. ϖόροι..... ἀκούομεν, τὰ δέ om.   ϖληροῦν Ruf. —7. μετὰ τὴν ἕλικα ϖαρά
Ruf. — 6. ἕλικα δὲ τό Ruf. —Ib. συμ-   om. Ruf. —15. δέ om. Ruf.

Φρονισἷῆρες τέσσαρες, οἵ τινες, ἡνίκα ἀρχόμεθα φρονεῖν, φύονται.

21-22 Τὰ δὲ τούτους περιέχοντα σαρκία οὖλα. Ἡ δὲ σύνδεσις τῶν γνάθων χαλινὸς καλεῖται· τράπεζαι δὲ τὰ πλατέα τῶν γομφίων, ὁλμίσκοι δὲ καὶ φάτναι αἱ κοιλότητες τῶν γνάθων, εἰς ἃς ἐμπεπήγασιν οἱ ὀδόν-

23 τες. Τῆς δὲ γλώσσης ῥίζα μὲν ἡ ἔκφυσις, αὐχὴν δὲ τὸ ἐφεξῆς, 5 πρόγλωσσον δὲ τὸ ἔμπροσθεν, παράσειρα δὲ τὰ ἑκατέρωθεν, ὑπο-γλωσσὶς δὲ τὸ ὑποκάτω, ἐπιγλωσσὶς δὲ τὸ ἔνδον ὑπὲρ τοῦ βρόγχου πῶμα γινόμενον τῆς τραχείας ἀρτηρίας, ὅταν τι καταπίνωμεν, ὑπὲρ τοῦ μηδὲν ἐμπίπἷειν εἰς τὸν πνεύμονα, ἀναπνεόντων δὲ μετέωρόν

24 ἐσἷιν, ὡς μὴ κωλύοι τὴν τοῦ πνεύματος ἄνοδον. Οὐρανὸς, ἢ ὑπερῴα, 10 τὸ ὑπεράνω τῆς γλώσσης περιφερές· τὸ δὲ ἐντεῦθεν κατὰ τὰ ἔνδον μέρη ἐκκρεμάμενον σαρκίον κιονὶς, οἱ δὲ γαργαρεῶνα, οἱ δὲ σἷα-

25 φυλήν· ὑπόκειται δὲ αὐτῇ ἡ τοῦ βρόγχου κεφαλή. Ἐφεξῆς τράχη-λος· τὸ δὲ αὐτὸ καὶ δειρή· οὗ τὸ μὲν ἔμπροσθεν βρόγχος καὶ τρα-

autres, ont reçu le nom de *dents de sagesse,* attendu qu'elles poussent
21 quand nous commençons à être sages. Les chairs minces qui entourent
22 les dents se nomment *gencives.* La commissure des mâchoires [lèvres]
porte le nom de *frein;* les parties aplaties des dents molaires, celui de
tables (couronnes), et les cavités des mâchoires dans lesquelles les dents
23 sont enclavées, celui de *mortiers* ou de *râteliers (alvéoles).* On appelle
l'origine de la langue *racine;* la partie qui vient après, *col;* la partie antérieure, *avant-langue;* les parties situées de chaque côté, *πα-*
ράσειρα; la partie inférieure, *hypoglotte,* et la partie intérieure (*pos-*
térieure) *épiglotte,* laquelle devient, pendant la déglutition, un couvercle pour la trachée-artère, placé au-dessus du larynx, afin que rien
ne tombe dans le poumon, tandis que, pendant la respiration, elle est
24 libre, pour ne pas empêcher l'air de remonter. Le *ciel* ou *palais* est la
partie arrondie située au-dessus de la langue; la caroncule suspendue à
la partie intérieure du palais s'appelle *columelle (petite colonne);* d'autres
la nomment *lieu où vibre l'air,* et d'autres encore, *uvule (luette);* la tête
25 de la trachée-artère (*larynx*) est située au-dessous de la luette. Puis vient
le *cou,* qui porte aussi le nom de δειρή; la partie antérieure du cou se

4. Φατνίαι Ruf².; om. Ruf. — 6. — 11. ἔνδον] ἄνω Ruf². — 12. κίων
πρόγλωσσον δὲ τὸ ἔμπροσθεν om. Ruf. Ruf.

χεῖα ἀρτηρία, ἡ δὲ κατὰ τὸ μέσον ἐπανάσλασις λάρυγξ, τὸ δὲ ὀπίσω
αὐχὴν καὶ ἰνίον, τὸ δὲ πρὸς ταῖς κλεισὶ κοῖλον ἀντικάρδιον καὶ
σφαγή. Τὰ δὲ ἀπὸ τοῦ τένοντος ἐπὶ τοὺς ὤμους καθήκοντα ἐπωμί- 26
δες, ὦμοι δὲ αἱ κεφαλαὶ τῶν βραχιόνων, ὠμοπλάται δὲ τὰ ἐπικεί-
5 μενα τῷ νώτῳ πλατέα ὀσῖᾶ, ὧν ἡ διὰ μέσου ὑπεροχὴ ῥάχις·
ἀκρώμια δὲ οἱ σύνδεσμοι τῶν κλειδῶν καὶ τῶν ὠμοπλατῶν, ἐχομένως δὲ αἱ κατακλεῖδες. Μασχάλη δὲ ἡ ὑπὸ τῷ ὤμῳ κοιλότης, εἰς 27
ἣν τὰ πολλὰ ὁ ὦμος ὀλισθαίνει, ἐξῆς βραχίων. Ἡ δὲ γωνία τοῦ 28
ἄρθρου, ἐπὶ ἣν κλινόμενοι σληριζόμεθα, ἀγκὼν, ἢ ὀλέκρανον· τὸ
10 δὲ ἐντεῦθεν πῆχυς. Περαίνει δὲ πρὸς τὸν καρπὸν, ἀπὸ οὗ ἐσῖι τὸ 29
μετακάρπιον, ἐξῆς σῖῆθος χειρός· οἱ δὲ ὑπόθεναρ, ὅ ἐσῖιν ὑπὸ τὸν
μέγαν δάκτυλον, μετὰ ὃ ἡ κοιλότης τῆς χειρός. Δακτύλων δὲ ὁ μέν 30
τις μέγας ὁ ἀφεσῖηκὼς τῶν ἄλλων, ὁ δὲ λιχανὸς ὁ πρῶτος τῶν

nomme *bronchos* ou *trachée-artère;* la protubérance située au milieu,
larynx (pomme d'Adam); la partie postérieure, *nuque* ou *occiput,* et la
cavité voisine des clavicules, *anti-cardium* ou *endroit pour égorger.* La 26
région qui, des tendons (*les deux tiers infér. de la partie postér. du cou*),
s'étend aux épaules, a reçu le nom de *sur-épaules;* on appelle *épaules* les
têtes des humérus; *omoplates,* les os larges placés sur le dos; la crête qui
les traverse, *rachis (épine),* et les liens des clavicules et des omoplates,
acromia; ensuite vient *la fermeture (union des clavicules au sternum).* L'ais- 27
selle est la cavité située au-dessous de l'épaule et dans laquelle les luxa-
tions de l'humérus ont ordinairement lieu; puis vient le *bras.* L'angle de 28
l'articulation, sur lequel nous nous inclinons pour nous appuyer, s'appelle *coude* ou *olécrane;* ce qui vient après est l'*avant-bras* (voy. plus loin,
chap. xvi). L'avant-bras aboutit au *carpe,* et le *métacarpe* est situé à la 29
suite du carpe; ensuite vient la *poitrine de la main,* que d'autres appellent *hypothénar,* et qui est placé au-dessous du grand doigt (*pouce*),
et après elle le *creux de la main.* L'un des doigts s'appelle *grand* (*pouce*), 30
c'est celui qui s'écarte des autres; un autre s'appelle *indicateur* (*l'index*),

2. αὐχὴν καὶ ἰνίον] αὐτοῦ τένοντες
Ruf. — 3. τῶν τενόντων Ruf. — 6-7.
ἐχομένως δὲ αἱ κατακλ. om. Ruf. — 8.

Ἡ δὲ γωνία] καὶ τὸ ὀξύ Ruf. — 9. ὀλέ-
κρανον Ruf⁰. — 11.σῖῆθος χειρός] μετακάρπιον καὶ ταρσός Ruf.

31 τεσσάρων, ὁ δὲ μέσος, ὁ δὲ παράμεσος, ὁ δὲ μικρός. Τούτων τὰ
   ὀσ1ᾶ σκυταλίδες, ἢ Φάλαγγες, κόνδυλοι δὲ αἱ συγκαμπαὶ, ὧν τὰ
32 πρῶτα προκόνδυλοι, τὰ δὲ ἐφεξῆς μετακόνδυλοι. Αἱ δὲ τῶν ὀνύχων ἀρχαὶ ῥιζωνυχίαι· τὰ δὲ πέρατα τῶν δακτύλων ῥῶγες, ἢ κο-
33 ρυΦαί. Θέναρ δὲ τὸ μεταξὺ διάσ1ημα τοῦ λιχανοῦ καὶ τοῦ μεγά-   5
   λου δακτύλου· ἔοικε δὲ Ἱπποκράτης πᾶν τοῦτο τὸ χωρίον θέναρ
34 καλεῖν. Ἀπὸ δὲ τῶν κλειδῶν σ1ῆθος μὲν τὸ ἔμπροσθεν καὶ σ1έρ-
   νον· νῶτος δὲ τὸ ὄπισθεν ἀπὸ τοῦ αὐχένος, ἐπὶ ᾧ τὸ μετάΦρενον·
35 ὀσΦὺς δὲ τὸ τελευταῖον τῆς ῥάχεως. Αἱ δὲ ἐπὶ τῷ σ1ήθει σαρκώ-
36 δεις ἐπανασ1άσεις μασ1οὶ, ὧν τὰ ἄκρα θηλαί. Πλευρὰ δὲ καλεῖται   10
   πᾶν τὸ ὑπὸ τῇ μασχάλῃ· τὰ δὲ ὀσ1ᾶ πλευραὶ καὶ σπάθαι, ὧν αἱ
   πρῶται συνάπ1ουσιν ἀλλήλαις εἰς τὸ τέρμα τοῦ σ1έρνου, κατὰ ὃ
   ἡ καρδία ἐσ1ὶν, εἶτα αἱ Φρένες, οἱ δὲ προκάρδιον, οἱ δὲ καρδίαν,

c'est le premier des quatre; un autre, *doigt du milieu (medius)*; un autre,
voisin du doigt du milieu (annulaire); un autre enfin, le *petit (auricu-*
31 *laire)*. Les os des doigts s'appellent *petits bâtons* ou *phalanges (rangées)*;
les parties des doigts où ils se fléchissent se nomment *condyles*, et les
premières de ces parties, *procondyles*; celles qui viennent après, *méta-*
32 *condyles*. On donne aux origines des ongles le nom de *racines des ongles*,
33 et aux bouts des doigts celui de *grains de raisin* ou *sommets*. Le *thénar*
est l'espace intermédiaire entre le grand doigt et l'indicateur; cependant
il semble qu'Hippocrate (*Fract.* § 4; t. III, p. 428) appelle toute cette ré-
34 gion-là *thénar*. La partie antérieure du corps qui vient après les clavicules
s'appelle *poitrine* ou *sternum*, et la partie postérieure, à partir de la nuque,
dos, après laquelle vient le *métaphrène*; les *lombes* sont la dernière partie
35 de l'épine du dos. Les protubérances charnues placées sur la poitrine s'ap-
36 pellent *mamelles*, et leurs extrémités, *papilles*. On donne le nom de *côtés*
à toute la région située au-dessous de l'aisselle, tandis que les os portent
ceux de *côtes* ou de *spathes*; les premiers de ces os arrivent l'un vers
l'autre, sur les bords du sternum, à l'endroit où se trouve le cœur; ensuite viennent les *phrènes*, que d'autres appellent *anté-cœur*, et d'autres

3. ἐφεξῆς· κόνδυλοι, τὰ δὲ τελευταῖα — Ib. ἐπὶ ᾧ ex em.; ἐν ᾧ AB. — 10.
μετακ. Ruf. — 4. ῥιζωνύχια Ruf., Rufᵃ. μασ1οὶ καὶ τιτθοὶ Ruf., Rufᵃ. — Ib.
— Ib. δὲ ἔσωθεν πέρ. Ruf. — Ib. ῥά- Πλευρόν Ruf. — 11. καὶ σπάθαι om.
γες Ruf., Rufᵃ.— 8. νῶτον Ruf., Rufᵃ.   Ruf.

μετὰ ὅ ἐσίι τὸ σίόμα τῆς κοιλίας. Τὰ δὲ μεταξὺ τῶν σλευρῶν με- 37
σοπλεύρια, νόθαι δὲ σλευραὶ αἱ μὴ συνάπίουσαι ἀλλήλαις, χόνδροι
τὰ σέρατα τούτων. Ὑποχόνδρια δὲ τὰ ὑπὸ τοῖς χόνδροις μυώδη. 38
Κοιλία δὲ ἡ γασίὴρ, τὸ ἐν μέσῳ δὲ ἐπιγάσίριον, τὸ ἐπὶ τῆς γασίρὸς 39
5 δέρμα. Ὀμφαλὸς δὲ τὸ ἐν μέσῳ κοῖλον, τὸ δὲ σερικείμενον δέρμα 40
τῷ ὀμφαλῷ γραῖα, καθότι ῥυτιδούμενον τοῦτο γῆρας σημαίνει. Τὸ 41
δὲ ὑποκάτω τοῦ ὀμφαλοῦ ὑπογάσίριον καὶ ἦτρον, τὸ δὲ ὑπὸ τοῦτο
μέχρι τῶν αἰδοίων ἐπίσειον, ἢ ἐφήβαιον. Τῶν δὲ αἰδοίων τοῦ μὲν 42
ἄρρενος τὸ μὲν ἐκκρεμὲς σίῆμα, τὸ δὲ μὴ ἐκκρεμὲς ὑπόσίημα, ἢ
10 σερίνεος. Τὸ δὲ ἄκρον τούτου σόσθη. Ὄσχεος δὲ ἐν ᾧ οἱ δίδυμοι, 43-44
ὧν τὸ μὲν ἄνω κεφαλὴ, τὸ δὲ κάτω συθμὴν καλεῖται · τὸ δὲ χαλώμενον τοῦ ὀσχέου λακκόπεδον. Τῆς δὲ γυναικὸς κτεὶς μὲν τὸ ἄνω, 45
σχίσμα δὲ ἡ σρώτη τομὴ, τὸ δὲ ἐν μέσῳ μυῶδες σαρκίον μύρτον,

encore, *cœur*, après quoi est situé l'*orifice de l'estomac*. Les espaces inter- 37
médiaires entre les côtes s'appellent *espaces intercostaux*; les *fausses côtes*
sont celles qui ne s'atteignent pas l'une l'autre, et leurs extrémités s'appellent *cartilages*. Les *hypocondres* sont les parties musculeuses situées 38
au-dessous des cartilages [des fausses côtes]. Puis vient l'*estomac* ou 39
ventre; l'*épigastre* est la partie moyenne, c'est-à-dire, la peau située
sur l'estomac. On appelle *nombril* la cavité placée au milieu, et *vieille* la 40
peau qui entoure le nombril, vu que cette partie est, quand elle prend
des rides, un signe de vieillesse. La région située au-dessous du nom- 41
bril s'appelle *hypogastre* et ἦτρον, et la région placée au-dessous de la dernière, jusqu'aux parties génitales, ἐπίσειον ou *pubis*. Quant aux organes 42
génitaux, la partie pendante de ceux des hommes a reçu le nom de *stème*,
et la partie non pendante, ceux de *hypostème* et de *périnée*. L'extrémité 43
de cet organe est le *prépuce*. Le *scrotum* est l'enveloppe des testicules, 44
dont la partie supérieure s'appelle *tête*, la partie inférieure, *fond*, et la
partie relâchée, *fonds de la citerne*. La partie supérieure des organes géni- 45
taux de la femme s'appelle *pecten*; la première fissure, *fente*; la caroncule

2. σεραίνουσαι σρὸς τὸ σίέρνον Ruf.
— 3. ὑπό] ἐν AB— 4. δὲ καὶ γασίὴρ τὰ
ἐφεξῆς Ruf. — 5. ὑπερκείμενον Ruf.
8. ἐπίσ. καὶ ἥδην, ἄλλοι δὲ ἐφήβαιον καλοῦσιν Ruf. — 9. σίόμα A; *colis et sterna*

Ras. — 9-10. ἢ σερίνεος] καὶ κύσίεως
τράχηλος Ruf. — 11. ὧν] ᾧ AB. — 12.
κτεὶς ex em.; κτὶς AB; κλεὶς Ruf.,
Ruf². — Ib. ἄνω] τρίγωνον σέρας τοῦ
ὑπογασίρίου Ruf.

46 ἢ νύμφη · μυρτόχειλα δὲ τὰ ἑκατέρωθεν πτερυγώματα. Τῆς δὲ ράχεως τὰ ὀστᾶ σπόνδυλοι · ἡ δὲ πᾶσα σύνθεσις τῶν σπονδύλων
ἄκανθα, ἧς τὸ κατωτέρω ὀσφὺς, τὸ δὲ τελευταῖον τῆς ράχεως ἱερὸν
47-48 ὀστοῦν, οἱ δὲ ὑποσφόνδυλον. Τούτου τὸ ἄκρον κόκκυξ καλεῖται. Τῆς
δὲ ὀσφύος τὰ παρὰ ἑκάτερα γλουτοί · πυγαὶ δὲ τὰ μετὰ τὴν ὀσφὺν 5
49 σαρκώδη, ἃ καὶ ἐφέδρανα καλεῖται. Βουβῶνες δὲ αἱ ἀρχαὶ τῶν μηρῶν, τῶν δὲ μηρῶν τὰ μὲν εἴσω μέρη παραμήρια, τὰ δὲ μεταξὺ
50 τούτων τὰ πρὸς τὸν περίνεον πλιχάδες. Οἱ δὲ πρὸς τοῖς γόνασι
μύες ἐπιγουνίδες · τὰ δὲ ὀστᾶ ἐπιγονατίδες · Ἱπποκράτης δὲ τοῦτο
51 μύλην καλεῖ. Γόνυ δέ ἐστι τὸ ἄρθρον τοῦ μηροῦ τὸ πρὸς τῇ κνήμῃ, 10
52 ἡ δὲ σύγκαμψις ἰγνύα. Γαστροκνήμια δὲ ὁ μέγας μῦς ὁ ὄπισθεν
53 τῆς κνήμης, ἀπὸ οὗ τὸ πλατὺ νεῦρον τὸ πρὸς τῇ πτέρνῃ. Τῶν δὲ
ὀστέων τὸ μὲν ὀπίσω κνήμη, τὸ δὲ ἔμπροσθεν ἀντικνήμιον, τὰ δὲ

musculeuse située au milieu, *myrte* ou *nymphe* (*clitoris?*), et les ailes pla-
46 cées des deux côtés, *lèvres du myrte*. Les os de l'épine du dos s'appellent
vertèbres, et tout l'ensemble des vertèbres, *épine;* la partie inférieure
s'appelle *lombes*, tandis que la dernière partie de l'épine du dos s'appelle
47 *os sacré*, quoique quelques-uns la nomment *sous-vertèbre*. L'extrémité de
48 cet os a reçu le nom de *coccyx*. Les régions latérales à côté des lombes
se nomment γλουτοί, tandis que les *fesses* sont les parties charnues qui
49 viennent après les lombes et qu'on nomme aussi *siége*. Les *aines* sont le
commencement des cuisses; quant aux *cuisses*, leurs parties intérieures se
nomment παραμήρια, et la région intermédiaire qui se rapproche du péri-
50 née, πλιχάδες. Les muscles voisins du genou portent le nom de ἐπιγουνίδες, et les os, celui de ἐπιγονατίδες (*rotules*); mais Hippocrate (*Officine*,
51 § 9; t. III, p. 300) appelle cette région *meule*. Le *genou* est l'articulation
de la cuisse avec la jambe, et l'endroit où elle se fléchit est la *fosse popli-*
52 *tée*. On appelle *ventre de la jambe* le grand muscle de la partie postérieure
de la jambe, duquel provient le *nerf large* voisin du talon (*tendon d'A-*
53 *chille*). L'os situé en arrière porte le nom de *lieu où l'on se gratte* (*péroné*),
et l'os situé en avant, celui d'*anti-lieu où l'on se gratte* (*tibia*), tandis que

1. μυρτοχείλας Ruf. — 4. ὑποσπόν-   10. ἐπιμυλίδα Ruf. — 11. γαστροκνη-
δυλοι AB. — 4-5. Τῆς..... γλουτοί om.   μία Ruf. — 12. πτέρνη ὁ τένων πέφυ-
Ruf. — 6. αἱ ἀρχαί] τὰ ἔμπροσθεν Ruf.   κεν Ruf. — 13. ὀπίσω] ἔσω Ruf. →
— 7-8. τὰ δὲ..... πλιχάδες om. Ruf. —   Ib. τὸ δέ] καὶ τούτου τό Ruf.

ἄκρα τὰ πρὸς τοῖς ποσὶ σφυρά. Ἀστράγαλοι δὲ οὐκ ὀρθῶς ὀνομά- 54
ζονται· εἰσὶ μὲν γὰρ, ἀλλὰ οὐκ ἐμφανεῖς. Πτέρνα δὲ τὸ ὄπισθεν πε- 55
ριφερὲς τοῦ ποδὸς, τὸ δὲ ἐφεξῆς κοῖλον, τὸ δὲ μετὰ τοῦτο καλεῖται
πεδίον, οὗ τὸ ἐπάνω ταρσός. Πέζα δὲ ἡ πᾶσα θέσις τοῦ ποδός· 56
5 δάκτυλοι δὲ ὁμοίως τοῖς τῆς χειρὸς ὀνομάζονται.

β'. Περὶ ὀστῶν. Ἐκ τῶν Γαληνοῦ.

Τῶν ἐν τοῖς ἀνθρώποις ὀστῶν ἁπάντων συνημμένων ἀλλήλοις, 1
ἡ μὲν ὅλη σύνταξις ὀνομάζεται σκελετός· ἔστι δὲ ὁ τρόπος τῆς συνθέσεως αὐτῶν διττὸς, ὁ μὲν ἕτερος κατὰ ἄρθρον, ὁ δὲ ἕτερος κατὰ
σύμφυσιν. Τὸ μὲν οὖν κατὰ ἄρθρον ἐστὶ σύνταξις ὀστῶν φυσικὴ, ἡ 2
10 δὲ σύμφυσις ἕνωσις ὀστῶν φυσική· πρόσκειται γὰρ ἑκατέρῳ τῶν
ὅρων τὸ φυσικὴ, ὅτι καὶ τὰ παραρθρήσαντα, ἢ ἐξαρθρήσαντα, παράκειται μὲν ἀλλήλοις, ἀλλὰ οὐ φύσει, καὶ ὅσα κατεαγέντα συνέ-

les extrémités de ces os situées près des pieds s'appellent *malléoles*. On 54
a tort de les appeler *astragales*; car il existe bien des astragales, mais
elles sont invisibles. (Voy. plus loin, ch. 21, à la fin.) Le talon est la 55
partie postérieure et arrondie du pied; celle qui vient ensuite s'appelle
creux du pied, et celle qui vient après se nomme *champ*; la face supérieure de cette dernière se nomme *claye* (*tarse*). La plante est toute la 56
partie du pied sur laquelle on s'appuie; les doigts du pied ont reçu les
mêmes noms que ceux de la main.

2. DES OS. — TIRÉ DE GALIEN.

Chez les hommes, tous les os se rattachent les uns aux autres, et on 1
appelle l'ensemble de leur réunion *squelette;* ils s'adaptent les uns aux
autres de deux manières différentes, dont l'une est la réunion par une
articulation, et l'autre la réunion par symphyse. Donc, la jonction par 2
une articulation est une coaptation naturelle d'os, et la symphyse est une
réunion naturelle d'os; on a ajouté à chacune de ces deux définitions le
mot *naturelle*, parce que les os qui ont éprouvé une distorsion ou une
luxation sont aussi adaptés les uns aux autres, il est vrai, mais non pas
naturellement; de même, les os fracturés qui ont été soudés par le cal sont

Сн. 2, l. 9. κατά om. Gal.

3 φύσε ϖῶρος, ἐνοῦται μὲν, ἀλλὰ οὐ φύσει. Οἱ δὲ αὐχένες ἀποφύσεις
εἰσὶ τῶν ὀσῶν ἰσχναὶ, τελευτῶσι δὲ εἰς ϖαχύτερόν τε καὶ ϖερι-
φερὲς ϖέρας, ὃ δὴ καλεῖται κεφαλή· ὅταν δὲ εἰς ὀξὺ τελευτήσῃ
ϖέρας ἡ ἀπόφυσις, οὐκέτι αὐχὴν, ἀλλὰ κορώνη καὶ κορωνὸν καλεῖται, καὶ τῶν ὑποδεχομένων δὲ τὰς κεφαλὰς κοιλοτήτων ἡ μὲν 5
βαθυτέρα κοτύλη καλεῖται, ἡ δὲ ἐπιπολῆς ὑπὸ ἐνίων ὠνόμασθαι
4 γλήνη. Ὑποβέβληται δὲ καὶ οἷον ὑπερήρεισθαι τὰ ὀσῖα τῇ λοιπῇ
τοῦ σώματος οὐσίᾳ καθάπερ τινὰ θεμέλια· ϖάντα γὰρ ἐπὶ τοῖς
5 ὀσῖοις ϖέφυκέ τε καὶ ἐσ]ήρικται. Εἰσὶ δὲ ἐν αὐτοῖς ὅσα μὲν μεγάλα, μεγίσ]ας ἔχοντα κοιλίας μυελοῦ μεσ]άς· τὰ δὲ σμικρὰ 10
6 ϖλήρη τέ ἐσ]ιν ὅλα, καὶ οὐδεμίαν αἰσθητὴν ἔχει κοιλότητα. Τῶν
δὲ μεγάλων τοῖς ϖλείσ]οις ἐπιφύσεις εἰσὶ κατὰ τὸ ϖέρας ἑτέρων
ὀσῶν, οἷον βραχίονι μὲν ἄνω, ϖήχει δὲ κάτω, κερκίδι δὲ καὶ μηρῷ
7 καὶ κνήμῃ καὶ ϖερόνῃ κατὰ ἄμφω. Γένυς δὲ ἡ κάτω μυελὸν μὲν
ἔχει, ἐπίφυσιν δὲ οὐκ ἔχει, ἀλλὰ τῶν ϖεράτων αὐτῆς τὸ μὲν κάτω 15

3 réunis, il est vrai, mais non pas naturellement. Les *cols* sont des prolongements minces d'os; ils aboutissent à une extrémité arrondie et plus
épaisse, qu'on appelle *tête;* lorsque le prolongement aboutit à une extrémité pointue, on ne l'appelle plus col, mais bec de corneille; si la cavité
qui reçoit la tête a une certaine profondeur, on lui donne le nom de *cotyle;* tandis que quelques-uns ont donné aux cavités superficielles le nom
4 d'*évasement.* Les os sont placés et établis comme des soutiens au-dessous
du reste de la substance du corps, à l'instar des fondements d'une maison : en effet, tout pousse des os et tout s'appuie sur eux. Parmi eux,
5 tous ceux qui sont grands contiennent des cavités très-considérables,
remplies de moelle, tandis que les petits os sont tout à fait pleins et ne
6 présentent aucune cavité perceptible aux sens. La plupart des grands os
ont à leur extrémité des os surajoutés (*épiphyses*); l'humérus à son extrémité supérieure, le cubitus à son extrémité inférieure, tandis que le
7 radius, le fémur, le tibia et le péroné en ont aux deux extrémités. La
mâchoire inférieure, au contraire, contient de la moelle, il est vrai,
mais elle n'a pas d'épiphyse ; seulement, quant à ses extrémités, l'infé-

4. κόρωνον AB Mor. — 9. ὅσα] τά Gal. — 15. ἀπόφ. AB Mor.

κατὰ σύμφυσιν ἥνωται, τὸ δὲ ἄνω δύο ἀποφύσεις ἔχει, τὴν μὲν
κορώνην, τὴν δὲ αὐχένα μόνον· διαφέρει γὰρ ἀπόφυσις ἐπιφύσεως,
ὅτι ἡ μὲν ἐπίφυσις ἑτέρου πρὸς ἕτερόν ἐστιν ἕνωσις, ἡ δὲ ἀπόφυσις τοῦ παντὸς ὀστοῦ μέρος.

γ'. Περὶ τῶν τῆς κεφαλῆς ὀστῶν.

5   Κρανίον ὀνομάζεται τὸ τῆς κεφαλῆς ὀστοῦν. Ἔστι δὲ τὸ μέν τι 1-2
κατὰ φύσιν τῆς κεφαλῆς σχῆμα, προμήκει μάλιστα σφαίρᾳ προσεοι-
κός· ἕτερον δὲ τὸ καλούμενον φοξόν. Τὸ μὲν οὖν κατὰ φύσιν εἴς 3
τε τὸ πρόσω καὶ τοὐπίσω προπετέστερον ὑπάρχον, τρεῖς ἔχει τὰς
πάσας ἐν αὐτῷ ῥαφάς, δύο μὲν ἐγκαρσίας, ὧν ἡ μὲν ἑτέρα τέτακται
10 κατὰ ἰνίον, ἡ δὲ ἑτέρα κατὰ τὸ βρέγμα· τρίτην δὲ ἄλλην ἐπὶ αὐταῖς κατὰ τὸ μῆκος τῆς κεφαλῆς, ἀπὸ μέσης τῆς ὄπισθεν ἐπὶ μέσην
τὴν ἔμπροσθεν ἐκτεταμένην. Ὀνομάζουσι δὲ τὴν μὲν ἐν τοῖς πρόσω 4
στεφανιαίαν, ἐπειδὴ κατὰ τοῦτο μάλιστα τῆς κεφαλῆς οἱ στέφανοι

rieure (antérieure) présente une réunion par symphyse (symphyse du menton), et la supérieure (branche montante) est surmontée de deux apophyses, dont l'une est un bec de corneille, et l'autre rien qu'un col :
car une apophyse diffère d'une épiphyse, en ce qu'une épiphyse est l'u-
nion d'un second os au premier, tandis qu'une apophyse est une partie
de l'ensemble de l'os.

3. DES OS DE LA TÊTE.

On appelle l'os de la tête crâne. Il existe une forme naturelle de la tête, 1-2
qui ressemble surtout à une sphère allongée; mais il y a une autre forme
de la tête, qu'on appelle pointue. La forme naturelle de la tête, qui, jus- 3
qu'à un certain point, surbaisse en avant et en arrière, contient en tout
trois sutures, deux transversales, dont l'une est placée à l'occiput, et
l'autre au sinciput, et, de plus, une autre suture, qui est la troisième,
et qui a la direction de la longueur de la tête (sut. bipariétale), puisqu'elle
s'étend du milieu de la suture postérieure au milieu de la suture antérieure. On nomme la suture située à la partie antérieure de la tête su- 4
ture coronale (fronto-pariétale), puisque c'est surtout sur cette partie de

κατατίθενται, τὴν δὲ ὄπισθεν λαμβδοειδῆ, διότι τὸ σύμπαν αὐτῆς
5 σχῆμα τῷ λάμβδα γράμματι προσέοικεν. Αὐτὸ δὲ τὸ τῶν τριῶν
6 ῥαφῶν σχῆμα τῷ ἦτα μάλιϑα ὡμοίωται γράμματι. Αἱ μὲν δὴ τοῦ
κατὰ φύσιν ἐσχηματισμένου κρανίου ῥαφαὶ τὸν εἰρημένον ἔχουσι
7 τρόπον· αἱ δὲ τοῦ φοξοῦ κατὰ τάδε διάκεινται. Τῆς μὲν ὄπισθεν 5
ἀπολομένης ἐξοχῆς, καὶ ἡ λαμβδοειδὴς ῥαφὴ συναπόλλυται· τῆς δὲ
ἔμπροσθεν, ἡ ϑεφανιαία, καὶ γίνεται κατὰ ἑκάτερον αὐτῶν τὸ τῶν
σωζομένων ῥαφῶν σχῆμα τῷ ταῦ γράμματι παραπλήσιον· ἀμφοτέρων δὲ ἀπολομένων τῶν ἐξοχῶν, αἱ φαινόμεναι δύο ῥαφαὶ πρὸς
ὀρθὰς γωνίας ἀλλήλας τέμνουσιν εἰς ὁμοιότητα τῷ χῖ γράμματι. 10
8 Τέτακται δὲ ἡ μὲν ἐγκαρσία κατὰ μέσην μάλιϑα τὴν κεφαλὴν, ἡ
δὲ ἑτέρα κατὰ τὸ μῆκος ὄπισθεν πρόσω φερομένη, καθάπερ ἐπὶ
τῶν ἄλλων ἁπάντων κρανίων· ἀεὶ γὰρ αὕτη μὲν διαφυλάϑεται,
μεταπίϑουσι δὲ αἱ λοιπαὶ τῷ τῆς ὅλης κεφαλῆς σχήματι συναλ-
9 λοιούμεναι. Καὶ μὲν δὴ καὶ δύο ἕτεραι τῇδε παράλληλοι γραμμαὶ 15

la tête qu'on met les couronnes, et la suture postérieure, suture *lamb-*
doïde, puisque l'ensemble de sa forme ressemble à la lettre *lambda* (Λ).
5 La forme des trois sutures elle-même présente surtout de la ressemblance
6 avec la lettre *éta* (H). Les sutures d'une tête naturellement conformée
présentent donc les dispositions que nous venons de décrire; celles, au
contraire, d'une tête pointue, sont disposées de la manière suivante.
7 Quand la protubérance postérieure a disparu, la suture lambdoïde disparaît aussi avec elle, mais, quand c'est la protubérance antérieure qui a
disparu, la suture coronale est supprimée, et, dans les deux cas, la forme
des sutures qui restent devient semblable à la lettre *tau* (T); si, enfin,
les deux protubérances ont disparu, les deux sutures qui s'offrent à nos
yeux se coupent à angle droit, de manière à ressembler à la lettre *chi* (X).
8 La suture transversale est placée à peu près au milieu de la tête, et l'autre
longitudinalement, se portant d'arrière en avant, de même que pour
les autres crânes; car cette suture reste toujours, tandis que les autres
9 s'adaptent aux changements de forme de l'ensemble de la tête. En outre,
il y a deux autres lignes parallèles à cette dernière suture, puisqu'elles

1. περιτίθ. Gal. — 6. ἀπολλυμένης B Gal. Mor. — 9. σωζόμεναι Gal.

κατὰ τὸ μῆκός εἰσι τῆς κεφαλῆς ὄπισθεν πρόσω φερόμεναι τῶν
ὤτων ὑπεράνω· γεννῶνται δὲ αἵδε δυοῖν ὀστοῖν ἀλλήλοις ὁμιλούντων,
οὐ κατὰ ῥαφὴν, ὥσπερ τὰ πρόσθεν εἰρημένα· κατὰ βραχὺ γὰρ ἀπο-
λεπτυνόμενον εἰς λεπίδα τὸ κατιὸν ἀπὸ τοῦ βρέγματος ὀστοῦν ὑπο-
5 βέβληται τῷ κάτωθεν ἀπὸ τῶν ὤτων ἀνιόντι, καὶ διὰ τοῦτό τινες
οὐδὲ ῥαφὰς ὠνόμασαν ἁπλῶς αὐτὰς, ἀλλὰ ἤτοι λεπιδοειδεῖς ῥαφὰς,
ἢ λεπιδοειδῆ προσκολλήματα. Καὶ ἡμῖν δὲ σαφοῦς ἕνεκα διδασκα- 10
λίας αἱ κατὰ τὰ ὦτα λεπιδοειδεῖς καλείσθωσαν ῥαφαί, ὡς εἶναι
πέντε μὲν ἰδίας ῥαφὰς τῆς κεφαλῆς, τὴν λαμβδοειδῆ, τὴν στεφα-
10 νιαίαν, τὴν κατὰ τὸ μῆκος εὐθεῖαν, τὰς παραλλήλους αὐτῇ δύο τὰς
ἐν τοῖς λεπιδοειδέσιν, ἄλλας δὲ κοινὰς δύο πρός τε τὴν ἄνω γένυν
καὶ πρὸς τὸ μέσον ἀμφοτέρων ὀστοῦν, ὃ τινες μὲν τῇ κεφαλῇ προσ-
νέμουσι, τινὲς δὲ τῆς ἄνω γένυος εἶναί φασιν· ἔγκειται γὰρ ὥσπερ

se portent longitudinalement de la partie postérieure de la tête en avant,
au-dessus des oreilles; ces lignes sont formées par le contact de deux os
qui, cependant, ne se fait pas sous forme de suture, comme pour les os
dont nous avons parlé d'abord : car, en s'amincissant peu à peu, jusqu'au
point de devenir squammeux, l'os (pariétal) qui descend du sinciput se
place sous celui qui, venant des oreilles (temporal), remonte de bas en
haut : pour cette raison, quelques-uns ne donnèrent pas simplement le
nom de sutures à ces réunions, mais les nommèrent ou sutures squammeuses (écailleuses), ou accollements squammeux. Quant à nous, pour rendre 10
notre exposition plus claire, nous appellerons aussi sutures les réunions
squammeuses au niveau des oreilles, de sorte qu'il y aura cinq sutures
appartenant uniquement à la tête, savoir : la suture lambdoïde, la suture
coronale, la suture longitudinale rectiligne et les deux sutures qui lui
sont parallèles, c'est-à-dire, celles qui se trouvent aux parties squammeuses
des os; il y a aussi deux autres sutures qui sont communes à la tête, à la
mâchoire supérieure et à l'os placé au milieu de ces deux organes, et que
quelques-uns font appartenir à la tête, pendant que d'autres le considèrent comme une partie de la mâchoire supérieure : en effet, cet os est

2. δὲ καὶ αἵδε B 2ᵃ m.; καὶ αἵδε AB
1ᵃ m. — 5. τῷ om. AB Mor. — 6. αὐ-
τὰς λεπιδοειδεῖς, ἀλλ' ἤτοι B 1ᵃ m. Mor.;   αὐτὰς λεπιδ. ῥαφαὶ ἢ λεπιδοειδῆ προσκ.,
ἀλλ' ἤτοι A. — 11. ἄλλας τε κ. AB
Mor.

11 τις σφὴν μεταξὺ τῆς κεφαλῆς καὶ τῆς ἄνω γένυος. Ὅσον μὲν οὖν
αὐτῆς ἐπὶ τὰ πέρατα τῆς σιεφανιαίας ἀναφέρεται, κοινὸν τοῦτο
πρὸς τὴν κεφαλήν ἐσλιν· ὅσον δὲ ἑκατέρωσε κατέρχεται πρὸς τὴν
ὑπερῴαν, ὃ πρὸς τὴν ἄνω γένυν ὅρος τυγχάνει τοῦ σφηνοειδοῦς

12 ὀσloῦ· καλείσθω γὰρ οὕτω σαφοῦς διδασκαλίας ἕνεκα. Κατὰ τοῦτο 5
τὸ ὀσloῦν αἱ πλερυγοειδεῖς εἰσιν ἀποφύσεις ἅμα ταῖς ἑκατέρωθεν

13 αὐτῶν κοιλότησιν. Ἡ δὲ ἑτέρα ῥαφὴ τῆς κεφαλῆς ἡ πρὸς τὴν ἄνω
γένυν αὐτὴν ὁρίζουσα, τὴν ἀρχὴν μὲν ἐκ τῶν κατὰ τοὺς κροτάφους
ἔχει κοιλοτήτων· προέρχεται δὲ ἐντεῦθεν ἐπὶ τὰς χώρας τῶν ὀφθαλμῶν, καὶ διὰ μέσων αὐτῶν ἐνεχθεῖσα κατὰ τὸ μεσόφρυον ἑαυτῇ 10

14 συνάπlει. Καὶ δὴ καὶ τούτων οὕτως ἐχόντων, ἓξ ὀσlᾶ γίνεται τῆς
ὅλης κεφαλῆς τὰ πάντα χωρὶς τοῦ σφηνοειδοῦς, δύο μὲν κατὰ τὸ
βρέγμα, κοινὴν ἔχοντα ῥαφὴν τὴν κατὰ τὸ μῆκος εὐθεῖαν, ἄλλα δὲ
δύο τούτων κάτωθεν κατὰ ἑκάτερον οὖς, καὶ πέμπlον ἐπὶ τούτοις

placé comme un coin (*sphénoïde*) entre la tête et cette dernière partie.
11 Ainsi donc toute la partie de la suture [de celle qui sépare le sphénoïde
des autres] qui remonte vers les extrémités de la suture coronale, appartient en commun à la tête; mais toute la partie qui descend des deux côtés vers le palais forme la limite entre la mâchoire supérieure et l'os
sphénoïde: car nous l'appellerons ainsi pour rendre notre exposition plus
12 claire. A cet os appartiennent les prolongements en forme d'ailes (*grandes
ailes du sphénoïde*), avec leurs cavités situées des deux côtés (*surface con-
13 cave quadrilat.*). L'autre suture, qui forme la limite entre la tête et la mâchoire supérieure, prend son origine dans les cavités des tempes; de là
elle s'avance jusque dans les orbites, et, après les avoir traversés, elle
vient rejoindre sa congénère dans l'espace intermédiaire entre les deux
14 sourcils. Puisque ces parties sont ainsi disposées, il en résulte que, pour
toute la tête, il y a en tout six os, sans compter le sphénoïde, à savoir :
deux os du sinciput (*pariétaux*), auxquels appartient en commun la suture longitudinale droite; deux autres, au-dessous de ceux-là, au niveau
de chaque oreille (*temporaux*); de plus, et en cinquième lieu, l'os situé

τὸ κατὰ ἰνίον, καὶ ἕκτον τὸ κατὰ μέτωπον. Ἔσʇι δὲ τὰ μὲν τοῦ 15
βρέγματος ὀσʇᾶ τετράπλευρα, τὰ δὲ κατὰ ἑκάτερον οὖς τρίπλευρα·
τὸ δὲ σέμπʇον ὀσʇοῦν τῆς κεφαλῆς τὸ κατὰ ἰνίον σεριέχει τὸ μέ-
γισʇον ἐν ἑαυτῷ τῶν τῆς κεφαλῆς τρημάτων, τὸ κατὰ τὸν σρῶτον
5 σπόνδυλον. Καὶ δὴ καὶ τῶν εἰρημένων ἓξ ὀσʇῶν τὰ μὲν τοῦ βρέγμα- 16
τος χαυνότατά τε καὶ ἀσθενέσʇατα τετύχηκεν ὄντα, συκνότατον δὲ
καὶ ἰσχυρότατον τὸ κατὰ ἰνίον, μέσον δὲ ἀμφοῖν τὸ κατὰ μέτωπον.
Ἑκάτερον δὲ τῶν λοιπῶν τῶν κατὰ τὰ ὦτα σολυειδὲς ὑπάρχει· τὸ 17
μὲν γάρ τι μέρος αὐτῶν ὀνομάζεται λιθοειδὲς, ὥσπερ οὖν καὶ ἔσʇιν·
10 ὁρίζεται δὲ τοῦτο τοῖς ἐπεκτεινομένοις σέρασι τῆς λαμβδοειδοῦς
ῥαφῆς (ἐν τούτῳ καὶ ἡ σʇυλοειδὴς ἀπόφυσίς ἐσʇιν, ἣν ἐγὼ βελονοειδῆ τε καὶ γραφιοειδῆ καλῶ, καὶ ἡ τὸν ἀκουσʇικὸν σεριέχουσα
σόρον)· ἕτερον δὲ μέρος ἐφεξῆς τοῦδε τὸ κατὰ τὰς ἐκφύσεις ἐσʇὶ,
τήν τε μασʇοειδῆ καλουμένην, καὶ σροσέτι τὴν τοῦ ζυγώματος, καὶ
15 τρίτον ἐπὶ τῷδε τὸ κατὰ τὸν κρόταφον.

à l'occiput (*occipital*), et en sixième l'os situé au front (*frontal*). Les os 15
du sinciput sont quadrangulaires, les os situés au niveau de chaque
oreille triangulaires, et le cinquième os, celui qui est situé à l'occiput,
comprend le plus grand des trous de la tête (*grand trou occipital*), celui
qui correspond à la première vertèbre. Parmi les six os dont nous venons 16
de parler, les os du sinciput sont les plus spongieux et les plus faibles,
et l'os situé à l'occiput est le plus dense et le plus fort, tandis que l'os
situé au front tient le milieu entre les deux. Chacun des deux autres os 17
situés au niveau des oreilles est multiforme : car ils ont une partie qu'on
appelle pierreuse (*rocher*), et qui l'est en effet (cette partie est limitée
par les prolongements des extrémités de la suture lambdoïde, et elle contient l'apophyse *styloïde*, à laquelle, moi, je donne le nom de *bélonoïde*
ou de *graphioïde* (voy. notes), ainsi que celle qui entoure le canal acoustique), une partie faisant suite à celle-là et qui correspond aux protubérances, à savoir, à la protubérance dite *mastoïde*, et, de plus, à la protubérance destinée à l'os zygomatique, enfin, en troisième lieu, une
partie qui correspond aux tempes.

6. τε καὶ ἀσθενέσʇατα om. AB Mor. — 8. τῶν κάτω σολυειδές AB 1ᵃ m.
— 7. τό post ἰσχ. om. AB 1ᵃ m. Mor. Mor.

δ′. Περὶ ζυγώματος.

1 Τοῦ κροταφίτου μυὸς ὀσΊοῦν προβέβληται, λοξὴν κατὰ τὸ μέσον ἑαυτοῦ ἔχον ῥαφὴν, ὥσΊε εἶναι συνεχῆ τὴν μὲν ἄπασαν ὄπισθεν μοῖραν αὐτοῦ τῷ κατὰ τὸ οὖς ὀσΊῷ τῆς κεφαλῆς, τὴν δὲ ἔμπροσθεν τῷ κατὰ τὸν μικρὸν κανθὸν πέρατι τῆς ὀΦρύος · ὀνομάζεται δὲ ὅλον τὸ ὀσΊοῦν τοῦτο ζύγωμα.

5

ε′. Περὶ τῶν τῆς ἄνω γένυος ὀσΊῶν.

1 Τρία κατὰ ἑκάτερον μέρος ἐξ ἀρισΊερῶν τε καὶ δεξιῶν ὀσΊᾶ τῆς
2 ἄνω γένυός ἐσΊιν, οἷς συντέτακται τῇ κεφαλῇ. ΜέγισΊον μὲν αὐτῶν ἐσΊι τὸ κατὰ τὸ ζύγωμα · καὶ γὰρ καὶ τοῦ κροτάφου τι συνεπιλαμ-βάνει, καὶ τῆς ὀΦρύος, καὶ τῆς χώρας τῶν ὀΦθαλμῶν, καὶ τὸν μι-κρὸν κανθὸν ὅλον ἐν ἑαυτῷ περιλαμβάνει, μέχρι τοῦ καλουμένου
μήλου καθῆκον · ἑξῆς δὲ αὐτῷ καὶ θέσει καὶ μεγέθει τὸ κατὰ τὸν

10

4. DE L'OS ZYGOMATIQUE.

1 Au-devant du muscle temporal se trouve placé un os, qui présente vers son milieu une suture oblique, de telle manière que toute la partie postérieure (*apoph. zygomatique*) est continue avec l'os de la tête (*temporal*) situé au niveau de l'oreille, et sa partie antérieure (*os malaire*), avec l'extrémité du sourcil située au niveau du petit angle de l'œil (*c'est-à-dire avec l'os malaire proprement dit*) ; on donne à l'ensemble de tout cet os le nom d'os zygomatique (*arcade zygomatique*).

5. DES OS DE LA MÂCHOIRE SUPÉRIEURE.

1 De chaque côté, à gauche et à droite, il y a trois os de la mâchoire su-
2 périeure, à l'aide desquels elle est réunie à la tête. Le plus grand de ces os est l'os (*malaire proprement dit*) situé près de l'os zygomatique : en effet, cet os envahit une partie des tempes, une partie du sourcil et une partie de l'orbite, et il comprend le petit angle de l'œil tout entier, puis-qu'il descend jusqu'à la partie qu'on appelle *pommette;* après cet os vient, aussi bien par rapport à sa position que par rapport à son volume, celui

Cн. 4, l. 1. περιβ. AB Mor. — 2. ἔχον Gal'.; περιέχον A B Gal. Mor.

ὀφθαλμὸν, ἐν ᾧ περιέχεται τὰ πρὸς τὴν ἄνω γένυν ἀφικνούμενα
νεῦρα· σμικρότατον δὲ ἁπάντων ὑπάρχει τὸ περὶ τὸν μέγαν καν-
θόν. Ὑπὸ δὲ τούτοις ἅπασι κατὰ ἑκάτερον μέρος ἓν ὀσῖοῦν ἐσῖι τοῖς   3
εἰρημένοις τρισὶν ὑποτεταγμένον, ἀξιόλογον τῷ μεγέθει· καὶ γὰρ
5 καὶ τὸ μῆλον ὀνομαζόμενον τούτου μόριόν ἐσῖι, καὶ τὰ τῶν ὀδόντων φατνία πλὴν τῶν τομέων. Τούτοις δὲ τοῖς ὀσῖοῖς μεγίσῖοις   4
οὖσιν, ὡς εἴρηται, δύο ἕτερα παράκειται σμικρά, κατὰ ἃ καὶ συντέτρηται πρὸς ὑπερῴαν ἡ ῥίς. Καὶ μὴν καὶ τὰ τῆς ῥινὸς ὀσῖᾶ δύο   5
ἐσῖίν· τὸ κάτω δὲ τῶν ὀσῖῶν τούτων πέρας ἐπίφυσιν ἔχει χονδρω-
10 δῶν σωμάτων λεπῖῶν, ἃ καλεῖται πῖερύγια. Λοιπὸν δέ ἐσῖιν ἓν   6
ὀσῖοῦν ἐπὶ τῷ πέρατι τῆς γένυος, ἐν ᾧ τῶν τομέων ὀδόντων αἱ ῥίζαι
τε καὶ φατνία περιέχονται· φαίνεται δὲ ὡς τὰ πολλὰ μὲν ἁπλοῦν
τοῦτο διὰ ἀκρίβειαν ἁρμονίας τῶν συντιθέντων αὐτό· ποτὲ μὴν καὶ
σαφῶς ἐν τοῖς ἐπὶ πλέον ἐξειργασμένοις σκελετοῖς ἡ ῥαφὴ φαί-

qui correspond à l'œil; il contient les nerfs qui se rendent à la mâchoire
supérieure (*partie supér. et orbit. du maxill. supér. proprement dit*); le plus
petit de tous est l'os situé dans la région du grand angle de l'œil (*os
unguis*). Sous toutes ces parties, se trouve, de chaque côté, un os placé   3
au-dessous des trois que nous venons de décrire, et qui présente un volume considérable (*maxillaire supér. proprement dit*) : car ce qu'on appelle
pommette forme une partie de cet os, ainsi que les alvéoles des dents, à
l'exception de celles des dents incisives. A côté de ces os, qui sont très-   4
grands, comme nous venons de le dire, se trouvent deux autres petits,
qui contiennent le trou servant de communication entre le palais et le
nez (*os palatins*). De plus, il y a les os du nez, au nombre de deux, et   5
l'extrémité inférieure de ces os présente une épiphyse composée de corps
cartilagineux minces qu'on appelle *ailes*. Il reste encore un os, situé à   6
l'extrémité de la mâchoire (*intermaxillaire*), et qui contient les racines
et les alvéoles des dents incisives; le plus souvent, cet os paraît simple,
à cause de la netteté de la réunion des parties qui le composent; quelquefois, cependant, dans les squelettes préparés avec beaucoup de soin,

14. ἐξηρασμένοις Gal.

νεται κατὰ εὐθεῖαν τεταμένη τῇ διὰ ὅλου τοῦ οὐρανίσκου φερομένῃ.

ς'. Περὶ ὀδόντων.

1   Ὀδόντες ἐκκαίδεκα ὑπάρχουσι κατὰ ἑκατέραν τὴν γένυν· ἔμπροσθεν μὲν τέτlαρες οἱ τομεῖς ὀνομαζόμενοι, μονόρριζοι ϖάντες· ἐξῆς
δὲ αὐτῶν ἑκατέρωθέν εἰσιν οἱ κυνόδοντες, μονόρριζοι καὶ οὗτοι·   5
εἶτα οἱ γόμφιοι τούτων ἐξῆς ἑκατέρωθεν ϖέντε, τρίρριζοι μὲν οἱ ἐν
τῇ ἄνω γένυϊ, δυοῖν δὲ ῥιζῶν οἱ ἐν τῇ κάτω, ϖλὴν ϖολλάκις εὑρίσκονται τετράρριζοι μέν τινες τῶν ἄνω, τρίρριζοι δὲ τῶν κάτω, καὶ
μάλισlα δὲ οἱ ϖρῶτοι ϖάντων ἔσωθεν δύο, σπανιώτερον δὲ ὁ τρί-
2 τος. Τισὶ δὲ οὐ ϖέντε κατὰ ἑκάτερον, ἀλλὰ τέτlαρες, ἢ ἓξ ἔφυσαν   10
3 οἱ γόμφιοι. Καλοῦνται δὲ οὐχ οὕτω μόνον, ἀλλὰ καὶ μύλαι θηλυ-
4 κῶς. Ἐγγεγόμφωνται δὲ ἅπαντες ἐν τοῖς τῶν φατνίων βοθρίοις·

on voit manifestement la suture s'étendant dans la même ligne droite
que celle qui traverse tout le palais.

6. DES DENTS.

1   Dans chaque mâchoire il y a seize dents, quatre à la partie antérieure,
qu'on nomme incisives, et qui n'ont toutes qu'une seule racine ; après
celles-ci on voit de chaque côté les *dents canines*, qui n'ont aussi qu'une
seule racine ; après les canines viennent les *molaires*, cinq de chaque
côté, celles de la mâchoire supérieure pourvues de trois racines, et celles
de la mâchoire inférieure de deux ; cependant on trouve souvent, parmi
les molaires de la mâchoire supérieure, quelques-unes qui présentent
quatre racines, et, parmi celles de la mâchoire inférieure, quelques-unes
qui en ont trois, cas qui se présente surtout pour les deux premières
de toutes, à compter de l'intérieur, et plus rarement pour la troisième.
2 Chez certains individus, il n'y eut pas cinq, mais quatre ou six molaires,
3 qui poussèrent de chaque côté. On ne donne pas seulement le nom d'*enclavées* aux dents molaires, mais aussi celui de *meules*, nom qui est du
4 genre féminin. Toutes les dents sont implantées dans les fossettes des

CH. 6, l. 7. ϖλὴν οἷα ϖολλ. AB Mor. — 10. ἓξ] ε' A.

Φατνία μὲν γὰρ αὐτὰ τὰ περιέχοντα αὐτοὺς ὀσίᾶ, βοθρία δὲ αἱ
κοιλότητες αἷς ἐμπεπήγασιν, ὀνομάζονται. Μετειλήφασι δὲ τῶν ἀπὸ   5
ἐγκεφάλου νεύρων τῶν μαλακῶν ὀδόντες· μόνοι τῶν ἄλλων ὀσίῶν,
ὅθεν περ καὶ σαφῶς αἰσθάνονται μόνοι.

ζ'. Περὶ τῆς κάτω γένυος.

5   Οὐδὲ τὸ τῆς κάτω γένυος ὀσίοῦν ἁπλοῦν ἐσίιν, ὡς ἄν τῳ δόξειεν·   1
ἐψόμενον γὰρ καὶ τοῦτο διαλύεται κατὰ ἄκρον τὸ γένειον, ὡς φαίνεσθαι σαφῶς ὅτι καὶ συνεπεφύκει. Τὸ δὲ ἀνατεινόμενον ὡς ἐπὶ   2
τὴν κεφαλὴν αὐτοῦ μέρος εἰς δύο τελευτᾷ πέρατα, καὶ τούτων τῶν
10   περάτων τῷ μὲν ὀξεῖ τὸν ἐκ τοῦ κροταφίτου μυὸς καθήκοντα δέχεται τένοντα, τῷ δὲ ἑτέρῳ διαρθροῦται πρὸς τὸ τῆς κεφαλῆς ὀσίοῦν
ὑπὸ τὴν ἀπόφυσιν τὴν μασίοειδῆ, κονδυλώδει τινὶ περιφερείᾳ κατὰ
τῆς ἐνταῦθα γληνοειδοῦς κοιλότητος ἐπιβεβηκός.

rateliers : car on appelle [en grec] *rateliers* les os eux-mêmes qui entourent les dents, et *fossettes* les cavités dans lesquelles elles sont fixées.
Seules d'entre tous les autres os, les dents sont pourvues de nerfs mous   5
venant du cerveau : raison pour laquelle elles présentent seules une sensibilité manifeste.

7. DE LA MÂCHOIRE INFÉRIEURE.

L'os de la mâchoire inférieure n'est pas simple non plus, comme on   1
pourrait le croire : car, si on le fait bouillir, il se dissout aussi à la pointe
du menton, d'où il ressort évidemment qu'il y a eu coalescence. La par-   2
tie de cet os qui remonte vers la tête se termine par deux extrémités,
et, de ces deux extrémités, l'une qui est aiguë (*apoph. coronoïde*), lui sert
à recevoir le tendon qui descend du muscle temporal; l'autre (*condyle*)
s'articule avec l'os de la tête au-dessous de l'apophyse mastoïde, en pénétrant, à l'aide d'une partie arrondie en forme de bosse (*tête du condyle*),
la cavité évasée qu'on rencontre dans cet endroit (*cavité glénoïde*).

η'. Περὶ τοῦ λαμϐδοειδοῦς ὀσ7έου.

1   Τὸ λαμϐδοειδὲς ὀσ7οῦν τὴν ἰδέαν ἐσ7ὶ τοιοῦτον · τὸ μὲν μέσον
αὐτοῦ μέρος, ὃ κατὰ τὴν οἶον διχοτομίαν τοῦ τραχήλου ἐσ7ὶ καὶ
σαντὸς τοῦ σώματος, ὀσ7οῦν ὄψει βραχὺ μὲν καὶ τῷ μήκει, τὸ δὲ
οὖν σλάτος τε καὶ βάθος οὕτως ἔχον μικρὸν, ὡς καὶ μερῶν* τοῦ κάτω
σέρατος αὐτοῦ δύο ἀποφύονται σλευραὶ σρὸς τὰς ὑψηλὰς γωνίας, 5
2 ὡς ἔφην ἄρ7ι, τοῦ Θυρεοειδοῦς ἐκτεινόμεναι λοξαί. Τὸ δὲ ἄνω σέρας
τοῦ λαμϐδοειδοῦς ὀσ7οῦ τοῦδε δύο ἄλλας ἔχει σλευρὰς ἀποφυομένας
σαραλλήλους ταῖς κάτω, λεπ7ὰς καὶ σ7ενὰς καὶ σεριφερεῖς, ὡς βε-
3 λόνης σαχείας, ἢ γραφίου τὸ σέρας. Ἡ δὲ οὐσία τῶν σλευρῶν τούτων, λοξῶν καὶ αὐτῶν [καὶ] ἀτρέμα εἰς τὸ κάτω νευουσῶν, ἀκριϐὴς 10
χόνδρος ἐσ7ὶ, καί τις σ7ρογγύλος οἷά σερ τὰ νεῦρα, σύγδεσμος ἀπὸ
τοῦ σέρατος ἑκατέρας αὐτῶν ἐκφυόμενος ἐπὶ τὰς γραφιοειδεῖς τῆς

8. DE L'OS LAMBDOÏDE.

1   L'os lambdoïde (*os hyoïde*) a la forme suivante : vous verrez que sa
partie moyenne, située dans la région qui divise, pour ainsi dire, le cou
et tout le corps en deux parties égales (*partie droite et partie gauche*), est un
os qui paraît court, il est vrai, mais qui est si petit, eu égard à sa largeur et à
son épaisseur, que des parties [internes] de son extrémité inférieure proviennent deux côtes (*grandes cornes*), lesquelles, ainsi que je le disais tout
à l'heure (XXIV, 9, p. 313, l. 8), s'étendent obliquement vers les angles
2 supérieurs du cartilage thyréoïde. L'extrémité supérieure de cet os lambdoïde présente deux autres côtes (*petites cornes*), qui poussent dans une
direction parallèle à celle des côtes inférieures, et qui sont minces,
étroites et arrondies, comme l'extrémité d'une aiguille épaisse ou d'un
3 stylet. La substance de ces côtes, qui sont obliques aussi et qui penchent
légèrement vers le bas, est un cartilage parfait; et un ligament rond,
semblable aux nerfs, ligament qui provient de l'extrémité de chacune
de ces deux côtes (*ligament stylo-hyoïdien*), s'étend vers les apophyses en
forme de stylet appartenant à la tête, apophyses qui présentent elles-

---

Ch. 8, l. 1. λαϐδοειδές A, et sic [καὶ] conj.; om. AB Mor. — 11. χόν-
semper. — Ib. μέν] δέ AB. — 10. δρος] membrana Ras.

κεφαλῆς ἀποφύσεις ἐκτείνεται, πέρας καὶ ταύτας ἐχούσας ὁμοιότατον αὐταῖς ταῖσδε ταῖς ὑψηλαῖς πλευραῖς τοῦ λαμβδοειδοῦς· τῇ τε
γὰρ οὐσίᾳ χόνδροι εἰσὶ, καὶ τὸ σχῆμα ταὐτὸν ἁπάσαις ἐσΊὶν· τῷ
μήκει δὲ ἀπολείπονται τῶν πλευρῶν τοῦ λαμβδοειδοῦς αἱ γραφιοει-
5 δεῖς ἐκφύσεις.

θ'. Περὶ ῥάχεως.

Τῆς ὅλης ῥάχεως οἱ σπόνδυλοι τέτΊαρες ἐπὶ τοῖς εἴκοσιν ὑπάρ- 1
χουσιν· παρὰ φύσιν γὰρ ἤδη τὸ πλέον καὶ τοὔλατΊον ὥσπερ καὶ αἱ
φοξαὶ κεφαλαί. Διαιρεῖται δὲ ἡ πᾶσα σύνταξις αὐτῶν εἰς τράχηλόν 2
τε καὶ νῶτον καὶ ὀσφὺν καὶ ἱεροῦ ὀσΊοῦν. Ὁ μὲν δὴ τράχηλος ἐξεύ- 3
10 κται τῇ κεφαλῇ· ὁ δὲ νῶτος ἐφεξῆς τούτῳ τέτακται, τηλικοῦτος
ὑπάρχων τὸ μῆκος, ἡλίκος περ ἂν ᾖ καὶ ὁ θώραξ· ὅσον δὲ ὑπόλοιπον κάτω, τοῦτο ὀσφὺς ὀνομάζεται, κατὰ δὲ τὸ πέρας αὐτοῦ
τὸ καλούμενον ἱερὸν ὀσΊοῦν ἔχει· ἔνιοι δὲ πλατὺ προσαγορεύουσιν
αὐτό. Σπόνδυλοι δὲ κατὰ μὲν τράχηλον ἢ αὐχένα· καλεῖται γὰρ καὶ 4

mêmes une extrémité très-semblable à ces côtes supérieures mêmes de
l'os lambdoïde : en effet, sous le rapport de la substance, ce sont des
cartilages, tandis que la forme est la même pour toutes ; seulement,
les excroissances en forme de stylet sont inférieures en longueur aux
côtes de l'os lambdoïde.

9. DE L'ÉPINE DU DOS.

Les vertèbres de l'épine du dos sont, en tout, au nombre de vingt- 1
quatre, car un nombre plus grand ou plus petit est déjà un phénomène
contre nature, de même que les têtes pointues. Tout l'ensemble des ver- 2
tèbres se divise en *cou, dos, lombes* et *sacrum*. Le cou donc est réuni à 3
la tête ; le dos est placé après celui-ci, et il a la même longueur que la
poitrine ; tout ce qui reste en bas est appelé *lombes*, et cette région porte,
à son extrémité, l'os dit *sacrum*, que quelques-uns nomment aussi *os large*.
Les vertèbres du cou ou de la nuque (car on donne aussi ce nom-là à 4

CH. 9, l. 7. πλέον τε καί AB Mor. — 12. δέ om. AB Mor. — 13. ἔχων AB Mor.

οὕτως· ἑπ]ὰ τὸν ἀριθμὸν ὑπάρχουσι, κατὰ δὲ τὸν νῶτον δώδεκα,
5 κατὰ δὲ τὴν ὀσφὺν πέντε. Τῶν οὖν κατὰ τὸν αὐχένα σπονδύλων
οἱ πρῶτοι μὲν δύο διήρθρωνται πάντῃ, τῶν δὲ ἄλλων τῶν πέντε
τὸ πρόσω μέρος ἰσχυρὸς συμφύει δεσμός· οὐ γὰρ δὴ διὰ χόνδρου
γε συμφύονται, καθάπερ οἴονταί τινες, ἀλλὰ ὁ τὰς τοῦ νωτιαίου 5
δύο μήνιγγας ἔξωθεν περιλαμβάνων χιτὼν εἰς τὴν μεταξὺ χώραν
6 αὐτῶν. παρεμπίπ]ων, κοινὸς ἀμφοτέρων γίνεται δεσμός. Οὕτω δὲ
καὶ κατὰ πάντας ἔχει τοὺς σπονδύλους πλὴν τῶν πρώτων δυοῖν,
7 ὡς εἴρηται. Διτ]ῶν δὲ οὐσῶν κινήσεων τῇ κεφαλῇ, τῆς μὲν ἐπινευόντων τε καὶ ἀνανευόντων, τῆς δὲ ἐν τῷ περιάγειν ἐπ᾽ ἑκάτερα, 10
τὴν μὲν προτέραν ἡ τοῦ δευτέρου σπονδύλου πυρηνοειδὴς ἀπόφυσις
ἐργάζεται μάλισ]α, τὴν δὲ ἑτέραν ἡ τοῦ πρώτου πρὸς τὰ κορωνὰ
τῆς κεφαλῆς διάρθρωσις, ἀλλὰ αὗται μὲν διὰ τῶν πλαγίων γίνονται μερῶν τοῦ τε πρώτου σπονδύλου καὶ αὐτῆς τῆς κεφαλῆς· ἡ δὲ

la région en question) sont au nombre de sept, celles du dos au nombre
5 de douze, et celles des lombes au nombre de cinq. Les deux premières
vertèbres du cou présentent des articulations mobiles en tous sens, tandis que les cinq autres sont rattachées entre elles, à leur surface antérieure, par un lien vigoureux (*ligaments vertébraux communs antér.*) : car
ces vertèbres ne se rattachent pas les unes aux autres par du cartilage,
comme quelques-uns le croient, mais la tunique qui entoure, à l'extérieur,
les deux méninges de la moelle épinière, s'introduit dans les interstices
des vertèbres, et devient ainsi un lien commun (*ligam. vertébral postér.?*
et lame externe de la dure-mère) pour chaque paire de vertèbres qui se
6 suivent. Il en est de même pour toutes les vertèbres, excepté pour les
7 deux premières, ainsi que nous venons de le dire. Il y a deux mouvements pour la tête, dont l'un consiste à l'abaisser et à la relever, et
l'autre à la tourner des deux côtés ; le premier de ces deux mouvements
est principalement opéré par l'apophyse en forme de bouton de sonde
de la seconde vertèbre, tandis que l'autre l'est par l'articulation mobile
qui réunit la première vertèbre aux protubérances de la tête (*condyles
de l'occiput*) ; mais ces derniers mouvements se font par les parties laté-

3. ἤρθρωνται A B Mor.

ϖυρηνοειδὴς ἀπόφυσις ἀνάντης μέν ἐστιν, ἀπὸ δὲ τῶν ϖροσθίων
ἀρχομένη μερῶν τοῦ δευτέρου σπονδύλου, συνδεῖται τῇ κεφαλῇ διά
τινος εὐρώστου τε ἅμα καὶ στρογγύλου δεσμοῦ. Καὶ δὴ καὶ χώραν   8
ἐπιτήδειον ὁ ϖρῶτος σπόνδυλος αὐτῇ ϖαρέχει, κατὰ ἧς ἀσφαλῶς
5 στηρίζεται, καί τις ἕτερος ἐγκάρσιος δεσμὸς ἐπὶ αὐτῷ τῷ ϖρώτῳ
σπονδύλῳ γεννώμενος ἔσωθεν ἐπιβέβληται κατὰ αὐτῆς. Ἔνιοι μὲν   9
ταύτην ὀδοντοειδῆ καλοῦσιν ἀπόφυσιν· Ἱπποκράτης δὲ καὶ ὅλον
τὸν σπόνδυλον ὀδόντα ϖοτὲ ϖροσηγόρευσεν. Ἔχει δὲ καὶ ἄλλας ὁ 10
ϖρῶτος σπόνδυλος δύο κοιλότητας γληνοειδεῖς ἐν τοῖς κάτω μέρεσιν
10 αὐτοῦ, ϖαραπλησίας ταῖς ἄνωθεν· εἰσὶ δὲ εἰκότως αἱ μὲν ἄνωθεν
μείζους, ὡς ἂν τῇ κεφαλῇ διαρθρούμεναι· μικρότεραι δὲ αἱ κάτωθεν, αἷς ϖεριβέβληκε τὸν δεύτερον σπόνδυλον. Ἔστι δὲ ὁ μὲν ϖρῶ- 11
τος εὐρύτατός τε ἅμα καὶ ἰσχνότατος, ὁ δὲ ἐφεξῆς αὐτοῦ στενώτε-

rales de la première vertèbre et de la tête elle-même, tandis que l'apophyse en forme de bouton de sonde est dirigée en haut; elle commence
à la partie antérieure de la seconde vertèbre, et se rattache à la tête par
l'intermédiaire d'un lien à la fois vigoureux et rond (*ligam. occipito-odon-
toïdien*). De plus, la première vertèbre lui fournit une place convenable   8
(*arc antérieur*), sur laquelle elle s'appuie avec sûreté, et, en outre,
un autre lien transversal, qui se forme sur la face intérieure de la première vertèbre elle-même, est jeté sur l'apophyse dont il s'agit (*ligament semi-lunaire*). Quelques-uns appellent cette apophyse *dentiforme*   9
(*apoph. odontoïde*), et Hippocrate (*Épid.* II, 11, 24; t. V, p. 96) a même
quelquefois donné le nom de *dent* à toute cette vertèbre. La première ver- 10
tèbre a encore, à sa partie inférieure, deux autres cavités évasées, semblables à celles de la partie supérieure (*surface des apoph. articul. supér. et infér.*), mais les cavités supérieures sont, non sans raison, les plus grandes,
parce qu'elles s'articulent avec la tête, tandis que les cavités inférieures,
à l'aide desquelles la première vertèbre entoure la seconde, sont plus
petites. La première vertèbre (*atlas*) est à la fois la plus ample et la plus 11
mince, celle qui vient après (*axis*) est plus étroite, il est vrai, mais aussi

3. συνδέσμου Gal. — 6. ταύτης A B   τας ἐπιπολαίας γληνοειδεῖς Gal. — 11.
Mor.—Ib. μέν om. A B Mor.—8. τὸν   δὲ αἱ] δύο Mor. — 13. τε ἅμα καὶ ἰσχνό-
δεύτερον σπόνδυλον Gal. — 9. κοιλότη-   τατος om. A B Mor.

ρος μὲν, ἀλλὰ εὐρωσʒότερος· οὕτω δὲ καὶ οἱ ἄλλοι ϖάντες μετὰ
αὐτούς· ἐπὶ ὅσον γὰρ ὁ νωτιαῖος εἰς τὰς τῶν νεύρων ἀποφύσεις
καταναλισκόμενος ἰσχνότερος ἑαυτοῦ γίνεται, ἐπὶ τοσοῦτον καὶ αἱ
τῶν κατωτέρω σπονδύλων εὐρύτητες ἐλατʒοῦνται· ἑκάσʒη γὰρ ἴση
12 τῷ ϖάχει τοῦ ϖεριεχομένου κατὰ ἑαυτὴν ὑπάρχει νωτιαίου. Τοῦτο 5
δὲ οὖν ἅπασι κοινὸν τοῖς σπονδύλοις ἐσʒὶν, ὥσπερ γε καὶ αἱ εἰς τὸ
ϖλάγιον ἀποφύσεις, ἔτι τε ϖρὸς ταύταις αἱ ἀνάντεις τε καὶ κατάντεις, κατὰ ἃς ϖρὸς ἀλλήλους διαρθροῦνται.

ι'. Περὶ τοῦ ἱεροῦ ὀσʒοῦ.

1 Καὶ τοῦτο τοῖς σπονδύλοις ἀνάλογον ἔχει κατὰ τὴν ϖρὸς τὸν
ὑπερκείμενον διάρθρωσιν· ὑποδέχεται γὰρ αὐτοῦ τὰς κατάντεις 10
2 ἀποφύσεις ὡς ἐκεῖνος τὰς τοῦ ϖρὸ αὐτοῦ. Καὶ μήν γε καὶ τὴν ἄκαν-
3 θαν ὁμοίαν ἔχει τοῖς ἄλλοις. Αἱ δὲ εἰς τὸ ϖλάγιον ἀποφύσεις μεγά-

plus forte, et il en est de même pour toutes les autres vertèbres suivantes : en effet, à mesure que la moelle épinière, s'épuisant en ramifications nerveuses, devient plus effilée qu'elle ne l'était auparavant, les
cavités des vertèbres occupant une région plus basse diminuent de volume au même degré, puisque chacune de ces cavités est égale, pour
12 l'épaisseur, à celle de la moelle épinière qu'elle contient. Ceci est une
disposition commune à toutes les vertèbres, de même que les apophyses
transversales, et, de plus, outre celles-là, les apophyses dirigées en haut
et en bas, à l'aide desquelles les vertèbres forment les unes avec les
autres des articulations mobiles.

10. DU SACRUM.

1 Cet os présente aussi de l'analogie avec les vertèbres eu égard à son articulation mobile avec la vertèbre superposée : car il reçoit ses apophyses
descendantes, comme cette vertèbre elle-même reçoit celles de la pré-
2 cédente. De plus, le sacrum a une épine semblable à celle des autres
3 vertèbres. Mais les apophyses transversales de cet os sont grandes et

---

5-6. Τοῦτο μὲν οὖν Gal. — Ch. 10, B 2ᵉ m. Gal. — Ib. μήν ex em.; μέν
l. 11. τὰς τοῦ Gal².; τοῦ A B 1ᵉ m.; τὰς A B Gal. Mor.

λαι τέ εἰσι καὶ ϖλατεῖαι, κἀκ τῶν ἐκτὸς μερῶν ἔχουσί τινα κοιλότητα γληνοειδῆ, κατὰ ἧς ἐπιβέβηκε τὰ τῶν λαγόνων ὀσῖα. Σύγκειται 4
δὲ ἐκ τριῶν μορίων, ὥσπερ τινῶν ἰδίων σπονδύλων, οἷς τέταρτον
ὑπόκειται κατὰ τὸ ϖέρας ὀσῖοῦν ἕτερον, ὃ καλοῦσι κόκκυγα· δια-
5 λυθέντων δὲ ὑπὸ ἑψήσεως ἀπάντων, σύνταξις ὁμοία φαίνεται ταῖς
κατὰ τοὺς σπονδύλους.

ιά. Περὶ τοῦ κόκκυγος.

Ἐπὶ ϖέρατι τοῦ ϖλατέος ἕτερον ὀσῖοῦν ἐσῖι τὸ καλούμενον 1
κόκκυξ, ἐκ τριῶν καὶ τοῦτο συγκείμενον ἰδίων μορίων, χονδρωδε-
σῖέρων ἢ κατὰ τὸ ϖλατύ, καὶ μάλισῖα τὸ κατὰ τὸ ϖέρας ὑποκεί-
10 μενον.

ιβ. Περὶ τῶν τοῦ θώρακος ὀσῖῶν.

Στέρνον καὶ ϖλευραὶ καὶ τῆς ῥάχεως οἱ κατὰ τὸν νῶτον σπόνδυλοι 1

larges, et elles présentent, à leur face extérieure, une cavité évasée qui
est surmontée par les os des îles. Le sacrum est composé de trois parties, 4
qui forment, pour ainsi dire, ses vertèbres propres, et sous lesquelles se
trouve placé en quatrième lieu, à l'extrémité, un autre os qu'on appelle
coccyx; en effet, quand ses parties sont désunies à l'aide de l'ébullition,
on voit apparaître une coaptation semblable à celle des vertèbres.

11. DU COCCYX.

A l'extrémité de l'os large, il y a un autre os appelé *coccyx,* qui se 1
compose également de trois parties distinctes, lesquelles se rapprochent
plus des cartilages que celles de l'os large, mais surtout la dernière partie, placée au-dessous après les autres.

12. DES OS DE LA POITRINE.

Le sternum, les côtes et les vertèbres dorsales de l'épine sont la char- 1

2. λαγόνων] τραχήλων. Mor. — 4. Gal⁰. — 9-10. ὑποκειμένου Gal⁰.; ἐπι-
ὑπόκειται Gal⁰.; ἐπίκ. AB Gal. Mor. — κειμένου AB Mor. — Ch. 12, l. 11.
Ch. 11, l. 9. μάλ. τοῦ κατὰ AB Mor. τῆς om. AB Mor.

τὰ τοῦ Θώρακός ἐσ7ιν ὀσ7ᾶ, δώδεκα μὲν ἑκατέρωθεν αἱ ϖλευραὶ,
καθάπερ καὶ οἱ σπόνδυλοι· διήρθρωνται γὰρ ἑκάσ7η ϖρὸς ἕνα· τὰ δὲ
τοῦ σ7έρνου συνήρθρωται μὲν ἀλλήλοις, ἐπ7ὰ δέ ἐσ7ι τὸν ἀριθμὸν
ὅσαι ϖερ καὶ αἱ ϖρὸς αὐτὸ διαρθρούμεναι ϖλευραί· τῷ κάτω δὲ αὐ-
2 τοῦ ϖέρατι τρίγωνος ἐπιπέφυκε χόνδρος. Τὸ δὲ σύμπαν σχῆμα τοῦ 5
μὲν σ7έρνου ϖαραπλήσιον ὑπάρχει ξίφει· διὸ καὶ ξιφοειδὲς ἔνιοι
ϖροσαγορεύουσιν αὐτό· τινὲς δὲ οὐχ ὅλον, ἀλλὰ τὸν ἐπὶ τῷ ϖέρατι
3 μόνον αὐτοῦ χόνδρον οὕτως ὀνομάζουσιν. Τῶν δὲ ϖλευρῶν οὐχ ἕν,
οὐδὲ ἁπλοῦν τὸ σχῆμα· μετὰ γὰρ τὴν ϖρὸς τοὺς σπονδύλους διάρθρωσιν ἐπὶ τὰ ϖρόσω τε ἅμα καὶ κάτω φερόμεναι καὶ μέχρι ϖολλοῦ 10
τοῦτο ϖάσχουσαι, ϖάλιν ἀνανεύουσιν ἄνω ϖρὸς τὸ σ7έρνον, ἀθρόαν
τινὰ ϖοιούμεναι καμπὴν, ὅθεν ϖερ ἤδη τὸ ϖρὸς τὸ σ7έρνον αὐτῶν
ἅπαν οὐκέτι ὀσ7οῦν ἐσ7ιν, ἀλλὰ χόνδρος· αἱ δὲ ὑπόλοιποι ϖέντε καλοῦνται μὲν νόθαι, συμφύονται δὲ τῷ τε διαφράγματι καὶ ἀλλήλαις,
εἰς ἀκριβῆ τελευτῶσαι χόνδρον· ἡ δὲ ὑσ7άτη μόνη κεχώρισ7αι κατὰ 15

pente osseuse du thorax; les côtes de chaque côté sont au nombre de
douze, comme le sont également les vertèbres; car chaque côte est réunie
par une articulation mobile à une vertèbre; les os du sternum sont réunis
entre eux par des articulations immobiles, et ils sont au nombre de sept,
nombre qui est le même que celui des côtes qui s'unissent au sternum
par une articulation mobile; sur l'extrémité inférieure du sternum, un
2 cartilage triangulaire (*cartilage xiphoïde*) est implanté. Pour l'ensemble
de sa forme, le sternum ressemble à une épée; c'est aussi pour cette raison que quelques-uns le nomment os *xiphoïde*; d'autres n'appliquent pas
cette épithète à tout l'os, mais seulement au cartilage situé à son extré-
3 mité. La forme des côtes n'est ni une, ni simple : en effet, après leur articulation mobile avec les vertèbres, elles se portent à la fois en avant et
en bas, et persistent pendant longtemps dans cette direction; puis elles
se dirigent de nouveau en haut vers le sternum, en faisant un retour subit, raison pour laquelle toute leur partie rapprochée du sternum n'est
déjà plus osseuse, mais cartilagineuse; les cinq côtes qui restent après
celles-là portent le nom de *fausses côtes*; elles se rattachent au diaphragme
et entre elles, et se terminent en un cartilage complet; il n'y a que la
dernière côte, placée à leur extrémité, qui soit détachée et véritablement

τὸ πέρας αὐτῶν, καὶ ὄντως ἐσ]ὶ νόθη. Τὸ μῆκος δὲ οὔτε ταύταις, 4
οὔτε ταῖς ἄλλαις πλευραῖς ἴσον ἀπάσαις ἐσ]ὶν, ἀλλὰ αἱ μὲν ἄνωθέν
τε καὶ κάτωθεν βραχύτεραι τυγχάνουσιν οὖσαι, μακρότεραι δὲ αἱ
μέσαι.

ιγ΄. Περὶ ὠμοπλατῶν.

5   Αἱ ὠμοπλάται κεῖνται μὲν ὄπισθεν τοῦ θώρακος, ἐμφύονται δὲ 1
διὰ μυῶν τῷ τε κατὰ ἰνίον ὀσ]ῷ τῆς κεφαλῆς, καὶ τῇ τῆς ῥάχεως
ἀκάνθῃ, καὶ ταῖς τοῦ θώρακος πλευραῖς, καὶ τῷ προτεταγμένῳ τοῦ
λάρυγγος ὀσ]ῷ. Ἀπὸ δὲ τῆς βάσεως ἀρχομένη τις ῥάχις ταπεινὴ 2
κατὰ μικρὸν προσαυξάνεται μέχρι τῶν κατὰ τὸ ἀκρώμιον ἀνιοῦσα
10 χωρίων· συναρθροῦται δὲ αὐτῇ κατὰ τοῦτο ἡ κλείς. Καί τινες μὲν 3
τῶν ἀνατομικῶν αὐτὴν τὴν σύνταξιν αὐτῶν ὀνομάζουσιν ἀκρώμιον·
ἔνιοι δὲ τρίτον ἕτερον παρὰ ἀμφότερα τὰ συζευγνύμενά φασιν
ὀσ]οῦν ὑπάρχειν ἐν ἀνθρώποις μόνον εὑρισκόμενον, ὃ κατακλεῖδά

fausse. Ni ces côtes-là ni les autres n'ont toutes la même longueur; mais 4
les côtes supérieures et inférieures sont les plus courtes, et celles du milieu les plus longues.

13. DES OMOPLATES.

Les omoplates sont placées derrière la poitrine, et elles se rattachent, 1
par l'intermédiaire de muscles, à l'os occipital de la tête, à l'épine du
dos, aux côtes et à l'os (hyoïde) situé au-dessus du larynx. Commençant à 2
la base de l'omoplate et augmentant peu à peu de volume, une épine
surbaissée remonte jusqu'à la région de l'acromion (sommet de l'épaule),
et, dans cet endroit, la clavicule s'y rattache par une articulation immobile. Quelques anatomistes donnent à la réunion même de ces os le nom 3
d'acromion; d'autres prétendent qu'il existe un troisième os, différent
des deux qui se réunissent, os qui, selon eux, se rencontrerait uniquement chez l'homme, et ils donnent à cet os le nom de κατακλείς ou d'a-

CH. 13, l. 5. συμφύονται Gal. —   χεως B Gal. Mor. — 11. ἀκρώμιον ἀρ-
8. τις ῥάχις Galᵉ.; τῆς ῥάχις Λ; τῆς ῥά-   μονίαν Gal.

4 τε καὶ ἀκρώμιον προσαγορεύουσιν. Ὑπὸ δὲ τοῦτο τὸ χωρίον ἀπόφυσίς τις ὑπόκειται τῆς ὠμοπλάτης, ὀνομάζεται δὲ αὐχὴν ὠμοπλάτης, ᾧ κατὰ πέρας εἰς κοτύλην τινὰ τελευτῶντι τοῦ βραχίονος ἡ
5 κεφαλὴ διαρθροῦται. Ἔστι δὲ καὶ ἄλλη τις ἔσωθεν ἀπόφυσις ὀξεῖα
καὶ σμικρά· καλοῦσι δὲ αὐτὴν οἱ μὲν ἀγκυροειδῆ, οἱ δὲ κορακοειδῆ, 5
διότι τὸ πέρας αὐτῆς ἐκτὸς ἐπινένευκεν ὥσπερ κορώνη.

ιδ'. Περὶ κλειδῶν.

1 Τοῦ στέρνου τῷ ἄνω πέρατι τῶν κλειδῶν ἑκατέρα διαρθροῦται,
σηραγγώδης τε οὖσα καὶ ἀνώμαλος τό τε σχῆμα καὶ τὸ πάχος.

ιε'. Περὶ χειρὸς καὶ βραχίονος.

1 Εἰς τρία τὰ μέγιστα τεμνομένης τῆς χειρὸς, τὸ μὲν βραχίων, τὸ
2 δὲ πῆχυς, τὸ δὲ ἄκρα χειρῶν ὀνομάζεται. Τὸ μὲν οὖν τοῦ βραχίο- 10
νος ὀστοῦν ἁπάντων μέγιστον ὑπάρχει πλὴν τοῦ μηροῦ· διαρ-

4 cromion. Au-dessous de cette région se trouve une apophyse de l'omoplate, qu'on nomme son col, et la tête de l'humérus est réunie par une
articulation mobile à l'extrémité de cette apophyse, qui se termine en
5 cotyle (cavité cotyloïde). La partie intérieure (antér. et sup.) de l'omoplate
présente encore une autre apophyse pointue et petite, que quelques-uns
appellent ancyroïde (en forme d'ancre), et d'autres coracoïde (en forme de
bec de corbeau), parce que son extrémité se dirige vers l'extérieur comme
[le bec d'] une corneille.

14. DES CLAVICULES.

1 Chacune des deux clavicules est réunie par une articulation mobile à
l'extrémité supérieure du sternum; ces os sont celluleux, et présentent
[dans leur totalité] une forme et une épaisseur inégales.

15. DU MEMBRE SUPÉRIEUR ET DE L'OS DU BRAS (HUMÉRUS).

1 Le membre supérieur se divise en trois parties principales, dont
l'une s'appelle bras (humerus), l'autre avant-bras, et la troisième main.
2 L'os du bras est le plus grand de tous les os, à l'exception du fémur, et,

CH. 15, l. 10. ἀκρόχειρον Gal.

θροῦται δὲ κατὰ ἄμφω τὰ ϖέρατα. Κατὰ μὲν δὴ τὸν ὦμον ἀπόφυσιν   3
ἔχει κεφαλῆς εὐμεγέθους ἐπὶ αὐχένι σμικρῷ, καί τις ἐν αὐτῇ κοιλότης ἐσ]ὶν ὥσπερ τομὴ ϖλαγία κατὰ τὰ ϖρόσω μέρη, διαιροῦσα τὴν
ὅλην κεφαλὴν εἰς δύο μοίρας ὁμοίας κονδύλοις· τὸ κάτω δὲ ϖέρας
5 εἰς κονδύλους ἀνίσους τελευτᾷ, καὶ ϖρὸς μὲν τὸν ἔξωθεν αὐτῶν ἡ
τῆς κερκίδος κεφαλὴ διαρθροῦται, ϖρὸς δὲ τὸν ἔνδον οὐδὲν ὅλως
ὀσ]οῦν συντέτακται. Περιφερὴς δέ ἐσ]ιν ὁ βραχίων, οὐ μὴν εὐθὺς   4
καὶ ὅμοιος ϖάντη· κυρτὸς μὲν γὰρ εἴς τε τὸ ϖρόσω καὶ τὸ ἔξω,
σιμὸς δὲ ἔνδοθέν τε καὶ ὄπισθέν ἐσ]ιν.

ις'. Περὶ ϖήχεως.

10   Πῆχυς καλεῖται μὲν καὶ ὅλον τὸ κῶλον τὸ μεταξὺ βραχίονος καὶ   1
καρποῦ· καλεῖται δὲ καὶ τὸ ἕτερον ὀσ]οῦν τῶν ἐν αὐτῷ τὸ μεῖζον,
ὅπερ ὑποτέτακται θατέρῳ, τῇ κερκίδι ϖροσαγορευομένῃ. Αὕτη   2

à chacune de ses deux extrémités, il présente une articulation mobile.
Du côté de l'épaule, il est pourvu d'une apophyse, qui consiste en une   3
tête volumineuse surmontant un col court; à la partie antérieure de
cette tête, il existe une excavation ressemblant à une coupure légèrement oblique (*coulisse bicipitale*), qui la divise d'un bout à l'autre en
deux parties, lesquelles ressemblent à des bosses (*condyles*); la partie
inférieure de l'humérus se termine en condyles inégaux, et le condyle
externe est réuni par une articulation mobile à la tête du radius, tandis
que le condyle intérieur ne se réunit à aucun os du tout. L'humérus est   4
arrondi; mais il n'est pas nécessairement égal de tous côtés pour cela,
car il est bombé à la partie antérieure et extérieure, et creusé à la partie
intérieure et postérieure.

16. DE L'AVANT-BRAS.

On donne le nom de *manche* (ϖῆχυς) aussi bien à l'ensemble du   1
membre situé entre le bras et le carpe, qu'à l'un des deux os de cette
partie, au plus grand (*cubitus*), celui qui est placé au-dessous de l'autre,
lequel porte le nom de *radius*. Ce dernier os embrasse, à son extrémité su-   2

1. ἐπίφ. Gal. — 3. ϖλαγία Gal'.; ϖλατεῖα A B Gal. Mor.

μὲν οὖν κατὰ τὸ πέρας αὐτῆς τὸ ἄνω περιλαμβάνει τὸν ἔξω τοῦ
βραχίονος κόνδυλον ἐπιπολαίῳ κοιλότητι, καὶ ἔστι τῆς διαρθρώσεως
ταύτης ἔργον ἐπὶ τὸ πρηνές τε καὶ ὕπτιον ὅλην τὴν χεῖρα περιά-
3 γειν. Ὁ δὲ πῆχυς ἀποφύσεις ἔχει δυοῖν κορωνῶν, ἐλάττονος μὲν τοῦ
προσθίου, μείζονος δὲ θατέρου· κοιλότητα δὲ αὗται περιλαμβά- 5
νουσι τοῦ πήχεως σιγμοειδῆ, κατὰ ἧς ἐπιβέβηκεν ἡ τροχιλώδης
περιφέρεια τοῦ βραχίονος, ἡ μεταξὺ τῶν κονδύλων αὐτοῦ, καὶ ἔστι
ταύτης τῆς διαρθρώσεως ἔργον ἐκτείνειν τε καὶ κάμπτειν ὅλην τὴν
4 χεῖρα. Συνδεῖται δὲ κατὰ ἑκάτερον τῶν περάτων ὁ πῆχυς τῇ κερκίδι
συνδέσμοις ἰσχυροῖς, τοὐν μέσῳ δὲ πᾶν ἀπ' ἀλλήλων διεστήκασιν. 10
5 Ἔχει δὲ ἐπίφυσιν ἑκάτερον αὐτῶν κατὰ τὰ πρὸς τῷ καρπῷ μέρη,
κυρτὴν μὲν ἔξωθεν, ἔνδοθεν δὲ κοίλην, πῆχυς μὲν κατὰ τὸν μικρὸν
δάκτυλον, κερκὶς δὲ κατὰ τὸν μέγιστον· ἐμβαίνει δὲ τῇ κοιλότητι
6 ταύτῃ, καὶ διαρθροῦται πρὸς αὐτὴν ὁ καρπός. Ἐκ περιττοῦ δὲ τῷ

périeure, le condyle externe de l'humérus, à l'aide d'une cavité superficielle, et la fonction de cette articulation mobile consiste à rouler tout le
bras pour le faire appuyer tour à tour sur sa surface inférieure et sur sa
3 surface supérieure. Le cubitus est pourvu de deux apophyses en forme
de bec de corneille, dont l'antérieure est la plus petite (*apoph. coronoïde*),
tandis que l'autre est plus grande (*olécrane*), et ces deux apophyses entourent une excavation du cubitus, laquelle ressemble à la lettre C
(sigma — *échancrure sigmoïde*), et dans laquelle s'emboîte la partie arrondie de l'humérus placée entre les condyles, et qui présente la forme
d'une poulie (*trochlée*); c'est la fonction de cette articulation mobile d'é-
4 tendre et de fléchir le bras. A ses deux extrémités, le cubitus est relié
au radius par des ligaments vigoureux, mais, dans toute la région inter-
5 médiaire, ces os sont distants l'un de l'autre. Chacun de ces deux os est
pourvu, à la partie qui se rapproche du carpe, d'une épiphyse convexe à
sa surface externe, et concave à sa surface interne, le cubitus du côté
du petit doigt, et le radius du côté du pouce; et le carpe s'introduit dans
la cavité produite par ces deux épiphyses, en formant avec elle une arti-
6 culation mobile. Par surcroît de précaution, le cubitus est muni de l'a-

10. ἰσχυροῖς ἴσως Gal. — 14. ἀρθροῦται A B Mor.

ϖήχει καὶ ἡ καλουμένη σʃυλοειδὴς ἀπόϕυσίς ἐσʃι, διαρθρουμένη
καὶ αὐτὴ ϖρὸς τὸν καρπὸν, ἀλλὰ ταύτης μὲν ἔργον αἱ εἰς τὰ ϖλάγια ϖεριϕοραὶ τοῦ καρποῦ, τῆς δὲ ἑτέρας αἱ κατὰ εὐθὺ, κατὰ ἅς
ἐκτείνομέν τε καὶ κάμπʃομεν ἄκραν τὴν χεῖρα.

ιζ΄. Περὶ καρποῦ.

5   Ὀκτὼ συντίθησιν ὀσʃᾶ τὸν καρπὸν, ἐπὶ δύο σʃίχους συγκείμενα,   1
σκληρὰ ϖάντα, καὶ μικρὰ, καὶ ἀμύελα, καὶ ϖολυειδῆ τὸ σχῆμα. Ἡ   2
μὲν οὖν ἄνωθεν μοῖρα τοῦ καρποῦ, τριῶν ὀσʃῶν οὖσα, ϖεριϕερής
ϖως γινομένη, διαρθροῦται ϖρὸς ϖῆχύν τε καὶ κερκίδα· ἡ δὲ κάτωθεν μοῖρα, τοῖς τέσσαρσι μὲν ἑαυτῆς ὀσʃοῖς συνήρθρωται τῷ με-
10 τακαρπίῳ· τὸ ϖέμπʃον δὲ ἐποχούμενον ἔχει τοῖς μέρεσιν ἐκείνοις
τοῦ καρποῦ, κατὰ ἅ μάλισʃά ἐσʃιν ἡ σʃυλοειδὴς τοῦ ϖήχεως ἀπό-
ϕυσις.

pophyse dite *styloïde*, qui forme, elle aussi, une articulation mobile avec
le carpe (voy. traduct. de Galien, p. 196, note 1); mais la fonction de
cette articulation consiste à produire les mouvements de circumduction
latérale du carpe, tandis que l'autre articulation est consacrée aux mouvements droits, dans lesquels nous étendons ou nous fléchissons la main.

17. DU CARPE.

Le carpe est composé de huit os, placés sur deux rangs, et qui sont   1
tous durs, petits, dépourvus de moelle, et d'une forme très-variée. La   2
partie supérieure du carpe, formée de trois os (*scaphoïde, semi-lunaire,
pyramidal*), et à peu près arrondie, forme avec le cubitus et le radius
une articulation mobile; mais la partie inférieure se rattache, avec ses
quatre os (*trapèze, trapézoïde, grand os, os crochu*), au métacarpe, par une
articulation immobile, tandis qu'elle présente encore un cinquième os
(*pisiforme*), qui flotte librement sur la région du carpe principalement
occupée par l'apophyse styloïde du cubitus.

1. ἐπιδιαρθρ. Galᵃ. — Ch. 17, l. 5. σʃοίχους Galᵃˢ. — 11. σʃηλοειδὴς Galᵃ.

ιη'. Περὶ μετακαρπίου καὶ δακτύλων.

1 Τὸ μεταξὺ καρποῦ τε καὶ δακτύλων μετακάρπιον ὀνομάζεται,
συναρθρούμενον μὲν πρὸς τὸν καρπὸν, διαρθρούμενον δὲ πρὸς τὰς
πρώτας τῶν δακτύλων φάλαγγας· οὕτω γὰρ καλεῖται τὰ τῶν δακτύλων ὀσʒᾶ· ἔνιοι δὲ σκυταλίδας ὀνομάζουσιν αὐτά· μόνου τοῦ μεγάλου δακτύλου τῆς πρώτης φάλαγγος αὐτῷ τῷ καρπῷ διαρθρου- 5
μένης ἐκ πλαγίων, ὥσʒε ἕκασʒον τῶν δακτύλων ἐκ τριῶν ὀσʒῶν
συγκεῖσθαι, τῆς προτέρας ἀεὶ φάλαγγος ἐπιβαινούσης τῇ κοιλότητι
κατὰ τὴν ἀρχὴν τῆς ἑπομένης τεταγμένῃ· εὔλογον γὰρ καὶ τὸν
μέγαν ἐκ τριῶν ὀσʒῶν συγκεῖσθαι λέγειν, καὶ μὴ προσνέμειν τὴν
πρώτην αὐτοῦ τῷ μετακαρπίῳ φάλαγγα, κατὰ ἄμφω γε τὰ μέρη 10
διηρθρωμένην, ὃ τοῖς μὲν πρώτοις τῶν δακτύλων ὀσʒοῖς συμβέβη-
2 κεν, οὐ μὴν τοῖς τοῦ μετακαρπίου. Πέντε μὲν καὶ δέκα τὰ τῶν πέντε
δακτύλων ἐσʒὶν ὀσʒᾶ· ὅσοι δὲ τὸ τρίτον ὀσʒοῦν τοῦ μεγάλου δακτύ-

18. DU MÉTACARPE ET DES DOIGTS.

1 La région intermédiaire entre le carpe et les doigts porte le nom de
métacarpe; elle est rattachée par une articulation immobile au carpe, et
par une articulation mobile aux premières *phalanges* des doigts (c'est, en
effet, là le nom qu'on donne aux os des doigts, quoique quelques-uns les
appellent *petits bâtons*); le pouce est le seul dont la première phalange
forme avec le carpe lui-même une articulation mobile située à sa partie
latérale : par conséquent, tous les doigts sont composés de trois os, et
la première phalange s'emboîte toujours dans une cavité située au commencement de la suivante, puisqu'il est raisonnable d'admettre que le
pouce est aussi composé de trois os, et non de considérer sa première
phalange comme une partie du métacarpe : du moins, cet os forme des
deux côtés une articulation mobile, ce qui est un attribut des premiers
2 os des doigts, et non de ceux du métacarpe. Les os des cinq doigts sont
au nombre de quinze, mais ceux qui considèrent le troisième os du pouce

·λου τῷ μετακαρπίῳ ϖροσνέμουσι, τεσσαρεσκαίδεκα μὲν εἶναί φασι
τὰ τῶν δακτύλων, ϖέντε δὲ τὰ τοῦ μετακαρπίου.

ιθ΄. Περὶ τῶν ἀνωνύμων.

Ταῖς ἐκ τῶν ϖλαγίων ἀποφύσεσι ταῖς ὀρθίαις τε καὶ μεγάλαις 1
τοῦ ϖλατέος ὀσ⳿οῦ συντέτακταί τινα δύο μηδὲν ἐπὶ ὅλων ἑαυτῶν
5 ὄνομα κείμενον ἔχοντα· τὰ μὲν γὰρ ἄνωθεν αὐτῶν μέρη τὰ ϖλατέα
λαγόνων ὀσ⳿ᾶ καλεῖται, τὰ δὲ μετὰ τὴν ἐπίβασιν ἔξωθέν τε καὶ
κάτωθεν ἰσχίων ὀσ⳿ᾶ, τὰ δὲ εἰς τὸ ϖρόσω μέρος ἐντεῦθεν ἀνατει-
νόμενα, λεπ⳿ὰ καὶ διατετρημένα καὶ συμφυόμενα κατὰ τὸ ϖέρας
ἀλλήλοις ἥβης ὀσ⳿ᾶ. Κοτύλη δέ ἐσ⳿ιν ἐν ἑκατέρῳ τῶν ἰσχίων εὐ- 2
10 μεγέθης, ἰσχυροτάτῳ συνδέσμῳ συμπεφυκυῖα τῇ τοῦ μηροῦ κεφαλῇ.

κ΄. Περὶ μηροῦ.

Τὸ κατὰ μηρὸν ὀσ⳿οῦν μέγισ⳿ον μὲν ἁπάντων ἐσ⳿ὶ τῶν κατὰ τὸ 1

comme une partie du métacarpe disent que les os des doigts sont au
nombre de quatorze, et ceux du métacarpe au nombre de cinq.

19. DES OS SANS NOM.

Aux apophyses latérales du sacrum, lesquelles sont perpendiculaires et 1
grandes, se rattachent deux os dépourvus d'un nom qui puisse s'appliquer à tout leur ensemble : en effet, les parties supérieures de ces os, qui
sont aplaties, portent le nom d'*os des flancs;* les parties extérieures et
inférieures, qui viennent après l'implantation [du fémur], celui d'*os des
fesses,* et les parties qui, à partir de ce point-là, se dirigent en haut et
en avant, qui sont minces et trouées, et qui se réunissent l'une à l'autre
à leur extrémité, celui d'*os du pubis.* Chacune des deux hanches contient ·2
un cotyle (*cavité cotyloïde*) très-considérable, qui se rattache, à l'aide
d'un ligament très-vigoureux (*lig. inter-articulaire*), à la tête du fémur,

20. DU FÉMUR.

L'os de la cuisse est le plus grand de tous les os de l'animal; en haut 1

ζῶον · διαρθροῦται δὲ ἄνω μὲν πρὸς ἰσχίον, κάτω δὲ πρὸς κνήμην.
2 Ἔσθι δὲ ὅλος ὁ μηρὸς τῷ σχήματι κυρτὸς μὲν ἐν τοῖς πρόσω καὶ
3 ἔξω, σιμὸς δὲ ἐν τοῖς ὀπίσω καὶ ἔνδον. Ἀποφύσεις δὲ ἔχει δύο μικρὸν ὑποκάτω τοῦ αὐχένος, ἃς τροχαντῆρας ὀνομάζουσι, πολλῷ δὲ
μείζονα τὴν ἔξωθεν, ἢ γλουτὸς ὄνομα.   5

κα'. Περὶ κνήμης.

1 Κνήμη καλεῖται μὲν καὶ ὅλον τοῦ σκέλους τὸ μέσον ὅσον ἐσθὶ
γόνατός τε μεταξὺ καὶ ἀσθραγάλου · καλεῖται δὲ καὶ τὸ μεῖζον ὀσθοῦν
2 ἐν αὐτῷ. Τέτακται δὲ ἔσωθεν τοῦτο, καὶ πρὸς μόνον αὐτὸ διαρθροῦται ὁ μηρός · τὸ γὰρ ἔξωθεν ὀσθοῦν, ἡ περόνη καλουμένη, καὶ
τῷ πάχει μὲν ἀποδεῖ τῆς κνήμης συχνῷ, καὶ τῷ μήκει δὲ οὐκ ἐξι- 10
3 κνεῖται πρὸς τὸ γόνυ. Συναρθροῦται δὲ τῇ κνήμῃ κατὰ ἄμφω τὰ
4 πέρατα · τὸ δὲ ἐν τῷ μέσῳ πᾶν ἀφεσθήκασιν ἀλλήλων. Ὅσον δὲ

il forme une articulation mobile avec la hanche, et en bas avec la jambe.
2 Sous le rapport de la forme, le fémur entier est bombé à sa partie anté-
3 rieure et extérieure, et creusé à sa partie postérieure et intérieure. Cet
os présente, un peu au-dessous de son col, deux apophyses, qu'on appelle *trochanters* (*petit et grand*); l'extérieure, qui se nomme *fesse*, est
beaucoup plus grande que l'autre.

21. DE LA JAMBE.

1 On donne le nom de *jambe*, aussi bien à toute la partie moyenne du
membre inférieur intermédiaire entre le genou et l'astragale, qu'au
2 plus grand des deux os (*tibia*) compris dans cette région. Ce dernier os
est placé au côté interne, et c'est avec lui seul que le fémur s'articule;
car l'os placé à l'extérieur, celui qu'on nomme *péroné*, reste fort en deçà
du tibia sous le rapport de l'épaisseur, et sa longueur ne lui permet pas
3 d'atteindre le genou. A ses deux extrémités il est réuni au tibia par une
articulation immobile, tandis que, dans toute la région intermédiaire, les
4 os sont distants l'un de l'autre. Toute la partie maigre et dépourvue de

2-3. ἐν..... δέ om. AB. — 3. δέ om.   AB Mor. Gal. Galˢ., Galˢˢ. — Ib. μὲν καί
AB Mor.— 3-4. μικρὰς Gal., Galˢ. Mor.   Galˢ., Galˢˢ.; μὲν οὕτω καὶ AB Mor. Gal.
—Ch. 21, l. 6. Κνήμη ex em.; Ἡ κνήμη   — 12. πάντη B 2ᵃ m. Gal.

ἄσαρκόν τε καὶ λεπῖὸν ἐν τοῖς πρόσω τῆς κνήμης ἐσῖὶν, ἀντικνήμιον ὀνομάζεται· τὰ δὲ ἑκατέρωθεν αὐτοῦ κάτω πέρατα κνήμης τε
καὶ περόνης σφυρά· τὰ δὲ κυρτὰ πάλιν ἐνταῦθα καὶ παντελῶς
ἄσαρκα καὶ τῶν ἄλλων ἐκκείμενα καλοῦσιν ἀσῖραγάλους οἱ πολλοὶ,
5 τοῦ παντὸς ἁμαρτάνοντες· ὁ γὰρ ἀσῖράγαλος ὑπὸ τούτων ἑκατέρωθεν περιλαμβάνεται σκεπόμενος πανταχόθεν, ὥσῖε οὐκ ἂν ἅψαιο
αὐτοῦ· πέρατα δέ ἐσῖι ταῦτα τῶν τῆς κνήμης τε καὶ περόνης ἀποφύσεων, κυρτὰ μὲν ἔξωθεν, ὥσπερ καὶ φαίνεται, κοῖλα δὲ ἔνδοθεν.

κϐʹ. Περὶ ἐπιγονατίδος.

Κατὰ τῆς τοῦ μηροῦ καὶ τῆς κνήμης διαρθρώσεως ἔξωθεν ὀσῖοῦν
10 χονδρῶδες ἐπίκειται, περιφερὲς τῷ σχήματι, τὰ κυρτὰ μὲν καὶ
οἷον κονδυλώδη τῶν ὑποκειμένων ὀσῖῶν περιλαμβάνον ἐπιτηδείαις
κοιλότησιν· ἐξοχῇ δέ τινι βραχείᾳ τὴν μεταξὺ μηροῦ τε καὶ κνή-

chair de la face antérieure du tibia porte le nom de *partie antérieure de
la jambe,* et les extrémités inférieures du tibia et du péroné situées des
deux côtés de la région dont nous parlions tout à l'heure, celui de *malléoles;* enfin les parties de cette région qui présentent de nouveau une
surface convexe et complètement décharnée, et qui font saillie au-devant
des autres, sont nommées par le vulgaire, qui en cela se trompe complétement, *astragales :* en effet, le [véritable] astragale est entouré des deux
côtés par ces parties et entièrement recouvert, de façon qu'on ne saurait
le toucher; les parties dont il s'agit sont les extrémités des apophyses du
tibia et du péroné, et ces extrémités sont convexes à l'extérieur, telles
qu'en effet elles se présentent aussi à nos yeux, et concaves à l'intérieur.

22. DE LA ROTULE.

Sur l'articulation mobile du fémur avec le tibia se trouve placé, à l'extérieur, un os cartilagineux de forme arrondie, qui enveloppe dans des
cavités appropriées les parties convexes et formant bosse, pour ainsi
dire, des os sous jacents, en même temps qu'il remplit, à l'aide d'une pe-

2. ἑκατέρωθεν αὐτῶν πέρ. τὰ κάτω
(κατὰ Gal. ed.) xv. Gal., Galˢ.; κάτωθεν αὐτοῦ πέρ. xv. AB Mor. — 3. καί
ante παντ. om. AB Mor.— 7. τῆς om.

AB Mor. — Ch. 22, l. 9. τοῦ om. AB
Mor. — Ib. τῆς om. AB Mor. Galˢ.,
Galˢˢ. — 11. προκονδυλώδη A. — 12.
μεταξύ om. AB Mor.

2 μης εὐρυχωρίαν καταλαμβάνον. Ὀνομάζουσι δὲ τὸ ὀσ7οῦν τοῦτό
τινες μὲν ἐπιγονατίδα, τινὲς δὲ ἐπιγουνίδα, τινὲς δὲ μύλην.

κγ'. Περὶ τῶν κατὰ τὸν πόδα ὀσ7ῶν.

1 Ὑπὸ τῶν ὀλίγον ἔμπροσθεν εἰρημένων ἀποφύσεων ἐπὶ τοῖς κάτω
ϖέρασι κνήμης τε καὶ ϖερόνης ὁ ἀσ7ράγαλος ϖεριλαμβάνεται, τὸ
2 τέτρωρον αὐτοῦ καλούμενον ἄνω νενευκὸς ἔχων. Ὑπόκειται δὲ αὐτῷ 5
τὸ μέγισ7ον ὀσ7οῦν τῶν ἐν ϖοδὶ, καλεῖται δὲ ϖ7έρνα, τὰ μὲν ϖε-
ριφερῆ τοῦ ἀσ7ραγάλου ϖεριλαμβάνουσα, δύο δέ τινας ἐξοχὰς εἰς
3 ἐπιτηδείας ἐκείνου κοιλότητας ἐναρμόζουσα. Τῶν ϖρόσω δὲ αὐτῆς
μερῶν, τὸ μὲν κατὰ εὐθὺ τοῦ μεγάλου δακτύλου ὑποβέβληται τῇ κεφαλῇ τοῦ ἀσ7ραγάλου, καὶ οὐδὲν ἑαυτῷ συντατ7όμενον ὀσ7οῦν ἔχει· 10
τὸ δὲ ὡς κατὰ μικρὸν δάκτυλον ϖέρας αὐτῆς ὀσ7ῷ τινι συναρθροῦ-
4 ται τῷ κυβοειδεῖ ϖροσαγορευομένῳ. Παρατέταται δὲ ἐκ τῶν ἐντὸς

2 tite protubérance, l'espace intermédiaire entre le fémur et le tibia. Cet
os est nommé par quelques-uns *epigonatis*, par d'autres *epigounis* (c'est-
à-dire *os placé sur le genou*), et par d'autres encore *meule*.

23. DES OS DU PIED.

1   L'astragale est entouré des apophyses, dont nous avons parlé un peu
plus haut (ch. 21), et qui se trouvent aux extrémités inférieures du tibia
et du péroné; il a la partie qu'on appelle *attelage à quatre* (*partie articu-*
2 *laire*) dirigée vers le haut. Sous l'astragale se trouve le plus grand des os
du pied; on l'appelle *calcanéum*; cet os entoure les parties arrondies de
l'astragale, et il remplit exactement, à l'aide de deux protubérances, deux
3 cavités de l'astragale appropriées à ce but. A la région antérieure du
calcanéum, la partie qui est dans la direction du pouce est placée au-
dessous de la tête de l'astragale, et cette partie n'a aucun os auquel elle
se rattache; mais l'extrémité du calcanéum correspondante au petit doigt
est rattachée, par une articulation immobile, à un os qu'on nomme *cubi-*
4 *forme* (*cuboïde*). Cet os est placé à la partie intérieure du pied, à côté de

2. τ. δ. ἐπιγ. ex em.; τ. δ. ἐπιγονύδα l. 10. συναπ7όμενον A. — 12. Παρατέ-
AB; om. Mor. Gal. Ras. — Ch. 23,   ταxται AB Mor.

μερῶν τοῦτο τῷ σκαφοειδεῖ, ἀλλὰ ἐκεῖνο μὲν κοῖλόν ἐσιι, κατὰ ἃ
διαρθροῦται πρὸς ἀσιράγαλον · τὸ δὲ κυβοειδὲς τοῦτο κυρτόν. Ἐφε- 5
ξῆς δέ ἐσιιν ὀσιᾶ τρία μικρὰ συναρθρούμενα τῷ κάτω πέρατι τοῦ
σκαφοειδοῦς, οἷς καὶ αὐτοῖς ἔξωθεν συμπαρεκτείνεται τὸ κυβοειδές.
5 Καὶ μετὰ ταῦτα τὰ τέσσαρα παύεται μὲν ὁ ταρσὸς τοῦ ποδὸς, ἄρ- 6
χεται δὲ τὸ καλούμενον πεδίον ἐκ πέντε συγκείμενον ὀσιῶν, οἷς
ἐφεξῆς εἰσιν οἱ δάκτυλοι τοῦ ποδὸς ἐκ τριῶν ἅπαντες φαλάγγων
ὁμοίως τοῖς κατὰ τὰς χεῖρας συγκείμενοι, πλὴν τοῦ μεγάλου ·
μόνος γὰρ οὗτος ἐν αὐτοῖς ἐκ δυοῖν ὀσιῶν ἐγένετο. Ταῦτα ἀρκεῖν 7
10 μοι δοκεῖ περὶ ὀσιῶν ἐπίσιασθαι · καὶ γὰρ εἴ τι κατὰ ἄλλο μόριον
ὀσιοῦν μικρὸν εὑρίσκοιτο, καθάπερ ἐν καρδίᾳ, καὶ εἴ τι τοιοῦτον
ἕτερον, οὐκ ἀνάγκη νῦν λέγεσθαι.

κδ'. Περὶ τῶν κατὰ χείλη μυῶν.

Οἱ μὲν δὴ τῶν χειλῶν μύες, οἵπερ δὴ καὶ ἀκριβῶς ἀναμίγνυν- 1

l'os naviculaire (scaphoïde); mais, dans la région où ils s'unissent par articulation mobile à l'astragale, l'os naviculaire est concave, tandis que le
cuboïde est convexe. Après cela viennent trois petits os (cunéiformes), qui se 5
rattachent, par des articulations immobiles, à l'extrémité inférieure de l'os
naviculaire, et, à côté de ces mêmes petits os, le cuboïde s'étend à la partie
extérieure. C'est après ces quatre os que finit le tarse et que commence 6
la partie appelée plante, laquelle se compose de cinq os (métatarse), auxquels succèdent les doigts du pied, formés tous de trois phalanges comme
ceux des mains, à l'exception cependant du gros orteil : car, aux pieds, ce
doigt seul est composé de deux os (voy. chap. 18, p. 415). Voilà ce qu'à 7
mon avis il suffit de savoir sur les os : car, s'il se rencontrait quelque petit
os dans une autre partie, comme, par exemple, au cœur, il n'est pas
nécessaire d'en parler ici : remarque qui s'applique également à tout
autre os de la même espèce.

24. DES MUSCLES DES LÈVRES.

Les muscles des lèvres (voy. traduct. de Galien, t. I, p. 693), lesquels 1

1. τοῦτο om. AB Mor. — 2. πρὸς l. 13. μὲν τῶν AB Mor. — 13·p. 422,
τὸν ἀσιράγαλον B 2ᵃ m. Gal. — Ch. 24, l. 1. ἀναδείκνυται B; δείκνυται A.

2 ται τῷ ταύτῃ δέρματι, τέσσαρές εἰσι τὸν ἀριθμόν. Ἐκ μὲν τῶν ἄνωθεν μερῶν εἷς ἑκατέρωθεν, ἀπὸ τῶν μήλων καταφερόμενοι λοξοὶ,
ἐκ δὲ τῶν κάτωθεν ἀπὸ τῆς γένυος ἄκρας, ἵνα ϖέρ ἐσῖι τὸ καλούμενον γένειον, εἷς κἀνταῦθα κατὰ ἑκάτερον μέρος, ὁ μὲν ἐκ τῶν
3 δεξιῶν, ὁ δὲ ἐκ τῶν ἀρισΊερῶν. Εἰ μὲν δὴ ἀμφότεροι ταθεῖεν οἱ 5
ἄνωθεν, ἀνασπᾶται τὸ ἄνω χεῖλος· εἰ δὲ ὁ ἕτερος μόνος, ϖαρα-
4 σπᾶται ϖρὸς ἐκεῖνον. Οὕτω δὲ καὶ τῶν κάτωθεν ἀμφοῖν μὲν ταθέντων, κατασπᾶται τὸ χεῖλος τὸ κάτω· Θατέρου δὲ μόνου, ϖα-
5 ρασπᾶται. Καὶ τῶν μὲν ἐκτὸς ἰνῶν ἐντεινομένων, ἐκτρέϖεσθαι
συμβαίνει τοῖς χείλεσιν, ἐντρέϖεσθαι δὲ καὶ ὑποϖἸύσσεσθαι διὰ τῶν 10
ἐντός· ὀκτὼ δὲ τὰς ϖάσας γίνεσθαι κινήσεις ὑπὸ τῶν τετἸάρων
μυῶν, λοξὰς μὲν τέτἸαρας, εὐθείας δὲ ἄλλας τοσαύτας.

sont complétement confondus avec la peau de cette région, sont au
2 nombre de quatre. A la partie supérieure il y en a un de chaque côté,
qui descend obliquement des pommettes ; à la partie inférieure, il y en a
également un de chaque côté, un à droite et un à gauche, qui vient de
la pointe de la mâchoire [inférieure], de l'endroit où se trouve ce qu'on
3 appelle le *menton*. Si donc, on contracte les deux muscles supérieurs, la
lèvre supérieure est relevée ; mais, si l'un des deux est seul contracté, cette
4 lèvre éprouve une traction latérale vers le côté du muscle contracté. De
même, quand on contracte les deux muscles inférieurs, la lèvre inférieure est abaissée ; mais, quand on ne contracte qu'un des deux, elle
5 éprouve une traction latérale. Puis, quand on tend les fibres extérieures,
il en résulte que les lèvres sont renversées, tandis qu'elles sont rame-
nées vers l'intérieur et repliées à l'aide des fibres intérieures, et qu'il y
a en tout huit mouvements des lèvres opérés par quatre muscles, quatre
mouvements obliques, et un nombre égal de mouvements droits.

8. μόνου Gal. — 9. ἔντειν. ex em.; ἔκτειν. AB Mor. Gal.

κε΄. Περὶ τῶν ὑπὸ τῷ δέρματι τοῦ τραχήλου μυῶν κινούντων τὰς
γνάθους.

Ὅπως δὲ ἐπὶ πλεῖστον οὐχ αὗται μόνον, ἀλλὰ καὶ σὺν αὐταῖς αἱ   1
κατὰ τὰς γνάθους ἐπιτελοῖντο, μῦν πλατὺν καὶ λεπτὸν ἡ φύσις
ἔξωθεν ἐπέτεινεν, ἕνα κατὰ ἑκάτερον μέρος, εἴς τε τὰς γνάθους καὶ
τὰ χείλη τελευτῶντας, ἠγνοημένους ἅπασι τοῖς ἀνατομικοῖς · ἄρ-
5 χονται δὲ ἀπὸ τῆς κατὰ τὸν τράχηλον ἀκάνθης ὑποτεταμένοι παντὶ
τῷ περὶ τὸν τράχηλον ἐν κύκλῳ δέρματι. Κινοῦσι δὲ ἅμα τοῖς χεί-   2
λεσι τὰς γνάθους, ἡσυχαζούσης τῆς κάτω γένυος. Ἔνεσλι δὲ τῷ   3
βουληθέντι τοὺς ὀδόντας ἐπ᾽ ἀλλήλων ἐρείσαντι, τῶν γνάθων ἑκατέραν ἕλκειν ἐπὶ τἀναντία πρὸς τὰ τοῦ τραχήλου πλάγια · συμβή-
10 σεται γὰρ ἐν τούτῳ καὶ αὐτὸ τὸ δέρμα τείνεσθαι, πρὸς τὸ ἀκρώμιον
μάλισλα καὶ τὸ ταύτῃ πέρας τῆς κλειδὸς, ἤδη δὲ καὶ πρὸς τὰ πλάγια τοῦ τραχήλου πάντα. Καὶ τοῖς σπασθήσεσθαι δὲ μέλλουσιν   4
οὗτοι πρῶτοι οἱ μύες ἐντείνονται, καὶ οἱ κυνικοὶ καλούμενοι σπα-

25. DES MUSCLES SITUÉS SOUS LA PEAU DU COU ET QUI METTENT EN MOUVEMENT
LES JOUES.

Mais, afin que, non-seulement les mouvements des lèvres, mais en   1
même temps ceux des joues puissent s'opérer avec le plus grand développement possible, la nature a étendu de chaque côté, sur l'extérieur, un
muscle aplati et mince (*peaussier* chez les singes), lequel muscle aboutit
aux joues et aux lèvres; cependant, tous les anatomistes ont ignoré cette
paire de muscles; les peaussiers prennent leur point de départ à l'épine de
la colonne vertébrale du cou, et ils doublent circulairement toute la peau
qui l'entoure. Ils meuvent simultanément les lèvres et les joues, la mâ-   2
choire inférieure restant en repos. On peut, si on veut, serrer les dents et   3
tirer les deux joues en sens inverse vers les parties latérales du cou; en
effet, pendant ce mouvement, on tire la peau même, d'abord vers le sommet de l'épaule et l'extrémité de la clavicule qui y correspond, puis
vers toutes les parties latérales du cou. Chez les malades qui vont être   4
pris de convulsions, ces muscles sont les premiers à se contracter, et les

Cп. 25. l. 1. πλ. διίσ]ασθαι οὐχ Gal.,   10. πρὸς ἀκρ. AB Mor. — 11. τό om.
Mor. — 4-5. ἄρχονται] ὄπισθεν Gal. —   AB Mor.

5 σμοὶ τούτων μάλισ]α ϖάθος εἰσίν. Ὀνομαζέσθω δὲ ὑπὸ ἡμῶν σαφοῦς
ἕνεκα διδασκαλίας μυῶδες ϖλάτυσμα.

ϰϛ'. Περὶ τῶν τῆς ῥινὸς μυῶν.

1 Τοὺς κινοῦντας τὰ τῆς ῥινὸς ϖ]ερύγια σαφῶς ἀποφαίνεσθαι χρὴ
μῦς εἶναι τοιούτους τὴν φύσιν, οἷόν ϖερ καὶ τὸν ϖλατὺν μῦν, ὃν
ἡμεῖς εὕρομεν· ὑπόκεινται γὰρ κἀνθάδε τῷ δέρματι συμφυεῖς ἶνες, 5
2 ὑπὸ ὧν κινεῖται. Μικροὶ δέ εἰσι ϖαντάπασιν, ἀρχόμενοι μὲν καὶ
αὐτοὶ κατὰ τὰ μῆλα, καταφυόμενοι δὲ εἰς τὸ κατὰ ἑαυτὸν ἑκάτερος
3 τῆς ῥινὸς ϖ]ερύγιον, ἀνοιγνύντες αὐτήν. Συσ]έλλεται δὲ ὑπὸ οὐδενὸς μυὸς ἡ ῥὶς, ἀλλὰ ὅταν οἱ ϖροειρημένοι μύες ἐνεργοῦντες ϖαύ-
σωνται, τὴν μέσην τηνικαῦτα λαμβάνει κατάσ]ασιν· ἐπέκεινα δὲ 10
αὐτῆς ὑπὸ οὐδενὸς ἀπάγεται μυὸς, ἀλλὰ ἐν ταῖς σφοδροτέραις εἰσπνοαῖς τῇ ῥύμῃ τοῦ ϖνεύματος ἕπεται τὰ ϖ]ερύγια· κάτω μέντοι
κατασπᾶται τοῖς χείλεσιν ἀκολουθοῦσα κατὰ ϖροσάρτησιν.

spasmes dits *cyniques* sont principalement une affection de ces mêmes
5 muscles. Appelons-les, en vue de la clarté de notre exposition, *épanouissement musculaire.*

26. DES MUSCLES DU NEZ.

1 Il faut affirmer que les muscles qui mettent en mouvement les ailes
du nez sont de la même nature que le muscle aplati, découvert par
nous : en effet, dans cette région, ce sont également des fibres adhérentes
2 à la peau et placées au-dessous d'elle qui opèrent le mouvement. Ils
sont très-petits, commencent, eux aussi, aux pommettes, et s'implantent,
chacun de son côté, sur les ailes du nez (*portion nasale des pyramidaux*),
3 pour ouvrir cet organe. Il n'existe aucun muscle qui contracte le nez;
mais, quand les muscles dont nous venons de parler cessent de fonction-
ner, cet organe prend la position moyenne, et il n'y a pas de muscle
qui le fasse aller au delà; seulement, en cas d'inspiration plus ou moins
violente, les ailes du nez sont entraînées par le mouvement de l'air;
pour s'abaisser cependant, le nez suit le mouvement des lèvres, attendu
qu'il s'y rattache.

Ch. 26, l. 3. ϖλάγια A. — 8. τῆς om. AB Mor. — Ib. αὐτό AB Mor.

κζ′. Περὶ τῆς ὑπὸ τῷ δέρματι τοῦ προσώπου μυώδους φύσεως.

Καὶ μὲν δὴ καὶ τῷ τοῦ προσώπου δέρματι μυώδης φύσις ὑποτέ-   1
ταται λεπτὴ συμφυὴς αὐτῷ · διὸ πᾶν τὸ περὶ τὸ πρόσωπον δέρμα
κινεῖται, κἂν ἀκίνητος ἦ γένυς φυλάτληται.

κη′. Περὶ τῶν κατὰ τὸν ὀφθαλμὸν μυῶν.

Ὁ μὲν δὴ περὶ τῇ βάσει μῦς, εἴτε ἕνα τις αὐτὸν φήσειεν, εἴτε   1
5 διπλοῦν, ἢ τριπλοῦν, εἴτε δύο ἢ τρεῖς συμφυεῖς, εἰς τὸ σληρίζειν
τὸν ὀφθαλμόν ἐσλι χρήσιμος, ἐπειδὰν μάλισλα κατὰ εὐθὺ βλέπειν
ἀκριβῶς τι μικρὸν σῶμα δεηθῶμεν. Ἔτι μὴν σφίγγει τε καὶ φρουρεῖ   2
τὴν τοῦ νεύρου τοῦ μαλακοῦ κατάφυσιν. Εἰ γοῦν τινος θεάσῃ προ-   3
πετέσλερον ὀφθαλμὸν, εἰ μὲν ἔτι βλέποι, καὶ χωρὶς πληγῆς εἴη τὸ
10 πάθημα γεγονὸς, ἐκτεταμένον ἴσθι τὸ μαλακὸν ἐκεῖνο νεῦρον ἐπὶ

27. DE L'ÉPANOUISSEMENT MUSCULAIRE SITUÉ SOUS LA PEAU DU VISAGE.

Au visage, il y a également un épanouissement musculaire mince   1
étendu sous la peau et adhérent à cette membrane (*facien* chez les singes);
en conséquence, toute la peau du visage peut se mouvoir, quoiqu'on
tienne la mâchoire immobile.

28. DES MUSCLES DE L'ŒIL.

Le muscle qui entoure la base de l'œil (*choanoïde*, ou *suspenseur* chez   1
les animaux), soit que vous le considériez comme un muscle unique,
ou comme un muscle double, ou triple, soit que vous le regardiez
comme deux ou trois muscles adhérents entre eux, sert à fixer l'œil,
quand nous avons besoin de contempler avec soin un petit objet placé
droit devant nous. En outre, il serre et protége l'implantation du nerf   2
mou (*nerf optique*). Lors donc que vous voyez quelqu'un qui a l'œil   3
plus ou moins saillant, au cas où la vue persiste encore, et où l'affection s'est formée sans lésion extérieure, sachez que ce nerf mou est al-

Ch. 27, tit. προσώπου ex em.; μετώ-   τέτακται AB Mor. — 2. μέτωπον Gal.
που AB Mor. Gal. — 1. προσώπου   — Ch. 28, l. 4. Οἱ Gal. — Ib. τὴν βά-
Amb. Dietz; μετώπου rel. — 1-2. ὑπο-   σιν Gal[k]. — 7. ἀκρ. εἰς σμικρόν Gal[d].

ϖαραλύσει τοῦ μυός· εἰ δὲ μηκέτι βλέποι, καὶ αὐτὸ τὸ νεῦρον ἤδη
ϖεπονθός. Εἰ δὲ διὰ ϖληγὴν σφοδρὰν συμβαίη ϖροπετῆ γενέσθαι 4
τὸν ὀφθαλμὸν, εἰ μὲν ἔτι βλέποι, ὁ μῦς αὐτὸς μόνος· εἰ δὲ μηκέτι,
καὶ τὸ νεῦρον ἀπέρρωγεν. Οἱ δὲ ἄλλοι ϖάντες οἱ κινοῦντες αὐτὸν ἓξ 5
5 τὸν ἀριθμὸν ὑπάρχουσιν, εὐθειῶν μὲν κινήσεων οἱ τέσσαρες ἐξηγούμενοι, δύο δὲ οἱ λοιποὶ ϖερισ]ρέφοντες ὅλον τὸν ὀφθαλμὸν, ἀλλὰ
οὗτοι μὲν ἀπὸ τῶν κατὰ τὸν μέγαν κανθὸν ὁρμώμενοι χωρίων ἐπὶ
τὸν μικρὸν ἀφικνοῦνται· τῶν δὲ ἄλλων τῶν τετ]άρων ὁ μὲν ἀνατείνειν αὐτὸν, ὁ δὲ καθέλκειν, ὁ δὲ τῇ ῥινὶ ϖροσάγειν, ὁ δὲ ἐκτὸς ἐπι-
10 σπᾶσθαι ϖέφυκεν.

κθ'. Περὶ τῶν κινούντων τὰ βλέφαρα μυῶν.

Ὑπὸ τῷ δέρματι τῷ καλύπ]οντι τὰ βλέφαρα ὑμένες εἰσὶ λεπ]οὶ, 1
σκέποντες μὲν καὶ αὐτοὺς τοὺς κινοῦντας τὸ βλέφαρον μῦς, μικροὺς

longé en raison d'une paralysie du muscle; si, au contraire, la vue est
abolie, sachez que déjà le nerf lui-même est également lésé. Mais, s'il 4
advient que l'œil est devenu saillant à la suite d'un coup violent et que
la vue persiste, le muscle est seul déchiré; tandis que, si la vue est
abolie, il y a aussi déchirement du nerf. Les autres muscles qui mettent 5
l'œil en mouvement sont au nombre de six, quatre qui président à des
mouvements droits (droits interne, externe, supérieur et inférieur), tandis que les deux autres (grand et petit obliques) roulent l'œil tout entier;
mais ces derniers ont leur point de départ à la région du grand angle
et se terminent au niveau du petit; des quatre autres, l'un est de nature à relever l'œil, un autre à l'abaisser, un autre encore à le rapprocher du nez, et un quatrième à le tirer en dehors.

29. DES MUSCLES QUI MEUVENT LES PAUPIÈRES.

Sous la peau qui recouvre les paupières, il existe des membranes 1
minces qui enveloppent les muscles destinés au mouvement des par-

4. καί om. AB Mor. — 6. ὀφθαλμόν] orbem Ras.

ϖαντελῶς ὑπάρχοντας· συνεπεκτεινόντων δὲ αὐτῶν καὶ ταῖς ἀπονευ-
ρώσεσι ταῖς εἰς τὸν ταρσὸν καταφυομέναις. Τῶν δὲ μυῶν ὁ μὲν ἕτερος 2
κατὰ τὸν μέγαν κανθὸν ϖρὸς τῇ ῥινὶ τεταγμένος ϖλάγιος εἰς τὸ
ταύτῃ μέρος ἥμισυ καθήκει τοῦ ταρσοῦ· ὁ δὲ ἕτερος, λοξὸς μὲν καὶ,
5 αὐτὸς, ἀλλὰ τῷ μικρῷ κανθῷ ϖαρατεινόμενος, εἰς τὸ λοιπὸν τοῦ
ταρσοῦ μέρος ἥμισυ τὸ κατὰ ἑαυτὸν ἐμβάλλει. Καὶ τοίνυν ὅταν μὲν 3
ὁ ϖρότερος εἰρημένος ἐνεργῇ, καθέλκει τὸ συνεχὲς αὐτοῦ μέρος τοῦ
βλεφάρου τὸ ϖρὸς τῇ ῥινί· ὅταν δὲ ὁ ἕτερος, τὸ λοιπὸν ἀνέλκει. Εἰ 4
μὲν οὖν ἑκάτεροι κατὰ τὸν αὐτὸν τείνοιεν χρόνον ὁμοῦ τὸ βλέφαρον,
10 ἄνω μὲν αὐτοῦ τὸ κατὰ τὸν μικρὸν ἀνασπασθήσεται κανθὸν, κάτω δὲ
ἀχθήσεται τὸ κατὰ τὸν μέγαν, ὡς μηδὲν μᾶλλον ἀνεῷχθαι τὸν ὀφθαλμὸν ἢ κεκλεῖσθαι, καὶ τοῦτό ἐστι τὸ ϖρὸς Ἱπποκράτους καμπύλον
ὀνομαζόμενον βλέφαρον, ὃ δὴ καὶ κακοῦ μεγάλου σημεῖον ἐν τοῖς
νοσοῦσι τίθεται. Καί ϖου τὴν διαστροφὴν αὐτοῦ ταύτην ἴλλωσιν 5

ties, muscles qui sont très-petits (orbiculaires); or ces membranes s'allongent dans la même direction que les épanouissements nerveux (tendineux) des muscles, lesquels s'implantent sur le tarse. L'un de ces
muscles, placé, dans une position fortement inclinée, au grand angle
de l'œil du côté du nez, arrive jusqu'à la moitié du tarse située de ce
côté; l'autre est également oblique, s'étend le long du petit angle, et
arrive vers l'autre moitié du tarse, située de son côté. Lors donc que le 3
muscle dont nous avons parlé en premier lieu fonctionne, il abaisse la
partie de la paupière à laquelle il adhère, c'est-à-dire la partie située du
côté du nez; si, au contraire, l'autre agit, il relève l'autre partie de la
paupière. Par conséquent, quand les deux muscles tendent à la fois en 4
même temps la paupière, la partie de cet organe correspondant au petit
angle sera relevée, et celle qui correspond au grand angle, abaissée,
de telle sorte que l'œil n'est, en aucune façon, ni ouvert ni fermé, et
c'est là ce qu'Hippocrate (*Prognost.* § 2, t. II, p. 118) appelle *paupière
brisée*, circonstance qu'il donne comme un signe de gravité du mal chez
les malades. Ailleurs (*Prorrhét.* I, 69, et *Coac.* 308; t. V, p. 526 et 5

1. συνεκτείνονται Gal. — Ib. αὐτοί
Gal. — 4. ϖλάγιος Gal. — 6. μέν om.
A B Mor. — 9. ἑκάτερον Gal. — Ib. τεί-
voιεν Gal. (Bas.); τείνειεν Gal. (Ch. et
K.); τείνομεν A B Mor. — 11. ἐλχθ. Gal.
— 11-12. τὸν ὀφθ. ἢ κεκλ. om. A B Mor.

ὀνομάζει, καὶ γίνεται τὸ πάθημα τῶν μυῶν ἑκατέρου σπωμένου τε
6 καὶ πρὸς ἑαυτὸν ἕλκοντος τὸ συνεχὲς μέρος τοῦ ταρσοῦ. Εἰ δὲ ὁ
μὲν ἕτερος ἐνεργεῖ μῦς, ἐπὶ ἑαυτὸν ἕλκων τὸ βλέφαρον, ὁ δὲ ἕτερος
ἡσυχάζει τελείως, ἀνοίγνυσθαι τηνικαῦτα καὶ κλείεσθαι συμβαίνει
τῷ παντὶ βλεφάρῳ · συνεφέλκεται γὰρ θάτερον μέρος τοῦ ταρσοῦ τὸ 5
7 κινούμενον ἅμα ἑαυτῷ καὶ τὸ λοιπόν. — Τὰ μὲν δὴ κατὰ τὸ ἄνω
βλέφαρον ὧδε ἔχει · τῷ κάτω δὲ οὐ μέτεστι κινήσεως, ἀλλὰ περὶ
τὸν ὀφθαλμὸν ἔσφιγκται προσλετυπωμένον αὐτῷ καὶ περικείμενον ἀκριβῶς, καὶ ῥᾳδίως ἐκθλίβειν πάντα τὰ περιτλώματα δυνά-
8 μενον. Τὴν μὲν δὴ περὶ τὰ βλέφαρα τέχνην τῆς φύσεως ἐξευρηκέ- 10
ναι τε καὶ καλῶς ἐξηγήσασθαι δοκοῦσιν οἱ ἄριστοι τῶν ἀνατομικῶν
ὡς εἴρηται νῦν · ἐγὼ δὲ ἐπειθόμην ἂν αὐτοῖς τὸ σύμπαν, εἰ τὸν παρὰ
τῷ μεγάλῳ κανθῷ μῦν ἐμαυτὸν ἀκριβῶς ἔπειθον ἑωρακέναι · νυνὶ δὲ
οὔτε ἐκεῖνον ἤδη πω σαφῶς εἶδον, ἔν τε ταῖς αἰγιλώπων χειρουρ-

652) il appelle cette brisure de la paupière *distorsion*, et ce phénomène a lieu quand les deux muscles sont affectés de spasme et que
chacun d'eux attire à lui la partie du tarse à laquelle il est adhérent.
6 Si l'un des muscles agit en tirant à lui la paupière, tandis que l'autre
reste complétement en repos, il arrive que toute la paupière s'ouvre
ou se ferme : car l'une des parties du tarse, celle qui est en mouve-
7 ment, entraîne aussi l'autre avec elle. — Voilà les dispositions qui regardent la paupière supérieure; la paupière inférieure, au contraire,
n'est pas douée de mouvement, mais elle est pressée contre l'œil, se
moule sur lui, l'entoure exactement, et peut facilement expulser tous
8 les résidus excrémentitiels. L'art que déploie la nature, eu égard aux
paupières, paraît avoir été découvert et convenablement exposé par les
meilleurs anatomistes, de la façon que je viens de rapporter : quant
à moi, je leur accorderais une confiance entière, si je pouvais me con-
vaincre d'avoir vu clairement le muscle du grand angle de l'œil; mais,
dans l'état actuel des choses, je n'ai pas encore vu distinctement ce
muscle; et, dans l'opération de la fistule lacrymale, souvent on n'opère

5. τὸ καθ' ἕτερον AB Mor. — Ib. τό   AB Mor. — 13-14. νυνί τε οὔτε γὰρ ἐκ.
om. AB Mor. — 7-8. ἀλλ' ἀπὸ τῶν περὶ   ἤδη AB; νυνὶ δὲ αὖ τε γὰρ ἐκ. οὐδέ Gal.

γίαις οὐ μόνον ἐκκόπτεται πολλάκις, ἀλλὰ καὶ καίεται σύμπαν
ἐκεῖνο τὸ χωρίον, ὡς λεπίδας τῶν ὑποκειμένων ὀστῶν ἀφίστασθαι,
μηδὲν εἰς τὴν κίνησιν ἐμποδιζομένου τοῦ βλεφάρου · διὰ τοῦτό μοι
δοκῶ προσδεῖσθαι σκέψεως.

λ'. Περὶ τῶν τὴν κάτω γένυν κινούντων μυῶν.

5   Τέτταρες συζυγίαι μυῶν τὴν κάτω γένυν κινοῦσιν, ἀνατείνοντες 1
μὲν οἵ τε κροταφῖται καλούμενοι καὶ οἱ ἔνδον τοῦ στόματος, εἰς δὲ
τὰ πλάγια παράγοντες οἱ κατὰ τὰς γνάθους, οὓς μασητῆρας ὀνομάζουσιν, ἀπὸ τῆς χρείας τοὔνομα θέμενοι · κατασπῶσι δὲ οἱ λοιποὶ δύο, ἀλλὰ οὗτοι μὲν στενοί τέ εἰσι καὶ προμήκεις, ἀρχόμενοι
10   μὲν ὄπισθέν τε καὶ κάτω τῶν ὤτων, διὰ δὲ τοῦ τραχήλου πρόσω
φερόμενοι, κἄπειτα εἰς ταὐτὸν ἀλλήλοις ἰόντες, ἵνα δὴ καὶ καταφύονται τῇ γένυϊ, διοίγοντες αὐτήν, ἐπειδὰν ταθῶσιν. Οὗτοι μόνοι 2

pas seulement l'excision d'une partie de l'os (*unguis*) de toute cette région, mais on y pratique aussi des cautérisations assez fortes pour produire l'exfoliation des os sous-jacents, sans que le mouvement de la
paupière éprouve le moindre empêchement : pour cette raison, il me
semble que ce point a besoin d'être encore examiné.

30. DES MUSCLES QUI MEUVENT LA MÂCHOIRE INFÉRIEURE.

Il y a quatre paires de muscles qui meuvent la mâchoire inférieure : 1
les muscles dits *temporaux* et les muscles placés à l'intérieur de la bouche
la relèvent (*ptérygoïdiens interne et externe réunis*; voy. trad. de Galien,
t. I, p. 664); les muscles situés aux joues, et qu'on nomme *masséters* (c'est-
à-dire *mâcheurs*), en dérivant leur nom de leur utilité, la dévient vers
les côtés, et les deux autres l'abaissent; mais ces derniers muscles sont
étroits et allongés; ils commencent en arrière et au-dessous des oreilles,
se portent en avant en traversant le cou, et aboutissent ensuite tous les
deux au même point, point où ils s'insèrent aussi sur la mâchoire, pour
l'ouvrir lorsqu'ils se contractent (*digastriques*). Ce sont là les seuls d'entre 2

---

1. ἐν αἷς οὐ Gal. — 2. ὡς ἐνίοτε λεπ.   ἐπ' αὐτόν B Mor. Gal^k.; ἐπ' αὐτῶν τόν A.
Gal. — Cʜ. 30, l. 6. τε om. AB Mor.   — Ib. ἵνα δὲ καί AB Mor.; ἵνα δή Gal^k.
— 8. κατασπῶντες AB Mor. Gal^k.— 11.   — 12. διανοίγοντες Gal.

συμπάντων μυῶν σαρκώδη μὲν ἔχουσι τὰ πέρατα, τὸ μέσον δὲ
3 ἀκριβῆ τένοντα. Τῶν δὲ ἄλλων τριῶν συζυγιῶν εὐρώσλων τε ἅμα
καὶ μεγάλων οὐσῶν οἱ μὲν κροταφῖται καθήκουσιν εἴς τε τὰς κορώ-
νας ἄκρας τῆς γένυος, εἰς ἑκατέρωθεν, εἴς τε τὴν γένυν αὐτὴν παρὰ
τὴν ἔκφυσιν τῆς κορώνης, ἰσχυραῖς ἀπονευρώσεσιν ἐμφυόμενοι · 5
διὸ τήν τε γένυν ἀνασπῶσι καὶ κλείουσι τὸ σλόμα, καὶ διὰ τοῦτο
4 καὶ τούτους τοὺς μῦς ἔνιοι μασηλῆρας ὀνομάζουσιν. Μάλισλα δὲ οὗτοι πάντων μυῶν καὶ οἱ τῶν ὀφθαλμῶν, ἐπειδὰν πάθωσι, σπασμοὺς,
καὶ πυρετοὺς, καὶ κάρους, καὶ παραφροσύνας ἐπιφέρουσι, διότι
5 τῆς ἀρχῆς τῶν νεύρων ἐγγυτάτω πεφύκασιν. Οἱ δὲ ἐντὸς τοῦ σλό- 10
ματος μύες ἐπιβεβήκασι μὲν τοῖς πλατέσι τε καὶ κοίλοις τῆς κάτω
γένυος, ἀνατείνονται δὲ ἐπὶ τὴν ὑπερῴαν, ἐμφυόμενοι τοῖς ἐνταῦθα
κοίλοις ὀσλοῖς, ἃ περιλαμβάνουσιν αἱ πλερυγώδεις ἐκφύσεις · ἔσλι
6 δὲ αὐτοῖς ἐνταῦθα καὶ τένων τις εὔρωσλος. Ὅλον δὲ τὸ πλάγιον μέ-

tous les muscles qui aient des extrémités charnues, tandis que leur partie
3 moyenne forme un tendon complet. Parmi les trois autres paires, qui
sont à la fois robustes et grandes, les muscles temporaux aboutissent,
un de chaque côté, aux pointes des apophyses en bec de corneille de la
mâchoire (*apophyses coronoïdes*), et à la mâchoire elle-même, aux environs de l'origine de cette apophyse, en s'y implantant à l'aide de forts
épanouissements nerveux (*tendineux*) : pour cette raison, ces muscles relèvent la mâchoire et ferment la bouche, et c'est encore pour le même
4 motif que quelques-uns leur donnent aussi le nom de *masséters*. Entre
tous les muscles, ce sont principalement ceux-là, ainsi que les muscles
des yeux, qui, en cas de lésion, amènent des convulsions, des fièvres,
des assoupissements et des délires, parce qu'ils sont les plus rapprochés
5 de l'origine des nerfs. Les muscles placés à l'intérieur de la bouche s'appliquent contre les parties aplaties et creusées de la mâchoire inférieure,
et remontent vers le palais pour s'implanter sur les os creux situés dans
cette région, et qu'entourent les excroissances ptérygoïdes (voyez Galien, *l. l.*); dans cet endroit, les muscles dont il s'agit ont aussi un
6 tendon vigoureux. Toute la partie latérale de ces muscles est adhérente

6. διό] δι᾽ ὧν AB Mor. Galᵏ. — 7. ἐνίοτε Gal. — 8. καί om. AB Mor.

ρος τῶνδε τῶν μυῶν συμπέφυκε τοῖς κροταφίταις · καὶ μέντοι καὶ
τὴν αὐτὴν ἐνέργειαν ἔχουσιν αὐτοῖς, ἀνασπῶντες ἐκ τῶν ἔνδοθεν
μερῶν τὴν κάτω γένυν. Οἱ δὲ λοιποὶ δύο μύες ἔξωθεν ἐπιβέβληνται   7
τῷ μήκει τῆς κάτω γένυος, παραφερόμενοί τε καὶ καταφυόμενοι,
5 διὰ τὰς ἐν ταῖς μασήσεσιν περιφορὰς τῆς γένυος ὑπὸ τῆς φύσεως
γενόμενοι, καὶ τῶν γνάθων τὸ σαρκῶδες ἐργαζόμενοι. Δεόντως οὖν   8
ὀνομάζουσι τοὺς μῦς τούτους μασητῆρας, εἰ καὶ ὅτι μάλιϲτα ταύτης
καὶ τοῖς κροταφίταις μέτεϲϊι τῆς. προσηγορίας. Ἐκεῖνοι μὲν ἓν μό-   9
νον τοῦτο ἔργον ἐν ταῖς μασήσεσι παρέχονται, σφοδρῶς ἀλλήλοις
10 συμβάλλειν τοὺς ὀδόντας, ᾧ συνέπεται Θραύειν, εἴ τι μεταξὺ παρα-
κέοιτο · τὸ δὲ ὥσπερ ὑπὸ μυλῶν τῶν γομφίων λειοῦσθαι τὴν τροφὴν
τῶν μασητήρων ἔργον μυῶν, τὸ μασᾶσθαι. Οὗτοι δὲ αὐτοὶ καὶ με-   10
ταβάλλουσι τὰ σιτία, καὶ τὰ τῶν ὀδόντων ἀποπίπϊοντα πάλιν αὐτοῖς ἐπιβάλλουσι, τεινόμενοί τε καὶ προσϊελλόμενοι, τῶν κροταφι-

aux muscles temporaux; ils ont, d'ailleurs, aussi la même fonction que
ces derniers, puisqu'ils relèvent la mâchoire inférieure en agissant à
l'intérieur. Les deux muscles dont il nous reste à parler sont placés   7
longitudinalement sur la surface extérieure de la mâchoire inférieure,
surface qu'ils longent et sur laquelle ils s'implantent; ils ont été créés
par la nature en vue des rotations de la mâchoire, qui ont lieu pendant
la mastication, et ils forment la partie charnue des joues. C'est donc à   8
juste titre que ces muscles ont été nommés *masséters*, quoique les muscles
temporaux portent aussi très-souvent cette dénomination. Cependant, la   9
seule action qu'accomplissent ces derniers muscles pendant la mastication consiste à appliquer fortement les dents les unes contre les autres,
mouvement dont la conséquence est le broiement de tout ce qui pourrait se trouver entre elles; mais la trituration des aliments par les dents
molaires agissant en guise de meules, est le produit de l'action des muscles
masséters, et cette action constitue la mastication. Ces mêmes muscles   10
déplacent aussi les aliments et reportent sous les dents, en se tendant
et en se contractant, les particules qui se soustraient à l'action de ces
organes; or les muscles temporaux ne contribuent en rien à cette opé-

1. τῶν om. A B Mor. — 3. Λοιποὶ δ' — 12. δὲ ἔργον A B Mor. — 13. πά-
 οἱ A B Mor. — 11. τὸ δέ] καὶ A B Mor.   λιν] παράγειν Gal. .

11 τῶν μυῶν μηδὲν εἰς τοῦτο ἔτι συμβαλλομένων. Ἀλλὰ ἡ γλῶτἸα μὲν
οὐ σμικρὰ διαπράτἸεται σερὶ τὴν ἐνέργειαν ταύτην, οἵα χεὶρ ἀεὶ
μεἸαβάλλουσα καὶ σἸρέφουσα τὴν ἐν τῷ σἸόματι τροφὴν, ὑπὲρ τοῦ
12 σᾶν ὁμοίως αὐτῆς καταθραύεσθαι μέρος. Ἔξωθεν δὲ εἰς ἑκατέρωθεν
ὁ μασητὴρ οὗτος μῦς, οἷον ἑτέρα τις χεὶρ ἐπίκουρος τῇ γλώτἸῃ   5
13 σαρεσκεύασἸαι. ΜεγίσἸην δὲ εἰς τοῦτο βοήθειαν σαρέχει τὰ κάτω
σέρατα τῶν γνάθων τὰ δερματώδη, τὰ σρὸς τοῖς χείλεσιν, εἰς ἃ
καθήκουσιν οἱ λεπἸοὶ καὶ σλατεῖς μύες.

λα΄. Περὶ τῶν εἰς τὰς ὠμοπλάτας ἐκ τῆς κεφαλῆς ἐμφυομένων
μυῶν.

1   Πρῶτοι σάντων ἀφαιρεθέντος τοῦ μυώδους σλατύσματος, ἐκ τοῦ
κατὰ ἰνίον ὀσἸοῦ τῆς κεφαλῆς ἐκφυόμενοι φαίνονται δύο μύες ἀλ-   10
λήλων ψαύοντες, εἷς ἑκατέρωθεν, ὁ μὲν ἐκ τῶν δεξιῶν τοῦ ζῴου με-
2 ρῶν, ὁ δὲ ἐξ ἀρισἸερῶν. ἜσἸι δὲ ἡ ἔκφυσις αὐτῶν ἰσχνὴ καὶ σλα-

11 ration-là. Mais la langue déploie une activité assez considérable en vue
de cette opération, en déplaçant et en retournant les aliments, comme
si elle était une main, afin que toutes leurs parties soient également
12 broyées. A l'extérieur, il y a, de chaque côté, un des muscles mâcheurs
qui forme, pour ainsi dire, une seconde main, destinée à servir d'auxi-
13 liaire à la langue. Les extrémités inférieures des joues, qui sont membraneuses et situées dans le voisinage des lèvres, et auxquelles aboutissent
les muscles minces et aplatis (*peaussiers*), prêtent à la langue un secours
très-efficace pour l'accomplissement de cette fonction.

31. DES MUSCLES QUI, VENANT DE LA TÊTE, S'IMPLANTENT SUR LES OMOPLATES.

1   Après qu'on a enlevé l'épanouissement musculaire (*peaussier*), les
premiers muscles qui s'offrent à la vue sont des muscles qui se touchent, prennent leur origine sur l'os occipital de la tête, et sont tellement distribués sur les deux côtés de l'animal, que l'un appartient aux
2 parties situées à droite, et l'autre aux parties situées à gauche. A leur
origine, ces muscles sont minces et aplatis; ils s'avancent, dans une di-

4. μέρος δὲ ἔξωθεν A B. — 5. τῆς   χεῖς Gal. — Cɪɪ. 31, l. 9. Πρῶτον Mor.
γλώτἸης AB Mor. — 8. λοιποὶ καὶ σα-   Gal³.; Πρώτως Galᵏ.

τεῖα, κατὰ γραμμὴν ἐγκαρσίαν ἐπὶ ὦτα φερομένη· οὐ μὴν ἐξικνεῖταί
γε πρὸς ἑκάτερον τῶν ὤτων, ἀλλὰ ἐλάτΙων ἐσΙὶ συχνῷ. Ἐντεῦθεν   3
ὁρμηθέντες οἱ δύο μύες ἀεὶ καὶ μᾶλλον πλατύνονται, καὶ τελευτῶντες ἐμφύονται ταῖς ῥάχεσι τῶν ὠμοπλατῶν ἄχρι τοῦ κατὰ ἑκάτερον
5 ἀκρωμίου, συνεπιλαμβάνοντές τι τῶν κλειδῶν. Τούτους τοὺς μῦς   4
ἰδεῖν ἔσΙιν ἐπὶ τῶν γυμνασΙικῶν ἐναργῶς καὶ πρὸ τῆς ἀνατομῆς·
εὐτραφέσΙατοί τε γὰρ γίνονται καὶ σύμπαντα καταλαμβάνουσι τὸν
αὐχένα· τὸ δὲ ἔργον αὐτῶν, τὰς ὠμοπλάτας ἐπὶ τὴν κεφαλὴν ἀνέλκειν. Μετὰ δὲ τὴν τῶν προειρημένων ἔκφυσιν ἐκτμηθεῖσαν ὑπόκει-   5
10 ταί τις ἑτέρα συζυγία μυῶν ἰσχνῶν καὶ μακρῶν, λεπΙὴ μὲν καὶ
πλατεῖα κατὰ τὴν ἔκφυσιν, ἀεὶ δὲ ἐν τῷ προϊέναι σΙρογγυλωτέρα
γινομένη, τὸ μὲν μῆκος ἴσων τοῖς προειρημένοις· ἀρχόμενοι γὰρ
ἐκ τῆς χώρας τοῦ κατὰ ἰνίον ὀσΙοῦ τῆς κεφαλῆς ἐμφύονται τῇ με-
τεώρῳ γωνίᾳ τῆς κατὰ τὴν ὠμοπλάτην βάσεως· εὖρος δὲ οὐκ ἴσον

rection latérale, vers les oreilles; cependant ils n'atteignent pas ces organes; au contraire, ils sont beaucoup trop petits pour cela. A partir de   3
ce point, ces deux muscles s'aplatissent toujours de plus en plus, et finissent par s'insérer sur les épines des omoplates jusqu'au sommet des
épaules de chaque côté, et ils s'étendent même sur une partie des clavicules (*trapèzes*). On peut voir clairement ces muscles chez les athlètes,   4
même avant la dissection : car [chez eux] ils deviennent très-bien nour-
ris, et ils occupent toute la partie postérieure du cou; leur fonction consiste à élever les omoplates vers la tête. Après qu'on a excisé l'ori-   5
gine des muscles dont nous venons de parler, il y a une autre paire
sous-jacente de muscles grêles et allongés, qui est mince et aplatie à
son origine, mais qui s'arrondit toujours de plus en plus à mesure qu'elle
avance; sous le rapport de la longueur, ces muscles sont égaux à ceux
dont nous avons parlé en premier lieu : en effet, commençant dans la
région de l'os occipital de la tête, ils s'implantent sur l'angle supérieur
de la base de l'omoplate; mais leur largeur, loin d'être la même que

---

1. ἔπειτα A Mor. — 2. ἐσΙι] ἔσΙιν   AB Mor. Galᵏ. — 10. σΙρεπΙή Galᵏ. —
ὅτε B Mor.; ἐσΙὶν οὐ A. — Ib. συχνῷ ex   13. τῆς αὐτῆς χώρας Gal. — 13-14. με-
em.; συχνῶς AB Gal. Mor. — 7. τε om.   τέρω A; *inferiorem* Ras.

6 αὐτοῖς, ἀλλὰ παμπόλλῳ τινὶ λειπόμενον. Τελευτῶν δὲ ἑκάτερος μῦς
λεπ7ὸν ἀποφύει τένοντα κατὰ τὴν ἀρχὴν τῆς βάσεως τῆς ὠμοπλάτης ἀκριβῶς σ7ρογγύλον οἷόν περ νεῦρον, ὅς τις ἐκ τῶν ἔνδον μερῶν
παραφερόμενος τῇ βάσει, καὶ προελθὼν ἄχρι τοῦ ἡμίσεως αὐτῆς,
οὕτως ἤδη τὴν ἔμφυσιν εἰς αὐτὸ τὸ τῆς βάσεως ὀσ7οῦν ποιεῖται. 5
7 Ἡ χρεία δὲ αὐτοῦ τῆς ὠμοπλάτης τὴν βάσιν κατὰ εὐθὺ ἀνέλκειν
τῆς κεφαλῆς· οἱ δέ γε πρότεροι μύες οὐ μόνην τὴν βάσιν, ἀλλὰ ὅλην
αὐτὴν ἀνέλκουσιν.

λϛ′. Περὶ τῶν τὴν ὠμοπλάτην κινούντων μυῶν.

1 Ἑπ7ὰ μύες εἰσὶν οἱ κινοῦντες ἑκατέραν τῶν ὠμοπλατῶν, δύο μὲν
ἀπὸ ἰνίου καταφερόμενοι, περὶ ὧν ἔμπροσθεν εἶπον, ἕτερος δὲ τρί- 10
τος ἀπὸ τῆς εἰς τὸ πλάγιον ἐξοχῆς τοῦ πρώτου σπονδύλου, τέταρτος δὲ ἀπὸ τοῦ τὸν λάρυγγα περιέχοντος ὀσ7οῦ, καὶ δύο ἄλλοι τὴν
ἔκφυσιν ἐκ τῆς κατὰ τὸν νῶτον ἀκάνθης ἔχοντες, ἕϐδομος δὲ ἀπὸ

6 celle des premiers, reste beaucoup en deçà. A leur terminaison, là où
commence la base de l'omoplate, chacun de ces deux muscles donne
naissance à un tendon mince exactement arrondi comme un nerf; ce
tendon longe la partie intérieure de la base de l'omoplate et s'avance
jusque vers sa moitié; mais, arrivé à ce point, il s'insère sur l'os même
7 de la base de l'omoplate (occipito-scapulaire chez les singes). L'utilité de
ce muscle consiste à tirer la base de l'omoplate perpendiculairement en
haut vers la tête, tandis que les premiers muscles n'élèvent pas seulement la base de l'omoplate, mais tout cet os lui-même.

32. DES MUSCLES QUI MEUVENT L'OMOPLATE.

1 Il y a sept muscles qui meuvent chacune des deux omoplates, deux
qui descendent de l'occiput et dont j'ai parlé plus haut (trapèze et occipito-scapulaire), un troisième qui descend de l'apophyse transversale de
la première vertèbre, un quatrième descendant de l'os qui entoure le
larynx, et deux autres qui ont leur origine à l'épine du dos, enfin, en
septième lieu, un très-grand muscle qui remonte des lombes à l'articu-

---

1. παμπόλλῳ δή τινι Gal. — 5. ἐκφυ- om. AB Mor. — Ch. 32, l. 10. κατα-
σιν Gal[k]. — 6. τὴν βάσιν..... ἀνέλκειν φερόμενοι λοξοί Gal.

τῆς ὀσφύος ἀναφερόμενος ἐπὶ τὴν κατὰ ὦμον διάρθρωσιν μέγισ1ος
μῦς, οὗ τὴν φύσιν ἅπασαν ἐν τοῖς ἑξῆς διηγήσομαι κατὰ ἐκεῖνο τοῦ
λόγου τὸ μέρος ἔνθα δίειμι περὶ τῶν τὸ κατὰ ὦμον ἄρθρον κινούντων μυῶν. Ἐμφύεται δὲ ὁ μὲν ἐκ τοῦ πρώτου σπονδύλου τὴν ἔκ-　2
5 φυσιν ἔχων εἰς τὸ τῆς ἐν ὠμοπλάτῃ ῥάχεως πέρας ὅσον ὑψηλόν
ἐσ1ι πρὸς ἀκρωμίῳ σχεδὸν εἰς τὸ τρίτον που μέρος ὅλης αὐτῆς.
Ἔσ1ι δὲ σαρκοειδής τε καὶ ἥκισ1α πλατὺς οὗτος ὁ μῦς, καὶ προσά-　3
γει τὴν ὠμοπλάτην τοῖς πλαγίοις μέρεσι τοῦ τραχήλου. Ὁ δὲ ἐκ　4
τοῦ περιέχοντος ὀσ1οῦ τὸν λάρυγγα τὴν ἔκφυσιν ἔχων εἰς ἐκεῖνο
10 μάλισ1α τῆς κατὰ ὠμοπλάτην ὑψηλῆς ἐμφύεται πλευρᾶς, ἵνα περ ἡ
ἀρχὴ τῆς ἀγκυροειδοῦς ἀποφύσεώς ἐσ1ιν · σ1ενὸς δὲ καὶ μακρὸς ὁ
μῦς οὗτος ὑπάρχει, καὶ προσάγει τὴν ὠμοπλάτην εἰς τὸ πρόσω τοῦ
τραχήλου πρὸς τὴν ἰδίαν ἀρχὴν, ὅπερ κοινόν ἐσ1ιν ἁπάντων τῶν
μυῶν. Ὁ δὲ ἀπὸ τῶν πλευρῶν τε καὶ τῆς ὀσφύος ἐπὶ τὴν κατὰ τὸν　5
15 ὦμον διάρθρωσιν ἀναφερόμενος μῦς, τῇ τε βάσει τῆς ὠμοπλάτης

lation mobile de l'épaule, et dont j'exposerai plus bas tout le parcours
dans la partie de ce traité où je parle des muscles qui meuvent l'articulation de l'épaule. Le muscle qui prend son origine à la première ver-　2
tèbre s'implante sur le tiers, à peu près, de l'épine de l'omoplate tout
entière, à savoir sur toute son extrémité supérieure presque jusqu'au sommet de l'épaule. Ce muscle est charnu et très-peu aplati; il rapproche l'o-　3
moplate des parties latérales du cou (acromio-trachélien chez les singes).
Le muscle né de l'os qui entoure le larynx (hyoïde) s'implante prin-　4
cipalement sur la partie du bord supérieur de l'omoplate où se trouve
le commencement de l'apophyse en forme d'ancre (apophyse coracoïde);
ce muscle est mince et allongé, et il tire l'omoplate vers la partie antérieure du cou dans le sens de sa propre origine, circonstance qui est
commune à tous les muscles (omoplato-hyoïdien). Le muscle qui, des côtes　5
et des lombes, remonte vers l'articulation mobile de l'épaule, est en
contact avec toute la base de l'omoplate et la partie de la surface concave

---

1. κάτω μὲν δ. AB; κάτωθεν δ. Mor.
— 10. ἐκφ. AB Mor. — 11. ὑψηλοει-
δοῦς A 1ᵃ m. — Ib. δέ om. AB Mor. —

Ib. ὁ om. AB Mor. — 13. πρός] ἐπὶ
Galᵏ. — 14. τῶν πλευρῶν τε καὶ om.
Galᵈ.

ὁμιλῶν ὅλῃ καὶ τῶν σιμῶν τοῖς κατὰ τὴν ταπεινοτέραν πλευρὰν
κάτωθέν τε καὶ πρόσθεν ἐπὶ ἑαυτὸν ἐκ τούτων τῶν λαβῶν ἐπισπᾶται
6 τὴν ὅλην ὠμοπλάτην εἴς τε τὰ κάτω καὶ πρόσω. Τῶν δὲ ὑπολοίπων
δύο μυῶν ὁ μὲν ἐπιπολῆς ἐξ ἁπάντων ἐκφυόμενος τῶν τοῦ θώρακος
σπονδύλων, εἰς τὸ κάτω μέρος ἐμφύεται τῆς ῥάχεως αὐτῆς · ὁ δὲ 5
ὑπὸ αὐτῷ κείμενος ἐκφύεται μὲν ἔκ τε τῶν ἑπ7ὰ τοῦ θώρακος σπονδύλων καὶ προσέτι τῶν ἐν τραχήλῳ πέντε, καταφύεται δὲ εἰς ὅλον
7 τὸ χονδρῶδες τῆς βάσεως. Ἀπάγει μὲν οὖν ἑκάτερος αὐτῶν ὀπίσω
τὴν ὠμοπλάτην, ἀλλὰ ὁ μὲν πρότερον ῥηθεὶς σὺν τῷ κατασπᾶν, ὁ δὲ
δεύτερος ὡς ἐπὶ τὸν τράχηλον ἀνέλκων · εἰ δὲ ἄμφω ταθεῖεν, ὀπίσω 10
πρὸς τὴν ῥάχιν ἀπάγουσιν ὅλην τὴν ὠμοπλάτην ἐπὶ τοὺς ἑπ7ὰ τοῦ
θώρακος σπονδύλους τοὺς πρώτους, οἷς καὶ παρατέτανται.

λγ'. Περὶ τῶν τὴν κεφαλὴν κινούντων μυῶν.

1 Ἡ κεφαλὴ τὰς μὲν οἰκείας κινήσεις ἄνευ τοῦ τραχήλου κινεῖται,

de cet os correspondante à son bord inférieur ; à l'aide de ces attaches,
il attire toute l'omoplate, par sa partie inférieure et antérieure, vers
6 lui-même, c'est-à-dire en bas et en avant (*grand dorsal*). Des deux autres
muscles, celui qui est placé superficiellement prend son origine sur
toutes les vertèbres dorsales, et s'implante sur la partie inférieure de
l'épine de l'omoplate, tandis que le muscle placé au-dessous du précédent
prend son origine aux sept vertèbres dorsales, et, de plus, aux cinq vertèbres du cou ; il s'insère sur toute la partie cartilagineuse de la base [de
7 l'omoplate—*petit et grand rhomboïdes*]. Chacun de ces deux muscles porte
donc l'omoplate en arrière ; mais celui dont nous avons parlé en premier
lieu (*petit rhomboïde*) l'abaisse en même temps, tandis que le second
(*grand rhomboïde*) l'élève vers le cou ; si enfin les deux muscles se contractent, ils déplacent toute l'omoplate en arrière, dans la direction de
l'épine du dos, vers les sept premières vertèbres de la poitrine, le long
desquelles ils s'étendent.

33. DES MUSCLES QUI MEUVENT LA TÊTE.

1 La tête a, en premier lieu, des mouvements propres qui se font sans

5. ἐκφύεται ΑΒ Mor. — 9. τήν om. ΑΒ Mor.

βραχυτάτας τε ἅμα καὶ δισσὰς οὔσας κατὰ δισσὰς διαρθρώσεις, τὰς
μὲν ἑτέρας ἐπὶ ἑκάτερα περισ7ρεφομένη, τὰς δὲ ἑτέρας ἐπινευόντων
τε πρόσω καὶ ἀνανευόντων ὀπίσω · αἱ δὲ σὺν ὅλῳ τῷ τραχήλῳ κινήσεις αὐτῆς ἐπὶ πολύ τε γίνονται, καὶ μετ' ὀλίγον ὑπὲρ αὐτῶν δίειμι·
5 νυνὶ δὲ περὶ τῶν οἰκείων αὐτῆς μυῶν εἰρήσεται. Τῇ προειρημένῃ   2
συζυγίᾳ τῶν ἰσχνῶν μυῶν, οὓς καὶ αὐτοὺς ἔφην ἀνασπᾶν τὴν ὠμοπλάτην, ἐκ τοῦ κατὰ ἰνίον ὀσ7οῦ τῆς κεφαλῆς ἐκφυομένους, ἐφεξῆς
ἐσ7ιν ἑτέρα τὴν ἔκφυσιν ἐγκαρσίαν τε ἅμα καὶ σαρκώδη καὶ πλα-
τεῖαν ἄχρι τῶν ὤτων ἔχουσα. Συνεκφύεται δὲ αὐτῇ τις ἑτέρα, τὴν   3
10 ἀρχὴν ἐκ τῆς ὑπὸ αὐτὸ τὸ οὖς χώρας πεποιημένη. Αὗται διὰ ὅλου   4
τοῦ τραχήλου πρὸς τὰ πρόσω φέρονται λοξαὶ, κατὰ μὲν τὴν πρώτην ἔκφυσιν μετρίως συμφυεῖς, ἐν δὲ τῷ μετὰ ταῦτα χωρίῳ ἀπο-
χωροῦσι μᾶλλον, καὶ διὰ τοῦτο δύο μύες εἶναι δόξειαν ἄν τῳ καὶ εἷς

que le cou y participe; ces mouvements sont très-limités et de deux
espèces; ils s'opèrent par l'intervention de deux articulations mobiles :
ceux de la première espèce ont lieu quand on tourne [alternativement]
la tête de chacun des deux côtés, et ceux de la seconde consistent à
abaisser la tête en avant et à la relever en arrière; elle a, en second
lieu, des mouvements qu'elle fait conjointement avec tout le cou, et qui
occupent un espace considérable; un peu plus bas, je parlerai de ces
derniers mouvements; pour le moment, il sera question des muscles
propres de la tête. Après la paire de muscles grêles dont j'ai parlé   2
plus haut, et dont je disais qu'eux aussi relèvent l'omoplate en prenant
leur origine à l'os occipital de la tête (voy. p. 433), vient une autre paire
qui a une origine à la fois transversale, charnue et large, laquelle s'é-
tend jusqu'aux oreilles. Une autre paire encore a une origine commune   3
avec la précédente, puisqu'elle a son commencement dans la région située au-dessous de l'oreille elle-même. Ces deux paires de muscles tra-   4
versent tout le cou, pour se porter obliquement en avant; à leur point
d'émission, ils sont passablement adhérents entre eux, mais, dans la
partie suivante de leur parcours, ils se séparent davantage l'un de l'autre,
et, pour cette raison, on pourrait croire, tantôt que ce sont deux muscles,

1. δισ7ὰς ὑπαρχούσας Gal. — 4. τε   Galᵈ. — 13. δόξειαν ex em. Dietz.; δό-
om. AB Mor. — 7. ἐκ om. AB Mor.   ξειν A; δόξειεν rel.

5 ἑκατέρωθεν τοῦ τραχήλου. Ἀμφοτέρων δὲ καὶ ἡ χρεία, καὶ ἡ κίνησις, καὶ ἡ τῶν ἰνῶν θέσις ὁμοία· καὶ γὰρ ἡ κίνησις αὐτῶν λοξή,
6 καὶ ἡ χρεία τὴν κεφαλὴν τοῦ ζῴου περιάγειν εἰς τὰ πρόσω. Αὕτη
μὲν οὖν ἡ συζυγία μεγάλων ἱκανῶς ἐστι μυῶν, ὥστε καὶ πρὸ τῆς
ἀνατομῆς ἐπὶ πάντων ἀνθρώπων διαγινώσκεσθαι σαφῶς, καὶ μά-   5
λιστα ἐπὶ τῶν γυμναστικῶν · οἱ δὲ ὄπισθεν ἐξ ἰνίου πεφυκότες
ἐλάττους τε πολὺ τούτων εἰσὶ, καὶ πάμπολλοι τὸν ἀριθμόν· ἔστι
δὲ αὐτῶν ὡς ἄν τις εἴποι, δύο γένη, τὸ μὲν ἕτερον κοινὸν τοῦ τρα-
7 χήλου καὶ τῆς κεφαλῆς, τὸ δὲ ἕτερον αὐτῆς μόνης τῆς κεφαλῆς. Τὸ
μὲν οὖν κοινὸν τραχήλου καὶ κεφαλῆς εἰς ὀκτώ που διαιρεῖται μῦς,   10
ἑκατέρωθεν τῆς ἀκάνθης τέτταρας, ἡ μὲν πρώτη συζυγία πλατείας
ἔχουσα τὰς κατὰ ἰνίον ἐκφύσεις, στενοῦται κατιοῦσα, καὶ γίνεται
τὸ σχῆμα τῶν μυῶν ἑκατέρου τριγώνῳ παραπλήσιον ὀρθογωνίῳ.
8 Οὗτοι μὲν οὖν οἱ μύες ὥσπερ τινὲς πτύχες ἐπίκεινται τοῖς ἄλλοις
πεπλατυσμένοι, κατὰ ἑκάτερον μῦς εἷς· ἀρθέντων δὲ αὐτῶν ἐνίοτε   15

tantôt qu'il n'y en a qu'un de chaque côté du cou (*sterno-cleido-mastoï-*
5 *diens*). L'utilité, le mouvement et la direction des fibres sont les mêmes
pour tous les deux; en effet, leur mouvement est oblique, et leur utilité
consiste à porter la tête de l'animal en avant avec un mouvement de
6 rotation. Cette paire se compose donc de muscles assez considérables,
de telle sorte que, chez tous les hommes, mais surtout chez les athlètes,
on peut les reconnaître distinctement, même avant de les disséquer; au
contraire, les muscles qui, en arrière, prennent leur origine à l'occiput,
sont beaucoup plus petits et, de plus, très-nombreux; il y en a, pour
ainsi dire, de deux espèces, dont la première est commune au cou et à
7 la tête, tandis que l'autre appartient uniquement à la tête même. L'espèce commune au cou et à la tête se divise en huit muscles à peu près,
quatre de chaque côté de l'épine du dos; la première paire, qui a des
plans d'émission larges sur l'occiput, s'amincit en descendant, et la forme
de chacun des deux muscles devient semblable à un triangle rectangu-
8 laire. Ces muscles-là, vu leur largeur, sont placés comme des couvercles
sur les autres, un muscle de chaque côté, et, si on les enlève, on voit

8. ἔπιοι (sic) A.

μὲν ἐναργῶς φαίνονται τρεῖς συζυγίαι μυῶν, ὡς τὸ πολὺ δὲ δύο,
παρατεταμένη μὲν ἡ ἑτέρα παρὰ τὴν ἄκανθαν, ἀτρέμα πλατέων
μυῶν λοξῶν ἀπὸ ἰνίου πρὸς τὰ πλάγια τῆς ῥάχεως φερομένων· ἡ
δὲ ἑτέρα, στρογγύλων ὑπεναντίως ἐκείνοις ἐχόντων τὰς ἶνας ἐκ τῶν
5 πλαγίων μερῶν τῆς κεφαλῆς, ὅθεν περ καὶ τὴν ἔκφυσιν ἔχουσιν, ἐπὶ
τὴν ἄκανθαν φερομένας. Ἀφελόντι δὲ αὐτὰς ἀκριβῶς ἤδη καταφαίνε- 9
ται τὰ περὶ τὴν διάρθρωσιν τῆς κεφαλῆς· εἰσὶ δὲ ἐνταῦθα τέσσαρες
μύες μικροὶ κατὰ ἑκάτερον μέρος, δύο μὲν ἐκ τοῦ τῆς κεφαλῆς ὀστοῦ
τὴν ἔκφυσιν ἔχοντες ἐκ κοινῆς ἀρχῆς κατὰ τὸ τοῦ ἰνίου πέρας,
10 ἀπλόμενοι τῆς διαρθρώσεως. Καθήκει δὲ ὁ μὲν εὐρωστότερος αὐτῶν 10
εἰς τὴν ὀπισθίαν ἀπόφυσιν τοῦ β´ σπονδύλου· ὁ δὲ ἕτερος λοξὸς εἰς
τὴν πλαγίαν τοῦ πρώτου· τρίτος δὲ ἄλλος μῦς ἐπιζεύγνυσιν ἀμφοτέρους, ἀπὸ τῆς τοῦ α´ σπονδύλου πλαγίας ἀποφύσεως ἐπὶ τὴν

apparaître manifestement quelquefois trois paires de muscles, mais le
plus souvent deux; l'une de ces deux paires est étendue le long de l'é-
pine du dos, et elle se compose de muscles légèrement aplatis, qui se
rendent obliquement de l'occiput aux parties latérales de l'épine, tandis
que l'autre paire est composée de muscles ronds, dont les fibres, contrairement à ce qui a lieu pour les premiers, vont de la partie latérale
de la tête, où elles ont aussi leur origine, à l'épine du dos (dans ces trois
paires de muscles, il faut voir le *splenius*, le *complexus*, et peut-être
le *transversaire du cou*). Dès que vous aurez enlevé ces muscles, vous 9
voyez nettement les parties qui entourent l'articulation mobile de la tête;
or il y a dans cette région quatre petits muscles de chaque côté, à savoir deux, qui, par une émission commune, prennent leur origine à
l'extrémité de l'occiput, et effleurent l'articulation mobile. Le plus 10
fort de ces deux muscles atteint l'apophyse postérieure de la seconde
vertèbre (*grand droit postérieur*); l'autre parvient obliquement à l'apophyse transversale de la première vertèbre (*petit droit postérieur*); un
autre muscle, qui est le troisième, et qui relie les deux précédents,
part de l'apophyse transversale de la première vertèbre, et parvient à

7. τά] αἱ Gal^k.; οἱ Mor. — 7-8. εἰσί 9. τήν om. AB Mor. — 10. νευρωδέστε
.... κεφαλῆς om. AB Mor., Ras. — pos Gal^d. — 13. α´ om. AB.

11 ὄπισθεν ἀφικνούμενος τοῦ δευτέρου. Καταφύεται δὲ οὗτος μὲν εἰς
τὰ πλάγια τῆς ἐκφύσεως, ὁ δὲ ἕτερος ὁ πρῶτος λεχθεὶς εἰς αὐτὸ τὸ
12 ὑψηλὸν, ὅπερ ἄκανθαν ὀνομάζουσιν. Ὑπόκειται δὲ τούτῳ μῦς ἕτερος
μικρὸς ἐκ τοῦ τῆς κεφαλῆς ἰνίου καταφυόμενος εἰς τὸν πρῶτον
13 σπόνδυλον. Ἡ δὲ ἐνέργεια τῶν μὲν ὑσίάτων εἰρημένων μυῶν τού-   5
των τῶν μικρῶν ὀκτὼ τὸν ἀριθμὸν ὄντων τὴν διάρθρωσιν μόνην
κινῆσαι τῆς κεφαλῆς· τῶν δὲ ἐπικειμένων αὐτοῖς ἅμα τῷ τραχήλῳ
14 παντὶ τὴν κεφαλήν. Ἀνανεύουσι μὲν οὖν ἐπὶ εὐθείας μόνην τὴν κεφαλὴν οἱ καθήκοντες ὄρθιοι μύες εἴς τε τὸν πρῶτον καὶ δεύτερον
σπόνδυλον· μετὰ δὲ βραχείας ἐγκλίσεως οἱ λοιποὶ τέτταρες, οἱ μὲν   10
ἐκ τῆς κεφαλῆς ἐκπεφυκότες ἀτρέμα λοξὴν ἀπάγοντες εἰς τὸ πλά-
γιον· οἱ λοιποὶ δὲ δύο συνεργοῦντες τῇδε καὶ τὴν γινομένην ἐκ
ταύτης τῆς κινήσεως τοῖς ἀντιτεταγμένοις μυσὶν ἀνάτασιν λοξὴν ἐπὶ
τὴν κεφαλὴν ἅμα τοῖς συνεχέσι μέρεσι τοῦ πρώτου σπονδύλου πρὸς
15 τὸ κατὰ φύσιν ἐπανάγοντες. Πρόδηλον δὲ, ὅτι κατὰ ἕνα μὲν ἕκα-   15

11 l'apophyse postérieure de la seconde (*grand oblique*). Ce dernier muscle
s'implante sur les côtés de l'apophyse, tandis que l'autre, celui que
nous avons nommé le premier (*grand droit*), s'insère sur la partie élevée
12 elle-même [de la seconde vertèbre], qu'on nomme *épine*. Enfin, sous ce
muscle (*grand oblique*) est placé un autre petit muscle qui, venant de la
partie de la tête dite *occiput*, s'implante sur la première vertèbre (*petit
13 oblique*). La fonction des petits muscles dont nous venons de parler en dernier lieu, et qui sont au nombre de huit, consiste à mouvoir uniquement
l'articulation mobile de la tête; au contraire, les muscles (*splenius*, etc.)
14 placés sur eux, meuvent la tête conjointement avec tout le cou. Par conséquent, les muscles droits qui aboutissent à la première et à la seconde
vertèbre, relèvent en ligne droite la tête seule, tandis que les quatre
autres opèrent ce mouvement avec une petite déviation, ceux qui prennent leur origine sur la tête, en la déplaçant vers le côté avec une légère obliquité, et les deux autres coopérant avec eux, en ramenant à
son état naturel l'extension oblique vers en haut dans le sens de la tête
et des parties contiguës de la première vertèbre, extension imprimée
15 aux muscles antagonistes par le mouvement précédent. Il est donc clair

6. μικρῶν om. AB Mor. — 9. καὶ τὸν δεύτερον Gal.

στον μῦν αἱ κινήσεις αὗται γίνονται λοξαί· συναμφοτέρου δὲ κατὰ
ἑκάστην συζυγίαν ἐνεργήσαντος, εὐθεῖα κίνησις ἀποτελεῖται μία.
Ὁμοίως δὲ καὶ τῶν ἐπικειμένων αὐτοῖς μυῶν τῶν ὅλον τὸν τράχη- 16
λον κατειληφότων οἱ μὲν λοξοὶ λοξὴν ἀνανεύουσιν, οἱ δὲ εὐθεῖς
εὐθεῖαν ἐργάζονται. Ἄλλοι δὲ ἐκ τῶν πρόσω δύο μύες εἰσὶ τῶν κι- 17
νούντων ἅμα τῷ τραχήλῳ τὴν κεφαλὴν, εὔρωστοί τε καὶ μακροί·
προβαίνουσι δὲ ἄχρι τοῦ πέμπτου τῶν κατὰ θώρακα σπονδύλων,
ἐπιτεταμένοι μὲν ἅπασι τοῖς κατὰ τὸν αὐχένα σπονδύλοις ἐκ τῶν
ἔμπροσθεν μερῶν, ὑποβεβλημένοι δὲ τῷ στομάχῳ. Ἡ δὲ ἔκφυσις 18
τούτων ἐκ τῶν κάτω μερῶν ἐστὶ τῆς κεφαλῆς, σαρκώδης τε οὖσα
καὶ κατειληφυῖα τὸ μεταξὺ τῆς τε διαρθρώσεως αὐτῆς καὶ τοῦ κάτω
πέρατος τῆς λαμβδοειδοῦς ῥαφῆς. Κάμπτουσι δὲ οἱ δύο μύες οὗτοι 19
σὺν τῷ τραχήλῳ τὴν κεφαλὴν ἐπειδὰν ἐνεργῶσιν ὅλοι· τὸ δὲ ἄνω
μέρος αὐτῶν ὅσον ἀπὸ τῆς κεφαλῆς εἰς τὸν πρῶτόν τε καὶ δεύτερον ἐμφύεται σπόνδυλον, αὐτὴν μόνην ἐπινεύει τὴν κεφαλὴν, ἰδίαν

que chacun de ces muscles fonctionnant isolément, il se produit des
mouvements obliques; mais que, si les deux muscles de chaque paire
agissent ensemble, il en résulte un mouvement droit unique. De même, 16
pour les muscles placés sur les précédents et qui occupent tout le cou, les
obliques relèvent la tête obliquement, tandis que les droits lui donnent
une position droite. A la partie antérieure, il y a deux autres muscles 17
robustes et allongés, appartenant au genre de ceux qui meuvent la tête
conjointement avec le cou; ces muscles s'avancent jusqu'à la cinquième
vertèbre du dos, s'étendant le long de la partie antérieure de toutes les
vertèbres du cou, et sont placés au-dessous de l'œsophage. L'origine de 18
ces muscles est à la partie inférieure de la tête; elle est charnue et occupe l'espace intermédiaire entre l'articulation mobile de cette partie et
l'extrémité inférieure de la suture lambdoïde (*petit et grand droits antérieurs,
long du cou*). Quand ces deux muscles fonctionnent avec tous leurs fais- 19
ceaux, ils fléchissent la tête conjointement avec le cou; mais, quand leur
partie supérieure, qui, venant de la tête, s'implante sur la première et
la seconde vertèbre, et qui présente quelquefois distinctement des limites

3. μυῶν ὅλον Gal[d]. — 12-13. Κάμπτουσι..... κεφαλήν om. A B Mor. — 13. ῥαφαλήν A. — 15. ἐκφύεται σπόνδυλον AB Mor.

.ἔσλιν ὅτε σαφῆ περιγραφὴν ἔχον ἀνάλογον τοῖς ὄπισθεν μυσὶ τοῖς
20 μικροῖς. Εἰσὶ δὲ κἀκ τῶν πλαγίων μερῶν περὶ τὸ τῆς κεφαλῆς ἄρ-
·θρον ἄλλαι δύο συζυγίαι μικρῶν μυῶν, ἡ μὲν ἑτέρα συνάπλουσα τῇ
κεφαλῇ τὸν πρῶτον σπόνδυλον, ἡ δὲ ἑτέρα τούτῳ τὸν δεύτερον,
21 οὐκ ἀεὶ σαφής. Ἐνέργεια δὲ τούτων εἰς τὸ πλάγιον ἐπινεύειν αὐτὰς 5
22 μόνον τὰς κατὰ τοὺς πρώτους σπονδύλους διαρθρώσεις. Τούτων
ἀπάντων τῶν μικρῶν μυῶν ὅσοι τὴν διάρθρωσιν ἐσλεφανώκασι τῆς
κεφαλῆς, ὥσπερ χορὸς ἐν κύκλῳ περικείμενος, ἄλλος ἄλλην ἐνέργειαν πεπίσλευται.

λδ′. Περὶ τῶν τῆς τραχείας ἀρτηρίας μυῶν.

1 Τῆς τραχείας ἀρτηρίας τέτλαρές εἰσιν ἴδιοι μύες, συσλέλλοντές 10
τε καὶ σλενοῦντες αὐτὴν, ἐπειδὰν ταθῶσιν, ἀντισπῶντες τό τε ὑοει-
2 δὲς ὀσλοῦν καὶ τὸν λάρυγγα. Ἄρχονται δὲ αὐτῶν οἱ μὲν μείζους ἐκ
τοῦ κάτω πέρατος τῆς εὐθείας γραμμῆς τοῦ ὑοειδοῦς, εἶτα κατὰ τὸ

propres, conformément à ce qui a lieu pour les petits muscles de la par-
20 tie postérieure, agit, elle abaisse uniquement la tête. Aux parties latérales, il y a également deux autres paires de petits muscles (*petit et
grand droits latéraux*) qui entourent l'articulation de la tête, l'une reliant la tête à la première vertèbre, et l'autre, la première à la seconde;
21 mais cette dernière n'est pas toujours visible. La fonction de ces muscles
consiste à abaisser latéralement les articulations des premières vertèbres
22 seules. Parmi tous ces petits muscles qui ceignent l'articulation mobile
de la tête comme d'une couronne, en l'entourant circulairement comme
s'ils formaient un chœur, chacun a une fonction spéciale qui lui est dévolue.

34. DES MUSCLES DE LA TRACHÉE-ARTÈRE.

1 Il y a quatre muscles propres de la trachée-artère, qui la compriment
et la rétrécissent lorsqu'ils se contractent, en attirant l'os hyoïde et le
2 larynx. Les plus grands de ces muscles commencent à l'extrémité inférieure de la ligne droite de l'os hyoïde, ensuite ils se portent tout le

---

2-3. περὶ τὸ.....μυῶν om. AB Mor. — 8-9. ἄλλος..... πεπίσλ. om. Gal^d.

μῆκος ὅλης τῆς ἀρτηρίας ἐνεχθέντες, ἐπιφύονται τῷ σῖέρνῳ κατὰ
τὰ ἔνδον μέρη. Δόξειαν δὲ ἄν σοί ποτε διφυεῖς ὑπάρχειν οἱ δύο μύες 3
οὗτοι. Ἄλλοι δὲ δύο τῶν πλαγίων τε καὶ κάτω μερῶν ἐκφυόμενοι 4
τοῦ θυρεοειδοῦς χόνδρου, τελευτῶσι καὶ αὐτοὶ πρὸς τὸ σῖέρνον ἐκ
5 τῶν πλαγίων περιλαμβάνοντες τὴν ἀρτηρίαν.

λε΄. Περὶ τῶν τοῦ λάρυγγος ἰδίων μυῶν. -

Δύο μὲν ἐπὶ τοῖς προσθίοις μέρεσι τοῦ χόνδρου τοῦ θυρεοειδοῦς, 1
ὁ μὲν ἐκ τῶν δεξιῶν, ὁ δὲ ἐκ τῶν ἀρισῖερῶν, ὄρθιοι κατὰ τὸ μῆκος
ἐπίκεινται πεφυκότες ἐκ τῶν ταπεινῶν πλευρῶν τοῦ λαμβδοειδοῦς.
Ἀνασπῶσι δὲ οὗτοι πρός τε τὸ ἄνω καὶ πρόσω τὸν χόνδρον. Ἕτε- 2-3
10 ροι δὲ δύο μύες ἀπὸ τῶν ὀπίσω περάτων τοῦ θυρεοειδοῦς χόνδρου
κατὰ ἑκάτερον εἷς, ἐκφυόμενοι, καταφύονται τῷ σῖομάχῳ, σφιγκτῆρος τρόπον περιλαμβάνοντες αὐτόν. Συνάγειν καὶ προσσῖέλλειν 4
οὗτοι πεφύκασι τὸν χόνδρον. Ἄλλοι δὲ δύο συμφυεῖς τὰ πέρατα τοῦ 5

long de la trachée-artère, et s'implantent sur le sternum, à la partie intérieure (sterno-hyoïdien). Quelquefois ces muscles vous paraîtront doubles. 3
Deux autres muscles prennent leur origine à la partie latérale et infé- 4
rieure du cartilage thyréoïde, et se terminent, eux aussi, au sternum, à
la partie latérale, en entourant la trachée-artère (sterno-thyréoïdien).

35. DES MUSCLES PROPRES DU LARYNX.

A la partie antérieure du cartilage thyréoïde, il y a deux muscles, 1
l'un à droite et l'autre à gauche, placés droits et longitudinalement sur
lui (thyréo-hyoïdiens); ces muscles prennent leur origine au bord inférieur de l'os lambdoïde (hyoïde). Ils tirent le cartilage en haut et en avant. 2
Deux autres muscles, un de chaque côté, prenant leur origine aux ex- 3
trémités postérieures du cartilage thyréoïde, s'insèrent sur l'œsophage,
en l'entourant à la manière d'un sphincter (crico-thyréo-pharyngiens). Ces 4
muscles sont de nature à comprimer et à dresser le cartilage en question.
Deux autres muscles adhérents entre eux relient et rapprochent les extré- 5

1. ἐμφύονται Gal. — 3. τε] περιλαμ-   Mor. — 12. προσῖέλλειν AB Mor. —
βάνονται A.— Ch. 35, l. 9. δέ om AB   13. διφυεῖς Gal.

ωρώτου καὶ δευτέρου χόνδρου συνάπ7ουσί τε καὶ συνάγουσι, καὶ
μετὰ αὐτοὺς ἄλλοι τέτ7αρες ἐκ τοῦ δευτέρου χόνδρου διήκοντες εἰς
τὸν τρίτον, οἱ μὲν εἰς τοὐπίσω διασ7έλλουσι τὴν διάρθρωσιν, οἱ
δὲ εἰς τὰ ωλάγια τὸ ἄνω ωέρας ἀνοιγνύντες τοῦ λάρυγγος, καὶ
μετὰ τούτους ἄλλοι δύο μὴ Φαινόμενοι ωρὶν διοιχθῆναι τὸν λάρυγγα 5
συνάπ7ουσι τὸν Θυρεοειδῆ χόνδρον τῷ μὲν ἀρυταινοειδεῖ διὰ ωαν-
6 τὸς, οὐ διὰ ωαντὸς δὲ τῷ λοιπῷ. Ἀντικειμένην οἱ μύες οὗτοι τὴν
ἐνέργειαν ἔχουσι τοῖς ωροειρημένοις τέτ7αρσι, σ7ενοῦντες ἀκριβῶς
ἅμα τοῖς εἰρημένοις δύο συμΦυέσι τὸ κάτω ωέρας τοῦ λάρυγγος.
7 Ἔσ7ι δὲ καὶ ωερὶ τῇ βάσει τοῦ τρίτου χόνδρου μῦς διΦυὴς, ἢ δύο 10
συμΦυεῖς · συνάγουσι δὲ οὗτοι τὸν χόνδρον, καὶ κλείουσι τὸ κατὰ
ἑαυτοὺς μέρος τοῦ λάρυγγος.

mités du premier et du second cartilage (*crico-thyréoïdiens postérieurs et
antérieurs réunis*); après ces muscles, il y en a quatre autres (*crico-aryté-
noïdiens postérieurs et latéraux*) qui, partant du second cartilage, parviennent au troisième; deux de ces muscles déploient l'articulation mobile
[de ces deux cartilages] en arrière, et les deux autres ouvrent latéralement l'extrémité supérieure du larynx; après ces derniers muscles, il y
en a encore deux autres (*thyréo-aryténoïdiens*) qu'on ne saurait voir avant
d'ouvrir le larynx, et qui servent toujours à relier le cartilage thyréoïde
6 au cartilage aryténoïde, mais non pas toujours à l'autre. Ces muscles
exercent une action opposée à celle des quatre dont nous venons de parler, puisque, conjointement avec les deux muscles adhérents entre eux
et dont nous avons parlé plus haut (*crico-thyréoïdiens*), ils ferment exac-
7 tement l'extrémité inférieure du larynx. Autour de la base du troisième
cartilage, il existe encore un muscle double, ou deux muscles adhérents
entre eux (*aryténoïdiens transverse et oblique*); ces muscles rapprochent
[la base du] cartilage et ferment la partie du larynx qui leur correspond.

2. διήκ. ἀπὸ τῶν ὀπίσω ωεράτων εἰς συμΦυέσι om. Gal. (*Us. part.*) — Ib.
Galᵈ. — 3. διασ7.] contrahunt Ras. — *bifidis* Ras. — 11-12. κλείουσι τὸν λά-
5. αὐτοὺς AB Mor. Galᵏ. — 9. ἅμα.... ρυγγα Gal.

λϛ'. Περὶ τῶν ἰδίων τοῦ λαμβδοειδοῦς ὀστέου μυῶν, ὅπερ καὶ ὑοειδὲς
ὀνομάζεται.

Δύο μύες πλατεῖς τῇ κάτω γένυϊ συνάπτουσι τὸ ὑοειδὲς ὀστοῦν 1
ἐκ μὲν τῶν πλαγίων μερῶν τῆς εὐθείας αὐτοῦ γραμμῆς ἐκφυόμενοι,
καταφυόμενοι δὲ εἰς τὰ πλάγια μέρη τῆς γένυος μετὰ τὴν τῶν ἰδίων
αὐτῆς μυῶν ἔμφυσιν. Ἄλλοι δὲ δύο μύες ἐπὶ ἄκραν ἥκουσι τὴν γέ- 2
5 νυν ἀλλήλοις ἐζευγμένοι· ἀρχὴ δὲ αὐτῶν ἐστι τὸ ἄνω πέρας τῆς ὀρθίας γραμμῆς τοῦ λαμβδοειδοῦς. Ἕτεροι δὲ δύο μύες ἐκ μὲν τῆς ῥίζης 3
ἄρχονται τοῦ γραφιοειδοῦς, ἐμπεφύκασι δὲ τῆς ὀρθίας γραμμῆς τοῦ
λαμβδοειδοῦς τῷ κάτω πέρατι, καθ' ἑκάτερον μέρος εἷς. Αὗται μό- 4
ναι αἱ τρεῖς συζυγίαι μυῶν αὐτοῦ μόνου τοῦ λαμβδοειδοῦς εἰσιν
10 ἴδιαι, βραχείας τινὰς αὐτῷ διδοῦσαι κινήσεις, ἡ μὲν ἀπὸ τῆς βάσεως τῶν βελονοειδῶν ἐκφύσεων ἀρχομένη πρὸς τὴν ὀπίσω χώραν
ἀπάγουσα, αἱ λοιπαὶ δὲ ἐπὶ τὰ πλάγια τῆς γένυος διορίζουσαι καὶ
πρὸς τὴν γένυν ἀνατείνουσαι· οἱ δὲ ἄλλοι μύες ἀπὸ τοῦ ὑοειδοῦς

36. DES MUSCLES PROPRES DE L'OS LAMBDOÏDE QU'ON APPELLE AUSSI OS HYOÏDE.

Il y a deux muscles aplatis qui relient l'os hyoïde à la mâchoire infé- 1
rieure (mylo-hyoïdiens); ils prennent leur origine aux parties latérales de
l'arête droite de l'os hyoïde, et s'implantent sur la partie latérale de la
mâchoire après (c'est-à-dire à côté de) l'insertion des muscles propres de
ce dernier os.— Deux autres muscles réunis entre eux (génio-hyoïdiens) 2
aboutissent à la pointe de la mâchoire inférieure; leur point d'émission
est l'extrémité supérieure de l'arête droite de l'os lambdoïde. Deux autres 3
muscles encore, un de chaque côté, commencent à la racine de l'apophyse en forme de style (apophyse styloïde du temporal), et s'implantent
sur l'extrémité inférieure de l'arête droite de l'os lambdoïde (stylo-hyoï-
diens). Ces trois paires de muscles sont les seules qui appartiennent en 4
propre à l'os lambdoïde et lui impriment certains petits mouvements;
celle qui commence à la base des apophyses en forme d'aiguille (apophyses
styloïdes) porte l'os hyoïde en arrière; les autres paires qui se rendent aux

Ch. 36, l. 4. ἔμφυσιν ex em.; ἐκφυ- AB Mor. — 11. ἐκφύσεων om. AB
σιν A B Mor. Gal. — 7. ἐκπεφύκασι Mor. Galᵏ.

ὀσloῦ πεφυκότες ἑτέρων ἕνεκα γεγόνασι μορίων μᾶλλον, οἱ μὲν εἰς
5 τὰς ὠμοπλάτας ὑπὲρ τοῦ κινεῖν ἐκείνας, ὡς ἔμπροσθεν εἶπον· οἱ
δὲ εἰς τὴν γλῶτlαν, ὡς καὶ περὶ ταύτης εἰρήσεται. Καὶ λοιπὸς ἐπὶ
αὐτοῖς ὁ κατὰ τῆς φάρυγγος ἔξωθεν ἐπιβεβλημένος, εἴτε ἕνα τις αὐτὸν ἐθέλοι διφυῆ προσαγορεύειν, εἴτε δύο παραφυομένους ἀλλήλοις, 5
ὅπερ ἄμεινον εἶναί μοι δοκεῖ· προσσlέλλουσι δὲ οὗτοι τὴν τραχεῖαν
ἀρτηρίαν καὶ τὸ λαμβδοειδὲς ἀντισπῶσι κάτω.

λζ'. Περὶ τῶν τὴν γλῶτlαν κινούντων μυῶν.

1 Τῶν κινούντων τὴν γλῶτlαν μυῶν δύο μὲν ἀπὸ τῶν βάσεων
τῶν βελονοειδῶν ἐκφύσεων ἀρξάμενοι, σlενοὶ καὶ μακροὶ, προή-
κοντες εἰς τὰ πλάγια μέρη τῆς γλώτlης, ἑκατέρωθεν εἰς, ἐμφύον- 10
ται, λοξῶν κινήσεων ἐξηγούμενοι· οἱ δὲ ὑπόλοιποι πάντες ἐκφύον-

parties latérales de la mâchoire tirent aussi l'os hyoïde en haut vers la
mâchoire; quant aux muscles qui prennent leur origine sur l'os hyoïde
et qui ne sont pas encore mentionnés dans ce chapitre, ils ont été plutôt créés en vue d'autres parties, ceux qui se rendent aux omoplates
(omoplato-hyoïdiens), pour mouvoir ces os-là, ainsi que nous l'avons dit
plus haut (p. 434), et ceux qui se rendent à la langue (hyo-glosses), dans
5 le but que nous déterminerons aussi en parlant de cet organe. Outre ces
muscles, il nous reste encore à parler d'un autre qui recouvre extérieurement le pharynx (constricteur sup. du pharynx?), soit que vous vouliez le
désigner comme un seul muscle double, ou comme deux muscles placés
l'un à côté de l'autre, ce qui, à mon avis, est meilleur; ces muscles
dressent la trachée-artère et attirent l'os lambdoïde vers en bas.

37. DES MUSCLES QUI MEUVENT LA LANGUE.

1 Parmi les muscles qui meuvent la langue, il y en a deux qui sont
minces et allongés, et qui commencent à la base des épiphyses en forme
d'aiguille (stylo-glosses); ils s'implantent, en s'avançant, un de chaque
côté, aux parties latérales de la langue, et président à des mouvements
obliques; tous les autres prennent leur origine sur l'os qui entoure la

6. προσlέλλουσι AB Mor. Galᵏ. — om. AB Mor. — 10-11. συμφύονται D
7. κάτω om. Galᵈ. — Ch. 37, l. 9. τῶν Mor.

ται μὲν ἐκ τοῦ περιέχοντος ὀσῖοῦ τὴν κεφαλὴν τοῦ λάρυγγος, ὃ
καλοῦμεν ὑοειδὲς, ἐμβάλλουσι δὲ εἰς τὴν γλῶτῖαν, οἱ τέτῖαρες μὲν
κατὰ δύο συζυγίας, ἐναργῶς κινοῦντες αὐτήν· ὁ πέμπῖος δὲ ὁ διφυὴς, ἐκ τοῦ ἄνωθεν πέρατος ἀρχόμενος τῆς ὀρθίας γραμμῆς τοῦ
5 ὑοειδοῦς ὑποπέφυκε τῇ γλώτῖῃ κατὰ τὸ μῆκος αὐτῆς, ἀφικνούμενος
ἕως ἄκρας τῆς κάτω γένυος ἐπὶ τὸ καλούμενον γένειον, ἔνθα συμπέφυκεν αὐτῆς τὰ ὀσῖᾶ. Οὗτος ὁ μῦς ἀντισπᾷ μὲν ἄνω τὸ ὑοειδὲς,   2
ἀντιτεταγμένος τοῖς κατασπῶσιν ἐπὶ τὸ σῖέρνον αὐτό· σαφῆ δὲ
οὐδεμίαν ἐπὶ τῆς γλώτῖης ἐργάζεται κίνησιν, ἀλλὰ οἵ γε ἐναργῶς
10 αὐτὴν κινοῦντες οἱ λοιποὶ τέτῖαρές εἰσιν. Ἐκφύονται δὲ οἱ δύο μὲν   3
ἐκ τῶν ἄνω μερῶν τοῦ ὑοειδοῦς, ὅθεν πέρ καὶ ὁ προειρημένος ὁ διφυὴς, ἤδη πως ἐν τοῖς πλαγίοις αὐτοῦ μᾶλλον· οἱ δὲ ὑπόλοιποι δύο
τούτων ἐφεξῆς ἔκ τε τῶν πλαγίων τῆς ὀρθίας γραμμῆς καὶ τῶν
ταπεινῶν αὐτοῦ πλευρῶν· ἐμφύονται δὲ οἱ μὲν μείζους εἰς τὴν μέ-

tête du larynx et que nous appelons hyoïde (*hyo-glosses et génio-glosses*);
quatre de ces muscles, divisés en deux paires, s'implantent sur la langue
et lui impriment un mouvement manifeste; mais le cinquième, qui est
double et commence à l'extrémité supérieure de l'arête droite de l'os
hyoïde, tapisse longitudinalement le dessous de la langue, et parvient
jusqu'à la pointe de la mâchoire inférieure, à la partie qu'on appelle
menton; au point de réunion des os dont la mâchoire est formée. Ce
muscle attire l'os hyoïde vers la partie supérieure, et c'est l'antagoniste   2
de ceux qui l'abaissent vers le sternum; mais il ne donne lieu à aucun
mouvement manifeste sur la langue; au contraire, les quatre autres sont
les seuls qui impriment du mouvement à cet organe, du moins un mouvement qui soit manifeste. Parmi ces quatre muscles (*hyo-glosses*), deux   3
prennent leur origine à la partie supérieure de l'os hyoïde, au même endroit que le muscle double dont nous avons parlé plus haut (p. 445 —
constrict. sup. du pharynx?); cependant leur insertion est déjà un peu plus
latérale que celle de ce muscle; les deux autres ont leurs points de départ
après les deux susdits, sur les parties latérales de l'arête droite et sur le
bord inférieur de l'os hyoïde; quant aux points d'insertion de ces muscles,

7. αὐτῇ AB Mor. — Ib. τὸ ὑοειδές] 10. ταύτην AB Mor. — 14. ἐκφύονται
τῇ γενειάδι Gal^k.; *ad maxillam* Ras. — AB Mor. — Ib. δέ om. AB Mor.

σην χώραν τῆς γλώτ]ης, ἀλλήλων ψαύοντες ἄχρι παντὸς, ἐξήκουσί
τε πρὸς τὸ δεδεμένον αὐτῆς τὸ πρόσω, οἱ δὲ ἐλάτ]ους εἰς τὰ πλάγια μεταξὺ τούτων τε καὶ τῶν ἀπὸ ἑκατέρας βάσεως τῆς βελονοει-
4 δοῦς ἐκφύσεως ἠκόντων. Αἱ κινήσεις δὲ ἀνάλογον τῇ θέσει, λοξαὶ
μὲν τῶν λοξῶν, εὐθεῖαι δὲ τῶν εὐθειῶν, ὥσπερ γε καὶ τῶν πρώτων 5
5 ῥηθέντων πλαγίων πλάγιαι. Ὑποβέβληνται δὲ τοῖς εἰρημένοις ἅπασι
μυσὶν ἐκ τῶν κάτω μερῶν οἱ τὰς ἐγκαρσίας ἔχοντες ἶνας, ὑποπε-
φυκότες μὲν ὅλῃ τῇ γλώτ]ῃ, καταφυόμενοι δὲ εἰς τὸ τῆς γένυος
ὀσ]οῦν σχεδὸν ὅλον πλὴν τοῦ γενείου· δύνανται δὲ οἱ μύες οὗτοι
ταθέντες ἐπᾶραί τε καὶ κυρτῶσαι τὴν γλῶτ]αν. 10

λη′. Περὶ τῶν τῆς φάρυγγος μυῶν.

1 Χώρα τις πρόκειται κοινὴ σ]ομάχου καὶ λάρυγγος, εἰς ἣν ἑκα-

ceux qui sont les plus grands s'implantent sur la région moyenne de la
langue en se touchant durant toute l'étendue de leur parcours, et atteignent la partie antérieure de cet organe, qui est immobile (*fixée par
le frein*), tandis que les plus petits s'insèrent sur la partie latérale de la
langue, entre ceux dont nous venons de parler et ceux qui viennent de
4 la base de chacune des deux épiphyses en forme d'aiguille. Les mouvements auxquels ces muscles donnent lieu sont conformes à leur position; les muscles obliques produisent des mouvements obliques, et les
muscles droits des mouvements droits; de même, ceux dont nous avons
parlé en premier lieu, et qui ont une position latérale, produisent des
5 mouvements latéraux. Au-dessous de tous les muscles dont nous venons
de parler, à la partie inférieure [de la langue], se trouvent les muscles
qui ont des fibres transversales (*mylo-glosses*); ils tapissent en dessous
toute la langue et s'implantent, peu s'en faut, sur l'os de la mâchoire
tout entier, à l'exception cependant du menton; quand ces muscles se
contractent, ils peuvent soulever et courber la langue.

38. DES MUSCLES DU PHARYNX.

1 Il existe un espace vide placé en avant de l'œsophage et du larynx,

3. ἐφ᾽ ἑκατ. AB Mor. — 4. Αἱ δὲ κι- om. AB Mor. Galᵈ. — Ch. 38, l. 11.
νήσεις Mor.; om. AB. — 6. πλαγίων φάρ. AB Mor.

τέρου τὸ σ1όμα ἀνήκει · καλοῦσι δὲ αὐτὴν μὲν τὴν χώραν ἰσθμὸν,
ἐπειδὴ σ1ενὴ καὶ προμήκης ἐσ1ὶ, τὸ περιέχον δὲ αὐτὴν σῶμα φάρυγγα, κατὰ ἣν ἑκατέρωθεν εἷς ἐσ1ι μῦς ἕν τε τῷ φωνεῖν καὶ καταπίνειν ἐνεργῶν.

λθ'. Περὶ τῶν τὸν τράχηλον κινούντων μυῶν.

5   Περὶ τῶν ἰδίων τοῦ τραχήλου μυῶν ἐν τῷδε ῥηθήσεται· δύο δὲ 1
κατὰ ἑκάτερον αὐτοῦ μέρος εἰσὶν, ὁ μὲν ὀπίσθιός πως μᾶλλον, ὁ δὲ
ἐμπρόσθιος· Ἐκφύεται δὲ ὁ μὲν ὀπίσθιος ἐκ τῆς πλαγίας ἐξοχῆς 2
τοῦ πρώτου σπονδύλου κατὰ αὐτὸ μάλισ1α τὸ κυρτότατον αὐτῆς·
ἐν γὰρ τῷ πρόσω μᾶλλον ὁ ἐπὶ τὴν ῥάχιν τῆς ὠμοπλάτης ἀνατει-
10 νόμενος, ὑπὲρ οὗ πρόσθεν εἶπον, ἔχει τὴν ἔκφυσιν · ὁ δὲ ὀπίσθιος
τοῦ τραχήλου μῦς οὗτος, ὑπὲρ οὗ πρόκειται νῦν λέγειν, ἄχρι τῆς
ὠμοπλάτης καθήκει, ἐκπεφυκὼς ἐξ ἁπάντων τῶν σπονδύλων διὰ

espace qui appartient en commun à ces deux organes, et où aboutissent
les orifices de l'un aussi bien que de l'autre; on nomme cet espace même
isthme, puisqu'il est étroit et allongé, tandis qu'on donne le nom de
pharynx au corps qui l'entoure; or, dans ce corps, il y a, de chaque
côté, un muscle qui fonctionne pendant l'émission de la voix et pendant la déglutition (peristaphylin).

39. DES MUSCLES QUI MEUVENT LE COU.

Dans ce chapitre nous parlerons des muscles propres du cou; or il y 1
en a deux de chaque côté : l'un situé, en quelque sorte, plutôt en arrière, et l'autre en avant. Le muscle situé en arrière prend son origine 2
à l'apophyse latérale de la première vertèbre (angulaire?), principalement à la partie la plus bombée même de cette apophyse; car l'origine du muscle qui se dirige vers l'épine de l'omoplate et dont nous
avons parlé plus haut (cf. p. 434, l. 4), est placée plus en avant; mais le
muscle postérieur du cou, dont nous nous proposons de parler actuellement, arrive à l'omoplate après avoir pris son origine sur toutes les ver-

2. τε καί AB Mor. — Ch. 39, l. 5. τῆς πρ. AB Mor. Galᵏ. — Ib. ὁ om.
δέ om. AB Mor. Galᵏ. — 9. ἐκ γὰρ AB Mor. — Ib. ἀρχήν AB Mor.

συνδέσμων ἰσχυρῶν, ὡς δοκεῖν πολλοὺς εἶναι μῦς, καὶ τὸ κάτω πέρας αὐτοῦ συνεχὲς ἀκριβῶς ἐσ]ι τῷ κατὰ τὰ σιμὰ τῆς ὠμοπλάτης
3 τοῦ Θώρακος μυΐ. Ὁ δὲ ἕτερος ὁ πρόσθιος τοῦ τραχήλου μῦς ἄρχεται μὲν ἐκ τῆς διατετρημένης ἀποφύσεως τοῦ δευτέρου σπονδύλου, συνεκφύεται δὲ καὶ τῶν ἄλλων τῶν κατὰ τὸν τράχηλον · ἐντεῦ- 5
θεν δὲ διὰ τῶν μασχαλῶν ἄχρι τῆς πέμπ]ης πλευρᾶς τοῦ Θώρακος
ἀφικνεῖται, ψαύων ἔσ]ιν ὅτε καὶ τῆς ἕκτης · καταφύεται δέ τινι
μοίρᾳ καὶ εἰς τὴν πρώτην αὐτοῦ πλευρὰν τὴν ἐφεξῆς τῇ κλειδί.
4-5 Στρογγύλος πως μᾶλλον ὁ μῦς οὗτός ἐσ]ι καὶ μακρός. Ἐνέργεια δὲ
αὐτοῦ, κατὰ ἃ μὲν ἐπιπέφυκε τῷ τραχήλῳ, κάμπ]ειν τοῦτον ὡς ἐπὶ 10
τὰ πρόσω λοξόν · κατὰ ἃ δὲ εἰς τὰς πλευρὰς τοῦ Θώρακος ἀφικνεῖται, διασ]έλλειν ἐκεῖνον · ὅθεν ἄμεινον ἤτοι δύο μῦς ἀλλήλοις ἡνω-
μένους ὁμοίως τοῖς προειρημένοις ὑπολαμβάνειν αὐτοὺς, ἢ εἴπερ ἕνα
χρὴ τίθεσθαι, τοῦ Θώρακος νομίζειν αὐτόν · ἐκεῖνον μὲν γὰρ ἐναργῶς φαίνεται διασ]έλλων, τὸν τράχηλον δὲ ἐπινεύων οὐχ ὁμοίως 15

tèbres à l'aide de ligaments vigoureux, de manière à paraître former plusieurs muscles, et sa partie inférieure est en contact intime avec le muscle
de la poitrine (sous-scapulaire) placé sur la face concave de l'omoplate.
3 L'autre muscle du cou, celui qui est situé en avant (voy. p. 463, l. 18),
commence à l'apophyse trouée (transverse) de la seconde vertèbre; cependant il a aussi des points d'émission aux autres vertèbres du cou;
à partir de là, il traverse les aisselles et arrive jusqu'à la cinquième
côte; quelquefois même il touche la sixième; il s'implante aussi, avec
une de ses parties, sur la première côte, celle qui vient après la cla-
4-5 vicule. Ce muscle est, en quelque sorte, plutôt rond et allongé. Sa
fonction consiste, pour les parties avec lesquelles il s'implante sur le
cou, à fléchir obliquement cette partie du corps en avant, et, pour
les parties par lesquelles il atteint les côtes de la poitrine, à dilater
cette cavité : il est donc préférable de considérer ces muscles, aussi
bien que les précédents, comme deux muscles réunis entre eux, ou,
s'il faut les regarder comme des muscles uniques, de prendre ce muscle
unique pour un muscle de la poitrine; car on voit manifestement le
muscle dont il s'agit dilater cette cavité, tandis que le mouvement d'a-

11. τὰς πλευρὰς] τοὺς σπονδύλους   15. διασ]έλλων τὸν Θώρακα, τόν AB
Mor. — 14. ἐκεῖνος AB Mor. Gal^k. — Mor. Gal^k.

ἐναργῶς · ἀντιτεταγμένην δὲ αὐτῷ κίνησιν ὁ προειρημένος ἔχει,
κάμπτων καὶ αὐτὸς εἰς τὰ πλάγια καὶ πρὸς τοὐπίσω μᾶλλον τὸν
τράχηλον. Εἰ δὲ ἀμφότεροι ταθεῖεν ἅμα, τὴν μέσην καμπὴν ἐπὶ
τὰ πλάγια τοῦ σύμπαντος ἐργάζονται τραχήλου · εἰ δὲ οἱ πρόσθιοι
5 μόνοι ταθεῖεν οἱ ἑκατέρωθεν, ὅ τε ἐκ τῶν δεξιῶν καὶ ὁ ἐκ τῶν ἀρι-
σ7ερῶν, ὅλον εἰς τὰ πρόσω. τὸν τράχηλον ἐπινεύειν ἀναγκάζουσιν ·
εἰ δὲ οἱ ὄπισθεν, ἀνανεύειν ὅλον ὀπίσω · εἰ δὲ καὶ πάντες ἅμα ταθεῖεν οἱ τέτ7αρες, ἀρρεπὴς εἰς ἅπαντα τὰ μέρη γένοιτο ἂν οὕτως ὁ
τράχηλος, ὡς κἂν τῷ πάθει τῷ τετάνῳ συμβαίνει.

μ'. Περὶ τοῦ κατὰ τὰ σιμὰ τῶν ὠμοπλατῶν τὸν θώρακα διασ7έλλοντος
μυός.

10　Τὸν διασ7έλλοντα τὸν θώρακα μεγάλην διασ7ολὴν μῦν, ἕνα κατὰ
ἑκάτερον ὑπάρχοντα μέρος, εἴτε κοινὸν τῆς ὠμοπλάτης καὶ θώρακος ὀνομάζειν ἐθελήσειέ τις, εἴτε τοῦ θώρακος μόνον μόνον τῶν

baissement qu'il imprime au cou n'est pas également manifeste; de son
côté, le muscle précédent a un mouvement qui est l'opposé du mouvement de celui dont nous parlons, puisque lui aussi fléchit plutôt le cou
latéralement et en arrière. Si les deux muscles se contractent simultanément, ils produisent une flexion latérale moyenne de tout le cou; si les
muscles antérieurs, celui du côté droit et celui du côté gauche, se contractent seuls, ils forcent le cou entier à se pencher en avant; si ce sont,
au contraire, les muscles postérieurs qui se contractent, ils le forcent à
se relever en arrière; enfin, si tous les quatre se contractent à la fois,
le cou demeurera immobile et sans inclinaison d'aucun côté, comme
cela arrive aussi dans la maladie appelée *tétanos*.

40. DU MUSCLE SITUÉ SUR LA SURFACE CONCAVE DE L'OMOPLATE ET QUI DILATE LA POITRINE.

Si l'on dit que les muscles qui produisent une dilatation étendue de la
poitrine, et dont il existe un de chaque côté (*sous-scapulaire*), appartiennent
en commun à l'omoplate et à la poitrine, ou si l'on prétend considérer,
par exception, ces muscles qui touchent à l'omoplate comme appartenant

1 2. μόνον μόνον ex em.; μόνου Gal. Ras.; om. AB Mor. — Ib. τόν AB Mor.

2 κατὰ ὠμοπλάτην, οὐ διοίσει. Ἐκφύεται δὲ ἀπὸ τῆς βάσεως αὐτῆς
3 ἐπιτεταμένος ἅπαντι τῷ σιμῷ. Τουτὶ μὲν οὖν αὐτοῦ κατακέκρυπ]αι
τὸ μέρος · τὸ δὲ ἀπὸ τοῦδε σύμπαν ἐσ]ὶ φανερὸν ἐπιπεφυκὸς τῷ
Θώρακι μέχρι τοῦ καθήκοντος ἐπὶ τὴν ἕκτην πλευρὰν ἀπὸ τοῦ τραχήλου μυὸς, ἀλλὰ καὶ τῶν νόθων πλευρῶν ἐπιβαίνει δυοῖν ὁ μῦς   5
4 οὗτος ἐγγὺς ἤδη τῶν χονδρωδῶν ἀποφύσεων. Ἔσ]ι δὲ οὐ συνεχὴς
ἡ κατάφυσις, ἀλλὰ οἷον εἰς μικρούς τινας ἐσχισμένη μῦς, ἕνα
5 κατὰ ἑκάσ]ην πλευράν. Ἐφεξῆς δὲ τοῖς τούτου πέρασιν ἅπασι
τοῖς πρόσω τὴν ἀρχὴν τῆς ἐκφύσεως ὁ μέγισ]ος ἔχει τῶν κατὰ τὸ
ἐπιγάσ]ριον μυῶν, ἐσχισμέναις ὁμοίως καὶ αὐτὸς ἐκφύσεσιν ἀνηρ-   10
τημένος.

μα΄. Περὶ τῶν τὸ κατὰ ὦμον ἄρθρον κινούντων μυῶν.

1 Ἐπειδὰν ἀφέλῃς τούς τε κινοῦντας τὴν ὠμοπλάτην μῦς, καὶ μετὰ

2 uniquement à la poitrine, cela ne fera pas de différence. Ces muscles
prennent leur origine à la base de l'omoplate et s'étendent sur toute sa
3 surface concave (*face antérieure* ou *fosse sous-scapulaire*). Du reste, cette
partie des muscles en question est cachée, tandis que toute la partie
suivante est visible; cette partie s'implante sur la poitrine et atteint le
muscle qui, descendant du cou, arrive à la sixième côte (*scalènes*); mais
ce muscle dont nous parlons s'appuie aussi sur deux fausses côtes dans
4 la région qui s'approche déjà des apophyses cartilagineuses. L'insertion
de ce muscle n'est pas continue, mais elle se divise, en quelque sorte,
en une espèce de petits muscles, dont un pour chaque côte (*digita-
5 tion*). C'est à la suite de toutes les digitations antérieures de ce muscle
que le plus grand des muscles du ventre (*oblique supérieur*) prend son
origine; car les divers faisceaux d'émission de ce dernier muscle ont
également la forme d'une fourche.

41. DES MUSCLES QUI MEUVENT L'ARTICULATION DE L'ÉPAULE.

1 Quand vous aurez enlevé les muscles qui meuvent l'omoplate, et, après

2. σιμῷ] Θώρακι Gal[k].

αὐτοὺς τὸν ἐν τοῖς σιμοῖς μῦν, ὃν ἄρτι διῆλθον, εὐφωρατότατον ἤδη
τὸν ἀριθμὸν ἅπαντα τῶν κινούντων τὸν βραχίονα μυῶν ἕξεις · ὄντων γὰρ ἁπάντων ἕνδεκα, τρεῖς μὲν ἀπὸ τοῦ σ⌋ήθους ἐπ' αὐτὸν
ἀναφερομένους θεάσῃ, δύο δὲ ἐκ τῶν κατὰ τὰς λαγόνας χωρίων,
5 πέντε δὲ ἐξ αὐτῆς τῆς ὠμοπλάτης ὁρμωμένους, ἑνδέκατον δὲ ἐπὶ
τούτοις ἅπασι τὸν τὴν ἐπωμίδα κατειληφότα · τὸν γὰρ μικρὸν μῦν
τὸν κατὰ τὴν διάρθρωσιν ἐξαίρω τοῦ παρόντος λόγου. Αἱ κινή- 2
σεις δὲ αὐτῶν, τοῦ μὲν τὴν ἐπωμίδα κατειληφότος, ἀνατείνειν ἄνω
τὸν βραχίονα κατὰ εὐθεῖαν μάλισ⌋α γραμμήν, τῶν δὲ ἑκατέρωθεν
10 αὐτοῦ τῶν ἐξ αὐτῆς τῆς ὠμοπλάτης ἐκπεφυκότων, ὁ μὲν κατὰ τὴν
ὑψηλὴν πλευρὰν, ἀνατείνει μὲν, ἀλλὰ ἐκκλίνων ἐπὶ τὰ ἔνδον, τῶν
δὲ κατὰ τὴν ταπεινὴν ὁ μὲν μείζων ἀνατείνει μὲν καὶ αὐτὸς, ἀλλὰ
ἐπὶ τἀκτός · ὁ δὲ ὡς μόριον αὐτοῦ λοξὸν ἀπάγει πρὸς τοὐκτός. Δια- 3

ces muscles-là, celui qui est placé sur la surface concave du même os,
muscle que je viens de décrire à l'instant même, il vous sera très-facile
de vous rendre compte du nombre des muscles qui impriment du mouvement au bras : en effet, ces muscles sont en tout au nombre de onze,
et vous en verrez remonter vers ce membre trois qui viennent de la poitrine, et deux venant de la région des îles, tandis que cinq proviennent
de l'omoplate elle-même, et que, outre ces muscles-là, il en existe un
onzième qui occupe la région supérieure de l'épaule; car je laisse en
dehors de mon discours actuel le petit muscle situé sur l'articulation.
Les mouvements produits par ces muscles sont les suivants : celui qui 2
occupe la région supérieure de l'épaule soulève le bras dans une direction presque entièrement perpendiculaire (deltoïde); des muscles situés
sur les deux côtés du précédent et qui prennent leur origine sur l'omoplate elle-même, celui qui est placé sur le bord supérieur de l'omoplate
(faisceau claviculaire du deltoïde) soulève aussi le bras, mais en le faisant
dévier vers le côté intérieur, tandis que le plus grand des muscles placés
sur le bord inférieur du même os (grand rond) soulève, lui aussi, le
membre, mais en le faisant dévier vers le côté extérieur, et que le
muscle qu'on peut regarder comme une partie du précédent imprime
au bras un mouvement d'abduction oblique vers l'extérieur. A ces mou- 3

---

1. εὐφορώτατον AB Mor. Gal^d.; ἀφο-   Mor. — 7. παντός AB Mor. — 8. τὴν
ρώτατον Gal^k. — 3. τρεῖς] τούς AB   om. AB Mor.

δέχονται δὲ τὰς κινήσεις ταύτας, ἔνδοθεν μὲν οἱ ἀπὸ τοῦ στήθους
ἀνιόντες, εἴτε τρεῖς αὐτοὺς ἐθέλοις λέγειν, εἴτε τέτταρας · ἔξωθεν
δὲ ὁ ἀπὸ τοῦ κάτω πέρατος τῆς ταπεινῆς πλευρᾶς ἀναφερόμενος.

4 Τῶν μὲν οὖν ἀπὸ τοῦ στήθους μυῶν ἁπάντων προσαγόντων ἔσω
τὸν βραχίονα, τὴν μὲν κεφαλὴν αὐτοῦ μᾶλλον ὁ ὑψηλότατος ἐπι- 5
σπᾶται, τὸ δὲ ὅλον κῶλον ὡς ἐπὶ τὸ στῆθος ὁ μέγιστος ὁ διφυὴς
προσάγει · ταθέντων δὲ ἀμφοτέρων ὁμοῦ τῶν κατὰ αὐτὸν μυῶν,
ὁμοτόνως ἀνατείνεται · εἰ δὲ ὁ ἕτερος μόνος ἐνεργήσειεν, ὑψηλοτέραν μὲν τὴν προσαγωγὴν ὁ ὑψηλότερος ἐργάζεται, ταπεινοτέραν
5 δὲ ὁ ταπεινότερος. Ὁ δὲ παρὰ τὸν τιτθὸν καὶ προσάγει τῷ στήθει 10
6 τὸν βραχίονα καὶ κατασπᾷ κάτω. Ἐπὶ τούτοις δὲ ὁ μὲν ἐπιπολῆς
ὁ λεπτὸς ὡς ἐπὶ τὰς λαγόνας ἀτρέμα πλάγιον · ὁ δὲ ὑπὸ αὐτῷ μέ-
7 γιστος εὐθὺν ἀποτείνει παρὰ τὰς πλευρὰς τὸν βραχίονα. Τούτων

vements succèdent, du côté intérieur, [ceux que produisent] les muscles
qui remontent de la poitrine, que vous vouliez les considérer comme
trois ou comme quatre (*pectoraux*), et, du côté extérieur, [le mouvement auquel donne lieu] celui qui remonte de l'extrémité inférieure du
4 bord inférieur de l'omoplate (*petit rond*). Tous les muscles qui viennent
de la poitrine impriment au bras un mouvement d'adduction ; mais le
plus élevé de ces muscles (*faisceau supérieur du grand pectoral*) attire
plutôt la tête de l'humérus, tandis que le muscle très-considérable qui
est double (*faisceaux moyen et inférieur du grand pectoral*) rapproche tout
le membre de la poitrine ; si les deux muscles contenus dans ce grand
muscle se contractent simultanément, le membre est soulevé sans dévier d'aucun côté ; si l'un de ces muscles agit seul, le plus élevé produit une adduction plus élevée, et le plus bas une adduction plus
5 basse. Le muscle situé près de la mamelle sert à la fois à rapprocher le
6 bras du sternum et à l'abaisser (*petit pectoral*). Outre ces muscles, le
muscle superficiel et mince (*portion du peaussier* chez le singe) et le
muscle très-considérable (*grand dorsal*) placé au-dessous de lui étendent
le bras, le premier dans une direction légèrement oblique vers la ré-
7 gion des iles, et le second dans une direction droite le long des côtes. A

5. ὁ om. AB Mor. Gal[k]. — 5-6. ἐπισπᾶται] ἐπὶ τὰ νῶτα Gal[k].

δὲ ἐφεξῆς οἱ λοιποὶ δύο μύες ἀπὸ αὐτῆς τῆς ὠμοπλάτης ἐκδέχονται
περιάγοντες ἔξω τε καὶ εἰς τοὐπίσω τὸ κῶλον, ὁ μὲν ἀπὸ τῶν σιμῶν ἐκπεφυκὼς τὴν κεφαλὴν αὐτοῦ περισ]ρέφων ὀπίσω, ὁ δὲ ἀπὸ
τοῦ κάτω πέρατος τῆς ταπεινῆς πλευρᾶς ἐκεῖνο μάλισ]α τὸ μέρος
5 εἰς ὅπερ ἐμφύεται, πρὸς τοὔκτὸς ἀπάγων. Ἀμφότεροι δὲ ἐνεργή-   8
σαντες ἅμα τὴν ἐν τῷ καλουμένῳ διπλασιασμῷ περιαγωγὴν ἐργάζονται τοῦ βραχίονος.

μβ΄. Περὶ τοῦ μικροῦ μυὸς τοῦ κατὰ τὴν ἐν ὤμῳ διάρθρωσιν.

Τοῦτον τὸν μῦν καὶ μέρος μὲν ἴσως ἄν τις θείη τοῦ κατὰ τὸν   1
βραχίονα μεγάλου μυός· οὐ μὴν ἀλλὰ καὶ κατὰ ἑαυτόν· ἀνατάσει
10 γὰρ λοξῇ βραχύ τι δύναται συντελεῖν.

μγ΄. Περὶ τῶν κινούντων τὴν κατὰ ἀγκῶνα διάρθρωσιν.

Ἡ κατὰ ἀγκῶνα διάρθρωσις ὑπὸ τετ]άρων κινεῖται μυῶν, ἅπαν   1

ces muscles succèdent les deux dont il nous reste à parler, et qui
proviennent de l'omoplate elle-même (sus et sous-épineux); ces muscles
impriment au membre un mouvement de rotation en dehors et en arrière, celui qui prend son origine à la surface concave de l'omoplate,
en roulant la tête de l'humérus en arrière, et celui qui provient de l'extrémité inférieure du bord inférieur du même os, en imprimant un
mouvement d'abduction, surtout dans la partie où ce muscle s'implante.
Quand ces deux muscles agissent simultanément, ils produisent la rota-   8
tion du bras qui a lieu dans le mouvement appelé croisement des bras
[sur le dos].

42. DU PETIT MUSCLE SITUÉ SUR L'ARTICULATION MOBILE DE L'ÉPAULE.

On pourrait peut-être regarder ce muscle comme une partie du grand   1
muscle du bras (courte portion du biceps); cependant on peut aussi le
considérer comme un muscle distinct; car il peut contribuer pour une
part peu considérable à soulever obliquement le bras.

43. DES MUSCLES QUI MEUVENT L'ARTICULATION MOBILE DU COUDE.

L'articulation mobile du coude est mise en mouvement par quatre   1

5. ἐπάγων AB Mor.

2 ἐν κύκλῳ τὸ τοῦ βραχίονος ὀστοῦν κατειληφότων. Οἱ μὲν οὖν πρόσθιοι δύο κάμπτουσι τὸ ἄρθρον, οὐκ εὐθεῖαν ἀκριϐῶς ἑκάτερος καμπὴν, ἀλλὰ ὁ μὲν ἔσω παρεγκλίνων, ὁ δὲ ἔξω· ταθέντων δὲ ἀμφοῖν,
ἡ μέση γίνεται κάμψις ἡ τὸν καρπὸν ἐπὶ τὸ ἀκρώμιον ἀνάγουσα.
3 Ὁ μὲν οὖν ἔσω μᾶλλον κάμπτων ὁ μείζων μῦς ἐναργῶς ὁρᾶται καὶ   5
πρὸ τῆς ἀνατομῆς, ὅλον τοῦ βραχίονος κατειληφὼς τὸ πρόσθιον·
ἄρχεται δὲ ἀπὸ τῆς ὑψηλῆς ὀφρύος τοῦ τῆς ὠμοπλάτης αὐχένος,
ἐντεῦθεν δὲ κατιὼν διὰ τῶν ἔμπροσθεν μερῶν τοῦ βραχίονος, ἄχρι
μὲν ἡμίσεως αὐτοῦ ψαύει, τὸ δὲ ἀπὸ τοῦδε μετέωρος ἐπιϐεϐλημένος·
Θἀτέρῳ τῶν ἐνταῦθα μυῶν, εἰς τὴν κατὰ ἀγκῶνα διάρθρωσιν ἐμ-   10
ϐάλλει· ὁ δὲ ἕτερος ἐκ τοῦ βραχίονος ἐκφύεται μόνον, τὴν μὲν ἀρχὴν ὄπισθεν ἔχων ἐγγὺς τῇ κεφαλῇ τοῦ βραχίονος, ἐντεῦθεν δὲ διὰ
τῶν ἔξω μερῶν λοξὸς ἐπὶ τὰ πρόσω παραγίνεται ἄχρι τῆς κατὰ
4 ἀγκῶνα διαρθρώσεως. Ἐμφύεται δὲ ὁ μῦς οὗτος εἰς τὸ τοῦ πήχεως

2 muscles qui occupent circulairement tout l'humérus. Les deux muscles
antérieurs (*longue portion du biceps et brachial antérieur*) fléchissent l'articulation; cependant aucun des deux ne produit une flexion rigoureusement droite, mais l'un fait dévier le membre du côté intérieur, et l'autre
du côté extérieur, tandis que la contraction simultanée des deux muscles
a pour résultat la flexion moyenne qui porte le carpe dans la direction du
3 sommet de l'épaule. Du reste, le muscle qui fléchit le membre en le faisant dévier plutôt vers l'intérieur, et qui est le plus grand (*biceps*), se
voit manifestement, même avant la dissection, puisqu'il occupe toute la
face antérieure du bras; il commence sur la crête élevée du col de l'omoplate; de là il descend par la partie antérieure du bras; il est en contact
avec l'humérus jusqu'à la moitié de sa longueur; à partir de ce point, il
est placé, sans attaches, sur l'autre muscle de cette région, et s'implante
ainsi sur l'articulation mobile du coude; l'autre muscle (*brachial antérieur*) prend son origine sur l'humérus seul, et il commence en arrière
près de la tête de cet os; à partir de là, il traverse obliquement la partie
extérieure du membre, et arrive à sa partie antérieure jusqu'à l'articu-
4 lation mobile du coude. Ce muscle s'insère sur le cubitus, tandis que le

1. τό om. AB Mor. — 3. παρεκλί-   ραγινόμενος AB Mor.; παραγενοῦ-ν-ος
νων Α; παρεκκλίνων Β Mor. — 13. πα-   Galᵏ.

ὀσίοῦν, ὥσπερ ὁ προειρημένος ὁ μείζων εἰς τὸ τῆς κερκίδος · τῶν
δὲ ἐκτεινόντων τὴν κατὰ τὸν ἀγκῶνα διάρθρωσιν μυῶν ἡ μὲν ἑτέρα
τῶν ἀρχῶν ἀπὸ τῆς ταπεινῆς ἐσίι πλευρᾶς τῆς ὠμοπλάτης τοῦ ἡμίσεως, ὅσον ὡς πρὸς τὸν ὦμον ἀναφέρεται, ἡ δὲ ἑτέρα μετὰ τὴν
5 κεφαλὴν τοῦ βραχίονος ἐκ τῶν ἔξωθεν αὐτοῦ μερῶν ἐκπέφυκεν.
Ἐκτείνουσι μὲν οὖν οἱ μύες ἀμφότεροι τὴν κατὰ ἀγκῶνα διάρθρωσιν, ἀλλὰ ὁ μὲν πρότερος ἅμα τῷ παρεγκλίνειν ἐκτὸς, ὁ δὲ ἕτερος
εἴσω, καὶ οὗτος ἐπὶ βραχὺ λοξὴν ποιεῖται τὴν ἔγκλισιν. Ἡ δὲ πε-
ριπεφυκυῖα τὸ τοῦ βραχίονος ὀσίοῦν μοῖρα τοῦ δευτέρου ῥηθέντος
10 μυός · ἔσίι γὰρ ὥσπερ τις διφυής · σαρκώδης ὅλη διαμένουσα, κατὰ
τὸ ὄπισθεν ἐμβάλλει μέρος τοῦ ἀγκῶνος, εὐθεῖάν πως μᾶλλον ἔκτασιν ἐργαζομένη περὶ τὸν πῆχυν εἴσω βραχὺ ῥέπουσαν.

précédent, qui est le plus grand, s'insère sur le radius ; quant aux muscles
extenseurs de l'articulation du coude, l'une de leurs deux origines provient de la moitié du bord inférieur de l'omoplate, de toute la partie qui
remonte vers l'épaule, l'autre procède de la partie extérieure de l'humérus
au-dessous de la tête de cet os (*triceps divisé en deux muscles par Galien*).
Ces deux muscles étendent donc l'articulation mobile du coude ; seulement
le premier le fait en produisant en même temps une déviation vers le
côté extérieur, et l'autre en en produisant une vers le côté intérieur ;
mais ce dernier muscle produit une déviation légèrement oblique. Le
muscle dont nous avons parlé en second lieu a une partie qui entoure
l'humérus, tout en s'y implantant ; car ce muscle forme une espèce de
muscle double ; et cette partie, qui s'implante sur la partie postérieure
du coude en restant complétement charnue, produit en quelque sorte
plutôt une extension en ligne droite, cependant avec une inclinaison
légère du côté intérieur autour du cubitus. (Voy. *Trad. de Galien*, t. I,
p. 207.)

1. ὁ ante προειρ. om. ΛΒ 1ᵉ m. Mor. — 5. ἔξωθεν] ὄπισθεν ΑΒ Mor. Galᵏ.

μδ'. Περὶ τῶν κατὰ τὸν πῆχυν μυῶν·

1 Ἐκ μὲν τῶν ἔνδον τοῦ πήχεως ἑπϊὰ μύες εἰσὶ τεταγμένοι, κατὰ δὲ τὴν ἔξω χώραν ὁ μὲν ἐλάχιστος ἀριθμὸς ὀκτώ· διαχωριζομένων δὲ τῶν συμφυῶν μυῶν, ὁ πλεῖσϊος δέκα· μέσος δὲ ἀμφοῖν ὁ τῶν
2 ἐννέα. Τοὺς μὲν οὖν τέτϊαρας δακτύλους ἄνευ τοῦ μεγάλου μῦς ἐκτεί- νει κατὰ τὴν μέσην μάλισϊα χώραν τεταγμένος ὅλου τοῦ κώλου, 5 τέτϊαρας ἀποφύων τένοντας εἰς ἕκασϊον δάκτυλον ἕνα· δύο δὲ ἐπὶ ἑκάτερα τοῦδε μύες, ὁ μὲν τὸν μικρὸν δάκτυλον ἀπάγει λοξόν· ὁ δὲ
3 τοὺς λοιποὺς τρεῖς τούτῳ προσάγει. Εἰ δὲ ἀκριβολογοῖς, δύο μῦς ἂν
4 εἴποις εἶναι τούτους ἀλλήλοις συμφυεῖς. Ἄλλοι δὲ ἐπὶ ἑκάτερα τού- των, ὁ μὲν τῷ πήχει παρατεταμένος ἔξωθεν εἰς τὸ πρὸ τοῦ μικροῦ 10 δακτύλου μετακάρπιον ἐμφύεται διὰ ἑνὸς τένοντος· ὁ δὲ εἰς τὸ πρὸ τοῦ λιχανοῦ τε καὶ μέσου διὰ δυοῖν, καὶ τρίτος ἐπὶ τοῖσδε διὰ ἑνὸς

44. DES MUSCLES SITUÉS À L'AVANT-BRAS.

1   A la partie intérieure de l'avant-bras on trouve sept muscles, tandis qu'à la partie extérieure il y en a au moins huit, et, si l'on sépare les muscles adhérents entre eux, on en compte dix au plus, tandis que le
2 nombre moyen intermédiaire entre ces deux est de neuf. Un muscle placé à peu près sur la région moyenne de tout le membre étend les quatre doigts, en exceptant le pouce (*extenseur commun*), et donne nais- sance à quatre tendons, un pour chaque doigt; de chaque côté de ce muscle il y en a un autre; l'un imprime un mouvement d'abduction oblique au petit doigt, tandis que l'autre rapproche les trois autres de
3 ce doigt-là (*extenseurs propres des doigts* chez le singe). Si vous voulez être minutieux, vous direz que ces muscles en forment deux adhé-
4 rents entre eux. Puis il y a encore d'autres muscles situés aux deux côtés de ces muscles-là, dont l'un, s'étendant à la partie extérieure le long du cubitus, s'implante, avec un seul tendon, sur la partie du métacarpe placée en avant du petit doigt (*cubital postérieur*), tandis qu'un autre s'insère, par deux tendons, sur la partie du métacarpe située avant le doigt indicateur et le doigt du milieu (*radiaux*); outre ceux-là enfin, il y en a un troisième qui s'implante, avec un seul tendon, sur le pre-

CH. 44, l. 12. διαδύει AB Mor.

εἰς τὸ πρῶτον ὀσͅοῦν τοῦ καρποῦ τὸ κατὰ τὸν μέγαν δάκτυλον.
Ὑπὸ τούτων τῶν τριῶν ὁ καρπὸς ἐκτείνεται, κατὰ μὲν τὸν μικρὸν　5
δάκτυλον ἐγκλινομένης ὡς ἐπὶ τὸ πρηνὲς σχῆμα τῆς ἄκρας χειρὸς,
κατὰ δὲ τὸν μέγαν ἐπὶ τὸ ὕπͭιον· ὁ μέσος δὲ ἀμφοῖν μῦς μέσην
5 ἀμφοτέρων ἐργάζεται τὴν ἔκτασιν τοῦ καρποῦ· μέσην δὲ καὶ, ἂν
οἱ λοιποὶ δύο μύες ἐνεργήσωσιν ἅμα, τὴν κατάσͅασιν ἢ χεὶρ ἄκρα
λαμβάνει. Τῷ μέντοι κατὰ τὸν μέγαν δάκτυλον κινοῦντι τὸν καρ-　6
πὸν, ὡς εἴρηται, παραπέφυκεν ἕτερος μῦς, ὡς ἀμφοτέρους ἕνα φαίνεσθαι, καθήκων εἰς τὸ πρῶτον ὀσͅοῦν τοῦ μεγάλου δακτύλου· καὶ
10 κινεῖ γε αὐτὸν τὴν ἀνάλογον ἐπὶ θάτερα κίνησιν τῇ προειρημένῃ
λοξῇ κατὰ τοὺς δακτύλους, ἣν ὑπὸ τριῶν ἔφην γίνεσθαι. Λοιποὶ δὲ　7
τῶν ἔξωθεν τοῦ πήχεως μυῶν εἰσιν ὅ τε ἐμφυόμενος τοῖς ἄνω μέρεσι τῆς κερκίδος λοξὸς, ὅλος σαρκοειδὴς, ὅ τε ἐπικείμενος ἄνωθεν
αὐτῇ μακρὸς, οὐδὲ εἰς ἀκριϐῆ τένοντα τελευτῶν οὐδὲ αὐτὸς ὡς τὸ

mier os du carpe, celui qui correspond au pouce (*cubital externe*). Ces　5
trois muscles impriment au carpe un mouvement d'extension, et, quand
cette extension a lieu du côté du petit doigt, la main penche dans le sens
de la pronation; si, au contraire, l'extension se fait du côté du pouce, la
main penche dans le sens de la supination; le muscle situé au milieu
des deux autres produit aussi une extension du carpe tenant le milieu
entre les deux espèces précédentes d'extension, et la main prend encore
une position moyenne quand les deux autres muscles agissent simultanément. Cependant, aux côtés du muscle qui, ainsi que nous l'avons dit,　6
meut le carpe du côté du pouce, adhère un autre muscle, de manière
à ne paraître en former avec lui qu'un seul; ce muscle aboutit au premier
os du grand doigt (*extenseur propre du pouce*), et il imprime à ce doigt
un mouvement latéral qui est l'analogue du mouvement oblique dont
nous avons parlé plus haut pour les [autres] doigts, et qui, disions-nous,
était opéré par trois muscles. Des muscles extérieurs de l'avant-bras, il　7
nous reste à parler de celui qui s'implante obliquement sur les parties
supérieures du radius, et qui est entièrement charnu (*court supinateur*),
ainsi que du muscle long placé en dessus sur le même os, muscle qui
n'aboutit pas non plus à un véritable tendon, et qui a ordinairement

2. ὁ om. A B Mor. — 8-9. τίθεσθαι Gal[d]. — 14 p. 459, l. 1. ὡς τὸ πολὺ om. Gal.

8 πολὺ ἐνέργειαν ἔχων ὑπτίαν ἐργάζεσθαι τὴν χεῖρα. Λοιπὸς δὲ ὁ
  πρὸ τούτου λεχθεὶς ἐμφύεται τῆς κερκίδος τοῖς ἄνω μέρεσιν, οὐχ
9 ὥσπερ ὁ τελευταῖος λεχθεὶς τοῖς κάτω. Καὶ διὰ τοῦτο ἑκάτερος αὐτῶν ἐκεῖνο τὸ μέρος κινεῖ τῆς κερκίδος εἰς ὃ καταπέφυκεν· ἀμφοτέρων δὲ ἐνεργησάντων ὁμοῦ, τὴν ὑπτίαν κατάστασιν ἡ χεὶρ ὅλη 5
  λαμβάνει· ἐπιβαίνων δὲ μετὰ τὴν πρώτην ἔκφυσιν ὅλῳ τῷ πήχει
10 παραπέφυκεν. Οὕτω μὲν οὖν ἔχουσι θέσεώς τε καὶ κινήσεως οἱ ἔξωθεν μύες· τῶν δὲ ἐντὸς τοῦ πήχεως ἑπτὰ τὸν ἀριθμὸν μυῶν ὄντων,
  δύο μὲν τὸν καρπὸν κάμπτουσι, δύο δὲ τοὺς δακτύλους, δύο δὲ ἄλλοι τὴν κερκίδα περιάγουσιν ἐπὶ τὸ πρανές· ὁ δὲ ὑπόλοιπος εἷς, 10
  ὅσπερ καὶ πάντων ἰσχυρότατός ἐστιν, ἐπιπολῆς μὲν ὑπὸ τῷ δέρματι
  τέτακται κατὰ μέσον μάλιστα τὸ κῶλον, ἄνωθεν κάτω φερόμενος,
  οὐδὲν ἄρθρον κινῶν.

8 pour fonction de mettre le bras dans la supination (*long supinateur*). Il
  nous reste à parler de celui que nous avons nommé l'avant-dernier; ce
  muscle s'implante sur les parties supérieures du radius, et non sur les
  parties inférieures, comme celui dont nous avons parlé en dernier lieu.
9 Pour cette raison, chacun de ces deux muscles imprime un mouvement
  à la partie du radius sur laquelle il s'implante, et, si les deux muscles
  agissent simultanément, tout le bras se met dans la supination; ce muscle
  s'appuie, dès sa première origine, sur le cubitus, qu'il longe d'un bout à
10 l'autre en y adhérant. Tels sont la position des muscles extérieurs et le
  mouvement qu'ils produisent; mais, du côté intérieur de l'avant-bras,
  les muscles sont au nombre de sept; deux fléchissent le carpe (*cubital
  interne et radial interne*), deux autres les doigts (*fléchisseurs superficiel
  et profond*), deux autres encore roulent le radius dans la pronation (*pro-
  nateurs rond et carré*); enfin le muscle unique qui reste, et qui est le
  plus grêle de tous, est placé superficiellement sous la peau (*palmaire
  grêle*), vers le milieu à peu près du membre; il se porte de haut en bas
  et ne met aucune articulation en mouvement.

7. οὖν om. AB Mor. Gal*.

με'. Περὶ τῶν ἐν ἄκρᾳ τῇ χειρὶ μυῶν.

Διτλὰ γένη μυῶν ἐστιν ἐν ἄκρᾳ τῇ χειρὶ κατὰ τὰ ἔνδον αὐτῆς 1
μέρη, μικροὶ μὲν πάντες ἐξ ἀνάγκης, ἀλλήλων δὲ οὐκ ὀλίγου δια-
φέροντες τά τε ἄλλα καὶ κατὰ μέγεθος. Πέντε μὲν οὖν εἰσιν οἱ τῶν 2
λοξῶν κινήσεων ἐπὶ τὰ ἔσω τε καὶ ἄνω κινοῦντες τοὺς δακτύλους,
5 εἷς καθ' ἕκαστον · ἕκτος δὲ ὁ τὸν ἀντίχειρα καλούμενον τὸν μέγαν
προσάγων τῷ λιχανῷ · ὁ δὲ ἕβδομος ἀπάγει μέχρι πλείστου τὸν
μικρὸν δάκτυλον ἀπὸ τῶν ἄλλων. Ἄλλοι δὲ μύες ἐν τῷ μετακαρπίῳ 3
κεῖνται, τοῖς τε ἀνατομικοῖς ἀγνοηθέντες ἅπασι, κἀμοὶ μέχρι πολλοῦ, μετὰ παρεγκλίσεως τῆς εἰς τὸ πλάγιον ἑκάστου τῶν δακτύλων
10 κάμπτοντες τὸ πρῶτον ἄρθρον, δύο καθ' ἕκαστον δάκτυλον ὄντες.
Κατὰ δὲ τὸν μέγαν δάκτυλον οὐκ ἴσος ἐστὶν ἀριθμός · εἷς μὲν γὰρ 4
μικρότερός ἐστι, καὶ καταφύεται τῷ δακτύλῳ πλησίον τῆς δευτέρας διαρθρώσεως, οὐ πάνυ μὲν ἐκείνην σαφῶς κινῶν, τὴν πρώτην

45. DES MUSCLES DE LA MAIN.

A la partie intérieure de la main, il y a deux espèces de muscles ; 1
ces muscles sont nécessairement tous petits, il est vrai ; cependant ils
présentent entre eux une différence assez considérable, tant sous les
autres rapports que sous celui de la grandeur. Il y a donc cinq muscles 2
qui président à des mouvements obliques et qui meuvent les doigts vers
la partie intérieure et supérieure ; il en existe un pour chaque doigt
(*lombricaux et court abd. du pouce*) ; un sixième rapproche le grand doigt
appelé *pouce* de l'indicateur (*long adducteur*), et le septième éloigne le
petit doigt aussi loin que possible des autres (*court fléch. et adduct.*). Au 3
métacarpe sont placés d'autres muscles ignorés de tous les anatomistes,
et qui m'avaient aussi échappé pendant longtemps ; ces muscles fléchissent
la première articulation de chacun des doigts avec une légère déviation
vers les côtés ; il y en a deux pour chaque doigt (*interosseux et opposant
du petit doigt*). Le nombre des muscles n'est pas le même pour le pouce : 4
en effet, il y a un muscle assez petit qui s'implante sur ce doigt près
de la seconde articulation (*opposant du pouce*) ; cependant il n'imprime
pas un mouvement bien manifeste à cette dernière articulation, mais il

δὲ μᾶλλον· οἱ δὲ ἐφεξῆς αὐτοῦ δύο τὴν δευτέραν κάμπ]ουσι διάρθρωσιν, ὁ μὲν τοῦ προειρημένου τοῦ μείζονος ψαύων, ἀρρεπῆ τὴν
καμπὴν ποιούμενος· ὁ δὲ μετὰ αὐτὸν, ἐγκλίνων ἀτρέμα εἰς τὸ πλά-
5 γιον. Ἁπάντων δὲ τῶν εἰρημένων ἕνδεκα μυῶν τῶνδε κοινὸν ἔργον 5
ἐσ]ὶ, τὴν πρὸς τὸν καρπὸν συνάρθρωσιν ἑκάσ]ου τῶν κατὰ τὸ μετακάρπιον ὀσ]ῶν κάμπ]ειν τοσοῦτον ὅσον ἑκάσ]η πέφυκε κάμπ]εσθαι·
βραχύτατον δέ ἐσ]ι τοῦτο· συνήρθρωται γὰρ ἀλλήλοις τὰ κατὰ
τοῦτο τὸ μέρος ὀσ]ᾶ, καὶ οὐ καθάπερ τὰ τῶν δακτύλων ὀσ]ᾶ διήρ-
6 θρωται. Διὰ τοῦτο δὲ καὶ ἡ τοῦ μεγάλου δακτύλου πρώτη διάρθρωσις ἐναργῆ τὴν κίνησιν ἔχει, λεληθυῖαν δὲ καὶ τελέως ἀμυδρὰν ἡ τῶν 10
τοῦ μετακαρπίου πρὸς τὸν καρπόν· ἐνίοτε μέντοι κατὰ τὸν μέγαν
δάκτυλον οἱ δύο μόνοι φαίνονται μύες ὁμοίως ἔχοντες τοῖς ἐπὶ τῶν
ἄλλων· κἀκεῖνοι δὲ πολλάκις οὕτως ἀλλήλοις εἰσὶ συμφυεῖς, ὡς ἕνα
φαίνεσθαι κατὰ ἕκασ]ον δάκτυλον.

agit plutôt sur la première ; les deux muscles qui viennent après le précédent fléchissent la seconde articulation ; le premier, qui touche au muscle
assez considérable que nous avons décrit plus haut (*court abducteur*), en
produisant une flexion sans déviation (*ventre sup. du court fléch.*), et le
muscle qui vient après lui, en donnant lieu à une légère déviation laté-
5 rale (*ventre inférieur*). Une fonction commune à tous ces onze muscles
dont nous venons de parler consiste à imprimer à l'articulation de chaque
os du métacarpe avec le carpe une flexion aussi forte que la nature de
chaque articulation le comporte ; or la latitude qui leur reste est très-
petite : en effet, les os de cette partie sont réunis entre eux par une articulation immobile, et non par une articulation mobile comme les os
6 des doigts. C'est aussi pour cette raison que la première articulation du
grand doigt a un mouvement manifeste, tandis que celle des os du métacarpe avec le carpe n'a qu'un mouvement imperceptible et très-faible ;
quelquefois, cependant, on ne voit au grand doigt que deux muscles qui
présentent les mêmes dispositions que pour les autres doigts ; souvent
même ces muscles adhèrent tellement entre eux, qu'ils ne semblent former qu'un pour chaque doigt.

3. ἐκκλίνων AB Mor. Gal¹. — 5. ἐνάρθρωσιν Mor.

μϛ′. Περὶ τῶν ὑπὸ ταῖς κλεισὶ μυῶν.

Ὑπὸ ἑκατέρᾳ κλειδὶ μῦς ὑπόκειται, μηδὲ φανῆναι σαφῶς δυνάμενος πρὶν ἀρθῆναι τὴν κλεῖν· ὁμοίαν δὲ τοῖς μεσοπλευρίοις ὀνομαζομένοις μυσὶ τὴν ἐνέργειαν ἔχουσιν· ὥσπερ γὰρ ἐκείνων ἕκα-
σ7ος ταῖς ἔξωθεν ἰσὶ πρὸς τὴν ὑψηλοτέραν πλευρὰν ἀνασπᾷ τὴν
5 ταπεινοτέραν, οὕτω καὶ οἵδε πρὸς τὴν κλεῖν ἀνέλκουσι τὴν πρώτην
πλευράν.

μζ′. Περὶ τῶν τοῦ θώρακος μυῶν.

Τῶν τοῦ θώρακος μυῶν οἱ μὲν ἐν τοῖς μεσοπλευρίοις δύο καὶ
εἴκοσίν εἰσι, τῷ μήκει τὰς ἶνας ἔμπαλιν ἔχοντες· οὐ γὰρ ὥσπερ οἱ
μύες ἀπὸ τῆς ῥάχεως ἄχρι τοῦ σ7έρνου περαίνουσιν, οὕτω καὶ αἱ
10 ἶνες αὐτῶν, ἀλλὰ ἐκ πλευρᾶς εἰς πλευρὰν ἐμπεφύκασι λοξαὶ, τῷ
χ γράμματι παραπλησίως ἐναντίαν ἀλλήλαις αἵ τε ἔξω καὶ ἐντὸς

46. DES MUSCLES SITUÉS AU-DESSOUS DES CLAVICULES.

Sous chaque clavicule est placé un muscle (*sous-clavier*) qui n'est pas
visible avant qu'on ait enlevé la clavicule; ce muscle a une fonction
analogue à celle des muscles dits *intercostaux* : en effet, de même que
chacun de ces muscles attire, à l'aide de ses fibres extérieures, la côte située au-dessous de lui vers celle qui est au-dessus, les muscles dont nous
parlons attirent la première côte vers la clavicule.

47. DES MUSCLES DE LA POITRINE.

Parmi les muscles de la poitrine, il y en a vingt-deux qui sont situés
dans les espaces intercostaux (*muscles intercostaux*), et dont les fibres ont
une direction opposée au sens de la longueur de l'ensemble de chaque
muscle : en effet, ces fibres ne se dirigent pas, comme ces muscles eux-
mêmes, de l'épine du rachis au sternum, mais, partant d'une côte, elles
s'insèrent obliquement sur une autre, et il y a opposition réciproque
entre la position des fibres superficielles et celle des fibres profondes,

Ch. 46, l. 1. Ἐπὶ AB Mor.

2 ἔχουσαι τὴν θέσιν. Αἱ μὲν οὖν ἐκτὸς ἶνες ἐν τοῖς ἄνωθεν καταφερομένοις μέρεσι τῶν πλευρῶν διασ7έλλουσι τὸν θώρακα, συσ7έλ-
λουσι δὲ αἱ διὰ βάθους· ἐναντίως δὲ αὐταῖς αἱ κατὰ τὰ χονδρώδη
τὰ πρὸς τῷ σ7έρνῳ συσ7έλλουσι μὲν αἱ ἐπιπολῆς, διασ7έλλουσι δὲ
3 αἱ διὰ βάθους. Ἐπὶ δὲ τῶν κατὰ τὰς νόθας πλευρὰς μυῶν ἄχρι τῆς 5
τελευτῆς αὐτῶν ἡ αὐτὴ φύσις ἐσ7ὶ τῶν ἰνῶν· οὐδὲ γὰρ ἔχουσιν αἵδε
4 τινὰ καμπήν. Ἑτέρα δὲ μία συζυγία μικρῶν μυῶν ἀνασπᾷ τὰς πρώτας πλευρὰς, ὥσπερ ἕτεραι δύο κατασπῶσι τὴν δεκάτην τε καὶ τὴν
ἑνδεκάτην· ἡ γάρ τοι δωδεκάτη πλευρὰ τοῦ διαφράγματος ἔξωθέν
ἐσ7ι συμπεφυκυῖα τῷ λοξῷ κατὰ ἐπιγάσ7ριον μυῒ τῷ μικροτέρῳ· 10
φαίνεται δὲ ἐνίοτε καὶ περιγραφὴν ἰδίου μυὸς ἔχουσα τοῦ κατα-
5 σπῶντος αὐτήν. Ἄλλαι δὲ τρεῖς ἐκ τραχήλου καθήκουσαι συζυγίαι
μυῶν διασ7έλλουσι τὸν θώρακα, μεγίσ7η μὲν ἡ κατὰ τὰ σιμὰ τῶν
ὠμοπλατῶν, ἐλάτ7ων δὲ ἡ πρόσθεν αὐτῆς, ἐλαχίσ7η δὲ ἡ ὄπισθεν.

2 ce qui les fait ressembler à la lettre chi (χ). Dans la région du thorax,
où les côtes se portent de haut en bas, les fibres superficielles dilatent
la poitrine, et les fibres profondes la resserrent; mais, au niveau de la
partie cartilagineuse des côtes, près du sternum, contrairement à ce qui
a lieu pour les fibres susnommées, les fibres superficielles contractent,
3 et les profondes dilatent la poitrine. Pour les muscles situés dans la région des fausses côtes jusqu'au point où les muscles intercostaux cessent,
la direction naturelle des fibres reste la même, car ces côtes ne présen-
4 tent aucune inflexion. Il existe une autre paire de petits muscles qui relèvent les premières côtes (*dentelé supérieur*), comme il y en a deux autres qui abaissent la dixième et la onzième (*dentelé inférieur*) : car la
douzième côte est située en dehors du diaphragme, et présente des adhérences avec le plus petit des muscles obliques de l'abdomen; quelquefois,
cependant, on voit cette côte munie d'un muscle propre destiné à l'a-
5 baisser, et qui a ses limites distinctes. Trois autres paires de muscles qui
descendent du cou dilatent la poitrine; la plus grande est située sur la
surface concave de l'omoplate (*grand dentelé*); la paire située au-devant
de celle-ci est plus petite (*faisceau propre au singe*), et la paire postérieure

4. διασ7έλλουσι AB Mor. Ras.; προσ7. Gal\. — Ib. συσ7έλλουσι AB Mor. Ras.

Οὗτοι πάντες οἱ μύες διασ]έλλουσι τὸν θώρακα, καὶ πρὸς αὐτοῖς 6
αἱ φρένες· συσ]έλλουσι δὲ οἵ τε μεσοπλεύριοι ταῖς ἡμισείαις ἰσὶ,
καὶ οἱ τοῖς ῥαχίταις παρατεταμένοι κατὰ τὰς ῥίζας τῶν πλευρῶν,
καὶ τῶν ὀρθίων κατὰ ἐπιγάσ]ριον ἢ ἄνω μοῖρα, καὶ οἱ τὰς ἐσχάτας
5 πλευρὰς κατασπῶντες. Συντελοῦσι δέ τι πρὸς τὰς συσ]ολὰς τοῦ 7
θώρακος ἐνίοτε καὶ οἱ κατὰ ἐπιγάσ]ριον.

μη'. Περὶ τῶν τῆς ῥάχεως μυῶν.

Οἱ ῥαχῖται μύες ἄρχονται μὲν ἀπὸ τοῦ δευτέρου σπονδύλου τῶν 1
κατὰ τὸν τράχηλον· ἤτοι δὲ τοσοῦτοι τὸν ἀριθμόν εἰσιν, ὅσοι περ
οἱ ἀπὸ τοῦδε σπόνδυλοι διαφυεῖς ἀλλήλοις ὄντες, ἢ μέγισ]ος εἷς ἑκα-
10 τέρωθεν τῆς ἀκάνθης ἐκ πολλῶν μορίων σύνθετος. Ἀπάντων δὲ αἱ 2
ἶνες ἀτρέμα τε λοξαὶ τυγχάνουσιν οὖσαι καὶ ταθεῖσαι βραχὺ παρεγ-

est la moins considérable des trois (*scalènes?*). Tous ces muscles, et, en 6
outre, le diaphragme, dilatent la poitrine, tandis que cette cavité est con-
tractée par la moitié des fibres des muscles intercostaux, par les muscles
étendus le long de ceux de l'épine du dos au niveau des racines des côtes (*sur-costaux?*), par la partie supérieure des muscles droits de l'abdomen et par les muscles qui abaissent les dernières côtes. Quelquefois 7
les [autres] muscles de l'abdomen prennent quelque part aussi à la contraction de la poitrine.

48. DES MUSCLES DE L'ÉPINE DU DOS.

Les muscles de l'épine du dos commencent sur la seconde des ver- 1
tèbres du cou; cette masse musculaire peut être considérée, ou comme
une série de muscles dont le nombre égale celui des vertèbres à compter
de la seconde, et qui s'entrelacent entre eux, ou comme formant, de
chaque côté de l'épine, un seul muscle très-considérable composé de plusieurs parties (*long du cou, sacro-lombaire*). Les fibres de tous ces muscles 2
sont légèrement obliques, et, quand elles se contractent, elles font dévier
légèrement, dans le sens de leur propre direction, chacune des vertèbres

CH. 48, l. 9. διφυεῖς AB 2ᵃ m. Mor.; — 11-p. 465, l. 1. παρεκκλίνουσιν AB
συμφυεῖς Gal., Ras. — 10. μυῶν Gal. Mor.

κλίνουσιν ἐπὶ ἑαυτὰς ἕκασ]ον τῶν συνεχῶν σπονδύλων· ὅταν δὲ
ἀμφότεροι ταθῶσιν, οἵ τε ἐκ τῶν δεξιῶν καὶ ἐκ τῶν ἀρισ]ερῶν ἑκά-
σ]ου σπονδύλου, τηνικαῦτα ὀρθὸς καὶ ἀρρεπὴς μένων ἀνακλᾶται
πρὸς τοὐπίσω, καὶ εἰ κατὰ ὅλην τὴν ῥάχιν οὕτω γένοιτο, μετὰ μὲν
μετρίας τῆς τάσεως ἐκτείνεται πᾶσα, βιαιότερον δὲ ταθέντων ἀνα- 5
κλᾶται πρὸς τοὐπίσω τὴν ἐναντίαν τῇ κυφώσει καλουμένῃ λαμβά-
3 νουσα διάθεσιν. Κατὰ μὲν τὴν ἄνω μοῖραν ἅπασαν ἄχρι τοῦ τετάρτου, ποτὲ δὲ καὶ τοῦ πέμπ]ου τῶν κατὰ θώρακα σπονδύλων, οἱ
δύο μύες οἱ ὑποβεβλημένοι τῷ σ]ομάχῳ κάμπ]ουσι τὴν ῥάχιν· κατὰ
δὲ τὰ κάτω ἡ κατὰ ὀσφὺν ἔνδον ἅπασα χώρα μεγίσ]ους ἔχει δύο 10
μύας, οὓς ψόας ὀνομάζουσιν οἱ ἀνατομικοὶ πάντες· ἐκφύονται δὲ
ἀνωτέρω τοῦ διαφράγματος οἵδε κατὰ τὸν ἑνδέκατον ἢ δέκατον ἐνίοτε
τοῦ θώρακος σπόνδυλον, κάμπ]οντες τὸ κατὰ ἑαυτοὺς μέρος τῆς
4 ῥάχεως. Τὸ δὲ ἐν τῷ μεταξὺ τούτων τε καὶ τῶν προειρημένων,

avec lesquelles elles sont en contact; mais, quand les deux muscles, c'est-
à-dire ceux qui sont situés à droite et à gauche de chaque vertèbre, se
contractent, alors cette vertèbre, restant droite et sans déviation, est
renversée en arrière, et, si la même chose a lieu pour toute la longueur
de l'épine, l'épine, dans le cas d'une contraction de force moyenne,
entre dans l'extension d'un bout à l'autre, tandis que, dans le cas d'une
contraction plus violente, l'épine du dos est renversée en arrière et prend
3 une disposition contraire à ce qu'on appelle une *bosse*. Dans toute la partie supérieure jusqu'à la quatrième, et quelquefois même jusqu'à la cinquième vertèbre du dos, les deux muscles placés au-dessous de l'œsophage (*droits antérieurs*) fléchissent l'épine du dos; mais, dans la partie
inférieure, toute la région intérieure des lombes présente deux muscles
très-considérables, que tous les anatomistes appellent *psoas* (*psoas, iliaque
et carré des lombes*); ces muscles prennent leur origine au-dessus du diaphragme sur la onzième, ou quelquefois sur la dixième vertèbre du
4 dos, et ils fléchissent la partie de l'épine qui leur correspond. La partie
de l'épine du dos située entre ces derniers muscles et ceux dont nous
avons parlé plus haut, partie qui constitue la région moyenne de la poi-

2. αἱ ἶνες ἐκ τε τῶν Galᵈ. — 7. μέν] δέ A B Mor.

ὅπερ ἐσ]ὶ τοῦ Θώρακος τὸ μέσον, οὐδὲ ἕνα κέκτηται μῦν ἴδιον, ἀλλὰ
τοῖς ἑκατέρωθεν μέρεσι συγκινεῖται.

μθ'. Περὶ τῶν κατὰ ἐπιγάσ]ριον μυῶν.

Ὀκτὼ μύες εἰσὶν οἱ κατὰ ἐπιγάσ]ριον, τέτ]αρες ἑκατέρωθεν,   1
ἔξωθεν μὲν ἁπάντων οἱ ἀπὸ τοῦ Θώρακος καταφερόμενοι λοξοὶ μέ-
5 χρι τῶν τῆς ἥβης ὀσ]ῶν, μέγισ]οι τῶν ἐνταῦθα μυῶν· δεύτεροι δὲ
ὑπὸ αὐτοῖς οἱ ἀπὸ τῶν λαγόνων ἀναφερόμενοι, καὶ τρίτοι τούτοις
συνάπ]οντες οἱ εὐθεῖς, καὶ τέταρτοι οἱ τῷ ϖεριτοναίῳ συμφυεῖς,
ἐγκάρσιοι τῇ Θέσει. Καὶ λανθάνει γε τοὺς ϖλείσ]ους τῶν ἰατρῶν   2
τὸ σύνθετον ἐξ αὐτῶν τε καὶ τοῦ ϖεριτοναίου σῶμα, ϖεριτόναιον
10 εἶναι νομίζοντας. Ἀμέλει κἂν ταῖς καλουμέναις γασ]ρορῥαφίαις ὡς   3
ὑμένα διαρῥάπ]ουσιν αὐτό· καταλείπει μέντοι τὸ ϖεριτόναιον ἐν
τοῖς κάτω μέρεσιν ἡ ἀπονεύρωσις αὕτη, καὶ φαίνεται λοιπὸν ἐκεῖνο

trine, ne possède pas un seul muscle propre, mais elle suit les mouvements des parties situées à ses deux extrémités.

49. DES MUSCLES DE L'ABDOMEN.

Il existe huit muscles dans les parois du ventre, quatre de chaque   1
côté ; à la région superficielle se trouvent ceux qui de la poitrine descendent obliquement jusqu'aux os du pubis, et qui sont les plus grands des
muscles de cette région (*grands obliques*) ; puis viennent en second lieu,
sous eux, les muscles qui remontent de la région des iles (*petits obliques*) ;
puis, en troisième lieu, les muscles droits (*droits et pyramidaux*), qui touchent les précédents, et, en quatrième lieu, les muscles adhérents au péritoine, qui ont une position transversale (*transverses de l'abdomen*). La   2
nature de la couche qui est composée de ces derniers muscles et du péritoine [adhérents entre eux] reste cachée à la plupart des médecins,
qui pensent que c'est le péritoine [seul]. Du reste, dans l'opération   3
dite *suture du ventre*, ils passent même des points de suture à travers
cette couche, comme si c'était une membrane ; cependant ce muscle
aponévrotique se détache du péritoine à la partie inférieure, et dès lors

1. οὐδένα A B Gal.

4 μόνον γυμνόν. Χρήσιμοι δέ εἰσιν οἱ ὀκτὼ μύες οὗτοι πρός τε τὰς
ἐκφυσήσεις καὶ τὰς καλουμένας καταλήψεις τοῦ πνεύματος, καὶ τὰς
μεγάλας τε καὶ τὰς ὀξείας φωνάς, ἐμέτους τε καὶ διαχωρήσεις γασ-
5 τρός. Συντελεῖ δὲ αὐτῶν ἡ κάτω μοῖρα, καὶ μάλιστα τῶν ἐπιβεβλη-
μένων τῇ κύστει, τῇ κατὰ τὴν οὔρησιν ἐνεργείᾳ, προστέλλοντες 5
εἴσω τὸ ὑπογάστριον.

ν'. Περὶ τῶν ἐπὶ τοὺς ὄρχεις καταφερομένων μυῶν.

1 Δύο πρὸς ἑκάτερον ὄρχιν ἀφικνοῦνται μύες ἰσχνοί· ἐκφύονται
δὲ ἐκ τοῦ τῆς ἥβης ὀστοῦ διὰ ὑμενώδους συνδέσμου λεπτοῦ ἐκ τοῦ
2 τῆς λαγόνος ὁρμωμένου. Καταφέρονται δὲ ἐντεῦθεν διὰ τοῦ καθήκοντος ἐπὶ τὸν ὄρχιν πόρου, κἄπειτα πλατυνόμενοι περιλαμβάνουσι 10
3 τὸν ἐλυτροειδῆ. Τὸ δὲ ἔργον αὐτῶν ἀνατείνειν τὸν ὄρχιν, ὅθεν ἔνιοι
κρεμαστῆρας αὐτοὺς ὀνομάζουσιν.

4 on peut voir le péritoine seul à nu. Ces huit muscles rendent des services pour l'exsufflation, pour ce qu'on appelle rétention du souffle,
pour l'émission d'une voix grande ou aiguë, pour les vomissements et
5 pour la défécation. La partie inférieure de ces muscles, et surtout celle
des muscles qui recouvrent la vessie (droits et pyramidaux), contribue
à l'accomplissement de la fonction d'émettre l'urine, puisque ces muscles
compriment le bas-ventre de dehors en dedans.

50. DES MUSCLES QUI DESCENDENT AUX TESTICULES.

1 Un muscle grêle aboutit à chacun des deux testicules; ces muscles
prennent leur origine sur les os du pubis, à l'aide d'un ligament mem-
2 braneux mince qui prend son point de départ sur l'os des iles. Ces
muscles descendent, à partir de là, à travers le canal qui se rend aux
3 testicules; ensuite ils s'aplatissent et entourent la tunique vaginale. La
fonction de ces muscles consiste à tirer le testicule en haut, raison pour
laquelle quelques-uns les nomment cremasters, c'est-à-dire suspensoirs.

4. χώρα A B Mor. — CH. 50, tit.
κάτω ἐπιφ. AB Mor. — 8. δὲ ἐκ ex em.;
δὲ ὁ μὲν ἐκ AB Gal., Mor., Ras. — Ib.
ὀστοῦ..... λεπτοῦ post λαγόνος (l. 9)
transf. Galᵏ. Ras. — Ib. λεπτοῦ om. Galᵈ.
— Ib. ἐκ ex em.; ὁ δὲ ἐκ A B Gal. Mor.,
Ras. — 9-10. Καταφ. μὲν ὁ δὲ ἔνθεν τοῦ
A 1ᵃ m.; Καταφ. μὲν ὁ δὲ ἔνθεν, ὁ δὲ
ἔνθεν τοῦ A 2ᵃ m. B 1ᵃ m.; Καταφ. δὲ ὁ
μὲν ἔνθεν, ὁ δὲ ἔνθεν τοῦ B 2ᵃ m. Mor.

να΄. Περὶ τῶν κατὰ τὸν τράχηλον τῆς κύσ1εως μυῶν.

Σαρκώδης μῦς περιβέβληται τῷ τραχήλῳ τῆς κύσ1εως · τὸ πλεῖ-
σ1ον δὲ αὐτοῦ μέρος ὑποβέβληται κάτωθεν. Οὗτος ὁ μῦς κλείει τὸ
σ1όμα τῆς κύσ1εως, ὑπὲρ τοῦ μηδὲν ἐκρεῖν ἀκουσίως · συναπωθεῖ δὲ
καὶ τὸ διὰ αὐτοῦ Φερόμενὸν οὖρον.

νβ΄. Περὶ τῶν τοῦ αἰδοίου μυῶν.

5 Δύο μὲν ἔχει πάνυ σμικροὺς μῦς λοξοὺς τὸ αἰδοῖον εἰς τὴν ἔκ-
Φυσιν ἐμβάλλοντας αὐτοῦ · δύο δὲ ἄλλους συμφυεῖς, ἢ ἕνα διφυῆ
σαρκώδη, κάτωθεν μὲν ὑποκειμένους αὐτῷ μᾶλλον, οὐ μὴν ἀλλὰ καὶ
περιλαμβάνοντας ἐν κύκλῳ. Τούτων μὲν οὖν εἰς οὐδὲν σαφῶς ὀσ1οῦν ·
ἀνήκουσιν αἱ κεφαλαὶ, τῶν δὲ ἄλλων δυοῖν εἰς τὰ τῆς ἥβης ὀσ1ᾶ
10 ὀνομαζόμενα. Δύνανται δὲ ἅπαντες οἱ εἰρημένοι τό τε ἀρρεπὲς ἐν

51. DES MUSCLES SITUÉS AU COL DE LA VESSIE.

Il existe un muscle charnu qui entoure le col de la vessie, et dont la
plus grande partie est placée en dessous (*sphincter de la vessie des anciens*). Ce muscle ferme l'orifice de la vessie, pour empêcher que rien ne
s'écoule malgré notre volonté; subsidiairement le même muscle expulse
aussi l'urine qui le traverse.

52. DES MUSCLES DU PÉNIS.

Le pénis a deux muscles obliques et très-petits qui s'implantent sur
son point d'origine (*ischio-caverneux*), et deux autres muscles adhérents
entre eux, ou bien un seul muscle double et charnu, muscles qui sont
principalement placés en dessous de cet organe, quoiqu'ils l'entourent
aussi circulairement. Les têtes de ces derniers muscles (*bulbo-caverneux*)
n'aboutissent manifestement à aucun os, tandis que celles des deux autres
aboutissent aux os dits du pubis. Ces quatre muscles que nous venons
d'énumérer peuvent donner au membre viril la faculté de rester roide

Ch. 51, l. 3. συνεπωθεῖ B Mor. — Ch. 52, l. 10. εἰρημένοι (προειρημέ-
4. Φερόμενον ὕδωρ ἤγουν οὖρον Gal^d. — νοι Gal^l.) τέσσαρες μύες Gal.

ταῖς ἐντάσεσι παρέχειν τῷ αἰδοίῳ, καὶ τὰς ἐν τῷ διασείειν τε καὶ
ἀνασείειν αὐτῷ κινήσεις.

νγ΄. Περὶ τῶν κατὰ τὴν ἕδραν μυῶν.

1 Εἷς μέν τίς ἐσΊιν ἄζυγὴς, σΊρογγύλος, ἐγκάρσιος μῦς, περι-
βεβλημένος τῇ ἕδρᾳ, κλείων ἀκριβῶς καὶ ἰσχυρῶς, εἰ ταθείη, τὸ
ἀπευθυσμένον ἔντερον, κατὰ μὲν τὸ μέσον ἑαυτοῦ ψαύων τοῦ καλου- 5
μένου κόκκυγος, ἑκατέρωθεν δὲ εἰς τὴν ἔκφυσιν τοῦ αἰδοίου τελευ-
2 τῶν. Αὐτὸ δὲ τὸ ἐξωτάτω πέρας αὐτοῦ συγκεκραμένον ἔχει τῷ δέρματι μῦν, οἷόν τι καὶ τὸ τῶν χειλῶν ἐσΊι πέρας, ὡς ἤτοι δερματώδη
3 μῦν ὀνομάζειν, ἢ δέρμα μυῶδες. Ἡ χρεία δὲ καὶ τούτου παραπλησία τῷ μυΐ, πλὴν ὅσον ἰσχύϊ καὶ ῥώμῃ τῆς ἐνεργείας ἀπολείπεται. 10
4 Οἱ λοιποὶ δὲ δύο μύες ὑμενώδεις ὄντες ἀνωτέρω τοῦ σΊρογγύλου
μυὸς ἔχουσι τὴν θέσιν· ἐκφύονται μὲν γὰρ ἔκ τε τῶν ἔνδον μερῶν

pendant l'érection, ainsi que d'accomplir les mouvements consistant en
secousses dirigées latéralement et en haut.

53. DES MUSCLES DU SIÉGE.

1 Il existe un muscle impair, rond et transversal qui entoure le siége
(sphincter interne), et qui, lorsqu'il se contracte, ferme exactement et
vigoureusement le rectum; à sa partie moyenne, ce muscle est en contact avec l'os appelé coccyx, tandis qu'il aboutit des deux côtés à l'origine
2 du membre viril. La partie du rectum qui se rapproche le plus de l'extérieur contient elle-même un muscle mêlé à la peau, et qui est dans le
même genre, à peu près, que le plan musculaire de l'extrémité des
lèvres, de telle manière qu'on peut l'appeler, soit muscle en forme de
3 peau, soit peau musculeuse (sphincter externe). L'utilité de cette partie
est analogue à celle de [l'autre] muscle, excepté qu'elle lui est inférieure
4 pour le degré de vigueur et d'intensité de son action. Les deux muscles
dont il nous reste à parler, et qui sont membraneux, occupent une position plus élevée que le muscle rond; car ils prennent leur origine sur

CH. 53, l. 4. ἀκρ. καὶ ἰσχ. òm. Gal^d. — φαλῆς Gal^k. — 8. πέρας] μέρος Gal^d. —
— 7. αὐτῆς AB; τῆς ἕδρας Gal^d.; τῆς κε-   9. σαρκῶδες Gal. — Ib. τούτῳ Gal.

τῶν τῆς ἥβης ὀστῶν, καὶ τῶν τοῦ καλουμένου πλατέος ἢ ἱεροῦ ὀστοῦ, καταφύονται δὲ ἑκατέρωθεν εἷς λοξοὶ, τείνοντες ἄνω τὴν ἕδραν, ἡνίκα ἂν ἐπὶ πλεῖστον αὐτὴν ἐκστραφῆναι συμβῇ ἐν προθυμίαις ἰσχυραῖς· ὑπὸ γὰρ τῶν κατὰ ἐπιγάστριον μυῶν ἅμα ταῖς φρεσὶ θλιβόντων τά τε ἔντερα, καὶ διὰ ἐκείνων ὅ τι περ ἂν ἐν αὐτοῖς περιέχηται, προωθεῖσθαί τε συμβαίνει τὴν ἕδραν, ἐκτρέπεσθαί τε πολλάκις εἰς τοσοῦτον, ὡς μηδὲ ὑπὸ τῶν εἰρημένων δυοῖν μυῶν ἑτοίμως ἀνασπᾶσθαι· καὶ ὅταν γε παραλυθῶσιν ἢ ἀτονήσωσιν οἱ μύες οὗτοι, χαλεπῶς καὶ μόγις ἀνασπᾶσθαι συμβαίνει τὴν ἕδραν, ἢ καὶ παντάπασιν ἐκτετραμμένην διαμένειν, ὡς καὶ τῶν χειρῶν δεῖσθαι βοηθῶν. Εὐθὺς δὲ καὶ τὴν ἔκφυσιν τοῦ αἰδοίου συνανασπῶσιν οἱ μύες οὗτοι διὰ τὴν προειρημένην κοινωνίαν.

les parties intérieures des os du pubis et de l'os qu'on appelle *os large* ou *sacrum;* comme ces muscles, dont il existe un de chaque côté, ont une insertion oblique, ils tirent le siége en haut (*releveurs de l'anus*), lorsqu'il advient que, en cas d'envie très-pressante d'aller à la selle, cette partie est retournée très-fortement en dehors : en effet, par l'action des muscles abdominaux qui, conjointement avec le diaphragme, compriment les intestins, et, par leur intermédiaire, tout ce qui est contenu dans leur intérieur, il arrive que le siége est poussé en bas et retourné en dehors, souvent à tel point, que même les deux muscles susdits ne suffisent pas pour le faire rentrer avec facilité, et, quand ces muscles sont paralysés ou affaiblis, il advient que la réduction du siége ne se fait que très-difficilement, ou même que cette partie reste entièrement tournée en dehors, de manière à ce qu'on ait besoin d'employer les mains comme auxiliaires. Indispensablement, ces muscles aident aussi à soulever le membre viril à son origine, attendu la connexion qui existe entre ces muscles et ce membre, et que nous avons mentionnée plus haut.

1. ἢ ἱεροῦ om. Gal. — 2. ὀστοῦ..... τείνοντες om. AB Mor.; *retrahunt* Ras. — 3. ἐν om. AB Mor. — 4. γάρ om. Gal. — Ib. ὑπογάστριον AB Mor., Ras. — 7. μηδέν AB Mor. — 12. διὰ..... κοινωνίαν om. Gal.

νδ΄. Περὶ τῶν τὴν κατὰ ἰσχίον διάρθρωσιν κινούντων μυῶν.

1   Δέκα μύες εἰσὶν οἱ τὴν κατὰ ἰσχίον διάρθρωσιν κινοῦντες · ἡ μὲν
οὖν ψόα, μῦς τις οὖσα οὐ μικρὸς, ἀρχομένη τε ἐκ τῆς δεκάτης τοῦ
θώρακος πλευρᾶς, κάμπτει τε ἅμα καὶ πρὸς τούκτὸς μᾶλλον ἐπι-
2   στρέφει τὸν ὅλον μηρόν. Καὶ ἕτερός τις ἐμφύεται μῦς μικρὸς ἀπὸ
τῆς βάσεως ἀρχόμενος τοῦ κατὰ ἰσχίον ὀστοῦ παρὰ τὸ ψιλὸν καὶ   5
ἄσαρκον τῆς πυγῆς · ταπεινῆς προσαγωγῆς ὁ μῦς οὗτός ἐστιν αἴ-
3   τιος. Ὁ δὲ μέγιστος τῶν κατὰ τὸν μηρὸν καὶ πάντων τῶν κατὰ τὸ
σῶμα μυῶν ἐπίκειται μὲν ἅπαντι τῷ τῆς ἥβης ὀστῷ, συνεπιλαμβά-
νων τι καὶ τῶν ἰσχίων, ἐκ πλαγίων τε ἅμα καὶ κάτωθεν ἄχρι τοῦ
ψιλοῦ καὶ ἀσάρκου · καταφύεται δὲ εἰς ὅλον κύκλῳ τὸν μηρὸν σαρ-   10
κώδεσι λαβαῖς ἀντεχόμενος αὐτοῦ, ταῖς μὲν ἐκ τῶν κάτω μερῶν
παρὰ τὸ ψιλὸν καὶ ἄσαρκον ἐκφυομέναις ἰσὶν, αἷς ἐγγὺς τῆς κατὰ

54. DES MUSCLES QUI MEUVENT L'ARTICULATION DE LA HANCHE.

1   Il y a dix muscles qui impriment un mouvement à l'articulation de la
hanche : le psoas, qui est un muscle assez considérable et qui commence
à la dixième côte de la poitrine, fléchit à la fois toute la cuisse et la
tourne plutôt en dehors qu'en dedans (psoas, iliaque et carré des lombes).
2   Un autre muscle, qui est petit et qui commence à la base de l'os de l'ischion, près de la partie nue et décharnée des fesses, s'implante encore
[sur le même endroit, c'est-à-dire sur le petit trochanter, — voy. trad. de
Gal. t. II, p. 155]; ce muscle est l'instrument d'une adduction déclive.
3   Mais le plus grand des muscles de la cuisse et de tous les muscles du
corps recouvre tout l'os du pubis, en envahissant aussi une partie de l'ischion dans la région à la fois latérale et inférieure, jusqu'à la partie nue
et décharnée (grand, moyen et petit adducteurs; pectiné?); ce muscle s'implante circulairement sur tout le fémur, et semble le saisir par des attaches
charnues; par les faisceaux qui prennent leur origine sur la partie inférieure [de l'ischion] près de la région nue et décharnée, et à l'aide des-

CH. 54, l. 2. ἐνδεκάτης Gal. — 4. μικρῷ. Καὶ Gal. — 7. καὶ ex em.; om.
μηρὸν τῷ προειρημένῳ τροχαντῆρι τῷ   AB Mor. — 12. ἐμφ. AB Mor., Gal[k].

τὸ γόνυ διαρθρώσεως ἐξικνεῖται, πρὸς τοὐπίσω μᾶλλον ἀπάγων τὸν
μηρὸν ἅμα τῷ προσάγειν ἀτρέμα πρὸς τὸν ἕτερον μηρόν· ταῖς δὲ
ὑψηλοτέραις τούτων προσάγων μόνον, ταῖς δὲ ὑψηλοτάταις, ἄνωθεν
μὲν ἀρχομέναις, εἰς δὲ τὰ πρῶτα μέρη τοῦ μηροῦ καταφυομέναις,
5 προσάγων τε ἅμα καὶ ἀνατείνων αὐτόν. Ἀνατεμνομένου δὲ τούτου   4
τοῦ μυὸς, ὅ τε προειρημένος ἐναργῶς φαίνεται, καί τινες ἕτεραι
περιγραφαὶ μυῶν οὐκ ἐναργεῖς, ἐνίοτε μὲν δυοῖν, ἔσθι δὲ ὅτε τριῶν,
οὓς ἐάν τις ἐν τοῖς μυσὶν ἀριθμῇ, πλείονας ἐρεῖ τῶν δέκα τοὺς κινοῦντας εἶναι τὴν κατὰ ἰσχίον διάρθρωσιν. Ἐκ δὲ τῶν ὀπίσω μερῶν   5
10 κατὰ τὴν πυγὴν πρῶτος μὲν ὁ ἐπιπολῆς, ἐκτείνει δὲ ἀκριβῶς τὸν
μηρὸν, ἐπισπώμενος εἰς τοὐπίσω· δεύτερος δὲ ὑπὸ τῷ προειρημένῳ
μυῖ τῷ ἐπιπολῆς ἕτερός ἐσθι μῦς, ἱκανῶς παχὺς καὶ σαρκώδης,
ἐκτείνων τε ἅμα τὸν ὅλον μηρὸν, καὶ πρὸς τὴν ἐντὸς χώραν ἐπισπώμενος αὐτοῦ τὴν κεφαλήν· ὑποφύεται δὲ αὐτῷ μῦς ἕτερος ἀνα-

quels il atteint le voisinage de l'articulation du genou, ce muscle retire
plutôt la cuisse en arrière en même temps qu'il lui imprime un léger mouvement d'adduction vers l'autre cuisse; par les fibres situées plus haut,
il donne lieu à une adduction simple, tandis que, par les fibres les plus
élevées qui commencent en haut et qui s'implantent sur le commencement
du fémur, il produit à la fois un mouvement d'adduction et de soulèvement du membre. En disséquant ce muscle, on voit apparaître clairement   4
aussi bien, le muscle précédent que les contours peu manifestes de certains autres muscles, qui sont quelquefois au nombre de deux, et d'autres
fois au nombre de trois, et, si on veut compter ceux-là parmi les muscles,
il faudra dire qu'il y a plus de dix muscles qui impriment du mouvement
à l'articulation de la hanche. Il y a à la partie postérieure, dans la ré-   5
gion des fesses, d'abord le muscle superficiel (*grand fessier et tenseur
du fascia lata*), qui étend rigoureusement la cuisse en la tirant en arrière; en second lieu, il y a un autre muscle assez épais et charnu, placé
au-dessous du muscle superficiel dont nous venons de parler, et qui met
tout le fémur dans l'extension, en même temps qu'il attire la tête de cet
os du côté intérieur (*moyen fessier*); ce muscle est tapissé en dessous par

11. δέ om. AB Mor.

τείνων τε ἅμα, καὶ πρὸς τούκτὸς ἐπισπώμενος τοῦ μηροῦ τὴν κε-
6 φαλήν. Ἄλλος δέ τις μῦς μικρὸς καὶ παχὺς ἐκ τῶν ἔξωθέν τε καὶ
κάτω μερῶν τοῦ τῆς λαγόνος ὀσίου τῶν κατὰ ἰσχίον τὴν ἔκφυσιν
ποιησάμενος ὑποφύεται τῷ προειρημένῳ μεγάλῳ μυΐ ἀνατείνων τε
7 ἅμα καὶ πρὸς τούκτὸς περισίρέφων τοῦ μηροῦ τὴν κεφαλήν. Ὑπό- 5
λοιποι δὲ δύο μύες εἰσὶ τῶν κινούντων τὸν μηρόν· ἐκφύονται δὲ τῶν
8 τῆς ἥβης ὀσίων ὅλων, ὁ μὲν ἔσωθεν, ὁ δὲ ἔξωθεν. Οὗτοι οἱ μύες
καὶ τὸ φυσικὸν τρῆμα κατειλήφασι τοῦ τῆς ἥβης ὀσίου, μέσον
ἔχοντες ἑαυτῶν ὑμενώδη σύνδεσμον, ὀπίσω δὲ ἐς ταὐτὸν ἀλλήλοις
9 ἥκουσι περιφυόμενοι τῷ κατὰ ἰσχίον ὀσίῳ σαρκώδεσι λαβαῖς. Ἔρ- 10
γον τούτων τῶν μυῶν ἐσίι περισίρέφειν τὴν κεφαλὴν τοῦ μηροῦ,
ἔσω μὲν ἅμα καὶ πρόσω τοῦ πρώτου μυὸς, ἔξω δὲ ἅμα καὶ ὀπίσω
10 τοῦ λοιποῦ. Δέκατος δὲ ἐπὶ τοῖς εἰρημένοις ἐσίι μῦς ἐκ τῶν ἔνδον
μερῶν τοῦ μηροῦ κείμενος, ὃς ἴσως μέν τι καὶ τὴν κνήμην κινεῖ·

un autre qui tire la tête du fémur à la fois en haut et en dehors (*petit*
6 *fessier*). Il y a encore un autre muscle petit et épais qui prend son origine à la partie extérieure et inférieure de l'os des iles située au niveau
de la hanche, et qui tapisse en dessous le grand muscle dont nous venons de parler; il tire en haut la tête du fémur en même temps qu'il
7 lui imprime un mouvement de rotation vers l'extérieur (*pyramidal*). Il
reste encore deux des muscles qui impriment du mouvement à la cuisse,
lesquels prennent leur origine sur les os du pubis tout entiers, l'un à
8 l'intérieur, et l'autre à l'extérieur (*obturateurs int. et ext.; jumeaux*). Ces
muscles occupent aussi le trou percé par la nature dans l'os du pubis,
et ils ont au milieu d'eux un ligament membraneux; en arrière, ils aboutissent tous les deux au même point, en s'implantant de tous côtés sur
9 l'os de l'ischion par des attaches charnues. La fonction de ces muscles
consiste à imprimer un mouvement de rotation à la tête du fémur, pour
le premier muscle, à la fois en dedans et en avant, et, pour l'autre, à
10 la fois en dehors et en arrière. Outre ceux que nous venons de nommer,
il existe encore un dixième muscle situé à la partie intérieure de la
cuisse, lequel meut peut-être aussi, jusqu'à un certain point, la jambe;

1. καὶ προσπερισίρέφων τοῦ Mor. — 5. ἐπισίρ. Gal. — 12. πρώτου] ἔξω-
— 2-5. Ἄλλος..... κεφαλήν om. Mor. θεν Galᵈ. — 13. δέ om. A B Mor.

ἐναργέσ7ατα δὲ πᾶσιν ὅλον ἔσω προσάγει τὸν μηρὸν, ὃν ὀλίγον
ὕσ7ερον ὁποῖός τίς ἐσ7ι διηγήσομαι μετὰ τῶν κινούντων τὴν κατὰ
γόνυ διάρθρωσιν, ἐπειδὴ σὺν αὐτοῖς τέτακται.

νε'. Περὶ τῶν κινούντων τὴν κατὰ γόνυ διάρθρωσιν μυῶν.

Ἐννέα μύες εἰσὶν οἱ τὴν κατὰ γόνυ κινοῦντες διάρθρωσιν · πρῶ-
5 τος μὲν ὁ ἐπιπολῆς, σ7ενώτατός τε καὶ μακρότατος, τὴν μὲν
ἄνωθεν ἔκφυσιν ἐκ μέσης τῆς ὀρθίας ῥάχεως τοῦ τῆς λαγόνος ὀσ7οῦ
πεποιημένος, διὰ δὲ τῶν ἔνδον τοῦ μηροῦ φερόμενος ἐπὶ τὸ γόνυ,
κἀνταῦθα καταφυόμενος εἰς τὸ καλούμενον ἀντικνήμιον, οὐ μετὰ
πολὺ τῆς διαρθρώσεως. Οὗτος μὲν οὖν κάμπ7ει τε ἅμα πρὸς τοὐν-
10 τὸς τὴν κνήμην, καὶ ἀνατείνει πως ὑψηλὴν, καὶ εἰς τουτὶ ἄγει τὸ
σχῆμα καὶ τὸ σκέλος σύμπαν, ἐν οἵῳ μάλισ7α καθίσ7αται, μεταλ-
λατ7όντων ἡμῶν αὐτὸ κατὰ θατέρου · ὁ δὲ ἐφεξῆς τούτῳ τὴν ἀρ-

cependant il est extrêmement clair pour tout le monde qu'il donne à
tout le fémur un mouvement d'adduction vers l'intérieur; j'exposerai
un peu plus bas (p. 475, l. 15 et p. 476, l. 4) quelle est la nature de
ce muscle, en parlant de ceux qui meuvent l'articulation du genou, parce
qu'il est placé dans leur voisinage.

55. DES MUSCLES QUI MEUVENT L'ARTICULATION DU GENOU.

Il y a neuf muscles qui meuvent l'articulation du genou; il y a d'abord
le muscle superficiel qui est très-étroit et très-long (couturier); son
origine supérieure est à la partie moyenne de l'épine droite de l'os des
îles; il se rend par la partie intérieure de la cuisse au genou et s'implante dans cette région sur ce qu'on appelle anticnémion (face antérieure
du tibia), pas beaucoup au delà de l'articulation. Ce muscle fléchit à la
fois la jambe vers l'intérieur, la tire en haut dans une position en
quelque sorte élevée, et met ainsi tout le membre dans la position où il
se trouve principalement lorsque nous croisons l'une des jambes sur
l'autre; le muscle qui vient après le précédent, et qui a son point de

CH. 55, l. 4. γόνυ] κνήμην A. — 11. ᾧ Galᵈ.

χὴν μὲν ἐκ τῶν τῆς ἥϐης ὀσῖων ἔχει, καταφύεται δὲ εἰς αὐτὸ μά-
λιϭα τὸ ἀντικνήμιον, ἔϭω καὶ αὐτὸς ἐπιϭρέφων τὴν κνήμην μετὰ
3 τῆς ἐπὶ τὸ ὄρθιον ἀνατάϭεως. Ὁ δὲ ὡς τὸ πολὺ μὲν ἐκ τῶν ἔνδον
μερῶν, ἐνίοτε δὲ βραχὺ τοῦ προειρημένου κατωτέρω ϭυνεχὴς αὐτῷ
μῦς, ὁμοίως τένοντι καταφυόμενος εἰς τὸ ἀντικνήμιον, κάμπῖει τε 5
ἅμα καὶ πρὸς τούκτὸς περιϭρέφει τὴν κνήμην λοξὴν, ὥσπερ καὶ
4 αὐτὸς κινεῖται λοξός. Τούτῳ τῷ μυῒ ϭυνεχῆ τὴν ἔκφυϭιν ἔχοντες
ἄλλοι τρεῖς εἰϭι μύες, ὁ μὲν ἐκ τῶν ἔξω μερῶν τοῦ ϭκέλους, εὔ-
ρωϭος ἱκανῶς, πρὸς τούκτὸς ἐπιϭρέφων τὴν κνήμην· οἱ λοιποὶ
δὲ δύο, τὴν μὲν ἄνωθεν ἀρχὴν ἐκ τῶν ἔνδον μερῶν ἔχουϭι τῶν 10
5 προειρημένων δυοῖν. Καθήκουϭι δὲ ὁ μὲν ἐφεξῆς τῶν προειρημένων
δυοῖν εἰς τὸ τῆς κνήμης ἔνδον οὐ μετὰ πολὺ τῆς διαρθρώϭεως, κάμ-
πῖων, ἀλλὰ καὶ πρὸς τούκτὸς ἐπιϭρέφων αὐτὴν διὰ τένοντος ἠρέμα

départ sur les os du pubis, s'implante principalement sur la partie antérieure même du tibia (*droit interne*); lui aussi tourne la jambe en de-
3 dans, tout en la tirant en haut de manière à lui donner une position
perpendiculaire. Le muscle contigu au précédent, lequel est situé ordinairement à la partie intérieure, mais quelquefois aussi un peu au-
dessous de lui, s'implante à la manière d'un tendon sur la partie
antérieure du tibia (*demi-tendineux*); il imprime à la jambe un mouvement oblique composé de flexion et de rotation en dehors, attendu que,
4 d'ailleurs, le muscle lui-même a aussi un mouvement oblique. Il y a
trois autres muscles qui ont une origine contiguë à celle de ce muscle-là,
et dont l'un est un muscle assez vigoureux situé à la partie extérieure du
membre (*biceps fémoral*), et qui tourne la jambe en dehors, tandis que
les deux autres (*demi-membraneux, et faisceau isolé du grand adducteur*)
ont leur origine supérieure au côté intérieur de celle des deux muscles
5 dont nous avons parlé plus haut. Le muscle qui vient à la suite des deux
muscles que nous venons de désigner aboutit à la partie intérieure de
la jambe, pas beaucoup au delà de l'articulation; il ne fléchit pas seulement la jambe, mais il la tourne aussi en dehors à l'aide d'un tendon

6. ἐπιϭρ. Gal.— 7. κεῖται Gal., Ras. 12. Καθήκ..... δυοῖν om. A B Mor. —
— 8. τοῦ om. AB Mor. Galᵏ. — 11- 12. οὐ τὸ πολύ A; οὐ πολύ B Mor. Galᵏ.

σ]ρογγύλου· ὁ δὲ αὖ πάλιν ἐφεξῆς τῷδε τοῖς ἔνδον μέρεσι τοῦ μηροῦ
τοῖς πρὸ τῆς κατὰ γόνυ διαρθρώσεως ἐμφύεται, ἔσω ἅμα τε καὶ ἐπὶ
ὀλίγον ὀπίσω τὸν μηρὸν ἀπάγων. Δέκατον δὲ αὐτὸν ὠνόμασα τῶν   6
κινούντων τὸ κατὰ ἰσχίον ἄρθρον· ἀνεβαλλόμην δὲ τὴν διδασκαλίαν
5 αὐτοῦ ποιήσασθαι μετὰ τῶν κινούντων τὴν κατὰ γόνυ διάρθρωσιν,
ἐπειδὴ σὺν αὐτοῖς τέτακται. Οἱ δὲ ὑπόλοιποι τρεῖς μύες τῶν κατὰ   7
τὸν μηρὸν οἱ πρόσθιοι τὴν κατὰ γόνυ διάρθρωσιν ἐκτείνουσιν, οἱ
μὲν ἐπιπολῆς εὔρωσιοι δύο τελευτῶντες εἰς ἰσχυρὸν τένοντα πλατὺν, ὁ δὲ ὑπὸ τούτοις κατακεκρυμμένος εἴς τε τὴν ἀρχὴν ἐμφύεται
10 τῆς ἐπιγονατίδος, καὶ τοῖς περὶ τὴν διάρθρωσιν ἐπιφύεται συνδέσμοις. Οὗτοι μὲν οὖν ἅπαντες οἱ εἰρημένοι μύες ἄνωθεν κάτω φε-   8
ρόμενοι διὰ τοῦ μηροῦ, τὴν κατὰ γόνυ διάρθρωσιν κινοῦσιν, ὡς μὲν
ἐγώ φημι, δικαιότερον ἂν ἐννέα ῥηθέντες, ἵνα δὲ μὴ δοκῶμεν ἐπὶ
σμικροῖς διαφέρεσθαι πρὸς τοὺς πρεσβυτέρους ἡμῶν, ὀκτώ· μι-

légèrement arrondi, tandis que le muscle qui vient à son tour après le
précédent s'implante sur la partie intérieure du fémur, dans la région
qui précède l'articulation du genou; il meut la cuisse à la fois en dedans
et légèrement en arrière. J'ai appelé (v. p. 474) ce muscle le dixième   6
d'entre ceux qui meuvent l'articulation de la hanche, et j'avais différé
d'exposer son parcours entier jusqu'au moment où je parlerais des muscles qui meuvent l'articulation du genou, parce qu'il est placé dans leur
voisinage. Des muscles situés à la cuisse il y en a trois dont il nous reste   7
à parler; ces muscles se trouvent à la partie antérieure et mettent l'articulation du genou dans l'extension, les deux muscles superficiels, qui
sont des muscles robustes, en aboutissant à un tendon large et vigoureux
(vaste externe et droit antérieur), tandis que le muscle placé au-dessous
des précédents, et qui est caché (vaste interne et crural), s'implante sur
le commencement de la rotule et se soude aux ligaments qui entourent
l'articulation. Tous ces muscles dont nous venons de parler, et qui se   8
portent de haut en bas en traversant la cuisse, meuvent l'articulation du
genou; à ce que je prétends, on aurait plutôt raison de dire qu'il y en
a neuf, mais, pour que nous n'ayons pas l'air de nous écarter de nos prédécesseurs sur des points de peu d'importance, je les compterai pour

---

4. ἀνεβαλόμην ΑΒ Gal^d. — Ib. τε ΑΒ Mor.

κρὸς δέ τις ἄλλος ἐγκατακέκρυπ]αι τῇ διαρθρώσει κατὰ αὐτὴν τὴν
ἰγνύαν σύνδεσμον ἔχων τὴν κεφαλὴν ἰσχυρὸν καὶ σ]ρογγύλον, ἐκ-
9 πεφυκότα κατὰ τὸν ἔξω κόνδυλον τοῦ μηροῦ. Καθήκει δὲ οὗτος εἰς
τὸ τῆς κνήμης ὀσ]οῦν λοξός πως μᾶλλον, διὰ τῶν ὀπίσω μερῶν,
ἐποχούμενος τῇ διαρθρώσει, κάμπ]ειν αὐτὴν πεφυκώς.   5

νς΄. Περὶ τῶν κατὰ τὴν κνήμην μυῶν, ὑπὸ ὧν ὅ τε ποὺς ὅλος καὶ οἱ
δάκτυλοι κινοῦνται.

1   Τεσσαρεσκαίδεκα μύες ἐν κύκλῳ περίκεινται τῇ κνήμῃ, ἑπ]ὰ μὲν
2 ἐκ τῶν ὀπίσω μερῶν, ἑπ]ὰ δὲ ἐκ τῶν πρόσω. Τῶν μὲν οὖν ὀπίσω
τεταγμένων τρεῖς μὲν εἰς τὸ τῆς π]έρνης ὀσ]οῦν τελευτῶσιν, τρεῖς
δὲ τούς τε δακτύλους κάμπ]ουσι καὶ τὴν διάρθρωσιν ὅλου τοῦ ποδὸς, ὁ δὲ ἕβδομός εἰς τένοντα τελευτήσας ὑποφύεται τῷ ψιλῷ καὶ   10
ἀσάρκῳ τοῦ ποδὸς ἅπαντι π]ατυνόμενος· πρῶτον μὲν γὰρ ὑποτεί-

huit; cependant il y a encore un autre petit muscle caché dans l'articulation au niveau de la fosse poplitée et pourvu d'un ligament arrondi à
tête vigoureuse, lequel prend son origine sur le condyle extérieur du
9 fémur (*poplité*). Ce muscle aboutit, en traversant la région postérieure
dans une direction qui est en quelque sorte un peu oblique, au tibia,
en flottant sur l'articulation qu'il est destiné à fléchir.

56. DES MUSCLES DE LA JAMBE QUI MEUVENT TOUT L'ENSEMBLE DU PIED AINSI QUE LES DOIGTS.

1   Quatorze muscles entourent circulairement la jambe, sept à la partie
2 postérieure, et sept à la partie antérieure. Parmi les muscles situés en
arrière de la jambe, il y en a trois qui aboutissent à l'os du talon (*jumeaux et soléaire*), trois qui fléchissent les doigts et l'articulation mobile
de tout le pied (*long fléchisseur divisé en deux et tibial postérieur*), tandis que le septième, qui se termine en tendon, tapisse, en s'aplatissant,
toute la partie nue et décharnée du pied (*plantaire grêle*) : en effet, ce
muscle s'étend d'abord sous une forme aplatie au-dessous de la surface

Сн. 56, l. 8. οἱ τρεῖς... οἱ τρεῖς A B
Mor., Gal[k]. — 9. καὶ τὴν διάρθρ. om.
A B Mor. — 11. πρῶτον μέν om. A B   Mor., Ras. — Ib. γάρ ex em.; om. AB
Mor. Gal., Ras. — 11·p. 478, l. 1. ὑπο-
τείνεται om. A B Mor.

νεται τῷ τῆς πτέρνης ὀστῷ κάτωθεν πλατυνθείς· ἔπειτα δὲ, ὡς
εἶπον, ὅλῳ τῷ ποδί. Τούτου δὲ ἡ χρεία, δυσπερίτρεπτόν τε καὶ τε-   3
ταμένον καὶ σκληρὸν, ἔτι δὲ ψιλὸν τριχῶν, εὐαίσθητόν τε κατα-
σκευάσαι τὸ καλούμενον πέλμα· τῶν δὲ εἰς τὴν πτέρναν ἐμβαλ-
5 λόντων ἀπάγειν ὀπίσω μετὰ αὐτῆς ὅλον τὸν πόδα. Οἱ μὲν οὖν ὄπισθεν   4
μύες τῆς κνήμης οὕτως ἔχουσιν· τῶν δὲ ἔμπροσθεν ὁ μὲν ἀνατείνων
ὅλον τὸν πόδα καὶ καταφυόμενος εἰς τὸν ταρσὸν μέγιστός ἐστι τῶν
προσθίων μυῶν· ὁ δὲ παρακείμενος αὐτῷ καὶ μέρος αὐτοῦ νομιζό-
μενος εἶναι εἰς τὸ πρῶτον ὀστοῦν ἐμφύεται τοῦ μεγάλου δακτύλου,
10 ἀνατείνων αὐτὸν ἀτρέμα λοξόν· ἐφεξῆς δὲ τούτων ἐστὶν ἀπονεύρωσις εἰς ὅλον τὸν μέγαν δάκτυλον ἐμβάλλουσα κατὰ μῆκος, ὑπὸ ἧς
ἐκτείνεται. Ποιεῖται δὲ τὴν ἔκφυσιν ὁ τῆς ἀπονευρώσεως ταύτης μῦς   5
ἰσχνὸς ὢν ἱκανῶς, ἐκ τῆς μεταξὺ χώρας κνήμης τε καὶ περόνης,
ἀμφοτέρων ἀντιλαμβανόμενος τῶν ὀστῶν· ὅταν δὲ ἐγγὺς ᾖ τῷ με-
15 γάλῳ δακτύλῳ, σύνδεσμόν τινα διεξέρχεται τοιαύτην ἔχοντα χρείαν

inférieure de l'os du talon, et ensuite, comme je viens de le dire, au-
dessous de tout le pied. L'utilité de ce muscle consiste à rendre la par-   3
tie qu'on appelle plante du pied tendue, dure et difficile à déplacer, et,
de plus, à y empêcher la croissance de poils et à la pourvoir d'une sensibilité exquise, tandis que l'utilité des muscles qui s'implantent sur le
talon consiste à mouvoir en arrière cette partie, et avec elle tout le
pied. Telle est la disposition des muscles de la partie postérieure de la   4
jambe; quant aux muscles de la partie antérieure, celui qui relève tout
le pied et qui s'implante sur le tarse (tibial antérieur), est le plus grand
des muscles antérieurs; le muscle placé à côté et qu'on considère comme
une partie du précédent (long abd. du gros orteil chez les singes), s'implante sur le premier os du grand orteil, et le relève dans une direction légèrement oblique; après ces muscles vient une aponévrose qui
s'implante sur toute la longueur du grand orteil, que cette aponévrose
met dans l'extension. Le muscle de cette aponévrose, muscle qui est as-   5
sez grêle, prend son origine dans l'espace intermédiaire entre le tibia et
le péroné, et il a des points d'attache sur les deux os; lorsqu'il est arrivé
dans le voisinage du grand orteil, il traverse un ligament qui lui rend les

14. ἢ om. AB Mor.

οἵαν ἐπὶ τῶν ἀρμάτων οἱ κυκλίσκοι, διὰ ὧν τὰς ἡνίας διεκβάλλου-
6-7 σιν. Καὶ δύναιτο ἄν τις τοὺς τρεῖς μῦς τούτους ἕνα νομίζειν. Ὁ ˙δὲ
μετὰ αὐτὸν, ὁ τοὺς δακτύλους ἐκτείνων, ἁπάντων μέσος κεῖται τῶν
8 ἔμπροσθεν μυῶν. Μετὰ δὲ τούτους τρεῖς ἄλλοι μύες εἰσὶν ἐκ τοῦ τῆς
σερόνης ὀσΐοῦ τὴν ἔκφυσιν ἔχοντες, εἷς μὲν τὸν μέγαν δάκτυλον 5
κάμπΐων τοῦ σοδὸς, ἕτερος δὲ ἰσχνὸς τὸν μικρὸν ἐκτὸς ἀπάγων, ὁ
9 δέ γε τρίτος ἀνατείνων ὅλον τὸν σόδα. Ἐφεξῆς δὲ ˙αὐτῶν σχεδὸν
ἤδη σλησίον ἐσΐὶ τὸ μέσον. τῆς σερόνης, ὅθεν ὁ τρίτος ˙ἐκφύεται
μῦς ὁ σιμῶν τὸν σόδα· διϊσχιδὴς δὲ οὗτος κατὰ τὴν ἔκφυσιν γίνεται τοὐπΐπαν ἀνίσοις μέρεσι, καὶ διεξέρχεταί γε αὐτὸν μέσος ὁ 10
10 τὸν μικρὸν δάκτυλον ἐκτὸς ἀπάγων. Οἱ τρεῖς οὗτοι μύες εἷς ἐνομί-
11 σθησαν ἐνίοις διὰ τὴν. κοινωνίαν τῆς σρώτης ἐκφύσεως. Ἐσΐι δὲ
καὶ κατὰ τὴν ἰγνύαν μῦς, τῷ μὲν μήκει βραχὺς, οὐ μὴν ἄρρωσΐός
γε καὶ ἀτρέμα σως λοξὸς, καὶ τὴν τῆς ˙κνήμης καμπὴν οὐκ ἀκρι-

mêmes services que rendent, pour les chars, les anneaux par lesquels on
6 fait passer les rênes (*long extenseur propre du gros orteil*). On pourrait aussi
·7 regarder ces trois muscles comme un seul. Le muscle suivant, qui met
les doigts dans l'extension, occupe le milieu de tous les muscles anté-
8 rieurs (*long extenseur commun des orteils*). Après ces muscles-là, il y en
a trois autres qui prennent leur origine sur l'os du péroné, et dont l'un
fléchit le gros orteil, tandis que le second, qui est grêle, met le petit
doigt dans l'abduction; le troisième, enfin, relève le pied tout entier
9 (*péronier antérieur, péronier latéral et court péronier-latéral*). Après [les
deux premiers de] ces muscles on est déjà arrivé à peu près au milieu
du péroné; or c'est là l'endroit où le troisième muscle, qui courbe le
pied, prend son origine; à l'endroit de son émission, ce muscle est
double, mais ses deux parties sont ordinairement inégales, et le muscle
10 qui met le petit doigt dans l'abduction le traverse au milieu. Quelques-
uns ont considéré ces trois muscles comme un seul à cause de la com-
11 munauté de leur origine. Il y a encore dans la fosse poplitée un muscle,
dont la longueur est peu considérable, il est vrai, mais qui cependant
est vigoureux, et dont la direction est en quelque sorte légèrement

4. ταῦτον Gal^d.; τούτους τούς A B Mor.; — 9. σείων B Mor. Gal^k.

ϐῶς εὐθεῖαν, ἀλλὰ ἐκκλίνουσαν ἡρέμα πρὸς τοὐκτὸς ἐργάζεται. Πεν- 12
τεκαιδέκατος οὗτος ἡμῖν ἀριθμείσθω μῦς τῶν κατὰ τὴν κνήμην ἔσχατος, εἰρημένος ἐν τοῖς κινοῦσι τὴν κατὰ γόνυ διάρθρωσιν.

νζ'. Περὶ τῶν ἐν τῷ ϖοδὶ μυῶν.

Κατὰ δὲ τὸν ϖόδα τέτ1αρα γένη μυῶν ἐσ1ιν, οὐχ ὡς ἐν τῇ χειρὶ 1
5 δύο, τρία μὲν ἐν τοῖς κάτω τοῦ ϖοδός, ἓν δὲ ἐν τοῖς ἄνω κατὰ τοῦ
ταρσοῦ τεταγμένον. Εἰσὶ δὲ οὗτοι μὲν οἱ μύες ϖέντε λοξῶν κινήσεων 2
ἐξηγούμενοι τοῖς δακτύλοις ἀνάλογον τοῖς ἐπὶ τῆς χειρὸς ἔξωθεν.
Οἱ δὲ ὑποκάτω τοῦ ϖοδός, ἑπ1ὰ μὲν κἀνταῦθα τὰς ἀνάλογον τοῖς 3
ἐπὶ τῆς χειρὸς ἑπ1ὰ μυσὶ λοξὰς κινήσεις ἕκασ1ον τῶν δακτύλων
10 κινοῦντες· ὧν οἱ δύο καθάπερ ἐν τῇ χειρὶ τῶν ϖρώτων κατὰ τὸν
καρπὸν ὀσ1ῶν ἀπεφύοντο, καὶ οὗτοι κατὰ τὸν ϖόδα τῶν ϖρώτων

oblique; ce muscle donne lieu à une flexion de la jambe qui n'est pas
rigoureusement droite, mais qui dévie légèrement en dehors. Comptons 12
ce muscle comme le quinzième et le dernier des muscles de la jambe,
quoique nous en ayons déjà parlé à propos de ceux qui meuvent l'articulation du genou (*poplité*, — voy. chap. 55, p. 477, l. 1).

57. DES MUSCLES QUI EXISTENT AU PIED.

Au pied il existe quatre classes de muscles, et non pas deux comme à 1
la main; les muscles de trois de ces classes sont placés en dessous du
pied et ceux de la quatrième sont situés à la partie supérieure, sur le tarse.
Ces derniers muscles sont au nombre de cinq; ils président à des mou- 2
vements obliques des orteils (*pédieux* chez le magot) et correspondent
aux muscles placés sur la surface extérieure de la main (*extens. propres
des doigts* chez les singes, — v. p. 457). Quant aux muscles placés en des- 3
sous du pied, il y a d'abord également ici sept muscles, lesquels donnent
lieu à des mouvements obliques de chacun des orteils, mouvements
qui correspondent à ceux de sept muscles existant à la main; de même
que, dans la main, deux de ces muscles prenaient leur origine sur les
premiers os du carpe, ces mêmes muscles ont aussi, au pied, leurs points
d'émission sur les premiers os du tarse (*abd. du petit orteil et les trois courts*

CH. 57, l. 6. τεταμένον A B Mor. — 9. λοξάς om. A B Mor. Gal^d., Gal^k.

κατὰ τὸν ταρσὸν, ἐπὶ πλεῖσίον ἀπάγοντες τῶν ἄλλων δακτύλων
4 τοὺς ἔξωθεν· οἱ λοιποὶ δὲ πέντε μικρὸν ὕσίερον εἰρήσονται. Ἄλλοι δὲ ἐκ τῶν κάτω μερῶν εἰσι μικροὶ μύες, ἐκπεφυκότες τῶν τοὺς
δακτύλους καμπίόντων τενόντων, πρὶν ἀκριβῶς εἰς ἕκασίον αὐτῶν
5 σχισθῆναι. Τὸ δὲ ἔργον τούτων τῶν μυῶν κάμπλειν τὸ μέσον ἄρ- 5
θρον ἑκάσίου δακτύλου· τοῖς γὰρ ἐσχισμένοις ἤδη τένουσιν ἕτεροι
μύες ἐπιφύονται τοῖς ἔνδον ἐν τῇ χειρὶ τῆς λοξῆς κινήσεως ἐξηγου-
6 μένοις ἑκάσίῳ δακτύλῳ τὴν αὐτὴν ἀναλογίαν ἔχοντες. Τέτίαρες
δέ εἰσι καὶ οὗτοι τὸν ἀριθμόν, ὥσπερ κάκεῖνοι· προσελθόντων δὲ
αὐτοῖς δυοῖν μὲν τῶν τοὺς ἐσχάτους δακτύλους ἐπὶ πλεῖσίον ἀπα- 10
γόντων, οὓς προειρήκαμεν, ἑνὸς δὲ ἔτι τοῦ τὸν μέγαν προσάγον-
7 τος τῷ οἷον λιχανῷ τὸ σύμπαν πλῆθος ἐπία γίνεται. Τρίτον δὲ
ἄλλο γένος ἐσίὶ μυῶν ἐν τοῖς ποσὶ κάτω τῶν αὐτοῖς τοῖς ὀσίοῖς

abduct. réunis du gros orteil); ces muscles mettent les orteils extérieurs
dans une abduction aussi forte que possible par rapport aux autres; nous
4 parlerons un peu plus bas des cinq autres. Ensuite il y a à la surface inférieure du pied d'autres petits muscles prenant leur origine sur les tendons qui servent à fléchir les orteils avant que ces tendons se ramifient
5 complétement pour se rendre à chacun de ces membres. La fonction de
ces muscles consiste à fléchir l'articulation moyenne de chaque orteil
(accessoires du long fléchisseur) : en effet, après leur séparation, les tendons donnent encore naissance à d'autres muscles qui correspondent
exactement aux muscles situés à la partie intérieure de la main (lombricaux), muscles qui président au mouvement oblique de chaque doigt
6 (p. 460, l. 3). Les muscles dont il s'agit sont aussi au nombre de quatre,
de même que ces muscles de la main; si, à ces muscles, on en ajoute
deux qui mettent les derniers orteils dans une abduction exagérée et que
nous avons mentionnés plus haut (p. 480, l. 11), et, de plus, un muscle
qui rapproche le grand orteil de celui qu'on pourrait appeler l'indicateur (adducteur du gros orteil), il en résulte un nombre total de sept mus-
7 cles. A la plante du pied, il y a une troisième classe de muscles, lesquels s'implantent sur les os mêmes; ces muscles correspondent à ceux

2. οἱ λοιποὶ... εἰρήσ. om. Gal^d., Gal^k. Mor. — 13. τῶν ἐν αὐτοῖς AB Mor.
—.7. μικρότεροι μύες Gal. — 11. τι AB — Ib. τοῖς ὀσίοῖς] ποσίν AB Mor.

ἐπιπεφυκότων, ἀνάλογον τοῖς ἀγνοηθεῖσι τελέως ἐν χερσὶ οὓς δηλονότι Θεάσῃ τοὺς τένοντας ἅπαντας ἐκτεμὼν, ὥσπερ κἀκεῖ. Καὶ   8
ἥ γε Θέσις αὐτῶν πᾶσα, καὶ ὁ ἀριθμὸς, καὶ ἡ χρεία κατὰ τοὺς ἐν
τῇ χειρὶ προειρημένους· δύο γὰρ ἑκάστου δακτύλου τῆς πρώτης
5 διαρθρώσεως προτεταγμένοι κάμπτουσι μετρίως αὐτὴν, ἅμα μὲν
ἐνεργήσαντες ἰσόρροπον, ἰδίᾳ δὲ ἑκάτερος ἐγκλίνων ἀτρέμα πρὸς
τὸ πλάγιον. Εὑρίσκονται δὲ ἐνίοτε συνεχεῖς ἀλλήλοις οὕτως ὡς   9
ἕνα δοκεῖν εἶναι κατὰ ἕκαστον δάκτυλον.

νη΄. Περὶ τῆς τῶν νεύρων διανομῆς.

Οὐδὲν τῶν τοῦ ζῴου μορίων οὔτε κίνησιν ἣν προαιρετικὴν ὀνο-   1
10 μάζουσιν, οὔτε αἴσθησιν ἔχει χωρὶς νεύρου, καὶ εἰ διατμηθείη τὸ
νεῦρον, ἀκίνητόν τε καὶ ἀναίσθητον εὐθέως γίνεται τὸ μόριον.
Ἀρχὴ δὲ τῶν νεύρων ἐστὶν ὁ ἐγκέφαλος, ὥσπερ καὶ τοῦ νωτιαίου   2

de la main qui étaient restés entièrement inconnus et qu'on verra après
avoir enlevé avec un scalpel tous les tendons (*interosseux; courts fléchiss.
du gros et du petit orteil*), opération qui est également nécessaire dans
le cas dont il s'agit. En général, ces muscles correspondent exactement,   8
pour la position, le nombre et l'utilité, aux muscles analogues de la
main dont nous avons parlé plus haut (p. 460, l. 7) : en effet, deux
muscles placés au-devant de la première articulation de chaque orteil
lui impriment une flexion modérée, et, si ces muscles agissent simultanément, ils empêchent toute déviation de cet orteil, tandis que chacun
des deux muscles agissant seul donne à l'orteil une légère déviation
latérale. Quelquefois on trouve ces muscles tellement adhérents entre   9
eux, qu'il semble qu'il n'y en ait qu'un seul pour chaque orteil.

58. DE LA DISTRIBUTION DES NERFS.

Aucune partie de l'animal n'est douée soit du mouvement qu'on ap-   1
pelle volontaire, soit de sensibilité, sans qu'il y ait un nerf, et, si on
coupe le nerf, la partie devient immédiatement immobile et insensible.
Le cerveau est le principe des nerfs aussi bien que de la moelle épi-   2

1. τελέως μυσίν B Mor.— 3. ἀριθμὸς]   anat. II, ιχ.) — 6. ἐγκλίνων] ἀμβλύνων
figura Ras. — 5. αὐτούς Gal. (Adm. Gal. Anat. adm.

μυελοῦ, καὶ τὰ μὲν ἐξ αὐτοῦ τοῦ ἐγκεφάλου, τὰ δὲ ἐκ τοῦ νωτιαίου

3 πέφυκεν. Αὐταὶ μὲν γὰρ αἱ πρόσθιαι κοιλίαι αἱ κατὰ τὸν ἐγκέφαλον εἰς τὰ πρόσω φερόμεναι στενοῦνται κατὰ βραχὺ κώνου σχήματι παραπλησίως, ἄχρι περ ἂν ἐπὶ τὴν ἀρχὴν ἀφίκωνται τῆς
ρινὸς, ἀλλήλοις παρακείμεναι καὶ ψαύουσαι διὰ παντὸς, ὡς μηδὲν 5

4 εἶναι μέσον αὐτῶν, ὅτι μὴ τὴν λεπτὴν μήνιγγα. Ταύτην μὲν οὖν οὐ
συναριθμοῦσι ταῖς ἀποφύσεσιν, ὅτι μήτε νεύρων ἐκφύσεις ἔχει,

5 καθάπερ αἱ ἄλλαι, μήτε ἐκπίπτει τῶν ὀστῶν ἐκτός. Τούτων δὲ ἑκατέρωθεν ἔν τε τοῖς δεξιοῖς μέρεσιν ἔν τε τοῖς ἀριστεροῖς ἐστιν ἀξιόλογον τῷ πάχει νεῦρον, ἐκφυόμενον μὲν ἐξ αὐτοῦ τοῦ ἐγκεφάλου, 10
προερχόμενον δὲ εἰς τοὺς ὀφθαλμοὺς ἔξω τοῦ κρανίου διὰ τρήματος

6 ἴσον ἔχοντος εὖρος ἀκριβῶς τῷ πάχει τοῦ νεύρου. Τέτακται δὲ τὸ
τρῆμα τοῦτο κατὰ ὃ πρῶτον ἡ χώρα τῶν ὀφθαλμῶν ἄρχεται γεννᾶσθαι, καὶ δόξουσί σοι θεασαμένῳ καθάπερ τινὲς ῥίζαι τὰ νεῦρα

7 ταῦτα εἶναι τῶν ὀφθαλμῶν. Διαλύεταί γε μὴν οὐκ εἰς πολλὰς ἶνας 15

nière, et les nerfs naissent en partie du cerveau lui-même, et en partie
3 de cette moelle. Les ventricules antérieurs du cerveau se rétrécissent
peu à peu en se portant en avant, et présentent une forme analogue à
celle d'un cône, jusqu'à ce qu'ils arrivent à la racine du nez (*caroncules
mamillaires;* voy. liv. XXIV, ch. 5 et 6, p. 304, l. 6, et 309, l. 1), l'un
adjacent à l'autre et se touchant en tout point de telle manière qu'il
4 n'y ait rien entre deux, si ce n'est la pie-mère. On ne compte pas ce
prolongement parmi les [véritables] prolongements du cerveau, parce
qu'il ne donne naissance à aucun nerf comme les autres et qu'il ne
5 dépasse pas les os. Aux deux côtés de ces prolongements, à droite et
et à gauche, il y a un nerf d'une épaisseur considérable qui prend son
origine sur le cerveau lui-même et qui s'avance vers les yeux (*nerf optique, — deuxième paire des modernes*), en sortant du crâne par un trou
6 dont la largeur répond exactement à l'épaisseur du nerf. Ce trou est situé à l'endroit où l'orbite commence à se former, et, quand vous aurez vu
ces nerfs, ils vous sembleront constituer une espèce de racines pour les
7 yeux. Pour ces nerfs, la distribution ne se fait pas en un grand nombre

1. ἐκ om. AB Mor. — 2. Αὗται AB Gal. ed. — Ib. αἱ ante κατά om. AB
Mor. Gal'., Gal". — Ib. γάρ om. Gal'. Mor. Gal'., Gal".

ὥσπερ τὰ ἄλλα σύμπαντα νεῦρα τὰ διανεμόμενα τοῖς ὑποδεχομένοις
ὀργάνοις αὐτά, θαυμασ]ὸν δέ τινα τρόπον, ὃν οὔτε εἰπεῖν ῥᾴδιον,
οὔτε ἀκούσας τις ἴσως πισ]εύσει πρὶν αὐτόπ]ης γενέσθαι τοῦ θεά-
ματος· εἰς γὰρ τὸν κατὰ εὐθὺ κείμενον ὀφθαλμὸν ἑκάτερον εἴσω
5 δυόμενον εἰς πλάτος ἐκτείνεται περιφυόμενον ἐν κύκλῳ σφαιροει-
δῶς τῷ κατὰ αὐτὸν ὑγρῷ τῷ καλουμένῳ ὑαλοειδεῖ, μηδέν τι παραλ-
λάτ]ον ἐνταῦθα τῆς τοῦ ἐγκεφάλου φύσεως. Ἀλλὰ καὶ μόνοις τού- 8
τοις τοῖς νεύροις, πρὶν εἰς τὸν ὀφθαλμὸν ἐμφύεσθαι, σαφῶς ἔνδον
ἐσ]ὶν αἰσθητός τις πόρος, ὅθεν αὐτὰ καὶ πόρους ἔνιοι τῶν ἀνατο-
10 μικῶν ἐκάλεσαν, οὐ νεῦρα· τινὲς δὲ ὀπ]ικὰ νεῦρα προσαγορεύου-
σιν, ἀπὸ τῆς ἐνεργείας τοὔνομα θέμενοι. Καὶ πρώτην γε ταύτην 9
συζυγίαν ἀριθμοῦσι τῶν ἀπὸ ἐγκεφάλου νεύρων, ἀπασῶν τῶν ἄλλων οὖσαν μαλακωτάτην. Ἑτέρα δὲ ἐφεξῆς ἐσ]ι συζυγία, τοῖς κι- 10
νοῦσι τοὺς ὀφθαλμοὺς μυσὶ διανεμομένη σκληροτέρα τε καὶ μικρο-
15 τέρα πολλῷ τῆς προειρημένης, καὶ διεκπίπ]ει γε τοῦ κρανίου

de fibres (*faisceaux*) comme pour tous les autres nerfs, qui se distribuent dans les parties auxquelles ils sont destinés, mais d'une façon mer-
veilleuse qu'il n'est pas facile de décrire et à laquelle on ne croira peut-
être pas en l'entendant, avant d'avoir vu le spectacle de ses propres yeux :
en effet, chacun de ces deux nerfs, en pénétrant dans l'œil qui lui correspond, s'étend en largeur, et il s'épanouit sous forme d'une sphère sur
tout le liquide situé au-devant de lui et qu'on appelle *corps vitré;* dans
cet endroit, le nerf ne s'écarte en rien de la nature du cerveau. De plus, 8
ces nerfs sont les seuls qui contiennent manifestement dans leur intérieur, avant de s'implanter sur les yeux, un canal perceptible aux sens,
raison pour laquelle quelques anatomistes les ont aussi appelés *canaux,*
et non pas *nerfs,* tandis que d'autres les nomment *nerfs visuels,* leur donnant un nom emprunté à leur fonction. On compte cette paire pour la 9
première qui vient du cerveau; elle est plus molle que toutes les autres.
Après cette paire vient une autre qui se distribue aux muscles présidant 10
au mouvement des yeux, et qui est beaucoup plus dure et plus petite
que la précédente (*oculo-moteur commun et externe; pathétique? — troisième et sixième paire des mod.*) ; elle traverse le crâne près de cette paire

2. ὄν om. AB Mor. — 14-15. μακροτέρα AB Mor.; μαλακωτέρα Gal⁰⁰.

11 πλησίον ἐκείνης, ὀσῖῷ λεπῖοτάτῳ διοριζομένη. Παράκειται δὲ αὐτῇ
κατὰ τὴν διὰ τοῦ κρανίου φορὰν, οὐ μὴν κατά γε τὴν πρώτην ἔκφυσιν ἡ τρίτη τῶν νεύρων συζυγία, τὴν ἀρχὴν ἔχουσα κατὰ ὃ συνά-
12 πῖει τὸ πρόσθιον μέρος τοῦ ἐγκεφάλου τῷ ὄπισθεν. Καλοῦσι δὲ τὰ
νεῦρα ταῦτα μαλακὰ, πάμπολλα φαινόμενα κατὰ τὴν πρώτην ῥίζαν. 5
13 Καθάπερ οὖν ἐκ πολλῶν φαίνεται τῶν πρώτων συγκειμένη ῥιζῶν,
14 οὕτω καὶ κατασχίζεται πολυειδῶς. Πρῶτον μὲν οὖν αὐτῶν ἀποχωρεῖ μόριον εἰς τὸ κάτω τῆς κεφαλῆς φερόμενον, ἀγνοηθὲν τοῖς ἀνατομικοῖς, κοινὸν δέ ἐσῖι τὸ τρῆμα τοῦ κρανίου, διὰ οὗ τοῦτο φέρεται
κάτω καὶ τῆς καρωτίδος ἀρτηρίας τὸ λείψανον ἀναφέρεται πρὸς τὸν 10
15 ἐγκέφαλον, ἓν κατὰ ἑκάτερον μέρος. Ὅπως μὲν οὖν ταῦτα τὰ νεῦρα
φέρεται διά τε τοῦ τραχήλου καὶ τοῦ θώρακος εἰς τὰ κάτω τῶν
φρενῶν χωρία, καὶ ἥ τις αὐτῶν ἡ νομὴ, προϊὼν ὁ λόγος ἐξηγή-
σεται· νῦν δὲ ἐπὶ τὰ λοιπὰ μόρια τῆς τρίτης συζυγίας ἀνέλθωμεν.
16 Ἐκπίπῖει δέ τι μόριον αὐτῆς καὶ παρὰ τὴν διάρθρωσιν τῆς γένυος 15

11 et n'en est séparée que par un feuillet d'os très-mince. Là où cette paire
traverse le crâne, mais non à l'endroit de sa première origine, elle a à
ses côtés la troisième paire de nerfs (*cinquième des modernes*), laquelle a
son origine à l'endroit où la partie antérieure du cerveau touche à la
12 partie postérieure (*voisinage de la protubérance annulaire*). On nomme
ces nerfs nerfs mous, et ils se montrent très-nombreux à leur première
13 origine. Or, de même que cette paire est manifestement composée d'un
grand nombre de racines premières (*filets d'origine*), elle se ramifie aussi
14 d'une manière très-variée. D'abord il s'en détache une partie qui se rend
aux organes situés au-dessous de la tête et qui est restée inconnue aux
anatomistes (*grand sympathique*); le trou du crâne qui livre passage à cette
branche pendant sa descente est le même que celui par lequel la partie
restante de l'artère carotide (*c. interne*) remonte vers le cerveau, et il y en
15 a un de chaque côté. La suite de mon discours (voy. p. 493, l. 14; p. 494,
l. 9, et p. 495, l. 8) fera connaître comment ce nerf se rend, en passant par
le cou et par la poitrine, dans la région située au-dessous du diaphragme, et
quelle est sa distribution; retournons, pour le moment, aux autres par-
16 ties de la troisième paire. Il y a aussi une partie de ce nerf (*auriculo-tem-*

15. τό A B Mor. Gal¹⁴.; om. Galˢ.

εἰς τὰ πρόσω τῶν ὤτων, τοῖς ἀπὸ τῆς πέμπτης συζυγίας ἥκουσιν
ἀναμιγνύμενον · ὅπως δὲ ἀναμίγνυται, μικρὸν ὕστερον ἀκούσῃ.
Τοῦτο μὲν οὖν μικρόν τι μόριον αὐτῆς ἐστιν · τὸ δὲ οἷον πρέμνον 17
ἁπάντων τῶν ἀπ᾽ αὐτοῦ πεφυκότων μερῶν ἐν λόγῳ κλάδων τε καὶ
5 ἀκρεμόνων δίχα μὲν σχίζεται τὸ πρῶτον, ἑκάτερον δὲ αὖθις ἐκείνων εἰς πάμπολλα μόρια, τὸ μὲν ἕτερον εἴς τε τοὺς κροταφίτας μῦς
καὶ τοὺς μασητῆρας ὀνομαζομένους, ὅσοι τε ἄλλοι τῆς ἄνω γένυος
ἐκπεφύκασι, διανεμόμενον · ἔτι δὲ καὶ τοῖς οὔλοις ὀνομαζομένοις,
καὶ τοῖς ὀδοῦσι, καὶ τοῖς βλεφάροις, καὶ ταῖς ὀφρύσι, καὶ τῷ δέρ-
10 ματι παντὶ τῷ περὶ τὸ πρόσωπον, καὶ τῷ τῆς ῥινὸς χιτῶνι τῷ
ἔνδοθεν αὐτὴν ὑπαλείφοντι διὰ τούτων τῶν νεύρων ἡ αἴσθησις · τὸ
δὲ ἕτερον εἴς τε τὰς ῥίζας τῶν κατὰ τὴν κάτω γένυν ὀδόντων σχίζεται κατὰ τὴν αὐτὴν ἀναλογίαν ἣν ἐσχίσθη τὸ πρότερον εἰς τοὺς
ἄνω. Καὶ τοῖς οὔλοις ἀπονεμήσεις ὁμοίως πέμπει καὶ τοῖς κάτω 18

poral) qui sort à côté de l'articulation de la mâchoire inférieure pour se
rendre aux parties situées au-devant des oreilles et se mêler aux rameaux
provenant de la cinquième paire (septième des modernes, — branche tem-
poro-faciale, voy. p. 489, l. 2); vous apprendrez, un peu plus bas, comment
s'opère ce mélange. Ce n'est là qu'une petite partie de la paire en ques- 17
tion; mais ce qui forme, pour ainsi dire, le tronc de toutes les parties
qui en proviennent à titre de branches et de rameaux se divise d'abord
en deux parties, et chacune de ces deux parties se divise à son tour en
un grand nombre d'autres; la première branche se distribue aux muscles temporaux, aux muscles dits masséters et à tous les autres muscles
qui prennent leur origine sur la mâchoire supérieure, et, de plus, à ce
qu'on appelle les gencives, aux dents, aux paupières, aux sourcils et à
toute la peau qui enveloppe la face, et c'est encore à l'intervention de
ces nerfs que la tunique qui tapisse le nez à l'intérieur doit sa sensibilité;
l'autre branche se ramifie sur les racines des dents de la mâchoire inférieure dans la même proportion que la première branche s'est ramifiée
sur celles de la mâchoire supérieure. Elle envoie également des ramifica- 18
tions aux gencives et aux lèvres inférieures comme la première branche

1. τοῖς] ὅσοις Gal. ed.; ὁσ7οῖς A; ὁσ7ᾶ Gal᷎᷎., Ras. — Ib. δέ om. AB
B Mor.— 2. ἀναμιγνύμ. om. AB Mor., Mor., Gal. cd.— 7. ἄνω om. AB Mor.

19 χείλεσιν ὥσπερ ἐκεῖνο τοῖς ἄνω. Τὸ πλεῖσΙον δὲ αὐτοῦ μέρος εἰς
τὸν τῆς γλώτΙης διανέμεται χιτῶνα, καὶ καλοῦσί τινες τὸ ζεῦγος
τοῦτο τῶν νεύρων γευσΙικὸν, ἐπειδὴ διὰ αὐτῶν ἡ τῆς γεύσεως αἴ-
20 σθησις γίνεται. Τὰ μὲν οὖν τῇ κάτω γένυϊ καὶ τῇ γλώτΙῃ κατα-
φυόμενα κατάντεσιν ὁδοῖς εὐλόγως ἐχρήσατο διὰ τὴν τῶν δεχομέ-   5
νων αὐτὰ θέσιν· τοῖς δὲ εἰς τὴν ἄνω γένυν φερομένοις ἑτέραν ὁδὸν
ἡ φύσις ἐτέμετο προσήκουσαν, καὶ πρῶτον μὲν εἰς τοὔμπροσθεν
διεβίβασεν αὐτὰ καὶ πλησίον τῶν κατὰ τοὺς ὀφθαλμοὺς χωρίων
ἤγαγεν, ἔπειτα ἐνταῦθα συνεχρήσατο τῷ τρήματι διὰ οὗ τοῖς μυσὶ
τῶν ὀφθαλμῶν ἐνέφυσε τὰ νεῦρα, ὡς διὰ ἑνὸς φέρεσθαι τρήματος   10
τὰ δύο νεῦρα, ἓν μὲν τὸ ἐπὶ τοὺς τῶν ὀφθαλμῶν μῦς μεριζόμενον,
ἕτερον δὲ τὸ πρὸς τὴν ἄνω γένυν ἀφικνούμενον, ὃ διεκπίπλει μὲν
ἅμα θατέρῳ, γενόμενον δὲ ἐν τῇ χώρᾳ τῶν ὀφθαλμῶν, εὐθὺ τοῦ
καλουμένου μήλου φέρεται, διατιτραμένων ἐνταῦθα καὶ ὁδὸν αὐ-

19 en envoie aux organes correspondants d'en haut. La plus grande partie
de ce nerf se distribue sur la tunique de la langue, et quelques-uns appellent cette paire de nerfs nerfs du goût, parce que c'est grâce à leur
intervention que s'opère la sensation du goût (*tronc et branches des nerfs
maxillaires supérieur et inférieur, — mention de la branche ophthalmique*).
20 Vu la position des parties qui devaient les recevoir, ce n'est pas sans raison
que les nerfs qui s'implantent sur la mâchoire inférieure et sur la langue
ont eu recours à une route descendante; mais la nature a tracé une autre
route convenable pour ceux qui se rendent à la mâchoire supérieure;
d'abord, elle les a fait passer à la partie antérieure et les a amenés dans
le voisinage de la région des orbites; ensuite, elle a subsidiairement fait
usage, dans cet endroit, du trou à travers lequel elle implante les nerfs sur
les muscles des yeux (*oculo-moteur*), de sorte que les deux nerfs traversent
le même trou (*fente sphénoïdale*), l'un se distribuant sur les muscles des
yeux, et l'autre aboutissant à la mâchoire supérieure; ce dernier traverse
le trou conjointement avec l'autre; mais, quand il est arrivé dans l'orbite, il se porte tout droit vers ce qu'on appelle *pommette*, car les os
placés au-dessous des yeux sont percés dans cet endroit (*canal sous-orbi-*

3. ἡ om. AB Mor. — 14. τῶν ἐνταῦθα AB Mor.

τοῖς ϖαρεχόντων τῶν ὑποκειμένων τοῖς ὀφθαλμοῖς ὀσ7ῶν. Τοιαύτη 21
μέν τις ἡ τῆς τρίτης συζυγίας νομή· ἡ δὲ τετάρτη συζυγία τῶν νεύρων ὀλίγῳ τινὶ τούτων ὄπισθεν τέτακται, ϖαντὶ δὲ τῷ κατὰ τὴν
ὑπερῷαν ἐμφύεται χιτῶνι. Μικρὰ δέ ἐσ7ιν ἱκανῶς τὰ νεῦρα καὶ βρα- 22
5 χεῖ τινι τῶν κατὰ τὴν τρίτην συζυγίαν σκληρότερα. Ἐφεξῆς δέ ἐσ7ιν 23
ἄλλη συζυγία νεύρων, ἐκ ϖλαγίων μερῶν τῆς κεφαλῆς ἔχουσα τὰς
ἀποφύσεις ἣν Μαρῖνος ὀνομάζει ϖέμπ7ην, καίτοι γε οὐκ ἀκριβῶς
ἐκ μιᾶς ῥίζης ἀνίσχουσαν, ἀλλά εἰσι μὲν ϖλησίον ἀλλήλων, ἕτερον
δὲ ἐξ ἑτέρας ἐκφύεται νεῦρον, ἐν μὲν τοῖς ϖρόσω μαλακὸν, ὃ κα-
10 λοῦσιν ἀκουσ7ικὸν, εἰς τὸ τρῆμα τῆς ἀκοῆς ἐμπῖπ7ον ἅμα τῇ συνεμ-
φυομένῃ μήνιγγι τῇ σκληρᾷ, μετὰ ἧς ϖλατυνθὲν ὑπαλείφει τὸν
ϖόρον· ἐκ δὲ τῶν ὀπίσω θάτερον εἰς ἕτερόν τι τρῆμα τοῦ λιθοει-
δοῦς ἐμπῖπ7ον ὀσ7οῦ, τὸ καλούμενον τυφλόν· ὠνόμασαν γὰρ οὕτως
οἱ ϖαλαιοὶ τῶν ἀνατομικῶν αὐτὸ μὴ δυνηθέντες ἀκριβῶς ἀνατρῆσαι

taire), et lui livrent passage. — Voilà quelle est la distribution de la 21
troisième paire; la quatrième paire de nerfs est placée un peu en arrière
de la précédente, et elle s'implante sur toute l'étendue de la tunique du
palais (nerfs palatins, faisant partie du maxillaire supérieur). Ces nerfs 22
sont passablement petits, et un peu plus durs que ceux de la troisième
paire. Après cette paire vient une autre paire de nerfs (nerf acoustique 23
et nerf facial; septième paire de Willis; septième et huitième des modernes),
qui a ses prolongements à partir des régions latérales de la tête; Marinus nomme cette paire la cinquième, quoique, rigoureusement parlant, elle ne surgisse pas d'une racine unique; mais chaque nerf a sa
racine spéciale, bien que ces racines soient situées l'une près de l'autre;
à la partie antérieure, il y a un nerf mou qu'on appelle acoustique et
qui entre dans le canal de l'oreille interne conjointement avec la dure-
mère qui s'implante avec lui sur ce canal, et c'est encore conjointement
avec cette membrane qu'il tapisse ce canal en s'épanouissant; mais l'autre
nerf, placé à la partie postérieure, entre dans un autre trou de l'os rocheux, trou qu'on appelle borgne (aqueduc de Fallope); les anciens anatomistes lui ont donné ce nom parce qu'ils ne pouvaient pas complétement

6. τῆς κεφ. om. A Ras. — 9. μᾶλλον AB Mor., Gal. ed., Galᵉ.

τὴν ἕλικα, διὰ ἧς ἐκπίπῖει πρὸς τοὐκτὸς τὸ νεῦρον ὀπίσω τῶν ὤτων.

24 Ἐπιμίγνυται δὲ αὐτίκα τοῦτο τῷ κατὰ τὴν τρίτην συζυγίαν εἰρημένῳ διεκπίπῖειν ἔξω παρὰ τὴν διάρθρωσιν τῆς γένυος, οὐκ ἐκείνου πρὸς τοῦτο ἀφικνουμένου, περιμένοντος δὲ τοῦτο πρὸς ἑαυτὸ

25 παραγινόμενον. Ἐξ ἀμφοτέρων δὲ αὐτῶν μιχθέντων τὸ πλεῖσῖον 5
μέρος, ἄμεινον δὲ εἰπεῖν ἅπαν, εἰς τὸν πλατὺν μῦν κατασχίζεται
τὸν ὑποπεφυκότα τῷ δέρματι, τὸν τὴν γνάθον κινοῦντα χωρὶς τῆς
γένυος, ὃν ἡμεῖς εὕρομεν, ἕνα δηλονότι καὶ τοῦτον ἑκατέρωθεν ὄντα.

26 Τοῦτο οὖν τὸ νεῦρον τῷ πλείσῖῳ μὲν ἑαυτοῦ μέρει τὸν πλατὺν τῶν
γνάθων διοίγει μῦν· ὀλίγον δὲ αὐτοῦ τι βοηθεῖ τοῖς ἀπὸ τῆς τρί- 10
της συζυγίας ἥκουσιν εἰς τοὺς κροταφίτας, ὅσον ἐκείνοις ἧτῖον ἢ
προσῆκε σκληροῖς οὖσιν εἰς ῥώμην κινήσεως ἐνδεῖ, τοσοῦτον αὐ-

27 τοῖς παρὰ ἑαυτοῦ προσῖιθέν. Φέρονται δέ τινες ἀποσχίδες αὐτοῦ
εἴς τε τοὺς ἀδένας καὶ τὰ ἄλλα παρὰ τοῖς ὠσὶ, καὶ τὰ λεπῖὰ τῶν
γνάθων· αὐτὸ δὲ τὸ τετριχωμένον δέρμα μόνης αἰσθήσεως ἕνεκεν, 15

percer les détours par lesquels ce nerf arrive à l'extérieur derrière les
24 oreilles. Ce nerf se mêle immédiatement à celui dont nous avons dit
(voy. p. 485, l. 15), en parlant de la troisième paire, qu'il sortait [du
crâne] à côté de l'articulation de la mâchoire; cependant, ce dernier nerf
ne s'avance pas vers celui dont nous parlons, au contraire, celui de la
25 troisième paire attend que l'autre vienne à lui. La plus grande partie
des rameaux provenant du mélange de ces nerfs, ou bien, il vaudrait
mieux dire, tous ces rameaux, se ramifient sur le muscle large qui tapisse la peau en dessous et qui meut la joue sans imprimer de mouvement
à la mâchoire, muscle que nous avons découvert et dont il existe un de
26 chaque côté (peaussier). La plus grande partie de ce nerf sert donc à
déployer le muscle large des joues, mais une partie peu considérable du
même nerf vient en aide aux rameaux provenant de la troisième paire et
aboutissant aux muscles temporaux, en leur fournissant de son propre
fonds ce qui leur manquait sous le rapport de la vigueur du mouvement,
27 vu qu'ils étaient moins durs qu'il ne le fallait. Quelques rejetons de ce
nerf se rendent aussi aux glandes et aux autres parties situées près des
oreilles, ainsi qu'à la partie amincie des joues; mais la partie chevelue

8. ὄντα om. AB Mor. — 11. ἧτῖον ἢ om. AB Mor.

ὥσπερ καὶ τὸ ἄλλο κατὰ ὅλον τὸ ζῷον, ἀποσχίδας ὀλίγας καὶ λεπτὰς καὶ ἀραιὰς καὶ δυσθεωρήτους οἷον ἀράχνης τινὸς ἶνας ἐκ τῶν
ὑποκειμένων ἁπάντων λαμβάνει. Ἐπεὶ δὲ καὶ τὸν ὑπαλείφοντα τὰς 28
ῥῖνας ἔνδοθεν χιτῶνα μετέχειν ἐλέγομεν τῆς ἐπὶ τὰς χώρας τῶν
5 ὀφθαλμῶν φερομένης μοίρας τῶν νεύρων, οὐ μὴν τήν γε ὁδὸν αὐτῶν
εἴπομεν, εὔλογον ἂν εἴη καὶ ταύτην προσθεῖναι. Κατὰ μὲν δὴ τὸν 29
μέγαν κανθὸν ἐν ἑκατέρῳ τῶν ὀφθαλμῶν ἔστιν ἰδεῖν διατετρημένον
εἰς τὰς τῶν ῥινῶν εὐρυχωρίας τὸ κοινὸν ἐκείνων τε καὶ τῶν ὀφθαλμῶν ὀστοῦν, καὶ φερόμενον δι᾽ ἑκατέρου τῶν τρημάτων νεῦρον οὐ
10 μικρὸν ἀποσχιζόμενον ἐκ τῆς χώρας τῶν ὀφθαλμῶν, ἐπειδὰν πρῶτον ἐν αὐτῇ γένηται τὰ κατὰ τὴν τρίτην συζυγίαν νεῦρα. Καὶ τοῦτο 30
τὸ νεῦρον οὐκ εἰς τὸν ἐν τῇ ῥινὶ μόνον ὑμένα φαίνεται διασπειρόμενον, ἀλλὰ καὶ μέχρι τῆς ὑπερῴας προερχόμενον· κοινός τε γὰρ
δὴ καὶ εἷς ἐστιν ὁ χιτὼν οὗτος τῇ τε ῥινὶ καὶ τῷ στόματι διὰ τῶν
15 εἰς αὐτὸ συντρήσεων, δι᾽ ὧνπερ καὶ ἀναπνέομεν, τὴν κοινωνίαν τε

de la peau reçoit, ainsi que le reste de la peau dans tout l'animal, de
toutes les parties sous-jacentes, en vue de la sensibilité seule, des rejetons peu nombreux, grêles, distants les uns des autres, difficiles à apercevoir et semblables aux fils d'une toile d'araignée. Puisque nous disions 28
(p. 486, l. 10) que la tunique qui tapisse les narines à l'intérieur reçoit
aussi sa part de l'embranchement nerveux qui se rend aux orbites (*branche
ophthalmique*), mais que nous n'avons pas encore exposé le parcours de
ces nerfs, il sera raisonnable de l'insérer ici. Au grand angle de chacun 29
des deux yeux, on peut voir que l'os appartenant en commun aux narines
et aux yeux est percé d'un trou pénétrant dans la cavité des narines, et
que chacun de ces deux trous livre passage à un nerf assez considérable
qui se détache [du nerf placé dans] l'orbite, dès que les nerfs de la troisième paire arrivent dans cette cavité. On voit que ce nerf ne se disperse 30
pas seulement dans la membrane du nez, mais s'avance aussi jusqu'au palais; car la tunique de ces parties n'en forme qu'une seule, laquelle est
commune au nez et à la bouche, et c'est grâce aux trous de communication qui nous servent aussi à respirer que cette tunique acquiert sa commu-

---

2. καὶ δυσθ..... τινός om. AB Mor. — 8. καί om. AB Mor.

καὶ συνέχειαν κτώμενος · κείσθω γὰρ εἶναι μία διὰ Μαρῖνον, εἰ
31 καὶ διτλὴ φανερῶς ἐσίιν. Ἡ δὲ ἕκτη συζυγία τῶν ἀπὸ ἐγκεφάλου
νεύρων, ἑνὶ μὲν κέχρηται τρήματι τῷ κατὰ τὸ κάτω τέρας τῆς
λαμβδοειδοῦς ῥαφῆς · ἀρχὰς δὲ εὐθὺς ἐκ τῆς βάσεως τοῦ ἐγκεφάλου
τριῶν ἔχει νεύρων · ἐκπεσόντα δὲ ἔξω τοῦ κρανίου ταῦτα τολυειδῶς 5
ἀλλήλοις τε καὶ τοῖς παρακειμένοις ἃ μικρὸν ὕσίερον ἐρῶ, τῶς
32 μίγνυται. Κατέρχεται δὴ μία μοῖρα μέχρι τοῦ τλατέος ὀσίοῦ σχεδὸν εἰς ἅπαντα τὰ ἔντερα καὶ τὰ σπλάγχνα διασπειρομένη · τῷ
τλείσίῳ δὲ καὶ μεγίσίῳ μέρει σφῶν αὐτῶν ἐμβάλλοντα φαίνεται εἰς
τὴν κοιλίαν τε καὶ τὸ σίόμα αὐτῆς, καὶ διὰ τοῦτο αἰσθητικώτατόν 10
33 ἐσίι τοῦτο τῆς γασίρός. Συνήγαγε δὲ αὐτὰ τοῖς τῆς ἑβδόμης ἡ φύσις εὐθὺς ἅμα τῷ διεξελθεῖν τὸ τῆς κεφαλῆς ὀσίοῦν ὑμέσιν ἰσχυροῖς
34 τεριλαβοῦσα καὶ τανταχόθεν ἀκριβῶς σκεπάσασα. Πάλιν δὲ ταῦτα

nauté et sa continuité; car nous accorderons à Marinus qu'il n'y a qu'une
31 seule paire, bien que cette paire soit manifestement double.—La sixième
paire des nerfs encéphaliques (*pneumo-gastrique, glosso-pharyngien, spinal,
huitième de Willis; neuvième, dixième, onzième des modernes*) passe par un
seul trou, celui qui est situé à la partie inférieure de la suture lambdoïde;
c'est à la base du cerveau qu'elle a ses origines, lesquelles se composent,
dès le principe, de trois nerfs; mais, après être sortis du crâne, ils s'entremêlent, en quelque sorte, d'une façon très-variée aussi bien entre eux
qu'aux nerfs voisins dont je parlerai un peu plus bas (1. 11, et p. 493,
32 1. 12). Une partie de ce nerf descend (*mélange du pneumo-gastrique et du
grand sympathique*) jusqu'à l'os large, et se dissémine, peu s'en faut, sur
tous les intestins et tous les viscères; mais on le voit insérer la partie la
plus considérable et la plus volumineuse de sa substance sur l'estomac et
sur son orifice; c'est là la raison pour laquelle cet orifice est la partie la
33 plus sensible de l'estomac. Dès que ces nerfs ont traversé l'os de la tête,
la nature les a réunis à ceux de la septième paire (*grand hypoglosse, douzième des modernes*), en les entourant et les recouvrant soigneusement de
34 tous côtés de membranes vigoureuses. Mais, comme il était nécessaire

2. διὰ τῶν AB Mor. — 7. τλατέος   μένη ex em.; διασπειρόμενα Gal.; δια-
μυὸς τοῦ σχ. AB Mor. — 8. διασπειρο-   σπειρομένου AB Mor.

τὰ ἐπὶ τὸν σ⌈όμαχον ἰόντα νεῦρα, διότι ⲡερ ἀναγκαῖον ἦν βραχὺ
ⲡροελθόντων ἀποχωρισθῆναι τὰ κατὰ τὴν ἑϐδόμην συζυγίαν ἐπὶ
γλῶτ⌈αν Φερόμενα, ταῖς καρωτίσιν ἀρτηρίαις ⲡλησίον οὔσαις συνήγαγε, καὶ μετὰ ἐκείνων τὸν τράχηλον διεϐίϐασε, κοινοῖς ὑμέσι
5 ⲡρὸς αὐτὰς συνάψασα· κατὰ δὲ τὸν θώρακα κατὰ τῶν ἀρτηριῶν
τῶν ἀπὸ τῆς ἀρισ⌈ερᾶς τῆς καρδίας κοιλίας τεταγμένων, ἀπέσχισεν
αὖθις αὐτὰ, καὶ συνῆψεν αὖθις ἐνταῦθα ⲡάλιν ἓν ἑκατέρωθεν τῷ
σ⌈ομάχῳ, καὶ ἡνίκα γε ⲡρῶτον ἤμελλεν αὐτὰ σχίσειν εἰς τὴν γα-
σ⌈έρα, τὸ μὲν ἐκ τῶν δεξιῶν εἰς τὰ ἀρισ⌈ερὰ, τὸ δὲ ἐκ τῶν ἀρισ⌈ε-
10 ρῶν εἰς τὰ δεξιὰ ⲡεριήγαγε λοξὰ δυσπαθείας ἕνεκα. Τούτων τῶν 35
νεύρων καὶ οἱ τοῦ λάρυγγος μύες ἀποϐλασ⌈ήματα λαμϐάνουσιν·
τῶν δὲ ἄλλων δυοῖν τὸ μὲν εἴς τε τοὺς τῆς Φάρυγγος μῦς καὶ τὴν
ῥίζαν τῆς γλώτ⌈ης ἀΦικνεῖται, τὸ δὲ εἴς τε τὸν τῆς ὠμοπλάτης μῦν
τὸν ⲡλατὺν καί τινας ἄλλους τῶν τῇδε. Οἵ γε μὴν ⲡρὸς ἄλλα μό- 36

que ces nerfs, qui vont à l'orifice de l'estomac, se séparassent de nouveau un peu plus loin de ceux de la septième paire qui se rendent à la
langue, la nature a réuni les premiers aux artères carotides qui se trouvaient dans le voisinage, et leur a fait traverser le cou conjointement
avec ces artères, les rattachant à elles par des membranes communes;
puis, dans la poitrine, où ces nerfs se trouvaient placés sur les artères
provenant du ventricule gauche du cœur, elle les a séparés de nouveau
de ces vaisseaux, et a rattaché encore une fois, dans cet endroit, un nerf
de chaque côté à l'œsophage; enfin, au point où elle devait d'abord les
diviser en rameaux pour pénétrer dans l'estomac, elle a contourné obliquement le nerf du côté droit à gauche et celui du côté gauche à droite,
pour leur donner la faculté de résister aux lésions. Les muscles du la- 35
rynx reçoivent aussi des rameaux de ces nerfs-là; quant aux deux autres
troncs, l'un aboutit aux muscles du pharynx et à la racine de la langue
(*glosso-pharyngien*), tandis que l'autre (*spinal*) se rend au muscle large
de l'omoplate (*trapèze*) et à quelques autres muscles de cette région.
Cependant les muscles communs au larynx et à d'autres parties ne 36

2. τά om. AB Mor. — 6. ἀπὸ τῆς
ἀρισ⌈ερᾶς conj.; ἐπὶ τὴν ἀρισ⌈εράν AB
Mor. Gal. ed. — Ib. καρδίας κοιλίας
conj.; κοιλίας καρδίας A; καρδίας κοιλίαν
B Mor. Gal. ed. — 13-14. μῦν καὶ τόν
Gal. ed.

ρια κοινοὶ τοῦ λάρυγγος μύες οὐ διὰ παντὸς ἀπὸ τῆς ἕκτης συζυγίας λαμβάνουσι νεῦρα, καθάπερ οὐδὲ οἱ τὸ λαμβδοειδὲς καὶ ὑοειδὲς
ὀσἸοῦν ὀνομαζόμενον τῷ σἸέρνῳ συνάπἸοντες· λελήθασι δὲ τοὺς
πολλοὺς τῶν παραφυομένων νεύρων ταῖς καρωτίσιν ἀρτηρίαις ἃ
μόνα νομίζουσι τὴν ἕκτην εἶναι συζυγίαν, οὐκ ὀλίγαι τῶν ἀποφύ-   5
σεων, ἃς διά τε τοῦ τραχήλου καὶ τοῦ θώρακος φερόμενα ποιεῖται
πρὶν ἐμπίπἸειν τῷ σἸόματι τῆς γασἸρός· οὐ μὴν οὐδὲ ὅπως ἐκ μέσου τοῦ θώρακος ἀνάπαλιν ἥκει τινὰ μόρια τούτων τῶν νεύρων ἐπί
τινας τοῦ λάρυγγος μῦς, ἴσασιν, οὐδὲ ἥν τινα δύναμιν ἔχει ταῦτα,
37 καίτοι τῆς ἀφωνίας ἐσἸὶν αἴτια τοῖς ζῴοις βλαβέντα. Ποικίλη δέ   10
ἐσἸι καὶ ἡ μετὰ τὰς φρένας νομὴ τῶν νεύρων τούτων· καὶ γὰρ παρὰ
τοῦ κατὰ τοῦτο τὸ μέρος νωτιαίου λαμβάνει τινὰ μόρια καὶ διασπείρεται πρὸς τὰ ταύτῃ σπλάγχνα, καὶ τοῖς εἰρημένοις πρόσθεν ἀπὸ
τῆς τρίτης συζυγίας καταφέρεσθαι διά τε τοῦ τραχήλου καὶ τοῦ
θώρακος ἀναμίγνυται, καίτοι γε ἅπαντες αὖ πάλιν ταῦτα τὰ παρὰ   15

reçoivent pas toujours des nerfs de la sixième paire, pas plus que ceux
qui rattachent l'os dit lambdoïde ou hyoïde au sternum; mais la plupart [des anatomistes] n'ont pas aperçu une partie assez considérable
des prolongements que forment, en traversant le cou et la poitrine,
avant d'aboutir à l'orifice de l'estomac, les nerfs qui longent les artères
carotides en s'y rattachant, et qui, dans l'opinion de ces anatomistes,
constituent à eux seuls la sixième paire; ils ne savent pas non plus
comment certaines parties de ces nerfs prennent, à partir du milieu de
la poitrine, une direction opposée à celle qu'ils avaient d'abord pour se
rendre à certains muscles du larynx (*laryngés récurrents*), ni quelle est
la puissance de ces nerfs, bien que, en cas de lésion, ils donnent lieu à
37 la perte de la voix chez les animaux. A partir du diaphragme, la distribution de ces nerfs est également variée : en effet, ils reçoivent certaines branches de la partie de la moelle épinière placée à leur niveau
(*branches spinales*, voy. p. 504, l. 3), se ramifient sur les viscères de
cette région et s'entremêlent aux nerfs de la troisième paire dont nous
avons dit plus haut (p. 485, l. 11) qu'ils descendaient à travers le cou et
la poitrine, bien que tout le monde croie de nouveau que ces nerfs, qui

9. τινας], τούς Gal³. — 12. τινὰ μοίραν A.

τὰς ῥίζας τῶν πλευρῶν καταφερόμενα τῆς ἕκτης συζυγίας ἀποβλα-
σ7ήματα εἶναι δοκοῦσιν. Ποικίλη γοῦν καὶ ἡ τούτων ἐπιμιξία πρὸς 38
τὰ τῶν μεσοπλευρίων νεῦρα καὶ τὰ κατὰ ὀσφὺν σχεδὸν ἅπαντα τὰ
σμικρὰ καὶ τὸ λείψανον τῶν ἐπὶ τὸ σ7όμα τῆς κοιλίας ἐλθόντων·
5 ποικίλη δὲ νομὴ καὶ ἡ κατὰ τὴν ἐντὸς τοῦ περιτοναίου χώραν, ἣν
οὐ πρόκειται νῦν εἰς ἐσχάτην ἀκρίβειαν ἐξεργάζεσθαι· μόνον δὲ
ἀρκεῖ γινώσκειν, ὡς ἐξ ἐγκεφάλου νεῦρα πρὸς ἧπάρ τε καὶ σπλῆνα
καὶ νεφροὺς, ἔτι τε πρὸ τούτων ὅλην τὴν γασ7έρα καὶ πάντα τὰ
ἔντερα φαίνεται καθήκοντα, τὰ μὲν ἀπὸ τῆς τρίτης, ὡς εἴρηται,
10 συζυγίας, τὰ δὲ ἀπὸ τῆς ἕκτης. Ὅτι δὲ καὶ πνεύμων καὶ καρδία 39
παρὰ τῆς ἕκτης συζυγίας λαμβάνει τι μόριον, ὀρθῶς εἰρήκασιν
ἅπαντες· οὐ μὴν ὅτι γε καὶ σ7όμαχος καὶ ἀρτηρία καὶ φλέβες αἱ
μέγισ7αι τῶν κατὰ τράχηλον ἔγνωσαν ἅπαντες. Λοιπὴ δέ ἐσ7ιν ἡ 40
ἑβδόμη συζυγία τῶν ἀπὸ ἐγκεφάλου νεύρων, τὴν ὁρμὴν ὅθεν κατα-

descendent le long des racines des côtes (*grand sympathique*), sont des
rejetons de la sixième paire. L'entrelacement de ces nerfs avec ceux des 38
espaces intercostaux, avec presque tous les petits nerfs de la région des
lombes et avec le reste de ceux qui se rendent à l'orifice de l'estomac
est donc varié, et une semblable variété est également l'attribut de la
distribution des nerfs dans la région située à l'intérieur du péritoine,
distribution dont je n'ai pas pour le moment l'intention de pousser l'exposition jusqu'au dernier degré d'exactitude; il suffit seulement de
savoir qu'on voit des nerfs venant du cerveau aboutir au foie, à la rate,
aux reins, et, de plus, avant d'arriver à ces organes, à tout l'estomac et
à tous les intestins, une partie de ces nerfs provenant, ainsi que nous l'a-
vons dit, de la troisième, et une autre de la sixième paire. Que le poumon 39
et le cœur reçoivent une partie [des branches] de la sixième paire, c'est
ce qui a été dit, à juste raison, par tous les anatomistes; mais tous n'ont
pas reconnu également qu'il en est de même pour l'œsophage, pour la
trachée artère et pour les plus grandes veines du cou. — Il nous reste à 40
parler de la septième paire de nerfs venant du cerveau (*douzième des*

3. νεῦρα καὶ πάντα τὰ ἔντερα καὶ τὰ
AB Mor. — 4. τῶν..... τῆς om. AB
Mor. — Ib. κοιλίας] λίας A; λίαν B
Mor. — 9. σπλάγχνα Gal. ed. — 11.

τό AB Mor. — 13. ἡ om. AB Mor.,
Gal². — 14. τὴν ὁρμὴν ὅθεν conj.; τὴν
νομὴν ὅθεν AB Mor.; ὁρμᾶται δὴ ταῦτα
τὰ νεῦρα καθ' ἅ Gal. ed.

παύεται μὲν ὁ ἐγκέφαλος, ἄρχεται δὲ ὁ νωτιαῖος ἔχουσα· προελ-
θόντα δὲ τὰ νεῦρα μέχρι τινὸς ἅμα τοῖς κατὰ τὴν ἕκτην συζυγίαν,
εἶτα αὖθις αὐτῶν ἀποχωρισθέντα, τῷ πλείστῳ μέρει σφῶν αὐτῶν
εἰς τοὺς τῆς γλώτίης μῦς διανέμεται· σμικρὸν γάρ τι μόριον αὐτῶν ἀεὶ μὲν εἰς τοὺς κοινοὺς μῦς ἀφικνεῖται τοῦ τε θυρεοειδοῦς χόν- 5
δρου τοῦ λάρυγγος καὶ τῶν ταπεινῶν πλευρῶν τοῦ λαμβδοειδοῦς,
41 οὐκ ἀεὶ δὲ καὶ εἰς ἄλλους τίνας. Ἐπιμίγνυται δὲ, ὡς ἔφην, ἀλλήλοις
τὰ κάτω τῆς κεφαλῆς φερόμενα νεῦρα, τό τε ἀπὸ τῆς τρίτης συζυ-
42 γίας καὶ τῶν νῦν εἰρημένων ἐσχάτων δυοῖν. Καὶ μέντοι καὶ τῶν
ἀπὸ τοῦ νωτιαίου νεύρων ἥ τε πρώτη καὶ ἡ δευτέρα συζυγία πολ- 10
43 λὴν ἐπιμιξίαν ποιεῖται πρὸς ταυτὶ τὰ νεῦρα. Ταῦτα πρῶτα τῶν
νεύρων ἀκριβῶς ἐσίιν ἤδη σκληρά· τῶν γὰρ ἔμπροσθεν εἰρημένων
ἁπάντων τὰ μὲν ἧτίόν ἐσίι, τὰ δὲ μᾶλλον μαλακά, σκληρὸν δὲ
ὁμοίως τούτοις οὐδέν· ἀλλά τοι κἀκείνων ὅσα μυσὶν ἐμφύεται, σα-

modernes, — grand hypoglosse), laquelle prend son origine à l'endroit où
cesse le cerveau et où commence la moelle épinière (face antérieure du
bulbe rachidien, sillon qui sépare l'olive de la pyramide antérieure); pendant quelque temps ces nerfs poursuivent leur chemin conjointement
avec ceux de la sixième paire, ensuite ils se séparent de nouveau de ces
nerfs pour distribuer la plus grande partie de leur substance aux muscles
de la langue; car il y a toujours une petite partie de ces nerfs qui aboutit
aux muscles communs au cartilage en forme de bouclier (c. thyréoïde) du
larynx et aux bords inférieurs de l'os lambdoïde; mais l'existence d'un
rameau qui se rend à certains autres muscles n'est pas également cons-
41 tante. Ainsi que je l'ai dit (p. 491, l. 6 et 11), les nerfs qui vont à la partie
du corps située au-dessous de la tête, c'est-à-dire ce qui provient de la
troisième paire et des deux dernières paires dont nous parlons actuelle-
42 ment, s'entremêlent entre eux. De plus, la première et la seconde paire
de nerfs provenant de la moelle épinière forment un mélange compli-
43 qué avec ces nerfs-là. Ce sont là les premiers nerfs qui soient rigoureusement durs; car, entre tous les nerfs dont nous avons parlé auparavant,
les uns sont moins mous, et les autres le sont davantage; mais aucun
d'eux n'est aussi dur que ceux dont nous parlons; cependant même les

11-12. τῶν νεύρων] τῆς ἐβδόμης συζυγίας A B Mor.

φῶς τῶν ἄλλων γίνεται σκληρότερα. Τὰ μὲν οὖν αἰσθητικὰ νεῦρα 44
κατὰ τὴν ἔκφυσιν τῆς γλώτ*]ης εὐθέως πλατυνθέντα τὸν ἔξωθεν
αὐτῆς διέπλεξε χιτῶνα, μηδὲ προσαψάμενα τῶν ὑποτεταγμένων
μυῶν · ταυτὶ δὲ τὰ κινητικὰ τὰ κατὰ τὴν ἑβδόμην συζυγίαν εἰς πολ-
5 λὰς ἶνας λυθέντα πάντας αὐτῆς διυφαίνει τοὺς μῦς.

νθ'. Περὶ τῶν ἀπὸ τοῦ νωτιαίου νεύρων.

Πρώτη μὲν οὖν συζυγία νεύρων ἐκφύεται τοῦ νωτιαίου διατιτρα-
μένου· τοῦ πρώτου σπονδύλου, μίαν μὲν ἔχουσα κατὰ αὐτὸν τὸν νωτιαῖον τὴν ῥίζαν, εὐθὺς δὲ σχισθεῖσα διχῇ, τῷ μὲν ἑτέρῳ τῶν μορίων ὀπίσω φέρεται, τῷ δὲ ἑτέρῳ πρὸς τὰ πλάγια. Μόνους δὲ εἰς 2
10 τοὺς περὶ τὴν διάρθρωσιν τῆς κεφαλῆς μῦς ἡ πρώτη νενέμηται συζυγία. Ἡ δὲ δευτέρα τῶν ἀπὸ τοῦ νωτιαίου συζυγία νεύρων ἐκ τῶν 3
ὀπίσω μὲν ἀνίσχει καὶ αὐτὴ μερῶν, οὐ μὴν διὰ τρημάτων γέ τινων,
καθάπερ ἡ πρώτη · χώρα γάρ τίς ἐσλι κατὰ ἑκάτερον μέρος τῆς

rameaux de ces nerfs qui s'implantent sur des muscles deviennent manifestement plus durs que les autres. A la racine de la langue, les nerfs sen- 44
sitifs s'épanouissent donc immédiatement et forment un réseau sur sa
tunique extérieure, sans toucher aux muscles sous-jacents ; mais ces nerfs
moteurs, appartenant à la septième paire, se résolvent en un grand
nombre de fibres (*faisceaux*), et enveloppent de leurs mailles tous les
muscles de la langue.

59. DES NERFS PROVENANT DE LA MOËLLE ÉPINIÈRE.

La première paire de nerfs [*cervicaux*] sort de la moelle épinière par 1
un trou de la première vertèbre, et elle n'a qu'une seule racine sur la
moelle épinière même; elle se divise immédiatement en deux parties
dont l'une se porte en arrière, tandis que l'autre se dirige vers les côtés.
La première paire se distribue uniquement aux muscles qui entourent 2
l'articulation de la tête. La seconde paire (*deuxième paire cervicale*) de nerfs 3
provenant de la moelle épinière sort, elle aussi, à la partie postérieure ;
mais elle ne passe pas par des trous comme la première ; car il existe,
de chaque côté de l'épine du dos, entre la première et la seconde ver-

2. κατ' ἔμφυσιν AB Mor. — Ib. τῆς om. AB Mor. — 8. διχῇ om. AB Mor.
γλ. om. Gal. ed. — CH. 59, l. 6. οὖν — 9. τῷ δὲ θατέρῳ AB Mor., Gal. ed.

ἀκάνθης γυμνὴ τῶν κατὰ τοὺς σπονδύλους ὀσ]ῶν ἐν τῷ μεταξὺ τοῦ
τε πρώτου καὶ δευτέρου κατὰ ἣν ἐκφύεται τὰ νεῦρα, μέρει μέν τινι
καὶ ταῦτα διὰ τῶν πλαγίων ἐπὶ τὰ πρόσω φερόμενα, συμπλεκό-
μενά τε τοῖς κατὰ τὴν πρώτην καὶ τρίτην συζυγίαν, ὥσπερ γε καὶ
ἡ τρίτη ταῖς ἀπὸ ἐγκεφάλου, τῇ πλείσ]ῃ δὲ αὐτῶν μοίρᾳ τοῖς ὀπίσω   5
τοῦ τραχήλου διανεμόμενα μυσὶν, ἀπὸ ὧν αἱ τῶν πρώτων σπονδύλων πρὸς ἀλλήλους τε καὶ τὴν κεφαλὴν γίνονται κινήσεις, μετὰ
τοῦ καὶ διδόναι τι τοῖς πλατέσι μυσὶ τοῖς κινοῦσι τὰς γνάθους.
4 Ὅσον δὲ ὑπόλοιπόν ἐσ]ιν αὐτῶν, ἐπὶ τὴν κεφαλὴν ἀναφέρεται τοῦτο,
τὴν ὀπίσω χώραν ἅπασαν αὐτῆς διαπλέκον, τά τε περὶ τὰ ὦτα μόρια   10
5 καὶ τὰ μέχρι τῆς κορυφῆς τε καὶ τῆς ἀρχῆς τοῦ βρέγματος. Οὕτω
δὴ καὶ τὸ πρόσω φερόμενον εἰς ὅλον ὀλίγου δεῖν καὶ τοῦτο διασπεί-
6 ρεται τὸ πρόσθιον τῆς κεφαλῆς. Ἡ δὲ τρίτη συζυγία τῶν ἀπὸ τοῦ
νωτιαίου νεύρων ἐκ μὲν τῶν πλαγίων μερῶν ἐκφύεται κατὰ ὃ συμ-

tèbre, un espace vide de substance osseuse appartenant aux vertèbres,
et c'est par cet espace que sortent les nerfs dont il s'agit; avec l'un de
leurs troncs ces nerfs se portent également en avant en passant par la région latérale et s'entrelacent (*plexus*) avec les nerfs de la première et de
la troisième paire, de même que la troisième paire s'entrelace avec les
paires venant du cerveau; mais ils distribuent la majeure partie de leurs
rameaux aux muscles de la partie postérieure du cou, qui opèrent les
mouvements ayant lieu d'une des premières vertèbres à l'autre, ou entre
ces vertèbres et la tête, outre qu'elles envoient aussi un rameau aux
4 muscles larges qui meuvent les joues (*peaussier*). Ce qui reste de ces troncs
[postérieurs de la seconde paire] remonte vers la tête et enveloppe de ses
réseaux toute la région postérieure de cette partie, aussi bien les parties
voisines des oreilles que la région qui va jusqu'au sommet de la tête et
5 au commencement du sinciput. De même, le tronc qui se porte en
avant se ramifie, lui aussi, sur presque toute la partie antérieure de la
6 tête (*nerf occipital?*). La troisième paire des nerfs provenant de la moelle
épinière sort à la partie latérale, dans la région où la seconde et la troi-

5. ταῖς] τοῖς Gal. ed.; τῶν Gal²⁵. —
Ib. τῇ] ἡ AB Mor., Gal. ed.—6. διανέ-
μεται AB Mor., Gal. ed. — 11. γε AB
Mor. — 11-13. Οὕτω... κεφαλῆς Gal²⁵.;
om. AB Mor. Cf. Gal. ed. — 14. Φύεται
AB Mor., Gal²⁵., Gal. ed.

βάλλοντες ἀλλήλοις ὁ δεύτερός τε καὶ τρίτος σπόνδυλος ἐργάζονται
τρῆμα κοινὸν στρογγύλον ἴσον εὖρος τῷ πάχει τοῦ νεύρου· σχιζο-
μένη δὲ αὐτίκα τῷ μὲν ἑτέρῳ τῶν μερῶν ὀπίσω φέρεται διὰ τοῦ
βάθους τῶν ἐνταῦθα μυῶν, ἀπονεμήσεις αὐτοῖς διδοῦσά τινας, ἔπειτα
5 ἀνίσχει παρὰ αὐτὴν τὴν ἄκανθαν τῆς ῥάχεως, ἐντεῦθέν τε πάλιν
ἐπὶ τὰ πρόσω φέρεται τὸ νεῦρον τοῦτο λοξὸν εἰς τοὺς ὀπίσω τοῦ
ὠτὸς μῦς διασπειρόμενον, ἓν κατὰ ἑκάτερον δηλονότι μέρος. Τῷ δὲ 7
ἑτέρῳ μέρει τῷ πρόσω φερομένῳ συμπλέκεταί τε καὶ ἀναμίγνυται
ταῖς πλησιαζούσαις ἐκφύσεσι τῆς τρίτης συζυγίας, ἀπονεμήσεις τε
10 πέμπει τινὰς τοῖς τε ἄλλοις αὐτόθι σώμασι καὶ τοῖς πλατέσι μυσὶν, ἔτι τε καὶ τοῖς πρόσω τοῦ ὠτὸς καὶ τοῖς τὰς γνάθους κινοῦσι
καὶ τοῖς ἀνανεύουσιν ὅλον τὸν τράχηλον ὀπίσω μετὰ τῆς συμπάσης
κεφαλῆς. Ἐπιμίγνυται δὲ αὐτῆς τὸ πρόσω φερόμενον ἀμφοτέραις 8
ταῖς συζυγίαις, τῇ τε πρόσθεν εἰρημένῃ τῇ δευτέρᾳ καὶ τῇ μετὰ
15 ταῦτα ῥηθησομένῃ τῇ τετάρτῃ, καὶ τήν γε ἀκριβῆ νομὴν, ἣν ἐν τοῖς

sième vertèbre forment, en se réunissant, un trou rond dont l'ampleur
correspond à l'épaisseur du nerf; ce nerf se bifurque immédiatement et
se porte avec l'un de ses troncs en arrière, en traversant la partie profonde des muscles de cette région, auxquels il envoie quelques rameaux;
ensuite il remonte le long de l'épine du dos elle-même, et, à partir de
ce point, ce nerf se dirige de nouveau obliquement en avant pour se
disperser dans les muscles placés derrière l'oreille, de telle façon, bien
entendu, qu'il y en ait un de chaque côté (*branche auric.?*). Par l'autre 7
tronc qui se porte en avant (*br. cervic. transversaire?*) ce nerf s'entrelace et s'entremêle avec les rejetons voisins de la troisième paire [encépha-
lique], et envoie quelques ramifications aux autres parties situées dans
cette région ainsi qu'aux muscles larges, et, de plus, aux muscles placés
au-devant de l'oreille, à ceux qui meuvent les joues et à ceux qui rejettent
tout le cou en arrière conjointement avec l'ensemble de la tête. Le tronc 8
de ce nerf qui se porte en avant se mêle aux deux autres paires, à la
seconde dont nous avons parlé plus haut, et à la quatrième dont nous
allons parler (p. 500, l. 9), et nous donnerons dans un autre traité la

3. τοῦ om. A B Mor. Gal. ed. — 7· κατά..... μέρος] ἑκατέρωθεν Gal. ed. —
11. ἐν...... ὠτός om. A B Mor. — 7. Ib. ἑκάτερον ex em.; ἕτερον Galᵇ., Galⁿ.

πρόσω τοῦ τραχήλου μέρεσιν ἡ σύζευξις αὐτῶν ἴσχει, κατὰ ἕτερον
εἰρήσεται λόγον· ἐν δὲ τῷ παρόντι χρὴ γινώσκειν τοσοῦτον, ὡς ἡ
τρίτη καὶ τετάρτη συζυγία τοῖς τε κοινοῖς τοῦ τραχήλου καὶ κεφαλῆς μυσὶν αὐτὴ χορηγεῖ τὰ νεῦρα καὶ τοῖς τὰς γνάθους κινοῦσιν,
9 ὥσπερ γε καὶ τοῖς ὀπίσω τῶν ὤτων ἅπασι μέρεσιν. Αἱ δὲ ἐφεξῆς 5
συζυγίαι κοινὸν μὲν ἔχουσιν ἅπασαι τὸ διὰ τρημάτων οἵων εἶπον
ἐκπίπτειν τὰ νεῦρα· κοινὸν δὲ ἐπὶ τούτων καὶ τὸ σχίζεσθαι κατὰ
τὴν ἔκφυσιν αὐτίκα, φέρεσθαί τε τῷ μὲν ἑτέρῳ μέρει τῷ μικροτέρῳ
εἰς τὸ πρόσω, τῷ δὲ ἑτέρῳ τῷ μείζονι διὰ βάθους, καὶ πρῶτον μὲν
ὡς ἐπὶ τὴν ἄκανθαν, ἐντεῦθεν δὲ πάλιν εἰς τὰ πρόσω διὰ τοῦ πλα- 10
τέος μυὸς τοῦ τὴν γνάθον ἀπάγοντος ἐπὶ τὰ πλάγια μέρη σὺν τοῖς
10 χείλεσι χωρὶς τοῦ κινῆσαι τὸ τῆς γένυος τῆς κάτω ὀστοῦν. Ἔτι δὲ
καὶ τοῦτο κοινὸν ἁπάσαις ταῖς ἐφεξῆς συζυγίαις ἐστὶν, ὡς αὐτίκα
μετὰ τὴν πρώτην ἔκφυσιν ἀπονέμησίν τινα βραχεῖαν αὐτῶν εἰς

description exacte de la manière dont ces trois nerfs réunis se distribuent à la partie antérieure du cou; pour le moment, il suffit de savoir que la troisième et la quatrième paire fournissent elles-mêmes des nerfs aux muscles communs à la tête et au cou et aux muscles qui meuvent les
9 joues, ainsi qu'à toutes les parties situées derrière l'oreille. Toutes les paires suivantes ont cela de commun qu'elles passent par des trous de la nature de ceux que j'ai décrits; c'est aussi une autre particularité commune à ces nerfs de se ramifier dès leur origine, de se porter en avant avec l'un de leurs troncs qui est le plus petit, tandis que l'autre, qui est le plus grand, traverse les parties profondément situées, et se dirige d'abord vers l'épine du dos et ensuite également en avant, en traversant le muscle large (peaussier), qui écarte les joues conjointement avec les lèvres vers la partie latérale, sans imprimer du mouvement à
10 l'os de la mâchoire inférieure. C'est encore un attribut commun de toutes les paires suivantes d'envoyer immédiatement, dès le moment de leur origine, un petit rameau aux muscles de l'épine du dos, et c'est

6. οἵων εἶπον ex em.; οἷον εἶπον AB; ἑτέρῳ om. AB Mor. — 9. καί om. AB δι' ὧν εἶπον Gal².; δι' ὃ εἶπον Mor.; δι' Mor. — Ib. μὲν πρῶτον AB Mor. — οὗ Gal. ed.; om. Gal¹¹. — 8-9. μέρει... 10. διά om. AB Mor. Gal. ed.

τοὺς ῥαχίτας νέμεσθαι μῦς, καὶ μέντοι κἂν τῷ φέρεσθαι πρὸς τὴν
ῥάχιν ὀπίσω πᾶσιν ὑπάρχει τοῖς νεύροις τούτοις κοινὸν, ἀποφύσεις τινὰς διδόναι τοῖς κοινοῖς τραχήλου τε καὶ κεφαλῆς μυσίν·
πάντες γὰρ οἵ τε ἐν τοῖς πρόσω τοῦ τραχήλου μύες οἵ τε ἐν τοῖς
5 πλαγίοις ἀπὸ τούτων τῶν συζυγιῶν λαμβάνουσι νεῦρα χωρὶς ἐκείνων οἷς προεῖπον ἐκ τῶν ἀπὸ ἐγκεφάλου συζυγιῶν ἀπονέμεσθαί τι.
Ταῦτα μὲν οὖν ἁπάντων αὐτῶν κοινὰ κατὰ ὅλον τὸν τράχηλον   11
ἑπ]ὰ σπονδύλων ὄντα, καὶ προεγνωσμένων τούτων, εὔδηλον ἤδη τὸ
κατὰ ἑκάσ]ην τῶν ἐφεξῆς συζυγιῶν ἴδιον, ᾧ πρόσεχε τὸν νοῦν. Ἀπὸ   12
10 μὲν τῆς τετάρτης ἥ τις ἐκφύεται μεταξὺ τοῦ τρίτου καὶ τετάρτου
σπονδύλου βραχὺ πάντῃ νευρίον ἐπὶ τὴν ἐξῆς ἀφικνεῖται συζυγίαν
ἀναμιγνύμενον αὐτῇ, κατὰ ὃ πρῶτον ἀνίσχει· τῆς δὲ πέμπτης συζυγίας μετὰ τὸν τέταρτον σπόνδυλον ἐκφυομένης ἓν μέν τι μόριον
σμικρὸν εἰς τὸ κάταντες φέρεται μελλῆσον, εἰ προσλάβοι τινὰ παρὰ
15 τῶν ἐξῆς μόρια σμικρὰ, τὸ τοῦ διαφράγματος ἔσεσθαι νεῦρον· ἐκ

encore quelque chose de commun à tous ces nerfs de distribuer, pendant qu'ils s'acheminent en arrière vers l'épine du dos, quelques ramifications aux muscles communs au cou et à la tête; car tous ces muscles,
aussi bien ceux qui se trouvent à la partie antérieure du cou que les
muscles situés sur les côtés, reçoivent des nerfs de ces paires-là, à
l'exception de ceux dont j'ai dit plus haut qu'il s'y distribuait quelque
rameau des paires venant du cerveau. Ce sont donc là les particularités   11
communes à tous ces nerfs pendant toute la longueur du cou, lequel se
compose de sept vertèbres, et, si vous connaissez d'avance ces particularités, les attributs spéciaux de chacune des paires suivantes seront, dès
lors, clairs pour vous; faites-y donc attention. —De la quatrième paire,   12
qui sort entre la troisième et la quatrième vertèbre, un tout petit nerf
aboutit à la paire suivante, au moment même où celle-ci commence à
s'échapper et se confond avec elle; la cinquième paire, qui sort après la
quatrième vertèbre, a un petit rameau qui se dirige vers le bas et qui doit
former, après avoir reçu quelques petits rameaux des paires suivantes,
le nerf du diaphragme (n. phrénique), car la nature a envoyé à cet or-

6. οἷς ex em.; οὕς AB Mor.; εἰς οὕς Gal. ed. — 9. ᾧ... νοῦν] ἐντεῦθεν ὅν
Galˢ., Gal. ed. —7. αὐτῶν om. AB Mor. Galˢ. — 10. τοῦ om. AB Mor. Galˢⁱ.

μὲν γὰρ τῆς τετάρτης συζυγίας ἀραχνοειδῆ τινα μοῖραν τῷ διαφράγματι κατέπεμψεν ἡ φύσις, ἐκ δὲ τῆς πέμπτης ἀξιόλογον, εἶτα
ἐκ τῆς ἕκτης ἑτέραν, ἐλάτ7ω μὲν ταύτης, μείζω δὲ τῆς πρώτης.
13 Ἕτερον δὲ τούτου μεῖζον ἐπὶ τὸ τῆς ὠμοπλάτης ὑψηλὸν ἀναφέρε-
14 ται. Τὸ δὲ λοιπὸν ἅπαν ἐν τῷ κοινῷ λόγῳ τῆς κατασχίσεως εἴ-   5
15 ρηται. Τῶν δὲ ἐφεξῆς συζυγιῶν ἡ μὲν ἕκτη μετὰ τὸν πέμπτον, ἡ
δὲ ἑβδόμη μετὰ τὸν ἕκτον, ἡ δὲ ὀγδόη μετὰ τὸν ἕβδομον ἀνίσχει
σπόνδυλον ἐκ τῶν κοινῶν, ὡς εἴρηται, τρημάτων, ἐπιμιγνύμεναι
δὲ ἀλλήλαις ἐπί τε τὰ σιμὰ τῶν ὠμοπλατῶν φέρονται καὶ τὸν βρα-
16 χίονα διὰ τῆς μασχάλης. Ἄλλη δὲ αὐταῖς ἐπιμίγνυται συζυγία τὸ   10
πλεῖσ7ον μέρος ἐκ τῶν τοῦ θώρακος ἤδη σπονδύλων ἐκφυομένη με-
17 ταξὺ τοῦ πρώτου κατὰ αὐτὸν καὶ δευτέρου. Μέρος μὲν οὖν τι σμικρὸν αὐτῆς εἴς τε τὸ πρῶτον κατασχίζεται μεσοπλεύριον καὶ εἰς
τοὺς ῥαχίτας ὀπίσω μῦς ἀφικνεῖται· τὸ δὲ ἄλλο πᾶν ὑπὲρ τὴν πρώ-

gane un rameau mince comme un fil d'araignée de la quatrième paire,
un rameau considérable de la cinquième paire, et ensuite un autre rameau provenant de la sixième paire, lequel est plus petit que le précé-
13 dent, mais plus grand que le premier. Un autre rameau, plus grand que
14 le précédent, remonte vers la partie élevée de l'omoplate. Tout le reste
a été dit dans l'endroit où nous parlions du mode de ramification en gé-
15 néral (p. 499). Pour ce qui regarde les paires suivantes, la sixième sort
après la cinquième vertèbre, la septième après la sixième, et la huitième
après la septième, en passant, ainsi que je l'ai déjà dit, à travers les trous
communs; ces nerfs s'entremêlent entre eux en se dirigeant vers la surface concave de l'omoplate, ainsi que vers le bras en passant par l'aisselle
16 (plexus brachial). A ces paires se mêle, pour la plus grande partie, une
autre qui sort déjà des vertèbres de la poitrine (1re p. dorsale) entre la
17 première et la seconde des vertèbres de cette région. Une petite partie
de cette paire se ramifie dans le premier espace intercostal et aboutit en
arrière aux muscles de l'épine du dos; mais tout ce qui reste de cette

4. τούτων μεῖζον Gal²⁴. — 5. ὑπόλοι-
πονGal³.; κοινόν AB Mor.— Ib. κοινῷ]
λοιπῷ AB Mor. — 6-7. ἡ δὲ ἑβδόμη
μετὰ τὸν ἕκτον om. AB Mor. — 10.
αὐτῆς B Mor.; τῆς A; ἐφεξῆς Gal. ed.
— 11. ἤδη om Gal³., Gal³³.

την ἀνατεινόμενον πλευρὰν συνάπτεται τῷ μετὰ τὸν ἕβδομον σπόνδυλον νεύρῳ, κἄπειτα οὕτως ἄμφω τε ταῦτα καὶ τὰ ἄλλα τὰ προειρημένα διὰ τῆς μασχάλης ἐπί τε τὰ σιμὰ τῶν ὠμοπλατῶν καὶ τὸν
βραχίονα φέρεται μιγνύμενά πως πρὸς ἄλληλα καὶ ἀντεμπλεκό-
5 μενα. Διανέμεται δὲ πολὺ μὲν αὐτῶν εἴς τε τοὺς τοῦ βραχίονος μῦς 18
καὶ τοὺς τοῦ πήχεως · ὅσον δὲ ὑπόλοιπον εἰς ἄκραν χεῖρα διασπείρεται. Κατὰ εὐθὺ δὲ μάλιστά ἐστι τῇ μὲν ἐσχάτῃ τῶν εἰρημένων 19
ἐκφύσεων ὅσα πρὸς ἄκραν χεῖρα παραγίνεται · τῇ δὲ ὑπὲρ αὐτῆς
τὰ κατὰ τὸν πῆχυν · ὅσα δὲ κατὰ τὸν βραχίονα καὶ ὅσα τούτων ἔτι
10 ὑψηλότερα πρὸς τὴν ὠμοπλάτην ἀφικνεῖται νεῦρα ταῖς ἀνωτέραις
συζυγίαις ἐστὶ κατὰ εὐθύ. Κατὰ δὲ τὸν αὐτὸν τρόπον ἐξ ἁπάντων 20
τοῦ θώρακος τῶν σπονδύλων ἐκφύεται νεῦρα παραπλησίαν ἔχοντα
τὴν νομὴν πάντα πλὴν τοῦ κατὰ τὸ δεύτερον μεσοπλεύριον · ἐντεῦθεν γὰρ ἐκπίπλει σαφὲς νεῦρον ἐπὶ τὸ δέρμα τοῦ βραχίονος πα-
15 ραγινόμενον · αἱ δὲ ἄλλαι πᾶσαι συζυγίαι κατὰ μὲν τὴν ἔκφυσιν

paire passe par-dessus la première côte et se rattache au nerf qui sort
après la septième vertèbre; ensuite, placés dans ces conditions, ces deux
nerfs traversent, ainsi que les autres dont nous avons parlé plus haut,
l'aisselle, et se rendent à la surface concave de l'omoplate et au bras,
en se mêlant et s'entrelaçant en quelque sorte mutuellement entre eux.
Une grande partie de ces nerfs se distribue aux muscles du bras et de 18
l'avant-bras, et le reste se dissémine dans la main. Les nerfs qui arrivent 19
à la main correspondent surtout au dernier des troncs susdits, les nerfs
de l'avant-bras, au tronc situé au-dessus du précédent, et les nerfs du
bras, ainsi que tous ceux qui, étant placés encore plus haut, aboutissent
à l'omoplate, correspondent aux paires occupant une position plus élevée. De la même façon il sort de toutes les vertèbres de la poitrine 20
des nerfs qui se distribuent tous de la même manière (*dans les espaces
intercostaux et les muscles du thorax*), à l'exception cependant de celui
qui correspond au second espace intercostal; car, de cette paire, il provient un rameau facile à reconnaître et qui se rend à la peau du bras
(*musculo-cutané*); toutes les autres paires envoient, dès l'instant de leur

5. τοῦ om. AB Mor. Gal. ed. — 9. τά om. AB Galᵇ., Galᵉˢ.

αὐτίκα μέρος τι τοῖς ῥαχίταις μυσὶ διδόασι καὶ τοῖς ἄλλοις τοῖς
κατὰ τὸ μετάφρενον, οἷον τοῖς τε τὰς ὠμοπλάτας κινοῦσι καὶ τοῖς
ἄνω φερομένοις ἐπὶ τὴν κατὰ ὦμον διάρθρωσιν· ὅλως δὲ τῷ λοιπῷ
καὶ πλείστῳ μέρει σφῶν αὐτῶν διὰ τῶν μεσοπλευρίων προερχόμε-
ναι μέχρι τοῦ κατὰ τὸ στέρνον ὀστοῦ, τούς τε ἐν αὐτοῖς τοῖς μεσο-   5
πλευρίοις μῦς διαπλέκουσι καὶ τοὺς ἔξωθεν ἐπικειμένους τῷ θώρακι,
21 διεκβάλλουσαι μόρια σφῶν αὐτῶν. Αἵ γε μὴν κατὰ τὰς νόθας πλευρὰς συζυγίαι τῶν ἀπὸ τοῦ νωτιαίου νεύρων, ἐπειδὴ πρὸς τὸ στέρνον οὐκ ἐξήκουσιν αἱ νόθαι, βραχὺ μέν τι τῷ κατὰ ἑαυτὴν ἐκάστη
μεσοπλευρίῳ διανέμει, τῷ δὲ ἄλλῳ παντὶ ἐκπίπλει πρὸς ὑποχόν-   10
δριον εἴς τε τοὺς πρώτους ἐπιβεβλημένους ἔξωθεν μῦς τοὺς λοξοὺς
τοὺς ἄνωθεν ἐκ τοῦ θώρακος καταφερομένους καὶ τοὺς κατάντεις
22 τοὺς σαρκώδεις διανεμομένη. Μετὰ δὲ ταύτας εἰσὶν αἱ κατὰ τὴν
ὀσφὺν ἐκφύσεις τῶν νεύρων οὐκ ἐκ κοινοῦ τρήματος ὥσπερ αἱ κατὰ
τὸν τράχηλον· ὁ γὰρ ὑπερκείμενος σπόνδυλος ἐνταῦθα μόνος δια-   15

sortie, un rameau aux muscles de l'épine du dos ainsi qu'aux autres
muscles occupant la partie moyenne de cette région, comme, par
exemple, aux muscles qui meuvent l'omoplate et à ceux qui remontent
vers l'articulation de l'épaule ; en général, ces paires s'avancent avec la
partie qui leur reste, et qui est en même temps la plus considérable, à
travers les espaces intercostaux jusqu'à l'os situé à la poitrine, et enveloppent de leurs réseaux les muscles occupant les espaces intercostaux
eux-mêmes ainsi que ceux qui occupent la surface extérieure de la poitrine, muscles à travers lesquels elles font passer des rameaux prove-
21 nant de leur substance. Mais, comme les fausses côtes ne s'avancent pas
jusqu'au sternum, les paires de nerfs provenant de la moelle épinière
qui correspondent à ces côtes ne distribuent chacune qu'un petit rameau
à l'espace intercostal qui leur correspond ; avec tout le reste de leur
substance elles vont au dehors vers l'hypocondre et se distribuent aux
premiers muscles (abdominaux) placés extérieurement, et qui se dirigent,
à partir de la poitrine, obliquement de haut en bas, ainsi qu'aux muscles
22 descendants et charnus. — Après ces paires viennent les troncs nerveux
correspondant aux lombes, lesquels ne sortent pas par un trou formé par
deux vertèbres comme ceux du cou ; car, dans cette région, la vertèbre

τετρημένος ἔξοδον ἐπιτηδείαν παρέχει τῷ νεύρῳ. Κοινὸν δὲ καὶ 23
τούτοις ἅπασι τοῖς νεύροις εἴς τε τοὺς ῥαχίτας ἰέναι μῦς καὶ τοὺς
κατὰ ἐπιγάστριον ἐπί τε τὰς ψόας. Ἐκ δὲ τῶν πρώτων μετὰ τὸ διά- 24
φραγμα σπονδύλων καὶ τοῖς ἄνωθεν καταφερομένοις ἐξ ἐγκεφάλου
5 νεύροις ἐπιμίγνυται μικρὸν ἀπὸ ἑκάστου. Κατὰ δὲ τοὺς τελευταίους 25
τῆς ὀσφύος σπονδύλους δύο ἐκφύσεις μέγισται γίνονται νεύρων ἐπὶ
τὰ σκέλη φερομένων· ἀναμίγνυνται δὲ αὐταῖς ἄλλαι μικραί, μία μὲν
ὑπερκειμένη, μία δὲ ἄλλη κατωτέρω, τοῦ πρώτου κατὰ τὸ πλατὺ καλούμενον ὀστοῦν τρήματος ἐκφυομένη. Αὗται μὲν οὖν εὐθὺς ἀποχω- 26
10 ρισθεῖσαι τοῖς πρώτοις μυσὶ τοῖς κινοῦσι τὴν κατὰ ἰσχίον διάρθρωσιν
ἐμφύονται· τὸ δὲ ἄλλο πᾶν εἰς τὰ σκέλη καταφέρεται διασχιζόμενον
ἄχρι τοῦ πέρατος ἐν αὐτοῖς εἰς ἕκαστον μῦν ἀνάλογον τοῖς ἐν χερσίν.
Οὕτω δὲ καὶ ὅσα [κατὰ τὰ λοιπὰ τρήματα τοῦ πλατέος ὀστοῦ τὴν ἔκ- 27
φυσιν ἔχει νεῦρα τοῖς αὐτόθι διασπειρόμενα μυσίν, ἀκριβῶς μὲν ἐν

placée en dessus est seule percée, et fournit un passage convenable au
nerf. Ce qui est aussi commun à tous ces nerfs, c'est d'aller aux muscles 23
de l'épine du dos, à ceux de l'abdomen et aux psoas. A partir des 24
premières vertèbres venant après le diaphragme, chaque nerf a un petit rameau qui se mêle aux nerfs descendant de haut en bas du cerveau (voyez page 493, ligne 12). Au niveau des dernières vertèbres des 25
lombes se forment deux troncs de nerfs très-considérables (grands nerfs
sciatiques) qui se dirigent vers les jambes; à ces deux troncs s'en mêlent
d'autres petits, l'un placé en dessus, et l'autre situé plus bas, lequel
sort par le premier trou de l'os qu'on appelle large. Ces troncs s'im- 26
plantent, dès qu'ils se sont séparés, sur les premiers muscles qui meuvent
l'articulation de la hanche; mais tout le reste de ces paires descend vers
les jambes et se ramifie dans ces membres jusqu'à leur extrémité sur
chaque muscle d'une manière analogue à ce qui a lieu pour les bras.
Nous avons également exposé avec exactitude, dans chaque traité [spé- 27
cial], quels nerfs sortent par les autres trous de l'os large et se dispersent

5. νεῦρον AB Mor., Gal. ed. — Ib.
τὸ μικρόν AB Mor., Gal. ed. — 9. ἐκφύονται AB Mor., Gal. ed. — 11. εἰς
om. AB Mor. — 13-p. 505, l. 8. κατά

usque ad fin. cap. om. AB; suppl. Gal.
scorial. — 14-p. 505, l. 1. ἐν ἐκ. λέλεκται ex em.; ἐν ἐκ. διηγήμεθα Gal ed.;
ἐν ἐκείνη λέλεκται τῇ Galᵉ.

ἑκάσῃ λέλεκται πραγματεία· νυνὶ δὲ ἀρκεῖ τοσοῦτον εἰπεῖν, ὡς
καὶ τοῖς κατὰ τὴν ἕδραν μυσὶ καὶ τοῖς κατὰ τὸ αἰδοῖον καὶ τὴν κύσλιν
αὐτῷ τε τῷ αἰδοίῳ, καὶ προσέτι τοῖς ἐκπεφυκόσι μυσὶ τοῦ πλατέος
ὀσλοῦ καὶ τοῦ τῆς ἥβης ἔνδον, ὅσα τε ἔξωθεν ἐπιβέβληται σώματα
κατὰ τοῦτο δὴ τὸ πλατύ τε καὶ ἱερὸν ὀσλοῦν ὀνομαζόμενον ἐκ τῶν   5
κατὰ τοῦτο τρημάτων ἔσωθέν τε καὶ ἔξωθεν αἱ τῶν νεύρων ἐκφύσεις ἀπὸ τοῦ νωτιαίου γίνονται τελευτῶσαι εἰς τὸν καλούμενον
κόκκυγα.]

ξ'. Περὶ φλεβῶν.

1   Περὶ φλεβῶν ἀνατομῆς μέλλοντες ἐξηγήσασθαι πόθεν τε ἐκφύονται καὶ πῶς κατασχίζονται ἄλλη ἐξ ἄλλης, ὑπομιμνήσκομεν ὑμῖν   10
πρέμνον δένδρου ἐννοῆσαι κάτω μὲν εἰς πολλὰς ῥίζας, ἄνω δὲ εἰς
2   ἀκρέμονας σχιζόμενον. Αἱ μὲν οὖν εἰς τὴν γασλέρα καὶ τὰ ἔντερα
καθήκουσαι φλέβες ἀνάλογον ῥίζαις εἰσὶν, ἡ δὲ κοίλη φλὲψ οἷόν τι
3   πρέμνον ἁπασῶν ὑπάρχει τῶν κατὰ ὅλον τὸ σῶμα φλεβῶν. Πρῶτον

sur les muscles de cette région; pour le moment, il suffit de dire que
les muscles du siége ainsi que ceux du membre génital et de la vessie,
que le membre génital lui-même, et, de plus, les muscles qui prennent
leur origine sur l'os large ainsi qu'à la surface intérieure de l'os du
pubis, qu'enfin les parties placées extérieurement sur cet os appelé large
et sacrum, reçoivent, à travers les trous de cet os, aussi bien à l'intérieur qu'à l'extérieur, les troncs nerveux provenant de la moelle épinière, et que ces troncs finissent sur l'os appelé coccyx.

6o. DES VEINES.

1   Voulant exposer, pour les veines, d'où elles prennent leur origine et
comment elles se ramifient, l'une provenant de l'autre, nous vous exhor-
tons à vous figurer le tronc d'un arbre, qui se divise en bas en plu-
2   sieurs racines, et en haut en un grand nombre de rejetons. Les veines
qui aboutissent à l'estomac et aux intestins sont les représentants des
racines, et la veine cave est, pour ainsi dire, le tronc de toutes celles qui
3   existent dans l'ensemble du corps. Je vous rappellerai donc d'abord les

οὖν σε τῶν εἰς τὰ κατὰ τὴν γασ7έρα καθηκουσῶν ἀναμνήσω, ἀρχὴν
ἐχουσῶν ἐκεῖνο τὸ μέρος τοῦ ἥπατος ὃ καλοῦσι σύλας · ἐντεῦθεν
γὰρ ἐκφυομένη μεγάλη τις φλὲψ ἀποτείνεται λοξὴ σρός τε τὰ κάτω
καὶ ἄλλα τοῦ ζῴου μόρια κατὰ μέσην σως μάλισ7α τὴν δωδεκα-
5 δάκτυλον ἔκφυσιν. Καὶ μὲν δὴ καὶ δίδωσι ταύτῃ βραχεῖάν τινα   4
φλέβα μόνην ἐπὶ ἐνίων φαινομένην, ὡς τὸ σολὺ δὲ καὶ σὺν ἄλλαις
τριχοειδέσι σρός τε τὴν ἔκφυσιν ἰούσαις καὶ τὸ καλλίκρεας · ἀδὴν
δέ ἐσ7ιν οὗτος ὑποβεβλημένος ταῖς ἐνταῦθα κατασχιζομέναις ἀρτηρίαις καὶ φλεψίν. Καὶ ἄλλη δέ τις φλὲψ μικρὰ σρὸς τὸν σύλωρὸν   5
10 ἀναφερομένη τῷ σερὶ τοῦτον καὶ σρὸ τούτου μέρει τῆς γασ7ρὸς
διασπείρεται. Τῶν δὲ ἀξιολόγων ἀποφύσεων τῆς ἐπὶ σύλαις φλεβὸς   6
σρώτη μέν ἐσ7ιν ἡ εἰς τὸ σιμὸν τῆς γασ7ρὸς ἰοῦσα [ἢ] σλησίον
ἐμφύεται τοῦ συλωροῦ · κατασχίζεται δὲ οὐκέτι εἰς ἅπαν τὸ σιμὸν
αὐτῆς ἡ φλὲψ αὕτη. Ἡ δὲ ἐπὶ τὸν σπλῆνα φερομένη μικρὰς καὶ σολ-   7
15 λὰς ἐν τῇ διόδῳ τριχοειδεῖς φλέβας εἰς τὸ σάγκρεας ἐκφύει, καὶ

veines qui aboutissent aux organes du ventre et qui prennent leur origine sur la partie du foie appelée *portes*; en effet, une grande veine, qui se
détache de cette région (*veine porte*), s'étend obliquement vers les parties
inférieures et vers d'autres encore dans la région médiane, ou peu s'en faut,
du prolongement long de douze doigts (*duodenum*). A ce prolongement,   4
la veine dont il s'agit donne un petit rameau, rameau qui se voit seul
chez quelques individus, tandis que le plus souvent il est accompagné
d'autres veines de l'épaisseur d'un cheveu qui vont à ce prolongement
et au pancréas (*branches pancréatico-duodénales de la grande mésaraïque*);
or le pancréas est une glande placée au-dessous des artères et des veines
qui se ramifient dans cette région. Une autre petite veine (*v. pylorique*),   5
qui remonte vers le pylore, se dissémine sur la partie de l'estomac qui
entoure ou qui précède cette ouverture. La première branche considé-   6
rable de la veine située aux portes est celle qui va à la partie concave
de l'estomac; cette veine s'implante près du pylore (*gastro-colique*), mais
elle ne se ramifie pas complètement sur toute la partie concave de l'estomac. La veine qui se rend à la rate (*v. splénique*) distribue, sur son   7
passage, de nombreux petits rameaux du volume d'un cheveu sur le pan-

1 2. [ἢ] ex cm.; om. S.

ἐπειδὰν ἤδη πλησίον ᾖ τοῦ σπληνὸς, ἀξιόλογον ἀπόφυσιν ἑαυτῆς
8 ἐπὶ τὰ σιμὰ πέμπει τῆς γασ]ρὸς. Ὅσον δὲ αὐτῆς ἐπιβαίνει τῷ
σπληνὶ κατὰ τὸ μέσον αὐτοῦ μάλισ]α τὴν θέσιν ἔχει, κἄπειτα ἐνταῦθα διχῇ σχιζόμενον ὅλῳ τῷ σιμῷ τοῦ σπλάγχνου μετέωρον ὑπο-
9 φέρεται, πολλὰς εἰς αὐτὸν οἷον ῥίζας τινὰς ἐμβάλλον. Οὐ μὴν ἐν-   5
ταῦθά γε κατασχίζεται πᾶν, ἀλλὰ ἱκανῶς ἀξιόλογον ἑκάτερόν ἐσ]ι
10 τῶν περάτων αὐτοῦ. Καὶ τοίνυν καὶ φέρεται τὸ μὲν ἀπὸ τῆς κεφαλῆς τοῦ σπληνὸς ἐπὶ τὰ κυρτὰ τῆς γασ]ρὸς, τὸ δὲ ἀπὸ τῆς τελευτῆς
11 εἰς τὴν ἀρισ]ερὰν τοῦ ἐπιπλόου μοῖραν. Τρίτη δὲ ἐπὶ ταῖς εἰρημέναις ἀποφύεται τῆς μεγάλης φλεβὸς ὁμοίως ἐκείναις εἰς τὰ ἀρισ]ερὰ   10
μέρη διαπλέκουσα τὸ τελευταῖον μεσεντέριον τῶν μεγάλων ἐντέρων
12 ἄχρι τῆς ἕδρας. Τὸ δὲ ὑπόλοιπον ἅπαν τῆς φλεβὸς ἣν ἀπὸ τῶν πυλῶν ἔφην ὁρμᾶσθαι πρὸς τὸ μέσον ἥκει τῶν δύο μεσεντερίων, ὃ δὴ
καὶ πλείσ]ας ἔχει φλέβας, εἰς πρώτην μὲν τὴν νῆσ]ιν, εἶτα ἐξῆς τὸ

créas (v. pancréatiques), et, lorsqu'elle est déjà arrivée près de la rate,
elle envoie une branche considérable de sa substance à la partie concave
8 de l'estomac (v. gastriques). Toute la partie de cette veine en contact avec
la rate est placée à peu près au milieu de cet organe; là, elle se divise en
deux branches et poursuit son trajet au-dessous de toute la surface concave du viscère sans y adhérer, en y implantant plusieurs rameaux en
9 guise de racines. Cependant elle n'épuise pas complétement ses ramifications dans cet endroit; au contraire, chacune des deux extrémités de
10 ce vaisseau est assez considérable. L'une, donc, se porte de la tête de la
rate à la partie convexe de l'estomac (v. gastriques courtes), et l'autre,
de l'extrémité de ce viscère au côté gauche de l'épiploon (v. gastro-épi-
11 ploïque). — Outre les veines dont nous venons de parler, il y en a une
troisième qui se détache ainsi qu'elles du côté gauche de la grande veine
et forme un réseau sur le dernier mésentère appartenant aux gros in-
12 testins, en s'avançant jusqu'à l'anus (v. mésentérique inférieure). Tout ce
qui reste de la veine, laquelle, disais-je, prend son origine sur les portes,
arrive au milieu des deux mésentères, et cette partie de la veine a un
très-grand nombre de rameaux qui se divisent d'abord sur le jejunum.

10. εἰς ἀρ. S; εἰς τε τὰ ἀρ. Gal⁴. — 12-13. ἀπὸ..... μέσον om. S.

λεπῖὸν ἔντερον κατασχιζόμενον ἄπαν · ἡ τελευτὴ δὲ αὐτοῦ τό τε τυφλὸν ἔντερον διαπλέκει καί τι μέρος μικρὸν τοῦ κώλου. Αὕτη μὲν 13
οὖν ἡ νομή ἐσῖι τῆς ἀπὸ ϖυλῶν φλεϐὸς εἰς ἔντερα καὶ σπλῆνα καὶ
γασῖέρα καὶ ἐπίπλοον φερομένη · τοῦ μέντοι σπληνὸς ἡ φλὲψ ὁμοίως
5 ταῖς κατὰ τὰ κυρτὰ τῆς γασῖρὸς ὑμέσιν ὀχουμένη τὸ σιμὸν ἄπαν
ὑπελήλυθεν. Τῆς δὲ μεγάλης φλεϐὸς τῆς ἀπὸ ϖύλης, ἧς ἀποϐλασῖή- 14
ματά εἰσιν αἱ ϖροειρημέναι ϖᾶσαι, καὶ ἄλλαι τινὲς ἀποφύονται
τοσαῦται τὸν ἀριθμὸν ὅσοι ϖερ ἂν ὦσιν οἱ λοϐοὶ τοῦ ἥπατος · εἰς
ἕκασῖον γὰρ αὐτῶν κατασχίζεται μία. Καὶ τοίνυν ἡ τροφὴ διὰ μὲν 15
10 τῶν εἰς τὴν γασῖέρα καὶ ἔντερα καθηκουσῶν φλεϐῶν ἐπὶ τὰς ϖύλας
ἀναφέρεται · ἐντεῦθεν δὲ εἰς ὅλον τὸ ἥπαρ ἀφικνεῖται διὰ τῶν εἰς
τοὺς λοϐοὺς αὐτοῦ κατασχιζομένων φλεϐῶν, ἐντεῦθεν δὲ αὖθις εἰς
ἑτέρας μεταλαμϐάνεται φλέϐας ἐν μὲν τοῖς κυρτοῖς τοῦ ἥπατος τεταγμένας, ἀποφυομένας δὲ ἄλλης μεγίσῖης φλεϐὸς ἣν διὰ αὐτὸ τοῦτο
15 κοίλην ὀνομάζουσιν. Ἀπὸ ταύτης δέ εἰσιν καὶ αἱ εἰς ὅλον τὸ σῶμα 16

et ensuite, après cela, sur l'intestin grêle tout entier; la dernière partie
de cette veine forme des réseaux sur le cœcum et sur une petite partie
du colon (*v. mésentérique supérieure*). Voilà quelle est la distribution de 13
la veine qui dès *portes* se rend aux intestins, à la rate, à l'estomac et à
l'épiploon; du reste, la veine de la rate, soutenue par des membranes,
ainsi que celles de la partie convexe de l'estomac, s'étend au-dessous de
toute la partie concave de cet organe. La grande veine provenant de 14
la *porte*, et dont toutes les veines énumérées sont des rejetons, donne
encore naissance à certaines autres veines en nombre égal à celui des
lobes du foie, car, sur chaque lobe, se ramifie une veine (*anastomoses avec
les v. hépatiques*). L'aliment est donc amené aux portes par les veines 15
qui aboutissent à l'estomac et aux intestins; partant de cet endroit, il
pénètre dans tout le foie à travers les veines qui se ramifient sur les
lobes de cet organe, et, de là, il est transvasé de nouveau dans d'autres
veines placées à la surface convexe du foie (*v. hépatiques*) et provenant d'une autre veine très-considérable, que, pour cette raison même,
on nomme veine cave. De cette veine proviennent aussi celles qui 16

ϖαράγουσαι τὸ αἷμα φλέϐες · ἐκπίπλουσα γὰρ ἑκατέρα τοῦ ἥπατος,
ἄνω μὲν διὰ τῶν φρενῶν εἰς τὴν καρδίαν ἀναφέρεται, κάτω δὲ ἐπὶ
17 τὴν ῥάχιν κατακάμπ7εται. Ἀποφύονται δὲ φλέϐες, ἀπὸ μὲν τῆς ἄνω
φερομένης ἡ δὲ ϖρώτη μὲν συζυγία κατὰ αὐτὰς τὰς φρένας, εἶτα
ἑξῆς τινες τριχοειδεῖς ϖλείους εἴς τε τοὺς διαφράτ7οντας ὑμένας τὸν   5
θώρακα καὶ τὸν ϖερικάρδιον χιτῶνα, μετὰ ταῦτα δὲ ἱκανῶς ἀξιόλογος εἰς τὸ τῆς καρδίας οὖς τὸ δεξιὸν, ἐκ δὲ τοῦ ὠτὸς εἴς τε τὴν
δεξιὰν κοιλίαν τῆς καρδίας κἀκ ταύτης εἰς τὸν ϖνεύμονα τὸν αὐτὸν
ἔχουσα χιτῶνα τῷ τῶν ἀρτηριῶν, καί τις ἄλλη μικροτάτη κατὰ τὴν
ἐκτὸς ἐπιφάνειαν τῆς καρδίας εἰς ὅλον τὸ σπλάγχνον διασπειρο-   10
18 μένη. Παρελθοῦσα δὲ ἡ κοίλη τὴν καρδίαν ἐπὶ τὰς σφαγὰς ἀναφέρεται, μικρὰς καὶ ἀραχνοειδεῖς φλέϐας ἐπιπέμπουσα τοῖς διαφράτ-
19 τουσιν ὑμέσι τὸν θώρακα καὶ τῷ καλουμένῳ θύμῳ. Πλησίον δὲ

amènent le sang dans tout le corps ; en effet, toutes les deux sortent du
foie, mais l'une remonte par le diaphragme au cœur (v. c. *ascendante pour
Galien, descendante pour les modernes*), tandis que l'autre se retourne en
bas vers l'épine du dos (*descendante pour Galien, ascendante pour les mo-*
17 *dernes*). C'est au diaphragme même que la première paire de veines se
détache de la veine cave ascendante (v. *diaphragmatiques supérieures*) ;
après cela viennent quelques veines assez nombreuses, de l'épaisseur
d'un cheveu, qui se rendent aux membranes servant de cloison à la poitrine et à la tunique dite péricarde (v. *médiastines et péricardiques*) ; puis
une veine assez considérable se rend à l'oreillette droite du cœur, de cette
oreillette au ventricule droit du même organe, et de là au poumon,
ayant [alors] la même tunique que les artères (*aboachement de l'oreillette
droite avec la veine cave et artère pulmonaire*. Voy. trad. de Galien, t. I,
p. 284, note 1 ; p. 387, note 1) ; enfin, à la surface extérieure du cœur,
la veine cave ascendante donne naissance à une autre veine très-petite
18 qui se dissémine dans tout l'organe (v. *cardiaques*). Après avoir dépassé
le cœur, la veine cave [ascendante] remonte vers les fossettes claviculaires, en détachant quelques veines petites, ou de l'épaisseur d'un fil
d'araignée, aux membranes qui servent de cloison à la poitrine (*médias-*
19 *tines*), et à l'organe appelé *thymus* (v. *thymiques*). Quand elle est déjà ar-

1. ἑκατέρωθεν Galᵉ. — 4. αἵδε· ϖρ. Gal. ed. — 6. ἐπικάρδ. Galᵉ.

ἤδη τῶν σφαγῶν γενομένη δίχα σχίζεται καὶ ἀναφέρεται πρὸς ἑκατέραν κλεῖδα, καὶ μετὰ ταύτας ἄλλη συζυγία φλεβῶν μεγάλων τά
τε ἄνω τοῦ θώρακος μεσοπλεύρια τρέφει καὶ τὰ περὶ τὰς ὠμοπλάτας χωρία καί τινας τῶν ἐν τῷ τραχήλῳ διὰ βάθους μυῶν. Ἀπὸ 20
5 τούτων δὲ τῶν φλεβῶν καὶ αἱ κατὰ τοὺς σπονδύλους ἐμπίπτουσαι τοῖς
τρήμασιν αὐτῶν φλέβες ἀναφέρονται μέχρι τῆς κεφαλῆς. Τὸ δὲ ὑπό- 21
λοιπον ἅπαν ἐπὶ τὰς μασχάλας ἐκτείνεται· οὔσης δηλονότι μιᾶς
φλεβός, ἄλλαι δέ τινες, μία μὲν κατὰ ἑκατέραν αὐτῶν μικρὰ τοῖς
ἀπὸ τοῦ στέρνου φερομένοις ἐπὶ τὸν ὦμον μυσὶ διανεμομένη, δευ-
10 τέρα δὲ κατὰ τὴν μασχάλην μικρὰ πάνυ, τρίτη δὲ ἀξιόλογος εἰς
μὲν τὰ κάτω φερομένη διὰ τῶν αὐτῶν μερῶν, παρατεταμένη δὲ
ἑκατέρᾳ πλευρᾷ τοῦ θώρακος ἄνωθεν κάτω μέχρι τῶν ὑποχονδρίων
ὑπὸ τῷ δέρματι τεταγμένη μετὰ νεύρου λεπτοῦ, τετάρτη δὲ τῆς διὰ

rivée près des fossettes claviculaires, elle se divise en deux branches, et
remonte vers chacune des deux clavicules (*troncs brachio-céphaliques*);
après ces vaisseaux-là, il y a une autre paire de grandes veines qui nourrissent les espaces intercostaux supérieurs de la poitrine, les parties
voisines de l'omoplate, et quelques-uns des muscles de la région profonde du cou (*veines intercostales supérieures?*). De ces mêmes veines pro- 20
viennent aussi celles qui, au niveau des vertèbres, entrent dans les
trous de ces os et remontent jusqu'à la tête (*veines vertébrales*). Tout ce 21
qui reste de ces troncs s'étend vers les aisselles (*veines sous-clavières*),
c'est-à-dire qu'il y a une veine [qui sert de tronc], et quelques autres
[qui s'en détachent], à savoir, pour chaque tronc, une petite veine
qui se distribue aux muscles allant du sternum à l'épaule; une seconde
veine très-petite dans l'aisselle; une troisième veine considérable, qui
prend une direction descendante en traversant les mêmes parties,
étendue de haut en bas le long de chaque côté de la poitrine jusqu'aux hypocondres et placée sous la peau conjointement avec un
nerf mince (*veine mammaire interne*); enfin, la quatrième branche provenant de la veine qui s'avance par l'aisselle vers le bras se distribue

2. ταύτης S; ταῦτα Gal. ed.— 2-3. τά
τε] κατατάτ[τ]εται S. — 3-4. τοὺς ὠμοπλάτας Gal². — 5. τῶν σπονδύλων S;
τοὺς ἐξ τοῦ τραχήλου σπονδύλους Gal.
ed. —Ib. ἐκπίπτουσαι. S. —13. δὲ ἀποφύεται τῆς Gal.

μασχάλης ἐπὶ χεῖρα φερομένης εἴς τε τοὺς ἐν τοῖς σιμοῖς τῆς ὠμο-
22 πλάτης μῦς διανεμομένη. Τὸ δὲ λοιπὸν εἰς ὅλην τὴν χεῖρα κατασχί-
23 ζεται. Διὰ μὲν τοῦ βραχίονος ἄνωθεν κάτω φέρεται διαπλεκομένη
ⲡᾶσι τοῖς μυσὶν αὐτοῦ· τῶν δὲ ἀποβλασ]ημάτων αὐτῆς ἕν τι καὶ
αὐτὸ διὰ βάθους φερόμενον ἑλίτ]εταί ⲡως ἐν κύκλῳ ⲡερὶ τὸν βρα- 5
χίονα τὴν ὀπίσω χώραν ἐκπεριερχόμενον αὐτοῦ, μετὰ δὲ ταῦτα κατὰ
τὴν ἔξω τε καὶ ⲡρόσω χώραν ἀναφέρεται ⲡρὸς τὸ δέρμα· τοὐντεῦθεν δὲ φέρεται κάτω μέχρι τῆς διαρθρώσεως, εἶτα ὑπερβαῖνον τὸν
ἔξωθεν τοῦ βραχίονος κόνδυλον ⲡαρὰ τὸ τοῦ ⲡήχεως ὀσ]οῦν κάτω
24 φέρεται ὑπὸ τῷ δέρματι. Τὸ δὲ ἄλλο ⲡᾶν τῆς μεγάλης φλεβὸς ἐπὶ 10
μέσην ἀφικνεῖται τὴν κατὰ ἀγκῶνα διάρθρωσιν ἅμα τῷ νεύρῳ τῷ
ⲡλησιάζοντι, τοῖς τε ἔνδον μέρεσι τῶν ἐνταῦθα μυῶν ἄχρι τῆς ἔνδον κεφαλῆς τοῦ βραχίονος ἀποφύσεις ἐκτεῖνον, οὐδὲν ἧττόν τε διὰ
25 βάθους τοῖς ὀπίσω τε καὶ ⲡρόσω. Πρὶν δὲ ἐπιβαίνειν τῆς διαρθρώ-

aux muscles placés à la surface concave de l'omoplate (*veine scapulaire*
22 *postérieure*). Le reste de la veine étend ses ramifications sur toute l'étendue du membre supérieur (*veine axillaire et ses troncs d'origine, pour*
23 *les modernes*). Elle traverse le bras de haut en bas, en étendant des réseaux sur tous les muscles de ce membre; une des branches de cette
veine, traversant, elle aussi, la région profonde, se roule en quelque
sorte circulairement autour de l'humérus, en parcourant toute la région
postérieure du bras; après cela, elle remonte vers la peau dans la région
extérieure et antérieure; à partir de là, jusqu'à l'articulation [du pli du
coude], elle suit une direction descendante; puis, passant par-dessus le
condyle extérieur de l'humérus, elle descend sous la peau en longeant
24 le cubitus. Tout le reste de la grande veine arrive sur le milieu de l'articulation du pli du coude (*v. basilique*), conjointement avec le nerf voisin, et étend ses ramifications d'abord sur la portion intérieure des
muscles de cette région jusqu'au condyle intérieur de l'humérus, mais
tout aussi bien à travers la région profonde, sur les portions postérieure
25 et antérieure de ces muscles. Avant de se placer sur l'articulation, la

8. ὑπερβαῖνον ex em.; ὑπερβαίνων S; ἀποφ..... ⲡρόσω om. S. — 13. οὐδὲν
ὑπερβαίνει Gal⁵., Gal. ed. — 9. ⲡαρὰ δὲ ἧττον διὰ Gal⁵. — 14. τῆς ὀπ. τ.
τε τοῦ Gal. ed.; κατὰ τοῦ S. — 13-14. κ. ⲡρ. χώρας Gal⁵.

σεως εἰς πλείους σχίζεται φλέβας ὧν ἐπιπολῆς μέν εἰσιν αἱ πολλαί, διὰ βάθους δὲ ἡ μεγίστη πασῶν. Αὐτῶν δὲ τῶν ἐπιπολαίων 26
οὔτε τὸ μέγεθος ἴσον, οὔτε ὁ ἀριθμός· δύο γὰρ αὗται τῆς χειρός
εἰσιν αἱ φλέβες, μία μὲν ἡ διὰ τῆς μασχάλης εἰς ἀγκῶνα φερομένη,
5 ἣν μεγίστην ὁρῶμεν τῶν ἐπιπολαίων ἁπασῶν τῶν κατὰ τὸν πῆχυν
φλεβῶν, δευτέραν δὲ ἐπ' αὐτῇ τὸ μέγεθος εἶναι τὴν ὠμιαίαν, ἀπὸ μὲν
τῆς κατὰ ἀγκῶνα διαρθρώσεως ἀποτεταμένην τῇ κερκίδι, ἀφικνουμένην δὲ πρὸς τὸ κυρτὸν πέρας τοῦ κατὰ τὸν πῆχυν ὀστοῦ τὸ πρὸς
τῷ καρπῷ, κἄπειτα ἐντεῦθεν εἰς τὰ κάτω τῆς ἐκτὸς χώρας τοῦ
10 καρποῦ διανεμομένην. Αὕτη δὲ ἣν εἶπον μεγίστην εἶναι τῶν ἐπιπο- 27
λῆς ἐξ ἀμφοῖν τῶν φλεβῶν γεννηθεῖσαν, ἐκ τῶν ἔνδον μερῶν τοῦ
πήχεως ἀρχομένη ἀναβαίνει μὲν πρῶτον ἐπὶ τὴν κερκίδα, μετὰ δὲ
ταῦτα ὑπερβαίνει ἐκτός, ἔνθα δὴ σχισθεῖσα ἐνὶ μὲν τῶν μορίων ἐπὶ
τὸ τῆς κερκίδος ἔρχεται πέρας τὸ πρὸς τῷ καρπῷ, θατέρῳ δὲ πρὸς

veine se divise en plusieurs branches, dont la plupart sont situées à la
surface, quoique la plus grande de toutes traverse la région profonde.
Les branches superficielles n'ont pas [toujours] ni le même volume, ni 26
le même nombre; en effet, pour le bras, il existe les deux veines suivantes : une veine se porte au coude en traversant l'aisselle; c'est cette
veine que nous reconnaissons à l'œil comme la plus grande de toutes
les veines superficielles de l'avant-bras (v. médiane); tandis que nous
voyons la veine humérale (v. radiale) occuper le second rang sous le
rapport du volume, s'étendre à partir du coude le long du radius, arriver à l'extrémité convexe du cubitus située près du carpe, et se distribuer, en partant de ce point, à la partie inférieure de la région extérieure
du carpe. Cette veine (v. médiane), qui, disais-je, était la plus grande 27
des veines superficielles, étant engendrée par les deux veines (brachiale
et humérale), commence dans la région intérieure de l'avant-bras, et se
place d'abord sur le radius; mais, après cela, elle passe à l'extérieur, où
elle se divise en deux rameaux, dont l'un se rend à l'extrémité du radius,
extrémité située près du carpe, tandis que l'autre arrive à l'extrémité du

4. ἀγκῶνα] αὐτήν Gal. — 7. ἐπιτετ. ἔνθα διασχισθ. S Gal. ed. — Ib. μορίων
Gal'. — 10. διανεμομένη S Gal'. — 13. ἕκαστον ἔπειτα ἐπί S.

τὸ τοῦ πήχεως ἀφικνεῖται, ψαύουσα ἐνταῦθα τῆς προειρημένης
28 φλεβὸς ἣν ἀπὸ τῆς ὠμιαίας σχιζομένην ἔφην γίνεσθαι. Καὶ τοίνυν
κἀν τῷ φλεβοτομεῖν ἤτοι τὰς τρεῖς ἴσας ἰδεῖν ἔσ]ιν, ἢ δύο μόνας, ἢ
29 πάσας ἀνίσους. Καὶ μέντοι καὶ τὰς ἐφεξῆς αὐτῶν τρεῖς τὰς ταπει-
30 νοτέρας ποτὲ μὲν ἴσας, ποτὲ δὲ ἀνίσους ἔσ]ιν ἰδεῖν. Σχίζονται δὲ 5
ὥσπερ αἱ ἔνδον τοῦ πήχεως φλέβες ἐν τοῖς κατὰ τὸν καρπὸν χωρίοις εἰς πολλὰς ἐπιμιγνυμένας ἀλλήλαις, οὕτω καὶ αἱ ἐκτός· εἰς
ταὐτὸ γὰρ ἴασιν ἐνούμεναι πρὸς ἀλλήλας τε καὶ τὰς ἔνδον, ἐκτεί-
νονταί·τε ὑπὸ πᾶν τὸ δέρμα τὸ κατὰ τὸν καρπὸν καὶ τὸ μετακάρ-
31 πιον καὶ τοὺς δακτύλους. Αἱ μὲν οὖν ἐπιπολῆς φλέβες οὕτως ἔχουσιν· 10
αἱ δὲ διὰ βάθους ὃν τρόπον αἱ ἐπιπολῆς ἐν τῷ δέρματι φέρονται
ἄνωθεν κάτω, οὕτω καὶ διὰ βάθους ἀλλήλοις διαπλέκονται, κἄπειτα
ἐξ αὐτῶν πάλιν ἕτεραι δύο γίνονται φλέβες ἀξιόλογοι τὸ μέγεθος,

cubitus; elle communique, dans cette région, avec la veine dont j'ai
parlé plus haut, et qui, disais-je, naît comme un rameau détaché de
28 la veine humérale. Aussi, quand il s'agit de saigner, on peut voir ou
les trois veines, ou seulement deux d'entre elles, présenter un volume
29 égal, ou encore toutes différer de volume. De même encore, on peut
voir les trois veines plus inférieures, qui viennent après les précédentes,
30 être tantôt égales et tantôt inégales entre elles. Les veines de la face extérieure de l'avant-bras présentent la même disposition que celles de la surface intérieure, lesquelles se divisent, dans la région du carpe, en un
grand nombre de rameaux qui s'entremêlent entre eux : en effet, ces veines
extérieures aboutissent au même point, en s'unissant aussi bien entre elles
qu'avec les veines intérieures, et elles s'étendent sous toute la peau du
31 carpe, du métacarpe et des doigts. — Voilà quelle est la disposition des
veines superficielles ; quant aux veines profondément situées (v. bra-
chiales), elles s'entrelacent entre elles de la même manière, dans la région profonde, que les veines superficielles le font sous la peau en marchant de haut en bas; puis ces veines profondes donnent de nouveau
naissance à deux autres branches d'un volume considérable, dont la

2. σχιζομένων S. — 4. αὐτῷ S. — 6. Galᵃ., Gal. ed. — Ib. αἱ ἐκτὸς Θέσεις
τόν om. S Gal. ed. — 7. πολλὰς μικράς Galᵃ.; ἐκτός S. — 12. καὶ αἱ διά S.

ὧν ἡ μὲν ταπεινοτέρα πρὸς τὰ τῆς χειρὸς ἔνδον ἀφικνεῖται μέρη
μέχρι τῶν μικρῶν δακτύλων ἐπιλαμβάνουσά τι καὶ τοῦ μέσου, ἡ ὑψηλοτέρα δὲ διὰ βάθους ἄχρι πολλοῦ φερομένη, ἐπειδὰν ἅψηται τοῦ
λοξοῦ μυὸς τοῦ μικροῦ τοῦ πρὸς τῷ καρπῷ τοῦ τὴν κερκίδα κινοῦν-
5 τος εἰς τὸ ἐκτὸς αὐτοῦ διεκπίπτει μέρος, πάντα διαπλέκουσα τὰ
ψαύοντα τῶν ὀστῶν. Τοὺς δὲ μεγάλους δακτύλους καὶ τὸ ὑπόλοιπον 32
τοῦ μέσου σὺν τοῖς προτεταγμένοις αὐτῶν μετακαρπίου τε καὶ καρποῦ ἑτέρα φλὲψ διαπλέκει τὴν γένεσιν ἐκ τῶν ἐπιπολαίων φλεβῶν
λαμβάνουσα. Τοιαύτη μὲν ἡ κατὰ τὰς χεῖράς ἐστι νομὴ τῶν φλεβῶν· 33
10 ἡ δὲ τῶν εἰς τὰ πρόσω τοῦ θώρακος φερομένων τοιάδε. Κατὰ μὲν 34
τὸ μέσον ἀμφοῖν τοῖν μεροῖν τῆς ἐσχισμένης διχῇ κοίλης ἡ ἐπὶ τὸ
δεξιὸν μέρος τοῦ στέρνου φερομένη φλὲψ ἀποφύεται κατὰ τόδε τὸ
μορίον, ἡ δὲ ἑτέρα κατὰ τὸ ἀριστερόν. Φέρονται δὲ διὰ ὅλου τοῦ 35
θώρακος ὑποτεταγμέναι τῷ στέρνῳ μέχρι τοῦ ξιφοειδοῦς χόνδρου,

plus inférieure arrive aux parties intérieures de la main, où elle atteint
les petits doigts et envahit une partie du doigt du milieu, tandis que
la branche la plus élevée, continuant pendant longtemps à parcourir la
région profonde pour sortir, au moment où elle touche le petit muscle
oblique situé près du carpe et qui meut le radius (*muscle court supinateur*), à la surface extérieure, enveloppe de ses réseaux toutes les
parties qui touchent aux os. Une autre veine, qui tire son origine des 32
veines superficielles, étend ses réseaux sur les grands doigts et sur
ce qui reste du doigt du milieu, ainsi que sur les parties du carpe et
du métacarpe situées au-devant de ces mêmes doigts. Telle est la dis- 33
tribution des veines dans le membre supérieur ; voici quelle est celle des
veines qui se rendent à la partie antérieure de la poitrine. Au milieu des 34
deux branches qui proviennent de la bifurcation de la veine cave (*troncs
brachio-céphaliques*), la veine qui se rend au côté droit du sternum naît
de ce côté même, tandis que l'autre prend son origine sur le côté gauche
(*mammaires internes*). Situées sous le sternum, ces veines traversent toute 35
la poitrine jusqu'au cartilage xiphoïde et envoient un petit rameau dans

4. τοῦ ϖ. τ. κ. ex em.; τοῦ ϖ. καρποῦ S ; Gal².— 6. Τοὺς δὲ μεγ. δακτ. ex em. Τοῖς
ϖ. καρποῦ Gal. ed.; τοῦ κάτω ϖ. τῷ καρπῷ δὲ μεγ. δακτύλοις S Gal. — 8. ἐκ om. S.

κατὰ ἕκαστον μεσοπλεύριον ἀπόφυσιν ποιούμεναι μικρὰν, κἄπειτα
διεκπίπτουσαι ἔξω τοῦ θώρακος ἀνίσχουσι καὶ τοῖς τιτθοῖς ἀπονεμήσεις δοῦσαι τῷ λοιπῷ φέρονται κάτω τοῖς ὀρθίοις ὑποφυόμεναι
36 μυσίν. Ἕτεραι δὲ ἐπιπολῆς ὑπὸ τῷ κατὰ ὑποχόνδρια δέρματι γεννῶνται φλέβες ἐξ ἐπιμιξίας μορίων ἀπό τε τῶν εἰρημένων φλεβῶν 5
ἀνίσχειν ἔξω παρὰ τὸν ξιφοειδῆ χόνδρον, ἔτι τε τῶν ἐν τοῖς ταύτῃ
μεσοπλευρίοις, αἷς αὖ πάλιν ἕτεραί τινες εἰς ταὐτὸν ἥκουσιν ἀπὸ
τῶν βουβώνων φερόμεναι, περὶ ὧν εἰρήσεται κατὰ τὴν οἰκείαν τάξιν.
37 Αὕτη μὲν ἡ νομὴ τῶν φλεβῶν ἐστιν ὅσαι τῆς κοίλης διχῇ σχισθείσης ἀποφύονται πρὶν ἅψασθαι τῶν κλειδῶν, κατὰ ἐκεῖνο μάλιστα 10
γεννώμεναι τὸ χωρίον, ἐν ᾧ μέγας ἀδὴν κεῖται προσαγορευόμενος
ὑπὸ τῶν ἀνατομικῶν θύμος, ἔνθα καὶ ἄλλαι φλέβες ἀραχνοειδεῖς
εἰς αὐτόν τε τὸν ἀδένα καὶ τοὺς διαφράτοντας ὑμένας ἐμφύονται,

chaque espace intercostal, puis elles remontent pour sortir à la région
extérieure de la poitrine, et, après avoir donné des rameaux aux mamelles, le reste de ces veines descend en adhérant à la surface infé-
36 rieure des muscles droits. Superficiellement, sous la peau des hypocondres, se forment d'autres veines par suite du mélange de rameaux
veineux provenant, d'un côté, des veines dont nous disions qu'elles remontent vers l'extérieur à côté du cartilage xiphoïde, et, d'un autre côté,
des veines situées dans les espaces intercostaux de cette région; et d'autres veines qui viennent des aines (v. épigastriques), et dont nous parlerons en lieu opportun (p. 522, l. 5), aboutissent de nouveau au même
37 point que les veines provenant de ce mélange. Voilà quelle est la distribution des veines qui naissent de la bifurcation de la veine cave avant
que cette veine ne touche aux clavicules; or ces veines se forment surtout dans la région où se trouve une grosse glande que les anatomistes
appellent thymus; dans cette région naissent encore d'autres veines de
l'épaisseur d'un fil d'araignée, qui s'implantent sur cette glande même
et sur les membranes qui servent de cloison (v. thymiques et médiastines),
tandis que d'autres veines, plus considérables que les précédentes, s'é-

2. ἀνίσχ. ex em.; ἀνίσχουσαι S Gal. 2-3. ἀπονέμησιν Gal°. — 8. ἀναφερό-
— Ib. καὶ τοῖς Gal°.; om. S Gal. ed. — μεναι Gal. ed.; ἄνω φερ. Gal°.

ἄλλαι δὲ μείζους τούτων, πρός τε τὸν περικάρδιον χιτῶνα καὶ τὴν
ἀπὸ τῆς καρδίας ἀναφερομένην ἀρτηρίαν ἐκτείνονται· κατὰ ὃ δὲ αἱ
κλεῖδες ἐπίκεινται τοῖς τῆς κοίλης τμήμασιν, ὑπόκειται ῥίζα μεγίστη φλεβὸς ἥ τις εὐθὺς ἀνίσχουσα διχῇ σχίζεται, δύο φλέβας ἐρ-
5 γαζομένη μεγάλας ὧν ἡ μὲν ἑτέρα φέρεται διὰ τοῦ τραχήλου διὰ
βάθους πρὸς τοὐπίσω τε καὶ κάτω, ἡ δὲ ἑτέρα πρὸς τὸ κάτω καὶ
πρόσω, κἄπειτα αὖθις ἄνω φερομένη περιλαμβάνει τὴν κλεῖν ἔξωθεν ἐπὶ τὴν προειρημένην, καὶ μιχθεισῶν αὐτῶν ἡ ἐπιπολῆς γεννᾶται σφαγῖτις ἑκατέρωθεν μία. Εἰσὶ δέ τινες κατὰ ταῦτα τὰ μόρια 38
10 φλέβες ἀραχνοειδεῖς καὶ τριχοειδεῖς, αἵ τινες διὰ σμικρότητα μόλις
ὁρᾶσθαι δύνανται· τῶν δὲ ἐναργῶς ὁρωμένων ἀεὶ τρεῖς εἰσι φλέβες
ἀπὸ τῆς περὶ τὴν κλεῖν ἐλιτ]ομένης ἀρχόμεναι, μία μὲν ἀξιόλογος
ἣν ὠμιαίαν καλοῦσι, δύο δὲ ἄλλαι ἑκατέρωθεν τῆς ὠμιαίας, ἡ μὲν
ὑψηλοτέρα ἄχρι τῆς ἐπὶ τὸ ἀκρώμιον ἀναφέρεται χώρας εἰς τὰ πλη-

tendent vers la tunique dite *péricarde* et vers la grande artère qui remonte en partant du cœur (*v. péricardiques et aortiques*) ; à l'endroit où les
clavicules recouvrent les branches de la veine cave, il se trouve au-dessous
d'elles une racine de veine très-considérable, qui remonte immédiatement pour se diviser en deux branches et former deux grandes veines,
dont l'une traverse les parties profondes du cou (*v. sous-clavière*) pour
aboutir à la région postérieure et inférieure, tandis que l'autre arrive à
la région inférieure et antérieure (*v. jugulaire profonde*) ; puis cette dernière reprend de nouveau une direction ascendante pour rejoindre la
précédente et entoure la clavicule à l'extérieur ; du mélange de ces deux
veines naît la veine jugulaire superficielle, une de chaque côté. Dans cette 38
région, il existe encore quelques veines, de l'épaisseur d'un cheveu ou
d'un fil d'araignée, qu'on peut à peine reconnaître à l'œil, tant elles sont
petites ; mais, en fait de veines qu'on voit manifestement, il y en a toujours trois tirant leur origine de celle qui s'enroule autour de la clavicule (*sous-clavière*) ; l'une, qui est considérable, est celle que nous nom-
mons humérale, et les deux autres sont situées de chaque côté de cette
veine ; la plus élevée monte jusqu'à la région qui s'approche du sommet

1. τήν ex em.; τῶν S; κατὰ τῆς Gal'., ἀρτηρίας Gal. — 6. πρός τε τὰ πρόσω
Gal. ed. — 2. ἄνω φερομένης ἀπὸ κ. καὶ τὰ πλάγια Gal'.

σιάζοντα σώματα διασπειρομένη, ἡ ταπεινοτέρα δὲ·διὰ βάθους μᾶλλον κειμένη κατὰ τὸν ἀπὸ τοῦ σ]έρνου μέγαν μῦν ἄχρι τῆς κεφαλῆς
39 ἀφικνεῖται τοῦ βραχίονος. Λοιπὸν οὖν διηγήσασθαι χρὴ τῶν ἐπιπολαίων τε καὶ διὰ βάθους σφαγιτίδων τὴν νομήν· ἡ κοίλη φλὲψ ἀπὸ
τοῦ ἥπατος ἐκφυεῖσα ἀνέρχεται μὲν πλησίον τῶν κλειδῶν, πρὸ δὲ   5
τῶν κλειδῶν σχισθεῖσα ἀποφύσεις·τινὰς τῶν μορίων αὐτῆς ἐκπέμπει
πρός τε τὸ σ]έρνον καὶ τὰ πρῶτα μεσοπλεύρια καὶ τοὺς ἐπ]ὰ σπονδύλους τοῦ τραχήλου καὶ τὰς ὠμοπλάτας ὅσα τε τούτοις ἐφεξῆς ἐπί
τε τὰς χεῖρας ὅλας, ὠμιαίαν τέ φημι καὶ τὴν διὰ μασχάλης ἥκατε ·
40 καὶ τὰς λοιπὰς τὰς ἐπὶ τὰς χεῖρας φερομένας. Ὅσα δὲ ὑπόλοιπά 10
ἐσ]ι τῶν μεγάλων φλεβῶν εἰς ἃς ἔφην ἐσχίσθαι τὴν κοίλην, ὄρθια
ἀναφέρονται διὰ βάθους τοῦ τραχήλου μέσον ἔχοντα ἑαυτῶν τὸν σ]ό-
41 μαχον. Ὀνομάζονται δὲ αὗται διὰ βάθους σφαγίτιδες αἵ τινες πε-
ριελιχθεῖσαι πρὸς τὸ ἐκτὸς τὰς ἐπιπολῆς γεννῶσι σφαγίτιδας, ὡς

de l'épaule et se dissémine sur les parties voisines (v. scapulaire), tandis que la veine plus basse, placée sur le grand muscle qui vient du
sternum, arrive, en traversant plutôt la région profonde, jusqu'à la tête
39 de l'humérus (v. circonflexe?). Il nous reste donc à exposer la distribution
des veines jugulaires superficielles et profondes : la veine cave, qui prend
son origine sur le foie, remonte jusque dans le voisinage des clavicules;
mais, avant d'arriver à ces os, elle se bifurque, et forme avec une partie
de sa substance des rameaux qu'elle envoie au sternum, aux premiers
espaces intercostaux, aux sept vertèbres du cou, aux omoplates, aux
parties faisant suite à celles que nous venons d'énumérer, et à tout le
membre supérieur, je veux parler de la veine humérale, de celle qui
40 traverse l'aisselle et des autres veines qui se rendent au bras. Tout ce qui
reste des grandes veines qui, disais-je, proviennent de la bifurcation de
la veine cave, va droit en haut à travers les parties profondément situées
du cou, l'œsophage se trouvant placé au milieu entre les deux veines.
41 On nomme ces veines, veines jugulaires profondes, qui s'enroulent pour
arriver à l'extérieur, où elles donnent naissance aux veines jugulaires

7. τὰ μεσόπλευρα S. — Ib. ἐξ Gal.   ἔμπροσθεν S Gal. ed. — 14. περιελιχ-
— 9. τε om. S Gal. ed. — 12. μέσον]   θεῖσαι ex em.; περιελιθεῖσαι S.

εἶναι τέτ7αρας τὰς πάσας, δύο μὲν διὰ βάθους, δύο δὲ ἐπιπολῆς.

Τῶν μὲν οὖν διὰ βάθους σφαγιτίδων [περὶ] ἐν μέρει εἴρηται · τῶν δὲ 42
ἐπιπολῆς αἱ πλεῖσ7αι τῶν ἀποφύσεων μικραί τέ εἰσι καὶ τοῖς ὑπὸ
τὸ δέρμα μάλισ7α διασπείρονται μέρεσι, δύο δὲ μέγισ7αι, ἐκ δεξιῶν
5   μὲν μία, ἐκ τῶν ἀρισ7ερῶν δὲ ἄλλη, αἵτινες ἐναργῶς ὁρῶνται κατά
τε τὰς χειρουργίας, καὶ πρὸς τούτοις ἐπειδὰν ἤτοι μέγισ7ον φω-
νῶσιν, ἢ κατέχωσιν ἔνδον τὸ πνεῦμα συσ7έλλοντες τὸν θώρακα
καθάπερ οἱ ἀθληταὶ ποιοῦσιν ἐν ταῖς καταλήψεσι τοῦ πνεύματος ·
μετὰ μέντοι τὸ σχισθῆναι ἄνω φερόμεναι ἀξιόλογοι διασπείρονται
10   πρός τε τὸ πρόσωπον ὅλον καὶ τοῖς ἀμφὶ τὰ ὦτα χωρίοις καὶ πρὸς
τὴν κεφαλήν · διχῆ γὰρ ἑκατέρας σχισθείσης τὸ μὲν ἕτερον μέρος
εἴς τε τὰ κατὰ τὴν κάτω γένυν ἅπαντα μεγάλοις ἀγγείοις διασπείρεται, μικροῖς δὲ εἰς τὰ κατὰ τὴν ἄνω · τὸ δὲ ἕτερον εἰς τὰ περὶ
ὦτα χωρία καὶ τὴν κεφαλήν · ἐπιμίγνυται δὲ τούτων ἁπασῶν τὰ
15   πέρατα πρὸς ἄλληλα · τὸ δὲ ὑπόλοιπον τῆς διὰ βάθους σφαγίτιδος

superficielles, de telle sorte que [dès lors] il existe quatre veines jugulaires, deux profondes et deux superficielles. On parlera, quand leur 42
tour sera venu (l. 15 sqq.), des veines jugulaires profondes; mais les
veines jugulaires superficielles n'ont, pour la plupart, que des petits rameaux qui se disséminent surtout sur les parties placées au-dessous de
la peau; quoiqu'elles aient deux branches très-volumineuses, l'une à
droite et l'autre à gauche, branches qu'on voit manifestement dans les
opérations chirurgicales et chez les gens qui vocifèrent très-fortement,
ou qui retiennent leur respiration à l'intérieur en contractant la poitrine, comme le font les athlètes dans la rétention du souffle (voy. t. I,
p. 656, note); après la bifurcation cependant, des branches considérables se disséminent en remontant sur toute la face, sur la région qui
environne les oreilles, et sur la tête: en effet, chacune de ces veines se
divisant en deux parties, l'une d'elles se dissémine sous forme de grands
vaisseaux sur toute la région de la mâchoire inférieure et sous forme de
petits sur celle de la mâchoire supérieure; l'autre branche se dissémine
sur la région qui entoure les oreilles et sur la tête, et les extrémités de
tous ces rameaux communiquent entre elles; ce qui reste de la veine

2. περὶ conj.; om. S. — 9. φερομένας Gal. — 13. κ. τ. ἄνω] κάτω S.

εἴς τε τὸν λάρυγγα καὶ τὸν στόμαχον ὅσα τε κατὰ βάθος τοῦ τρα-
43 χήλου τέτακται μυῶν μόρια. Λαμβάνει δὲ καὶ ἡ γλῶσσα μεγάλας
44 φλέβας ἀπὸ αὐτῆς. Τό γε μὴν ὑπόλοιπον τῆς διὰ βάθους σφαγίτιδος εἰς τὸν ἐγκέφαλον ἀναφερόμενον ἐμπίπτει μὲν τῷ κρανίῳ κατὰ
τὸ πέρας τῆς λαμβδοειδοῦς ῥαφῆς· ἔσωθεν δὲ γενόμενον κατασπεί- 5
ρεται εἴς τε τὸν ἐγκέφαλον αὐτὸν καὶ εἰς ἀμφοτέρας τὰς μήνιγγας.
45 Τοιαύτη μὲν ἡ νομὴ τῆς ἐπὶ τὰ ἄνω φερομένης κοίλης φλεβός·
μετέλθωμεν δὲ λοιπὸν ἐπὶ τὰς ὑπολοίπους τὰς κάτω τῶν φρενῶν ἀπὸ
τῆς ἐπὶ ὀσφύι κοίλης ἀρξάμενοι· αὕτη γὰρ ἡ φλὲψ ἐπειδὰν πρῶτον
ἔξω τοῦ ἥπατος γένηται, πρὶν ἐπιβῆναι τῆς ὀσφύος, ἔτι μετέωρός 10
οὖσα, κατὰ μὲν τὸ δεξιὸν αὐτῆς μέρος εἰς τὸν τοῦ νεφροῦ χιτῶνα
καὶ τὰ περὶ τοῦτον σώματα ἀραχνοειδεῖς τε καὶ τριχοειδεῖς φλέβας
ἐκπέμπει, κατὰ δὲ τὸ ἀριστερὸν ἀξιόλογον φλέβα διασχιζομένην
46 εἰς τὰ ταύτῃ σώματα. Αἱ δὲ εἰς αὐτὰς τὰς κοιλίας τῶν νεφρῶν ἐμφυόμεναι φλέβες μέγισται πασῶν εἰσι τῶν τῆς κοίλης ἀπεσχισμέ- 15

jugulaire profonde se dissémine sur le larynx, l'œsophage et les parties
43 de muscles situées dans la région profonde du cou. La langue reçoit
44 aussi des veines considérables issues de cette veine-là. Le reste de la veine
jugulaire profonde remonte vers le cerveau et entre dans le crâne par
l'extrémité de la suture lambdoïde (*trou déchiré postérieur*), et, après y être
entré, ce vaisseau se dissémine sur le cerveau lui-même et sur les deux
45 méninges. Telle est la distribution de la veine cave ascendante ; passons
maintenant à celles dont il nous reste à parler, c'est-à-dire aux veines
situées au-dessous du diaphragme, en commençant par la veine cave
placée sur les lombes : dès l'instant que cette veine est sortie du foie,
elle envoie, pendant qu'elle est encore dans un état de suspension et
avant de se placer sur les lombes, de son côté droit, des veines de l'é-
paisseur d'un fil d'araignée, ou d'un cheveu, à la tunique du rein et aux
parties qui environnent cet organe et de son côté gauche une veine considérable qui se ramifie sur les parties situées dans cette région (*v. cap-*
46 *sulaires et adipeuses*). Mais les veines qui s'insèrent sur les cavités mêmes
des reins (*v. rénales*) sont les plus grandes de toutes celles qui se dé-

---

1. τε τὰ κατά S. — 14. εἰς τοὺς νεφρούς Gal. ed.

νων. Ἐφεξῆς δὲ αὐτῶν ἐπὶ τὴν κύσλιν φέρονται φλέβες ἃς οὐρητῆ- 47
ρας ὀνομάζουσιν· ἀπὸ μέντοι τῆς ἐπὶ τοὺς νεφροὺς ἐπ᾽ ἀμφοτέρους
τοὺς ὄρχεις, ἀπὸ μὲν τοῦ δεξιοῦ ἐπὶ τὸν δεξιὸν, ἀπὸ δὲ τοῦ ἀρισλεροῦ
ἐπὶ τὸν ἀρισλερὸν, ἄν τε ἄῤῥεν ᾖ τὸ ζῶον, ἄν τε ϑῆλυ· καὶ γὰρ καὶ
5 τὸ ϑῆλυ κατὰ τὰ σλευρὰ τῆς μήτρας ἔχει τοὺς ὄρχεις σολὺ μικρο-
τέρους τε καὶ συκνοτέρους ἥπερ ἐπὶ τῶν ἀῤῥένων. Ἐφεξῆς δὲ αὐ- 48
τῶν κατὰ ἕκασλον σπόνδυλον ἐπὶ τὰς λαγόνας φέρονται φλέβες, ὧν
τὰ σέρατα τροφῆς ἕνεκα σρὸς τοὺς κατὰ ἐπιγάσλριον ἀναφέρονται
μῦς, ὥσλε οὐδὲν ἔτι ὑπόλοιπόν ἐσλι τῆς ἐπὶ ὀσφύι κοίλης ἀποβλά-
10 σλημα διηγήσεως δεόμενον, ἀλλὰ ὅπως διχῆ σχίζεται, λεκτέον ἤδη.
Κατὰ τοίνυν τοὺς ὑσλάτους τῆς ὀσφύος σπονδύλους οὐκέτι ὑποκει- 49
μένην ἔσλιν εὑρεῖν τὴν ἀρτηρίαν τῇ φλεβί· τοὐναντίον δὲ ἅπαν
γίνεται. Μετέωρος μὲν ἡ ἀρτηρία κατὰ τῆς φλεβὸς ὀχεῖται, τῶν 50
σπονδύλων δὲ αὐτῶν ἡ φλὲψ ψαύει. Καὶ τοίνυν καὶ σχίζεται κατὰ 51

tachent de la veine cave. A la suite de ces vaisseaux, des veines qu'on 47
appelle *uretères* se rendent à la vessie; mais c'est de la veine qui va aux
reins que viennent celles qui se rendent aux deux testicules, de la
veine droite celle qui va au testicule droit, et de la gauche celle qui va
au testicule du même côté (v. *testiculaires et ovariques*), qu'il s'agisse
d'un animal mâle ou d'un animal femelle : car la femelle a aussi des
testicules placés sur les côtés de la matrice, quoique ces organes soient
beaucoup plus petits et d'une structure beaucoup plus serrée que chez
les mâles. Après ces vaisseaux, des veines se portent au niveau de chaque 48
vertèbre vers la région des îles, et les extrémités de ces veines remontent
aux muscles abdominaux pour les nourrir; il ne reste donc plus aucun rejeton de la veine cave placée sur les lombes qui ait besoin qu'on
expose son trajet; mais il importe que nous racontions maintenant comment cette veine se bifurque. Au niveau donc des dernières vertèbres 49
lombaires, on peut voir que l'artère n'est plus placée au-dessous de la
veine; c'est tout le contraire qui a lieu. L'artère flotte sans attaches 50
sur la veine, et celle-ci touche aux vertèbres elles-mêmes. C'est donc dans 51
cette région que les deux vaisseaux se divisent chacun en deux branches,

4. κᾀν..... κᾀν S. — Ib. ᾖ τὸ ζῷον om. Gal.

τοῦτο τὸ μέρος ἑκάτερον τῶν ἀγγείων διχῇ, καὶ γίνεται τὸ σύμπαν αὐτῶν σχῆμα τῷ Λ στοιχείῳ παραπλήσιον· ἑκάτερον δὲ τῶν συν-
52 θέντων ἀγγείων ἐπὶ τὸ κατὰ ἑαυτὸ φέρεται σκέλος λοξόν. Ἐν δὲ τῇ φορᾷ ταύτῃ πρῶτον μὲν ἀποφύσεις τῆς φλεβὸς ἑκατέρας ἰδεῖν ἐστιν ἐπὶ τὰς ψόας ὀπίσω διανεμομένας· ἐφεξῆς δὲ τούτων εἰσὶν αἱ εἰς 5 τὰ σκέλη φερόμεναι πρόσω τε καὶ κάτω, πρῶτον μὲν εἰς τοὺς κατὰ τὸ καλούμενον πλατὺ ὀστοῦν μῦς· ἀμφοτέρων δὲ τῶν φλεβῶν τὰ πέρατα διεκπίπλει πρὸς τὰ ἐκτὸς πέρατα τοῦ πλατέος ὀστοῦ τοῖς
53 ἐνταῦθα μυσὶ διασπειρόμενα. Μετὰ ταύτας δὲ ἐπὶ τὰ κάτω μέρη τῆς μήτρας φέρονται φλέβες ἀνωτέρω βραχὺ τῆς τοῦ τραχήλου πρώτης 10 ἐκφύσεως αἵτινες εἴς τε τὸν τράχηλον αὐτὸν διασπείρονται καὶ εἰς τὴν μήτραν ἑνούμεναι τοῖς πέρασι τῶν ἐπὶ τοὺς ὄρχεις φερομένων.
54 Ἀπὸ δὲ τῶν ἐπὶ τὰ κάτω τῆς μήτρας φερομένων φλεβῶν καὶ αἱ τῆς
55 κύστεως ἀποσχίζονται φλέβες. Ἐφεξῆς δέ ἐστιν ἄλλη συζυγία φλε-

et que l'ensemble de ces branches prend, eu égard à la forme, une certaine ressemblance avec la lettre *lambda* (*veines iliaques primitives*), tandis que chacun des deux vaisseaux qui représentent cette lettre se
52 porte obliquement vers la jambe située de son côté. Pendant ce trajet, on peut voir, en premier lieu, des branches de chacune des deux veines se distribuer en arrière sur les muscles psoas; après ces veines viennent celles qui se portent en avant et en bas du côté des jambes, quoiqu'elles aillent d'abord aux muscles placés sur l'os appelé *large;* mais les extrémités de ces deux veines se frayent un passage vers la partie extérieure de l'extrémité de l'os large et se ramifient sur les muscles
53 situés dans cette région. Après ces veines, il y en a qui vont aux parties inférieures de la matrice, un peu au-dessus de la première origine du col, et ces veines se disséminent sur le col lui-même et sur l'utérus, en s'unissant avec les extrémités de celles qui se rendent aux testi-
54 cules (*veines et plexus utérins*). Des veines qui se rendent aux parties inférieures de la matrice se détachent également les veines de la vessie
55 (*plexus vésical*). Ensuite vient une autre paire de veines pourvues de

---

2. τῷ Υ σ1. Gal⁵.; τὸ Η σ1. S. — 8. — 12. τῶν ἐπί om. S. — 14. εἰσιν ἄλλαι μόρια Gal. ed. — 9. Μετὰ ταῦτα δέ S. συζυγίαι S.

6ῶν δύο ἀρχὰς ἐχουσῶν, προϊοῦσαι δὲ αὗται συνάπλονται πρὸς
ἀλλήλας καὶ γεννῶσι φλέβα κατὰ ἐκάτερον μέρος μίαν εἰς τοὐκτὸς
φερομένην διὰ τοῦ τῆς ἥβης ὀσΙοῦ σὺν τῷ ταύτῃ νεύρῳ. Καὶ τοίνυν 56
διασπείρεται τοῖς κάτω μυσὶ τοῦ τῆς ἥβης ὀσΙοῦ τὸ ἀγγεῖον τοῦτο
5 καθάπερ καὶ τὸ νεῦρον. Μετὰ δὲ ταύτας ἐσΙὶν ἄλλη συζυγία φλε- 57
6ῶν ἀναφερομένη παρὰ τοὺς ὀρθίους μῦς, ἔπειτα εἰς ταὐτὸν ἰοῦσα
τοῖς πέρασι τῶν φλεβῶν αἱ διὰ τοῦ θώρακος εἰς ὑποχόνδρια καταφέρονται. Ἀπὸ δὲ τῆς αὐτῆς ῥίζης καὶ ἄλλο φλέβιον ἓν κατὰ ἐκά- 58
τερον μέρος εἰς τὴν μήτραν ἀφικνεῖται, διὰ ὧν φλεβῶν ἡ κοινωνία
10 μάλισΙά ἐσΙι τοῖς τιτθοῖς πρὸς τὰς μήτρας. Αὗται μὲν οὖν αἱ φλέ- 59
6ες ἐκ τῶν ἔνδον μερῶν κεῖνται τῶν ὀρθίων μυῶν καὶ αἱ ἀναφερό-
μεναι πρὸς τὰ ὑποχόνδρια συμφυεῖς εἰσιν αὐταῖς· ἑτέρα δὲ ἔξωθεν
αὐτῶν ἐσΙι·συζυγία τῶν καθηκουσῶν ἐπὶ τὸ αἰδοῖον, ἄν τε ἄρρεν,
ἄν τε θῆλυ τὸ ζῷον ᾖ. Τούτων δὲ ἐξῆς ἄλλη συζυγία φλεβῶν ἐπι- 60

deux racines, mais, en s'avançant, ces racines se réunissent et forment
de chaque côté une seule veine, qui se rend à la partie extérieure en
passant à travers l'os du pubis, conjointement avec le nerf de cette région (veine obturatrice). Ce vaisseau se distribue donc, de même que le 56
nerf, aux muscles placés au-dessous de l'os du pubis. Après ces vais- 57
seaux vient une autre paire de veines (v. épigastriques) qui remonte le
long des muscles droits [de l'abdomen] et qui va ensuite au même point
que les extrémités de celles qui descendent par la poitrine aux hypocondres. De chaque côté, il existe encore une autre petite veine qui 58
provient de la même racine et qui se rend à la matrice; c'est par ces
veines que s'établit surtout la communication entre les mamelles et
la matrice. Ces veines sont donc placées à la surface intérieure des 59
muscles droits de l'abdomen, et il y a cohérence entre elles et celles
qui remontent vers les hypocondres; mais, à la partie extérieure de ces
mêmes muscles, il y a une autre paire de veines qui aboutissent aux parties génitales, qu'il s'agisse d'un animal mâle ou d'un animal femelle
(v. honteuses). Après ces vaisseaux vient une autre paire de veines située 60

2. μίαν om. S Gal. ed. — 3. ταύτῃ   6ῶν ἅς Gal.; ἑαυτῆς S. — 7-8. κατα-
ex em.; ταύτης S Gal. — 4. κάτω] προ-   φέρονται conj.; καταφέρεται S; κατακειμένοις Galᵖ. --- 5. ταῦτά S Gal. ed.   φέρεσθαι πρόσθεν εἶπον Gal. — 8. ἕν
— 7. τῶν φλεβῶν αἵ conj.; τῶν φλε-   om. S.

πολῆς ὑπὸ τῷ δέρματι κειμένη ἦν καὶ ϑεώμεθα πάνυ σαφῶς ἐπὶ
τῶν ἰσχνῶν ἀνθρώπων, ἀπὸ μὲν τῶν βουβώνων ἀρχομένας, ἀνα-
61 φερομένας δὲ κατὰ τῶν λαγόνων. Ἐντεῦθεν δὴ λοιπὸν ἡ μεγάλη
φλὲψ εἰς τὸ σκέλος κατασχίζεται, πρώτην μὲν ἀπόφυσιν ἑαυτῆς
κατὰ τῶν βουβώνων ποιοῦσα σὺν ἀρτηρίᾳ μικρᾷ τοῖς προσθίοις 5
μυσὶ διανεμομένην, δευτέραν τε ἑτέραν κατωτέρω τε ἅμα κἀκ τῶν
ἔνδον μερῶν ἄχρι τοῦ γόνατος ἐπιπολῆς διασπειρομένην, ἄλλας δὲ
62 οὐκ ὀλίγας διὰ βάθους εἰς τοὺς μύας τοῦ μηροῦ. Μικρὸν δὲ ἀνωτέρω
τῆς κατὰ γόνυ διαρθρώσεως τριχῇ σχισθεῖσα τῷ μέσῳ μὲν αὐτῆς, ὃ
δὴ καὶ μέγιστόν ἐσΙι, διὰ τῆς ἰγνύος φέρεται κάτω, κἄπειτα ἐντεῦ- 10
θεν διὰ τοῦ βάθους δῦσα τῆς καλουμένης γασΙροκνημίας ἀποφύσεις
οὐκ ὀλίγας δίδωσι τοῖς ταύτης μυσὶ, τῷ δὲ ἔξωθεν μορίῳ τῷ δευτέρῳ
κατὰ τῆς περόνης ἐκτὸς ἐπὶ τὴν κατὰ τὸν πόδα διάρθρωσιν ἐπιπο-

superficiellement sous la peau et que nous voyons très-manifestement
chez les gens maigres; elles commencent aux aines et remontent par la
61 région des iles (*v. hypogastriques*). A partir de ce point, la grande veine
se ramifie sur la [cuisse et la] jambe (*v. crurales, saphènes, péronières,
tibiales, métatarsiennes et digitales, avec leurs anastomoses*) et elle forme
la première branche sur les aines, laquelle branche se distribue, conjointement avec une petite artère, aux muscles antérieurs; puis elle
forme une autre seconde branche située à la fois à la partie intérieure
et au-dessous de la précédente, et qui se dissémine dans la région superficielle jusqu'au genou; enfin elle fournit un assez grand nombre
d'autres branches qui traversent la région profonde et qui vont aux
62 muscles de la cuisse. Un peu au-dessus de l'articulation du genou, la
grande veine se divise en trois branches, et, à l'aide de la branche du
milieu, qui est la plus grande, elle descend à travers la fosse poplitée,
et ensuite, à partir de là, elle s'enfonce dans la profondeur de ce qu'on
appelle mollet, et donne des rameaux assez nombreux aux muscles de
cette région; à l'aide de sa seconde branche, placée du côté extérieur
sur la surface extérieure du péroné, elle atteint la partie superficielle de

ι ᾶς Gal. — 4. ἀποσχίζεται S Gal. ed.
— 6. τε ἑτέραν om. S Gal. ed. — Ib.
κατωτέρω ex em.; κατώτερόν Galˢ.; ἑκά-

τερά S; ἑκατέρωθεν Gal. ed. — 9. αὐτῆς
S; om. Galˢ. — 10. καί om. S Gal. ed.
— Ib. διὰ αὐτῆς εἰς ἰγνύας Gal. ed.

λῆς ἀφικνεῖται, τῷ τρίτῳ δὲ μέρει τῷ ἔνδον ἐπὶ αὐτὸ τὸ ἀντικνήμιον ἔρχεται, κἄπειτα ἐντεῦθεν ἐπὶ τὸ σφυρὸν ἀφικνεῖται ἐπὶ αὐτὸ
τῆς κνήμης τὸ πέρας ἐπιτηδειοτάτη πρὸς τὰς φλεβοτομίας οὖσα.
Καὶ μὲν δὴ καὶ τῆς διὰ βάθους τῆς μεγάλης τῆς εἰς τοὺς μῦς σχι- 63
5 ζομένης σὺν ἀρτηρίᾳ δύο πέρατα ποιησαμένης τὸ μὲν ἕτερον τὸ
μεῖζον εἰς τὸ τῆς κνήμης ἔσω φέρεται, τὸ δὲ ἕτερον διὰ τῆς μέσης
χώρας περόνης τε καὶ κνήμης εἰς τὰ πρόσω παραγίνεται τοῦ ποδὸς ἐπιμιγνύμενον ἀποβλασίήματι φλεβὸς ἑτέρας ἣν διὰ τῶν ἐκτὸς
τῆς κνήμης μερῶν παρὰ τὴν περόνην ἔφην καταφέρεσθαι, ὡς γί-
10 νεσθαι τέτίαρας φλέβας εἰς τὸν πόδα κατερχομένας, μίαν μὲν ἔξωθεν πασῶν παρὰ τὸ κυρτὸν πέρας τῆς περόνης, ἑτέραν δὲ ἐκ τῶν
ἔνδον αὐτοῦ μερῶν, καὶ τρίτην, ὡς εἶπον, τὴν ἐκ τοῦ πρόσω που
τῆς τοῦ κνήμης πέρατος, καὶ τετάρτην ἐκ τῶν ἔνδον. Καὶ δὴ καὶ 64
περιλαμβάνουσι τὰς κυρτὰς ἀποφύσεις, ἥ μὲν πρώτη καὶ δευτέρα

l'articulation du pied ; à l'aide de sa troisième partie, située du côté intérieur, elle va à la partie antérieure même de la jambe, et ensuite, à partir de là, elle arrive à la malléole, à l'extrémité même du tibia ; cette
veine se prête éminemment bien aux saignées. De plus, la grande veine 63
qui traverse la région profonde et qui se ramifie sur les muscles conjointement avec une artère, forme deux aboutissants, dont l'un, qui est
le plus grand, se rend au côté intérieur de la jambe, tandis que l'autre
traverse la région intermédiaire entre le tibia et le péroné, et arrive à la
partie antérieure du pied, en se mêlant à un rejeton d'une autre veine,
laquelle, disions-nous, descend par la partie extérieure de la jambe le long
du péroné, de sorte qu'il existe quatre veines qui descendent vers le pied :
une plus rapprochée que toutes les autres du côté extérieur, à côté de
l'extrémité convexe du péroné, une autre à la partie intérieure de cette
protubérance, une troisième située, comme je l'ai dit, à peu près à la
partie antérieure de l'extrémité du tibia, et une quatrième située à la
partie intérieure [de cette protubérance]. En vérité, ces veines entourent 64
les apophyses convexes [des os] : celles que nous avons nommées la pre-

2-3. ἀφικν. παρὰ τὸ τ. κν. πέρ. Gal[5].
— 4. μεγάλης εἰς S Gal. ed. — 6. μεῖζον ἀπὸ τῆς S Gal. ed. — 8. ἐμπηγνύ-
μενον S Gal. ed. — Ib. ἔξω Gal. ed.; ἐκ
S. — 12. τὴν ἐκ τοῦ om. S Gal. ed. —
13. Καὶ δὴ καί om. S Gal. ed.

65 ῥηθεῖσα τὰς τῆς ϖερόνης, αἱ δὲ ἑξῆς δύο τὰς τῆς κνήμης. Ἐντεῦθεν
δὲ ἡ μὲν τετάρτη τὰ κάτω τοῦ ϖοδὸς ἅπαντα διαπλέκει, συνεπι-
μιγνυμένων αὐτῇ μορίων τῆς ϖρώτης· αἱ μέσαι δὲ αὐτῶν αἱ δύο
66 κατὰ τοῦ ϖοδὸς ἄνω διασπείρονται. Καὶ μέντοι καὶ τῆς ϖρώτης
μόριόν τι τὸ ἄνω τοῦ ϖοδὸς ἔχει, ὃ διαπλέκει τὰ μέρη τὰ κατὰ τὸν 5
67 μικρὸν μάλισ]α δάκτυλον. Ἐπιμίγνυται δὲ καὶ ἄλλως ϖολυειδῶς ὡς
τὰ ἐν ταῖς χερσὶν ἄκραις οὕτω καὶ τὰ κατὰ τὸν ϖόδα μόρια τῶν
68 ἀγγείων. Αὕτη μὲν οὖν ἡ σύνοψις ἔσ]ω σοι τῆς τῶν φλεβῶν ἀνα-
τομῆς· ἐφεξῆς δὲ ϖερὶ τῆς τῶν ἀρτηριῶν ἐροῦμεν.

ξα′. Περὶ ἀρτηριῶν.

1 Ἀρχὴ μὲν τούτων ἐσ]ὶν ἡ ἀρισ]ερὰ κοιλία τῆς καρδίας· ἐντεῦθεν 10
δὲ μία μὲν εἰς τὸν ϖνεύμονα κατασχίζεται διὰ τὴν ἐκ τῆς εἰσπνοῆς

mière et la seconde, l'apophyse du péroné; et les deux suivantes, celle
65 du tibia. A partir de ce point, la quatrième veine enveloppe de ses réseaux toute la surface inférieure du pied (*plexus plantaire*), quoiqu'il s'y
mêle des parties de la première veine; mais les veines intermédiaires
entre les précédentes, et qui sont également au nombre de deux, se ra-
66 mifient sur la surface supérieure du pied. Cependant, la face supérieure
du pied est aussi occupée par un rameau de la première veine, et ce
rameau enveloppe surtout de ses réseaux les parties situées dans le voi-
67 sinage du petit doigt (*pl. dorsal*). Du reste, les rameaux vasculaires qui
existent dans le pied s'entremêlent d'une façon très-variée, de même
68 que cela a lieu pour la main. Que ceci vous serve donc de résumé de
l'anatomie des veines; nous allons parler maintenant de celle des artères.

61. DES ARTÈRES.

1 L'origine de ces vaisseaux est le ventricule gauche du cœur; partant
de ce ventricule, une artère mince et pourvue d'une seule tunique,
comme les veines, se ramifie sur le poumon, en vue de l'avantage que

---

1. τὰς... τάς ex em.; τὰ... τά Gal².;
om. S Gal. ed. — 2. τά om. S Gal².
1ᵃ m. Gal. ed. — 5. τι om. S Gal. ed.
— 6-7. ὡς τά ex em.; ὥσ]ε S; ὥσπερ τά

Gal².; ὥσπερ Gal. ed. — 7. καὶ τά ex
em.; καί S Gal. — 8. οὖν om. S Gal. ed.
— Ib. ἔσ]αι Gal. ed. — Ib. τῶν om. S.
— 9. τῆς om. S Gal. ed.

ὠφέλειαν λεπτὴ καὶ μονοχίτων ὥσπερ αἱ φλέβες, ἑτέρα δὲ διχίτων
καὶ παχεῖα πολὺ μείζων τῆσδε, καθάπερ τι στέλεχος οὖσα πασῶν
τῶν ἀρτηριῶν, ὀνομάζεται δὲ ἀορτή. Ταύτην μὲν οὖν τὴν ἀρτηρίαν
ἐκφυομένην ἀπὸ τῆς καρδίας εὐθὺς ἰδεῖν ἔστι διχῆ σχιζομένην ἀνί-
5 σοις τμήμασι, κἄπειτα τὸ ἔλαττον αὐτῆς μέρος ἄνω φερόμενον καὶ
αὐτὸ πάλιν αὐτίκα σχιζόμενον ἀνίσοις τμήμασι, τὸ μὲν μεῖζον αὐτῶν
ἐπὶ τὴν σφαγὴν ἀνατεινόμενον λοξὸν ἀπὸ τῶν ἀριστερῶν ἐπὶ τὰ
δεξιὰ τοῦ θώρακος, ἀντίστροφον δὲ τὴν θέσιν ἔχον τὸ ἕτερον· ἀναφέρεται γάρ τοι καὶ τοῦτο λοξὸν ἐπὶ τὴν ἀριστερὰν ὠμοπλάτην τε
10 καὶ μασχάλην ἀποφύσεις ἑαυτοῦ ποιούμενον ἐπί τε τὸ στέρνον καὶ
τὰς πρώτας τοῦ θώρακος πλευρὰς καὶ τοὺς ἓξ τοῦ τραχήλου σπονδύλους, ἐπί τε τὰ περὶ τὴν κλεῖν χωρία μέχρι τῆς ἀκρωμίας, μετὰ
ἃς ἁπάσας τὸ ὑπόλοιπον ἐπί τε τὴν ὠμοπλάτην καὶ τὴν χεῖρα κα-

nous retirons de l'inspiration (*veine pulmonaire*); une autre artère
épaisse, munie de deux tuniques, et beaucoup plus grande que la précédente, forme, pour ainsi dire, le tronc de toutes les artères; on l'appelle *aorte*. On peut voir cette artère, dès l'instant où elle prend son
origine sur le cœur, se diviser en deux parties inégales (*aorte ascend.;
a. descend.*), ensuite sa branche la plus petite se porter en haut et se
diviser immédiatement de nouveau en deux parties inégales, dont la
plus grande se dirige obliquement en haut vers la fossette claviculaire
en passant du côté gauche au côté droit de la poitrine (*partie de la crosse
de l'aorte qui supporte le tronc brachio-céphalique et les carotides primitives*), tandis que l'autre branche (*reste de la crosse de l'aorte qui supporte la sous-clavière gauche*) occupe une position opposée à celle de la précédente : en effet, elle monte également dans une direction oblique vers
l'omoplate et l'aisselle gauches (*a. sous-clavière et a. axillaire gauches*),
en envoyant des rameaux de sa substance au sternum, aux premières
côtes de la poitrine (*a. intercostales supér.*), aux six vertèbres du cou (*a.
vertébrale*), à la région qui entoure la clavicule jusqu'au sommet de
l'épaule, et, après toutes ces ramifications, le reste de l'artère se dis-

1. καὶ λεπτὴ καί S. — 3. οὖν om. S.
— 4. διχῆ σχιζομένην ex em.; διασχιζομένην S; εὐθὺς δὲ κἀκείνην αὐτὴν (αὐτὴν om. Gal. ed.) διασχιζομένην Gal. —
8. ἔχον ἑκάτερον S. — 10. μασχ. ἀποφύσεσιν ἀποφυόμενον ἐπί S Gal. ed.

3 τασχίζεται. Τὸ δὲ ἐπὶ τὴν σφαγὴν ἀνατεινόμενον μέρος τῆς ἀρτηρίας
τὸ μεῖζον ὅταν τῷ θύμῳ πλησιάσῃ, πρῶτον μὲν ἀπόφυσιν ἑαυτοῦ
ποιεῖται παρὰ τὴν ἀρισλερὰν σφαγίτιδα, ἐπ᾽ αὐτῇ δὲ ἑτέραν παρὰ
τὴν δεξιὰν, εἶτα οὕτω τὸ ὑπόλοιπον ἅπαν αὐτῆς ὁμοίως κατασχίζεται
τῇ λελεγμένῃ πρὸς τὴν ἀρισλερὰν ὠμοπλάτην τε καὶ μασχάλην ἀνα- 5
φέρεσθαι· καὶ γὰρ ἐπὶ τὸ σλέρνον ἥκει ὡσαύτως τῇ φλεβὶ, τάς τε
ἄλλας ἀποφύσεις ποιουμένη καὶ τὴν ἐπὶ τὸν τιτθὸν, ἥ τε ἐπὶ τὰς
τοῦ θώρακος πλευρὰς συγκατασχίζεται καὶ συνδιεκπίπλει τοῦ θώρακος ἐκτὸς ἐπὶ τοὺς ὀρθίους μῦς ὥσπερ ἡ φλὲψ, ἥ τε διὰ τῶν κατὰ
τοὺς πρώτους ἓξ τοῦ τραχήλου σπονδύλους τρημάτων φερομένη συγ- 10
καταβαίνει τε καὶ συγκατασχίζεται τῇ φλεβὶ πρὸς τὰς τοῦ νωτιαίου
μήνιγγας, ἥ τε ἐπὶ ἀκρώμιον ὠμοπλάτην τε καὶ μασχάλην δεξιάν.

3 tribue sur l'omoplate (a. scapulaire) et sur le bras (a. axillaire). Quand
la partie la plus volumineuse de l'artère, laquelle se dirige en haut vers
la fossette claviculaire, est arrivée près du thymus, elle produit d'abord
un rejeton de sa substance destiné à accompagner la veine jugulaire
gauche (a. carotide primit. gauche), et, après cette branche, une autre
pour accompagner la même veine du côté droit (a. car. prim. droite,
abstraction faite du tronc brachio-céphalique); après cela tout le reste de
cette artère se ramifie de la même manière que celle qui, disions-nous
(p. 514 et 517), remonte vers l'omoplate et l'aisselle gauches (a. s. cla-
vière, a. axillaire); en effet, de même que la veine, cette artère arrive
au sternum, et produit aussi bien les autres branches que celle qui va
aux mamelles, celle qui se ramifie, comme la veine, sur les côtes de
la poitrine, et qui pénètre ainsi qu'elle à l'extérieur de cette cavité
pour arriver aux muscles droits [abdominaux], celle qui passe par
les trous des six premières vertèbres du cou (a. vertébrale) et descend
et se ramifie, conjointement avec la veine, sur les méninges de la
moelle épinière (a. spinales), enfin celle qui va au sommet de l'épaule,

2. τό om. S. — 5. λεγομένη S Gal.
ed. — 5-6. σχάλην ἀναφέρεται S. — 7.
τῶν τιτθῶν Gal. ed. — Ib. εἶτα ἐπί Gal².
— 7-8. τὰς τοῦ ex em.; τὰς πρώτας
τοῦ S Gal. — 8. συγκατασχ. τε καὶ

Gal². — Ib. συνδιεκπίπλει ex em.; διεκπίπλει Gal².; συνεκπίπλει S Gal. ed. —
9. ὀρθίους ex em.; ῥαχίτας S Gal. —
Ib. εἶτα διά Gal². — 12. εἶτα ἐπί S Gal².
— Ib. ὠμοπλ. καί S.

Αὗται πᾶσαι ταῖς παρακειμέναις φλεψὶ συγκατασχίζονται καθάπερ   4
αἱ καρωτίδες ὀνομαζόμεναι ταῖς διὰ βάθους σφαγίτισιν· οὐ μὴν ταῖς
ἐπιπολῆς σφαγίτισι συναναφέρεταί τις ἀρτηρία, ἀλλὰ εἴτε δύο γεννη-
θεῖεν, εἴτε τέσσαρες, αὗται χωρὶς ἀρτηριῶν εἰσιν. Τὸ δὲ ὑπόλοιπον   5
5 ἑκατέρας καρωτίδος ὄρθιον ἀναφερόμενον εἴσω τοῦ κρανίου παραγίνεται, κἀνταῦθα ποιεῖ τὸ καλούμενον δικτυοειδὲς πλέγμα, καὶ μετὰ
τοῦτο πάλιν δύο ἀρτηρίαι γινόμεναι πρὸς τὸν ἐγκέφαλον ἀναφέρονται. Τὸ δὲ ἕτερον μέρος τῆς ἐκ καρδίας φυομένης ἀρτηρίας τὸ   6
μεῖζον παρὰ τὴν ῥάχιν κατακάμπεται τῷ πέμπτῳ τοῦ θώρακος
10 ἐπιβαῖνον σπονδύλῳ, φέρεταί τε τοὐντεῦθεν διὰ ὅλης τῆς ῥάχεως ἄχρι
τοῦ πλατέος ὀστοῦ, πρῶτον μέν τινα πέμπον ἀπόφυσιν αὐτοῦ
μικρὰν ἀρτηρίαν κατασχιζομένην εἰς ἐκεῖνα τοῦ θώρακος τὰ μέρη
κατὰ ἃ ὁ πνεύμων ἐπίκειται· μετὰ δὲ ταῦτα κατὰ ἕκασ]ον σπόνδυλον εἴς τε τὰ μεσοπλεύρια καὶ εἰς τὸν νωτιαῖον ἀπονεμήσεις αὐτῆς

à l'omoplate et à l'aisselle droites. Toutes ces artères se ramifient con-   4
jointement avec les veines placées à côté d'elles, et c'est de la même
manière que les artères dites *carotides* [*internes*] se ramifient avec les
veines jugulaires profondes; mais il ne monte aucune artère à côté des
veines jugulaires superficielles : au contraire, que ces veines soient au
nombre de deux ou de quatre, elles sont sans accompagnement d'artères. Ce qui reste de chacune des deux artères carotides marche droit en   5
haut et arrive dans l'intérieur du crâne, où cette artère produit le plexus dit
réticulaire (cf. p. 286), et, après ce plexus, il se forme de nouveau deux
artères qui montent vers le cerveau (*a. cérébrales ant. et moyenne?*). —
L'autre partie de l'artère provenant du cœur, partie qui est la plus grande   6
des deux, se retourne pour suivre le trajet de l'épine du dos, en se plaçant
sur la cinquième vertèbre de la poitrine; à partir de là, elle suit tout le
parcours de l'épine du dos jusqu'à l'os large, et fait partir d'abord un
rameau de sa substance formant une petite artère qui se ramifie dans
les parties du thorax sur lesquelles le poumon est placé; après cela il
naît, au niveau de chaque vertèbre, des rameaux pour les espaces inter-

2. ὀνομάζ. διά S. — 2-3. οὐ μὴν..... ταῦτα Gal. ed.; αὐτόν S. — 9. κατακάμ-
σφαγίτισι om. S Gal. ed. — 3. συνανα- πλει S. — 11. πρώτην S. — 14. μεσοπλ.
φέρεται om. S. — 4. φλεβῶν S. — 7. καὶ εἰς τὸν σπόνδυλον καὶ Gal'.

7 γίνονται. Τὰ δὲ ἄνω τοῦ θώρακος τὰ κατὰ τὰς τέσσαρας πλευρὰς
οὐχ ὁμοίως ἀεὶ τὰς ἀρτηρίας ἔχει διατεταγμένας, ἀλλὰ ἡ μὲν μεγάλη
ἀρτηρία κάτω φερομένη μετὰ τὸ διεξελθεῖν τὸν θώρακα πρῶτον μὲν
τῷ διαφράγματι δύο δίδωσιν ἀρτηρίας, ἐφεξῆς δὲ γαστρὶ καὶ σπληνὶ
καὶ ἥπατι καὶ τοῖς μεσεντερίοις ἀμφοτέροις· τὸ γὰρ τρίτον μεσεν- 5
τέριον ὃ πλησίον ἥκει τῆς ἕδρας ἐν τοῖς ἀριστεροῖς κείμενον ἐντεῦθεν μὲν οὐδεμίαν ἀρτηρίαν λαμβάνει· κάτωθεν δὲ ἐμβάλλει τις αὐτῷ
8 μικρὰ κατὰ τοὺς νεφροὺς φυομένη τῆς μεγάλης ἀρτηρίας. Μεταξὺ
δὲ ταύτης καὶ τῶν προειρημένων ἐπὶ τοὺς νεφροὺς ἴασιν ἀξιόλογοι
τὸ μέγεθος, ἑτέρα τέ τις αὐτῶν ἄνωθεν ἐκ τῶν ἀριστερῶν μερῶν 10
9 παρατεταμένη τῇ κατὰ τοῦτο φλεβί. Καὶ μέντοι καὶ αὐτῶν τῶν
προειρημένων ἀρτηριῶν καθήκουσι καὶ εἰς τὸν νωτιαῖον ἅμα ταῖς
φλεψὶ κατὰ ἕκαστον σπόνδυλον ἀρτηρίαι τῆς μεγάλης ἀποσχιζόμε-
ναι, καὶ ταύταις ὁμοίως συμπαραφέρονται κατά τε τοὺς ὄρχεις καὶ

7 costaux (a. intercostales) et pour la moelle épinière. La partie supérieure
de la poitrine qui correspond aux quatre (premières) côtes n'a pas
toujours ses artères disposées de la même manière; mais, en descendant, la grande artère donne d'abord, après avoir traversé la poitrine,
deux artères au diaphragme (a. diaphragmatique inférieure); ensuite elle
en donne à l'estomac, à la rate, au foie et aux deux mésentères; car
le troisième mésentère, qui arrive dans le voisinage de l'anus, étant
situé au côté gauche, ne reçoit aucune artère de ce point; mais il s'y
insère en bas un petit vaisseau de cette espèce, lequel prend son origine
8 sur la grande artère au niveau des reins. Entre ce vaisseau et les précédents, des artères d'un volume considérable vont aux reins (a. émul-
gentes), et il y en a encore une autre placée au côté gauche au-dessus
9 d'elles qui s'étend à côté de la veine de cette région. De plus, provenant des vaisseaux mêmes dont nous venons de parler, des rameaux,
originaires de la grande artère (aorte), aboutissent, au niveau de
chaque vertèbre, conjointement avec les veines, à la moelle épinière;
de même que ces artères-là, d'autres cheminent, conjointement avec
les veines placées à côté d'elles et de la même manière que ces veines,

2. διατεταμένας S Gal. ed. — Ib. μέν]
ἐν S Gal. ed. — 3. ἀρτ. ἡ ἀπὸ τῆς καρ-
δίας κάτω Gal'. — 6. ὃ om. S. — 12.   προειρ. δυοῖν ἀζυγῶν ἀρτ. Gal. ed. —
12-13. καθήκουσι..... φλεψὶ om. S. —
14. καὶ ταύτ. ὁμ. συμπαρα- om. S.·

τὰς λαγόνας ὡσαύτως ταῖς παρακειμέναις φλεψίν. Ἐπειδὰν δὲ τοῦτο 10
γένηται, τηνικαῦτα ὥσπερ ἡ φλὲψ, καὶ ἡ μεγάλη ἀρτηρία διχῆ
σχισθεῖσα τῶν μορίων ἑκάτερον εἰς τὸ κατὰ εὐθὺ πέμπει σκέλος
ἄχρι τῶν ἄκρων ποδῶν, κατὰ μὲν τοὺς ταρσοὺς αἰσθητὴν ἔχοντα
5 τὴν κίνησιν ὥσπερ καὶ αἱ κατὰ τοὺς καρποὺς καὶ αἱ κατὰ τοὺς κροτάφους καὶ ἐν ἄλλοις ἀσάρκοις μορίοις· ἐν γὰρ τοῖς πιμελώδεσι
μικρὰ καὶ ὀλίγου δεῖν ἀναίσθητος φαίνεται ἡ κίνησις τῶν ἀρτηριῶν.
Ἐπὶ μὲν οὖν τῶν τελείων ζώων ἡ κατανομὴ τῶν ἀρτηριῶν οὕτω 11
κατασχίζεται εἰς τὸ πᾶν σῶμα.

sur les testicules (a. spermatiques) et sur la région des iles. Ce n'est 10
qu'après que cela a eu lieu, que la grande artère, s'étant divisée, de
même que la veine, en deux branches (a. iliaques primitives), fait partir, pour la jambe située de son côté, chacune de ces deux branches,
lesquelles vont jusqu'aux pieds (artère fémorale); ces artères ont, sur les
tarses, un mouvement appréciable aux sens, de même que les artères des
carpes, celles des tempes et celles d'autres parties décharnées; car, sur
les parties graisseuses, on ne constate dans les artères qu'un mouvement
peu considérable et presque inappréciable aux sens. Voilà quelles rami- 11
fications produit, chez les animaux adultes, la distribution des artères
dans tout le corps.

1-2. τοῦτο γέν. τηνικ. om. S. — 6. αὐτδοκοις S. — 8. ὄντως S.

BIBΛION MΔ'.

α'. [Περὶ φλεγμονῆς, ἐκ τῶν Γαληνοῦ.]

1 . . . . . . [Γένεσις μὲν οὖν κοινὴ πάσαις ταῖς φλεγμόναῖς ἐξ αἵματος ἐπιρροῆς ἐστι πλείονος ἢ ὅσου δεῖται τὸ μέρος· ἐπιρρεῖ δὲ
πλέον, ἐνίοτε μὲν ἑτέρου τινὸς, ἢ ἑτέρων τινῶν μορίων εἰς αὐτὸ
πεμπόντων, ἐπιδεχομένου δὲ τοῦ φλεγ]μαίνειν ἀρχομένου, ποτὲ δὲ
2 ἕλκοντος ἐπὶ ἑαυτὸ τοῦ πάσχοντος αὐτοῦ. Τὰ μὲν οὖν πέμποντα 5
ποτὲ μὲν ὡς τῷ πλήθει περιττὸν, ποτὲ δὲ ὡς ἀνιαρὸν τῇ ποιότητι
διωθεῖται τὸν χυμὸν, ἐνίοτε δὲ καὶ διὰ ἄμφω, τὰ δὲ ἕλκοντα διὰ
3 ὀδύνην, ἢ διὰ θερμότητα νοσώδη. Θερμότερον μὲν οὖν γίνεται τὸ

LIVRE XLIV.

1. DE L'INFLAMMATION. — TIRÉ DE GALIEN.

. . . .
1 . . . . Toutes les inflammations se forment de la même manière,
par un afflux de sang plus abondant que les besoins de la partie qui
commence à s'enflammer ne le comportent; afflux tenant quelquefois
à ce qu'une ou plusieurs autres parties envoient du sang à la partie
malade qui le garde, d'autres fois à ce que cette partie même attire
2 le sang à elle. Les parties qui envoient du sang à la partie malade
poussent cette humeur, tantôt parce qu'elle est devenue trop abondante, tantôt parce qu'elle possède une qualité nuisible, tantôt enfin
pour ces deux raisons à la fois; les parties qui attirent le sang agissent
3 ainsi par suite d'une douleur ou d'une chaleur morbide. La partie
[malade] devient plus chaude qu'elle ne l'était, soit par l'effet d'un

Ch. 1, l. 1-4. Γένεσις..... φλεγ- om. R. — 7-8. δι' ὀδ. ἢ om. Gal., Aët.

34.

μόριον διὰ κίνησιν ἀμετροτέραν, ἤ τινα θάλψιν ἐξ ἡλίου καὶ πυρὸς,
ἢ διὰ δριμὺ φάρμακον · ὀδυνᾶται δὲ διὰ δυσκρασίαν καὶ τραῦμα καὶ
θλάσμα καὶ στρέμμα καὶ τάσιν, ἔτι δὲ ἔμφραξίν τινα, ἢ πνεῦμα
φυσῶδες · ἡ δὲ δυσκρασία ποτὲ μὲν ἔξωθεν αὐτῷ γίνεται, ποτὲ δὲ
5 ἐκ τῶν κατὰ τὸ σῶμα χυμῶν · ἔξωθεν μὲν ἐπί τινι τῶν ἰοβόλων θη-
ρίων, ἢ φαρμάκῳ θερμαίνοντι σφοδρῶς, ἢ ψύχοντι, κἀκ τοῦ περιέχοντος · ἔσωθεν δὲ διὰ μοχθηροὺς χυμοὺς ἀθροισθέντας. Ταῦτα οὖν 4
πάντα διασκεψάμενος ἀκριβῶς, πρότερον μὲν τὰς αἰτίας ἐκκόπτειν
διὰ ἃς αἱ φλεγμοναὶ γίνονται, ἐφεξῆς δὲ τὸ γεγενημένον ἤδη τῆς
10 φλεγμονῆς ἰᾶσθαι, καθισταμένων ἐνίοτε διὰ τῶν αὐτῶν ἀμφοτέρων,
οἷον ὅταν τοῦ ψυχροῦ κρατοῦντος ἡ δυσκρασία γίνηται · θερμαίνων
γὰρ τήν τε δυσκρασίαν ἅμα καὶ τὴν φλεγμονὴν ἐκθεραπεύσεις,
ὥσπερ γε καὶ, εἰ διὰ θερμασίαν πλείονα, τοῖς ψύχουσιν ἰάμασιν

mouvement qui dépasse la mesure, soit par un échauffement produit
par le soleil ou par le feu, soit enfin par l'effet d'un médicament âcre;
elle devient douloureuse par la disproportion des éléments, par une
plaie, une contusion, une entorse, une tension, et, de plus, par suite
d'une obstruction ou d'un *pneuma* flatulent; la disproportion des éléments frappe la partie, tantôt par suite d'une cause extérieure, tantôt par
l'action des humeurs contenues dans le corps; elle vient de l'extérieur
quand elle tient à l'intervention d'un animal venimeux ou d'un médicament qui échauffe ou refroidit avec excès, et aussi lorsqu'elle vient de l'atmosphère; tandis que cette disproportion vient de l'intérieur quand elle
tient à une accumulation d'humeurs pernicieuses. Après avoir examiné 4
toutes ces circonstances avec attention, il faut d'abord détruire les causes
qui donnent lieu aux inflammations, et ensuite guérir les éléments de
cette maladie qui se sont déjà formés; quelquefois cependant on ramène
à leur état naturel ces deux dérangements par les mêmes moyens, par
exemple quand la disproportion des éléments provient de la prédominance du froid : en effet, dans ce cas, vous n'avez qu'à échauffer pour
guérir à la fois la disproportion des éléments et l'inflammation; de même,
quand cette disproportion tient à un excès de chaleur, vous ferez revenir la
partie à son état normal, sous ces deux rapports, par les moyens réfrigé-

8. ἀκριβῶς om. Gal. — Ib. ἐκκόπτε Gal. — 10. θεραπεύειν Gal.

ἄμφω κατασ]ήσῃ· ἡ μὲν γὰρ δυσκρασία τῶν ἐναντίων ἀεὶ δεῖται,
κενοῦται δὲ τὸ σεπληρωμένον οὐ μόνον τοῖς διαφορητικοῖς φαρμά-
5 κοις, ἀλλὰ καὶ τοῖς σ]ύφουσι καὶ ψύχουσιν. Καὶ μᾶλλόν γε ἐπὶ τῶν
ἀρχομένων φλεγμονῶν τοῖς σ]ύφουσι καὶ ψύχουσι χρησ]έον ἢ τοῖς
διαφοροῦσιν· ἔτι δὲ μᾶλλον, ὅταν μὴ σαχὺ τὸ ἐπιρρέον ᾖ· σφοδρᾶς 5
δὲ τῆς ἐν τῷ φλεγμαίνοντι μορίῳ σφηνώσεως γεγενημένης, οὐκ ἔτι
οἷόν τε τοῖς ἀποκρουομένοις χρῆσθαι, ἀλλὰ ἐπὶ τὸ διαφορεῖν ἰέναι
καιρός· τῆς γὰρ φλεγμονῆς κατὰ διτ]ὸν τρόπον ἐξεσ]ώσης τοῦ κατὰ
φύσιν, ὅτι τε σεπλήρωται τὸ μόριον αἵματος σολλοῦ, καὶ ὅτι θερ-
μότερόν ἐσ]ιν, ὁ τῆς κενώσεως σκοπὸς ἐπικρατεῖ μᾶλλον τοῦ τῆς 10
6 ἐμψύξεως. Κένωσις δὲ ἐπινοεῖται διτ]ὴ τῶν οὕτως ἐχόντων, μεθι-
σ]αμένου σρὸς ἔτερα χωρία τοῦ σεριεχομένου κατὰ τὸ φλεγμαῖνον
αἵματος, ἢ ἔξω τοῦ σώματος ἐκκρινομένου· βέλτιον δέ ἐσ]ιν ἀμφοτέραις κεχρῆσθαι, σροσέχοντα τὸν νοῦν, μὴ κατὰ συμβεβηκὸς γέ-
7 νηταί τις βλάβη. Διτ]ῆς δὲ ἑκατέρας τῶν εἰρημένων κενώσεων οὔσης, 15

rants : en effet, la disproportion des éléments exige toujours l'emploi de
moyens doués de propriétés opposées, tandis que les matériaux qui remplissent la partie enflammée peuvent être évacués, aussi bien par les
agents qui dissipent que par ceux qui possèdent une action astringente
5 et refroidissante. Au commencement des inflammations, on doit employer
plutôt les moyens astringents et refroidissants que ceux qui dissipent ; et
il faut, à plus forte raison, agir ainsi quand l'humeur qui afflue n'est pas
épaisse ; lorsque, au contraire, l'humeur est fortement enclavée dans la
partie enflammée, il n'est plus possible d'employer les moyens répercussifs, mais il est temps d'en venir au traitement qui dissipe : en effet, tandis que l'inflammation s'écarte, sous deux rapports, de l'état naturel, en
ce que la partie enflammée est remplie d'une grande quantité de sang
et en ce qu'elle est trop chaude, l'indication d'évacuer prédomine sur
6 celle qui commande le refroidissement. Dans cet état de choses, on
peut se figurer deux modes d'évacuation, l'un consistant à transporter
du sang contenu dans la partie enflammée vers d'autres régions, et
l'autre à le pousser au dehors du corps ; mais il vaut mieux recourir à
ces deux modes à la fois, en faisant attention à ce qu'aucun effet nui-
7 sible ne se produise accidentellement. Mais, comme chacun des deux

εἰς τέτ]αρας ἀπάσας ἡ τομὴ γίνεται τῶν κενωτικῶν ἀπάντων βοη-
θημάτων· τῆς μὲν γὰρ εἰς τὰ ἄλλα μόρια μεταρρύσεως τοῦ αἵματος
ἡ μὲν ἑτέρα διωθουμένων αὐτὸ τῶν φλεγμαινόντων, ἡ δὲ ἑτέρα τῶν
ἀπαθῶν ἑλκόντων γίνεται, τῆς δὲ ἔξω τοῦ σώματος κενώσεως μία
5 μὲν αἰσθηταῖς ἐκροαῖς, ἡ δὲ ἑτέρα λόγῳ θεωρηταῖς ἐπιτελεῖται·
καὶ τῆς αἰσθηταῖς ἐκροαῖς γινομένης ἡ μὲν ἑτέρα διὰ αὐτοῦ τοῦ
φλεγμαίνοντος, ἡ δὲ ἑτέρα διὰ τῶν συνανεσ]ομωμένων αὐτῷ· διὸ
καὶ χρεία τῆς ἀνατομῆς ἐσ]ιν εἰς γνῶσιν τῆς τοιαύτης .ιοινωνίας.
Κατὰ μὲν οὖν τὰς ἀρχὰς τῶν φλεγμονῶν τὴν ἀποκρουσ]ικὴν δύνα-   8
10 μιν ἐπικρατεῖν προσήκει, κατὰ δὲ τὰς αὐξήσεις ἀφαιρεῖν μέν τι
ταύτης, προσ]ιθέναι δὲ τῆς διαφορητικῆς· ὅταν δὲ εἰς τὴν οἰκείαν
ἀκμὴν ὁ τῆς φλεγμονῆς ὄγκος ἀφίκηται, παραπλησίας·ἀλλήλαις
εἶναι χρὴ τὰς δυνάμεις, τήν τε ἀποκρουσ]ικὴν καὶ τὴν διαφορητικὴν,

modes susdits d'évacuation s'effectue de deux manières, il en résulte
une division de tous les moyens d'évacuation en quatre classes : en
effet, des deux manières dont le sang se transporte vers les autres
parties, l'une tient à ce que les parties enflammées poussent cette humeur, tandis que l'autre s'effectue par l'attraction des parties exemptes
de maladie; des deux modes d'excrétion hors du corps, l'une a lieu
par des canaux d'excrétion perceptibles aux sens, et l'autre par des canaux qu'on admet par le raisonnement; l'évacuation par les canaux
perceptibles aux sens se divise de nouveau en une espèce qui passe
à travers la partie enflammée elle-même, et une autre qui passe par
les parties étant en communication avec l'organe enflammé à l'aide de
bouches communes : voilà pourquoi il faut disséquer pour reconnaître
une telle communication. Au commencement des inflammations, les   8
médicaments répercussifs doivent donc avoir le dessus, tandis que,
pendant l'augment, il faut diminuer un peu la quantité de ces médicaments et augmenter celle des médicaments qui dissipent; mais, quand
la tumeur inflammatoire est arrivée au point culminant qui lui est
propre, ces deux classes de médicaments, c'est-à-dire les répercussifs
et ceux qui dissipent, doivent présenter des forces égales, l'une par rap-

6. ταῖς αἰσθητικαῖς ἐκρ. γινομέναις R.

ἐάν γε μή τις ὀδύνη σφοδρὰ παρηγορικοῦ δέηται φαρμάκου· παρακ-
μαζούσης δὲ τῆς φλεγμονῆς, τὴν διαφορητικὴν δύναμιν ἐπικρατεῖν
προσήκει, ὡς μηδὲ ὅλως ἐν ἐκείνῳ τῷ καιρῷ μίγνυσθαί τι στῦ-
9 φον. Ἡ μὲν οὖν ἀρχὴ τῆς φλεγμονῆς ἢ οἷον γένεσις αὐτῆς ἐστιν   5
ἐν ἐκείνῳ τῷ χρόνῳ καθ' ὃν πληροῦται τὸ μόριον αἱματώδους οὐ-
σίας· ὅταν δὲ τὸ μὲν ἐπιρρέον παύσηται, τὸ δὲ ἐν τῷ φλεγμαίνοντι
περιεχόμενον ὑπάρχηται σήπεσθαι, θερμασία τις γίνεται διὰ τὴν
σηπεδόνα καὶ χύσις ἐπὶ πλέον διὰ τὴν θερμασίαν, ἐπὶ ᾗ καὶ
πνεῦμα γεννᾶται, καὶ διὰ ἄμφω ταῦτα διατείνεται μᾶλλον ἢ πρόσθεν τὸ μόριον, εἰ καὶ μηδὲν ἔτι ἐπιρρέοι· δεύτερος οὗτός ἐστι χρό-   10
10 νος ὁ τῆς αὐξήσεως τῆς φλεγμονῆς. Ὅταν δὲ εἰς πύον ἤδη μετα-
βάλλῃ, μέγιστοι μὲν δὴ πόνοι τηνικαῦτα καταλαμβάνουσι, καλεῖται
δὲ ἀκμὴ τοῦ πάθους ὁ τοιοῦτος καιρός· εἰ δὲ ἐκπυΐσκον, ἢ διαφορού-
μενον τὸ ῥεῦμα τόν τε ὄγκον ἐλάττω καὶ τὴν τάσιν ἀποφαίνοι,
παρακμῆς ἀρχὴ τὸ τοιοῦτόν ἐστιν· δυοῖν γὰρ θάτερον ἀναγκαῖον   15

port à l'autre, à moins qu'une douleur violente n'exige l'emploi d'un
médicament calmant; quand l'inflammation est sur son déclin, les médicaments qui dissipent doivent prédominer, de telle manière qu'à
9 cette époque on n'y mêle absolument rien d'astringent. Le début de
l'inflammation consiste, pour ainsi dire, dans sa formation, ayant lieu
vers le temps où la partie se remplit de substance sanguine; mais,
quand cette substance a cessé d'affluer, et quand le contenu de la partie enflammée commence à se pourrir, il résulte de cette putréfaction
une certaine chaleur; cette chaleur donne lieu à une augmentation de
liquidité, par suite de laquelle il se produit aussi du pneuma; et, par
l'effet de ces deux dernières circonstances, la partie se distend plus
qu'auparavant, quoiqu'il n'afflue plus rien : c'est là la seconde époque,
10 celle de l'augment de l'inflammation. Mais les plus fortes douleurs ne
font invasion que lorsqu'il y a déjà transformation en pus, et on appelle
cette époque-là le point culminant de la maladie; enfin, lorsque, par suite
de la suppuration ou de l'évaporation de la fluxion, la tumeur et la tension diminuent, c'est là le commencement du déclin : en effet, dans de

4. στῦφον] τοῦ οἴνου Gal. — 6. μέν om. R. — 14. τε om. R.

ἀπαντῆσαι κατὰ τὰς τοιαύτας διαθέσεις· νικήσαντος μὲν τοῦ ῥεύματος, φθορὰν τῶν νικηθέντων σωμάτων, νικηθέντος δὲ, τὴν εἰς τὸ
κατὰ φύσιν ἐπάνοδον τῶν πεπονθότων. Καὶ δὴ καὶ νικάσθω πρό- 11
τερον τὸ ῥεῦμα· διτλὸς ἐν τούτῳ τρόπος ἔσται τῆς ἰάσεως, ἢ δια-
5 φορηθέντος ἅπαντος τοῦ κατασκήψαντος, ἢ πεφθέντος, ἀλλὰ ἡ μὲν
διαφόρησις ἡ εὐκταιοτάτη τῶν ἰάσεών ἐστιν· τῇ πέψει δὲ ἕπεται
δύο ταῦτα ἐξ ἀνάγκης, πύου τε γένεσις καὶ ἀπόσλασις· εἰ δὲ νικηθείη τὰ σώματα πρὸς τοῦ ῥεύματος, εἰς τοσαύτην ἀφίξεται δηλονότι
δυσκρασίαν, ὡς καὶ τὴν ἐνέργειαν αὐτῶν ἀπολέσθαι καὶ φθαρῆναι
10 τῷ χρόνῳ, παύσεται δὲ ὀδυνώμενα τότε πρῶτον, ὅταν ἐξομοιωθῇ
τῷ μεταβάλλοντι· πονεῖται γὰρ οὐκ ἐν τῷ μεταβεβλῆσθαι τὴν κρᾶσιν, ἀλλὰ ἐν τῷ μεταβάλλεσθαι. Εἰ μὲν οὖν ἥ τε θερμότης τοῦ 12
αἵματος ἡ κατὰ τὸ φλεγμαῖνον μόριον ἐπιεικὴς ὑπάρχοι καὶ τὸ περιεχόμενον αἷμα κατὰ ὅλον τοῦ ζῴου. τὸ σῶμα μετρίως ἔχοι κρά-
15 σεως, οὐ πάνυ τι ῥᾳδίως συνεκθερμαίνεται τῷ πεπονθότι· εἰ δὲ ἤτοι

telles situations, on doit nécessairement attendre l'un de ces deux résultats, ou, en cas de victoire de la fluxion, la destruction des parties vaincues, ou, quand c'est la fluxion qui a été vaincue, le retour des parties
malades à leur état naturel. Supposons d'abord que la fluxion a été vain- 11
cue: dans ce cas, il y aura une double voie de guérison, l'une par l'évaporation, et l'autre par la coction de tout ce qui a été déposé; mais l'évaporation est la plus désirable des voies de guérison, tandis que la coction
traîne nécessairement à sa suite les deux conséquences suivantes: la suppuration et la formation d'un abcès; si, au contraire, les parties ont été
vaincues par la fluxion, elles arriveront, bien entendu, à une telle disproportion des éléments, que même leur fonction est abolie et détruite
par l'effet du temps; mais elles ne cesseront d'être douloureuses que lorsqu'elles seront devenues semblables à l'agent qui les transforme; car la
douleur n'a pas lieu à l'époque où le mélange des éléments a effectué sa
transformation, mais à celle où cette transformation s'opère. Si donc la 12
chaleur du sang se montre douce dans la partie enflammée, et si le sang
contenu dans tout le corps de l'individu est doué d'un tempérament moyen,
ce sang ne participe pas très-facilement à l'échauffement de la partie affec-

11. τῷ μὴ μεταβάλλ. R.

ζέοι σφοδρότερον, ἢ καὶ τὸ κατὰ ὅλον ζῷον αἷμα θερμότερον ὑπάρχοι καὶ χολῶδες, παραχρῆμα πᾶν ἐκθερμαίνεται, πολὺ δὲ μᾶλλον,
ἐπειδὰν ἄμφω συνδράμῃ, καὶ τὸ κατὰ τὴν φλεγμονὴν αἷμα θερμὸν
ἱκανῶς εἶναι, καὶ τὸ κατὰ ὅλον τὸ ζῷον χολῶδες · εἰ δὲ ἐγγὺς εἴη
τῶν πολυαίμων σπλάγχνων τὸ φλεγμαῖνον μόριον, ἔτι καὶ θᾶττον 5
13 αὐτῷ συνεκθερμαίνεται τὸ κατὰ ὅλον τὸ ζῷον αἷμα. Ἐλξίνη πρὸς
πάσας φλεγμονὰς ποιεῖ ἐν ἀρχῇ τε καὶ ἐν ἀναβάσει μέχρι τῆς
14-15 ἀκμῆς. Γλαύκιον ὁμοίως. Ἀτράφαξυς καὶ μαλάχη ταῖς μὲν ἀρχομέναις καὶ αὐξανομέναις ἔτι καὶ οἷον ζεούσαις αἱ κηπευόμεναι, ταῖς
δὲ ἀκμαζούσαις καὶ παρακμαζούσαις καὶ σκληρυνομέναις καὶ ἀπο- 10
16 ψυχομέναις αἱ ἄγριαι συμφορώτεραι. Θρίδαξ καὶ κολοκύνθη ὅλη καὶ
ἴου τὰ φύλλα κατὰ ἑαυτὰ καὶ μετὰ ἀλφίτων ἐπιπλασσόμενα πρὸς
17-18 τὰς θερμὰς ποιεῖ. Πολύγονον ὁμοίως. Ἀλσίνη καὶ ἀείζωον πρὸς

tée; mais, si cette chaleur est trop fortement bouillonnante, ou si le sang
contenu dans l'ensemble de l'économie est trop chaud et de nature bilieuse,
tout le corps s'échauffe immédiatement, et ce même effet a lieu, à bien
plus forte raison, quand les deux circonstances coïncident, c'est-à-dire
quand le sang contenu dans la partie enflammée est très-chaud et que
celui qui existe dans l'ensemble de l'économie est bilieux; si la partie enflammée est située près des viscères qui renferment beaucoup de sang,
celui qui est contenu dans l'ensemble de l'économie participe encore plus
13 vite à son échauffement. La pariétaire de Judée agit contre toutes les inflammations, aux époques de leur début et de leur augment, jusqu'à leur
14-15 point culminant. Il en est de même du glaucium. L'arroche et la mauve
cultivées sont plutôt profitables aux inflammations qui se trouvent encore
aux époques de leur début et de leur augment, et qui sont, pour ainsi
dire, bouillonnantes; mais les espèces sauvages conviennent mieux contre
ces affections arrivées à leur point culminant ou à leur déclin, ainsi que
16 contre celles qui se durcissent et se refroidissent. La laitue, la courge
appliquée en entier, et les feuilles de violette employées sous forme de
cataplasme, soit seules, soit avec de la farine d'orge légèrement grillée,
17 agissent contre les inflammations chaudes. Il en est de même de la re-
18 nouée. La pariétaire de Crète et la joubarbe agissent contre les inflam-

8. γρ. τὸ λύκιον ὁμοίως R ad calcem. ἀποψ. om. Gal. — 11. καὶ κολοκύντη
— 9. καὶ ἀρξαμέναις R. — 10-11. καὶ R, ad Eun.; τε καὶ κολοκύνθη Paul.

τὰς ἐκ ῥεύματος φλεγμονὰς, καὶ τρίβολοι ἀμφότεραι πρὸς τὰς συνι-
σ̔αμένας, καὶ ὅλως πρὸς πάσας ἐπιρροάς. Αἰγίλωψ πρὸς τὰς σκλη- 19
ρυνομένας. Καὶ κράμβη πρὸς τὰς ἤδη σκληρυνομένας καὶ δυσλύτους. 20
Καὶ βηχίου τὰ φύλλα χλωρὰ καταπλασσόμενα πρὸς τὰς δυσπέπτους. 21
5 Βολβίτῳ τις ἰατρῶν ἐκέχρητο ἐπὶ τῶν ἀγροίκων, ὑγρὸν λαμβάνων 22
ἦρος, ὁπότε νέμονται τὴν πόαν οἱ βόες. Ἀράχνης ὕφασμά φασί 23
τινὲς ἀφλέγμαντα φυλάτ̔ειν τὰ ἐπιπολῆς ἕλκη.

β'. Περὶ ῥευματικῆς διαθέσεως.

Αἱ δὲ ῥευματικαὶ καλούμεναι διαθέσεις πλεονάζουσι μὲν ἐν τῇ 1
Ρωμαίων πόλει, γίνεσθαι δέ μοι δοκοῦσιν ἐξ ἐπιρροῆς μὲν αἵματος,
10 καθάπερ ἡ φλεγμονὴ, μὴ μέντοι θερμότητα προσλαμβάνειν, ὥσπερ
ἐκείνη· φαίνεται γάρ μοι τὸ πάθος τοῦτο μήτε θερμὸν εἶναι, μήτε
ψυχρόν. Συνίσ̔ανται δὲ τῆς θρεπ̔ικῆς δυνάμεως ὅλου τοῦ σώμα- 2

mations qui tiennent à la fluxion, et les deux espèces de *tribolus* contre
celles qui sont encore en voie de formation, et, en général, contre tous
les flux. L'égilope agit contre les inflammations qui se durcissent. Le 19-20
chou agit aussi contre celles qui se durcissent déjà et qui sont difficiles
à résoudre. Les feuilles vertes de pas-d'âne, employées sous forme de 21
cataplasme, agissent contre celles qu'on amène difficilement à maturité.
Certain médecin employait, chez les paysans, les excréments de bœuf, et 22
les ramassait tout humides au printemps, à l'époque où les bœufs paissent
l'herbe. Quelques-uns prétendent que la toile d'araignée protége les 23
plaies superficielles contre l'inflammation.

2. DE LA DIATHÈSE FLUXIONNAIRE.

Les états dits *fluxionnaires* sont communs dans la ville de Rome, et 1
il me semble qu'ils viennent d'un afflux de sang, de même que l'inflammation, mais qu'ils n'ajoutent pas de chaleur à cet afflux, comme le fait
l'inflammation : car l'affection dont il s'agit ne me paraît être ni chaude,
ni froide. Ces états fluxionnaires se forment quand la force nutritive de 2

---

2. ἀπάσας τάς Gal. — 3. ἤδη om. γρ. καὶ δυσιάτους R ad calcem. — 4.
Syn., ad Eun., Paul. — Ib. σκληρου- δυσπέπ̔ους conj.; δυσπέπ̔ων R; τὰ
μένας Syn.; σκιρρουμένας Gal. — Ib. φλεγμαίνοντα μόρια δυσπέπ̔ως Gal.

τος ἀῤῥωσ1ούσης τε καὶ καχεκτούσης, τῶν κυρίων μορίων εἰωθό-
των, ὅταν ἀσθενῇ, βαρύνεσθαι, κἂν ὀλίγον ἐν αὐτοῖς ᾖ τὸ αἷμα,
διωθουμένων τε τοῦτο πρὸς τὰ κατὰ τὸ δέρμα μέρη τὰ σαρκώδη,
καὶ μᾶλλόν γε εἰς τοὺς ἀδένας ἐπιτηδείους ὄντας ὑποδέχεσθαι τὸ
περιτ1ὸν διά τε τὸ χαῦνον τῆς οὐσίας, καὶ ὅτι τῶν ἄλλων μορίων 5
ἀσθενεσ1άτας ἔχουσι τὰς φυσικὰς δυνάμεις, ὥσπερ καὶ ἡ πιμελή.
3 Ἐφεξῆς δὲ τοῖς ἀδέσιν ὁ πνεύμων ἑτοιμότατος δέξασθαι ῥεῦμα, εἶτα
ἑξῆς ὁ σπλήν· ὁ δὲ ἐγκέφαλος ὁμοίως μὲν τούτοις, ἢ καὶ μᾶλλον
ἐπιτήδειος ὑποδέξασθαι ῥεῦμα, πλεονεκτεῖ δὲ αὐτῶν ἐκ τῆς κατασκευῆς εἰς ἀπόκρισιν ἑτοίμης οὔσης ὧν ἐπεδέξατο· κοιλίας γὰρ ἔχει 10
4 μεγάλας κατάντεσι πόροις ἐκκενουμένας. Οἷς ἂν οὖν φύσει ῥωμα-
λεώτερος ᾖ τοῦ σαρκώδους γένους ὁ πνεύμων τε καὶ ὁ σπλὴν καὶ ὁ
ἐγκέφαλος, ἐπὶ τούτων εἰς τοὺς ἀδένας καὶ τὰς σάρκας ἀφικνεῖται
5 τὰ ῥεύματα, τῆς τοῦ σώματος ἕξεως ὅλης ἀσθενοῦς οὔσης. Εἰκότως
τοιγαροῦν ἡ θεραπεία τούτων οὐ κένωσιν ἔχει τὸν σκοπόν, ἀλλὰ 15
τοῦ παντὸς σώματος τὴν ῥῶσιν· ἥ γε μὴν ἀρχὴ τῆς θεραπείας ἀπὸ

tout le corps est faible et en mauvais état, vu que les parties principales
ont l'habitude de s'alourdir quand elles sont faibles, et expulsent le sang
qu'elles contiennent, même quand ce sang est en petite quantité, vers
les parties charnues voisines de la peau, et surtout vers les glandes, organes aptes à accueillir le superflu, d'abord à cause de leur spongiosité,
et ensuite parce que, de même que la graisse, elles ont des facultés na-
3 turelles plus faibles que toutes les autres parties. Après les glandes, le
poumon est le plus apte à accueillir une fluxion, et, après lui, la rate;
le cerveau l'est au même degré que ces organes, ou bien il l'est même
plus encore; mais il a sur ces organes l'avantage d'une structure qui se
prête à l'excrétion de ce qu'il a d'abord accueilli : car le cerveau a de
4 grandes cavités qui se vident par des canaux déclives. Ainsi, chez les
sujets dont le poumon, la rate et le cerveau sont naturellement plus vigoureux que le système charnu, les fluxions aboutissent aux glandes et
5 aux chairs, quand toute la complexion du corps est faible. Il est donc
tout simple que le traitement de ces individus n'ait pas pour but l'évacuation, mais la restauration de tout le corps; toutefois, pour eux, le

8. ὅμοιος Gal. — 13. ἐπὶ τὴν τῶν R.

Φλεβοτομίας αὐτοῖς γίνεται. Τοῦ μέντοι ῥέοντος αἵματος εἰς τὰ   6
τοιαῦτα μόρια κατὰ τὰς ῥευματικὰς διαθέσεις ἔχοντός τινα κακοχυ-
μίαν, ἡ διάθεσις γίνεται μικτὴ, καὶ γένοιτο ἂν ἴσως τοῦτο σπανιώ-
τατον· διὰ παντὸς γὰρ ὤφθη μοι χωρὶς φλέγματος, ἢ χολῆς ξανθῆς,
5 ἢ μελαίνης, αἷμα τῇ συστάσει λεπτὸν ἐπιρρέον. Ἀθροίζεται δὲ τοῦτο   7
διὰ τὴν ἐν τοῖς μορίοις τῶν δυνάμεων ἰσχύν τε καὶ ἀρρωστίαν· ἐὰν
μὲν γὰρ ἰσοσθενεῖς ὑπάρχωσιν, οἵ τε ἐξοχετεύοντες πόροι τὰ περιττώματα κατὰ φύσιν ἔχωσιν, ὑγιαίνει τὰ μόρια· πλέονος δὲ ἐνεχθέν-
τος ἢ ὅσον ἀλλοιοῦται, τὸ περιττὸν ἅπαν ἀναγκαῖον ἀποκρίνεσθαι
10 πρὸς τῆς ἀποκριτικῆς δυνάμεως ὠθούμενον· εἰ δὲ ἀρρωστήσειεν
αὕτη, μένειν ἐν τῷ χωρίῳ, τὸ μὲν πολὺ βαρῦνόν τε καὶ διατεῖνον
αὐτὸ, τὸ δὲ δριμὺ διαβιβρῶσκόν τε καὶ δάκνον, ὥσπερ γε καὶ τὸ
μὲν θερμὸν θερμαῖνον καὶ τὸ ψυχρὸν ψῦχον· εἴτε γὰρ αἷμα μοχθηρὸν εἴη τὸ ὠθούμενον, εἴτε ἄλλος τις χυμὸς, ἀνάγκη μὲν πάντως
15 ἐστὶν εἴς τι τῶν πλησίον ἀφικέσθαι μορίων αὐτὸν, ἐν ἐκείνῳ δὲ

commencement du traitement consiste dans une saignée. Cependant,   6
lorsque le sang, qui, dans les états fluxionnaires, afflue vers ces parties,
contient quelque mauvaise humeur, il en résulte un état mixte; mais
peut-être cet état est-il très-rare; car moi j'ai toujours vu affluer du sang
d'une consistance ténue, sans mélange de pituite, de bile jaune, ou de
bile noire. Le sang s'accumule en raison de la force ou de la faiblesse   7
des facultés résidant dans les organes : en effet, si ces facultés présentent
un égal degré de vigueur, et si les canaux destinés à l'écoulement des
résidus sont dans leur état naturel, les parties sont saines; mais, si la
quantité des matériaux apportés dépasse celle qui est transformée, il est
nécessaire que tout le résidu soit évacué par l'impulsion que lui donne
la faculté excrétoire; si cette faculté est faible, les résidus restent nécessairement en place, alourdissant et distendant la partie quand ils sont
abondants, l'irritant et la rongeant quand ils sont âcres, de même
qu'ils l'échauffent quand ils sont chauds, et qu'ils la refroidissent quand
ils sont froids; en effet, que la matière expulsée soit du sang vicieux, ou
quelque autre humeur, il est de toute nécessité qu'elle arrive dans un
des organes voisins, et, dans cet organe, se présente l'alternative sui-

5. Ἀθροῖσται R. — 7. πόροι καὶ τά R.

δυοῖν θάτερον, ἢ σεφθέντα ἢ καὶ διαφορηθέντα οὐκέτι εἰς ἄλλο με-
ταρρῦναι τρίτον, ἢ μηδετέρου τῶν εἰρημένων τυχόντα, σάλιν ἐκ
τοῦ δευτέρου μορίου μεταρρεῖν εἰς ἕτερον, εἶτα ἐξ ἐκείνου σάλιν εἰς
ἄλλο, καὶ τοῦτο μὴ σαύεσθαι γινόμενον ἄχρις ἂν εἰς ἄλλο τι κατασκήψῃ τοιοῦτον, ὃ μηκέτι εἰς ἄλλο διώσασθαι δύναται τὰ σλεο-   5
8 νάζοντα ἐν ἑαυτῷ. Συμβαίνει δὲ τοῦτο τῶν μορίων ἐκείνοις ὅσα τὴν
ἀποκριτικὴν δύναμιν ἀσθενεστέραν ἔχει τῶν σλησιαζόντων ἁπάν-
των· οὐκέτι γὰρ ἀπώσασθαι τὸ λυποῦν εἰς ἐκεῖνα δύνανται μὴ σα-
ραδεχόμενα διὰ τὴν ἐν αὐτοῖς ἰσχύν· διὸ καὶ τὰ σάντων ἀσθενέστερα
μόρια σρῶτα τοῖς σεριτλωματικοῖς ἁλίσκεται νοσήμασιν· ἀσθενῆ δὲ 10
ἀποτελεῖται ταῦτα καὶ διὰ τὰς ἄλλας μὲν ἁπάσας δυσκρασίας, ὡς
9 τὸ σολὺ δὲ διὰ τὴν ψυχράν. Ἐὰν οὖν ὑγραίνῃ τις αὐτὰ καὶ θερ-
μαίνῃ τοῖς χαλαστικοῖς φαρμάκοις, τελέως ἔκλυτά τε καὶ ἄρρωστα
γίνεται, σολλάκις δὲ αὖ στύφων ἰσχυρῶς τοὺς ἐν ταῖς ῥευματικαῖς

vante : ou les matériaux sont amenés·à maturité, ou dissipés sans qu'ils
se transportent dorénavant dans un troisième organe ; ou aucun de ces
deux avantages ne leur échoit, et ils se transportent à leur tour de cette
seconde partie dans une autre, ensuite de celle-là de nouveau dans une
autre, et ce transport ne cesse pas de se faire, jusqu'à ce qu'ils viennent
fondre sur une nouvelle partie tellement constituée, qu'elle ne saurait
8 plus expulser vers une autre ce qui surabonde dans son intérieur. Or cela
arrive aux parties qui ont une faculté excrétoire plus faible que toutes
les parties voisines : en effet, elles ne peuvent plus expulser ce qui les
incommode vers ces parties, puisque ces parties, vu la vigueur dont elles
sont douées, ne le recevraient pas : pour cette raison, les parties plus
faibles que toutes les autres sont aussi les premières exposées à être frap-
pées de maladies excrémentitielles ; or, bien que toutes les autres dispro-
portions des éléments puissent les rendre telles, c'est le plus souvent
9 l'intempérie froide qui les met dans cet état. Si donc on humecte et ré-
chauffe ces parties par les médicaments relâchants, elles s'épuisent et
s'affaiblissent complétement ; si, au contraire, vous exercez une action
fortement astringente sur les tumeurs qu'on rencontre dans les diathèses

---

1. ἢ ante καί om. R. — Ib. μηκέτι Gal. — 3. ἕτερα R. — 9. διά om. R.

διαθέσεσιν ὄγκους ἐν ἀρχῇ μὲν ἀνύειν τι δόξεις, δύσλυτον δὲ ἐργάσῃ
καὶ σκιρρῶδες αὐτῶν τὸ λείψανον, ὡς τὰ πολλὰ δὲ οὐδὲ φέρουσι
τὴν τῶν ἄγαν στυφόντων ἐπίθεσιν αἱ τοιαῦται διαθέσεις, ὀδυνώ-
μεναί τε καὶ συντεινόμεναι πρὸς αὐτῶν. Πληροῦνται δέ τινα μόρια 10
5 περιτ]ωμάτων οὐ μόνον δεχόμενα διὰ τὴν ἀσθένειαν τὰ παρὰ τῶν
ἰσχυροτέρων ἐπιπεμπόμενα, ἀλλὰ καὶ αὐτὰ ἕλκοντα πολλάκις, ἤτοι
διὰ ἄμετρον καὶ ἰσχυρὰν θερμότητα, ἢ καὶ ὀδύνην σφοδράν. Τὸ δὲ 11
ἤτοι πλέον, ἢ ἔλατ]ον, ἢ μοχθηρὸν, ἢ χρησ]ότερον ἐπιρρυῆναι τὴν
αἰτίαν οὐκέτι ἐξ αὐτῶν ἔχει μόνων τῶν ῥευματιζομένων σωμάτων,
10 ἀλλὰ τοῦ μὲν χρησ]ότερον, ἢ μοχθηρὸν ἐν τοῖς πέμπουσι μέρεσιν
ἡ αἰτία, τοῦ δὲ ἧτ]όν τε καὶ πλέον ἐν ἀμφοτέροις · αἱ μὲν γὰρ ἰσχυ-
ραὶ θερμασίαι τε καὶ ὀδύναι πλέον ἕλκουσιν, αἱ δὲ ἀσθενέσ]εραι
μεῖον · οὕτω δὲ καὶ τὰ μὲν ἀπέριτ]α σώματα βραχὺ τοῖς ἕλκουσι

fluxionnaires, souvent vous semblerez, au commencement, produire
quelque effet; seulement vous rendrez le reste de ces tumeurs *squirreux*
et difficile à résoudre; le plus souvent même de pareilles diathèses ne
supportent pas l'application des substances fortement astringentes, parce
qu'elles deviennent douloureuses et tendues sous leur action. Quelques 10
parties se remplissent de matériaux superflus, non-seulement parce que,
pour cause de faiblesse, elles accueillent ce qui leur est envoyé par les
parties plus vigoureuses, mais souvent aussi parce qu'elles attirent elles-
mêmes, que ce soit par l'effet d'une chaleur intense et dépassant la mesure, ou par celui d'une douleur violente. La cause de la quantité plus 11
ou moins considérable et de la qualité plus ou moins utile ou nuisible
de ce qui afflue ne doit plus être cherchée uniquement dans les parties
mêmes qui sont le siége de la fluxion, mais celle de sa qualité plus ou
moins bonne ou nuisible doit l'être dans les parties qui poussent, et celle
de sa quantité plus ou moins considérable dans les deux ordres de parties
à la fois : en effet, la chaleur intense et les douleurs violentes donnent
lieu à une attraction plus forte, tandis que la chaleur ou les douleurs
moins prononcées produisent une attraction plus faible; de même, les
parties exemptes de résidus envoient peu à celles qui attirent, tandis que

6. αὐτὰ τὰ ἕλκοντα R. — 13. μεῖον om. R.

πέμπει, τὰ δὲ περιτλωματικά τε καὶ πληθωρικὰ τοσούτῳ πλεῖον
12 ὅσῳ περ ἂν ἐξεσλήκη τοῦ κατὰ φύσιν. Τῆς δὲ ἀμετρίας τῶν περ-
ριτλωμάτων διτλὸν αἴτιον, ἥ τε ἀλλοιωτικὴ δύναμις κακῶς διακει-
μένη, καὶ τῶν ἐδεσμάτων ἡ μοχθηρία· τὰ μὲν γὰρ μελαγχολικώτερα
φύσει, τὰ δὲ ὑδατωδέσλερα, τὰ δὲ πικρόχολα ταῖς οὐσίαις ἐσλίν. 5
13 Καὶ μήν γε καὶ τῆς ἀλλοιωτικῆς δυνάμεως ἡ δυσκρασία πρὸς μὲν
τὸ θερμότερον ἐκτρεπομένη ποτὲ μὲν τὸ πικρόχολον, ἔσλιν ὅτε δὲ
τὸ μελαγχολικὸν ἀποτελεῖ περίτλωμα· δέδεικται δὲ ἐν ἑτέροις,
ὁποῖον ἑκάτερον· ἐπὶ δὲ τὸ ψυχρότερον, ἤτοι φλεγματικὸν, ἢ ὑδα-
14 τῶδες. Ὅταν οὖν οὐδεμιᾶς προφάσεως φανερᾶς προηγησαμένης ἐξαί- 10
φνης φλεγμήνῃ τὸ μόριον, ἡ μὲν ἐργασαμένη τὸ πάθος αἰτία ῥεῦμα
καλεῖται, τὸ πάθος δὲ αὐτὸ ῥευματικὴ διάθεσις, καὶ χρὴ μάλισλα
ἐπὶ τῶν τοιούτων φλεγμονῶν τὰς ἀρχὰς τῶν ἰάσεων χρησλὰς εἶναι·
τὰ γὰρ ἐν ταύταις ἁμαρτήματα δυσλύτους, ἢ καὶ παντάπασιν ἀνιά-

les parties remplies de résidus et en proie à la pléthore envoient d'autant
12 plus qu'elles s'écartent davantage de l'état naturel. L'abondance exagérée
de résidus peut tenir à deux causes : ou au mauvais état de la faculté
altératrice, ou à la qualité vicieuse des aliments : en effet, la substance
de certains aliments est naturellement plus ou moins atrabilaire, dans
d'autres elle est plus ou moins aqueuse, dans d'autres encore elle tient
13 de la bile amère. De plus, la disproportion des éléments de la faculté
altératrice produit, quand la déviation est dans le sens d'un accroissement de chaleur, tantôt des résidus du genre de la bile amère, tantôt des
résidus atrabilaires; or nous avons exposé, dans d'autres traités, quelle
est la nature de ces deux espèces de résidus; si, au contraire, cette
disproportion dévie dans le sens d'un accroissement de froid, elle donne
14 lieu à des résidus pituiteux ou aqueux. Lors donc qu'une partie est subitement prise d'inflammation, sans que l'invasion de cette maladie ait
été précédée d'un accident manifeste qui puisse l'avoir amenée, on donne
le nom de fluxion à la cause qui a produit la maladie, et celui d'état
fluxionnaire à la maladie elle-même; dans ce genre d'inflammations,
c'est surtout le commencement du traitement qui doit être bien dirigé;
car, si vous commettez des erreurs sous ce rapport, vous rendrez la dia-

6. μήν ex em.; μέν R Gal. — 7. Θερ- ὑδατωδέσλερον Gal. — 14. αὐταῖς Gal.
μότατον R. — 9-10. Φλεγματικώτερον ἢ — Ib. δυσλύτους] δυσιάτους Gal.

τους ἐργάζεται τὰς διαθέσεις, μέγιστα δὲ ἁμαρτήματα δύο ταῦτα,
τό τε μηδεμίαν ὅλου τοῦ σώματος πρόνοιαν ποιεῖσθαι, καὶ τὸ θερμαίνειν τε καὶ ὑγραίνειν τὸ μέρος. Τὸ μὲν αὖ ὅλον σῶμα κενοῦν 15
ταῖς ἐνδεχομέναις κενώσεσι, μηδενὸς κωλύοντος, αὐτὸ δὲ τὸ φλεγμαῖ-
5 νον μέρος ἐπιβρέχειν τε καὶ καταπλάτλειν τοῖς ἀπωθεῖσθαι μὲν τὸ
ἐπιρρέον δυναμένοις, κενοῦν δὲ τὸ ἤδη περιεχόμενον τῷ πεπονθότι,
τόνον δὲ καὶ ῥώμην ἐντιθέναι τοῖς ἤδη πεπονηκόσι μορίοις. Ἐν μὲν 16
οὖν τοῖς κάτω μέρεσι τῆς φλεγμονῆς συστάσης, τέμνειν χρὴ τῶν ἐν
ἀγκῶνι φλεβῶν ἤτοι τὴν ἐντὸς, ἢ τὴν μέσην· εἰ δὲ τῶν ἄνωθέν τι
10 πεπόνθοι, κάτωθεν ἀπάγειν τοῦ αἵματος· ἀεὶ γὰρ εἰς τοὐναντίον τῆς
τοῦ ῥεύματος ὁρμῆς ἀντισπᾶν συμφέρει. Καταπλάτλειν δὲ τῷ διὰ 17
τοῦ ἀειζώου καὶ λεμμάτων ῥοιᾶς ἑφθῶν ἐν οἴνῳ κιρρῷ καὶ ἀλφίτων
συγκειμένῳ· κάλλιστόν γὰρ τοῦτο ἔν τε τοῖς τοιούτοις καὶ πάντα
ὅσων δεόμεθα δρᾶν δυνάμενον· ἀποκρούεταί τε γὰρ τὸ ἐπιρρέον καὶ

thèse ou difficile à résoudre, ou même entièrement incurable; or les
deux erreurs les plus considérables qu'on puisse commettre dans ce cas
consistent à ne prendre aucun soin de l'ensemble du corps, et à échauffer
et à humecter la partie. Il faut donc, quand rien ne s'y oppose, évacuer 15
l'ensemble du corps par les moyens admissibles en pareil cas, et appliquer sur la partie enflammée elle-même des embrocations et des cataplasmes capables de repousser ce qui afflue, d'évacuer ce qui est déjà
contenu dans la partie malade, et de donner du ton et de la force aux
parties déjà fatiguées. Si donc l'inflammation s'est formée dans les par- 16
ties inférieures du corps, il faut inciser une des veines du pli du coude,
soit celle du côté intérieur, soit la veine médiane; mais, si c'est une des
parties supérieures qui est affectée, il faut soutirer du sang par en bas:
car il convient toujours d'opérer une révulsion en sens contraire de la
direction prise par la fluxion. On appliquera le cataplasme composé de 17
joubarbe, d'écorces de grenades cuites dans du vin paillet et de farine
d'orge légèrement torréfiée: car, dans ces cas-là, c'est le meilleur remède; il est capable de faire tout ce dont nous avons besoin: en effet,
il repousse ce qui afflue, dessèche ce qui est contenu dans l'organe af-

---

5. μέν om. R. — 12. γρ. καὶ ποῦ R ad calc.; καὶ ποῦ Gal., *Syn.*, *ad Eun.*

18 ξηραίνει τὸ περιεχόμενον καὶ ῥώννυσι τὰ μόρια. Καὶ ἄλλα δὲ μυ-
19 ρία φάρμακα κατὰ τὸν αὐτὸν τρόπον ἔνεσῖι συντιθέναι. Εἰ μὲν δὴ
μὴ σφοδρῶς ὀδυνῷτο, τοῖς τοιούτοις χρῆσθαι· σὺν ὀδύνῃ δὲ μείζονι τοῦ ῥεύματος ἐμπεσόντος, οὐ χρὴ μὲν οὐδὲ οὕτως οὔτε ὕδωρ
θερμὸν, οὔτε ἔλαιον, οὔτε τὰ διὰ τῶν πυρίνων ἀλεύρων προσφέ- 5
ρειν καταπλάσματα· πολέμια γὰρ ἅπαντα τὰ τοιαῦτα ταῖς ῥευματικαῖς διαθέσεσι, κἂν εἰ παραχρῆμα δόξειε ῥασῖώνην τινὰ φέρειν.
20 Ἀρκεῖ δὲ τῶν τοιούτων τινὶ παραμυθήσασθαι τὸ σφοδρὸν τῆς ὀδύνης, ὅσα διὰ γλυκέος τε καὶ ῥοδίνου καὶ κηροῦ βραχέος ἐν ἀμφοῖν
21 τετηκότος σύγκεινται. Χρὴ δὲ ταῦτα ἀναλαμβάνειν ἐρίοις ῥυπαροῖς 10
οἴσυπον ὡς πλεῖσῖον ἔχουσι, καὶ θέρους μὲν ψυχρὰ, χειμῶνος
22 δὲ χλιαρὰ προσφέρειν. Οὕτω δὲ καὶ τὰ καταπλάσματα· μικρὸν
δὲ ὑπεράνω τῶν πεπονθότων χωρίων ἐπιτιθέναι σπόγγον, οἴνῳ
σῖρυφνῷ βρέχων, ἢ ὕδατι ψυχρῷ· κάλλιον δὲ εἰ καὶ ὄξους ὀλίγου
ἔχοι, καὶ εἰ μὲν ἐπὶ τούτοις ἀξιόλογος ἡ ὠφέλεια γίνοιτο, καὶ μη- 15

18 fecté, et renforce les parties. On peut composer encore, de la même
19 manière, un grand nombre d'autres médicaments. Si donc la partie
n'éprouve pas une douleur très-violente, on aura recours à des remèdes semblables; mais, si une douleur assez considérable accompagne
l'invasion de la fluxion, il ne faut pas même dans ce cas appliquer ni
l'eau chaude, ni l'huile, ni les cataplasmes de farine de froment; car
tous ces remèdes sont incompatibles avec l'état fluxionnaire, même
dans le cas où, du premier abord, ils sembleraient produire quelque
20 soulagement. Il suffit d'apaiser la violence de la douleur par quelque
médicament du genre de ceux qu'on compose avec du vin d'un goût
sucré, de l'huile aux roses et un peu de cire qu'on fait résoudre dans
21 ces deux liquides. Il faut employer, comme excipient de ces médicaments, de la laine en suint, contenant autant de suint que possible,
22 et appliquer le remède, froid en été, et tiède en hiver. Il faut agir de
même pour les cataplasmes, et placer par-dessus, en dépassant un peu
les parties malades, une éponge imbibée de vin fortement astringent
ou d'eau froide; il vaut mieux encore que ce liquide contienne aussi un
peu de vinaigre; et, si l'emploi de ces remèdes est suivi d'une améliora-

3. τοῖς om. R. — 5. τά om. R. — 12. τά om. R. — 13. δέ om. R.

δαμοῦ πύον ὑποφαίνοιτο, τοῖς πρὸς τὰ ῥεύματα φαρμάκοις ἐμπλά-
σλοῖς χρῆσθαι. Κάλλισλα δὲ αὐτῶν ὅσα ξηραίνειν τε ἅμα καὶ ἀπω- 23
θεῖσθαι δύναται τὸ ἐπιρρέον αἷμα χωρὶς ὀδύνης, ὡς τά γε συντείνοντα
σφοδρῶς καὶ διὰ τοῦτο ὀδυνῶντα πλέον ἀδικεῖ τοῖς ἀλγήμασιν ἢ
5 ὠφελεῖ ξηραίνοντα. Τοιοῦτον οὖν εἶναι δεῖ τὸ φάρμακον οἷόν ἐσλι 24
τὸ σύνηθες ἡμῖν τὸ διὰ χαλκίτεως· εἰ δὲ καὶ καθαρὸν ἔριον οἴνῳ
σλρυφνῷ βρέχων ἔξωθεν ἐπιβάλλοις αὐτῷ, πλεῖον ὀνήσεις. Οὕτω 25
μὲν ἰᾶσθαι τὰς ἐπὶ ῥεύμασι φλεγμονάς· τὰς δὲ ἐπί τινι τῶν ἄλλων
αἰτίων ὑγραίνειν τε καὶ θερμαίνειν οὐδὲν κωλύει, καὶ εἰ ἐκπυῆσαί
10 γε βουληθείης αὐτάς, καταπλάτλειν ἀλεύρῳ πυρίνῳ διὰ ἐλαίου καὶ
ὕδατος ἑψομένῳ. Καὶ εἴ ποτε καὶ ἀποσχάζειν δεήσει, οὐδὲ τοῦτο 26
χρὴ δεδιέναι· τὰς δὲ ἐπὶ τοῖς ῥεύμασιν εἰ ἀποσχάσαις, μέγα τι κακὸν ἐργάσῃ, καὶ μάλισλα εἰ κατὰ ἀρχάς· ὅσαι γὰρ αὐτῶν πλείο-

tion considérable, si nulle part il ne commence à se montrer du pus, on
aura recours aux médicaments emplastiques usités contre les fluxions. Les 23
meilleurs de ces médicaments sont ceux qui peuvent à la fois dessécher
et repousser l'afflux du sang sans causer de la douleur, tandis que ceux
qui causent une constriction très-forte, et pour cela même de la douleur,
font plus de tort, par les tourments qu'ils infligent, qu'ils ne font de bien
en desséchant. Le remède qu'on emploie doit donc être du genre du 24
médicament au cuivre pyriteux dont nous nous servons habituellement;
si, de plus, vous appliquez à l'extérieur, par-dessus le médicament, de la
laine propre imbibée d'un vin fortement astringent, vous produirez un
effet encore plus avantageux. Voilà comment il faut guérir les inflam- 25
mations tenant à des fluxions, tandis que rien n'empêche d'humecter et
de réchauffer celles qui tiennent à quelqu'une des autres causes, et, si
vous voulez les faire suppurer, vous appliquerez un cataplasme de farine
de froment cuite dans de l'huile et de l'eau. Si parfois il est nécessaire de 26
faire aussi des scarifications, il ne faut pas non plus avoir peur de ce
traitement; mais, si vous scarifiez les inflammations produites par les
fluxions, vous causerez beaucoup de dommage, surtout si vous le faites
au commencement; car, pour celles qui, ayant persisté pendant un temps

2. χρησλοῖς R. — Ib. Κάλλισλον R. — 5. οὖν om. R. — ἡψημένῳ Gal.

*νος χρόνου οὖσαι μετά γε τὴν τοῦ σαντὸς σώματος κένωσιν καὶ τὴν
ἄλλην τὴν σροσήκουσαν ἴασιν σκληρότητας ἢ μελανότητας ἐν τοῖς
μέρεσιν ὑπολειπομένας ἔχουσι, τούτων ἀπάγειν τοῦ αἵματος οὐδὲν
ἄτοπον· οὐδὲ γὰρ φλεγμονὰς ἔτι τὰς τοιαύτας νομισ̄έον.*

γ'. Περὶ τῶν ἅμα φλεγμοναῖς ἀποσ̄ημάτων.

1 Ὅταν δὲ χρόνῳ τοῦ κατασκήψαντος αἵματος ἐν τῷ φλεγμαίνοντι 5
μορίῳ μὴ διαφορηθέντος κρατήσῃ μὲν ἡ φύσις, σεφθῇ δὲ σύμπαν
τὸ ῥεῦμα, τότε γίνεται σύον ἐν τοῖς φλεγμαίνουσι μορίοις· τὸ γὰρ
αἷμα, ὡς ἂν ἔξω τῶν ἀγγείων γεγενημένον, ἐπανελθεῖν μὲν εἰς τὴν
ἀρχαίαν φύσιν οὐκέτι δύναται, μεταβάλλεται δὲ καὶ σήπεται καθότι
2 καὶ σάντα ὅσα ϑερμαίνεται σφοδρότερον ἐν ἀλλοτρίῳ χωρίῳ. Ἐὰν 10
μὲν οὖν ἐπὶ σλεῖον ἐξεσ̄ηκὸς ᾖ τῆς οἰκείας κράσεως τὸ ἔμφυτον
ϑερμὸν, ὡς ἐν ἀψύχῳ σώματι σήπεται τὸ αἷμα· διασώζοντος δὲ
αὐτοῦ τινα δύναμιν, μικτή τις ἡ μεταβολὴ σρός τε τῆς σαρὰ φύσιν

assez long, ont laissé après elles, dans les organes affectés, après l'évacuation de l'ensemble du corps et l'application convenable des autres
éléments du traitement, des endurcissements ou des plaques noires, il
n'y a rien d'inadmissible à soutirer du sang : en effet, on ne doit même
plus regarder de pareilles tumeurs comme des inflammations.

3. DES ABCÈS QUI COMPLIQUENT L'INFLAMMATION.

1 Lorsque, par l'effet du temps, la nature a vaincu le sang qui a été
déposé dans la partie enflammée et qui n'a pas été dissipé, et que toute
la fluxion a été amenée à maturité, c'est l'époque où se forme le pus
dans les organes enflammés : en effet, comme le sang est sorti des vaisseaux, il ne peut plus revenir à son ancienne nature; mais il se transforme et se pourrit, comme le fait également toute chose qui s'échauffe
plus ou moins violemment dans un endroit qui ne lui est pas destiné.
2 Si donc la chaleur innée s'est beaucoup écartée de sa température naturelle, le sang pourrit comme dans un corps inanimé; mais, quand cette
chaleur conserve quelque puissance, il s'accomplit un changement mixte
par l'action simultanée de la cause contre nature et de la cause natu-

αἰτίας καὶ τῆς κατὰ φύσιν ἀποτελεῖται, σηπούσης μὲν τῆς παρὰ
φύσιν, πετλούσης δὲ τῆς κατὰ φύσιν· ὁποτέρα δὲ ἂν αὐτῶν μᾶλλον
κρατήσῃ, κατὰ ἐκείνην αὐτὴν καὶ τὰ γνωρίσματα προέρχεται τά
τε τῆς χρόας καὶ ὀσμῆς καὶ συσ1άσεως. Κρατησάσης μὲν οὖν ἀκρι-
5 βῶς τῆς φύσεως, τὸ κάλλισ1ον γίνεται πύον, ἰδεῖν μὲν λευκὸν καὶ
παχὺ καὶ ὅμοιον ἑαυτῷ πανταχόθι, λεῖον δὲ ἀπ1ομένοις καὶ ἥκι-
σ1α δυσῶδες· μὴ κρατησάσης δὲ, οἷον ἡμισαπὲς γίνεται, πολλάκις
μὲν λευκὸν ἀποτελεσθὲν, ἤτοι δὲ δυσῶδες, ἢ λεπ1ὸν κατὰ τὴν σύσ1α-
σιν, ἐνίοτε δὲ οὐδὲ λευκὸν, ἀλλὰ πελιδνὸν καὶ πολλὰς ἄλλας διαφο-
10 ρὰς ἴσχον ἐν τῷ μᾶλλόν τε καὶ ἧτ1ον δέχεσθαι τὴν πέψιν· τελέως
[δὲ] ἀῤῥωσ1ούσης τῆς δυνάμεως, οὐδεμίαν ἴσχει χρησ1ὴν μεταβολὴν
ἡ σηπεδών. Ἀθροίζεται δὲ τὸ πύον ἐνίοτε μὲν ὑπὸ τῷ δέρματι, πολλάκις δὲ ἐν τῷ βάθει κατὰ διτ1ὴν αἰτίαν, ἢ τῷ τὸ διαπυῆσαν μόριον
ἐντὸς τοῦ περιτοναίου τὴν θέσιν ἔχειν, ἢ τῷ, κἂν μῦς ὁ πεπον-
15 θὼς ᾖ, τὸ πύον ὑπό τι τῶν ἀμφιεσμάτων αὐτοῦ καταλαμβάνεσθαι

3

4

relle, la première agissant dans le sens de la putréfaction, et l'autre
dans celui de la maturation; mais, suivant que l'une ou l'autre remporte
la victoire la plus décidée, les signes fournis par la couleur, l'odeur et
la consistance, marchent aussi dans le sens de cette même cause. Si donc
la nature remporte une victoire complète, c'est le pus le plus louable qui
se forme; il est d'un aspect blanc, épais, partout semblable à lui-même,
lisse au toucher, et présente très-peu de mauvaise odeur; si, au contraire,
la nature n'a pas vaincu, il se forme un pus à moitié pourri, pour ainsi
dire; souvent la nature réussit à le blanchir, mais il a ou une mauvaise odeur, ou une consistance ténue; d'autres fois il n'est pas même
blanc, mais livide, et présente un grand nombre d'autres variétés, selon
qu'il a subi une maturation plus ou moins forte; si, enfin, les forces sont
complètement épuisées, la pourriture ne subit aucun changement utile.
Le pus se rassemble quelquefois sous la peau, mais souvent aussi dans
la profondeur, ce qui peut tenir à deux causes, ou à ce que la partie
qui suppure est située en dedans du péritoine, ou à ce que, même
quand la partie affectée est un muscle, le pus est intercepté par une des

3

4

1. ἀποτελεῖται om. R. — 11. [δέ] ex em.; om. R. — 13. τό óm. R.

μὴ Φθάσαν εἰς τὴν ἐκτὸς χώραν ἀφικέσθαι διὰ γλισχρότητα καὶ
πάχος ἢ τὴν τοῦ περιέχοντος χιτῶνος πυκνότητα· σπεύδει μὲν γὰρ
ἡ Φύσις ἐκκρῖναι τὸ πύον ἀπωσαμένη τῶν πεπονθότων σωμάτων,
καὶ τυγχάνει γε τούτου πολλάκις, ὅταν εὐτυχήσῃ πόρων ἐπιτη-
5 δείων εἰς ἔκρουν, οἷον ὀχετῶν τινων. Οὐ μὴν ἀεί γε τούτων ἐπιτυ- 5
χοῦσα, συνωθεῖ τὸ πύον ἐπὶ τὰς παρακειμένας χώρας, καὶ ὅταν γε
μικραὶ τυγχάνωσιν οὖσαι, ὑποδιαιρεῖ τὸ περιέχον αὐτὰς σκέπασμα,
6 τὴν ὑπὸ αὐτὸ χώραν εὐρύνουσα. Δῆλον οὖν ὅτι τῶν οὕτω διαπυη-
σάντων ἐπιεικέστερα καθέστηκε τὰ τὴν ῥοπὴν ἔξω ποιησάμενα, καὶ
τούτων αὐτῶν ὅσα μὴ πολὺν ἐπιλαμβάνει τόπον εἰς τὸ πλάτος ἐκ- 10
τεινόμενα, συνεσταλμένα δὲ ὄντα πρός τινα κορυφὴν ἀνατείνεται
μίαν, κωνοειδῆ τῷ σχήματι γινόμενα· ταῦτα γὰρ ἅμα μὲν ἐνδείκνυται ῥώμην τῆς ὠθούσης ἔξω δυνάμεως τὸ πύον, ἅμα δὲ οὐ πολὺ δια-
7 φθείρει μέρος ὧν διαβιβρώσκει σωμάτων. Κρείττω δὲ καὶ τὰ ὁμα-

enveloppes de ce muscle, n'ayant pas pu auparavant, en raison de sa viscosité et de son épaisseur, ou de la densité de la tunique qui l'environne,
arriver à la région extérieure : car la nature cherche toujours à excréter le
pus en le repoussant des parties malades, et souvent elle atteint ce but,
lorsqu'elle réussit à trouver des canaux qui, semblables à des rigoles, se
5 prêtent à l'écoulement. Cependant, comme elle ne réussit pas toujours
à en trouver, elle pousse le pus à se rassembler dans les espaces vides
voisins, et, lorsque, par hasard, ces espaces sont petits, elle opère de
petites déchirures dans l'enveloppe qui les entoure, afin d'élargir l'espace
6 situé au-dessous de cette enveloppe. Il est donc clair que, dans cette classe
de suppurations, les plus bénignes sont celles qui prennent leur direction
vers l'extérieur, et que, parmi ces dernières suppurations mêmes, les plus
bénignes sont de nouveau celles qui n'envahissent pas beaucoup d'espace en s'étendant en largeur, mais qui, restant ramassées, convergent
vers une seule pointe, en prenant la forme d'un cône : en effet, ces suppurations indiquent, d'un côté, l'intégrité de la force qui pousse le pus
vers l'extérieur, et, d'un autre côté, elles ne détruisent pas une partie
7 bien considérable des organes qu'elles rongent. Les abcès qui suppurent

7. ὑποδιαιρεῖ ex em.; καὶ ὑποδιαιρῇ R; ὑποδέρει Gal.

λῶς ἐκπυϊσκόμενα· τὰ γὰρ ἐκ μέρους μέν τινος ἑαυτῶν ἐκπυήσαντα,
τὸ λοιπὸν δὲ ἀνεκπύητον ἔχοντα, πρῶτον μὲν αὐτῷ τῷ χρονιώτερα
τῶν ὅλων εὐθέως ἐκπυησάντων εἶναι μοχθηρὰ, δεύτερον δὲ τῷ δυσ-
χερεῖ τῆς θεραπείας· ἄλλων μὲν γὰρ δεῖται τὰ διαπυήσαντα φαρ-
5 μάκων, ἄλλων δὲ τὰ ἀνεκπύητα. Καὶ τὰ μὴ περίσκληρα δὲ βελτίω   8
τῶν περισκλήρων, ταῦτα δέ ἐστι τὰ τὸ μέσον ἑαυτῶν ἔχοντα μαλακὸν καὶ διαπυΐσκον, ὅσον δὲ ἐν κύκλῳ τούτου σκληρόν τε καὶ
δυσεκπύητον. Κρείττω δὲ καὶ τὰ κατάρροπα κατὰ τὴν κάτω χώραν   9
ἑαυτῶν τὴν κορυφὴν ἴσχοντα τῆς ἐκπυήσεως· ἐνταῦθα γὰρ ἀναστο-
10 μωθέντα τὰς ἀπορρύσεις εὐπετεῖς λαμβάνει. Καὶ τὰ μὴ δίκραια δὲ   10
βελτίω τῶν δικραίων· εὑρίσκεται γὰρ τῶν δικραίων τὸ μέσον οὐκ
ἀπαθὲς μέν, ἀνεκπύητον δὲ καὶ σκληρόν. Ὅταν δὲ κατὰ κύρια μό-   11
ρια γίνηται ἡ ἐκπύησις, ῥῖγος ἕπεται τηνικαῦτα καὶ πυρετὸς ἐπὶ
αὐτῷ· δάκνουσα γὰρ ἡ δριμύτης τοῦ γεννωμένου πύου καὶ διαβι-

d'une manière égale sont encore préférables aux autres : car ceux qui
suppurent dans une partie de leur étendue, tandis que le reste ne présente pas de suppuration, sont mauvais, d'abord par cela même qu'ils
durent plus longtemps que ceux qui suppurent tout de suite dans toute
leur étendue, et, en second lieu, à cause des difficultés de leur traitement; en effet, les parties qui suppurent exigent d'autres médicaments
que celles qui ne contiennent pas de pus. De plus, les abcès mous à la   8
circonférence valent mieux que les abcès à circonférence dure; or on appelle abcès à circonférence dure ceux dont la partie centrale est molle et
suppurante, tandis que celle qui entoure ce centre est dure, et résiste aux
efforts qu'on fait pour la faire suppurer. Les abcès qui penchent vers le   9
bas et qui ont le sommet de leur suppuration dans leur partie inférieure sont aussi préférables : en effet, quand ils se sont ouverts dans
cette région-là, l'écoulement du pus devient facile. Les abcès qui n'ont pas   10
deux pointes sont meilleurs que ceux qui en ont deux; car on trouvera
que la partie centrale des abcès à deux pointes n'est pas exempte de maladie, mais dure et résistante à la suppuration. Lorsque la suppuration   11
a lieu dans des parties importantes, elle est accompagnée d'un frisson,
et ce frisson est, à son tour, suivi de fièvre; car le pus qui se forme pro-

1. μέν om. R. — 6. τό om. R.

12 βρώσκουσά τὰ περικείμενα σώματα τὸ ῥῖγος ἐργάζεται. Τῷ χρόνῳ
δὲ παραλλάττουσιν ἀλλήλων αἱ ἐκπυήσεις διά τε τὸ πάσχον μόριον
καὶ τὸν πλεονεκτοῦντα χυμόν· τὰ μὲν γὰρ θερμότερα καὶ μαλακώτερα μόρια θᾶττον ἐκπυίσκονται, τὰ δὲ ψυχρότερα καὶ σκληρότερα βραδύτερον· οὕτω δὲ καὶ τῶν χυμῶν οἱ μὲν θερμότεροι θᾶτ-   5
13 τον, οἱ δὲ ψυχρότεροι βραδύτερον. Αὗται μὲν αἱ κατὰ τὴν τοῦ
πράγματος οὐσίαν, εἰσὶ διαφοραί· προσέρχονται δὲ ἔξωθεν αἱ κατὰ
τὴν ἡλικίαν τε καὶ φύσιν ὥραν τε καὶ χώραν καὶ κατάστασιν, ἔτι
τε δύναμιν τοῦ κάμνοντος· ἐν ἁπάσαις δὲ αὐταῖς οἱ μὲν θερμότεροι χυμοὶ θᾶττον, οἱ δὲ ψυχρότεροι βραδύτερον ἐκπυίσκονται.   10

δ′. Περὶ τῶν ἐκπυηθέντων ἐν ῥευματικαῖς διαθέσεσιν ἐν ᾧ τὸ διὰ τῶν
ἰσχάδων κατάπλασμα.

1   Ῥευματικῆς μὲν οὔσης τῆς διαθέσεως καὶ ἐκ μηδενὸς τῶν προ-

duit le frisson en irritant et en rongeant, vu son âcreté, les parties qui
12 l'entourent. Sous le rapport de la durée, les suppurations diffèrent entre
elles en raison de la partie affectée et de l'humeur prédominante; car les
parties suppurent d'autant plus vite qu'elles sont plus chaudes et plus
molles, et d'autant plus lentement qu'elles sont plus froides et plus
dures : de même, pour les humeurs, la rapidité ou la lenteur de la suppuration qu'elles produisent est en raison de leur degré de chaud ou
13 de froid. Voilà quelles sont les variétés de la suppuration tenant à l'essence même de la maladie; mais d'autres différences, tenant à des circonstances extérieures, viennent s'y ajouter : ce sont celles qui proviennent de l'âge ou de la nature du malade, de la saison, du pays, de la
constitution de l'atmosphère, et, de plus, des forces du malade; cependant, pour toutes ces différences, la suppuration se fait d'autant plus vite
que les humeurs sont plus chaudes, et d'autant plus lentement qu'elles
sont plus froides.

4. DES TUMEURS QUI SUPPURENT DANS L'ÉTAT FLUXIONNAIRE, CHAPITRE
QUI CONTIENT AUSSI LE CATAPLASME AUX FIGUES SÈCHES.

1   Lorsque la maladie est fluxionnaire et ne provient d'aucune cause

δήλων αἰτιῶν συσΊάσης, καταπλάτΊειν μὲν ἀναγκαῖον ἅπαξ, ἢ δίς
που, καὶ ἄμεινον εἰς τὰ παρόντα τὸ ἐκ τῶν κριθῶν ἄλευρον · πα-
ραπλέκειν δὲ ὅμως τι κὰν τούτοις ἢ ὄξους ἢ οἴνου, καὶ διελόντα καὶ
κενώσαντα τὸ πύον, φυλάτΊεσθαι μὲν τοῦ λοιποῦ προσφέρειν ἔλαιον,
5 ἢ ὕδωρ. Ἀλλὰ εἰ καὶ ἀπονίψαι δέοι ποτὲ τὸ τραῦμα, μελικράτῳ τε   2
καὶ ὀξυκράτῳ καὶ οἴνῳ καὶ οἰνομέλιτι χρησΊέον. Ἐπιτιθέναι δὲ, εἰ   3
μὲν ἔτι φλεγμαίνοι, τὸ διὰ τῆς φακῆς κατάπλασμα · μὴ φλεγμαίνοντος δὲ, τῶν τε ἄλλων φαρμάκων τι τῶν ἐμπλασΊῶν, οἷς ἐπὶ ταῖς
τοιαύταις τομαῖς χρώμεθα, καὶ οὐχ ἥκισΊα τὸ διὰ τῆς χαλκίτεως ·
10 ἐπιτιθέναι δὲ κατὰ αὐτῶν ἔξωθεν σπόγγον, ἢ ἔριον οἴνῳ βεβρεγμένον σΊρυφνῷ · μὴ παρόντος δὲ σΊρυφνοῦ, τῷ ὕδατι μίξας ὄξους
τοσοῦτον ὡς πιεῖν δύνασθαι, τούτῳ βρέχειν, τῷ δὲ τραύματι μηδὲν
τῶν λιπαινόντων φαρμάκων προσφέρειν, οἷον τὸ τετραφάρμακόν
ἐσΊιν · ἀκριβῶς γὰρ δεῖται ξηραίνεσθαι. Μὴ οὔσης δὲ ῥευματικῆς,   4

manifeste, il faut nécessairement employer une fois, et, dans quelques
occasions, même deux fois, des cataplasmes; mais, dans le cas présent, il
vaut mieux recourir au cataplasme de farine d'orge; cependant on y ajoutera, dans ces circonstances, un peu de vinaigre ou de vin, et, après avoir
fait une incision et évacué le pus, on se gardera dès lors d'appliquer de
l'huile ou de l'eau. Mais, si parfois il était nécessaire de laver la plaie, on   2
se servira d'eau miellée, d'eau vinaigrée, de vin ou de vin miellé. S'il y   3
a encore de l'inflammation, on mettra dessus le cataplasme aux lentilles
cuites, et, s'il n'y en a pas, on recourra de préférence au médicament au
cuivre pyriteux, et aussi à d'autres médicaments emplastiques, dont nous
nous servons en cas de pareilles incisions; sur ces médicaments on appliquera à l'extérieur une éponge, ou de la laine imbibée de vin fortement astringent, ou, si on n'a pas de pareil vin à sa disposition, on ajoutera à l'eau une quantité de vinaigre telle, que le mélange soit susceptible
d'être bu, et avec ce liquide on humectera; mais on n'appliquera sur la
plaie aucun remède capable de graisser, comme serait le médicament aux
quatre ingrédients; car la plaie a besoin d'être complétement desséchée.
Quand la maladie n'est pas fluxionnaire, mais provient de quelqu'une   4

3. ὅμως Syn.; ὁμοίως R Gal. — 8. τι om. R. — 9. τό ex em.; τῷ R Gal.

ἀλλὰ ἐπί τινι τῶν ἄλλων αἰτιῶν συσάσης, ἀρχομένης μὲν τῆς ἀπο-
σάσεως, διὰ τῆς ἀνωδύνου τε καὶ χαλασικῆς ἀγωγῆς τῆς ἰωμένης
τὰ φλεγμαίνοντα θεραπευτέον· ἤδη δὲ προηκούσης, ἐπὶ τὴν πεπι-
5 κήν τε καὶ διαπυητικὴν μεταβαίνειν. Ὕδατί τε οὖν ἐπὶ πλέον καταντλεῖν προσήκει καταχέοντας ἔλαιον θερμὸν κατὰ τοῦ φλεγμαί- 5
νοντος μορίου, καταπλάτειν τε τῷ τῶν πυρῶν ἀλεύρῳ, διὰ ὕδατος
καὶ ἐλαίου συμμέτρως ἔψοντας· θᾶτον γὰρ ἄγει πρὸς διαπύησιν
τοῦτο τοῦ διὰ ἄρτου καταπλάσματος· ἐκεῖνο μὲν γὰρ διαφορητικώ-
τερόν ἐστιν, ὡς ἂν ἁλῶν τε καὶ ζύμης ἔχον, ὠπλημένον τε καλῶς.
6 Καὶ ὅταν γε τὴν ἀρχομένην ἐκπυΐσκεσθαι φλεγμονὴν θεραπεύων 10
ἐλπίσῃς κωλῦσαι τὴν διαπύησιν, ἐπὶ πλεῖστον ἕψει τὸν ἄρτον, ἐλαίῳ
δηλονότι καὶ ὕδατι φυράσας· πολλαπλάσιον δὲ ἔσω τὸ ὕδωρ τοῦ
7 ἐλαίου. Μᾶλλον δὲ ἔτι κωλύει τούτου τὴν ἐκπύησιν τὸ τῶν κριθῶν
8 ἄλευρον ὁμοίως σκευαζόμενον. Ἔσω δὲ ἐν τῇ θεραπείᾳ ταύτῃ τὸ
9 καταντλούμενον ὕδωρ ἡψημένην ἔχον ἐν ἑαυτῷ ῥίζαν ἀλθαίας. Εἰ 15

des autres causes, on soumettra l'abcès, s'il est encore en voie de formation, au traitement calmant et relâchant qui guérit les parties enflammées; mais, si l'abcès est déjà à un état avancé, il faut passer au
5 traitement maturatif et suppuratif. On fera donc des affusions abondantes
d'eau, en versant de l'huile chaude sur la partie enflammée, et on appliquera un cataplasme de farine de froment modérément cuite dans un
mélange d'eau et d'huile; car ce médicament amène une suppuration
plus rapide que le cataplasme au pain, vu que ce dernier est capable
de dissiper plus fortement, parce qu'il contient du sel et du ferment, et
6 qu'il est bien cuit. Aussi, lorsque, en traitant une inflammation qui commence à suppurer, vous espérez pouvoir enrayer la suppuration, il faut
cuire le pain très-fortement, après l'avoir pétri avec de l'huile et de
l'eau, bien entendu; mais l'eau doit être dans une proportion bien plus
7 forte que l'huile. Le cataplasme de farine d'orge, préparé de la même
manière, enraye plus fortement encore la suppuration que le précé-
8 dent. On devra faire cuire de la racine de guimauve dans l'eau desti-
9 née aux affusions pour le traitement dont il s'agit. S'il existe une forte

15. ἐψημένον R.

δὲ τάσις εἴη περὶ τῷ φλεγμαίνοντι μορίῳ τοῦ δέρματος ἰσχυρὰ,
σχάζειν αὐτὸ πολλαῖς ἀμυχαῖς συμμέτροις τῷ βάθει, καὶ μετὰ ταῦτα
τὸ κρίθινον ἄλευρον ἕψοντας ὡς εἴρηται, καταπλάτlειν. Ἐπὶ ὧν 10
μέντοι δυσεκπύητός τε καὶ δυσδιαφόρητος ὁ ὄγκος ἐστὶ, τοὺς ἐσφη-
5 νωμένους χυμοὺς ἡγητέον εἶναι παχυτέρους τε καὶ γλισχροτέρους·
ἐν δὴ ταῖς τοιαύταις διαθέσεσι μόναις ἐπιτήδειός ἐστιν ἡ διὰ τῶν
βαθειῶν ἀμυχῶν ἴασις. — Ἐπιτήδειον δὲ καὶ τὸ διὰ τῶν ἡψημένων 11
ἰσχάδων κατάπλασμα· χρὴ δὲ οὐκ αὐτὰς τὰς ἰσχάδας λαμβάνειν,
ἀλλὰ τὸ ὕδωρ ἐν ᾧ διετάκησαν ἡψημέναι. Προσήκει δὲ δηλονότι 12
10 γλυκείας καὶ λιπαρὰς εἶναι τὰς ἰσχάδας, ὡς ἐν ἑαυταῖς ἔχειν ὑγρότητα παραπλησίαν μέλιτι, καὶ εἰ τοιαύτας λαβὼν ἑψήσειας ἄχρι
πλείσΤου, τὸ ἀφέψημα μέλιτι λεπΤῷ γενήσεται παραπλήσιον. Τούτῳ 13
τοιγαροῦν τῷ ὕδατί ποτε μὲν κρίθινον ἄλευρον ἀναδεῦσαι προσήκει, ποτὲ δὲ ἄρτον συγκομισΤὸν, ὅ τι περ ἂν ἁρμόΤlειν σοι δοκῇ.
15 Εἰ δὲ διαφοροῖτο μὲν ὁ ὄγκος, ἐλλιπέσΤερον δὲ ἢ προσήκει, συνέψειν 14

tension dans la peau qui entoure la partie enflammée, on y fera des
scarifications nombreuses d'une profondeur moyenne, et après cela on
appliquera un cataplasme de farine d'orge, cuite comme je l'ai dit.
Cependant, dans les cas où on éprouve de la difficulté à faire suppurer 10
la tumeur aussi bien qu'à la dissiper, il faut admettre que les humeurs
enclavées sont trop épaisses et trop visqueuses, et c'est dans ces conditions seules qu'on doit recourir à des scarifications profondes. — Le 11
cataplasme de figues sèches bouillies convient aussi dans ce cas; seulement il ne faut pas prendre les figues sèches elles-mêmes, mais l'eau
dans laquelle elles se sont désagrégées pendant l'ébullition. Cependant 12
il est bien entendu que les figues sèches doivent avoir un goût sucré
et être grasses, de façon à contenir dans leur intérieur un liquide semblable à du miel; si, prenant de telles figues, vous les faites bouillir pendant très-longtemps, leur décoction deviendra semblable à du miel ténu.
C'est donc avec cette eau qu'il faut humecter tantôt de la farine d'orge, 13
et tantôt du pain de ménage, selon que l'un ou l'autre vous paraîtra
convenable. Si la tumeur se dissipe, mais moins complétement qu'il ne 14

---

2. πολλάκις Gal. — Ib. συμμέτροις ex em.; συμμέτρως R; ἐπιπολαίαις Gal.

ταῖς ἰσχάσιν ὕσσωπον ἢ ὀρίγανον· εἰ δὲ ἰσχυρότερόν ποτε ξηρᾶ-
15 ναι βουληθείης τὸν ὄγκον, ἅλας ἐπεμβάλλειν τῷ ἀφεψήματι. Προσέχειν δὲ χρὴ τὸν νοῦν ἀκριβῶς ἐπὶ ἑκάσ]ης λύσεως· ἡ γὰρ διὰ τῶν
ἰσχυρῶς ξηραινόντων ἀγωγὴ σκιῤῥῶδες αὐτῶν τὸ κατάλοιπον ἐργάζεται, κἄν ποτε τοιαύτην ὑποψίαν ἔχῃς, ἀφέψειν ἐν ὕδατι σικύου 5
τοῦ ἀγρίου ῥίζαν, ἢ βρυωνίας, ἢ ἀλθαίας, ἢ ἀσάρου, πολλάκις μὲν
αὐτῶν μόνων, ἐνίοτε δὲ καὶ τῶν λιπαρῶν ἰσχάδων ἐπεμβάλλων, εἶτα
16 τῷ ὕδατι μιγνύειν τὸ ἄλευρον, ἀναμιγνύντας τι καὶ σ]έατος. Ἰσχυ-
ροτέρα δὲ τούτων ἐσ]ὶν ἡ τοῦ δρακοντίου, καὶ εἴ ποτε χρῆσθαι βουληθείης αὐτῇ λεπ]ομερεσ]έρα τε πολὺ τῶν εἰρημένων οὔσῃ καὶ δια- 10
17 φορητικωτέρα, μίγνυε πάντως τὸ σ]έαρ. Διαφορεῖ δὲ σκληρίας
ἀβρότονον λεῖον ἑψηθὲν σὺν ὠμηλύσει· καὶ ἄγνου σπέρμα καὶ φύλλα
18 μετὰ τῶν ἐπιτηδείων. Ἀδίαντον δὲ ἀποσ]ήματα διαφορεῖ, καὶ ἀκα-
19 λήφη φύματα καὶ παρωτίδας. Ἀνήθινον ἔλαιον διαφορητικόν ἐσ]ι

le faut, on fera bouillir, conjointement avec les figues sèches, de l'hyssope ou de l'origan, et, si parfois on veut dessécher plus fortement la
15 tumeur, on ajoutera du sel à la décoction. Mais chaque fois que vous
défaites l'appareil, prêtez une attention soutenue : car le traitement par
les remèdes fortement desséchants rend le reste des tumeurs squirreux, et, si quelquefois vous aviez un pareil soupçon, faites bouillir dans
de l'eau la racine de concombre sauvage, de couleuvrée, de guimauve,
ou de cabaret, souvent toutes seules, quelquefois en y ajoutant aussi
des figues sèches grasses; ensuite on mettra la farine dans l'eau, en y
16 mêlant aussi un peu de graisse. La racine de serpentaire est un remède
plus actif que les précédents, et, si parfois vous voulez vous en servir,
attendu qu'elle est beaucoup plus subtile et dissipe bien plus fortement
que les médicaments dont nous venons de parler, il faut, de toute néces-
17 sité, y mêler de la graisse. L'aurone, triturée et bouillie avec de la farine
d'orge non grillée, dissipe les endurcissements; il en est de même de
la graine et des feuilles de gattilier réunies aux ingrédients convenables.
18 La capillaire dissipe les abcès, et l'ortie dissipe les tubercules et les
19 tumeurs de derrière les oreilles. L'huile d'aneth est capable de dissiper

---

8. μιγνύειν] μιγνύων R. — 10. τε om. R. — 13. μ. τ. ἐπιτ. om. Gal.

καὶ πεπτικὸν ὠμῶν καὶ ἀπέπλων ὄγκων, πεπτικώτερον δὲ τὸ ἀπὸ
τοῦ χλωροῦ ἀνήθου καὶ ἧτ1ον διαφορητικόν. Ἔϐισκος ἢ ἀλθαία· 20
ἐσ1ὶ δὲ ἀγρία μαλάχη· φυμάτων ἀπέπλων ἐσ1ὶ πεπ1ικὴ, καὶ ἡ ρίζα
δὲ αὐτῆς καὶ τὸ σπέρμα ὁμοίως ἐνεργεῖ. Παλιούρου τὰ φύλλα καὶ 21
ἡ ρίζα φύματα θεραπεύει, ὅσα γε μὴ ὑπάρχει φλεγμονώδη καὶ
θερμά. Ρύπος ὁ ἀπὸ τῶν ἀνδριάντων φύματα διαφορεῖ, καὶ τῶν 22
πικρῶν θέρμων τὸ ἄλευρον. Πίτ1α συμπέτ1ει τοὺς σκληροὺς καὶ 23
ἀπέπ1ους ὄγκους ἅπαντας ἐμϐαλλομένη τοῖς καταπλάσμασι, καὶ μᾶλλον ἢ ὑγρά. Βούφθαλμα σκληρίας ἰᾶται μιγνύμενα κηρωτῇ. Ὅταν 24-25
δὲ ἀπογνῷς διαφορῆσαι, τοῖς διὰ τοῦ πυρίνου ἀλεύρου καταπλάσμασι χρῶ· συλλαμϐάνουσι γὰρ ἰσχυρῶς τῷ τάχει τῆς ἐκπυήσεως·
ἔπειτα ἀνασ1ομώσας, ἐὰν μὲν ἀκριϐῶς ᾖ τὰ πέριξ τῆς τομῆς ἀφλέγμαντα, τοῖς ἐμπλασ1οῖς φαρμάκοις θεράπευε· ξηραντικὴ δὲ αὐτῶν ἡ δύναμις καὶ ἄδηκτος ἔσ1ω, μὴ διὰ τῶν σ1υφόντων συγκει-

et de mûrir les tumeurs crues et non encore arrivées à la maturité;
cependant celle qu'on fait avec de l'aneth vert agit plus fortement pour
mûrir, mais moins pour dissiper. La guimauve ou althée, c'est-à-dire la 20
mauve sauvage, a la faculté de mûrir les tubercules crus; la racine et
la graine de cette plante agissent de la même façon. Les feuilles et la 21
racine d'argalou guérissent les tubercules, du moins ceux qui ne sont
pas inflammatoires et chauds. La crasse des statues dissipe les tuber- 22
cules, et il en est de même de la farine de lupins amers. La poix et le 23
goudron font disparaître toutes les tumeurs dures et crues, quand on
les ajoute aux cataplasmes, mais surtout le goudron. Le buphthalme 24
guérit les endurcissements, si on le mêle au cérat. Si vous désespérez 25
de pouvoir dissiper, il faut recourir aux cataplasmes de farine de froment; car ils contribuent puissamment à la rapidité de la suppuration;
ensuite, si, après l'ouverture de l'abcès, les parties qui entourent l'incision sont complétement exemptes d'inflammation, vous le traiterez par
les médicaments emplastiques; mais, comme les facultés de ces médicaments doivent être desséchantes et exemptes de mordication, ils ne
sauraient être composés d'ingrédients astringents, mais ou de ceux qui

5. μὴ λίαν ὑπάρχει Gal.

μένη φαρμάκων, ἀλλὰ ἤτοι διὰ τῶν διαφορούντων ἀλύπως μόνον,
26 ἢ καὶ βραχύ τι σλύψεως ἐχόντων. Ἐχρησάμην δὲ ἐγὼ πολλάκις
ἐπὶ τῶν τοιούτων τῷ τε διὰ ζύμης καὶ τῷ διὰ τῶν κεκαυμένων
ὀσ⟩ρέων, ἔτι τε τῷ διὰ τῆς χαλκίτεως· εἰ δέ τι τῶν πέριξ τῆς τομῆς
φλεγμαίνοιτο, τῷ διὰ τῆς χαλκίτεως, ἐλαίῳ τήξας, ὅταν ἀτρέμα   5
ψυχθῇ, κατεράσας εἰς θυίαν μαλάτ⟩ων τε ταῖς χερσὶ καὶ οἶνον
27 σαραχέων. Ὅταν γε μὴν ἐπὶ σλέον ἐκταθῇ τὸ δέρμα κατὰ τὰς ἐκπυήσεις, ὡς ῥακῶδες γενέσθαι, δυσκόλλητον ἀποτελεῖται τοῖς ὑποκειμένοις σώμασιν, ὥσ⟩ε ἀνάγκην εἶναι τῇ κατὰ σλάτος ἀγωγῇ
28 θεραπεύεσθαι τὸ ἕλκος. Πολλὰ δὲ τῶν ἐν τοῖς ἄρθροις ἑλκῶν οὐκ   10
ἐκπυΐσκονται· μυξῶδες γάρ ἐσ⟩ι τὸ ἐν τούτοις ὑγρὸν, κἄπειδὰν
σλεονάσῃ καὶ διαβρέξῃ τὰς σερικειμένας σάρκας, ὄγκους ἐργάζεται
σαραπλησίους τοῖς λευκοφλεγματίαις ὑδέροις, ἐπὶ ὧν ἐξαπατηθέν-
τες ἔνιοι καὶ τεμόντες, ὡς σύον εὑρήσοντες, οὐχ εὗρον μὲν ὃ ἤλ-

dissipent uniquement sans incommoder, ou de ceux qui ont, en outre,
26 un léger degré d'astringence. Moi, je me suis servi souvent, dans de pareilles circonstances, du médicament au ferment, de celui aux coquilles
d'huîtres brûlées, et, de plus, du médicament au cuivre pyriteux; si quelque point des parties qui entourent l'incision était pris d'inflammation,
je recourais au médicament au cuivre pyriteux, en le faisant fondre dans
l'huile, et, quand il était légèrement refroidi, je le versais dans un mor-
27 tier pour le pétrir avec les mains et y ajouter du vin. Lorsque la peau
a été fortement tendue pendant la suppuration, de manière à s'amincir
comme un vieux linge, cette circonstance rend difficile son agglutination
aux parties sous-jacentes, d'où résulte la nécessité de soumettre la plaie
28 au traitement suivant la largeur (seconde intention). Un grand nombre des
plaies qui ont leur siége dans les articulations ne suppurent pas; car ces
cavités contiennent un liquide muqueux, et, quand ce liquide est trop
abondant et imbibe les chairs environnantes, il produit des tumeurs
semblables aux hydropisies causées par la pituite blanche; ces tumeurs
ont induit en erreur quelques médecins, qui, après les avoir incisées
dans l'espérance d'y rencontrer du pus, ne trouvèrent pas ce à quoi ils

1. διαφορούντων φαρμάκων ἀλύπως R.   κατακεράσας Gal. — Ib. τε om. R. —
— 6. κατεράσας ex em.; κατaράσας R;   Ib. καὶ om. R.

πισαν, ἐθεάσαντο δὲ διάβροχον καὶ μυξώδη πᾶσαν τὴν περὶ τὸ
ἄρθρον σάρκα. Ἐπὶ δὲ τῶν ἐν βάθει συνισταμένων ἀποστημάτων, 29
καὶ μάλιστα κατὰ τὰ σπλάγχνα, τὰ ἔξωθεν ἐπιτιθέμενα ξηραντικὰ
τῇ δυνάμει καὶ τῶν πινομένων τὰ διὰ τῶν ἀρωμάτων φάρμακα λυ-
5 σιτελέστατά ἐστιν, ὧν ἡ δύναμις λεπτύνει καὶ εἰς ἀτμοὺς λύει καὶ
διαφορεῖ τὸ συνιστάμενον ὑγρόν. Ἔστι δὲ καὶ ἄλλα μὲν πολλὰ 30
τοιαῦτα, μάλιστα δὲ αὐτῶν εὐδόκιμα τό τε διὰ τῶν ἐχιδνῶν, ἥ τε
ἀθανασία καλουμένη καὶ [ἡ] ἀμβροσία. Ταῦτα μὲν πολυτελῆ · τῶν 31
δὲ εὐτελῶν ἄριστόν ἐστι τὸ ἡμέτερον, ὃ διὰ τῆς καλαμίνθης σκευά-
10 ζομεν.

ε'. Περὶ Φλεγμονῆς.

Φλεγμονὴ πᾶσα διὰ ἐπιρροὴν αἵματος γίνεται. Σκοπὸς τοίνυν ἡ 1-2
κένωσις τοῦ πλεονάζοντος αἵματος ἐν τῷ φλεγμαίνοντι μορίῳ. Περὶ 3
κεφαλὴν τοίνυν φλεγμονῆς οὔσης, ἀπὸ ἀγκῶνος φλεβοτομεῖν, καὶ

s'attendaient, et virent que toute la chair qui environnait l'articulation était imbibée de liquide et muqueuse. Dans le cas d'abcès qui se forment 29 dans la profondeur, et surtout dans les viscères, les remèdes les plus salutaires sont, en fait de topiques appliqués à l'extérieur, ceux qui ont des facultés desséchantes, et, en fait de remèdes destinés à être bus, les médicaments aux aromes, médicaments dont la vertu atténue, résout en vapeurs et dissipe le liquide qui se forme. Les plus estimés de ces médi- 30 caments, quoiqu'il en existe un grand nombre d'autres de ce genre, sont le médicament aux vipères, celui qu'on nomme l'*immortalité*, et l'*ambroisie*. Mais ce sont là des médicaments d'un prix élevé, tandis 31 que, parmi les médicaments à bon marché, le meilleur est le nôtre, que nous composons à l'aide de la *calaminthe*.

5. DE L'INFLAMMATION.

Toute inflammation tient à l'afflux du sang. Le but [du traitement] est 1-2 donc l'évacuation du sang qui est surabondant dans la partie enflammée. Si donc il y a une inflammation à la tête, on fera une saignée au pli du 3

3-4. τὰ ἔξ... πιν. om. Gal. — 8. [ἡ] om. R Gal. — 9. τῆς Κρητικῆς καλ. Gal.

εἰ ὀφθαλμῶν εἴη φλεγμονὴ, ἢ ἀκοῆς, ἢ ἐν σ]όματι, τέμνειν δεῖ τὴν
ὠμιαίαν φλέϐα· μὴ φαινομένης δὲ ταύτης, τὴν μέσην· ἐπὶ δὲ συνάγ-
χης πρώτας μὲν τὰς ἐν χερσὶ, δευτέρας δὲ τὰς ὑπὸ τῇ γλώσσῃ,
τῶν δὲ κατὰ ἰνίον καὶ τὰς ἐν χειρὶ μὲν, οὐχ ἥκισ]α δὲ καὶ τὴν ἐν
τῷ μετώπῳ· ἢν δὲ θώραξ, ἢ πνεύμων, ἢ ἥπαρ, τὴν ἔνδον, ἐπειδὴ   5
κατὰ εὐθύ τε καὶ κατὰ εὐθείας ὁδοῦ τῇ κοίλῃ καλουμένῃ κοινωνεῖ·
μὴ φαινομένης δὲ τῆς ἔσω, τὴν μέσην τέμνειν· εἰ δὲ μηδὲ αὕτη,
τὴν ὠμιαίαν· νεφρῶν δὲ φλεγμαινόντων, ἢ κύσ]εως, ἢ αἰδοίου, ἢ
μήτρας, τὰς ἐν τοῖς κώλοις τέμνειν, μάλισ]α μὲν τὰς κατὰ ἰγνύας·
εἰ δὲ μὴ, τὰς παρὰ σφυρόν· ἀεὶ δὲ ἐπὶ πάντων τὰς κατὰ εὐθὺ, οἷον   10
ἐπὶ ἥπατος μὲν τὰς ἐν τῇ δεξιᾷ χειρὶ, ἐπὶ δὲ τοῦ σπληνὸς ἔμπαλιν
4 τὰς ἐν τῇ ἀρισ]ερᾷ. Εἰ μὲν οὖν ἄνευ ἕλκους γένοιτο φλεγμονὴ, μετὰ
αἵματος ἀφαίρεσιν χαλασ]ικῇ ἀγωγῇ θεραπεύειν· τὰ μὲν περὶ
θώρακα καὶ ὑποχόνδριά τε καὶ νεφροὺς καὶ μήτραν καταιονᾶν μὲν

bras; s'il y a une inflammation aux yeux, à l'oreille interne, ou dans la
bouche, il faut inciser la veine humérale, et, si ce vaisseau-là n'est pas
apparent, la veine médiane; en cas d'angine, on saignera en premier
lieu les veines des bras, et en second lieu les veines situées au-dessous
de la langue; si la région occipitale est le siége de l'inflammation, on ne
négligera pas de saigner les veines du bras, mais on ouvrira avant tout
aussi celle du front; si la poitrine, le poumon ou le foie, sont enflammés, on incisera la veine du côté interne [du bras], parce qu'il existe,
entre ce vaisseau et la veine dite cave, une communication directe et
en ligne droite; si la veine interne n'est pas apparente, on coupera la médiane, et, si celle-là ne l'est pas non plus, la veine humérale; si les reins,
la vessie, les parties honteuses ou la matrice, sont le siége de l'inflammation, on incisera les veines des membres [inférieurs], de préférence
celles des fosses poplitées, et, si cela ne se peut pas, les veines placées à
côté de la malléole; mais toujours, en tout cas, on coupera les veines du
même côté, par exemple, en cas d'inflammation du foie, celles du bras
4 droit; si, au contraire, il s'agit de la rate, celles du bras gauche. Si l'inflammation n'est pas accompagnée d'une plaie, on la traitera, après l'évacuation sanguine, par la méthode relâchante; pour les inflammations de
la poitrine, des hypocondres, des reins ou de la matrice, on fera des af-

ἐλαίῳ γλυκεῖ, καταπλάσσειν τε ὠμηλύσει διὰ ὑδρομέλιτος· προκοπῆς δὲ γενομένης, μεταβαίνειν ἀπὸ τῶν καταπλασμάτων ἐπί τε
κηρωτὰς χαλασΊικὰς καὶ μαλάγματα· τὰς δὲ περὶ τὰ κῶλα φλεγμονὰς φλεβοτομεῖν καὶ καταπλάσσειν ἄρτῳ ἐξ ὑδρελαίου ἑφθῷ, ἢ γύ-
5 ρει πυρίνῃ, ἢ κριθίνῃ, ἔσΊιν ὅτε προκαταιονήσαντα ὕδατι θερμῷ
ποτίμῳ, ἢ ὑδρελαίῳ· προκοπῆς δὲ γενομένης, μεταβαίνειν ἐπὶ φάρμακα πάρυγρα μὲν τὴν σύσΊασιν, χαλασΊικὰ δὲ τὴν δύναμιν· αἱ
γὰρ ἔμπλασΊροι περιτείνουσαι δευτέρων ἐνίοτε φλεγμονῶν αἰτίαι
καθίσΊανται. Εἰ δὲ σκιρρῶδες τὸ λείψανον τῆς φλεγμονῆς ὑπομένει,   5
10 χρησΊέον τοῖς ἀμυκτικοῖς, ὥσπερ ταῖς διὰ ἁλῶν, ὅτε καὶ ἐξ ὑδα-
ροῦς ἅλμης διὰ σπόγγων πυριατέον. Εἰ δὲ, νικηθέντων τῶν φαρ-   6
μάκων, ἐκπυνθείη ἡ φλεγμονὴ, σΊομοῦν χρὴ ἔνθα μάλισΊά ἐσΊιν
ὑψηλότατον αὐτοῦ τὸ φλεγμαῖνον· καὶ γὰρ καὶ λεπΊότατον εὑρήσεις ἐνταῦθα τὸ δέρμα. Εἰ δὲ καὶ σεσηπέναι φαίνοιτό τινα τοῦ δια-   7

fusions avec de l'huile douce, on appliquera des cataplasmes de farine
d'orge non grillée délayée dans de l'hydromel ; si le traitement produit de
l'effet, on passera des cataplasmes aux cérats relâchants et aux malagmes ;
pour les inflammations des membres, on fera une saignée et on emploiera
des cataplasmes de pain, ou bien de farine fine de froment ou d'orge ;
tous cuits dans de l'huile et de l'eau ; quelquefois aussi on commencera
par faire une affusion d'eau potable chaude, ou d'huile et d'eau ; si le
traitement produit de l'effet, on passera aux médicaments ayant une
consistance à moitié liquide et des propriétés relâchantes : car, en produisant une tension dans tous les sens, les emplâtres sont quelquefois
la cause d'inflammations consécutives. Si l'inflammation laisse après elle   5
un reste *squirreux* qui persiste, il faut employer les moyens irritants,
comme les médicaments au sel, cas dans lequel on fera aussi, à l'aide
d'éponges, des fomentations avec de la saumure délayée. Si les médica-   6
ments ont été trouvés impuissants et si l'inflammation s'est terminée par
la suppuration, il faut faire une ouverture à l'endroit où la partie enflammée présente le plus de saillie ; car, dans cet endroit, vous trouverez
également la peau le plus amincie. S'il vous semble, en outre, qu'une   7
partie de l'organe en suppuration s'est pourrie, il est nécessaire d'en-

6. ἢ ὑδρελ.] oces (sic) et dulci aqua, aut certe aqua et oleo est fomentandus. Y.

πυηθέντος, ἐγκόπϊειν καὶ περιαιρεῖν ἀναγκαῖον αὐτὰ ὥσπερ ἐπὶ
μασχαλῶν καὶ βουβώνων, ἐπὶ ὧν μετὰ τὴν περιαίρεσιν πληροῦν
χρὴ τὸ ἕλκος, μάλισϊα μὲν μάννης· ἔσϊι δὲ ἡ μάννα ὑπόσεισμα
λιβανωτοῦ· ἔχει γάρ τι σϊυπϊικόν· εἰ δὲ μὴ παρείη, αὐτοῦ τοῦ λι-
βανωτοῦ· ἐπάνωθέν τε παρηγορεῖν ἤτοι γε ἐμβροχῇ, ἢ καταπλά-   5
σματι· ἀπὸ δὲ τῆς διατρίτου διαπυΐσκοντα ἔμμοτα ἐπιτιθέναι ὥσπερ
τὴν τετραφάρμακον καὶ τὴν τοῦ Ἀζανίτου, ἢ τὸ Μακεδονικόν· ἔσϊι
8 γάρ ἡ τετραφάρμακος προσειληφυῖα καὶ λιβανωτοῦ. Μετὰ δὲ ταῦτα
τοῖς ξηραίνουσι χρησϊέον, καθάπερ τῇ Ἰνδῇ καὶ τῇ Ἀθηνᾷ καὶ τῷ
μελαγχλώρῳ τροχίσκῳ· ἐπὶ τέλει δὲ κατουλοῦν ἢ τῷ διὰ καδμείας,   10
9 ἢ τῇ Ἰνδικῇ, ἢ τῇ Ἀθηνᾷ. Δεῖ δὲ, πρὶν τελέως πληρωθῆναι τὸ ἕλκος, πειρᾶσθαι κατουλοῦν τὸ μὲν πρὸς τοῖς χείλεσιν ἐπικυλίοντα
πυρῆνα μήλης ἔχοντα τῆς Ῥοδίας, ἤ τινος τοιούτου ξηρίου· τὰ δὲ

foncer le couteau dans cette partie et de l'extirper, comme on le fait
aux aisselles et aux aines, et, dans ce cas, il faut, après l'extirpation, remplir la plaie, indication à laquelle satisfait surtout la *manne* (or la *manne*
est la poussière qu'on obtient en secouant l'encens), car ce médicament a quelque chose d'astringent; si on n'a pas de *manne* à sa disposition, on se servira de l'encens lui-même; on appliquera par-dessus des
ingrédients calmants sous forme d'embrocation ou de cataplasme; après
le [premier] ternaire (*c'est-à-dire à compter du troisième jour*), on appliquera des médicaments propres à être enduits sur des tentes et qui provoquent la suppuration, par exemple, le médicament aux quatre ingrédients, celui de l'Azanien, ou le médicament macédonien : en effet, ce
dernier est le médicament aux quatre ingrédients auquel on a ajouté
8 de l'encens. Après cela on recourra aux moyens desséchants, comme
l'emplâtre indien, la Minerve, ou la pastille vert noirâtre; vers la fin on
cicatrisera avec l'emplâtre à la tutie, l'emplâtre indien, ou la Minerve.
9 Avant que la plaie soit complétement remplie, on doit tâcher de cicatriser la partie la plus voisine des bords, en roulant dessus le bouton
d'une sonde recouvert du médicament rhodiaque, ou de quelque autre
poudre semblable, tandis qu'on traite les parties centrales avec des tentes

---

4-5. αὐτῷ τῷ λιβανωτῷ X; libanotam   oleo Y.— 12. ἐπικοιλίοντα X.— 13. ξη-
tritum mittis Y. — 5. embroce de vino et   ποῦ X; pulver Y.

ἐν μέσῳ μοτοῦν τῶν προειρημένων τινί· ἐπὶ τέλει δὲ κατὰ πᾶν τὸ
ἕλκος τῷ ξηρῷ ὡς προείρηται χρῆσθαι. Ἄνωθεν δὲ αὐτοῦ ἀρκεῖ ἤτοι 10
ξηρὸς μοτός, ἢ ἐξ οἴνου ἐλλύχνια Ταρσικά, ἢ ξανίδες ἐκ παλαιῶν
ὠμολίνων, σπόγγος τε οἴνῳ δευθεὶς καὶ ἐπίδεσις οἰκεία. Σημειω- 11
5 τέον δὲ ὅτι ἐπὶ πάσης φλεγμονῆς τὸ τῆς εἰς τὰ ἐναντία ὁλκῆς καὶ
ἀντισπάσεως παράγγελμα κοινὸν ὑπάρχει, οἷον ἐπὶ μὲν σκέλους
διὰ χειρῶν γυμνάζεσθαι, περιπάτου καὶ στάσεως ἀπεχόμενον.
Οὔκουν οὐδὲ εἰ τὴν ἕδραν φλεγμαίνοι τις, τὴν κοιλίαν μαλάξο- 12
10 μεν, ὥσπερ οὐδὲ εἰ κατὰ κύστιν, ἢ αἰδοῖον, ἢ νεφροὺς, οὐρητικοῖς
ποτίσομεν, οὐδὲ εἰ μήτραν, ἢ γυναικὸς αἰδοῖον, ἔμμηνα κινήσομεν,
ἀλλὰ ἐπὶ τὰ πορρωτάτω τὴν ἀντίσπασιν καὶ μεθολκὴν ἀεὶ ποιησόμεθα. Αἱ μέντοι πυρώδεις φλεγμοναὶ τοῖς μετὰ τοῦ χαλᾶν ἐμψύ- 13
χουσι βοηθοῦνται, ὥσπερ τῷ τε σφαιρίῳ καὶ τῇ παρύγρῳ καὶ τῷ
διὰ μολυβδαίνης, ἔτι δὲ καὶ τῷ διὰ ᾠῶν καὶ τῷ διὰ μέλιτος ἀνιε-

enduites d'un des médicaments énumérés plus haut; vers la fin on emploiera la poudre sur toute l'étendue de la plaie de la manière que je viens
de décrire. Par-dessus il suffit d'appliquer soit des tentes sèches, soit des 10
mèches de Tarsus, ou des raclures de vieille toile écrue trempées dans
du vin, ainsi qu'une éponge imbibée de vin et un bandage convenable.
Il est à noter que le précepte de tirer en sens contraire et de révulser 11
est également applicable à toutes les inflammations : ainsi, en cas d'inflammation des jambes, on exercera les bras, en évitant la promenade
et la station. Si donc quelqu'un a une inflammation au siége, nous ne 12
relâcherons pas le ventre, pas plus que nous n'administrerons des potions propres à pousser aux urines en cas d'inflammation de la vessie,
des parties honteuses, ou des reins, ou que nous ne provoquerons les
règles, quand la matrice ou les parties génitales de la femme sont le
siége d'une inflammation; mais nous ferons toujours la révulsion et le
transport vers les parties les plus éloignées. Les inflammations brûlantes 13
sont soulagées par les médicaments qui refroidissent et relâchent à la
fois, comme sont la boulette, le médicament à moitié liquide et l'emplâtre à la galène, de plus par le médicament aux œufs et le médicament
au miel délayé au point de prendre une consistance à moitié liquide,

1. ἔμμεσω μώτου (sic) X. — 6. Coxa Y.

μένῳ ϖαρύγρῳ συσ1άσει καὶ σὺν ὕδατι ἀνακεκομμένῳ· ὁμοίως καὶ
τῇ διὰ χυλῶν μετὰ ἴσου κηροῦ συντακείσῃ ῥοδίνῳ, ἢ ὠμοτριϐεῖ ἐλαίῳ
14 αὐταρκεῖ, καὶ μετὰ ὕδατος ἀνακοπείσῃ. Τὰ δὲ ἐρυσιπέλατα ἰδιαίτε-
15 ρον θεραπευόμενα ἰδίας καὶ ἀναγραφῆς τεύξεται. Αἱ δὲ μετὰ νομῆς
    φλεγμοναὶ καταπλασσέσθωσαν ἤτοι φακῷ ἑφθῷ μετὰ μέλιτος, ἢ   5
16 καὶ ἄρτου τι ϖροσειληφότι, ἐνίοτε καὶ σιδίων. Καὶ τὰς ἐπὶ τραύ-
    ματι δὲ φλεγμονὰς αἳ γίνονται νικηθέντων τῶν ἀφλεγμάντων
    φαρμάκων, θεραπεύειν καταιονοῦντα μὲν ὕδατι θερμῷ ϖοτίμῳ, ἢ
    ὑδρελαίῳ, αὐτῷ δὲ τῷ ἕλκει τετραφάρμακον ἐπιτιθέντα, ἢ τὸ Μα-
    κεδονικὸν, ἢ τὴν τοῦ Ἀζανίτου, ἀνιεμένας ῥοδίνῳ, ἢ ἄλλῳ τινὶ τῶν   10
    χαλασ1ικῶν ἐλαίων, ἄνωθεν δὲ καταπλάσσοντα διὰ ὑδρελαίου καὶ
    ϖυρίνου ἀλεύρου, ἢ κριθίνου, ἢ ἐξ ἀμφοῖν μικτοῦ· ἐν ϖαρακμῇ δὲ
    τοῖς ξηραίνουσιν ὡς τῇ Ἰνδικῇ καὶ τῇ Ἀθηνᾷ, καὶ τὰ λοιπὰ ἀκολού-
17 θως. Ἕδρας δὲ φλεγμαινούσης καὶ δακτυλίου, καταπλάσσειν μελι-

et battu avec de l'eau; il en est de même pour le médicament aux sucs
(*diachylon*) fondu avec une proportion égale de cire dans une quantité
suffisante d'huile aux roses ou d'huile d'olives vertes, et battu avec de
14 l'eau. Comme les érésipèles réclament un traitement à part, ils feront
15 l'objet d'une mention spéciale. Les inflammations compliquées d'ulcération envahissante doivent être traitées avec des cataplasmes de miel
et de lentilles cuites, soit seules, soit combinées avec un peu de pain,
16 et quelquefois avec des écorces de grenade. Les inflammations qui proviennent d'une blessure, et qui tiennent à ce que les médicaments destinés à prévenir l'inflammation ont été impuissants, exigent l'emploi
des affusions d'eau potable chaude, ou d'huile et d'eau, et, sur la plaie
elle-même, l'application du médicament aux quatre ingrédients, du médicament macédonien, ou de l'emplâtre de l'Azanien délayés dans de
l'huile aux roses, ou dans quelque autre huile relâchante; par-dessus
on placera un cataplasme de farine de froment ou d'orge, ou bien de
ces deux espèces de farine réunies, délayées dans de l'huile et de l'eau;
à l'époque du déclin, on recourra aux desséchants, comme l'emplâtre in-
17 dien, ou la Minerve, et ainsi de suite. Quand le siége et l'anus seront enflammés, on emploiera un cataplasme de mélilot cuit dans du vin d'un

9-10. τὸ Μακεδονικῷ X.

λώτῳ ἐν γλυκεῖ ἐφθῷ, μιγνύντα καὶ ᾠοῦ λέκιθον ὀπλὴν καὶ ἄρτον ἐν οἴνῳ βεϐρεγμένον, βραχὺ δέ τι καὶ κρόκου.

ς'. Περὶ ἀποσίημάτων.

Ἀπόσίημά ἐσίι φθορὰ καὶ μεταϐολὴ σαρκῶν, ἤτοι σαρκωδῶν,   1
οἶον μυῶν, νεύρων, φλεϐῶν, ἀρτηριῶν, συμμεταϐαλόντων καὶ συν-
5 διαφθειρομένων τοῖς σεσημμένοις σώμασι καὶ τῶν περιεχομένων
ἐν αὐτοῖς ὑγρῶν. Εἴδη δὲ ἀποσίημάτων τὰ ἀνωτάτω δύο· τὰ μὲν   2
γὰρ ἐν χιτῶνι συνίσίαται, τὰ δὲ ἄνευ χιτῶνος. Τὰ μὲν οὖν ἐν χι-   3
τῶνι συνισίάμενα ἑτερωνύμως προσαγορεύεται· σίεατώματα γὰρ
καὶ ἀθερώματα καὶ μελικηρίδες καλοῦνται, τὴν ἐπωνυμίαν ἔχοντα
10 κατὰ ἐμφέρειάν τινα· τὰ δὲ ἄνευ χιτῶνος ἐν αὐτῇ τῇ σαρκὶ γινόμενα τηροῦντα τὴν τοῦ γένους ὀνομασίαν ὁμωνύμως ἀποσίήματα
προσαγορεύεται, περὶ ὧν νῦν πρόκειται λέγειν. Τῆς δὲ τῶν ἀπο-   4
σίημάτων γενέσεως προηγεῖται φλεγμονὴ κατὰ τὸ πλεῖσίον, γινομένη ποτὲ μὲν ἐξ ἀφανοῦς αἰτίας, ποτὲ δὲ ἐκ πληγῆς, ἢ τραύ-

goût sucré, auquel on ajoutera un jaune d'œuf grillé, du pain trempé dans du vin et un peu de safran.

6. DES ABCÈS.

Un abcès est une corruption et une transformation de chairs ou de   1
parties charnues, par exemple de muscles, de nerfs, de veines ou d'artères, dans laquelle les liquides contenus dans les parties qui se pourrissent prennent part à leur transformation et à leur corruption. Il existe   2
deux classes principales d'abcès : en effet, quelques-uns se forment dans
une tunique, et d'autres sans tunique. Les abcès qui se forment dans   3
une tunique sont désignés par des noms d'une autre espèce : en effet,
on les appelle *stéatômes*, *athérômes* et *mélicérides*, et ils tirent leur surnom d'une certaine ressemblance ; tandis que les abcès sans tunique,
qui se forment dans la chair même, conservent le nom du genre, et
sont indiqués par le même nom d'*abcès* : c'est de ceux-là que je me propose de parler actuellement. La formation des abcès est précédée, le   4
plus souvent, d'une inflammation provenant, tantôt d'une cause non apparente, tantôt d'un coup, d'une blessure, d'une piqûre, ou de quelque

5 ματος, ἢ νύγματος, ἤ τινος ὁμοίου. Παρέπεται δὲ τῷ ἀποσ]ήματι
γινομένῳ πύρωσις ἰσχυρὰ τοῦ τόπου καὶ ὄγκος μείζων τοῦ πρόσθεν
ἠρέμα εἰς ὀξεῖαν κορυφὴν ἀνατεινόμενος, ἔρευθός τε κατακορέσ]ε-
ρον ἢ πρὶν, καὶ μᾶλλον πελιώτερον, καὶ σκληρότης ἱκανὴ καὶ ἄλγημα
σύντονον, οὐ διηνεκῶς μὲν ἐγκείμενον, κατὰ δέ τινας ἐμβολὰς νυγμα-   5
τωδῶς ἐμπῖπ]ον, ὥσπερ διακεντουμένης τῆς σαρκὸς, ἢ διεσθιομέ-
νης, σφυγμόν τε ἄδηλον ἴσχει ὁ τόπος, βαρύ τε φαίνεται καὶ οἷον
6 ἀλλότριον τὸ ἀφισ]άμενον μέρος. Εἰ δὲ καὶ ἐπίκαιρος εἴη ὁ φλεγμαί-
7 νων τόπος, οἷον νευρώδης, ἐπιγίνεται καὶ πυρετός. Τῆς δὲ τοῦ
σώματος συμπαθείας μέγα τεκμήριον βουβών· ἐπιφανὴς οὐ γὰρ   10
8 ἄλλως πυρετὸς ἐν ταῖς ἐν ἐπιφανείᾳ φλεγμοναῖς ἐγείρεται. Βουβῶνες δὲ κοινότερον εἴρηνται φλεγμοναὶ αἱ τῶν ἀδένων μετὰ ἐπάρ-
9 σεως, τῶν ἐν τοῖς βουβῶσι κυρίως οὕτω καλουμένων. Εἰ μὲν οὖν
περὶ κεφαλὴν συνίσ]αται τὸ φλεγμαῖνον, ἢ περὶ τὸν τράχηλον, ἢ

5 autre accident semblable. L'abcès est accompagné, pendant sa formation,
d'une ardeur considérable du lieu affecté, d'une tuméfaction plus grande
qu'auparavant et qui se ramasse peu à peu en une pointe aiguë, d'une
rougeur ayant une teinte plus foncée, ou, du moins, plus bleuâtre qu'auparavant, d'une dureté assez prononcée, d'une douleur vive qui ne reste
pas sans interruption dans la partie, mais qui, par accès, la frappe d'une
sensation de piqûre, comme si la chair était percée ou rongée; de plus,
le lieu affecté est le siége d'une pulsation peu apparente, et la partie où
se trouve l'abcès semble lourde et produit l'effet d'un corps étranger.
6 Si la partie enflammée est importante, par exemple si c'est une partie
7 nerveuse, il survient aussi de la fièvre. Un bubon est une grande preuve
de ce que tout le corps prend part à la maladie : car, sans cela, les inflammations des parties superficielles n'excitent pas de fièvre manifeste.
8 On appelle plus généralement *bubons* [toutes] les inflammations de
glandes accompagnées de tuméfaction; tandis qu'on réserve particu-
9 lièrement ce nom pour les tumeurs des aines (*en grec* βουβῶνες). Si
donc un phlegmon se forme à la tête, au cou, à la poitrine, à la partie

2. γινομένῳ ex em. Littré; γενομένῳ   κυρίως loco migrare jussit Littré; post
X. — 10. μετὰ X; delet Littré. — 13.   φλεγμοναί (l. 12) X.

ϖερὶ Θώρακα, ἢ μετάΦρενον, ἢ βραχίονας, οἱ ἐν ταῖς μασχάλαις
συμπάσχουσιν· εἰ δὲ ϖερὶ τὰ σκέλη, οἱ ἐν τοῖς κυρίως βουϐῶσι
καλουμένοις. Οἵ τε ϖυρετοὶ τὸ ἐπίπαν οἱ ἐπὶ τῇ γενέσει τῶν ἀπο- 10
σΙημάτων συνισΙάμενοι νύκτωρ ἐπιτείνουσι, καὶ τὰ ϖολλὰ ϖροη-
5 γεῖται αὐτῶν ῥῖγος οὐκ ἰσχυρὸν μὲν, ἀνωμάλως δὲ τὰς ἐμπΙώσεις
ϖοιούμενον, καὶ μάλισΙα τῆς ἀποσΙάσεως ἐν βάθει ἐπιγινομένης.
Ταῦτα μὲν οὖν ὑγροῦ μέλλοντος ἔσεσθαι καὶ ἤδη γινομένου ση- 11
μεῖα· γενομένου δὲ, τὰ μὲν ἀλγήματα μειοῦται, καὶ οἱ σὺν τοῖς
ῥίγεσι ϖυρετοὶ ϖαύονται, καὶ ἡ ϖύρωσις κατασϐέννυται, τὰ δὲ
10 νύγματα οὐκ ἐκλείπει μὲν, κνησμώδη δὲ γίνεται καὶ ἡσυχῇ ναρκώδη,
καὶ ὁ ὄγκος κορυφοῦται, καὶ ἡ Φλεγμονὴ εἰς ὀξεῖαν κορυφὴν ἀποτελευτᾷ, καὶ ϖέλιος διαμένει καθάπερ καὶ ϖρόσθεν, κατὰ δὲ τὴν
κορυφὴν ὑπολευκαίνεται, εὐαφής τέ ἐσΙι καὶ εἰκτικὸς κατὰ ταῦτα
ὑποπίπΙει καὶ ῥᾳδίως κατὰ τὰς ἐπερείσεις τῶν δακτύλων ἀντι-
15 μεθισΙάμενος· ϖρός γε μὴν τούτοις ἡ ἐπιΦάνεια κατὰ τὴν κορυφὴν
ἀποσύρεται καὶ ἀποδέρεται. Λέγω δὲ ταῦτα ἐπὶ τῶν ἔξω κορυφου- 12

moyenne du dos, ou aux bras, les glandes des aisselles prennent part à
l'affection; si c'est aux jambes, la même chose a lieu pour les glandes
situées dans la région qu'on appelle proprement *aines* (ou *bubons*). En 10
général, les fièvres qui proviennent de la formation des abcès s'aggra-
vent la nuit, et, le plus souvent, elles sont précédées d'un frisson peu
intense, mais qui envahit par accès inégaux, et surtout quand l'abcès se
forme dans la profondeur du corps. Voilà les signes d'un liquide qui 11
va exister ou qui se forme déjà; mais, quand il est déjà formé, les douleurs diminuent, les fièvres accompagnées de frissons cessent, l'ardeur
s'éteint, les sensations de piqûre ne disparaissent pas, mais prennent un
caractère de cuisson et de torpeur légère, la tumeur devient pointue,
l'inflammation se termine en une pointe aiguë, et reste bleuâtre comme
elle l'était auparavant; cependant, à la pointe, elle blanchit un peu, et,
dans cette région, elle se montre douce au toucher, dépressible, prompte
à se transporter facilement au côté opposé quand on appuie les doigts
dessus; en outre, la surface s'éraille et s'excorie à la pointe. Je dis tout 12
cela des abcès qui tournent leur pointe vers l'extérieur, tandis que, dans

13. ἱκτικός X; εὔεικτος Paul. — 16. p. 567, l. 1. ῥηγνυμένων Paul.

μένων, ὡς ἐπί γε τῶν ἐν μεσοπλευρίοις καὶ τῶν ἐν σσεριτοναίῳ καὶ
σσάντων τῶν ἐν βάθει οὔτε ἔρευθος, οὔτε σκληρία, ἢ ἀναδορὰ σημαίνει διὰ τὸ σώζεσθαι τὴν ἐπιφάνειαν ἐπὶ τῶν ἐν βάθει ὁμόχρουν,
οἷα δὴ σσολὺ κατωτέρω τοῦ δέρματος συνισταμένων τῶν ἀποσͽημά-
13 των· τὰ δὲ ἄλλα κοινὰ ἔχουσι, τούς τε σσυρετοὺς καὶ τὰ ῥίγη. Ἴδια   5
δὲ σσαρέπεται αὐτοῖς ταῦτα· εὐφόρως μὲν ἐπὶ τὸ σσεπονθὸς μέρος
κατακλίνονται, δυσφόρως δὲ καὶ ἐπωδύνως διατίθενται ἐπὶ τὸ ἀπαθὲς κατακείμενοι, κἂν μὲν ἐπὶ τὸ ἀπαθὲς κατακλιθῶσιν, οὐδεμία
ἔμφασις ὄγκου γίνεται· ἐὰν δὲ ἐπὶ τὸ σσεπονθὸς, ἐξογκοῦται ἀφε-
σͽηκὸς, οἷα δὴ τὴν ῥοπὴν ἔξω σσοιουμένων τῶν ὑγρῶν· ἐν δὲ ταῖς 10
μετακλίσεσι καὶ μετασͽροφαῖς αἴσθησίς τις γίνεται οἷον κλυδαζο-
14 μένου καὶ μεταρρέοντος τοῦ ὑγροῦ. Οἷς μὲν οὖν σημείοις τεκμαί-
ροιτό τις ἀπόσͽημα γινόμενόν τε καὶ γεγονὸς, εἴρηται σχεδόν· τοῦ
γε μὴν ἐμπείρου κατὰ τὸν Ἱπποκράτην οὐδὲ ἂν τὴν χεῖρα λάθοι ἡ
σύσͽασις τοῦ ὑγροῦ.   15

les abcès des espaces intercostaux, dans les abcès de l'intérieur du péritoine et dans tous les abcès profondément situés, il ne se manifeste ni
rougeur, ni dureté, ni excoriation, parce que, en cas d'abcès profondément situés, la surface [du corps] conserve sa couleur naturelle, vu que
les abcès se forment dans une région située bien loin au-dessous de la
peau; les autres signes leur sont communs [avec les abcès superficiels],
13 aussi bien les fièvres que les frissons. Mais ils sont accompagnés des
signes spéciaux suivants : les malades se couchent avec aisance sur la
partie affectée, tandis qu'ils éprouvent du malaise et de la douleur en
restant couchés sur la partie saine; et, s'ils sont couchés sur la partie
saine, il ne se manifeste aucune tumeur; si, au contraire, ils s'appuient
sur la partie malade, cette partie devient saillante par l'écartement des
parois, vu que les liquides penchent vers l'extérieur, et, quand les malades changent de position et se retournent, il se produit une sensation
14 qui ressemble à la fluctuation ou au déplacement d'un liquide. J'ai à
peu près énuméré les signes à l'aide desquels on peut reconnaître un
abcès en voie de formation ou déjà formé; mais, d'après Hippocrate
(*Fract.* § 3; t. III, p. 426), la formation du liquide n'échappera pas à la
main [exploratrice] d'un homme d'expérience.

ζ′. Θεραπεία ἀποστημάτων.

Μετὰ τὸ ἐκκρῖναι τὸ πύον μότῳ διασάξομεν τὴν διαίρεσιν, ἐπὶ   1
μὲν νευρωδῶν σωμάτων, ἢ χειμῶνος οἰνελαίῳ βρέχοντες τὸν μό-
τον, θέρους δὲ καὶ ἐπὶ τῶν σαρκωδῶν, καὶ μάλιστα ἐπὶ τῶν ἄκρων,
οἷον ταρσοῦ, θέναρος, πέλματος, ὑδρελαίῳ. Ἐπιδήσαντες δὲ ἐπι-   2
5 βροχῇ συνεχέστερον χρησόμεθα. Εἰ δὲ πλείους εἶεν αἱ διαιρέσεις,   3
τελαμῶνας διεμβαλοῦμεν διὰ τῆς διαιρέσεως οὓς λημνίσκους οἱ
χειρουργοὶ καλοῦσιν· χρώμεθα δὲ αὐτοῖς ὑπὲρ τοῦ συνέχειν τὰ σώματα ἐν διαστάσει, μέχρις ἂν καθαρὰ γένηται τὰ ἕλκη. Τὰ μὲν οὖν   4
πολλὰ τῇ ἐπιούσῃ λύσομεν, καὶ μάλιστα θέρους· εἰ δὲ μήτε ὑπὸ
10 φλεγμονῆς ὀδυνῷτο ὁ κάμνων, μήτε πολὺ εἴη τὸ ἐπιρρέον πύον, τῇ
τρίτῃ. Καὶ εἰ μὲν ἔτι φλεγμαίνοι τὰ σώματα, τὰς αὐτὰς ἐμβροχὰς   5
παραληψόμεθα, προκαταντλήσαντές [τε] ὕδατι θερμῷ πολλῷ πρὸ
τοῦ καταπλάττειν ἀμυχὰς ἐμβαλοῦμεν· ῥυπαροῦ δὲ ὄντος τοῦ ἕλκους,

7. TRAITEMENT DES ABCÈS.

Après l'évacuation du pus, nous remplirons l'incision de tentes trem-   1
pées dans de l'huile et du vin, s'il s'agit de parties nerveuses ou si le traitement a lieu en hiver, et dans de l'huile et de l'eau, si c'est en été ou si
les parties sont charneuses, surtout si ce sont les extrémités du corps,
comme le tarse, la paume de la main ou la plante du pied. Après avoir   2
appliqué un bandage, nous insisterons assez longtemps sur les embrocations. S'il existe plusieurs incisions, nous mettrons tout au long, dans   3
l'incision, des bandelettes que les chirurgiens appellent *lemnisques* (plumasseaux de charpie); nous nous en servons pour maintenir les parties
dans l'écartement, jusqu'à ce que les plaies se soient mondifiées. Ordinai-   4
rement nous levons l'appareil le lendemain, surtout si c'est en été; mais,
si l'inflammation ne cause pas de douleur au malade, et si l'afflux du pus
n'est pas abondant, nous attendons jusqu'au troisième jour. Si les parties   5
sont encore enflammées, nous emploierons les mêmes embrocations, et,
après avoir fait préalablement une affusion abondante d'eau chaude, nous

12. [τε] ex em.; om. X.

ἐπὶ τὰς ἀνακαθαρτικὰς ἐμπλάσlρους χωρήσομεν · καθαρῶν δὲ γενο-
6 μένων, ἀναπληρωτικοῖς χρησόμεθα. Ὑπερσαρκήσαντα δὲ κατασlελοῦμεν ἤτοι ξηροῖς μότοις, ἢ οἴνῳ δεδευμένοις, ἢ μέλιτι ὠμῷ · μείζονος
δὲ οὔσης τῆς ὑπερσαρκώσεως, ξηροῖς κατασlελοῦμεν, ὡς τῇ Ῥοδίᾳ ·
εὐτόνως δὲ καθαίρει καὶ μίσυ καὶ χαλκῖτις · εἶτα ἐμπλάσlροις 5
7 κατουλώσομεν. Ἐπὶ δὲ τῶν κόλπους ἐχόντων, μετὰ τὴν ἀνακάθαρσιν,
ἣν ἐπιγνωσόμεθα ἐκ τοῦ μηκέτι ϖύον ἐπιφέρεσθαι, κομισάμενοι
τοὺς τελαμῶνας, ἐγκλύσομεν ϖάντα τὸν κόλπον οἰνομέλιτι, ἐνιέντες
διὰ ϖασῶν τῶν διαιρέσεων, εἶτα κολλύρια ἐκ μέλιτος ἑφθοῦ ϖε-
ποιημένα ἐνθήσομεν αὐτοῖς ἐκπληροῦντες τὰς ὑποφορὰς, ἀνωθέν τε 10
σπλήνιον δυνάμεως ϖαρακολλητικῆς ἐπιβαλοῦμεν · δύναται δὲ ϖα-
ρακολλᾶν ἥ τε βάρβαρος, καὶ ϖᾶσαι αἱ διὰ ἀσφάλτου, καὶ ἡ Ἀθηνᾶ
καὶ ἡ διὰ ἰτεῶν, ἥ τε Ἰνδικὴ καὶ ἡ φαιὰ, καὶ μᾶλλον ϖασῶν ἡ τοῦ
ἁλιέως ᾗ ἡμεῖς χρώμεθα · τοὺς δὲ λεπlὰ ἔχοντας τὰ ἐπικείμενα

pratiquerons des mouchetures avant d'en venir aux cataplasmes : si la plaie
est sordide, nous aurons recours aux emplâtres mondificatifs ; et, quand
les plaies seront devenues pures, nous nous servirons des remèdes desti-
6 nés à les remplir. Nous réprimerons les chairs luxuriantes avec des tentes,
soit sèches, soit trempées dans du vin, ou du miel cru ; et, si les chairs
luxuriantes sont trop abondantes (pour céder à ce traitement), nous les
réprimerons avec des poudres, comme celle de Rhode ; le sulfate de
cuivre déliquescent et le cuivre pyriteux mondifient aussi vigoureuse-
7 ment ; ensuite nous cicatriserons à l'aide d'emplâtres. Dans les cas où
il y a des sinus, nous enlèverons les bandelettes après la mondification,
que nous reconnaîtrons par la cessation de l'afflux du pus, et nous
ferons dans tout le sinus des injections de vin miellé, injections que
nous ferons passer à travers toutes les incisions ; ensuite nous y introduirons des collyres faits de miel cuit, de manière à remplir les trajets,
et nous placerons par-dessus une compresse enduite d'un médicament
doué de propriétés agglutinatives ; à cette classe de médicaments appartiennent l'emplâtre barbare et tous les emplâtres au bitume de Judée,
la Minerve, l'emplâtre aux feuilles de saule, l'emplâtre indien, l'emplâtre brun, et, plus que tous les autres, l'emplâtre du pêcheur, dont
nous nous servons ; on agglutinera les sinus recouverts de téguments

σώματα αἱ διὰ ἀλῶν. Κατὰ δὲ τῆς ἐμπλάσ]ρου σπόγγον ὀξυμέλιτι,   8
ἢ ὀξυκράτῳ, ἢ οἴνῳ διάβροχον ἐπιβαλοῦμεν· ἐπιδήσομεν δὲ ταῖς
ἐπιδέσεσιν ἀρχόμενοι κατὰ τὸν πυθμένα τοῦ κόλπου, τερματίζοντες
δὲ αὐτὸ κατὰ τὸ σ]όμα. Διὰ τρίτης δὲ ἐπιλύσαντες, εἰ μὲν παρα-   9
5 κεκολλημένα αὐτὰ εὕροιμεν, ἐπὶ τὸ ἐπουλοῦν καὶ μαλάσσειν χωρή-
σομεν· εἰ δὲ ὅλος ὁ κόλπος, ἢ μέρος τι αὐτοῦ μένοι ἀπαρακόλλητον,
πάλιν ἐπὶ τὴν ἔνθεσιν τῶν κολλυρίων ἥξομεν καὶ τὴν ἐπιβολὴν
τῶν σπληνίων, χρώμενοι τούτοις μέχρι παντελοῦς παρακολλήσεως.
Τὰς δὲ περιαιρέσεις τὸν αὐτὸν τρόπον θεραπεύσομεν καὶ τὰς με-   10
10 γάλας διαιρέσεις.

η΄. Χειρουργία ἀποσ]ημάτων, ἐκ τῶν Ἀντύλλου καὶ Ἡλιοδώρου.

|Εἰ μὲν κατὰ τὴν κεφαλὴν γένοιτο ἐπιπολῆς ἀπόσ]ημα, ἁπλο-   Mai 1.   1
τομήσομεν, τάτ]οντες τὴν διαίρεσιν οὐ κατὰ τὴν εὐθύτητα τῶν τρι-

minces avec les emplâtres au sel. Par-dessus l'emplâtre, nous mettrons   8
une éponge imbibée de vinaigre miellé, d'eau vinaigrée, ou de vin, et
nous appliquerons les bandages, en commençant par le fond du sinus et
en finissant à l'ouverture même. Nous lèverons l'appareil tous les trois   9
(deux) jours ; et, si nous trouvons les parties agglutinées, nous passerons
au traitement cicatrisant et ramollissant ; si, au contraire, soit tout le
sinus, soit une partie de son trajet, reste décollé, nous retournerons à
l'introduction des collyres et à l'application des compresses, dont nous
nous servirons jusqu'à ce que les parties soient complétement recollées.
Nous traiterons de la même manière les plaies résultant d'une extirpa-   10
tion ou d'une incision d'une grande étendue.

8. TRAITEMENT CHIRURGICAL DES ABCÈS. — TIRÉ DES ÉCRITS D'ANTYLLUS
ET D'HÉLIODORE.

S'il existe un abcès superficiel au cuir chevelu, nous ferons une inci-   1
sion simple, à laquelle nous ne donnerons pas une direction parallèle à

Ch. 8, l. 11. μὲν οὖν X. — Ib. περὶ τουτέσ]ιν ἡ ἀπόσ]ασις X. — 11-12. εὐ-
κεφ. X. — Ib. ἡ σύσ]ασις τοῦ ὑγροῦ, θυτομ. X.

Mai 1.

χῶν, ἀλλὰ ἐπικάρσιον καὶ ὑποβεβλημένην τῇ τριχώσει, ὅπως ἡ
οὐλὴ μετὰ ταῦτα κρύπλοιτο ὑπὸ τῆς τῶν τριχῶν ἐπιπλώσεως· εἰ δὲ
βύθιον κατὰ τὸν περικράνιον ὑμένα τὸ ὑγρὸν ὑποπίπλοι, ὥσλε ἢ
διαφθαρῆναι μέρος τι αὐτοῦ, ἢ διαγανακτῆσαι καὶ συμπαθῆσαι, τῆς
μὲν εὐμορφίας ἥτλονα ποιησόμεθα λόγον, τοῦ δὲ ἀσφαλοῦς προ-   5
νοούμενοι, δύο διαιρέσεις ἐμβαλοῦμεν συμμέτρους ὡς πρὸς τὸ ἀπόσλημα, τὴν μὲν εὐθυτενῆ, τὴν δὲ ἐπικαρσίαν, τεμνούσας κατὰ μεσότητα ἀλλήλας, ὡς τὸ σχῆμα αὐτῶν παραπλήσιον εἶναι τῷ χῖ
γράμματι· οὕτω γὰρ ὁ περικράνιος οὐ διαγανακτήσει πανταχόσε
2 διαιρούμενος. Εἰ δὲ κατὰ μέτωπον ἀπόσλημα γένοιτο, ἐπικαρσίως   10
διαιροῦμεν μιμούμενοι τὰς φυσικὰς ἐν τῷ μετώπῳ γραμμάς· εἰ δὲ
κατὰ ῥῖνα, τὴν τομὴν εὐθυτενῆ τάξομεν κατὰ τὸ μῆκος τῆς ῥινός·
εἰ δὲ κατὰ μῆλα, εἰ μὲν ὑπὸ αὐτοῖς τοῖς ὀφθαλμοῖς, μηνοειδεῖ διαιρέσει χρησόμεθα, τὸ κύρτωμα τῆς διαιρέσεως κάτω σλρέφοντες, ἵνα

la longueur des cheveux, mais que nous dirigerons transversalement
sous les cheveux, afin que, plus tard, la cicatrice soit cachée par la che-
velure qui tombe dessus; si, au contraire, on rencontre du pus profondément situé au-dessous de la membrane qui entoure le crâne, de manière que cette membrane soit détruite en partie, ou supporte avec peine
cet état et prenne sa part des souffrances, nous tiendrons moins de compt
de la beauté, mais nous réserverons nos soins pour la sûreté du traitement, et nous ferons deux incisions proportionnelles à l'étendue de l'abcès, dont l'une sera perpendiculaire et l'autre transversale, et qui se
couperont au milieu, d'où il résultera que la forme des deux incisions
prises ensemble ressemble à la lettre *chi* : en effet, de cette manière, le
péricrâne ne sera pas désagréablement affecté, vu qu'il est coupé dans
2 tous les sens. S'il s'est formé un abcès au front, nous ferons une incision tranversale, en imitant les linéaments naturels de cette partie; si
le nez est le siége d'un abcès, nous donnerons à l'incision une direction
perpendiculaire dans le sens de la longueur du nez; si ce sont les pommettes, nous lui donnerons, au cas où l'abcès se trouve immédiatement
au-dessous des yeux, la forme d'une demi-lune dont nous tournerons le
côté saillant en bas, pour la conformer aux courbures naturelles de cette

9. οὐδ' ἀγανακτεῖ X. — 10. γίνοιτο X. — 14. τάσσοντες X.

ταῖς φυσι|καῖς τῶν ὑπωπίων περιφερείαις σχηματισθῇ· εἰ δὲ κατω-
τέρω κατὰ τὰ λεπτὰ καλούμενα τῆς γνάθου, εὐθυτενῆ τομὴν διελοῦμεν, ἐπεὶ καὶ ἡ ῥυσότης ἡ κατὰ φύσιν τῶν παρειῶν κατὰ εὐθύτητά
ἐστιν. Ὄπισθεν δὲ τοῦ ὠτὸς ὑγροῦ γενομένου, μηνοειδῶς περιγρά-
5 ψομεν, μιμούμενοι τὴν βάσιν τοῦ ὠτός. Τραχήλου δὲ ἐπὶ ἀποστή-
ματι τεμνομένου, ἐπὶ μὲν τῶν ὄπισθεν εὐθυτενὴς διαίρεσις ἁρμόδιος,
ἐπὶ δὲ τῶν ἔμπροσθεν, ἐπεὶ λαγαρὸν τὸ δέρμα διὰ τὰς ἐπικύψεις
καὶ πολλὴν ἐπίδοσιν ἔχον, περιελοῦμεν· ἐκ γὰρ τῆς εὐθυτομίας οὐ
πάνυ τι προσπίπτει τὰ σώματα, οἷα δὴ τοῦ δέρματος ἐγχαλωμέ-
10 νου καὶ ἀφισταμένου τῶν συνεχῶν σωμάτων. Τὰ δὲ αὐτὰ ποιοῦμεν
καὶ ἐπὶ μασχάλης καὶ βουβῶνος καὶ δακτυλίου διὰ τὴν ὁμοείδειαν
τοῦ δέρματος πρὸς τὸ τοῦ τραχήλου δέρμα. Ἐπὶ δὲ μασῶν, παχέων μὲν ὄντων τῶν ἐπικειμένων τῷ πύῳ σωμάτων, ἁπλοτομία
γινέσθω· λεπτῶν δὲ καὶ ἀνεπιτηδείων πρὸς κόλλησιν, ἐκτεμνέσθω.
15 Τὰ μὲν οὖν ἄλλα μέρη τοῦ τιτθοῦ ἀδεῶς περιαιρείσθω· ὁ δὲ πλη-

région; si l'abcès est placé plus bas, dans la région qu'on appelle parties
minces de la joue, nous couperons perpendiculairement, puisque les
rides naturelles de cette région ont également une direction perpendiculaire. S'il s'est formé du liquide derrière l'oreille, nous l'entourerons
d'une incision semi-lunaire, en imitant la base de l'oreille. Si l'on fait
une incision au cou pour cause d'abcès, une division perpendiculaire
convient pour la région postérieure; mais, à la partie antérieure, on
aura recours à l'extirpation, parce que la peau est lâche, en vue des
mouvements d'abaissement de la tête, et se prête à un allongement
considérable : en effet, si l'on fait une incision simple, les parties ne se
présentent pas trop facilement au couteau, attendu que la peau se relâche et s'écarte des parties contiguës. Nous faisons la même chose pour
l'aisselle, l'aine et l'anus, à cause de la ressemblance entre l'espèce de
peau de ces parties et celle du cou. Quant aux seins, on usera d'une
incision simple, quand les parties qui recouvrent le pus sont épaisses;
mais, quand ces mêmes parties sont minces et ne se prêtent pas au recollement, on pratiquera une excision. A l'exception du voisinage de la papille, toutes les autres parties du sein doivent être extirpées sans crainte;

1. ὑπωπίων ex em.; ἐποποιῶν R. — 7. λιπαρόν R. — 10. Ταῦτα δέ R.

Mai 2-3.

σίον τῆς θηλῆς τόπος σεφροντισμένως μηνοειδεῖ σεριαιρέσει,
8 συντηρουμένης τῆς θηλῆς. Ἐν δὲ τοῖς βραχίοσι καὶ τοῖς ἀγκῶσιν,
ἔν τε ταῖς χερσὶ καὶ δακτύλοις καὶ τοῖς ἀπὸ τῶν βουβώνων κατω-
9 τέρω σᾶσιν εὐθείας κατὰ μῆκος διαιρέσεις ἐγχαράσσομεν. Εἰ δὲ
κατὰ ὠμοπλάτην ἢ κατὰ τὰς κλεῖδας ἀπόσ]ημα συσ]αίη, λοξὸν τὸ 5
εἶδος τῶν τομῶν σαραληπ]έον κατὰ μίμησιν τῆς ἐξοχῆς τῶν ὀσ]ῶν
τούτων· εἰ δὲ κατὰ ῥάχιν, εὐθυτενῶς διαιροῦμεν, ὥσπερ οἱ μύες
10 ἐπιπεφύκασιν. Ἐπὶ δὲ συγῶν, κατὰ μὲν τὰ σεριφερῆ καὶ ὀπίσω
μέρη, διαιροῦμεν εὐθείαις τομαῖς· κατὰ δὲ τὰ ὑπεσ]αλμένα καὶ
συνεγγίζοντα τοῖς μηροῖς σεριελοῦμεν· συριγγοῦται γὰρ ῥᾳδίως, εἰ 10
11 $\frac{3}{}$ μὴ σεριαιροῖτο ἐκ | σλάτους. Ὁμοίως δὲ, εἰ καὶ σερὶ τὸν σφιγκτῆρα
ὑγρὸν γένοιτο, τὸ εἶδος τῆς διαιρέσεως ἐπικάρσιον ἐπιτηδευέσθω·
12 ταύτῃ γὰρ καὶ αἱ σ]ολίδες σεφύκασιν. Δεῖ δὲ ἐν τῷ καιρῷ τῆς
κατουλώσεως κασσιτέρινον σωλῆνα κυκλοτερῆ ἐντιθέναι, ἔξωθεν μὲν
ἀχανῆ, εἰς δὲ τὸ βάθος σεριφερῆ τρῆμα μέσον ἔχοντα σρὸς τὰς 15

mais, dans cette région, on fera, avec précaution, une extirpation en
8 demi-lune, en conservant la papille. Aux bras, aux coudes, ainsi qu'aux
mains et aux doigts, et dans toute la région située au-dessous des aines,
9 nous imprimons aux parties des incisions droites longitudinales. S'il se
forme un abcès aux environs de l'omoplate ou des clavicules, il faut
recourir à une incision de forme oblique, en imitant la saillie de ces os ;
mais, si c'est à l'épine du dos que siége l'abcès, nous coupons perpendiculairement, conformément à la direction naturelle des muscles superpo-
10 sés. Aux fesses, nous faisons des incisions droites aux parties arrondies
et postérieures, tandis que nous extirperons aux parties fuyantes qui se
rapprochent des cuisses : car, dans cette région, il se forme facilement
11 des fistules, si l'on ne pratique pas une extirpation très-étendu. De
même, s'il s'est formé du liquide au niveau du sphincter, il faut donner
à l'incision une forme transversale : car c'est aussi là la direction natu-
12 relle des rides de cette région. A l'époque de la cicatrisation, il faut introduire un tuyau en étain de forme circulaire, largement ouvert à l'extérieur, tandis que, dans la profondeur, il doit être arrondi et pourvu

τῶν πνευμάτων ἀποδόσεις. Μέχρι τέλους δὲ τῆς θεραπείας ἐγκεί- 13
σθω ὁ σωλὴν πρὸς τὴν ἐν διαστολῇ κατούλωσιν. Ἐπὶ δὲ πλευρῶν 14
καὶ στέρνου τὸ εἶδος τῆς διαιρέσεως ἐπικάρσιον ἐπιτηδευέσθω·
ταύτῃ γὰρ καὶ αἱ πλευραὶ πεφύκασιν· ὁμοίως δὲ καὶ ἐπὶ τοῦ ἐπι-
5 γαστρίου, διὰ τὸ τὰς φυσικὰς στολίδας αὐτοῦ πάσας ἐπικαρσίους
εἶναι. Πτερυγώματος δὲ ἐπὶ γυναικείου αἰδοίου τὰ μὲν ἄνω διαι- 15
ρείσθω, τὰ δὲ πρὸς τῇ ἕδρᾳ αὐτῶν περιαιρείσθω. Ἐπὶ δὲ ὀσχέου 16
καὶ καυλοῦ τομαῖς εὐθυτενέσι χρηστέον, καὶ τὸ σύνολον εἰδέναι χρὴ
ὅτι τὰ σχήματα τῶν διαιρέσεων διδασκόμεθα ἐκ τῆς ἐπιβλέψεως
10 τῆς πρόσθεν πρὸς τὸ ἀσφαλὲς καὶ τὸ εὔμορφον· γραμμὰς μὲν γὰρ
φυσικὰς ἀπομιμούμενοι διὰ τῆς τομῆς, ἐπὶ τὸ εὔμορφον ποιούμεθα
τὴν ἀναφοράν· εὐθυτενῶς δὲ τέμνοντες, οἷον ἐπὶ τῶν κώλων καὶ τῶν
τενόντων, τῆς ἀσφαλείας προνοούμεθα, ἵνα μὴ τῶν νεύρων καὶ τῶν
ἀγγείων ἐκ τῆς ἐπικαρσίου διαιρέσεως ἀναγκασθῶμεν διελεῖν τι.

d'un trou au milieu, pour permettre au malade de lâcher des vents. Le 13
tuyau devra rester en place jusqu'à la fin du traitement, afin que les
parties se cicatrisent pendant qu'elles sont écartées. Aux côtes et au ster- 14
num, on dirigera l'incision dans un sens transversal : car c'est là également la direction naturelle des côtes; il en est de même pour les téguments du ventre, parce que tous les plis naturels de cette région sont
transversaux. A la partie supérieure des grandes lèvres de l'organe gé- 15
nital de la femme, on fera une incision simple, tandis qu'on pratiquera
l'extirpation dans les parties de cet organe qui se rapprochent du siége.
Aux bourses et au membre viril, on fera usage d'incisions perpendicu- 16
laires, et, en général, il faut savoir que nous apprenons la forme des incisions en tenant d'abord compte de la sûreté du traitement et de la beauté
de la forme : en effet, lorsque, avec nos incisions, nous imitons les linéaments naturels, nous avons en vue la beauté; mais, quand nous coupons
perpendiculairement, comme aux membres et à la partie postérieure
du cou, nous nous inquiétons de la sûreté, craignant d'être obligé de
diviser quelque nerf ou quelque vaisseau en coupant transversalement.

---

3. καὶ στέρνων R; ἢ στήθους X. — περιαιρείσθω om. R. — 8. χρή om.
Ib. τασσέσθω X. — 6-7. Πτερυγ..... X.

Mai 3-4.

17 Χρὴ μέντοι γινώσκειν ὡς οὐκ ἐπίσης ὀφειλόντων ἀποβλέπειν ἡμῶν
πρός τε τὸ ἀσφαλὲς καὶ τὸ εὐπρεπές· πανταχοῦ γὰρ προσεχέσle-
18 ρον τὸ τῆς ἀσφαλείας τίθημι. Πάλιν ἐπὶ μὲν τῶν μικρῶν ἀποσlη-
μάτων μιᾷ διαιρέσει χρησόμεθα, κατὰ ὃ λεπlότατα αὐτὰ ἑαυτῶν
εὑρίσκεται τὰ σώματα· ἐπὶ δὲ τῶν μειζόνων πλείοσι διαιρέσεσι 5
χρώμεθα· τέμνοντες γὰρ ᾗ λεπlότατον τὸ δέρμα καὶ τὸ ὑγρὸν ἐκκρίνοντες, καθίεμεν τὸν λιχανὸν δάκτυλον τῆς ἀρισlερᾶς χειρὸς διὰ
4 τῆς διαιρέσεως εἰς τὸν κόλπον, ἔπειτα πανταχῇ περιάγοντες | αὐτὸν
19 τὸ μέγεθος τοῦ κόλπου κατανοοῦμεν. Εἰ μὲν οὖν ἐπὶ ἕν τι μέρος
ὁδηγοῖτο ὁ δάκτυλος, τῶν πέριξ ἀπαθῶν ὄντων, κατὰ ὁπότερα [ἂν] 10
ὑγιὲς ᾖ τοῦ κόλπου, κατὰ ταῦτα κυρτώσαντες αὐτὸν καὶ περιτείναν-
τες τὴν σάρκα, δευτέραν ἐμβαλοῦμεν διαίρεσιν, τὸ αὐτὸ σχῆμα
20 ἔχουσαν τῇ προτέρᾳ. Εἰ δὲ ὁ κόλπος ὁ περιέχων τὸ ὑγρὸν εὐθυτενὴς μὲν εἴη, τύχοι δὲ πολὺ ἐπιμηκέσlερος τοῦ δακτύλου, μετὰ τὴν
δευτέραν διαίρεσιν κομισάμενοι τὸν δάκτυλον, πάλιν διὰ τῆς δευτέ- 15

17 Il faut reconnaître cependant que nous ne devons pas attacher une importance égale à la sûreté et à la beauté : car partout j'estime que la considéra-
18 tion de la sûreté me regarde de plus près. De plus, quand les abcès sont
petits, nous ne ferons qu'une seule incision à l'endroit où nous trouvons
leurs parois plus minces que partout ailleurs, tandis que, pour des abcès
d'une plus grande étendue, nous emploierons des incisions multipliées :
en effet, pendant que nous faisons une incision à l'endroit où la peau est
le plus mince et que nous évacuons le liquide, nous introduisons le doigt
indicateur de la main gauche, à travers l'incision, dans le sinus ; ensuite
nous le retournons de tous côtés pour constater l'étendue de la cavité.
19 Si donc le doigt arrive sur une région entourée de parties saines, nous
le recourbons vers celui des deux côtés où se trouve une partie intacte
[des parois] du sinus, nous tendons la chair autour de lui, et nous faisons
20 une seconde incision ayant la même forme que la première. Si le sinus
qui contient le liquide est allongé, et si sa longueur dépasse de beaucoup celle du doigt, nous retirerons le doigt après la seconde incision,
nous l'introduirons de nouveau à travers cette même incision, et nous

6. χρησόμεθα X. — 10. [ἂν] ex em.; om. R.

ρας αὐτὸν καθήσομεν, καὶ τρίτην ἄλλην ἐμβαλοῦμεν ἐπὶ τῇ δευτέρᾳ
παραπλησίως. Εἰ δὲ πλατὺς εἴη καὶ περιφερὴς, στομώσομεν ᾗ 21
λεπλότατος ὑποπίπλει · καθέντες δὲ τὸν δάκτυλον, τὴν μέν τινα
διαίρεσιν κατωτέρω τῆς πρώτης ἐμβαλοῦμεν, τὴν δὲ ἀνωτέρω, εἰ
5 τύχοι κἀνταῦθά τις διασημαίνειν ὑποφορά· ἄλλας δὲ ἐκ πλαγίων
τῆς πρώτης καὶ τῆς μετὰ τὴν πρώτην, πάσας μέντοι αὐτὰς ἐπὶ τὸ
αὐτὸ ἐκτεινομένας μέρος. Στοχασμὸς δὲ γινέσθω μάλισλα τοῦ τὰς 22
ὑσλάτας διαιρέσεις τὰς πρὸς τοῖς πέρασι τοῦ κόλπου παρὰ αὐτὴν
τὴν ὑγιαίνουσαν καὶ μὴ ἀφεσληκυῖαν σάρκα ἐμβάλλεσθαι· εἰ μὴ
10 γὰρ τοῦτο γένοιτο, ἀλλὰ ὑπολείποιτό τις χώρα κεκολπωμένη δυ-
ναμένη φυλάτλειν ὑγροῦ τι μέρος ἐν ἑαυτῇ, μείζων ὁ κόλπος γενήσεται, τῶν ὑγρῶν διασηπόντων ἐκεῖνα τὰ μέρη, κατὰ ἃ ἂν ὑφίσλα-
σθαι τύχῃ. Εἰ μὲν οὖν ὑπόπλατυ τὸ ἀπόσλημα τύχοι καὶ μὴ πάνυ 23
ἐξωγκωμένον, εὐθυτομήσομεν· εἰ δὲ κυρτὸν ἰσχυρῶς εἴη καὶ περίογ-
15 κον εἰς ὀξεῖάν τε ἀνατεῖνον κορυφὴν, περιαιρέσει χρησόμεθα· μεγάλῃ μὲν, εἰ καὶ αὐτὸς ὁ τόπος προκαλοῖτο τὴν περιαίρεσιν, ὡς

ajouterons, de la même manière, à la seconde une autre, qui sera la troisième. Si le sinus est large et arrondi, nous l'ouvrirons à l'endroit où il 21
se montre le plus mince; et, après avoir introduit le doigt, nous ferons
une incision au-dessous de la première, une autre au-dessus, si par
hasard, de ce côté, il se révèle aussi un trajet, d'autres encore sur les
côtés de la première et de celle qui est venue après la première; mais
toutes les incisions de cette espèce devront se diriger vers la même région. On doit s'efforcer surtout d'obtenir que les dernières incisions si- 22
tuées sur les limites du sinus soient prolongées jusqu'à la chair saine
et non abcédée elle-même : car, si cela ne se fait pas, et s'il reste une
région creusée d'un sinus et pouvant conserver une partie du liquide
dans son intérieur, le sinus s'agrandira, attendu que les liquides font
pourrir les parties dans lesquelles ils séjournent. Si donc l'abcès est lé- 23
gèrement aplati et pas trop saillant, nous couperons en ligne droite; si,
au contraire, il est extrêmement bombé, saillant, et s'il se ramasse en
une pointe aiguë, nous aurons recours à l'extirpation, et nous donnerons
à l'incision une grande étendue, lorsque l'endroit lui-même exigera l'ex-

6. μὲν τοιαύτας R. — 9. ὑγιήνην X. — Ib. τάσσειν X.

Mai 4-5.

μασχάλη καὶ βουϐὼν καὶ τὰ ϖερὶ τὸν δακτύλιον· εἰ δὲ ὁ μὲν τόπος, ὅσον ἐπὶ ἑαυτῷ, ϖαραιτοῖτο τὴν ϖεριαίρεσιν, τὸ δὲ ἀπόσ]ημα
διὰ τὸ ἰσχυρῶς κεκορυφῶσθαι τὴν τῆς ϖεριαιρέσεως ἀνάγκην ἐπά-
24 γοι, μικρᾷ χρησόμεθα. Χρὴ δὲ ϖεριδιαιρεῖν τὸν τρόπον τοῦτον·
μετὰ τὸ σημειώσασθαι τὸν ϖεριαιρεθησόμενον τόπον, διαγράψομεν   5
5 τὸ βά]θος μυρσινοειδῶς, εἶτα ἄγκισ]ρον καταπείραντες εἰς μέσην
τὴν ϖεριγεγραμμένην σάρκα, καὶ ἀνατείναντες ἰσχυρῶς διὰ τῆς
25 ἀρισ]ερᾶς χειρὸς, ϖᾶν τὸ ϖεριχαραχθὲν ἐκτεμοῦμεν. Ταὐτὰ δὲ
ϖοιήσομεν, κἂν τὰ ἐπεσ]ορεσμένα σώματα τῷ ἀποσ]ήματι λεπ]ὰ
ἢ νενεκρωμένα εἶναι τύχῃ· εὐδόκιμος γὰρ ἐπὶ ἀμφοῖν τούτοιν ἡ   10
26 ϖεριαίρεσίς ἐσ]ιν. Μέτρον δὲ τῆς ϖεριαιρέσεως αὐτὸ τὸ λελεπ]υ-
27 σμένον, ἢ νενεκρωμένον ἔσ]ω σῶμα. Τοσαῦτα ϖερὶ τῆς χειρουργίας
τῶν ὑποπιπ]όντων ἀποσ]ημάτων· ἑξῆς δὲ ϖερὶ τῆς θεραπείας
λεκτέον.

tirpation, comme l'aisselle, l'aine et les environs de l'anus; tandis que
nous la ferons petite lorsque l'endroit, considéré en lui-même, s'opposera
à cette opération, mais que l'abcès, parce qu'il est extrêmement pointu,
24 nous mettra dans la nécessité d'y recourir. Voici la manière dont il faut
extirper la tumeur : après avoir déterminé l'étendue de ce qu'on doit
extirper, nous circonscrirons sa base dans un périmètre en forme de
feuille de myrte; ensuite nous fixerons un crochet au milieu de la chair
comprise dans la figure qu'on vient de tracer, nous la tirerons vigoureusement en haut à l'aide de la main gauche, et nous exciserons toute la
25 partie autour de laquelle nous avons tracé une ligne. Nous agirons de la
même façon quand les parties qui recouvrent l'abcès sont minces ou
mortifiées : car, dans ces deux cas, l'extirpation est réputée une bonne
26 opération. On adoptera pour limite de l'extirpation l'étendue de la partie
27 amincie ou mortifiée. Voilà ce que j'avais à dire sur la chirurgie des
abcès qui se présentent; il s'agit maintenant de parler de leur traitement.

6. μέσην] τὸ ὑπό X. — 8. Ταῦτα R; τὰ αὐτά X.

III.   37

θ'. Περὶ τῶν ἐν κατακαλύψει ἀποσΊημάτων. Ἐκ τῶν Ἡλιοδώρου.

Ἐὰν μὲν οὖν ὁ σεπονθὼς τόπος ὑποπίπῖη χειρουργίᾳ, συνεργεῖν 1
δεῖ τῇ σρὸς τὴν ἐπιφάνειαν ῥοπῇ τοῦ ἀποσΊήματος διὰ σνριῶν
θερμῶν καὶ ἐπισπασΊικῶν καταπλασμάτων τε καὶ ἐμπλάσΊρων· τοῦ
δὲ ἀποσΊήματος | ὑπὸ σύῤῥηξιν ἀγομένου, τἀναντία δεῖ σοιεῖν, καὶ 276
5 συνεργεῖν τῇ εἰς βάθος ὁρμῇ σρὸς τὴν ἀνασΊόμωσιν, τῇ μὲν ἐπιφανείᾳ σροσάγοντας τῶν σΊυφόντων καταπλασμάτων τῶν διὰ φοινίκων καὶ θαλίας φύλλων καὶ σιδίων καὶ μήλων, σόματα δὲ διδόν-
τας θερμαίνοντα, οἷα τὰ διὰ σεπέρεως, σμύρνης, σηγάνου, ὀποῦ,
ἵνα τῆς ἐπιφανείας σΊελλομένης καὶ τοῦ βάθους θερμαινομένου καὶ
10 ἐρεθιζομένου λεπΊυνθὲν τὸ ἀπόσΊημα ἀνασΊομωθῇ. Ἐπὶ δὲ τῶν ὑπο- 2
πιπΊόντων ἀποσΊημάτων τοῖς τῆς χειρουργίας ἔργοις, τελείας ἐκ-
πυήσεως γενομένης, ἐπὶ τὴν χειρουργίαν ἥκειν δεῖ.

9. DES ABCÈS CACHÉS. — TIRÉ D'HÉLIODORE.

Si le lieu affecté se prête à une opération chirurgicale, il faut favoriser 1
la tendance de l'abcès vers la surface à l'aide de fomentations chaudes,
de cataplasmes et d'emplâtres attractifs; mais, si l'abcès marche vers la
rupture interne, on fera le contraire, et on favorisera sa tendance vers
la profondeur, pour provoquer son ouverture : à cet effet, on appliquera
à la surface des cataplasmes astringents aux dattes, aux feuilles d'olivier,
aux écorces de grenade et aux pommes, et on donnera des potions
échauffantes telles que celles au poivre, à la myrrhe, à la rue et au silphium, afin que, par la constriction de la surface, l'échauffement et
l'irritation des parties profondes, les parois de l'abcès s'amincissent et
se rompent. En cas d'abcès qui se prêtent aux opérations chirurgicales, 2
on aura recours à l'opération quand la suppuration sera entièrement
achevée.

7. θαλλίας R.

277 | ι΄. Τῶν ἐν μεσοπλευρίῳ ἀποσΊημάτων χειρουργία.

1-2   Σχηματιζέσθω ὁ κάμνων κεκλιμένος ἐπὶ τὸ ὑγιὲς πλευρόν. Πρὸς
δὲ τὴν διαίρεσιν αἱρεῖσθαι δεῖ μεσοπλεύριον τὸ μεσαίτατον τοῦ

3   ὄγκου καὶ τῶν ἄλλων πλατύτερόν τε καὶ εἰκτικώτερον. Ἡ δὲ διαίρεσις διδόσθω πλαγία μὲν, ὑπόλοξος δὲ πρὸς τὸ τοῦ μεσοπλευρίου

4   σχῆμα. Τεμνέσθω δὲ πρῶτον μὲν τὸ δέρμα, καὶ πρὸ τῆς τοῦ ἀπο-   5
σΊήματος σΊομώσεως διὰ τῶν τῆς διαιρέσεως χειλῶν ἀγκτῆρες ῥαμ-
μάτινοι διεκβαλλέσθωσαν τέσσαρες, δύο καὶ δύο· διὰ ἢν δὲ χρείαν

5   ὕσΊερον εἴσεσθε. Μετὰ τὴν τῶν ἀγκτήρων διεκβολὴν τῷ τοῦ σμι-
λαρίου κόρακι σΊομούσθω τὸ ἀπόσΊημα· ἅμα δὲ καὶ τῷ δακτύλῳ

6   διαρτάσθω τὸ καταλελειμμένον συνεχὲς σῶμα. Μέγεθος δὲ τῆς το-   10

7   μῆς σύμμετρον ἔσΊω ὡς διδάκτυλον, ἢ καὶ ἔτι μεῖζόν. Τῇ δὲ πρώτῃ
ἐνεργείᾳ μὴ ὅλον ἐκλαμβανέσθω τὸ πύον· ἡ γὰρ ἀθρόα ἔκκρισίς

8   τετήρηται τὸν κατὰ λιποθυμίαν κίνδυνον ἐπιφέρουσα. Ἐκληφθέντος
δὲ τοῦ ὑγροῦ, σπόγγον μάλα μὲν λίνῳ διαδεδεμένον ἐπὶ τὴν διαί-

10. MANIÈRE D'OPÉRER LES ABCÈS DES ESPACES INTERCOSTAUX.

1   Qu'on place le malade dans une position où il soit couché sur le côté
2   sain. Pour faire l'incision, il faut choisir l'espace intercostal qui correspond le mieux au milieu de la tumeur, qui est le plus large et le plus
3   dépressible. On devra faire une incision transversale, mais légèrement
4   oblique, conformément aux contours de l'espace intercostal. On coupera
d'abord la peau, et, avant d'ouvrir l'abcès, on passera à travers les lèvres
de cette incision quatre anses de fil, deux de chaque côté ; vous saurez
5   plus tard dans quel but. Après avoir placé ces anses, on ouvrira l'abcès
avec la pointe du bistouri ; en même temps, on séparera avec le doigt
6   les parties qu'on a laissées dans la continuité. Que la longueur moyenne
7   de l'incision soit de deux doigts, ou même plus encore. A la première
opération, il ne faut pas enlever tout le pus : car on a observé qu'une
8   évacuation subite de ce liquide amène le danger de défaillance. Après
avoir enlevé le liquide [en partie], on introduira dans l'incision une
éponge fortement liée à un fil, afin de retenir, à l'aide de cette éponge, le

3. ἐκτικ. R. — 7. διὰ ἤν incertum, semideletum in Cod. ; δίκαιον Mai.

37.

ρεσιν ἐντιθέσθω, ἵνα διὰ αὐτοῦ τὸ καταλελειμμένον ὑγρὸν ἐπέχη-
ται· εἶτα τιλτοῖς μότοις χρησ1έον καὶ ϖλυγματίῳ διπ1ύχῳ, ἢ τρι-
π1ύχῳ, τῷ καλουμένῳ μοτοφύλακι. Κατὰ δὲ τούτου οἱ ἀγκτῆρες   9
ἀμματιζέσθωσαν τοπικοῦ κρατήματος χάριν· εἶτα ἔξωθεν ἐπιμο-
5 τούσθω ἡ τομὴ τιλτοῖς οἰνελαίῳ βεβρεγμένοις, καὶ ἔξωθεν ὁ κοινὸς
μοτοφύλαξ ἐπιτιθέσθω, καὶ ὅλῳ τῷ Θώρακι ἔριον οἰνελαίῳ βεβρεγμένον. Τῇ δὲ δευτέρᾳ, ἢ τρίτῃ λυέσθω, καὶ ϖάλιν μέρος τοῦ   10
ὑγροῦ αὔταρκες κενούσθω. Γινέσθω τε ταῦτα καὶ ταῖς | ἑξῆς, ἵνα   11
                                                                278
τρισὶν, ἢ ϖλείοσιν ἐπιβολαῖς τὸ τοῦ ὑγροῦ ϖλῆθος ϖᾶν κομισθῇ.
10 Ἀλλὰ ἐπεὶ τὰ ἀποσ1ήματα ταῦτα κινδυνώδη ἐσ1ὶ, τὸν ἄρισ1ον ἰα-   12
τρὸν χρὴ ϖρογινώσκειν τὸν ὀλεθρίως ἔχοντα καὶ τὸν σωτηριωδῶς.
Ὀλεθρίως μὲν οὖν ἔχων ὁ ϖάσχων μετὰ τὴν τοῦ ὑγροῦ ἔκκρισιν   13
ἀσώδης ἐσ1ὶ, καὶ δυσόρεκτος, καὶ δύσπνους, καί ϖοτε καὶ βήσσει
μετὰ ἀγρυπνίας καὶ ἀσθενείας τῆς δυνάμεως, καὶ τοῦ ὑγροῦ κενου-
15 μένου κατὰ ἡμέραν ϖάλιν συλλέγεται δαψιλὲς δυσῶδες, καὶ Φθει-

liquide qui est resté; ensuite on fera usage de tentes de charpie et d'une
compresse double ou triple qu'on appelle *garde-tente*. Sur cette compresse,   9
on nouera les anses pour la retenir en place; ensuite on mettra, à l'extérieur, sur l'incision, des tentes de charpie trempées dans de l'huile et
du vin; on placera de nouveau, extérieurement, sur celles-ci le garde-
tente commun, et, sur toute l'étendue de la poitrine, de la laine trempée
dans de l'huile et du vin. Le deuxième ou le troisième jour, on lèvera   10
l'appareil, et on évacuera de nouveau une partie suffisante du liquide.
Qu'on fasse également cela les jours suivants, afin qu'après y être re-   11
venu trois ou un plus grand nombre de fois, on ait enlevé toute la masse
du liquide. Mais, comme ces abcès sont dangereux, le médecin accompli   12
doit savoir reconnaître d'avance si le malade est dans un état désespéré,
ou si l'on peut s'attendre à le sauver. Le malade désespéré éprouve,   13
après l'évacuation du liquide, de l'anxiété, du défaut d'appétit, de la difficulté à respirer; quelquefois aussi il a une toux accompagnée d'insomnie
et d'abattement des forces; à mesure qu'on évacue journellement le liquide, il s'en rassemble de nouveau une grande quantité, qui exhale une

3. μονοφύλακι R.

Mai 278.

ρομένου τοῦ ὑπεζωκότος ὑμένος, καὶ ἀπολύματα φανήσεται ἐμφε-
ρόμενα τῷ ὑγρῷ· σωτηρίως δὲ διακειμένου τοῦ νοσοῦντος, τὰ ἐναντία
14 συνεδρεύει. Καὶ χρὴ μετὰ τὴν παντελῆ τοῦ ὑγροῦ ἔκκρισιν τὸν λιχανὸν δάκτυλον καθιέναι, καὶ σκοπεῖν, πότερον γυμναί εἰσιν αἱ
15 πλευραὶ, ἢ λελιπασμέναι, ἢ σκέπονται ὑπὸ σωμάτων. Ἐὰν οὖν ἔτι 5
σκέπωνται τῷ ὑπεζωκότι ὑμένι γινέσθω κατάντλησις διὰ ὕδατος εὐκράτου, εἶτα ἐγκλυζέσθω τὸ βάθος μελικράτῳ, καὶ κλινέσθω ὁ πά-
16 σχων πρὸς τὸ πάσχον μέρος. Τὸ δὲ ἐναπομεῖναν ἐρίῳ περὶ μηλωτρίδα εἰλημένῳ ἀναρπαζέσθω, εἶτα ἐγχυματιζέσθω μέλι λεῖον ὠμὸν,
ἢ μετρίως ἀπεζεσμένον· Φάρμακα γὰρ λιπαίνοντα ἐπὶ τῶν ἀπο- 10
σ]ημάτων τούτων ἐσ]ὶν ἄθετα· τὸ δὲ μέλι διὰ βαρύτητα ὑποτρέχον
17 καὶ τὸ ὑγρὸν ἀνακουφίζον πρὸς ἔκκρισιν ἄγει. Μετὰ τὴν τοῦ μέλιτος ἔγχυσιν, λημνίσκοι καθιέσθωσαν, καὶ τότε ἡ τομὴ τιλτοῖς
μότοις διασ]ελλέσθω, εἶτα ἔξωθεν πλυγμάτιον μέλιτι βεβρεγμένον
18 ἐπιτιθέσθω· καὶ οὕτως οἱ ἀγκτῆρες ἀμματιζέσθωσαν. Περιμοτούσθω 15

mauvaise odeur, et, comme la membrane qui ceint les côtes est en voie
de se détruire, on verra des lambeaux détachés de cette membrane flotter sur le liquide; si l'état du malade permet de croire à son salut, les
14 phénomènes contraires se présentent. Après l'évacuation complète du
liquide, on doit introduire le doigt indicateur, et examiner si les côtes
sont dénudées ou graisseuses, ou s'il existe des parties qui les recou-
15 vrent. Si la membrane ceignante (plèvre) les recouvre encore, on fera une
affusion d'eau tiède; ensuite on injectera de l'eau miellée dans le fond
16 de l'abcès, et le patient devra se coucher sur le côté malade. On attirera
la partie du liquide qui reste encore dans l'abcès, à l'aide de laine en-
roulée autour d'une sonde auriculaire; ensuite on fera une injection de
miel broyé, soit cru, soit légèrement cuit; car les médicaments engraissants sont inadmissibles pour ces abcès, tandis que le miel, qui, vu sa
pesanteur, va au fond et soulève le liquide, le pousse vers l'extérieur.
17 Après l'injection du miel, on introduira des plumasseaux, et alors on dilatera l'incision à l'aide de tentes de charpie; ensuite on mettra dessus, à l'extérieur, une petite compresse trempée dans le miel, et, après cela, on nouera
18 les anses. On recouvrira tout à l'entour les parties voisines de tentes, et on

6. σκέπων R. — 9. εἰλημμένῳ R.

Mai 278-5-6.

δὲ τὰ πλησίον μέρη, | καὶ κατὰ αὐτοῦ ὅλου τοῦ πλευροῦ σπληνίον 5
κεκηρωμένον ἐπιτιθέσθω. Τοῦ δὲ βάθους ῥευματιζομένου, κατά- 19
πλασμα στυπτικὴν ἔχον δύναμιν ἔξωθεν ἐπιτιθέσθω τοῦ σπληνίου.
Ταῦτα γινέσθω ταῖς ἑξῆς ἡμέραις, ἕως οὗ καθαρθῇ καὶ σαρκωθῇ τὸ 20
5 βάθος· ἐν δὲ τῷ μέσῳ τῆς θεραπείας χρόνῳ οἱ ἀγκτῆρες διακοπτό-
μενοι κομιζέσθωσαν. Οὗτός ἐστιν ἄριστος τρόπος τῆς θεραπείας ἐν 21
αὐτῷ τῷ ὑμένι συλλεγέντος τοῦ ὑγροῦ· μεταξὺ δὲ τῶν πλευρῶν καὶ
τοῦ ὑμένος συλλεγέντος, μετὰ τὴν ἀσφαλῆ τοῦ ὑγροῦ ἔκκρισιν
ὁρμῆσαι δεῖ ἐπὶ τὴν τῶν πλευρῶν ἐκκοπήν· ἐκθήσομαι δὲ αὐτὴν
10 ἑπομένως.

] ια΄. Περὶ ἐκκοπῆς πλευρῶν.   6

Ἐκτεμνέσθω τὰ σκέποντα τὴν πλευρὰν ἢ τὰς πλευρὰς σώματα, 1
ὑπό τι τετραγώνου τῆς ἐκτομῆς ὑπομήκους σχηματιζομένης· πρὸς
δὲ τὴν περιχάραξιν διδόσθω μία πρώτη πλαγία διαίρεσις κατὰ
μεσοπλευρίου ὑπὸ τὴν δεομένην ἐκκοπῆς πλευρὰν λελοξωμένη πρὸς

mettra sur tout le côté malade lui-même un linge à emplâtre enduit de
cire. Si le fond de l'abcès est le siége d'une fluxion, on placera, à l'exté- 19
rieur, sur ce linge, un cataplasme doué de propriétés astringentes. Les 20
jours suivants, on continuera à faire la même chose, jusqu'à ce que le
fond de l'abcès soit devenu pur et charnu; mais, au milieu de l'intervalle
de temps qu'exige ce traitement, on divisera et on enlèvera les anses. C'est 21
là la meilleure manière de traiter une collection de pus dans la membrane
elle-même; mais, si la collection se trouve entre les côtes et la membrane,
on en viendra, après avoir évacué le liquide avec précaution, à l'excision
des côtes; je vais immédiatement exposer le procédé de cette opération.

11. DE L'EXCISION DES CÔTES.

On pratiquera l'excision des parties qui recouvrent la côte ou les   1
côtes, en donnant à la partie qu'on veut enlever la forme d'un carré légèrement allongé; en vue de délimiter le lambeau, faites, dans l'espace
intercostal, au-dessous de la côte qui doit être excisée, une première

5. βάρος R. — Ch. 11, l. 12. τι dubium; τε Mai. — Ib. ὑπὸ μήκ. R.

τὸ τοῦ μεσοπλευρίου σχῆμα, εἰς ὃ καταπειρέσθω ἄγκισῖρον, καὶ
2 ἀνατάθὲν ἐκτεμνέσθω. Καὶ οὕτως αἱ πλευραὶ ψιλούσθωσαν, καὶ τῇ
δεομένῃ πλευρᾷ ἀναιρέσεως πλατυμήλης, ἢ μηνιγγοφύλακος ἔλασμα ὑπερειδέσθω ἕδρας χάριν, καὶ ἡ ἀκμὴ τοῦ τρυπάνου σῖηριζέσθω
κατὰ τὸ ἐψιλωμένον μέρος τῆς πλευρᾶς πρὸς τοῖς κατὰ φύσιν σώ- 5
3 μασι, καὶ γινέσθω ἡ ἐνέργεια. Κἂν ὑποπέσῃ τῷ ἐνεργοῦντι κενεμ-
βατῆσαι, τὸ ἔλασμα τῆς μήλης παραγαγέτω ὑπὸ τὸ τετρημένον
4 μέρος. Ὅλον δὲ διὰ ὅλου τὸ τῆς πλευρᾶς πάχος τιτράσθω, καὶ ἤτοι
δύο τὰ πάντα διδόσθω τρήματα, ἕν καὶ ἕν, σῖενῆς οὔσης τῆς πλευ-
5 ρᾶς, ἢ δύο καὶ δύο, πλατυτέρας οὔσης. Τὸν δὲ τρόπον τῆς τῶν τρη- 10
μάτων δόσεως ἐκτίθεμεν ἐν τῷ περὶ τῶν τοῦ κρανίου λόγῳ, καθά-
6 περ καὶ τὸν τρόπον τῆς ἐκκοπῆς. Διακοπῖέσθω δὲ τῆς πλευρᾶς
κατὰ ἓν μέρος τὸ πλεῖον πάχος, καὶ λεπῖὴ συνέχεια καταλειπέσθω,
7 εἶτα τότε τὸ ἕτερον διὰ τῶν ἐκκοπέων διαιρείσθω ὅλον. Τούτου γενομένου, δακτύλοις, ἢ ὀσῖάγρᾳ, συνεχέσθω ἡ πλευρά, ἵνα ἡ κατα- 15

incision transversale, qui déviera dans un sens oblique pour suivre la
forme de cet espace intercostal; là on enfoncera un crochet, on attirera
2 le crochet et on pratiquera l'excision de la partie attirée. Ensuite on dé-
nudera les côtes, et on établira au-dessous de celle qui a besoin d'être
enlevée la plaque d'une sonde large ou d'un *garde-méninge* pour appuyer
dessus; on appuiera les dents du trépan sur la partie dénudée de la côte
3 près des parties saines, et on fera l'opération. S'il arrive à l'opérateur
d'atteindre [avec le trépan] un espace vide, on avancera la plaque de la
4 sonde au-dessous de la partie perforée [de l'os]. Toute l'épaisseur de la
côte devra être percée de part en part, et on fera en tout deux trous, un
de chaque côté, si la côte est étroite, ou quatre trous, deux de chaque
5 côté, si la côte est plus large. Là où nous parlons des affections du crâne
(voy. *Notes*), nous exposons aussi bien le procédé pour faire des trous
6 que celui de l'excision. D'un côté on divisera la majeure partie de l'é-
paisseur de la côte, et on laissera une adhérence de peu d'épaisseur;
après cela, on divisera l'autre côté de part en part à l'aide de scalpels à
7 excision. Après cette opération, on saisira la côte dont il s'agit avec les
doigts, ou avec une pince à os, afin de diviser d'un seul coup avec le

7. παραγάτω R. — 8. τιτράσθω dubium; τετράσθω Mai. — 13. καταλιπ. R.

λελειμμένη λεπ7ὴ συνέχεια μιᾷ ἐπιβολῇ τῇ τοῦ σμιλίου τοῦ ἐκκο-
πέως ἀκμῇ διακοπῇ. Κἂν μὲν ᾖ ἀπαλὰ τὰ τῆς ϖλευρᾶς ἄκρα,   8
ἀρκεῖσθαι δεῖ· ἀνώμαλα δὲ ὄντα ῥίνῃ ὁμαλίζειν. Ταῦτα ϖοιοῦμεν   9
ἐπὶ τῶν ὀσ7ωδῶν ϖλευρῶν· ἐπὶ δὲ τῶν χονδρωδῶν ἐκτέμνειν χρὴ
5 καὶ ἀναιρεῖσθαι διὰ σμιλίου βαρυτάτου, ἢ κατὰ ἐπέρεισιν ἀκμῇ σμιλίου τοῦ ἐκκοπέως· οὔτε γὰρ ἀντέρεισις ἐπὶ χονδρώδους ϖλευ-
ρᾶς ϖαραλαμ|βάνεται, οὔτε ἐκκοπὴ διὰ τὴν ἀπαλότητα τῆς οὐσίας.   7
Ἐκτεμνέσθω δὲ μὴ μόνον τὸ λελιπασμένον μέρος τοῦ χόνδρου, ἀλλὰ   10
καὶ τινα τῶν κατὰ φύσιν τῆς ϖλευρᾶς. Μετὰ δὲ τὴν τῶν ϖλευρῶν   11
10 ἀναίρεσιν λημνίσκοις ἀναπληρούσθω τὸ τῆς ἐκτομῆς κοίλωμα, καὶ
τὰ ϖρόχειρα μέρη τιλτοῖς μότοις ἀναπληρούσθω, καὶ κατὰ τοῦ μοτο-
φύλακος ὅλου τοῦ θώρακος ἔριον οἰνελαίῳ βεβρεγμένον ἐπιτιθέσθω,
εἶτα ἐφιδρύσθω. Μετὰ δὲ τὴν κάθαρσιν ϖρὸς τὴν σάρκωσιν ἐγκρί-   12
νειν δεῖ ἐμπλάσΤρους κεφαλικὰς ἀνειμένας ῥοδίνῳ· τὰ γὰρ λιπαί-

tranchant du scalpel à excision la mince adhérence qu'on a laissée subsister. Quand les extrémités de la côte sont lisses, on en restera là; mais,   8
si elles sont inégales, on les égalisera avec la lime. Voilà ce que nous faisons quand il s'agit des côtes osseuses; quant aux côtes cartilagineuses, il   9
faut les couper et les enlever à l'aide d'un scalpel très-lourd, ou en appuyant dessus le tranchant du scalpel à excision; car, pour la partie cartilagineuse des côtes, on n'emploie ni contre-appui, ni excision [avec le
marteau] à cause de la mollesse de leur substance. On n'enlèvera pas   10
seulement la partie graisseuse du cartilage, mais aussi une certaine portion des parties saines de la côte. Après avoir enlevé les côtes, on rem-   11
plira de plumasseaux la cavité produite par leur excision, tandis qu'on
remplira les parties rapprochées de la surface de tentes de charpie, et
on mettra sur toute la poitrine, au-dessus du garde-tente, de la laine
trempée dans de l'huile et du vin; ensuite on l'assujettira. Quand la   12
plaie s'est mondifiée, on adoptera, en vue de la production des chairs,
l'usage des emplâtres destinés à la tête, qu'on délayera dans de l'huile
aux roses : car les médicaments engraissants ne conviennent pas dans ce

---

5. ἐπέρεισιν ex em.; ἐπερεισίαν R; ἐνέργειαν Mai. — 13. ἐπιδρύσθω R.

Mai 7.

νοντα φάρμακα ἀνοίκεια σύνεσ]ιν, ὅτι πλευρῶν ἄκρα γεγύμνωται,
καὶ λιπαινόμενα πρὸς τοῖς ἐσχάτοις τῆς θεραπείας συρίγγοι τοὺς
13 τόπους μετὰ τὴν σάρκωσιν. Ὑπλία οὖσα ἡ ἕλκωσις κατουλούσθω.

ιϐʹ. Περὶ περιτοναίου, καὶ τοῦ μεταξὺ ἐπιγασ]ρίου καὶ περιτοναίου
ἀποσ]ήματος.

1 Ἐπὶ τοῦ περιτοναίου τόπου τε τοῦ μεταξὺ ἐπιγασ]ρίου καὶ περιτοναίου ἡ αὐτὴ χειρουργία γινέσθω· διαιρεῖται γὰρ ἕως τοῦ πύου 5
2 τὰ σκέποντα σώματα, τοῦ πάσχοντος ὑπλίου ἐσχηματισμένου. Καὶ
τἆλλα γίνεται ὡς ἐπὶ θώρακος· ἄμεινον δέ ἐσ]ι μετὰ τὴν παντελῆ
τοῦ ὑγροῦ ἔκκρισιν τὸν δάκτυλον εἰς βάθος καθιέναι καὶ διαίρεσιν
3 εἰς ὑπόῤῥυσιν διδόναι. Ὀλίγου δὲ ὄντος τοῦ συλλεχθέντος ὑγροῦ,
κατὰ μίαν ἐπιβολὴν ἡ ἔκκρισις τοῦ παρακειμένου γινέσθω ὡς ἐπὶ 10
τῶν ἐν ἐπιφανείᾳ ἀποσ]ημάτων.

cas, pas plus les uns que les autres, parce que les extrémités des côtes
sont dénudées, et que, si elles deviennent grasses vers la fin du traitement, elles donnent lieu, après la production des chairs, à la formation
13 de fistules dans la région où existait l'abcès. On cicatrisera la plaie quand
elle offre une surface plane.

12. DE L'ABCÈS DU PÉRITOINE ET DE L'ESPACE INTERMÉDIAIRE ENTRE LES TÉGUMENTS DU VENTRE ET LE PÉRITOINE.

1 Quand il s'agit du péritoine et de l'espace intermédiaire entre les téguments du ventre et le péritoine, on aura recours à une opération analogue; en effet, on divise les parties qui recouvrent le pus, jusqu'à ce
2 qu'on arrive à lui, le malade étant placé sur le dos. Le reste du traitement
se fera aussi comme pour la poitrine; mais il est préférable d'introduire
le doigt dans le fond de l'abcès après l'évacuation complète du pus et de
3 faire une incision pour provoquer l'afflux. Si la collection de liquide est
peu considérable, on pratiquera d'un seul coup l'évacuation de celui
qui existe, comme cela se fait pour les abcès superficiels.

3. οὖσα ἰσόπεδος ἡ R.

ιγ΄. Περὶ ἥπατος καὶ σπληνὸς ἀποσίήματος.

Ἐπὶ τῶν ἐν ἥπατι καὶ σπληνὶ ἀποσίημάτων δοκεῖ μοι δεῖν 1
τέμνειν, ἢ καίειν. Διαιρείσθω δὲ τὰ ἐπικείμενα τῷ σπλάγχνῳ | σώ- 2 8
ματα, ἐπιγάσίριον καὶ σπεριτόναιον, καὶ σπλείσίης οὔσης συλλογῆς
διεκβαλλέσθωσαν ἀγκτῆρες διὰ τῶν τοῦ ἐπιγασίρίου χειλῶν, καὶ
5 τότε τὸ ἀπόσίημα διαιρείσθω, σπάλιν σπρὸς δύναμιν ἐκκρινομένου
τοῦ ὑγροῦ, σπρὸς δὲ ἐποχὴν τοῦ καταλελειμμένου, ὡς δὲ ἤδη ἐῤῥέθη,
σπογγίου μαλακοῦ ἐντιθεμένου· γινέσθω δὲ καὶ τὰ ἐξῆς οἷα ἐπὶ
τοῦ θώρακος εἴρηται· ὀλίγον δὲ ὂν τὸ ὑγρὸν σύμπαν κατὰ μίαν
ἐπιβολὴν ἐκκρινέσθω. Εἴωθε μὲν οὖν, σαρκουμένης τῆς ἐν τῷ βάθει 3
10 ἑλκώσεως, συσσαρκοῦσθαι καὶ τὰ χείλη τοῦ ἐπιγασίρίου καὶ τοῦ
σπεριτοναίου, ὥσίε μίαν συνούλωσιν τῆς τομῆς γίνεσθαι· ἐὰν δὲ
φθάσῃ ἐπουλωθῆναι τὴν τοῦ σπλάγχνου ἕλκωσιν, ἀναιμασσέσθω

13. DE L'ABCÈS DU FOIE ET DE LA RATE.

En cas d'abcès du foie ou de la rate, il me semble qu'il faut couper 1
ou brûler. On incisera les parties qui recouvrent le viscère, c'est-à-dire 2
les téguments du ventre et le péritoine, et, si la collection est très-considérable, on passera des anses à travers les lèvres de l'incision des téguments
du ventre; ensuite on ouvrira l'abcès et on proportionnera de nouveau la
quantité du liquide qu'on évacue au degré des forces du malade; pour
retenir celui qu'on a laissé en place, on introduira, ainsi que cela a déjà
été dit, une éponge molle; le traitement consécutif sera également le
même que celui qui a été décrit à propos de la poitrine; mais, si le liquide est peu abondant, on l'évacuera entièrement d'un seul coup. Le cas 3
le plus ordinaire, c'est que, en même temps que l'ulcération profonde
se recouvre de chairs, d'autres chairs réunissent les lèvres de la plaie
des téguments du ventre et du péritoine, de sorte que l'incision se cicatrise d'un seul coup; mais, si la cicatrisation de ces parties prévient celle
de la plaie du viscère, il faut rendre de nouveau sanguinolentes les lèvres

Ch. 13, l. 2. σπλάγχνῳ R 1ᵃ m. — μή R. — 12. ἢ τοῦ σπλάγχνου ἕλκω-
10. συνσαρκοῦσθαι R.—11. μίαν conj.; σις R.

Mai 8.

4 τὰ τῆς τομῆς χείλη, καὶ ῥαπλέσθω πρὸς κόλλησιν. Ἐὰν δέ ποτε τὸ
ἐν ἥπατι καὶ σπληνὶ ἀπόσημα ἀναστομωθῇ ὡς τὸ ὑγρὸν προχεό-
μενον ὑποδραμεῖν τὸ περιτόναιον καὶ περιχυθῆναι τοῖς σπλάγχνοις,
ἐὰν μὲν ᾖ πλῆθος τὸ προκεχυμένον, ὡς ἀναλογεῖν πλήθει τῷ ἐπὶ
ὕδρωπος, παρακεντήσει χρώμεθα· ὀλίγου δὲ ὄντος τοῦ κεχυμένου, 5
τοπικὴ γινέσθω διαίρεσις τοῦ ἐπιγαστρίου καὶ τοῦ περιτοναίου,
εἶτα ὅταν φανῇ τοῦ σπλάγχνου στόμωσις, ἐπιδιαιρείσθω πρὸς τὴν
τοῦ ἀποστήματος ἀνασκευήν, καὶ τότε τὰ ἀκόλουθα γινέσθω ὅσα
μικρῷ πρόσθεν εἴρηται.

ιδ'. Περὶ ἀπευθυσμένου ἐντέρου ἀποστήματος καὶ τῶν ἐν ἄλλοις
μορίοις.

1 Τοῦ ἀπευθυσμένου ἐντέρου ἀποστάντος, ποτὲ μὲν χειρουργεῖν 10
δεῖ, ποτὲ δὲ συνεργεῖν τῇ κατὰ βάθος συρρήξει· χειρουργεῖν μὲν
ἐν τοῖς προχείροις τόποις τοῦ ἀποστήματος ὄντος, πλησιάζοντός
[τε] τῷ σφιγκτῆρι [καὶ] ἀφῇ ὑποπίπλοντος· συνεργεῖν δὲ συρρή-

4 de l'incision et les réunir par une suture pour les agglutiner. Si parfois
l'abcès du foie ou de la rate s'ouvre, et que, conséquemment, le liquide, en
s'épanchant, arrive au-dessous du péritoine et se répande autour des viscères, il faut, au cas où le liquide épanché est très-abondant, de manière à équivaloir, pour la quantité, à celui qui existe dans l'hydropisie,
recourir à la paracentèse; si, au contraire, le liquide épanché est peu
abondant, on fait une incision locale des téguments du ventre et du
péritoine; ensuite, quand on découvre l'ouverture du viscère, on l'élargit avec l'instrument tranchant pour guérir l'abcès; alors on applique
le traitement consécutif qui a été décrit un peu plus haut.

14. DE L'ABCÈS DU RECTUM ET DE CEUX DE [QUELQUES] AUTRES PARTIES.

1 Si le rectum s'abcède, il faut quelquefois recourir à une opération,
et d'autres fois favoriser la rupture intérieure dans le fond de l'organe;
on opérera quand l'abcès a son siége dans les parties qui sont à notre
portée, quand il est voisin du sphincter et accessible au toucher; on favorisera, au contraire, la rupture intérieure quand il se forme dans la

Ch. 14, l. 13. [τε] et [καὶ] om. R.

ξει, ἐν βάθει γινομένου. Πρὸς δὲ τὴν χειρουργίαν ὕπλιος σχημα- 2
τιζέσθω ὁ πάσχων ἐπὶ παρέδρου δίφρου | πρὸς αὐγῇ λαμπρᾷ, 9
συνημμένα ἔχων τὰ σκέλη πρὸς τὸ ἐπιγάσλριον καὶ τοὺς μηροὺς
διεσλῶτας ἀπ' ἀλλήλων· ἔσλωσαν δὲ καὶ οἱ πήχεις ταῖς ἰγνύαις
5 ὑποβεβλημένοι καὶ πρὸς τὸν τένοντα διὰ τῶν ἀνισοτόνων βρόχων
ἀνειλημμένοι. Μετὰ τὸν δεδηλωμένον σχηματισμὸν, τοῖς δακτύλοις 3
ἐκτρεπέσθωσαν αἱ πρόχειροι τοῦ δακτυλίου σλολίδες, εἶτα ἄγκισλρον
τῷ λιχανῷ δακτύλῳ συγκαθιέσθω εἰς τὸ τῆς ἕδρας βάθος, καὶ καταπειρέσθω εἰς τὸν ὄγκον, δι' οὗ ἀποτεινόμενον τὸ ἀπόσλημα
10 ἐκτρεπέσθω, καὶ ἐπιδιαιρείσθω, παχέων ὄντων τῶν ἐπικειμένων
τῷ πύῳ σωμάτων. Ταῦτα τὰ ἔργα δύναται γίνεσθαι ἐπὶ παιδικῶν 4
καὶ γυναικείων σωμάτων τῶν ἀπαλοσυγκρίτων· ἐπὶ δὲ νέων περισκλήρων ἀκμαζόντων ἀνθρώπων, ἐὰν μὴ δύνηται ἐκτρέπεσθαι ἡ
ἕδρα, συγκαθιέσθω εἰς τὸ βάθος τῷ λιχανῷ δακτύλῳ ἢ τοῦ ἡμισπα-
15 θίου ἀκμὴ, ἢ σλενῆς κατιάδος ἔλασμα, καὶ διὰ τῆς ἀκμῆς ἔσωθεν

profondeur. Pour pratiquer l'opération, on placera le malade sur une 2
petite chaise (?) dans un jour clair; ses jambes seront assujetties sur
le ventre par des liens, et les cuisses seront écartées l'une de l'autre;
les avant-bras devront aussi être placés au-dessous des jarrets et relevés
vers la partie postérieure du cou à l'aide de lacs à tension inégale. Après 3
avoir placé le malade dans la position que nous venons de décrire, on
renversera avec les doigts les plis de l'anus qui sont à portée; ensuite
on introduira en même temps avec le doigt indicateur un crochet dans
le fond du siége et on l'enfoncera dans la tumeur; à l'aide de ce crochet,
on tirera en bas la tumeur, et on la fera sortir, et, si les parties qui recouvrent le pus sont épaisses, on élargira l'orifice de la fistule. Ces procédés 4
peuvent s'exécuter sur des enfants ou sur des femmes, attendu que leurs
chairs ont une texture molle; mais, chez les gens qui sont à l'époque
moyenne de la vie et dont la chair est très-dure, si on ne peut pas renverser
le siége, il faut introduire en même temps avec le doigt indicateur, dans
la profondeur, le tranchant d'un hémispathion ou le talon d'une lancette
étroite à saigner, et diviser la tumeur tout entière, en faisant faire au tran-

11. γενέσθαι R 2ᵉ m., Mai.

Mai 9-10.

5 ἔξω ἀγομένης διαιρείσθω ὅλον τὸ ἀπόσ]ημα. Μετὰ δὲ τὴν τοῦ πύου
ἔκκρισιν λημνίσκῳ καθεθέντι ἀναπληρούσθω ὁ τοῦ ἀποσ]ήματος
κόλπος, καὶ τὰ ἄλλα τὰ ἀκόλουθα γινέσθω· τῇ δὲ τρίτῃ καθεζέσθω
εἰς λεκάνην πεπληρωμένην ὕδατος θερμοῦ, καὶ προσαντλείσθω
μετὰ περιχύσεως ἐλαίου, καὶ θεραπευέσθω λημνίσκῳ πυοποιῷ φαρ-   5
μάκῳ κεχρισμένῳ, πάντων καὶ τῶν ἄλλων ἀκολούθως γινομένων.

6 Μετὰ δὲ τὴν πύωσιν ἡ ἕλκωσις καθαιρέσθω μέλιτι, ἢ ἄλλῳ τινὶ
7 φαρμάκῳ, καὶ ἐπουλούσθω τῇ διὰ καδμείας. Εἴωθα δὲ πριαπίσκον
10 περιπλάσσειν.τῷ φαρμάκῳ καὶ εἰς τὴν ἕδραν ἐντιθέν|αι. Σημεῖα δέ
8 ἐσ]ι τῆς ἐπουλώσεως ἀνωδυνία, καὶ ὅταν μηκέτι πύον ἐκκρίνηται. 10
9 Τοῦ δὲ ἀποσ]ήματος ἐν τῷ βάθει γεγενημένου καὶ τῇ ἀφῇ μὴ ὑπο-
πίπ]οντος, συνεργεῖν δεῖ τῇ ῥήξει τοῖς δριμυτέροις κλυσμοῖς διὰ
ἀφεψήματος ὑσσώπου, ὀριγάνου μετὰ ἰσχάδων, καὶ τῆς ὀσφύος ἅμα
καταπλασσομένης, μετὰ τὴν σύρρηξιν κατὰ ἀρχὰς μὲν ἐγκλύζειν
ἀκρατέσ]ερον τὸ μελίκρατον· ὕσ]ερον δὲ τὸ τοῦ φαρμάκου, ἢ τῶν 15

5 chant un mouvement de l'intérieur vers l'extérieur. Après l'évacuation du
pus, on remplira la cavité de l'abcès avec un plumasseau qu'on y introduira, et on prendra les autres précautions qui doivent suivre; le troisième jour, on fera asseoir le malade dans un bassin d'eau chaude, et on
pratiquera des affusions en versant en même temps de tous côtés de l'huile
sur lui; on le traitera avec un plumasseau enduit d'un médicament qui pro-
6 voque la suppuration, et on fera tout le reste en conséquence. Après la suppuration, on mondifiera la plaie avec du miel, ou avec quelque autre mé-
7 dicament, et on cicatrisera à l'aide du médicament à la tutie. Je me sers
habituellement d'une tente en forme de membre viril que j'enduis de tous
8 côtés avec le médicament et que j'introduis dans le siége. Les signes de la
9 formation de la cicatrice sont l'absence de douleur et la cessation de l'excrétion du pus. Si l'abcès s'est formé dans la profondeur et reste inaccessible
au toucher, on provoquera la rupture à l'aide de lavements plus ou moins
âcres, composés d'une décoction d'*hyssope* ou d'origan combinée avec des
figues sèches, et, après la rupture intérieure, on fera, tout en appliquant
en même temps des cataplasmes sur les lombes, au commencement, des
injections avec de l'eau miellée contenant plus de miel que de coutume,

6. κεχρημένῳ R.

Mai 10.

ῥόδων ἀφέψημα. — Εἰ δὲ ἐν τῷ διαφράγματι τῶν μυξωτήρων ἀπο- 10
σ]ημάτιον γένοιτο, διαιρείσθω καὶ τότε ἐκτεμνέσθω. Ἔπειτα ἂν μὲν 11
κατὰ φύσιν ἔχῃ ὁ χόνδρος, ἐάσθω· λελιπασμένος δὲ περιτεμνέσθω,
καὶ τότε οἱ ἐλλυχνιωτοὶ μότοι εἰς τοὺς μυξωτῆρας ἐντιθέσθωσαν,
5 εἶτα ἔξωθεν ὅλῃ τῇ ῥινὶ ἐλαιοβραχὲς ἔριον ἐντιθέσθω, συνανακε-
κομμένης λιβανωτοῦ μάννης. Ταῖς δὲ ἑξῆς ἡμέραις πυριάσθω, καὶ 12
τὸ ἑλκύδριον θεραπευέσθω. — Ἐν δὲ τοῖς παρισθμίοις ἀποσ]ήματος 13
συσ]άντος, διελεῖν χρὴ διασ]είλαντα τὸ σ]όμα τῷ σ]οματοδιασ]ο-
λεῖ, ἢ σφηνάριον πρίνινον τάξαντα μεταξὺ τῶν μύλων, καὶ τὴν
10 γλῶσσαν κατασ]είλαντα σπαθομήλῃ, ἢ τῷ γλωσσοκατόχῳ. — Εἰ δὲ 14
ἐν τῷ ὀσχέῳ, ἐὰν μὲν ᾖ παχέα τὰ περιέχοντα τὸ ὑγρὸν σώματα,
τοῖς κατὰ ἁπλοτομίαν ἔργοις χρησόμεθα, πρὸς τὸ τοῦ ἀποσ]ήμα-
τος μέγεθος ἢ μιᾷ διαιρέσει ἢ δυσὶν, ἢ τρισὶν ἀρκούμενοι, λημνί-
σκου τε διεκβολῇ χρώμενοι καὶ τῇ λοιπῇ διαμοτώσει· λελεπ]οποιη-
15 μένων δὲ τῶν σωμάτων τὴν ἐκτομὴν αὐτῶν δοκιμάσομεν.

et, plus tard, avec la décoction de ces médicaments, ou avec celle de roses.
— S'il existe un petit abcès dans la cloison des narines, on le divisera d'a- 10
bord et alors on l'extirpera. Si ensuite le cartilage se trouve dans son état 11
naturel, on l'abandonnera à lui-même ; mais, s'il est graisseux, on enlèvera la partie malade à l'aide d'une incision circulaire, et, après cela, on
introduira dans les narines des tentes faites avec des mèches ; ensuite on
placera à l'extérieur, sur tout le nez, de la laine trempée dans de l'huile
qu'on aura battue avec de la poudre d'encens. Les jours suivants on fera 12
des fomentations et on traitera la petite plaie. — S'il s'est formé un abcès 13
dans les amygdales, il faut le diviser en ouvrant la bouche à l'aide de
l'instrument consacré à cet usage, ou d'un coin de bois d'yeuse qu'on
place entre les dents molaires, et en abaissant la langue avec une sonde
large, ou avec l'instrument destiné à cet usage. — S'il s'est formé un abcès 14
au scrotum, on recourra, dans le cas où les parties qui entourent le liquide seraient épaisses, à la méthode des incisions simples, et on se con-
tentera d'une, de deux ou de trois incisions, selon la grandeur de l'abcès,
en employant un plumasseau qu'on fera passer à travers l'incision et tout
le reste du traitement par les tentes ; mais, si les parties qui entourent
le pus se sont amincies, nous recommanderons de les extirper.

ιε'. Περὶ κόλπων καὶ συρίγγων. Ἐκ τῶν Γαληνοῦ.

1 Ὅταν δὲ ἐπὶ πλέον ἀκόλλητον ᾖ τὸ δέρμα τοῖς ὑποκειμένοις σώμασι, κόλπον ὀνομάζουσι τὸ τοιοῦτον· ἐφεξῆς οὖν καὶ τῆς τούτου
2 θεραπείας μνημονεύσομεν. Βέλτιον μὲν αὐλίσκον εὐθύτρητον ἐκ χαλκοῦ πεποιημένον, ἢ κέρατος ἡτοιμάσθαι σοι· μὴ παρόντων δὲ ἐκείνων, τῶν καλουμένων πυουλκῶν ὅς τις ἂν εὑρύτατον ἔχῃ τὸ τρῆμα,　5
καὶ τὸ διὰ χάρτου κεκαυμένου συντιθέμενον ἡμέτερον φάρμακον ὀλίγον ῥοδίνῳ πολλῷ μιγνύντα διὰ τοῦ τοιούτου πυουλκοῦ τοῖς κόλποις ἐνιέναι κάπειτα μότῳ βύειν τὸ στόμιον· ὅσα δὲ ἐμπλαστά,
φάρμακα τήκοντες ῥοδίνῳ ἐνίεμεν, οὐ διεξέρχεται τὸν πυουλκόν,
ἀλλὰ ἐπὶ τούτων προσήκει κύστιν λαβόντα χοιρείαν προσδεῖν εὐ-　10
3 θύτρητον αὐλίσκον. Εἶναι δὲ χρὴ τὰ τηκόμενα φάρμακα δριμύτερα
τῶν ἐμμότων ὀνομαζομένων, ὁποῖά ἐστι τὰ συνήθη πᾶσι χλωρὰ τῇ
χροιᾷ· προσήκει μὲν γὰρ αὐτὰ τοῦ ῥοδίνου κατὰ τὴν τῆξιν οὐκ

15. DES SINUS ET DES FISTULES. — TIRÉ DE GALIEN.

1　Quand la peau a perdu son adhérence avec les parties sous-jacentes dans
un espace assez étendu, on appelle cet accident *sinus*; nous allons donc
2 maintenant parler du traitement de cet accident. Il n'est pas trop mauvais que vous ayez préparé d'avance un tuyau percé droit, construit en
bronze, ou en corne, ou, à défaut de pareils tuyaux, celui des instruments
dits *tire-pus* qui ait le trou le plus large, et on mêlera une petite quantité
de notre médicament composé avec le papier brûlé à une grande quantité d'huile aux roses pour l'injecter dans les sinus à l'aide d'un *tire-pus*
ainsi fait, après quoi on remplira l'orifice des sinus de tentes; car les
médicaments ayant forme d'emplâtre, que nous injectons dissous dans
de l'huile aux roses, ne passent pas à travers le tire-pus, et il faut alors
recourir à une vessie de porc à laquelle on attache un tuyau percé droit.
3 Ces médicaments, qu'on fait fondre, doivent être plus âcres que les médicaments connus sous le nom de médicaments pour les tentes; tels
sont, par exemple, les médicaments de couleur verte employés habituellement par tous les médecins : en effet, ceux dont il s'agit doivent

CH. 15, l. 2. τὸ τοιοῦτον πάθος Gal.　μύειν R Gal.—12. ὁποῖα ταῦτ' ἐστι Gal.
—8. μοτῷ τιλτῷ Gal.—Ib. βύειν Paul.; — 13. τάξιν R.

ὀλίγον ἔχειν, ὥστε ἐνίεσθαι τῷ κόλπῳ δύνασθαι· καταλύεται δὲ τῶν
ἐμμότων ἡ δύναμις ἐν ταῖς τοιαύταις μίξεσιν. Ὅσα τοίνυν ἐμπλασ7ὰ
φάρμακα τέως ὄντα καθάπερ τό τε τοῦ Μαχαιρίωνος καὶ τὸ τοῦ
Ἐπιγόνου καὶ ἡ Ἴσις εἰς τὴν τῶν ἐμμότων χρῆσιν ἀγόμενα κηρω-
5 τῆς μιγνυμένης δεῖται, ταῦτα ἐπιτηδειότατα τοῖς κόλποις ἐσ7ὶν,
εἰ τακείη μόνον αὐτὰ κατὰ αὐτὰ, μὴ μιχθείσης αὐτοῖς τῆς κηρωτῆς.
Συμμέτρως δὲ ὑποσαρκωθέντος τοῦ κόλπου, τῶν κολλητικῶν φαρ-   5
μάκων ἐπιθήσεις, ὡς εἰ καὶ πρόσφατον ἔναιμον ἐθεράπευες· πολλὰ
δέ ἐσ7ι τὰ τοιαῦτα, τὰ μὲν διὰ ἀσφάλτου σκευαζόμενα, καὶ καλοῦσιν
10 αὐτὰ βαρβάρους, ἕτερα δὲ διὰ λιθαργύρου τε καὶ ἰοῦ μέχρι πλείονος ἐψηθέντα. Ἐπειδὴ οἱ κολποὶ πάντες οὐχ ἁπλαῖ διαιρέσεις εἰσὶν,   6
ἀλλὰ ἀναδέδαρται σῶμα συχνὸν ἐν αὐτοῖς ἄλλο κατὰ ἄλλο μέρος,
ὅπερ οὐδὲ αὐτὸ χρὴ λανθάνειν σε, πρὸς μὲν τὴν ἄνω χώραν ἀνατε-
ταμένου τοῦ κόλπου ῥᾳδίως ἐκρεῖ διὰ τοῦ σ7όματος ὁ ἰχώρ· κατάν-

contenir une assez grande quantité d'huile aux roses pour que la fusion
ait lieu de façon à ce qu'on puisse les injecter dans le sinus; or les
propriétés des médicaments pour les tentes s'épuisent si on opère un pareil mélange. Tous les médicaments, par exemple, celui de Machærion,   4
celui d'Épigone et l'Isis, qui sont primitivement des emplâtres, mais qui,
pour être employés comme médicaments pour les tentes, exigent l'addition du cérat, conviennent très-bien pour les sinus, pourvu qu'on se
borne à les fondre tout seuls, sans y mêler du cérat. Quand, dans le   5
sinus, il s'est établi en dessous un bourgeonnement modéré, appliquez-y
des médicaments agglutinatifs, comme si vous traitiez une plaie récente
encore saignante ; or les médicaments de ce genre sont nombreux; il y
a, d'abord, les médicaments préparés avec le bitume de Judée, qu'on
appelle *emplâtres barbares;* il y en a d'autres à la litharge et au vert-de-
gris et qu'on soumet à une cuisson prolongée. Comme les sinus, les   6
uns aussi bien que les autres, ne sont pas de simples divisions, mais
qu'il existe en eux une grande étendue de parties excoriées, et que ces
parties diffèrent selon la région du corps occupée par le sinus, circonstance qu'il ne faut pas non plus perdre de vue, l'ichor coule facilement

6. μόνα Gal. — 13. μὲν τὴν ex em.; μὲν γὰρ τὴν R. Gal.

τους δὲ ὄντος αὐτοῦ, μένων ἔνδον ἀναβιβρώσκει τι τῶν συνεχῶν.

7 Ἐπὶ μὲν δὴ τῶν τοιούτων κόλπων, εἰ μὴ πρότερον εἰς ὑπόῤῥυσίν τινα ποιήσαις τομὴν, οὐδὲν ἀνύσεις, οὔτε ἐν τῷ σαρκοῦν αὐτοὺς, οὔτε ἐν τῷ κολλᾷν· ἐπὶ δὲ τῶν ἄλλων οὐ δεήσει διαιρέσεως, ἐάν γε μόνον φυλάτῃς τὸ προσῆκον σχῆμα τῷ πεπονθότι μορίῳ, διὰ ὃ 5 σχῆμα δύναιο[ἄν] ποτε καὶ τὸν ἀνάῤῥοπον κόλπον κατάῤῥοπον ἐργά-

8 ζεσθαι καὶ τὸν κατάῤῥοπον ἀνάῤῥοπον. Πρὶν δὲ ἐπιτιθέναι τὸ κολ-
λητικὸν φάρμακον, ἐκκλύζειν μελικράτῳ τὸν κόλπον, ἢ οἴνῳ, ἢ οἰνο-
μέλιτι· πρὸς μὲν γὰρ τὸ ἀποῤῥύψαι τε καὶ ἀποκαθῆραι τοὺς κατὰ
αὐτοὺς ἰχῶρας ἄμεινον τὸ μελίκρατον, ὥσπερ γε καὶ, εἰ ἄγαν εἴη 10
ῥυπαρὸν, ἡ κονία, εἰς δὲ τὸ ἀποκαθῆραί τε ἅμα καὶ τόνον ἐντιθέναι
ἐπιτήδειον τὸ οἰνόμελι· εἰς δὲ τὴν μέλλουσαν κόλλησιν ὁ οἶνος.

9-10 Ἔστω δὲ μέσος ἡλικίᾳ τε καὶ στύψει. Καὶ μέντοι καὶ μετὰ τὴν ἐπί-

par l'orifice du sinus, si la cavité se dirige vers les parties supérieures;
si, au contraire, le sinus a une direction déclive, l'ichor reste dans l'in-
7 térieur et ronge les parties contiguës. Si, dans de tels sinus, vous ne
faites pas d'abord une contre-ouverture afin de favoriser l'afflux et l'é-
coulement du pus, vous ne produirez aucun effet, qu'il s'agisse de développer des bourgeons charnus ou d'agglutiner; pour les autres sinus,
vous n'aurez pas besoin d'incision, pourvu que vous laissiez seulement
la partie affectée dans la position convenable; car, à l'aide de la position,
on rend parfois un sinus remontant déclive, et un sinus déclive remon-
8 tant. Avant d'appliquer le médicament destiné à agglutiner, il faut laver
le sinus avec une injection d'eau miellée, de vin, ou de vin miellé : en
effet, l'eau miellée est préférable, quand il s'agit de déterger et d'évacuer
l'ichor contenu dans les sinus; de même la lessive doit être employée
si l'ulcère est très-sordide; le vin miellé convient quand il faut à la fois
9 mondifier et donner du ton, et le vin en vue du recollement à venir. Ce
vin ne doit être ni trop vieux, ni trop jeune, ni trop ni trop peu astrin-
10 gent. De plus, après l'application du médicament destiné à recoller, vous

---

6. δύναιο [ἄν] ex em.; δύναιό R; δυνήσῃ
Gal. — 8.ἐγκλύζειν μελ. τὸν τόπον R.—
Ib. ἢ οἴνῳ om. R. — 9. περιῤῥύψαι Gal.
— 9-10. περὶ αὐτόν Gal. — 11. κονία

σͅακτή Gal. — 11- 12. εἰς δέ τὸ . . . . .
οἰνόμελι Aët.; om. R Gal. — 13. ἡλικίᾳ]
γλυκύτητός Gal. — Ib. στύψεως Gal.

θεσιν τοῦ κολλήσοντος φαρμάκου σπόγγος καινὸς ἐξ οἰνομέλιτος,
ἢ οἴνου, περιβαλλέσθω μαλακὸς, ὡς ἔνι μάλιστα, καὶ ἡ ἐπίδεσις
ἀπὸ μὲν τοῦ πυθμένος ἀρχέσθω τοῦ κόλπου, τελευτάτω δὲ ἐπὶ τὸ
στόμα. Ἀι δὲ περιβολαὶ τῶν ὀθονίων σφιγγέτωσαν μὲν ἀνωδύνως 11
5 τὸν πυθμένα τοῦ κόλπου, κατὰ βραχὺ δὲ ἐκλυέσθωσαν ἄχρι τοῦ
στομίου, καὶ τοῦτο αὐτὸ χαλαρὰν ἐπίδεσιν ἐχέτω τοῦ φαρμάκου, τῆς
περιβαλλομένης ἔξωθεν ἐμπλάστρου τῷ κόλπῳ διεψαλισμένης κατὰ
τὸ στόμιον, ὥστε ἐκρεῖν, εἴ τις ἰχὼρ ἐκθλίβοιτο τοῦ κόλπου, μικροῦ τινος ἄλλου κατὰ τοῦτο ἐπιτεθέντος ἐμπλαστρίου μέχρι τῆς λύσεως, ἣν
10 διὰ τρίτης ποιησάμενος ἀφαιρήσεις αὐτὸ οἷον ἐπίθεμα περικείμενον,
ἐάσας τὸ κατὰ ὅλου τοῦ κόλπου περιβεβλημένον φάρμακον. Ἔσται 12
δέ σοι διάγνωσις, εἰ κεκόλληται τὸ βάθος τοῦ κόλπου καλῶς, ἐκ τοῦ
ῥέοντος ἰχῶρος, εἰ πολὺς, ἢ ὀλίγος ἐστὶν, ἢ πεπεμμένος, ἢ ἄπεπλος·
ἔτι δὲ καὶ κατὰ αὐτὸν τὸν κόλπον, εἰ μήτε ὀδύνη τις αἰσθητὴ, μήτε

entourerez la partie d'une éponge neuve, aussi douce que possible ; vous
la tremperez dans du vin miellé ou dans du vin ; vous commencerez
l'application du bandage au niveau du fond du sinus pour la terminer
à son orifice. Les tours de bande doivent presser le fond du sinus sans 11
causer de la douleur ; à partir de là jusqu'à l'orifice, elles deviendront
petit à petit de moins en moins serrées, et le médicament devra être appliqué contre l'orifice lui-même par un tour de bande lâche : à cet effet,
on coupera avec des ciseaux, au niveau de cet orifice, un trou dans l'emplâtre qui entoure le sinus à l'extérieur, afin que l'ichor qui pourrait être
exprimé du sinus puisse s'écouler, et on placera sur l'orifice un autre
petit emplâtre qu'on laissera en place jusqu'au lèvement de l'appareil,
opération qu'on fera tous les trois (deux) jours : quand on en sera là, on
ôtera le petit emplâtre qui recouvre l'orifice comme un couvercle, et
l'on ne touchera pas au médicament placé tout autour sur le sinus. Vous 12
reconnaîtrez si le fond du sinus est bien recollé, à l'aide de l'ichor qui
s'écoule, selon qu'il est abondant ou en petite quantité, cuit ou cru ;
vous le reconnaîtrez encore par le sinus lui-même [en examinant] s'il

2. ἢ οἴνου] μόνος Gal. — 3-4. τὸ στό-   Ib. ἐπίθεσιν R. — 8. ἐκκρίνοιτο δὲ διὰ
μιον Gal. — 6. χαλαρωτέραν Aët. —   τοῦ Gal.

ὄγκος, ἀλλὰ προσέσαλται τὸ χωρίον ἅπαν καὶ ξηρὸν καὶ ἀνώδυ-
13 νόν ἐσλιν. Ἂν δὲ καὶ πύον ἐπιτρέφον ἴδῃς ἐπὶ τοῦ σλόματος ὀλίγον, ἔτι μᾶλλον ἐλπίδας ἀγαθὰς ἕξεις περὶ τοῦ κεκολλῆσθαι τὸν
κόλπον, ἐπιθείς τε τὸν σπόγγον αὖθις ἐπιδήσας τε ὡς εἴρηται, λύε
κατὰ τὴν ὑσλεραίαν, ἢ διὰ τρίτης, ὑπαλλάτλων ἀεὶ τὸ κατὰ [τὸ] 5
τοῦ κόλπου σλόμιον ἐπικείμενον ὀθόνιον, ἐκ τῆς αὐτῆς ἐμπλάσλρου
14 κεχρισμένον, ὃ περιλήψεται σύμπαν ἐν κύκλῳ τὸ σλόμιον. Εἶναι
δὲ αὐτὸ χρὴ μὴ πάνυ προσλετυπωμένον, ἀλλὰ ὥσλε δύνασθαι τὸν
15 ἰχῶρα τοῦ κόλπου πάντα κενοῦσθαι διὰ αὐτοῦ. Κατὰ μὲν οὖν τὴν
πρώτην καὶ δευτέραν ἡμέραν ἐὰν ἐκκρίνηταί τις ἰχὼρ λεπλὸς ἐκ 10
τοῦ κόλπου, μὴ πάνυ τι τῆς κολλήσεως ἀπέλπιζε· πολλάκις γὰρ ἡ
τοῦ περιβαλλομένου φαρμάκου τῷ πεπονθότι μορίῳ δύναμις ἐκθλί-
βει σφοδρῶς ἐκ τοῦ δέρματος αὐτοῦ καὶ τῆς ὑποκειμένης αὐτῷ σαρκὸς ὑγρότητα λεπλὴν, ὅταν γε οὕτως ἔχῃ διαθέσεως τὸ τοῦ θερα-
πευομένου σῶμα διὰ φυσικὴν κρᾶσιν, ἢ μοχθηρὰν δίαιταν, ἧς ἐκθλι- 15

n'y existe ni douleur appréciable, ni tumeur, et si toute la région du
13 corps dont il s'agit est ferme, sèche et exempte de douleur. Si même
vous voyez un peu de pus se former sur l'orifice, vous concevrez des
espérances mieux fondées encore quant au recollement du sinus; vous
remettrez l'éponge en place, vous réappliquerez le bandage, ainsi que je
l'ai dit plus haut, et vous lèverez l'appareil le lendemain, ou tous les
trois (deux) jours, en changeant toujours le petit linge placé sur l'orifice
du sinus et enduit du même emplâtre que celui qui entoure circulaire-
14 ment tout l'orifice. Ce petit emplâtre ne devra pas suivre rigoureusement
tous les contours de la partie, mais de telle façon que le pus puisse s'é-
15 couler entièrement du sinus à travers les interstices. Si donc, le premier
et le second jour, un ichor ténu est évacué du sinus, il ne faut pas trop
désespérer du recollement : car souvent l'action du médicament qui entoure la partie affectée exprime vigoureusement de la peau même et de
la chair placée au-dessous d'elle un liquide ténu, pourvu que l'état où
se trouve le corps du malade s'y prête, que cela tienne à son tempérament naturel, ou à un mauvais régime; ce liquide étant exprimé, les

2. ἐπιτρέφ. ex em.; εὔτροφ. R.; εὔπεπτον Gal., Paul. — 5. [τό] om. R Gal.

θείσης συμμέτρως ξηρὰ γενόμενα τὰ χωρία κολλᾶται· κατὰ δὲ τὴν
τρίτην ἡμέραν, ἢ τὴν τετάρτην ἀπὸ τῆς ἀρχῆς, ἐὰν ἄπεπλος ἰχὼρ
φέρηται διὰ τοῦ στομίου, γίνωσκε μὴ κεκολλῆσθαι τὸν κόλπον.
Ἔστω δὲ πρὸ πάντων τὸ περιβαλλόμενον τῷ πεπονθότι μορίῳ 16
5 φάρμακον ἰσχυρῶς μὲν ξηραῖνον, οὔτε δὲ δάκνον, οὔτε συντῆκον,
οἷόν ἐστι τὸ ἡμέτερον κιρρὸν, ὃ χωρὶς κηροῦ σκευάζεται διὰ μεταλλικῶν φαρμάκων ἡψημένων καὶ ἐλαίου κικίνου καὶ ὄξους, ᾧ καὶ
σύριγγας πολλάκις ἐθεράπευσα, τῇ κονίᾳ προκλύσας ἐπὶ ὧν οὐδὲ
τύλος ἦν ἔνδον, ἀλλὰ ῥύπος μόνον, εἶτα ἐπιθεὶς τὸ φάρμακον. Ὅταν 17
10 γε μὴν τῶν εἰς ἀπόστασιν ἀφικομένων ὄγκων ἡ τομὴ γένηται βραδέως, ἢ διαβρωθέντος τοῦ δέρματος ὑπὸ τοῦ πύου, συμβαίνει πολλάκις τὸ περικείμενον δέρμα λεπτὸν ἱκανῶς γενέσθαι καθάπερ τι
ῥάκος, καί ἐστι τὰ τοιαῦτα δέρματα δυσκόλλητα, καὶ μάλιστα ἐάν
τις αὐτοῖς ἐπιβάλῃ ξηρὸν κατὰ τὴν σύστασιν φάρμακον· ὑπὸ τού-
15 των γὰρ ἔτι μᾶλλον γίνεται ῥακωδέστερον καὶ ξηρότερον τὸ δέρμα

parties deviennent modérément sèches et se recollent; mais, si, le troisième ou le quatrième jour après le commencement du traitement, un
ichor cru coule par l'orifice, sachez que le sinus ne s'est pas recollé.
Le médicament qui entoure la partie affectée devra, avant tout, être for- 16
tement desséchant, sans qu'il irrite ou qu'il liquéfie : tel est notre topique
jaune-orange, qu'on prépare sans cire avec les substances métalliques
cuites, de l'huile de ricin et du vinaigre; avec ce topique, j'ai souvent
traité des fistules qui ne contenaient point de calus, mais seulement
des impuretés dans leur intérieur, en faisant préalablement une injection de lessive, après laquelle j'appliquais le médicament. Quand on a 17
retardé l'incision des tumeurs qui se sont transformées en abcès, ou si
la peau a été rongée par le pus, il arrive souvent que cette peau, qui entoure l'abcès, devient très-mince à la manière d'un vieux linge ; or
une peau ainsi faite se prête mal au recollement, surtout lorsqu'on y
applique un médicament d'une consistance sèche : en effet, sous l'influence d'un pareil médicament, la peau devient encore plus sèche et
plus semblable à un vieux linge, et prend de la ressemblance avec un

5. συντεῖνον Gal.

18 παραπλήσιον ταῖς τριϐακαῖς διφθέραις. Ἔδοξεν οὖν μοι προσηκόντως ἀντιχρήσασθαι πρὸς τὴν κόλλησιν αὐτοῦ τῇ συσ1άσει μὲν
ὑγρῷ φαρμάκῳ, τῇ δυνάμει δὲ ξηρῷ· κάλλισ1ον δὲ πάντων ἐσ1ὶ τὸ
συντεθὲν ὑπὸ ἐμοῦ διὰ λιθαργύρου καὶ σ1έατος χοιρείου παλαιοῦ
19 καὶ χαλκίτεως, ἔχον ἔλαιον παλαιότατον. Ἄμεινον δὲ ἐνεργοῦντος 5
ἐπειράθην αὐτοῦ κατὰ τὰς τοιαύτας διαθέσεις, ὅταν μὴ πάνυ τι
20 σκληρὸν ᾖ, μηδὲ ἀκριϐῶς ἀμόλυντον. Ἁρμότ1ει δὲ, ὡς εἴρηται, ἐπὶ
τῶν ῥακωδῶν δερμάτων οὐχ ἥκισ1α μέλι μέχρι συσ1άσεως ἐψηθέν.
21 Ἔσ1ι δὲ ἡ συμμετρία τῆς ἐψήσεως αὐτοῦ δυσκατόρθωτος τῷ μὴ
τεθεαμένῳ· χρὴ γὰρ αὐτὸ μήτε οὕτω γενέσθαι σκληρὸν ὡς δυσ- 10
πρόσπ1ωτον εἶναι, μήτε οὕτως ὑγρὸν ὡς περιῤῥεῖν, καὶ διὰ τοῦτο
ἄμεινον ἔδοξέ μοι καταπάτ1ειν χνοώδη σμύρναν, ἢ ἀλόην, ἢ λιϐα-
νωτὸν, ἢ τινα τούτων, ἢ πάντα, καὶ μάλισ1α ὅταν ἐπὶ τῆς ὀθόνης
ἐγχρισθὲν ὑγρότερον φαίνηται· καταπάτ1ω δὲ αὐτὰ διὰ κοσκί-

18 vêtement en cuir usé. J'ai donc pensé que, pour arriver au recollement,
il convenait d'employer, au contraire, un médicament humide, quant à
la consistance, mais sec, eu égard à ses propriétés; le meilleur des médicaments de ce genre est celui que j'ai composé avec la litharge, la vieille
graisse de porc et le cuivre pyriteux, médicament qu'on prépare avec de
19 l'huile très-vieille. J'ai vérifié par l'expérience que ce médicament agissait
mieux dans un pareil état du malade, s'il n'est pas tout à fait sec, et s'il
20 n'a pas même cessé entièrement de tacher les doigts. Ainsi que je l'ai
dit, le miel convient aussi très-bien quand la peau ressemble à un vieux
linge, pourvu qu'on le fasse cuire jusqu'à ce qu'il prenne une consis-
21 tance convenable. Mais le juste degré de cuisson du miel est difficile à
saisir pour celui qui ne l'a jamais vu cuire; car il faut qu'il ne soit ni
assez dur pour s'appliquer difficilement, ni assez liquide pour s'écouler
de tous les côtés, et, pour cette raison, il m'a semblé préférable de le
saupoudrer de myrrhe, d'aloès, ou d'encens réduits en poudre impalpable, en prenant tantôt l'un de ces ingrédients, tantôt tous à la fois,
surtout dans les cas où le miel paraît trop humide, lorsqu'il est déjà
étendu sur le linge; pour faire ce saupoudrement, je me sers d'un tamis,

2. ἄν τις χρήσασθαι Gal.; ἄν τις χρήσαιτο Aët. — 8. ἑλκωδῶν R.

νου μετεώρου κρατουμένου κατὰ τοῦ μέλιτος. Ἀρκεῖ δὲ ἅπαξ, ἢ δὶς 22
αὐτὸ κροῦσαι πρὸς τὴν συμμετρίαν τῆς διεκπλώσεως. Ἐνίοτε δὲ 23
καὶ κατὰ αὐτὴν τὴν ἕψησιν ἐμπάτλω τι τῷ μέλιτι τῶν εἰρημένων
φαρμάκων, μάλιϛα ὅταν ὁ κόλπος ᾖ μείζων τε καὶ βαθύτερος.
5 *Ἐπειράθην δὲ καὶ τοῦ λεπλοῦ κενταυρίου θαυμασλοῦ φαρμάκου πρὸς* 24
τὴν τοιαύτην χρείαν. Ἐφεξῆς δὲ αὐτῷ σύμφυτον ἐπιτήδειον καὶ 25
μετὰ τοῦτο τῆς ἰλλυρίδος ἴρεως ἡ ῥίζα, μετὰ ἣν τὸ τῶν ὀρόβων
ἄλευρον. Εὔδηλον δὲ ὅτι πάντα τὰ τοιαῦτα χνοώδη ποιεῖν προσῆκε, 26
καθαιροῦντα δὲ τὴν κακκάβην τοῦ πυρὸς ἐπιπάτλειν ἅπαντα τὰ
10 *τοιαῦτα, κἄπειτα κινεῖν ἐπιμελῶς, ἄχρις ἂν οὕτω γένηται τὸ μέλι*
χλιαρὸν, ὡς ἐπιτιθέναι δύνασθαι τῷ θεραπευομένῳ σώματι. Θερα- 27
πευθεὶς δὲ μὴ ταχέως ὁ κόλπος τυλοῦταί τε καὶ σκληρὸς γίνεται τῷ
χρόνῳ καὶ οὐχ οἷόν τέ ἐϛιν ἔτι κολλῆσαι τοῖς ὑποκειμένοις αὐτόν·
προσσλέλλεται μέντοι ξηρανθεὶς ὑπὸ φαρμάκων καὶ διαίτης, ὡς δο-
15 *κεῖν ὑγιὲς ἀμέμπλως ὑπάρχειν τὸ μόριον. Εἰ μὲν δὴ διὰ παντὸς* 28

que je tiens suspendu au-dessus du miel. Il suffit de secouer le tamis une 22
ou deux fois pour faire passer une quantité convenable du médicament.
Quelquefois aussi je saupoudre quelque peu des médicaments susdits sur 23
le miel pendant la cuisson même, surtout quand il s'agit d'un sinus assez
grand et assez profond. J'ai aussi essayé la petite centaurée, qui est un 24
médicament admirable pour ce cas-là. Après elle vient la consoude, sous 25
le rapport de la convenance; après la consoude la racine d'iris d'Illyrie,
et, après cette racine, la farine d'ers. Il est clair qu'il faut réduire tous ces 26
ingrédients en poudre impalpable, et que c'est en ôtant le pot du feu,
qu'il faut y saupoudrer toutes les substances de cette nature, qu'ensuite
il faut remuer le miel avec soin jusqu'à ce qu'il acquière un degré de
tiédeur qui permette de l'appliquer sur la partie en traitement. Si le si- 27
nus n'est pas rapidement guéri, il devient calleux et dur par l'effet du
temps, et il n'est plus possible de le recoller avec les parties sous-jacentes;
cependant, quand on le dessèche par des médicaments et par le régime,
il s'oblitère de telle manière, que la partie semble être dans un état
irréprochable. Si donc quelqu'un, s'astreignant perpétuellement à un 28

6. *αὐτῶν* R. — 9. *κακκάβην ἀπὸ τοῦ π.* 　*σλέλλεται* R Gal.; it. p. 599, l. 5 et 11.
Gal. — 12: *μή* om. R. — 14. *προ-* 　Conf. ib. l. 2.

ἀκριβῶς τις διαιτώμενος ὑγιεινὸν ἔχοι καὶ ἀπέριτ7ον τὸ σῶμα,
ϖροσεσ7αλμένος ὁ κόλπος μένει· ϖεριτ7ώματος δέ τινος ὑπότρα-
φέντος αὖθις ϖληροῦται καὶ γίνεται ϖάλιν, ὅπερ ἐξ ἀρχῆς ἦν, ἀπό-
σ7ημα, καὶ αὖθις δεόντως ἰωμένων ἐκκενοῦται καὶ ξηραίνεται καὶ
ϖροσσ7έλλεται, καὶ ϖολὺ ῥᾷον ἅπαντα αὐτῷ γίνεται ταῦτα τῶν ἐξ   5
ἀρχῆς ἀποσ7άντων· οὔτε γὰρ ὀδυνᾶται διασπώμενα τὰ μόρια· διέ-
σ7ηκε γὰρ ἤδη· καὶ ϖληροῦται τάχισ7α, ῥαδίως ὑποδεχομένου τοῦ
29 κόλπου τὸ ῥεῦμα. Καὶ δὴ καὶ κενοῦται ταχέως ὡδοποιημένων αὐτῷ
τῶν ἐκροῶν, ὡς ὅταν γε κολληθῶσιν αὐτὰ ϖάλιν ὀδυνῶνται, ῥηγνυ-
30 μένου τοῦ ἀποσ7ήματος. Ἔσ7ι δὲ καὶ ἡ σύριγξ ὀνομαζομένη σ7ενὸς   10
καὶ ϖρομήκης κόλπος ϖροσσ7ελλομένη τε καὶ αὖθις ἀφισ7αμένη διὰ
ἐπιρροὴν ϖεριτ7ωμάτων ὥσπερ ἐκεῖνοι.

31   Ὅσα ἁπλᾶ.] Σπονδυλίου ἡ ῥίζα ϖεριξεομένη καὶ ἐντιθεμένη συ-
32 ρίγγων τύλους ἀφαιρεῖ, καὶ ὀπὸς τιθυμάλλου ἐξαιρεῖ. Ἐλλέβορος

---

régime rigoureux, garde son corps sain et exempt de résidus, le sinus
reste oblitéré; mais, s'il se forme peu à peu quelque résidu, le sinus se
remplit de nouveau et redevient ce qu'il était autrefois, c'est-à-dire un
abcès, et, si on le traite de nouveau comme il le faut, il s'évacue, se
dessèche et s'oblitère, et tout cela se passe avec bien plus de facilité pour
le sinus que pour les abcès qui se forment pour la première fois : en effet,
les parties ne sont pas douloureuses, parce qu'elles ne subissent pas de ti-
raillement; car elles se sont déjà écartées l'une de l'autre; enfin, ces abcès
se remplissent très-rapidement, parce que le sinus accueille la fluxion
29 sans difficulté. En outre, il s'évacue rapidement, attendu que les voies
d'écoulement pour la fluxion sont déjà tracées d'avance, tandis que,
quand les parties sont déjà recollées, elles redeviennent douloureuses,
30 en cas de rupture de l'abcès. Ce qu'on appelle *fistule* est aussi un sinus
étroit et allongé, qui s'oblitère et s'abcède de nouveau par l'afflux de
résidus, de la même manière que les autres sinus.

31   *Médicaments simples.* — La racine de la grande berce, râpée tout autour et introduite dans les fistules, ôte le calus; de même le suc de *tithy-*

μέλας ἐντιθέμενος ἐν δύο που καὶ τρισὶν ἡμέραις ἀφίσ]ησι τὸν
τύλον.

ις΄. Περὶ τῶν ἐν τοῖς ἀδέσι φλεγμονῶν καὶ ἀποσ]ημάτων.

Ἐπειδὰν κατὰ ἀρτηρίας μεγάλης, ἢ φλεβὸς ἕλκος γένηται, τά-   1
χισ]α μὲν οἱ βουβῶνες ἀνίσ]ανται · φαίνεται δὲ ἐνίοτε καὶ ἡ φλὲψ
5 αὐτὴ κατὰ ὅλον τὸ κῶλον ἐρυθρά τε καὶ θερμὴ καὶ τεταμένη, καὶ
εἰ θίγοις αὐτῆς, ὀδυνωμένη. Πληθωρικοῦ μὲν οὖν ὄντος, ἢ κακοχύ-   2
μου τοῦ παντὸς σώματος ἡ θεραπεία δύσκολος γίνεται · ὑγιεινοῦ
δὲ ἀκριβῶς ῥαδία · θερμαίνειν τε γὰρ χρὴ καὶ ὑγραίνειν ὅλον τὸ
σκέλος, ὅπως ἀνώδυνον γίνοιτο. Γινώσκεις δὲ δήπου τὴν τῶν τοιού-   3
10 των ὕλην, αὐτῷ μὲν τῷ ἕλκει τῆς τετραφαρμάκου δυνάμεως ἐπιτιθε-
μένης ἐν μότῳ · λύεται δὲ ῥοδίνῳ μὲν μάλισ]α · μὴ παρόντος δὲ
αὐτοῦ, τῶν χαλασ]ικῶν ἐλαίων τινί · τῷ δὲ ὅλῳ κώλῳ περιελιτ]ό-

malle l'enlève. L'ellébore noir, introduit dans les fistules, fait partir le 32
calus dans l'espace de deux ou de trois jours à peu près.

16. DES INFLAMMATIONS ET DES ABCÈS DES GLANDES.

Lorsqu'il existe [au membre inférieur] une plaie sur une grande artère   1
ou une grande veine, les aines se tuméfient très-rapidement; quelquefois la
veine même se montre rouge, chaude et tendue dans tout le membre, et, si
vous la touchez, elle éprouve de la douleur. Si donc tout le corps est en   2
proie à la pléthore ou à une accumulation d'humeurs mauvaises, la guérison devient difficile; si, au contraire, il est rigoureusement sain, elle est facile: en effet, il faut échauffer et humecter toute la jambe, afin de la délivrer
de sa douleur. Vous connaissez certainement cette classe d'ingrédients,   3
puisqu'il s'agit d'appliquer sur la plaie elle-même le médicament aux
quatre ingrédients enduit sur des tentes (on dissout de préférence le
médicament dans de l'huile aux roses, et, si l'on n'a pas cette huile à sa
disposition, dans quelque huile relâchante), tandis que vous enroulerez

---

1. ἐντιθέμενος Syn., ad Eun., Paul.;   — 6. θίγοις ex em.; θίγεις R; θίγης
ἐντιθεμένη R ; καθιέμενος Gal. — Ch. 16,   Gal. — 8. ὑγραίνειν μετρίως Gal. — 11.
l. 3. κατά] ἐγγύς Gal. — 4. ἡ om. R.   ἐμμότῳ R. — Ib. μέν om. R.

4 μένου πιλήματος ἐλαίῳ θερμῷ βεβρεγμένου. Καὶ μέντοι καὶ αὐτῷ
τῷ ἕλκει τὸ φάρμακον ἐπιτιθέναι χρὴ θερμὸν, ἔξωθέν τε καταπλάττειν αὐτὸ θερμῷ καταπλάσματι, τὸ μὲν ἄλευρον ἤτοι πύρινον, ἢ
κρίθινον, ἢ μικτὸν ἐξ ἀμφοῖν ἔχοντι, τὸ δὲ ὑγρὸν ὕδωρ μετὰ ἐλαίου
5 βραχέος. Οὕτω δὲ καὶ αὐτῷ τῷ ἀδένι τῷ φλεγμαίνειν ἠργμένῳ 5
παρηγορικῶς χρὴ προσφέρεσθαι τὴν μὲν πρώτην ἐξ ἐλαίου θερμοῦ διάβροχον ἔριον ἐπιτιθέντας, οὐχ ὡς τινες, εὐθέως μετὰ ἁλῶν·
ὕστερον γὰρ ἐκείνοις χρησόμεθα, τοῦ τε κατὰ ὅλον τὸ κῶλον ἀγγείου
6 παρηγορηθέντος, ἀνωδύνου τε τοῦ ἕλκους γενομένου. Πληθωρικοῦ
δὲ ὄντος, ἢ κακοχύμου τοῦ σώματος, ἢ διὰ τῶν οὕτω θερμαινόντων 10
ἀγωγὴ ῥευματίζει τὸ κῶλον· οὐ μὴν οὐδὲ ἄλλῃ τινὶ χρῆσθαι δυ-
7 νατόν. Ἀναγκαζόμεθα τοιγαροῦν ἤτοι καθαίρειν, ἢ κενοῦν αἵματος
8 φλέβα τέμνοντες, ἢ ἀποσχάζοντες τὰ μὴ πεπονθότα κῶλα. Ὡς τὰ
πολλὰ μὲν οὖν ἐπὶ τοῖς προειρημένοις βοηθήμασι παύεται τῶν
ἀδένων ἡ φλεγμονή· πολλάκις δὲ καὶ ἐκπυΐσκεται μείζων γενομένη. 15

tout le membre dans de la laine feutrée trempée dans de l'huile chaude.
4 Mais, sur la plaie elle-même, il faut aussi appliquer le médicament à
chaud, et mettre dessus, à l'extérieur, un cataplasme chaud, qui contienne
soit de la farine de froment ou d'orge, soit les deux espèces de farine
5 combinées, et, comme liquide, de l'eau mêlée à un peu d'huile. De même
vous traiterez la glande qui commence à s'enflammer, à titre de calmant, le premier jour avec de la laine trempée dans de l'huile chaude,
que vous n'appliquerez pas en y ajoutant tout de suite du sel, comme
quelques-uns le font : car nous aurons plus tard recours à cet ingrédient,
quand le vaisseau sera apaisé (?) dans tout le parcours du membre et que la
6 plaie sera devenue exempte de douleur. Si le corps est en proie à la pléthore ou à une accumulation d'humeurs mauvaises, le traitement par
les ingrédients qui échauffent de cette manière-là attire des fluxions
vers le membre; cependant il n'est pas possible de recourir à un autre
7 traitement. Nous sommes donc forcés soit de purger, soit de tirer du
sang en ouvrant une veine ou en scarifiant les membres non affectés.
8 Le plus souvent donc l'inflammation des glandes cesse après l'emploi des

3. αὐτό ex em.; αὐτῷ R Gal. — 15. ἡ om. R.

Καὶ μέντοι καὶ τὰ καλούμενα φύματα κατὰ τοὺς ἀδένας συμβαίνει 9
διὰ ρεῦμα κατασκῆψαν ἄνευ τῆς ἐξ ἕλκους προφάσεως. Ὅταν οὖν τὸ 10
οἷον ζέον τῆς φλεγμονῆς παύσηται, τῶν παρηγορικῶν ἀποχωροῦντα
καταπλασμάτων, ἐπὶ τὰ διαφορητικὰ χρὴ μεταβαίνειν κατὰ βραχὺ,
5 πρῶτα μὲν τοῖς παρηγορικοῖς μιγνύντα μέλιτος ὀλίγον, εἶτα ἀφαι-
ροῦντα μὲν ὅλον τὸ πύρινον ἄλευρον, ἀρκούμενον δὲ τῷ κριθίνῳ
μετὰ τοῦ καὶ τὸ μέλι προσαύξειν, εἶτα ἑξῆς ἐπὶ τι τῶν διαφορούντων ἰέναι φαρμάκων ὅσα ταῖς συστάσεσιν ἤτοι γε ὑγρὰ τοῖς ἐμ-
μότοις ὁμοίως ἐστὶν, ἢ κηρωτοειδῆ· ἀφίστασθαι δὲ τῶν σκληρῶν,
10 οἷα πολλὰ τῶν ἐμπλάστων εἰσιν· συντείνει τε γὰρ τὰ λείψανα τῶν
φλεγμονῶν, αὖθίς τε φλεγμαίνειν ἀναγκάζει τὰ πεπονθότα μόρια.
Κἂν εἰ πύον δέ τι κατὰ τὸ διαπυῆσαν ἀξιόλογον ᾖ περιεχόμενον, 11
οὐ χρὴ στομοῦν αὐτίκα, καθάπερ ἔνιοι πράττουσιν, ἀλλὰ διαφορεῖν
ἐπιχειρεῖν φαρμάκοις, ὧν ἡ χρῆσις ἐστοχάσθω τῆς διαθέσεως· ὅταν

médicaments susdits ; mais souvent aussi elle s'agrandit et suppure. De 9
même les tumeurs qu'on nomme *tubercules* sont un accident des glandes,
tenant à une fluxion qui vient s'y déposer, sans qu'une plaie en ait fourni
l'occasion. Lors donc que l'époque, pour ainsi dire, bouillonnante de l'in- 10
flammation a cessé, il faut renoncer aux cataplasmes calmants et passer
peu à peu à ceux qui dissipent, en mêlant d'abord aux calmants un
peu de miel, en supprimant ensuite toute la farine de froment, se con-
tentant de la farine d'orge, en même temps qu'on augmente la quantité
du miel ; ensuite, après cela, on en viendra à quelque médicament qui dissipe, du genre de ceux dont la consistance est ou liquide au même degré que celle des médicaments destinés aux tentes, ou égale à celle du
cérat ; mais on évitera les médicaments durs, classe à laquelle appartiennent un grand nombre d'emplâtres ; car ils concentrent les restes de
l'inflammation et forcent les parties affectées à s'enflammer derechef.
Si une quantité considérable de pus est contenue dans la partie sup- 11
purante, il ne faut pas ouvrir tout de suite l'abcès, comme quelques-
uns le font, mais tâcher de le dissiper à l'aide de médicaments, dont
vous calculerez l'emploi d'après l'état des parties : en effet, s'il existe

7. τι om. R. — 8. τε R. — 12. Καί R.

μὲν γὰρ ἔτι φλεγμονῶδές τι κατὰ τὸ μόριον ᾖ, τὰ δριμέα τῶν φαρμάκων ἐρεθίζει μᾶλλον ἢ διαφορεῖ· ὅταν δέ σοι φαίνηται τὸ τῆς
φλεγμονῆς λείψανον οἷον σκιρρῶδες γινόμενον, ἐπιθαρρεῖν ἤδη τοῖς
12 ἰσχυροῖς φαρμάκοις, ἐπιβλέποντα δὶς τῆς ἡμέρας τί δρᾷ. Κἂν ἴδῃς
   ποτὲ διὰ τὴν τοῦ φαρμάκου δριμύτητα τὸ πεπονθὸς ἐρεθιζόμενον, 5
   ὡς ὀγκωδέστερον, ἢ ἐρυθρότερον, ἢ ὀδυνωδέστερον γεγονέναι, παρη-
   γόρει μεταξὺ τῇ διὰ τῶν σπόγγων πυρίᾳ, καὶ αὕτη δέ σοι ποτὲ
   μὲν ἐξ ὕδατος ἔστω ποτίμου, ποτὲ δὲ ἁλῶν ἔχοντός τι, κατὰ τὰς
13 σκιρρωδεστέρας δηλονότι φλεγμονάς. Ἐχρησάμην δὲ ἐπὶ τῶν κατὰ
   βουβώνων πολλάκις καὶ ταχέως παυόμενον ἐθεασάμην τὸν ὄγκον. 10
14 Εἰ δὲ καὶ νικηθείη ποτὲ τὰ φάρμακα πρὸς τοῦ πλήθους τοῦ πύου,
   στομοῦν χρὴ τὸ οὕτως ἀφιστάμενον, ἔνθα μάλιστά ἐστιν ὑψηλότατον ἑαυτοῦ· καὶ γὰρ καὶ λεπτότατον ἐνταῦθα εὑρήσεις τὸ δέρμα.
15 Μέμνησο δὲ καὶ θατέρου σκοποῦ τοῦ τῆς ὑπορρύσεως ἐν τῇ τομῇ,

encore dans la partie quelque point enflammé, les médicaments âcres
irritent plutôt qu'ils ne dissipent; mais, si vous voyez que le reste de
l'inflammation devient, pour ainsi dire, squirreux, on doit dès lors s'en
rapporter hardiment aux médicaments actifs, en examinant deux fois par
12 jour l'effet qu'ils produisent; et, si parfois vous voyez l'âcreté du médicament occasionner de l'irritation dans la partie affectée, de manière à
la rendre plus tuméfiée, plus rouge, ou plus douloureuse, apaisez la partie dans l'intervalle en la baignant avec des éponges, et vous aurez à faire
cette fomentation tantôt avec de l'eau potable [pure], tantôt avec de l'eau
qui contient un peu de sel, au cas, bien entendu, où les inflammations
13 se rapprocheraient de la nature du squirre. J'ai souvent employé ce remède dans les inflammations qui envahissent les aines, et j'ai vu cesser
14 rapidement la tuméfaction. Si parfois les médicaments sont rendus impuissants par la grande quantité du pus, il faut ouvrir la partie qui devient ainsi le siége d'un abcès, à l'endroit où elle présente la plus grande
tuméfaction; car, dans ce même endroit, vous trouverez que la peau est
15 aussi plus mince que partout ailleurs. Mais rappelez-vous aussi l'autre but
qu'on se propose en faisant une incision, celui de favoriser l'écoulement

1. φλ. κατά τι μ. R.

καὶ πρὸς ἀμφοτέρους ἀποβλέπων οὕτω σχάζε τὸ διαπυῆσαν, ἐπιτίθει τε φάρμακον ἐφεξῆς τῶν ξηραινόντων ἀδήκτως. Εἰ δὲ καὶ σε- 16
σηπέναι φαίνοιτό τινα τοῦ διαπυήσαντος, ἐκκόπτειν ἀναγκαῖον αὐτά,
μὴ μεγάλας δὲ ποιεῖσθαι τὰς περιτομάς· αἴσχιόν τε γὰρ τὸ μέρος
5 εἰς οὐλὴν ἀχθὲν γίνεται, καὶ προσέτι καὶ ἀσθενέστερον· ἐμποδίζε-
ται γὰρ πολλάκις εἰς τὰς κινήσεις. Μυρσινοειδοῦς δὲ γενομένης τῆς 17
περιαιρέσεως καὶ ἐχούσης τὸ μῆκος μεῖζον τοῦ πλάτους ἐγκάρσιον
ἔστω τὸ μῆκος ἐπὶ τοῦ βουβῶνος, μὴ κατὰ εὐθὺ τοῦ κώλου· καὶ
γὰρ καὶ κατὰ φύσιν οὕτως ἐπιπλύσσεται τὸ δέρμα, καμπτόντων τὸ
10 κῶλον. Ἐπὶ δὲ τῇ περιαιρέσει πληροῦν χρὴ τὸ πεπονθὸς τῇ κα- 18
λουμένῃ μάννῃ· στύφει γὰρ καὶ ξηραίνει γενναίως· διὸ καὶ πρὸς
τὰς μετριωτέρας αἱμορραγίας αὐτῷ χρώμεθα μόνῳ, καθάπερ γε καὶ
πρὸς τὰς σφοδροτέρας καυθέντι μόνῳ καὶ διητλημένῳ δηλονότι

et l'afflux [du pus], scarifiez la partie suppurante en tenant compte de ces
deux indications, et appliquez ensuite quelque médicament de la classe
de ceux qui dessèchent sans être mordicants. S'il vous semble, en outre, 16
que certaines portions de la partie suppurante se pourrissent, il est nécessaire de les extirper; mais l'incision dont vous les entourerez ne devra
pas être grande : car, dans ce cas, la partie devient, après qu'elle s'est ci-
catrisée, plus laide, et, en outre, plus faible qu'elle ne l'était auparavant :
en effet, elle se trouve souvent alors gênée pour ses mouvements. Fai- 17
sant donc une incision en forme de feuille de myrte, incision dont la
longueur dépasse la largeur, vous ferez correspondre, au cas où il s'agit
de l'aine, la longueur de l'incision non avec la direction longitudinale
du membre, mais avec sa direction transversale ; car dans l'état naturel,
la peau se plisse également ainsi, quand nous fléchissons le membre.
Après l'extirpation, il faut remplir la partie affectée de ce qu'on appelle 18
manne (poudre d'encens) ; car ce médicament a des vertus astringentes
et desséchantes très-efficaces : c'est aussi pour cette raison que, contre
les hémorragies plus ou moins modérées, nous employons uniquement la manne [à l'état naturel], tandis que, en cas d'hémorragies
plus violentes, nous faisons uniquement usage de la manne brûlée,

13. πρός om. R. — Ib. καὶ τῷ τε διηθημένῳ Gal.

19 καὶ χνοώδει γεγονότι. Καὶ μὲν δὴ καὶ παρηγορῆσαι χρὴ πρότερον τὸ τμηθὲν, εἰς ὅσον ἂν φαίνηται δεόμενον ἐπιβροχῆς μὲν
πρῶτον, εἶτα καταπλάσματός, εἶτα τῶν ὑγραινόντων, ἔξωθεν ἐπι-
τιθεμένων δηλονότι τούτων· κατὰ αὐτοῦ γὰρ τοῦ ἡλκωμένου τήν τε
μάνναν ὡς εἴρηται, καὶ τῶν ἐμμότων φαρμάκων τὰ διαπυΐσκοντα   5
μὲν πρῶτον, εἶτα [τὰ] ἀνακαθαίροντα θετέον ἐστὶν, ἐπὶ οἷς εἰ μὲν
εἴη κοιλότης ἔτι, τὰ σαρκοῦντα προσφέρειν· εἰ δὲ οὐκ εἴη, τὰ συνου-
λωτικὰ καὶ ἐπουλωτικὰ καλούμενα, καθάπερ τὸ διὰ τῆς καδμείας.

20 Ἐπεὶ δὲ ἐνίοτε συμβαίνει τοῖς ἐπουλωτικοῖς χρωμένοις φαρμάκοις
οὐλὰς γίνεσθαι τοῦ πέριξ δέρματος ὑψηλοτέρας, ὅπως ἂν μὴ γένη- 10
ται τοῦτο, τοῖς τοιούτοις φαρμάκοις χρῆσθαι προσήκει πρὶν ὁμαλὲς ἀποδειχθῆσαι τὸ ἕλκος, ἐπὶ μὲν τὰ χείλη διὰ μήλης πυρῆνος
ἐπιτιθέντα τῶν ξηρῶν τι φαρμάκων, τὸ δὲ ἄλλο μότῳ σκέποντα

19 passée au tamis et réduite en poudre impalpable, bien entendu. De
plus, il faut d'abord calmer l'irritation de la partie incisée, aussi longtemps qu'elle vous semblera avoir besoin d'abord d'embrocations, puis
de cataplasmes, et, après cela, de médicaments humectants; mais que ces
derniers soient appliqués à l'extérieur : car, sur la plaie elle-même, il
faut mettre, dès le principe, de la manne, comme il a été dit plus
haut, et choisir, dans la classe des médicaments dont on enduit les
tentes, ceux qui provoquent la suppuration; plus tard, on appliquera des
mondificatifs, et, si, après l'emploi de ces derniers médicaments, il existe
encore une excavation, on aura recours à ceux qui font pousser les chairs;
dans le cas contraire, on se servira de ceux qui tirent leur nom de ce
qu'ils réunissent les parties par une cicatrice, ou de ce qu'ils les en re-
20 couvrent : tel est, par exemple, le médicament à la tutie. Mais, comme il
arrive parfois que, pendant l'emploi des médicaments cicatrisants, la cicatrice devient plus saillante que la peau qui entoure la plaie, on doit, pour
prévenir cet accident, recourir aux médicaments de cette classe avant que
nous ayons réussi à aplanir la surface de la plaie, en plaçant, à l'aide du
bouton de la sonde, quelque médicament de la classe des desséchants
sur les lèvres de la plaie, tandis qu'on recouvre le reste de tentes trem-

6. [τά] ex em.; om. R Gal.— 11-12.   δειχθῆναι Gal. — 13. ἐπιτιθέντα ex. em.;
ὁμαλά R; ὁμαλά ἐσΊι 2ᵃ m. — 12. ἀπο-   ἐπιτεθέντα R; ἐπιτιθέντας Gal.

δεδευμένῳ τῶν ἐπουλωτικῶν τινι φαρμάκων ὑγρῶν τῇ συσΐάσει.
Προκοπΐούσης δὲ τῆς θεραπείας, καὶ τοῦτο ἀφαιρήσεις, ὕσΐερον   21
μόνῳ τῷ ξηρῷ φαρμάκῳ χρώμενος, ἐπὶ ὅλου τοῦ ἕλκους ἐπικυλιου-
μένου τοῦ τῆς μήλης πυρῆνος. Ἔξωθεν δὲ ἀρκεῖ μότος ἤτοι ξηρὸς,   22
5 ἢ ἐξ οἴνου, καὶ μᾶλλον ὁ τῶν μαλακῶν ἐλλυχνίων. Τοὺς μὲν οὖν   23
ἐπὶ προσκόμμασιν, ἢ ἑλκυδρίοις προφανέσι γινομένους βουβῶνας
καὶ πυρετοὺς ἀκινδύνους εἶναι νομισΐέον, τοὺς δὲ ἄλλους κακοὺς,
ἐνδεικνυμένους ἐν τῷ βάθει τοῦ σώματος εἶναί τινα φλεγμονώδη
διάθεσιν. Κακοὶ δὲ καὶ οἱ ἐπὶ πυρετοῖς γινόμενοι βουβῶνες, καὶ   24
10 χείρους παραβαλλόμενοι τοῖς προηγουμένοις τῶν πυρετῶν· εἰ γὰρ
ἐπὶ προήκοντι τῷ πυρετῷ βουβῶνες γένοιντο, εἰς τὸ χεῖρον ἰέναι
τὴν τῆς νόσου διάθεσιν ἐνδείκνυνται, καὶ οἶδά γέ τινα, δοκοῦντος
ἤδη παρακμάζειν τοῦ νοσήματος ἐπιφανέντων βουβώνων ὀξέως τε
πυρέξαντα καὶ ὕσΐερον ἀποθανόντα, κατασκηψάντων δηλονότι τῶν
15 ἐν ταῖς φλεψὶ περιεχομένων εἴς τι κύριον μόριον. Ἐκείνῳ γοῦν   25

pées dans quelque médicament cicatrisant de consistance humide. Si la   21
guérison fait des progrès, vous enlèverez aussi ce médicament-là, et
vous emploierez dès lors le médicament sec seul, en roulant le bouton
de la sonde sur toute la surface de la plaie. A l'extérieur, il suffit d'ap-   22
pliquer des tentes soit sèches, soit trempées dans du vin, surtout si ces
tentes sont faites avec des mèches molles. Il faut donc admettre que les   23
bubons et les fièvres qui viennent de ce qu'on s'est heurté, ou de ce
qu'on a eu de petites plaies apparentes, ne présentent aucun danger,
mais que les autres sont mauvais, parce qu'ils indiquent qu'il existe un
état inflammatoire qui siége profondément. Les bubons qui viennent à la   24
suite des fièvres sont mauvais aussi, et ils sont même pires, comparati-
vement, que ceux qui précèdent les fièvres : en effet, si des bubons se
forment à une époque avancée de la fièvre, ils indiquent que la diathèse
qui donne lieu à la maladie s'empire ; j'ai, du moins, connu un malade
chez lequel des bubons apparurent au moment où la maladie semblait
déjà être arrivée à son déclin ; or ce malade fut pris d'une fièvre aiguë
et mourut ensuite, par la raison, bien entendu, que les humeurs contenues dans les veines s'étaient jetées sur quelque organe important. Chez   25

1. κεχρισμένῳ Gal. — 5. ἐλλ., οἶά περ τὰ ταρσικά ἐσΐιν Gal. — 15. Ἐκείνων R.

Mai 11.

ἐφάνη τὸ ἧπαρ φλεγμῆναν · ἀτὰρ οὖν ἤδη προκεκμηκυίας τῆς δυνάμεως τῷ μήκει τοῦ χρόνου τῇ λύσει τῆς φλεγμονῆς οὐκ ἐξήρκεσεν
ὁ κάμνων.

ιζ΄. Περὶ βουβῶνος. Ἐκ τῶν Ῥούφου.

Βουβὼν ὁ μὲν ἐπὶ ταῖς τυχούσαις αἰτίαις φανερῶς παρὰ τράχηλον καὶ μασχάλας καὶ μηροὺς ἀνιστάμενος ἄνευ τε πυρετοῦ καὶ σὺν   5
πυρετῷ · ἀνάγκη δὲ τὸν ἐπὶ βουβῶνι πυρετὸν φρικώδη εἶναι, καὶ
εἰ μηδὲν ἄλλο συναίτιον εἴη, λύεσθαι ῥᾳδίως ἄνευ κινδύνου · περὶ
τούτου Δημόκριτός φησιν ὅτι μολίβδου μετὰ φοινικίου περιαφθέν-
τος, ἢ τὸ παράπαν ἀφλέγμαντος γίνεται, ἢ πολλῷ δὴ ῥηΐξει · οἱ δὲ
λοιμώδεις καλούμενοι βουβῶνες θανατωδέστατοι καὶ ὀξύτατοι, οἳ   10
μάλιστα περὶ Λιβύην καὶ Αἴγυπτον καὶ Συρίαν ὁρῶνται γινόμενοι ·
ὧν μεμνημονεύκασιν οἱ περὶ τὸν Διονύσιον τὸν κυρτόν. Διοσκο-

ces malades donc, le foie s'était manifestement enflammé : du moins,
les forces s'étant déjà épuisées auparavant par la longueur de la maladie, le malade ne put résister jusqu'à l'époque de la résolution de l'inflammation.

17. DU BUBON. — TIRÉ DE RUFUS.

Il y a d'abord une espèce de bubon qui se forme sous nos yeux, à côté
du cou, des aisselles ou des cuisses, pour des causes légères, soit sans
fièvre, soit avec fièvre ; mais nécessairement une fièvre qui vient à la suite
d'un bubon est accompagnée d'horripilation, et, s'il n'y a aucune autre
cause accessoire, cette fièvre se résout facilement sans amener de danger ;
c'est à cette espèce de bubon que se rapporte le passage de Démocrite
où il dit : « Si on attache au bubon, en guise d'amulette, un morceau de
plomb avec un linge teint de pourpre, l'inflammation cesse complètement, ou du moins elle s'adoucit considérablement ; » mais les bubons
qu'on appelle pestilentiels sont très-aigus, et donnent très-souvent la
mort ; c'est surtout dans la Libye, l'Égypte et la Syrie, qu'on les voit
survenir ; Denys le Bossu a parlé de ces bubons-là. Dioscoride et Posi-

1. εἶτ' ἄρ' R. 2ᵃ m. — Ch. 17, l. 9. πολλῶν R. — 12. μνημον. R.

ρίδης δὲ καὶ Ποσειδώνιος πλεῖσία διεληλύθασιν ἐν τῷ περὶ τοῦ
κατὰ αὑτοὺς γενομένου λοιμοῦ ἐν Λιβύῃ · παρακολουθεῖν δὲ ἔφασαν
αὐτῷ πυρετὸν ὀξὺν, καὶ ὀδύνην δεινὴν, καὶ σύσίασιν ὅλου τοῦ σώματος, καὶ παραφροσύνην, καὶ βουβώνων ἐπανάσίασιν μεγάλων τε
5 καὶ σκληρῶν καὶ ἀνεκπυήτων, οὐ μόνον ἐν τοῖς εἰθισμένοις τόποις,
ἀλλὰ [καὶ] κατὰ ἰγνύας καὶ ἀγκῶνας, καίτοι ἐνταῦθα μὴ πάνυ τι
γινομένων τῶν τοιούτων φλεγμονῶν. Τάχα δὲ καὶ τὸ παρὰ Ἱππο- 3
κράτει βουβωνῶδες πάθος τὴν εἰρημένην διάθεσιν δηλοῖ. Γένοιτο δὲ 4
ἄν ποτε καὶ ἐπὶ αἰδοίῳ ὁ τοιοῦτος βουβὼν, ὥσ|περ καὶ τὸ ἕλκος τὸ 12
10 λοιμῶδες, καὶ ὁ πυρετὸς ὃν λοιμώδη καλοῦσιν· τὸ πλεῖσίον μέντοι
ἐπιδήμια τὰ τοιαῦτά ἐσίι, ὥσίε κοινὰ εἶναι ἡλικιῶν καὶ φύσεων
ἔν τισιν ὥραις ἐξαιρέτως ἀπαντῶντα. Ἡ δὲ ἱσίορία παντὸς τοῦ 5
τοιούτου χρησίμη, ἵνα τὸν μὲν συνήθη βουβῶνα θεραπεύωμεν ὡς
οὐδὲν δύσκολον ἔχοντα · τὸν δὲ λοιμώδη μετὰ προαγορεύσεως καὶ
15 προσοχῆς ἀκριβεσίέρας.

donius en ont parlé très-longuement dans leur traité sur la peste qui, de
leur temps, régnait en Libye, et ils ont dit qu'elle était accompagnée d'une
fièvre aiguë, d'une douleur terrible, d'un trouble dans tout le corps,
de délire et de l'apparition de bubons grands, durs et sans suppuration, non-seulement dans les endroits habituels du corps, mais aussi au
jarret et au coude, quoique, en général, de pareilles inflammations ne se
forment pas dans ces endroits-là. Peut-être la maladie à bubons dont il 3
est question dans Hippocrate indique-t-elle aussi l'état dont nous parlons.
Parfois cette espèce de bubon pourrait bien survenir à l'occasion d'une 4
affection des parties génitales, de même que l'ulcère pestilentiel et la
fièvre qu'on nomme pestilentielle : le plus souvent, cependant, ces affections sont épidémiques, c'est-à-dire elles frappent sans distinction tous
les âges et toutes les constitutions, et surviennent de préférence dans
certaines saisons déterminées. Les recherches sur tout l'ensemble de ce 5
sujet ont de l'utilité [puisqu'elles nous conduisent] à traiter le bubon ordinaire comme une affection qui n'a rien de grave, et le bubon pestilentiel en portant un pronostic plus exact et en y prêtant une attention
plus soutenue.

6. [καὶ] ex em.; om. R. — 9. ἐπί conj.; ἐν R.

ιη΄. Περὶ τερμίνθου.

1 Εἶδός τι Φύματος καὶ ἡ καλουμένη τέρμινθός ἐσ]ιν, ἀλλὰ τοῖς
νυνὶ ἰατροῖς οὐ πάνυ σύνηθες τὸ ὄνομα· Πραξαγόρας δὲ καὶ τὰ
συμπίπ]οντα αὐτῷ γράφει· ὡσαύτως δὲ καὶ ὁ μαθητὴς αὐτοῦ Ξε-
2 νοΦῶν. Φασὶ δὲ ἀνωτάτω μὲν ἐπικεῖσθαι τῷ ἕλκει Φλύκταιναν μέλαιναν ὡς τὸ πολὺ, ἧς ἐκραγείσης τὸ ὑποκάτω ὅμοιον ἀποσεσυρ- 5
3 μένῳ εἶναι· τούτου δὲ διαιρεθέντος πύον εὑρίσκεσθαι. Τάχα δὲ
τέρμινθος ἐκλήθη διὰ τὸ ποικίλον τῆς χροιᾶς, ὅτι καὶ ὁ καρπὸς τῆς
τερμίνθου ποικίλος, εἴ γε ἡ μὲν Φλύκταινα μέλαινα, τὸ δὲ τῷ ἀπο-
4 σύρματι ἐοικὸς ἐνερευθές, καὶ τὸ πύον ἡσυχῇ λευκόν. Μέμνηται δὲ
καὶ Ἱπποκράτης ἐν Ἐπιδημίαις τοῦ ἕλκους, ὡς τισὶν ἐν ποσὶ γε- 10
γενημένου· εἰ δὲ ποδῶν μόνων ἐσ]ὶν, ἢ οἷόν τε καὶ ἄλλη γενέσθαι
τοῦ σώματος, τοῦτο οὔτε ἐκεῖνος, οὔτε ἄλλος τις διωρίσατο.

18. DU TERMINTHE.

1 Ce qu'on appelle *terminthe* est aussi une espèce de tubercule, mais
cette dénomination n'est pas trop usitée chez les médecins actuels; Praxagore a aussi décrit les symptômes qui accompagnent cette affection, et
2 son disciple Xénophon a agi de même. Ils disent que, tout à fait au
sommet, la plaie est ordinairement surmontée d'une vésicule noire,
qu'après la rupture de cette vésicule ce qui est en dessous ressemble à
une surface écorchée, et qu'en divisant cette surface on trouve du pus.
3 Peut-être cette affection a-t-elle reçu le nom de terminthe à cause de sa
couleur bigarrée, parce que le fruit du térébinthier est bigarré aussi;
du moins la vésicule est noire, la surface ressemblant à une écorchure
4 rouge, et le pus d'une blancheur mitigée. Dans les *Épidémies* (II, 11,
6; t. V, p. 86), Hippocrate parle aussi de cet ulcère comme d'une affection qui s'était formée aux jambes de certains malades; mais ni lui ni
aucun autre ne s'est prononcé sur la question de savoir si cette affection
est uniquement propre aux jambes, ou si elle peut aussi exister dans
quelque autre partie du corps.

Ch. 18, 1. 6. εὑρίσκεσθαι Syn.; εὑρίσκεται R. Gal., Aët.

ιθ'. Περὶ φλυκταινίδων. Ἐκ τῶν Διοκλέους.

Τῶν δὲ φλυκταινίδων τῶν ἀπὸ μηδεμιᾶς προφάσεως ἔξω|θεν ἀξιο-
λόγου γινομένων· τὸ μὲν καλεῖται τέρμινθος, τὸ δὲ σ]αφυλὴ, τὸ
δὲ ἐπινυκτίς· ἔσ]ι δὲ ἡ μὲν τέρμινθος, φλυκταινίδιον μικρὸν πε-
λιδνὸν· ἡ δὲ σ]αφυλὴ μέλαινα· ἡ δὲ ἐπινυκτὶς ὀρφνῶδες· ταχὺ
5 πυούμενα πάντα.

κ'. Περὶ ἐπινυκτίδος. Ἐκ τῶν Ῥούφου.

Αἱ δὲ ἐπινυκτίδες ἑλκύδριά εἰσιν ἀπὸ ταὐτομάτου ἐξανθοῦντα,
φλυκταινοειδῆ, ὑπέρυθρα· ὧν ἐκρηγνυμένων ἰχὼρ ὕφαιμος ἀπορρεῖ.
Ταῦτα μὲν ἡμέρας οὐ πάνυ ἐνοχλεῖ, νυκτὸς δὲ ἐπώδυνά ἐσ]ιν· διόπερ καὶ οὕτως ὠνομάσθη· καὶ ὀδύναι μείζους ἢ κατὰ τὸ μέγεθος
10 τοῦ ἕλκους. Ὀπὸν σιλφίου ὕδατι διεὶς ἐπιτίθει· ἀναξηραίνει καὶ
οὐκ ἀναδάκνει. Ἢ αἱματίτην λίθον μετὰ ὕδατος τρίψας, ἐπίχριε·
ἐὰν δὲ φλεγμάνῃ, τρῖψον μετὰ οἴνου. Ἢ κώνειον λεάνας, ἐπιτίθει.

19. DES VÉSICULES. — TIRÉ DE DIOCLÈS.

Parmi les vésicules qui ne tiennent à aucune cause extérieure digne
d'être notée, il y en a une espèce qu'on appelle *terminthe*, une autre qu'on
nomme *raisin*, et une troisième dite *épinyctis*; le terminthe est une petite
vésicule livide, le raisin est noir, et l'épinyctis est de couleur obscure;
mais toutes ces vésicules suppurent vite.

20. DE L'ÉPINYCTIS. — TIRÉ DE RUFUS.

Les épinyctis sont de petits ulcères qui viennent spontanément sous
la forme d'une vésicule rougeâtre; après la rupture de ces vésicules, il
s'en écoule un ichor légèrement sanguinolent. Ces ulcères n'incommodent
pas trop pendant le jour, mais la nuit ils sont douloureux, circonstance
dont ils ont tiré leur nom, et les douleurs sont plus fortes qu'on ne s'y
attendrait d'après la grandeur de l'ulcère. Délayez du suc de silphium
dans de l'eau et appliquez-le; ce remède dessèche et il n'augmente pas
la mordication. Ou triturez de la pierre hématite avec de l'eau et em-
ployez-la sous forme d'onguent; si l'ulcère est enflammé, vous la tritu-
rerez avec du vin. Ou triturez de la ciguë et appliquez-la.

κα΄· Περὶ Φυγέθρου.

1 Καὶ τὸ φύγεθρον ἐν τοῖς εἴδεσι τῶν φυμάτων τίθενται οἱ περὶ
τὸν Πραξαγόραν· φασὶ δὲ συνεδρεύειν αὐτῷ ἔρευθος μετὰ οἰδήμα-
14 τος, ὥσπερ καὶ τῷ φύματι, καὶ οὐκ ἔλασσον ἔμπυον τοῦ | φύματος
γίνεσθαι, ἐπὶ δὲ τοῦ δέρματος φλύκταιναν ἀνίσ̓ασθαι ὁμοίαν τοῖς
2 πυρικαύτοις. Προσ̓ίθησι δὲ ὅτι οὐ μωλυτικὸς, ὅτι οὐδὲ πεπαίνε- 5
ται ῥᾳδίως, ἀλλὰ μόγις, καὶ ὅτι χρονίζει, καὶ ὅτι κακόηθές ποτε
3 γίνεται, καὶ μᾶλλον παιδίοις. Τὸ δὲ περὶ βουβῶνας συνίσ̓ασθαι τὸ
ἕλκος, πάντες ὁμοίως λέγουσιν.

κβ΄. Περὶ συρίγγων. Ἐκ τῶν Ἀντύλλου.

1 Αἱ σύριγγες γίνονται τὰ πολλὰ ἐξ ἀποσ̓ημάτων μὴ κατὰ τρόπον θεραπευθέντων· διαφοραὶ δὲ αὐτῶν εἰσιν αἵ γε μείζους καὶ 10
ἐπισ̓ροφῆς ἄξιαι παρὰ τὸ σχῆμα, παρὰ τὸν τόπον, παρὰ τὸ εἶ-

21. DU PHYGÉTHRON.

1 Praxagore range aussi le phygéthron parmi les espèces de tubercules;
il dit qu'il est accompagné de rougeur combinée à de la tuméfaction, de
même que le tubercule [proprement dit], qu'il n'entre pas moins en
suppuration que cette dernière espèce de tumeur, et que, sur la peau, il
se forme une vésicule semblable à celles qu'on observe dans les brûlures
2 par le feu. Il ajoute que le phygéthron n'est pas sujet à disparaître, qu'il
ne mûrit pas non plus facilement, mais avec peine, qu'il dure longtemps,
et que parfois il prend une mauvaise nature, surtout chez les petits en-
3 fants. Mais tous les auteurs sont d'accord pour reconnaître que cet ulcère
se forme dans la région des aines.

22. DES FISTULES. — TIRÉ D'ANTYLLUS.

1 Les fistules sont ordinairement une conséquence des abcès non convenablement traités; leurs différences principales, et qui méritent qu'on s'y
arrête, sont celles qui tiennent à la forme, au siége, et à l'espèce de

CH. 21, l. 5. οὐ μωλυτικός conj.; ὁ μολύδικος R.

δος τοῦ σώματος · παρὰ μὲν τὸ σχῆμα, ἐπεὶ αἱ μὲν αὐτῶν εἰσιν
εὐθυτενεῖς, αἱ δὲ σκολιαὶ, καὶ τῶν εὐθυτενῶν αἱ μὲν κυκλοτερῆ περι-
ειλήφασι πόρον, αἱ δὲ ὑπόπλατυν, καὶ τῶν σκολιῶν αἱ μὲν μίαν
καμπὴν ἔχουσιν, αἱ δὲ πλείους · παρὰ δὲ τὸν τόπον, ἐπεὶ αἱ μὲν
5 ἐν κεφαλῇ, αἱ δὲ ἐν τραχήλῳ, αἱ δὲ ἐν μασχάλαις, ἢ ἐν ἄλλῳ τινὶ
μέρει τοῦ σώματος γίνονται · παρὰ δὲ τὸ εἶδος, ἐπεὶ αἱ μὲν εἰς
ὀσΊέα τὴν ἀποτελευτὴν ποιοῦνται, αἱ δὲ καταλήγουσιν εἰς μῦν, ἢ
νεῦρον, ἢ φλέβα, ἢ ἀρτηρίαν, ἢ ἕτερόν τι τῶν ἁπλῶν, ἢ τῶν συνθέτων. Σημειωσόμεθα δὲ τὰς μὲν εἰς ὀσΊοῦν ἀπολη γούσας ἐκ τῆς 2
10 ἀντιτυπίας, καθιέντες πλατυμήλην ἐπὶ τῶν εὐρυτέρων, ἐπὶ δὲ τῶν
σΊενοχώρων μηλωτίδα · ἀντιληψόμεθα γὰρ σκληροῦ σώματος ἀν-
τιπίπΊοντος καὶ ὀσΊώδους · πρὸς δὲ καὶ ἤχου τινὸς, ὁπ|οῖος ἂν γέ- 15
νοιτο σύγκρούοντος ὀσΊοῦ πρὸς χαλκόν. Καὶ οὐ μόνον γε διὰ τῆς 3
μηλώσεως γνωσόμεθα τὸ εἰς ὀσΊοῦν περατοῦσθαι τὴν σύριγγα, ἀλλὰ

parties qu'elles occupent; les différences d'après la forme consistent en
ce que quelques-unes d'entre elles sont droites, et d'autres tortueuses,
en ce que, parmi les droites, les unes ont un conduit circulaire et les
autres un conduit légèrement aplati, et en ce que, parmi les tortueuses,
il y en a qui n'ont qu'une seule anfractuosité et d'autres qui en ont plusieurs; les différences d'après le siége consistent en ce que telle fistule se
forme à la tête, telle autre au cou, et telle autre encore dans les aisselles
ou dans quelque autre partie du corps; les différences d'après l'espèce de
la partie consistent en ce que les unes ont leur terminaison sur un os, tandis que les autres aboutissent à un muscle, à un *nerf*, à une veine, à une
artère, ou à quelque autre partie simple ou composée. Nous diagnostique- 2
rons les fistules qui aboutissent à un os par la résistance que nous éprou-
verons en introduisant, au cas où elles auraient une certaine ampleur,
une sonde large, et, dans le cas de fistules étroites, une sonde auriculaire : en effet, nous sentirons un corps dur, résistant et de nature osseuse; en outre, nous percevrons un son tel qu'il se produirait si un
os venait se heurter contre un objet de bronze. Cependant l'introduction 3
de la sonde ne nous fera pas seulement reconnaître que la fistule aboutit

1 0. πλατυμήλης R.

Mai 15.
καὶ τὸ ἀδιάφθορον εἶναι τὸ ὀστοῦν, ἢ διεφθορέναι, καταληψόμεθα· παράγοντες μὲν γὰρ τὴν μηλωτίδα πανταχοῦ, ἂν μὲν αἰσθανώμεθα πάντοθεν ἀπολισθαίνουσαν αὐτὴν ὥσπερ ἀπὸ λείου τινὸς σώματος, ἐροῦμεν ἀδιάφθορον εἶναι τὸ ὀστοῦν· ἂν δὲ κατὰ τὴν παραγωγὴν ἡ μηλωτὶς ἐνίσχηταί τισι μέρεσιν, ἀνωμαλίας καὶ τραχύτητας ὑπο-
4 σημαίνουσα, διεφθορέναι τὸ ὀστοῦν ἀποφανούμεθα. Ἐπὶ μέντοι τῶν εὐρυστόμων συρίγγων πολλάκις καὶ τῇ ὄψει ὑποπίπτει τὸ ὀστοῦν,
5 ὥστε μηδὲ μηλώσεως δεῖσθαι. Εἰ δὲ σκολιὰ τυγχάνει, καμπὴν μίαν ἢ πλείους ἔχουσα ἡ σύριγξ, ὥστε μὴ δύνασθαι παροδεύειν, μηλωτίδα μολυβδίνην χρὴ ποιεῖν, ἢ κασσιτερίνην· εὐκαμπὴς γὰρ οὖσα
6 ἡ τοιαύτη, ῥᾳδίως συσχηματίζεται ταῖς σύριγξιν. Χρησόμεθα δὲ
7 καὶ ὑείᾳ τριχί. Εἰ δὲ μηδὲν τῶν τοιούτων κατασκευασμάτων διὰ τὴν σκολιότητα ἡ σύριγξ παραδέχοιτο, ἐξ αὐτοῦ τοῦ φερομένου ὑγροῦ τὴν εἰς ὀστοῦν ἀπόληξιν κατανοήσομεν· ὡς ἐπίπαν γὰρ ἀπὸ
8 τῶν τοιούτων λεπτὸν καὶ ἐλαιῶδες τὸ ἐκκρινόμενον ὑγρόν ἐστιν. Εἰ δὲ εἰς νεῦρον τὸ τέρμα τῆς σύριγγος περαίνοιτο, πρῶτον μὲν ἐκ

à un os; mais nous constaterons aussi par ce moyen si l'os est intact ou détérioré : en effet, si, en portant dans tous les sens la sonde auriculaire, nous sentons qu'elle glisse partout, comme elle le ferait sur un corps lisse, nous dirons que l'os est intact; mais si, pendant que nous l'approchons de l'os, cette sonde est retenue par certaines parties et révèle des
4 inégalités et des aspérités, nous affirmerons que l'os est détérioré. Toutefois, dans les fistules à large ouverture, l'os est souvent accessible à nos
5 yeux, de telle façon qu'il n'est pas même nécessaire de sonder. Si la fistule est tortueuse et forme une ou plusieurs anfractuosités, et si, par conséquent, la sonde ne peut passer, il faut fabriquer une sonde en plomb ou en étain : en effet, comme une telle sonde est flexible, elle s'adapte
6 facilement à la forme des fistules. Nous nous servirons aussi d'une soie
7 de cochon. Si, à cause de sa courbure, la fistule n'admet aucun de ces objets imaginés pour remplir ce but, nous nous apercevrons qu'elle aboutit à un os par la considération du liquide même qui s'en écoule; car, en général, le liquide que de pareilles fistules évacuent est ténu et huileux.
8 Si l'extrémité de la fistule arrive sur un nerf (*tendon?*), on diagnostiquera

3. τοῦ λείου τινός R. — 14. κατανοήσωμεν R. — 16. γρ. τὸ τέλος R marg.

τῆς ὀδύνης τοῦτο σημειωσόμεθα · ναρκώδης γὰρ ἔσ1αι καὶ νυγμα-
τώδης, ἥ τε κίνησις ἡ ὑπὸ τοῦ νεύρου συντελουμένη χείρων καὶ
δυσεργεσ1έρα, ἔν τε τῇ μηλώσει ψαυόμενον τὸ νεῦρον αἴσθησιν
δριμυτέραν καὶ ὀξυτέραν παρέχεται · τὸ δὲ ὑγρὸν τὸ Φερόμενον
5 λεπ1ὸν μὲν ἔσ1αι παραπλησίως ὡς καὶ ἀπὸ τῶν ὀσ1ῶν, ἀλλὰ οὐκ
ἐλαιῶδες, οὐδὲ λιπαρὸν, ἀλλὰ ἰχωρῶδές τε καὶ κολλῶδες. Τὰ δὲ 9
αὐτὰ παρακολουθεῖ καὶ ταῖς εἰς μῦν καθηκούσαις σύριγξιν · ἐπὶ δὲ
τῶν ἐν σαρκὶ τὴν ἀποπεράτωσιν ἐχουσῶν τὸ ὑγρὸν παχύτερον καὶ
ἀργότερον εὑρίσκεται. Εἰς φλέβα δὲ τῆς σύριγγος κατερρίζωμένης, 10
10 τὰ αὐτὰ σημεῖα παρακολουθεῖ, ὅσα καὶ εἰς νεῦρον, πλὴν ἀμυδρὰ
πάντα, καὶ τὰ τῶν ἀλγημά|των, κίνησίς τε οὐδεμία ἐμποδισθήσε- 16
ται. Τὰ αὐτὰ καὶ [εἰ] εἰς ἀρτηρίαν ἀπολήγοι παρακολουθήσει · εἰ δὲ 11
ἀνάβρωσις γένοιτο ὑπὸ τῆς σύριγγος, εἰ μὲν φλεβὸς, αἷμα πολὺ

en premier lieu cette circonstance par la douleur : en effet, il y aura une
douleur torpide et piquante ; puis le mouvement qu'opère ce nerf se fera
moins bien et avec plus de difficulté, et, quand, en sondant, nous touche-
rons le nerf, il donnera lieu à une sensation plus pénible et plus aiguë ;
le liquide qui s'écoulera sera ténu comme celui qui vient des os ; seulement il ne sera ni huileux, ni gras, mais ichoreux et glutineux. Les 9
mêmes symptômes accompagnent les fistules qui aboutissent à un muscle ;
mais, en cas de fistules qui ont leur terminaison dans la chair, on trouve
un liquide plus épais et doué de propriétés moins actives. Si la fistule est 10
implantée sur une veine, on observe les mêmes symptômes que dans le
cas d'implantation sur un nerf ; seulement tous sont moins intenses, aussi
bien les autres que ceux qui se rapportent aux douleurs ; de plus, aucun
mouvement ne sera empêché. Les mêmes symptômes se présenteront 11
encore si la fistule aboutit à une artère ; mais, si elle a percé le vaisseau en le rongeant, il y aura, au cas où il s'agit d'une veine, écoulement d'une grande quantité de sang épais ; si c'est, au contraire, une artère

6. κολλῶδες Aët.; χολῶδες R. — 8.
ἐχουσῶν Aët.; ἐχόντων R. — 11. ἀλγημάτων ex em.; ἀναλγημάτων R; ἀλ-

γημάτων καὶ τὰ τῶν νυγμάτων Aët. —
12. [εἰ] ex em.; om. R Aët. — Ib. ἀπολήγοι Aët.; ἀπολήγοντα R.

Mai 16.

καὶ ταχὺ ἐνεχθήσεται· εἰ δὲ ἀρτηρία ἀναβρωθείη, λεπῖὸν καὶ ξανθὸν μετὰ πνεύματος πολλοῦ καὶ συριγμοῦ.

κγ'. Χειρουργία συρίγγων. Ἐκ τῶν Ἀντύλλου καὶ Ἡλιοδώρου.

1 Εἰ μέντοι πλάγιαι εἶεν ὥσῖε ὑπὸ αὐτὸ τὸ δέρμα τείνειν κατὰ
μῆκος εὐθυτενῶς, ἢ κατεσκολιωμένως, εἰ μὲν εὐρύσῖομοι τυγχά-
νοιεν, τὸν λιχανὸν καθέντες τῆς ἀρισῖερᾶς χειρὸς καὶ ἐπάραντες τὸ   5
δέρμα, τέμνομεν παρὰ τὸν δάκτυλον ὥσῖε ἀπλοτομηθῆναι τὴν σύ-
2 ριγγα. Κἂν μὲν ᾖ βραχεῖα, μία κάθεσις τοῦ δακτύλου ἐξαρκέσει·
ἐὰν δὲ ἐπιμήκης, μετὰ τὸ τεμεῖν τοσοῦτον διάσῖημα ὁπόσον ὁ δάκτυλος ἐφικνεῖται, πάλιν ἐπικαθήσομεν αὐτὸν καὶ πάλιν ἐπιτεμοῦμεν.
3 Τὸ δὲ αὐτὸ ποιήσομεν ἐκ τρίτου, εἰ τοῦτο ἀπαιτοίη τὸ μῆκος τῆς 10
4 σύριγγος. Μετὰ δὲ τὸ ἀπλοτομῆσαι, τοὺς τύλους, τοὺς αἰτίους τῆς
συριγγώσεως, ἐὰν μὲν ὦσιν ἐπιπολῆς, τοῖς ὄνυξιν ἀναξάναντες νεα-

qui a été rongée, il coulera du sang ténu d'un rouge clair, avec sifflement et sortie de beaucoup d'air.

23. TRAITEMENT CHIRURGICAL DES FISTULES. — TIRÉ D'ANTYLLUS
ET D'HÉLIODORE.

1 Si cependant les fistules ont une direction latérale, de manière à
s'étendre longitudinalement au-dessous de la peau, en suivant une ligne
droite ou tortueuse, nous introduirons, au cas où elles auraient une
large ouverture, le doigt indicateur de la main gauche, nous soulève-
rons la peau et nous couperons en suivant le doigt; de manière à diviser
2 la fistule par une incision simple. Si la fistule est courte, une seule introduction du doigt suffira; mais, si elle est longue, nous l'introduirons
pour la seconde fois, après avoir divisé un espace égal à celui que le
3 doigt peut atteindre, et nous ferons une seconde incision. Nous ferons
la même chose pour la troisième fois, si la longueur de la fistule l'exige.
4 Après que nous avons fait cette incision simple, les callosités qui sont la
cause de la formation de la fistule devront, si elles sont superficielles,
être grattées avec les ongles pour raviver la surface de l'ulcère; si elles

1. ἀνασῖομωθείη Aët.—Ch. 23, l. 5.   — Ib. ἐπαίροντες X; κουφίζοντες Aët.
ἤτοι δάκτυλον καθέντες ἢ πλατὺν μήλης   — 6. διαιροῦμεν X Aët.—9. αὐτόν om.
πυρίνα X; πυρῆνα μήλης καθιέντες Aët.   R i°m.

ροποιήσομεν τὸ ἕλκος · ἐὰν δὲ βαθύτερον, προσαναξύσομεν ἀκμῇ
σμιλίου · ἐὰν δὲ μεγάλοι τε καὶ διὰ βάθους ὑποπίπλωσι, περιελοῦμεν ὅλους. Ἔπειτα τῇ ἐξῆς ἀποθεραπείαν ὁμοίαν ποιησόμεθα, οἵαν   5
καὶ ἐπὶ τῶν χειρουργηθέντων ἀποσίημάτων ἐλέγομεν. Εἰ δὲ μετὰ   6
5 τὴν ἀνάπλυξιν, τῆς σύριγγος εὐρυτέρας καθεσίώσης, ἀπαιωροῖτο
τοῦ δέρματος, περιελοῦμεν τὰ ἀφεσίῶτα τῆς συμφυοῦς σαρκός. Ἐπὶ   7
δὲ τῶν σφόδρα σίενοσίόμων, εἰ μὴ παραδέχοιντο τὸν δάκτυλον,
τὸ πλατὺ τῆς μήλης καθήσομεν, ἢ τὸν πυρῆνα · τὰ δὲ ἄλλα ὁμοίως
ποιήσομεν. Πρόδηλος δὲ καὶ ὁ ἐπὶ τῶν ἐσκολιωμένων συρίγγων   8
10 τρόπος τῆς χειρ|ουργίας · κατὰ ἑκάσίην γὰρ καμπὴν, ἀρξάμενοι ἀπὸ   17
τῆς πρώτης, καθήσομεν τὸν δάκτυλον, ἢ τὸ πλατὺ τῆς μήλης, κάπειτα διελοῦμεν οὕτως. Εἰ δὲ μὴ πλάγιον τὸ σχῆμα τῆς σύριγγος,
ἀλλὰ ἀντίον, τουτέσίιν εἰς βάθος τείνοι, περιελοῦμεν κατὰ κύκλον   9
τὴν σύριγγα, τοσοῦτον περιγράφοντες τῆς κύκλῳ σαρκὸς ὥσίε

sont plus profondément situées, on les râclera, en outre, avec le tranchant du scalpel; si elles se montrent considérables et s'étendent dans la
profondeur, nous les extirperons entièrement. Puis, le lendemain, nous   5
emploierons un traitement consécutif semblable à celui que nous avons
exposé à propos des abcès sur lesquels on a fait une opération chirurgicale (ch. 7 ?). Si la fistule, après avoir été déployée, est trop large et   6
traîne après la chair, on extirpera la partie qui s'écarte de la chair cohé-
rente [avec le reste du corps]. Si les fistules, attendu la grande étroitesse   7
de leur ouverture, n'admettent pas le doigt, nous introduirons le bout
large ou le bouton de la sonde, et nous ferons le reste de la même manière. Le procédé opératoire qu'on appliquera aux fistules tortueuses est   8
évident : dans chaque anfractuosité, à commencer par la première, on
introduira le doigt, ou le bout large de la sonde, et, cela fait, on pratiquera la division. Si la direction de la fistule n'est pas latérale, mais in-   9
verse, c'est-à-dire si elle s'étend dans la profondeur, nous extirperons
circulairement la fistule, en comprenant dans l'incision une partie assez
considérable de la chair qui l'environne de tous les côtés, pour per-

1. προσαποξύσωμεν X. — 2. διὰ βά-   R. — 12. πλάγιον ἢ X. — 14. περιγλύ-
θος R. — 8. τῆς om. R. — Ib. πυρῖνα   φοντες Aët.

Mai 17.

10 τοὺς τύλους ὅλους ἐκκοπῆναι. Εἰ δὲ τοιοῦτον εἴη τὸ βάθος ὥσ7ε εἰς ὀσ7έον καταλήγειν, ἐκτυλώσομεν ὁμοίως, καὶ ἐὰν μὲν αὐτὸ μόνον γεγυμνωμένον ᾖ τὸ ὀσ7οῦν, μετὰ τὴν σεριαίρεσιν τῆς σαρκὸς ξύσομεν · ἐὰν δὲ λελιπασμένον, ἢ τετερηδονισμένον, ἢ ἄλλως σως

11 ἐφθαρμένον ὑποπίπ7οι, μέχρι σήραγγος ἐκκόψομεν. Τὴν δὲ ἐκκο- 5 πὴν ἐπὶ μὲν τῶν μικρῶν ὀσ7ῶν διὰ μόνων τῶν τετραγώνων ἐκκοπέων καλουμένων σοιησόμεθα, σαραξέοντες τὸ ὀσ7οῦν οὐκ ἐξεπιπολῆς τὸ ἐφθορὸς, ἀλλὰ μέχρι σήραγγος κατιόντες, ἵνα σαρκὸς

12 ἀναβλάσ7ησις ἐκ τῆς σήραγγος γένηται. Εἰ δέ τι τῶν μειζόνων ὀσ7έων, οἷον βραχίων, ἢ μηρὸς, ἢ σῆχυς, ἢ κνήμη, σεπονθὸς ὑπο- 10 πίπ7οι, τρήσαντες τρυπάνῃ μέχρι σήραγγος, οὕτω τοῖς ἐκκοπεῦσιν

13 ἀναβαλοῦμεν τὰ μέσα τῶν σεριτρήσεων. Εἰ δὲ μέχρι μυελοῦ συμβαίη σεπονθέναι τὸ ὀσ7οῦν, καὶ τὴν ἐκκοπὴν μέχρι μυελοῦ σοιησόμεθα, οὐκ αὐτὸ μόνον τὸ σεπονθὸς ἐκκόπ7οντες, σροσπεριλαμβάνοντες δὲ καί τι τοῦ ἀπαθοῦς εἰς τὸ ῥᾳδίαν τὴν μετὰ τοῦτο σάρκωσιν 15

10 mettre d'exciser toutes les callosités. Si la fistule a une si grande profondeur, qu'elle aboutit à un os, nous pratiquerons de la même manière l'excision des callosités, et, si l'os est simplement dénudé, nous le râclerons après avoir extirpé la chair; si, au contraire, il se montre graisseux, carié ou détérioré de quelque autre façon, nous l'exciserons

11 jusqu'au canal médullaire. S'il s'agit de petits os, nous pratiquerons l'excision, en nous servant uniquement des scalpels dits *scalpels carrés à excision*, et nous râclerons la partie détériorée de l'os, non superficiellement, mais en pénétrant jusqu'au canal médullaire, afin que ce canal

12 devienne le point de départ d'une reproduction de chair. Si un des grands os, comme l'humérus, le fémur, le cubitus, ou le tibia, se montre malade, nous le percerons avec le trépan jusqu'au canal médullaire et alors nous enlèverons avec des scalpels à excision les parties intermédiaires entre les

13 trous formés par le trépan. S'il arrivait que la maladie de l'os pénétrât jusqu'à la moelle, nous ferions également pénétrer l'excision jusqu'à la moelle, et nous ne nous bornerions pas à enlever uniquement l'os malade; nous comprendrions aussi dans l'excision une partie de l'os sain,

1. ὁλοτελῶς X Aët. — 2. ὀσ7οῦν X τρυπάνοις X. — 12. ἀναλαβοῦμεν R 2ˆ Aët. — 5. διεφθαρμένον R 2ˆ m. — 11.ˆ m. — 15. αὐτοῦ R.

Mai 17-18.

γενέσθαι. Εἰ δὲ διὰ ὅλου τὸ ὀσοῦν διανταίως πάθοι, χρὴ τὴν με- 14
σότητα πᾶσαν ἀναιρεῖν. Ὁ δὲ τῆς ἐκκοπῆς τρόπος τοιόσδε τίς 15
ἐσΊιν· ἐκκοπέα χρὴ τῶν σΊενῶν καὶ πάχος ἱκανὸν ἐχόντων, οἷοί
εἰσιν οἱ καλούμενοι γομφωτῆρες, ἐρείσαντας κατὰ τὴν μεσότητα
5 τοῦ διεφθορότος ὀσοῦ, ἰσχυρότερον ἐπικρούειν ἤπερ ἐν ταῖς ἄλλαις
περισΊάσεσιν, ἵνα καταβὰς εἰς τὸ βάθος διαλύσῃ τὴν συνέχειαν τοῦ
ὀσοῦ, καὶ ἐὰν μὲν εἰς ἐκκοπεὺς ἐξαρκέσῃ, τὰ ἑξῆς συντελεῖν· ἐὰν
δὲ μὴ δύνηται ἀποκαυλισθῆναι ὑπὸ ἑνός, καὶ δεύτερον παραληπΊέον,
κἂν δέῃ ποτέ, καὶ τρίτον. Διακοπέντος δὲ τοῦ ὀσΊοῦ, τὸ ἕτερον 16
10 τῶν μερῶν αὐτοῦ κατὰ τὸ πέρας τῶν ἀντεχόντων σωμάτων γυμνω- 18
τέον, καὶ μετὰ τὸ γυμνωθῆναι τοσοῦτον, ὅσον παραλλάξαι προε-
λούμεθα, δύο ληπΊέον τελαμῶνας σΊενοὺς εὐτόνους. Τοῦ μὲν οὖν 17
ἑνὸς τὴν μεσότητα περιβλητέον περὶ ἄκρον τὸ ὀσοῦν πρὸς τὸ
ἐπισπάσασθαί τε καὶ ἐξάγειν αὐτὸ τῆς σαρκὸς δύνασθαι· τοῦ δὲ
15 ἑτέρου τὴν διπλόην τῇ σαρκὶ τοῦ βραχίονος περιθετέον πρὸς τὸ

pour faciliter la reproduction consécutive de la chair. Si la maladie de 14
l'os le pénètre complétement de part en part, il faut enlever tout ce qui
est entre les parties saines. Voici quelle est à peu près la manière de 15
procéder : on appuiera sur le milieu de la partie détériorée de l'os un
scalpel à excision étroit, mais d'une épaisseur assez considérable (tels
sont, par exemple, ceux qu'on appelle enclaveurs), et on frappera dessus
plus fortement que dans les autres circonstances, afin que, descendant
dans la profondeur, le scalpel détruise la continuité de l'os ; si l'application
d'un seul scalpel suffit, on mettra enœuvre le traitement consécutif; mais,
si l'os ne peut être déraciné par l'application d'un seul, on en emploiera
aussi un deuxième, et même, si parfois cela est nécessaire, un troisième.
Après avoir divisé ainsi l'os, nous dénuderons une de ses deux moitiés dans 16
la limite des parties qui le retiennent, et, après avoir dénudé toute l'étendue de l'os que nous jugerons avoir changé, nous prendrons deux bandes
étroites, mais fortes. Nous placerons le milieu de l'une de ces deux bandes 17
autour de l'extrémité de l'os, afin de pouvoir l'attirer et le faire sortir
de la chair, tandis que nous entourerons, avec la partie pliée en deux de

8. ἀποκυλισθῆναι R. — 11. μ. τοῦ γ. R. — 12. γρ. λεπτούς R marg.

Mai 18.

18 ἐπὶ ϑάτερα τείνειν. Ἔπειτα μηνιγγοφύλακα ὑποϐαλόντες, ἢ σπά-
θην τῶν ξυλίνων τούτων, ἢ καί τι ἕτερον ὁμοιοειδὲς τούτοις σῶμα
κατὰ ἐπικόπου τούτων τινὸς πρίονι ἀποπρίσομεν πᾶν τὸ ἐφθορός
τε καὶ ὑπερέχον ἔξω τῆς σαρκὸς τοῦ ὀστοῦ· ἀκώλυτος γὰρ ὁμοῦ
καὶ ἀϐλαϐὴς ἡ πρίσις ἔσται διὰ τὰς τῶν τελαμώνων περιϐολὰς καὶ 5
τὴν τῆς σπάθης ἢ τὴν τοῦ μηνιγγοφύλακος ὑποϐολήν, οὔτε τῆς
σαρκὸς ὑπὸ τοῦ πρίονος ἐνοχλουμένης, οἷα δὴ ὑπὸ τοῦ τελαμῶνος
ἀφελκομένης, οὔτε τοῦ ὀστοῦ ἐγκρυπτομένου τῇ σαρκὶ, ἅτε ἀνατει-
19 νομένου διὰ τῆς ἑτέρας ταινίας. Ἀποπρισθέντος δὲ τοῦ ἑτέρου μέρους, πάλιν ἐπὶ τὸ ἕτερον διαϐατέον, καὶ τὸν αὐτὸν τρόπον καὶ 10
20 ἐκείνου τὸ διεφθορὸς καὶ ἐψιλωμένον ἀπολυτέον. Τὰ δὲ αὐτὰ ποιητέον καὶ εἰ μὴ ἐφθορέναι μὲν τὸ ὀστέον τύχοι, περιπλεῖσθαι δὲ
πάντοθεν ὑπὸ τῆς σύριγγος· οὐδενὶ γὰρ τρόπῳ τὰ κατὰ κύκλον
περιπλεόμενα σαρκωθῆναι δυνήσεται· διὸ καὶ ἐπὶ τούτων διακο-

18 l'autre bande, la chair du bras pour la tendre en sens contraire. Ensuite nous placerons au-dessous de l'os un garde-méninge, ou quelqu'une de ces spatules en bois, ou quelque autre objet de même nature que ceux-là, et, employant l'un ou l'autre de ces objets comme appui, nous enlèverons avec la scie toute la partie de l'os qui s'est détériorée et qui fait saillie en dehors de la chair : de cette manière, en effet, on aura, grâce aux bandes qui entourent l'os et les chairs et à la spatule ou au garde-méninge placés en dessous, le double avantage que la scie ne rencontre pas d'obstacle et ne cause pas de dommage non plus : car la chair ne sera pas endommagée par la scie, vu qu'elle est écartée par l'une des deux bandes, et l'os ne se cachera pas sous la chair, vu qu'il est retiré 19 par l'autre. L'une des deux extrémités de l'os ayant été enlevée par la scie, on passera à son tour à l'autre et l'on détachera de la même ma-20 nière la portion dénudée et détériorée de ce moignon. On agira encore de même dans le cas où l'os, n'étant pas détérioré, est enveloppé par [le pus de] la fistule ; car il ne sera en aucune façon possible que des parties nageant dans le pus puissent donner naissance à une chair nou-velle : pour cette raison on doit également, dans ce cas, diviser d'abord

1. ὑποϐαλλόντες (sic) R. — 12. διεφθορέναι R 2ᵉ m.

πλέον πρότερον τὰ ὀστέα καὶ ἀποκαυλιστέον, εἶτα οὕτω πᾶν τὸ
περιπλεόμενον καὶ γεγυμνωμένον ἐκπριστέον. Ἦν δὲ ἡ σύριγξ μὴ 21
εἰς μέσον τὸ μῆκος τοῦ ὀστοῦ τύχῃ καθήκειν, ἀλλὰ εἰς τὸ πέρας,
ὥστε λῦσαι τὸ ἄρθρον, πᾶν τὸ πρὸς τῷ ἄρθρῳ τοῦ ὀστοῦ μέρος ἐκ-
5 κοπτέον. Εἰ δὲ ὅλον | τὸ τοῦ βραχίονος ὀστοῦν διαφθαρείη μελανθὲν, 22
                                                                                    19
ἢ λιπανθὲν, ἢ τερηδονισθὲν, ἀπλοτομήσαντες μεγάλῃ διαιρέσει,
πᾶν τὸ ὀστοῦν κομισόμεθα. Εἰ δὲ εἰς μέσον ἄρθρον ἡ σύριγξ καθή- 23
κοι, ὥστε ἑκατέρου ὀστοῦ τὸ πέρας φθεῖραι καὶ λῦσαι τὴν σύνδε-
σιν, δυσεργεστέρα μὲν ἤδη καὶ οὐ πάνυ τι εὐκατόρθωτος ἡ χειρουρ-
10 γία· χρὴ δὲ ὁμοίως ἐγχειροῦντας ἑκατέρου τοῦ ὀστοῦ τὸ πέρας τὸ
ἐφθορὸς ἅπαν κομίσασθαι. Ἐπὶ μέντοι γε μηροῦ κατὰ κοτύλην λε- 24
λυμένου καὶ συνδιεφθορυίας καὶ τῆς ἐν τῷ ἰσχίῳ κοτύλης παραιτητέον τὴν χειρουργίαν διὰ τὸ μέγεθος τῶν σωμάτων. Παραιτητέον δὲ 25
καὶ εἰ εἴς τινα τῶν τοῦ νωτιαίου σπονδύλων ἡ σύριγξ καθήκοι,

avec des scalpels à excision et briser les os, puis, ces préliminaires accomplis, enlever avec la scie toute la partie qui est dénudée et nage
dans le pus. Si la fistule n'aboutit pas au milieu de la longueur de l'os, 21
mais à son extrémité, de manière à disjoindre l'articulation, il faut enlever avec les scalpels à excision toute la partie de l'os qui se rapproche
de l'articulation. Si l'humérus s'est détérioré dans sa totalité, qu'il soit 22
noirci, graisseux, ou atteint de carie, nous ferons une grande incision
simple et nous enlèverons l'os tout entier. Si la fistule a sa terminaison 23
dans le milieu de l'articulation, et que, par conséquent, elle ait détérioré
les extrémités de chacun des deux os et les ait détachés l'un de l'autre,
l'opération est déjà plus chanceuse, et il n'est pas trop facile de la mener
complétement à bonne fin; cependant il faut, en employant les mêmes
procédés, enlever toute l'extrémité détériorée de chacun des deux os.
Toutefois, quand le fémur est détaché de la cavité cotyloïde et quand 24
la cavité elle-même de l'ischion est comprise dans la détérioration, il
faut se refuser à opérer, à cause du volume considérable des parties. On 25
refusera également, si la fistule aboutit à une des vertèbres dorsales et

---

1. ἀποκυλιστέον R text.; γρ. ἀποκαυλιστέον marg. — 3. τύχοι R. — 9. γρ.
δυσεργεστέρα μένη τε καὶ οὐ πάντη δυσκατόρθωτος R marg.

Mai 19-20.

φθείρασα τὸν σπόνδυλον · εἰ δὲ εἰς πλευρὰν καὶ ἐκκόψαι χρὴ τὴν
πλευρὰν, οὕτω ποιήσομεν ὡς ἐν τοῖς περὶ ἀποσίηματων εἰρήκαμεν.

26 Ὅταν δὲ ἐν τῷ πήχει συσίῇ, τὰ αὐτὰ γινέσθω τοῖς ἐπὶ βραχίονος, ἀλλὰ ὁ μὲν βραχίων μονοειδὲς ὀσίέον ἔχει · ὁ δὲ πῆχυς διξυ-

27 γής ἐσίιν. Μέσης οὖν τῶν δυοῖν ὀσίέων τῆς ὑποφορᾶς οὔσης, 5
ἀνάγκην ἔχει ὁ ἐνεργῶν τὸ ἕτερον ὀσίέον ἐκκόψαι, ἐκκόπίεσθαι δὲ
τὸ λεπίότερον, ἐὰν μὲν κάτω γένηται πρὸς καρπῷ ἢ ὑποφορά, [τὸ] τοῦ
πήχεως · ἐὰν δὲ ἄνω πρὸς ἀγκῶνι, τὸ τῆς κερκίδος · ἀντιθέτως γὰρ

28 ἔχει τὰ τοῦ πήχεως ὀσίᾶ. Εἰ δὲ εἰς μάλην καθήκοι, καὶ δέος εἴη
μήπως ἐν τῇ περιαιρέσει ἣν ἠξιοῦμεν ἐπὶ τῶν ἀντίων συρίγγων 10
παραλαμβάνειν, ἀρτηρίαι τῶν εὐρώσίων, ἢ φλέβες, ἢ καὶ νεῦρα
ὑποπέσωσι, τῆς μὲν περιαιρέσεως ἀποσίησόμεθα, πλὴν εἰ μή τις

20 ἐθέλοι τὴν ἐπιφάνειαν μόνην περικόπίειν, καθήσομεν | δέ τι τῶν ἐκ-

29 τυλωτικῶν φαρμάκων, ἵνα ἡ χρεία τῆς περιαιρέσεως ὑπαντήσῃ. Τὰ

a détérioré cette vertèbre; si la fistule aboutit à une côte, et qu'il s'agisse
d'enlever cette côte avec le scalpel à excision, nous opérerons de la
manière que nous avons décrite en parlant des abcès (ch. 11, p. 582,
26 sqq). Quand une fistule s'est formée à l'avant-bras, on fera la même
opération que pour le bras; mais le bras n'a qu'un seul os, tandis que
27 l'avant-bras en a deux. Si donc le trajet fistuleux se trouve au milieu des
deux os, l'opérateur est dans la nécessité d'exciser avec le scalpel et le
marteau l'un des deux os, mais il excisera le plus mince, le cubitus, si la
fistule existe à la partie inférieure, dans le voisinage du carpe, et le radius,
quand elle existe dans la partie supérieure près du coude : car les os de
l'avant-bras présentent des dispositions opposées dans les deux régions.
28 Si la fistule aboutit à l'aisselle, et si, en pratiquant l'extirpation qui, disions-nous (p. 616, l. 13), doit être employée en cas de fistules à direction inverse, on craint de rencontrer quelque artère, quelque veine, ou
même quelque nerf considérables, on renoncera à l'extirpation, à moins
qu'on ne veuille se borner à extirper la partie superficielle, et on introduira
quelque médicament capable de détruire les callosités, afin que l'effet
29 heureux qu'on retire de l'extirpation se produise [d'une autre manière]. Il

3. δέ R 2ᵉ m.; om. 1ʳᵉ m. — 7 [τό] ex em.; om. R. — 9. μασχάλην R 2ᵉ m.

δὲ αὐτὰ ποιητέον καὶ ἢν κατὰ βουβῶνος, ἢ τραχήλου ἢ σύριγξ ὑπο-
πίπτῃ, καὶ μέντοι κἂν εἰς ὀσῖοῦν ἐνερείδοι, δέοι δὲ ἐκκόπῖειν τὸ
ὀσῖοῦν, ἀγγεῖα δὲ, ἢ νεῦρα ἐμπελάζοι τινά, οὐ πρότερον τὴν ἐκκοπὴν ποιητέον, πρὶν διαπυῆσαι περιαιρεθεῖσαν τὴν σύριγγα· μετὰ
5 γὰρ τὴν διαπύησιν καὶ ἀναίμακτος καὶ ἀκίνδυνος ἡ ἐκκοπὴ τῶν
ὀσῖῶν γίνεται. Εἰ δὲ μεταξὺ ὠμοπλάτης καὶ τῶν ὑπὸ αὐτῇ σωμά-   30
των ἡ σύριγξ πλαγία γένοιτο, τῶν ἀρχαίων ἀπηγορευκότων τὴν
θεραπείαν, ἡμεῖς ἐγχειροῦμεν τόνδε τὸν τρόπον. Καθίεμεν διὰ τοῦ   31
σῖομίου τῆς σύριγγος πλατυμήλην, ἐπὶ ὅσον οἷόν τε προβῆναι
10 αὐτὴν, ἔπειτα κατὰ ἃ μέρη ὁ πυρὴν πλάγιος προσαπαντᾷ, σῖοχα-
ζόμενοι, κατὰ ταῦτα χιεζοῦμεν τὰ ἐπεσῖορεσμένα σώματα τῇ ὠμοπλάτῃ. Ἔπειτα εἰ μὲν ἀναίμακτος ὁ χιεσμὸς γένοιτο, ἐκκόπῖομεν   32
τὸ κατὰ αὐτὸν μέρος τῆς ὠμοπλάτης· ἐκκόψαντες γὰρ ἐντευξόμεθα
τῷ πυρῆνι τῆς μήλης, καὶ οὕτως ἀνακολουθοῦντες ἐκτυλώσομεν τὴν

faut encore faire la même chose, quand la fistule se rencontre soit à l'aine
soit sur le cou; et, même quand la fistule s'appuie sur un os et qu'il
est nécessaire d'exciser cet os, mais qu'il se trouve dans le voisinage
quelques vaisseaux ou quelques nerfs, on ne pratiquera pas l'excision
avant que la plaie produite par l'extirpation [superficielle] de la fistule
soit entrée complétement en suppuration; car, après l'entrée en suppuration, l'excision des os se fait sans effusion de sang et sans danger. Si la   30
fistule s'étend latéralement entre l'omoplate et les parties placées au-
dessous de cet os, les anciens refusaient de traiter un pareil cas; mais
nous faisons l'opération suivante. Nous introduisons à travers l'ouver-   31
ture de la fistule une sonde large aussi loin que nous pouvons la faire
avancer, ensuite nous pratiquons une incision cruciale sur les parties qui
recouvrent l'omoplate, à l'endroit où nous supposons que le bouton de
la sonde doit se rencontrer latéralement. Ensuite, si l'incision cruciale   32
n'a pas donné lieu à une effusion de sang, nous excisons la partie de
l'omoplate qui lui correspond : car, après l'excision, nous rencontrerons
le bouton de la sonde, et, arrivés à ce point-là, nous détruirons con-

11. κατά] καί R. — Ib. ἐσῖορισμένα   13. Ἔπειτα...... ὠμοπλάτης R marg.
R. — 11-12. τῆς ὠμοπλάτης R. — 12-   add., adscripto κείμενον.

Mai 20-21,

33 σύριγγα. Εἰ δὲ ὑπὸ αἱμοῤῥαγίας ἐπὶ τῷ χιεσμῷ γενομένης ἐμπο
διοθείη παραυτίκα ἐκκοπῆναι ἡ ὠμοπλάτη, δεῖ τὴν διαπύησιν πε
34 ριμείναντας οὕτως ἐκκόπ7ειν. Τὰς δὲ εἰς τὸ ἄρθρον τῆς γένυος ἀπο
τελευτώσας ἀπαγορεύειν ἄξιον· ἡ γὰρ γειτνίασις τῶν τε μασητήρων
καὶ τῶν κροταφιτῶν μυῶν οὐδαμῶς ἀκίνδυνον τὴν χειρουργίαν ὑπο   5
γράφει· τὰ δὲ κάτω μέρη τῆς γένυος ὑπὸ σύριγγος φθαρέντα εὐ
35 θεράπευτα. Ὁ δὲ τρόπος τῆς ἐγχειρήσεως ὁ αὐτὸς τῷ καὶ ἐπὶ τῶν
36 ἄλλων ὀσ7ῶν εἰρημένῳ. Εἰ δὲ κατὰ τὴν ὑπερῴαν ἐκ τῶν ἔνδοθεν με
ρῶν συσ7ᾶσα ἡ σύριγξ φθείρειε τὸ ὀσ7οῦν, εἰ μὲν διὰ πάχους, ἐκ
τῶν ἔξωθεν μερῶν καὶ τὰ μῆλα χιάσαντες οὕτως ἐκκόψομεν τὸ   10
37 ὀσ7έον. Εἰ δὲ μὴ πᾶν φθαρείη τὸ ὀσ7οῦν, μόνη δὲ ἡ ἔνδοθεν ἐπι
21 φάνεια, τὸ μὲν ἐκκόπ7ειν ἀνεπιτήδειον· οὔτε γὰρ | ὅλον αἴρειν
ἐκεῖνο οὗ μέρος ὀλίγον πέπονθεν εὔλογον, οὔτε αὐτὸ τὸ πεπονθὸς
ἐκκόπ7ειν δυνατόν· πῶς γὰρ ἄν τις διὰ τοῦ σ7όματος ποιοῖτο τὴν

33 sécutivement les callosités de la fistule. Si l'incision cruciale a donné
lieu à une hémorragie qui nous empêche d'exciser immédiatement l'omoplate, on doit attendre que la plaie soit entrée complétement en sup
34 puration et faire l'excision dans ces conditions-là. Nous jugeons qu'il
faut refuser de traiter les fistules qui aboutissent à l'articulation de la
mâchoire inférieure; car le voisinage des muscles masséters et temporaux ne nous promet pas du tout une opération exempte de danger;
mais les parties inférieures du même os sont faciles à traiter quand
35 elles ont été détériorées par une fistule. Le procédé opératoire est le même
36 que celui que nous avons décrit à propos des autres os. Si une fistule,
s'étant formée à la partie intérieure du palais, a détérioré l'os, nous ferons également, si la détérioration est profonde, une incision cruciale à
la surface extérieure des pommettes, et, cela fait, nous exciserons l'os.
37 Si, au contraire, l'os ne s'est pas détérioré tout entier, mais que sa surface intérieure soit seule attaquée, il ne convient pas de pratiquer l'excision; car, d'un côté, il n'est pas raisonnable d'enlever en entier un organe dont une petite partie seulement est lésée, et, d'un autre côté, il
n'est pas possible d'exciser la partie malade seule : comment, en effet,

1 2. αἴρειν R.

ἐκκοπήν; Χρὴ τοίνυν ἐκ τῶν ἔνδοθεν μερῶν περιελόντας τὴν σάρκα 38
καὶ γυμνώσαντας τὸ πεπονθὸς ὀσ7οῦν καίειν, ὅπως ἀποσ7ῇ λεπίς·
καίειν δὲ τὸν τρόπον τοῦτον. Χαλκοῦν αὐλίσκον κατεσκευάσθαι χρὴ 39
παραπλήσιον κατὰ τὴν κοιλότητα τοῖς καλαμίσκοις καλουμένοις·
5 τετρῆσθω διανταίῳ τρήματι, καὶ μὴ προσκείσθω πυθμήν· ἐχέτω δὲ
καὶ καμπὴν ὁ αὐλίσκος μὴ γαμμοειδῆ· τὸ γὰρ τοιοῦτο σχῆμα πρὸς
τὴν χρείαν ἄθετον· ἀλλὰ μηνοειδῶς πᾶς ἐπινενεύσθω πρὸς τὸ ἐντιθε-
μένου τῷ σ7όματι τὸ σ7όμιον αὐτοῦ ἐνερείδειν εἰς τὴν ὑπερῴαν ἄνω.
Μῆκος δὲ τοῦ αὐλίσκου τοσοῦτον ὥσ7ε τοῦ ἑτέρου πέρατος ἐνερεί- 40
10 δοντος εἰς τὸ πεπονθὸς μέρος τῆς ὑπερῴας, τὸ ἔξωθεν τῶν ὀδόντων
ὑπερέχειν δακτύλοις τρισίν. Ἔπειτα καυτήριον κατασκευασ7έον 41
ὁμοιόσχημον τῷ αὐλίσκῳ πρὸς τὸ διοδεύειν δύνασθαι διὰ αὐτοῦ·
κατὰ δὲ τὸ ἄκρον τὸ καυτήριον μὴ πυρῆνα ἐχέτω, ἀλλὰ βάσιν ἐπί-
πεδον ἐξ ἀποτομῆς. Ἐπὶ τῆς χρείας οὖν ἐνθετέον τὸν αὐλίσκον εἰς 42

peut-on pratiquer une excision à travers la bouche ? Il faut donc faire une 38
cautérisation, pour qu'il se détache une écaille de l'os, après avoir préalablement extirpé la chair à l'intérieur et dénudé l'os malade; or on
cautérisera de la manière suivante. On préparera un petit tuyau en 39
bronze, ayant une cavité semblable à celle des tuyaux dits *petits tuyaux de
plumes*; ce tuyau devra être percé de part en part d'un trou et ne pas
avoir de fond; il présentera aussi une inflexion qui ne devra pas avoir
la forme de la lettre *gamma* (Γ), car une pareille forme ne se prête pas à
l'emploi qu'on veut en faire; il devra, au contraire, s'infléchir en forme de
demi-lune, afin que, lorsqu'il sera placé dans la bouche, son ouverture
puisse s'appuyer en haut sur le palais. Le tuyau devra avoir une longueur 40
telle, que, quand l'une de ses extrémités s'appuie sur la partie malade
du palais, l'extrémité qui est placée en dehors des dents les dépasse de
trois doigts. Ensuite on préparera un cautère qui ait la même forme 41
que le tuyau, pour qu'il puisse passer au travers; seulement ce cautère
ne devra pas se terminer en bouton de sonde, mais présenter une surface unie, comme si elle était le résultat d'une coupure. Pendant l'opé- 42
ration, on placera donc le tuyau dans la bouche, on donnera à sa cour-

---

1. μερῶν om. R 1² m.

Mai 21-22.

τὸ σ1όμα, καὶ ἀνανεύσαντες αὐτοῦ τὴν καμπὴν εἰς τὴν ὑπερῴαν,
ὥσ1ε ἐφηδράσθαι τῷ πεπονθότι τοῦ ὀσ1έου, πυρακτώσαντες τὸ καυτήριον καθήσομεν διὰ τοῦ αὐλίσκου, καὶ προσαρμόσαντες τῷ ὀσ1έῳ
καύσομεν · οὕτω γὰρ οὐδὲν τῶν πέριξ σωμάτων ὑπὸ τῆς πυρώ-
43 σεως ἐνοχληθήσεται. Οὐ μόνον δὲ ἐπὶ ὑπερῴας ἐσ1ὶν οὗτος ὁ τρό- 5
πος ὁ τῆς ὀργανοποιίας εὔθετος, ἀλλὰ καὶ ἐπὶ πάντων ὀσ1ῶν, ὅσα
δεῖται μὲν καύσεως, γειτνιᾷ δὲ νεύροις, ἢ ἄλλοις κυρίοις τισὶ σώ-
44 μασιν. Ὅσαι δὲ εἰς βρόγχον καθήκουσι σύριγγες ἔξωθεν τὴν ἀρχὴν
ἐκ τοῦ τραχήλου λαβοῦσαι, οἱ μὲν ἀρχαῖοι ἰατροὶ ἀπηγόρευον, ἡμῖν
δὲ ἀρέσκει μυρσινοειδῶς περιελόντας αὐτὰς καὶ τοῦ βρόγχου πε- 10
ριγλύψαντας τὸ ἐφθορὸς, ἐπάγειν τὸ δέρμα καὶ ζυγοῦν · ἐνίοτε γὰρ
45 εὐσ1οχεῖται τὰ περὶ τῆς κολλήσεως. Τὰς δὲ εἰς τὴν | εὐρυχωρίαν τοῦ
22 θώρακος κατιούσας, καὶ ταύτας ἀπηγόρευσαν οἱ παλαιοί · ἡμεῖς
δὲ, εἰ μὲν ὁ πνεύμων ἰσχυρῶς ὑπὸ τῆς σύριγγος ἐνοχληθῆναι τύχοι, ἢ καὶ τοῦ ὑπεζωκότος ὑμένος πολύ τι μέρος, καὶ αὐτοὶ παραι- 15

buré une inflexion qui lui permette de s'appuyer en haut sur le palais, de
manière que ce tuyau repose sur la partie malade de l'os; on chauffera
le cautère et on l'introduira à travers le tuyau; puis on l'appliquera
contre l'os et on cautérisera : car de cette manière aucune des parties
43 environnantes ne sera endommagée par la cautérisation. Cette espèce
d'appareil ne convient pas seulement pour le palais, mais aussi pour
tous les os qui ont besoin d'être cautérisés, nonobstant le voisinage de
44 nerfs, ou de quelques autres parties importantes. Les anciens refusaient
de traiter les fistules qui pénètrent dans la trachée-artère, en prenant
leur point de départ sur la partie extérieure du cou; mais notre avis est
de les extirper par une incision en forme de feuille de myrte, puis de
rapprocher et de réunir la peau, après avoir déchiqueté la partie dété-
45 riorée de la trachée-artère, car le recollement réussit quelquefois. Les
anciens refusaient également de traiter les fistules qui pénètrent dans la
cavité de la poitrine : quant à nous, si le poumon est gravement incommodé par la fistule, ou même s'il en est ainsi pour une partie considérable de la plèvre, nous nous y refuserons aussi; mais, si cette mem-

11. ἀπάγειν R.

III.   40

τησόμεθα· εἰ δὲ ὀλίγον ὁ ὑπεζωκὼς πάθοι, ὥστε αὐτῷ μόνον σύντρησιν γενέσθαι, παραπλησίως ἐγχειρήσομεν ὥσπερ καὶ ἐπὶ τῶν
εἰς βρόγχον κατατεινουσῶν. Ἐπὶ δὲ τῶν εἰς ἔντερα, εἰ μὲν καὶ αὐ- 46
τῶν τι τῶν ἐντέρων ἀναστομωθείη, δῆλον ὅτι ἀπαγορεύσομεν· εἰ δὲ
5 μόνον τὸ περιτόναιον, περιελόντες, εἰ μὲν ἐνδέχοιτο, μυρσινοειδῶς, ἐναίμως ἄξομεν, χρησάμενοι τῷ τῆς γαστρορραφίας τρόπῳ,
ἧς τὸ εἶδος ἐν οἰκείῳ τόπῳ παραδείξομεν. Εἰ δὲ μὴ ἐπιδέχοιτο τὸ 47
σχῆμα τῆς σύριγγος μυρσινοειδῆ περιαίρεσιν, κυκλοτερῆ περιγρά-
ψαντες, τὸν κατὰ συσσάρκωσιν τῆς θεραπείας ἐπάξομεν τρόπον.
10 Περὶ δὲ τῶν εἰς φλέβα, ἢ ἀρτηρίαν, εἰ μὲν εἴη μεγάλη, παρεδείξαμεν 48
ἤδη ὅτι διὰ φαρμακείας ἐκτυλοῦν καὶ ἀποθεραπεύειν χρὴ τὰς τοιαύ-
τας· ἐπὶ δὲ τῶν μικροτέρων ἔξεστι μὲν καὶ περιαιρέσει· βέλτιον
δὲ καύσει χρῆσθαι· οἵ τε γὰρ τύλοι ὑπὸ τῆς καύσεως ἐκδαπανῶν-
ται, καὶ ἐν τῷ παραυτίκα μεταβάλλουσιν εἰς ἐσχάραν, ἀναίμακτός

brane n'est que peu compromise, de manière à être seulement affectée de
perforation, nous mettrons en usage le même procédé que pour les fistules qui descendent dans la trachée-artère. S'il s'agit de fistules qui 46
aboutissent aux intestins, nous refuserons, bien entendu, aussi notre ministère, au cas où un des intestins eux-mêmes aurait été ouvert; mais,
s'il n'y a que le péritoine qui soit dans ce cas, nous ferons, s'il est possible, une extirpation en forme de feuille de myrte et nous mettrons en
usage le traitement qu'on applique aux plaies récentes, après avoir fait
l'opération de la suture abdominale, dont nous exposerons la forme en
lieu convenable. Si la forme de la fistule n'admet pas une extirpation 47
en forme de feuille de myrte, nous la circonscrirons par une incision
circulaire et nous recourrons au traitement par réunion charnue (*seconde
intention*). Eu égard aux fistules qui aboutissent à une artère ou à une 48
veine, nous avons déjà rapporté plus haut (p. 621, l. 16-17), que, si elles
sont grandes, on enlèvera les callosités avec des médicaments et on passera
ensuite au traitement consécutif; si les fistules de cette espèce sont assez
petites, on peut recourir à l'extirpation, mais il vaut mieux pratiquer la
cautérisation: en effet, les callosités sont détruites par la cautérisation,
se transforment immédiatement en escarres, et le traitement consécutif

1. μένω R. — 4. δηλονότι R.

Mai 22-23.

49 τε ἡ ἀποθεραπεία γίνεται. Τὰς δὲ εἰς νεῦρον περαιουμένας πάσας
50 διὰ φαρμακείας θεραπευτέον. Τὰ δὲ ἐν τοῖς οὔλοις συρίγγια ἐπι-
51 διαιρεῖσθαι χρή· ἐξαπλωθέντα γὰρ θεραπεύεται ὡς ἕλκη. Ἐὰν δὲ
52 εἰς τὰς ῥίζας φθάσῃ, οὕτω καταλιπεῖν βέλτιον. Ἐὰν δὲ δυσανασχετῇ
ὁ πάσχων, ἐξαιρείσθω ὀδούς· ἅμα γὰρ τῇ τοῦ ὀδόντος ἐξαιρέσει 5
53 τὸ συρίγγιον ἀνασταλήσεται καὶ τὸ οὖλον συμπεσεῖται. Ἐπὶ δὲ τῆς
23 ἕδρας, φανερᾶς μὲν οὔσης τῆς σύριγγος ἔξω τοῦ στομίου πα|ρὰ τῷ
δακτυλίῳ, ἔνδοθεν δὲ τοῦ δακτυλίου συντετρημένου, ὁ τῆς μηλωτρίδος πυρὴν εἰς τὸ στόμιον ἐντιθέσθω, καὶ διωθείσθω τὸ ἔλασμα,
ἕως κενεμβατήσῃ, εἰς τὸν τῆς ἕδρας πόρον, εἶτα ἐπικαθιέσθω εἰς 10
τὴν ἕδραν ὁ λιχανὸς δάκτυλος τῆς ἀρισ⟨τ⟩ερᾶς χειρὸς, καὶ διὰ αὐτοῦ
ἐκλαμβανέσθω ὁ τῆς μηλωτρίδος πυρὴν καὶ ἀποτεινέσθω, καὶ τότε
54 ἐκτεμνέσθω πάντα τὰ σεσυριγγωμένα, ὅλα τὰ ἐξειλημμένα. Κἂν
55 φανῇ τύλος ὑποκείμενος, ἀπὸ τῶν ὑγιῶν ἐκτεμνέσθω. Ἐὰν δὲ ᾖ
βαθυτέρα ἡ σύριγξ, συντετρημένου τοῦ σφιγκτῆρος, ἢ τοῦ πέρατος 15

49 n'est pas compromis par une effusion de sang. On traitera toutes les fis-
50 tules qui se terminent sur un nerf par les médicaments. Les petites fistules des gencives doivent être agrandies par une incision : car, après les
51 avoir débridées, on peut les traiter comme des plaies. Si elles ont déjà
atteint les racines des dents, il vaut mieux les laisser telles qu'elles sont.
52 Cependant, si le malade en éprouve de la contrariété, on arrachera une
dent : car, une fois la dent arrachée, la petite fistule s'oblitérera et les
53 gencives s'affaisseront. — Si, au siége, la fistule est visible en dehors de
l'orifice à côté de l'anus, et si l'anus est perforé à l'intérieur, on introduira dans l'orifice [de la fistule] le bouton d'une sonde auriculaire, et
l'on poussera à travers la fistule le plat de cette sonde, jusqu'à ce qu'elle
arrive dans un espace vide, c'est-à-dire dans le rectum, ensuite on introduira de plus dans le siége le doigt indicateur de la main gauche, et,
avec son aide, on fera sortir et l'on tirera en bas le bouton de la sonde ;
alors on excisera toutes les parties comprises dans la fistule, c'est-à-dire
54 toutes celles qu'on aura fait sortir. Et, s'il se montre, en dessous, des cal-
55 losités, on les retranchera des parties saines. Lorsque la fistule est plus
profonde et que le sphincter ou l'extrémité du rectum sont perforés, on

14. ἐντεμνέσθω R.

τοῦ ἀπευθυσμένου, ἐὰν μὲν ᾖ δυνατὸν, τῇ μηλωτρίδι ἐκλαμβανέσθω
ἡ ὑποφορὰ, καὶ τότε ὁ μὲν σφιγκτὴρ ἀποτεινέσθω · ὁ δὲ δακτύλιος
περιαιρείσθω · σφιγκτὴρ γὰρ ὅλος διὰ βάθους περιαιρεθεὶς οὐ συμφύεται, ἀλλὰ τῆς τοῦ σκυβάλου ῥυάδος αἴτιος γίνεται. Ἐὰν δὲ ἐκ- 56
5 τρέπεσθαι μὴ δύνηται ὁ σφιγκτὴρ σὺν τῷ δακτυλίῳ διὰ πάχος καὶ
τὴν ἀπήνειαν τῶν σωμάτων, καθιέσθω ἡ μηλωτρὶς εἰς τὸ βάθος ἕως
οὗ κενεμβατήσῃ, καὶ τῷ δακτύλῳ καθεθέντι γυμνὸν προσπέσῃ τὸ
τῆς μηλωτρίδος ἔλασμα · ἐπικόπου δὲ ὄντος τοῦ ἐλάσματος, τὸ τῆς
10 ὑποφορᾶς βάθος ἐπιδιαιρείσθω, τοῦ ἀπευθυσμένου λέγω καὶ σφιγκτῆρος. Πρὸς δὲ τὴν ἐπιδιαίρεσιν, τῷ λιχανῷ δακτύλῳ συγκαθιέσθω 57
ἡ τοῦ ἡμισπάθου ἀκμὴ, [ἢ] τοῦ ὑπό τινων κατασκευαζομένου συριγγο-
τόμου, καὶ ἔσωθεν ἔξω ἀγομένη ἡ ἀκμὴ διαιρείτω τὸ τῆς ὑποφορᾶς
βάθος. Ἐπιδιαιρεθέντος δὲ τοῦ σφιγκτῆρος, κομιζέσθω μὲν ἡ ἀκμή · 58
τῷ δὲ λιχανῷ δακτύλῳ ἐκλαμβανέσθω ἔσωθεν ἔξω τὸ τῆς μηλωτρί-
15 δος ἔλασμα, ἵνα ὁ σεσυριγγωμένος δακτύλιος κατὰ τὴν μεσότητα

retournera, si cela est possible, avec la sonde auriculaire, le trajet de
la fistule; ensuite on tirera en bas le sphincter, tandis qu'on fera l'extirpation de l'anus, car il n'y a pas de recollement après l'extirpation profonde du sphincter tout entier, et il survient un écoulement involontaire
des excréments. Mais, si le sphincter ne peut être retourné conjointement 56
avec l'anus, à cause de l'épaisseur et de la fermeté des parties, on introduira la sonde auriculaire dans le fond de la fistule jusqu'à ce qu'elle
arrive dans un espace vide et que le plat de cette sonde vienne rencontrer à nu le doigt introduit [dans l'anus]; se servant du plat de la sonde
comme d'un appui, on élargira l'ouverture du fond du trajet fistuleux,
c'est-à-dire du rectum et du sphincter. Pour arriver à ce résultat, on 57
introduira, conjointement avec le doigt indicateur, le tranchant d'un hémispathion ou du couteau à fistules inventé à dessein par certains médecins, et l'on incisera avec le tranchant de cet instrument, auquel on
imprimera un mouvement de dedans en dehors, le fond du trajet fistuleux. Après avoir élargi l'ouverture qui donne dans le sphincter, on ôtera 58
l'instrument tranchant, on renversera de dedans en dehors avec l'indicateur le plat de la sonde auriculaire, afin que l'anus envahi par la fistule

1. διεκλαμβανέσθω R. — 7. δακτυλίῳ καθεσθέντι R. — 9. ὑποδιαιρείσθω R.

Mai 23-24.

γένηται τοῦ τῆς μηλωτρίδος ἐλάσματος, καὶ πάλιν γένηται ἡ ἐκ-
59 τομὴ κατὰ τὸν ἱστορημένον τρόπον. Ἀσυντρήτου δὲ οὔσης τῆς ὑποφορᾶς, τὸ τῆς μηλωτρίδος ἔλασμα καθιέσθω· καθιέσθω δὲ καὶ εἰς
τὴν ἕδραν ὁ λιχανὸς δάκτυλος, ἵνα ἐκ διαδόσεως τῆς ἁφῆς γινώσκῃ
24 ὁ σημειούμενος τὸ πάχος τῶν | σωμάτων, κἂν μὲν ᾖ λεπτὰ, συντι- 5
τράσθω κατὰ τὸ πέρας ἡ ὑποφορά· συντιτράσθω δὲ ἢ τῇ μηλωτρίδι, ἢ τῇ ὀξείᾳ, καὶ μετὰ τὴν σύντρησιν ἐκλαμβανέσθω τὰ εἰρη-
60 μένα. Ἐὰν δὲ ᾖ παχέα τὰ μεταξὺ τῆς ἕδρας καὶ τῆς ὑποφορᾶς
σώματα, τοπικὴ γινέσθω τῆς σύριγγος ἀναστολή· παχύτατα γὰρ
σώματα ἐκτεμνόμενα αἱμορραγίαν δυσκράτητον ἐμποιεῖ· ἅμα δὲ καὶ 10
61 διὰ τὸ βάθος τῆς ἐκτομῆς δυσχερὲς συσσάρκωσιν γενέσθαι. Ὅταν
δὲ ᾖ κεχωρισμένη ἡ σύριγξ τῆς ἕδρας πλησιάζουσα τῷ ἰσχίῳ, πρότερον αὐτὴν ἱπωτηρίῳ ἀνευρύνειν δεῖ καὶ τότε ὅλην ἀπὸ τῆς ἐπιφανείας ἕως τοῦ βάθους ἀναστέλλειν, ἐκτέμνειν τε τὰ χείλη· ἐπὶ
ὅσον γὰρ ὑγιάζεται ἡ ἀναστολὴ μεμινουρισμένη κατὰ τὸ βάθος, ἐπὶ 15

occupe le milieu de ce plat de sonde, et l'on pratiquera de nouveau l'ex-
59 cision comme il a été dit. Si le trajet de la fistule est borgne, on y introduira le plat de la sonde auriculaire, et l'on portera, de plus, le doigt
indicateur dans le siége, afin qu'à l'aide des indices fournis par le tact,
le chirurgien puisse, en explorant, constater l'épaisseur des parties, et,
si ces parties sont minces, on percera le fond du trajet, et cela soit avec
la sonde auriculaire, soit avec l'instrument aigu; après cette contre-ou-
60 verture, on renversera les parties désignées plus haut. Si les parties interposées entre le siége et le trajet fistuleux sont épaisses, il faut recourir à une oblitération locale de la fistule : car, quand on excise des parties
très-épaisses, on donne lieu à une hémorragie rebelle, et, de plus, dans
ce cas, la réunion par seconde intention s'établit difficilement, à
61 cause de la profondeur de l'excision. Si la fistule ne communique pas
avec le siége, mais se rapproche de l'articulation de la hanche; il faut
d'abord la dilater avec le *compresseur*, puis l'oblitérer d'un bout à l'autre,
depuis la surface [du corps] jusqu'au fond [du trajet fistuleux] et exciser
les bords [de l'orifice], car la réunion par seconde intention arrive avec
d'autant plus de rapidité, que le trajet à oblitérer se termine plus

13. ὅλον R.

τοσοῦτον συντομωτέρα γίνεται ἡ συσσάρκωσις. Ταῦτα φρονοῦμεν 62
ἐπὶ τῶν εὐθειῶν συρίγγων· ἄνω δὲ τῆς σύριγγος ἐσχηματισμένης,
κατὰ τὸ σχῆμα καὶ τὸ βάθος τῆς ὑποφορᾶς ἡ ἀναϲολὴ γινέσθω.
Ἐὰν δὲ πλησιάζῃ ἡ ὑποφορὰ τῷ τῆς κύσεως τραχήλῳ, ἐγκειμένης 63
5 τῆς μηλωτρίδος τῇ σύριγγι, καθιέσθω διὰ τῆς οὐρήθρας πρὸς τὴν
ἡλικίαν καθετὴρ, ἵνα ἐν τῇ χειρουργίᾳ διὰ τῆς ἀφῆς ἐκ διαδόσεως
τοῦ καθετηρίου ἀντιλαμβανόμενοι τοῦ τῶν σωμάτων πάχους, ἀσύν-
τρητον φυλάξωμεν τὸν τῆς κύσεως τράχηλον. Κάτω δὲ τῆς σύριγ- 64
γος ἐσχηματισμένης καὶ τοῦ ἱεροῦ ὀϲέου λελιπασμένου, ἢ τετερη-
10 δονισμένου, οὐ δεῖ αὐτὸ δεδοικέναι διὰ τὸ ὄνομα· οὐ γάρ ἐϲι κύριον·
ἀλλὰ ἐὰν ἐπιζητῇ ἐκκοπὴν, ἐνεργεῖν καθὼς ἐδηλώθη ἐπὶ τῶν ἄλλων τετερηδονισμένων ὀϲέων. Κρυπῆς δὲ σύριγγος γενομένης ἐν 65
δακτυλίῳ, τοῦ μὲν ϲομίου ἔνδον ὄντος, τῆς δὲ ὑποφορᾶς πλαγίας,
τοῦ βάθους προσαναμετρηθέντος ἔσωθεν ἀπὸ τοῦ ϲομίου, ἀγκίϲ-
15 τροις ἀποτεῖναι δεῖ τὴν σύριγγα καὶ ὁλκῷ ἐκτέμνειν. Ταῦτα μὲν 66

exactement en queue de souris pendant que s'opère la guérison. Telle 62
est notre manière de voir sur les fistules droites; si la fistule est tournée
en haut, on produira l'oblitération en raison de la forme et de la profondeur du trajet fistuleux. Si ce trajet se rapproche du col de la vessie, 63
on introduira à travers l'urètre, la sonde auriculaire étant placée dans
la fistule, un cathéter dont on proportionnera le volume à l'âge du
malade, afin que, constatant pendant l'opération l'épaisseur des parties
à l'aide des indices que nous fournit le contact du cathéter, nous puissions éviter de percer le col de la vessie. Lorsque la fistule est tournée 64
en bas et que le sacrum est devenu graisseux, ou qu'il est atteint de carie,
ne craignez pas d'attaquer cet os à cause de son nom, car ce n'est pas
une partie importante; mais, si son état réclame l'excision, on fera l'opération que nous avons décrite à propos des autres os affectés de carie.
(Voy. Notes.) Si la fistule est cachée dans l'anus, attendu que son orifice se 65
trouve à l'intérieur, tandis que le trajet fistuleux prend une direction
latérale, on mesurera sa profondeur, en partant de l'intérieur de l'endroit
où se trouve l'orifice, puis on tirera la fistule en bas avec des crochets et
on l'excisera en tirant. Voilà ce qu'on peut faire quand la fistule est située 66

5. τὴν σύριγγα R. — 8. φυλάξομεν R. — 15. ὁλκο (sic) R.

Mai 24-25.

οὖν δύναται γίνεσθαι ὅταν ᾖ ἔξωθεν τοῦ δακτυλίου ἢ κρυπτὴ [ἡ] σύ-
25 ριγξ · ὅταν δὲ βαθεῖα τυγ|χάνῃ, τὸν σφιγκτῆρα σεσυριγγωκυῖα,
ἤτοι ἀπὸ τοῦ δακτυλίου ἀρξαμένη καὶ ἐπὶ πολὺ κεχωρηκυῖα, ἢ
ἐν τῷ σφιγκτῆρι κατεσκευασμένη, μετὰ τὴν δεδηλωμένην σημείωσιν
τῷ ἑδροδιαστολεῖ, τῷ μικρῷ διοπτρίῳ λέγω, διαστεῖλαι δεῖ τὴν ἕδραν 5
ὡς γυναικεῖον κόλπον, εἶτα ὅταν φανερὸν γένηται τὸ τῆς σύριγγος
στόμιον, διὰ αὐτοῦ καθιέσθω ὁ τῆς μηλωτρίδος πυρὴν, καὶ διωθείσθω
εἰς τὸ βάθος, ἐπικόπου τε ὄντος τοῦ ἐλάσματος, ὅλη διαιρείσθω ἡ
67 σύριγξ τῷ ἡμισπαθίῳ. Ταῦτα γινέσθω ἐπὶ τῶν μονοστόμων καὶ μο-
νοσχιδῶν συρίγγων · τῆς δὲ σύριγγος πολυστόμου καὶ μονοσχιδοῦς 10
οὔσης, πρότερον ἐκτεμνέσθω πάντα τὰ φαινόμενα στόμια · γυμνω-
θεῖσα γὰρ ἡ τοῦ κόλπου ἀρχὴ, μονοστόμιον καὶ μονοσχιδῆ [τὴν] σύριγγα ἐνδείξεται, ὥστε πάλιν ἡμᾶς κατὰ δευτέραν ἐπιβολὴν τοῖς

en dehors de l'anus ou cachée; mais, quand elle est profondément située,
et que le sphincter est compris dans son trajet, soit qu'elle ait commencé
par l'anus et qu'elle se soit étendue au loin, soit qu'elle se soit formée
[primitivement] dans le sphincter, on doit, après l'exploration que nous
venons de décrire, dilater le siége comme s'il s'agissait du vagin, avec
l'instrument destiné à cet usage, je veux parler du petit speculum; puis,
quand l'orifice de la fistule est devenu visible, on introduira par cet orifice le bouton de la sonde auriculaire, et on le poussera en avant jusqu'au fond; alors, se servant du plat de cette sonde comme d'un appui,
67 on divisera toute l'étendue de la fistule avec l'hémispathion. Voilà ce
qu'il faut faire en cas de fistules qui n'ont qu'une seule ouverture et un
seul trajet; mais, quand la fistule a plusieurs ouvertures tout en n'ayant
qu'un seul trajet, on excisera d'abord toutes les ouvertures qui s'offrent
à nos yeux; car, si le commencement de la cavité est mis à nu, la maladie sera transformée en une fistule à ouverture et à trajet uniques,
de manière que nous pourrons, en faisant de nouveau une seconde opération, mettre en œuvre les mêmes procédés que nous avons décrits un

---

1. ᾖ] ἢ R. — 1b. [ἡ] ex em.; om R.   Paul.; om. R. — 9. ἡμισπαθίῳ ἢ σπαθίῳ
— 3. ἀρξαμένη ἢ καί Paul. — 3-4. ἢ ἐν   συριγγοτόμῳ Paul. — 12. [τὴν] om. R.;
ex em.; ἢ ἐν R; μέν Paul.—5. τῷ μικρῷ   it. p. 632, l. 4.

αὐτοῖς ἔργοις χρήσασθαι τοῖς μικρῷ πρόσθεν εἰρημένοις. Ἐπὶ δὲ 68
τῆς μονοσ1όμου καὶ πολυσχιδοῦς, ἢ μονοσ1όμου καὶ πολυκόλπου
τῇ δυνάμει ταὐτά ἐσ1ιν ἔργα· ἐκτμηθέντος γὰρ τοῦ σ1ομίου, γυμνω-
θεῖσαι αἱ τῶν κόλπων ἀρχαὶ πολύσ1ομον καὶ πολυσχιδῆ [τὴν]
5 σύριγγα ἐνδείξονται. Κοινότερον δὲ ἐπὶ τούτων ἐξετάσαι δεῖ, πό- 69
τερον τὰ μεταξὺ τῶν ὑποφορῶν σώματα λεπ1ά ἐσ1ιν, ἢ παχέα,
ἵνα, ἐὰν ᾖ λεπ1ά, συντμηθῇ πάντα καὶ γένηται μία ἕλκωσις· ἐὰν
δὲ παχέα, ἑκάσ1η ὑποφορὰ κατὰ ἑαυτὴν ἀνασ1αλῇ. Ἐὰν δὲ ἡ μέν 70
τις ὑποφορὰ ἄνω ᾖ ἐσχηματισμένη, ἡ δὲ κάτω, ἄλλη δὲ πλαγία
10 κεχωρισμένη, κατὰ πολὺ τῶν συρίγγων παχέων ὄντων τῶν μεταξὺ
σωμάτων, ἑκάσ1η ὑποφορὰ κατὰ ἑαυτὴν ἀνασ1έλλεσθαι ὀφείλει. Αἱ 71
χειρουργίαι εἰσὶν αὗται· μετὰ ἃς θεραπεῖαι ἐγκρινέσθωσαν ἀναξη-
ραίνουσαι μὲν ὀσ1έον γεγυμνωμένον, λιπαίνουσαι δὲ ὅταν ᾖ ἐσκεπα-
σμένα τὰ ὀσ1ᾶ, τοῦ δὲ δακτυλίου κατὰ πλείονα μέρη κατὰ ὅλον τὸν
15 κύ|κλον περιῃρημένου, ἵνα μὴ φιμὸς γένηται. Ἐν μὲν ταῖς πρώταις 26
72

peu plus haut. Au cas où la fistule n'aurait qu'une seule ouverture, mais 68
plusieurs trajets ou plusieurs sinus, l'opération restera, autant que
possible, la même; car, après l'excision de l'orifice, la dénudation du
commencement des sinus transformera la maladie en fistule à plusieurs
ouvertures et à plusieurs trajets. En cas de fistules de cette espèce, il 69
faut assez généralement constater si les parties interposées entre les divers trajets sont minces, ou épaisses; si elles sont minces, on les con-
fondra toutes dans une incision commune, et il en résultera une seule ulcération; si, au contraire, ces parties sont épaisses, chaque trajet devra
être oblitéré séparément (cf. p. 627 sqq.). Si tel trajet fistuleux est dirigé 70
en haut, tel autre en bas, tandis qu'un troisième trajet isolé a une direction latérale, et si les parties interposées entre les diverses fistules sont
très-épaisses, chaque trajet doit être oblitéré à part. Voilà quelles sont les 71
opérations à faire; mais, après ces opérations, on adoptera des traitements
desséchants quand l'os est dénudé, et des traitements engraissants quand
les os sont recouverts, en ayant soin de pratiquer des excisions multipliées
sur tout le pourtour de l'anus, de peur qu'il ne se forme un retrécisse-
ment. Les premiers jours, on introduira un plumasseau qui ait la forme 72

3. ταῦτα R. — 4. αἱ e corr. R.

Mai 26.

ἡμέραις σπριαπίσκος ἐντιθέσθω · ἐν δὲ ταῖς ἐσχάταις πρὸς τὴν κατούλωσιν σωλὴν μολυβδοῦς, ἢ κασσιτέρινος γινέσθω, καὶ ἐντιθέσθω
73 μέχρι κατουλώσεως. Καὶ μετὰ τὴν κατούλωσιν δὲ συμφέρει βραδῦ-
ναι τὴν τοῦ σωλῆνος ἔνθεσιν πρὸς ἀσφαλῆ καὶ βεβαίαν θεραπείαν.
74 Καὶ ἐν δακτύλοις ἀποσ7ηματικὰ συρίγγια γίνεται, ὡς ἐπίπαν ἐν   5
ταῖς συναρθρώσεσιν · ἐπὶ ὧν δεῖ ἤτοι τὸ ἀποσ7ημάτιον, ἤτοι τοῦ
συριγγίου τὸ σ7όμιον, κατὰ τετράγωνον σχῆμα τέμνειν, κἂν μὲν
ᾖ ἀλιπῆ τὰ ὀσ7άρια, μηδὲν περιεργάζεσθαι · λιπασμοῦ δὲ ὄντος,
ἐκκόπ7ειν τὰς τῶν σκυταλίδων κεφαλίδας σμιλιωτοῖς ἐκκοπεῦσιν,
εἶτα ἐντιθέναι μοτάρια τιλτὰ, καὶ τότε μοτοφυλάκιον οἰνελαίῳ βε- 10
βρεγμένον, καὶ ἐπιδεῖν δεσμιδίῳ σ7ενῷ · συνεπιδεῖν δὲ τὸν πλησίον
δάκτυλον, ἵνα σ7ηρίζηται ὁ κεχειρουργημένος · τῷ δὲ μεγάλῳ τῷ
ἀντίχειρι ναρθήκιον, ἢ φιλύριον σανίδιον συνεπιδεδέσθαι σ7ηριγμοῦ
75 χάριν. Τῶν δὲ ἐν τῷ ὀσχέῳ συρίγγων ἡ μὲν κατὰ τὰ ἐμπρόσθια

du membre viril; mais, les derniers jours, vers l'époque de la cicatrisation, on remplacera ce plumasseau par un tuyau en plomb ou en étain,
73 qu'on laissera en place jusqu'à ce que la cicatrisation soit accomplie. Il
convient même de prolonger le séjour de ce tuyau [dans le siége]
après la cicatrisation, pour assurer la guérison et éviter les rechutes.
74 Il survient aussi aux doigts de petites fistules en forme d'abcès et qui
siégent ordinairement aux articulations; dans ce cas, il faut comprendre
soit l'abcès, soit l'orifice de la fistule dans une incision quadrilatère; si
les osselets ne sont pas graisseux, on s'en tiendra là; si, au contraire, il
existe une transformation graisseuse, on excisera les petites têtes des
phalanges avec des scalpels à excision de la même forme que les scalpels ordinaires; ensuite on mettra dans la plaie de petites tentes de
charpie, et après cela un petit garde-tente trempé dans un mélange
d'huile et de vin, et l'on appliquera un petit bandage étroit; on comprendra dans le bandage le doigt voisin, afin qu'il puisse servir de soutien à celui sur lequel on a pratiqué l'opération; dans le bandage du
grand doigt, c'est-à-dire du pouce, on comprendra, comme soutien,
75 une petite attelle ou une petite planche en tilleul. Parmi les fistules qui
se forment au scrotum, les unes, celles qui creusent les parties anté-

2. μολύβους R.

Mai 26-27.

μέρη βαθυνθεῖσα συντρήσει τὸν ἐλυτροειδῆ χιτῶνα· ἡ δὲ κατὰ τὰ
ὀπίσθια τὰ κατὰ τὴν πρόσφυσιν. Τοῦ μὲν οὖν ἐλυτροειδοῦς χιτῶνος 76
συντετρημένου, ἅμα τῇ καθέσει διὰ τῆς συντρήσεως κενεμβατεῖ ἡ
μηλωτρίς· ὅταν δὲ ἐπερεισθῇ τῷ διδύμῳ, νύξασα τοῦτον, σφοδρο-
5 τάτην ποιεῖ ὀδύνην· ἐπὶ δὲ τῆς κατὰ [τὰ] ὀπίσθια μέρη ὁμοίως νυσ-
σομένου τοῦ διδύμου, γίνεται ἀλγηδών. Σχηματιζέσθω δὲ ὕπτιος ὁ 77
πάσχων ἐν τῇ χειρουργίᾳ, ἔπειτα διωθείσθω τὸ ἔλασμα, ἐπικόπῳ
τε χρώμενος αὐτῷ, ὅλην τὴν σύριγγα ἐξάπλου καὶ ἐκτύλου. Τῆς δὲ | 78
σύριγγος κατὰ τὰ ὀπίσθια μέρη γεγενημένης, καὶ τοῦ διδύμου κεκα- 27
10 κωμένου, ἀνάγκην ἕξομεν τῇ τῶν σκεπόντων σωμάτων ἀναστολῇ καὶ
τὸν κεκακωμένον δίδυμον ἀφελεῖν, διακρίσεως τῆς αὐτῆς γινομένης
καὶ τῆς τῶν ἀγγείων ἀποσφίγξεως, ὡς πρόσθεν ἐδηλώθη.

rieures, perceront la tunique vaginale, tandis que les autres, celles qui
siégent aux parties postérieures, perceront la racine du membre viril.
Si donc la tunique vaginale est percée, la sonde introduite à travers le 76
trou arrive dans un espace vide dès le moment où on l'introduit, et, si
elle s'appuie sur le testicule, elle donnera lieu à une douleur très-vive,
attendu qu'elle pique cet organe; de même, si, dans le cas d'une fistule
siégeant aux parties postérieures, on pique le testicule, il en résultera
de la douleur. Pendant l'opération, on placera le malade sur le dos; en- 77
suite, on poussera en avant le plat de la sonde, et, s'en servant comme
d'un appui, on débridera toute l'étendue de la fistule, et on enlèvera les
callosités. Si la fistule a son siége aux parties postérieures, et si le testi- 78
cule est en mauvais état, nous serons dans la nécessité de comprendre
l'extirpation du testicule malade dans l'opération, laquelle a pour objet
de réappliquer les unes contre les autres les parties qui recouvrent le
trajet fistuleux, en nous servant, pour isoler et pour intercepter les
vaisseaux, des mêmes moyens que nous avons décrits plus haut.

1. βαρυνθεῖσα R text.; γρ. βαθυνθεῖσα marg. — 5. [τά] om. R.

κδ'. Περὶ συρίγγων, Ἐκ τῶν Μέγητος.

1 Θεραπεία δὲ τῶν συρίγγων ἡ μὲν διὰ φαρμάκων, ἡ δὲ διὰ χειρουργίας, τρίτη δὲ ἡ διὰ τῶν βρόχων· χρῆσις δὲ φαρμάκων ξηρῶν, ἢ
κολλυρίων, ἢ ἐγχύτων, ἢ ἐμπλάσίων ἀποτήκειν δυναμένων, ἢ καυ-
σίικῶν· χειρουργία δὲ δύναται τεμεῖν, καῦσαι, περιελεῖν, ξύσαι,
ὀσίοῦν ἀνελέσθαι, τὸν χόνδρον ἐκγλύψαι· τούτων δὲ μὴ κατὰ αὐ- 5
τὴν αὐτάρκης καὶ περιαίρεσις καὶ καῦσις· τὰ δὲ ἄλλα ἐπὶ τούτοις
ποιητέα ἢ φαρμάκοις γυμνῶσαι τὸ πεπονθὸς ὀσίοῦν δυναμένοις,
ἢ τὸν χόνδρον· οἱ δὲ βρόχοι τὰς ἐνέδρας ἁπλᾶς οὔσας ἰῶνται, καὶ
2 τινας τῶν πολυσχιδῶν. Ὁπόσαι μὲν οὖν τῶν συρίγγων ἁπλαῖ τέ
εἰσι καὶ ἐν σαρκὶ μὴ ἐνερρυσωμένῃ, μηδὲ κοίλῃ, καὶ ἀκινήτῳ, ἢ 10
ἐπὶ ὀλίγον συγκινουμένῃ, καλῶς ἂν θεραπεύοιντο φαρμάκῳ, κἂν
μὲν τύχωσιν ἐξ ὀλίγου τοῦ χρόνου ἐγγινόμεναι, ἐμπλάσίοις ὅσαι

24. DES FISTULES. — TIRÉ DE MÉGÈS.

1 On traite les fistules soit avec des médicaments, soit par une opération chirurgicale, soit, en troisième lieu, avec une anse de fil; les médicaments sont employés soit à l'état sec, soit sous forme de collyre, d'injection, ou d'emplâtre capable de fondre [les callosités], ou sous celle de caustiques; par une opération chirurgicale, on peut couper, brûler, extirper, râcler, enlever un os, ou creuser un cartilage (parmi ces diverses opérations, l'extirpation et la cautérisation ne suffisent pas seules; ce qui reste à faire après ces opérations doit être obtenu par des médicaments capables de mettre à nu l'os ou le cartilage affectés); les anses de fil guérissent les fistules simples à l'anus, et quelques-unes des fistules à 2 branches multiples situées dans la même région. Toutes les fistules simples ayant leur siége dans une chair qui n'est ni rugueuse ni excavée, mais immobile, ou [du moins] telle qu'elle ne prend qu'une part légère aux mouvements des parties voisines, peuvent être guéries convenablement par des médicaments, et, si ces fistules sont d'une formation récente, on a recours aux emplâtres du genre de ceux qu'on emploie contre les

Ch. 24, l. 5. ἐκλύψαι R. — Ib. δὲ τὸ μή R. — 12. τοῦ R.

τραυματικαί εἰσι, διὰ ἀλόης, ἢ σ1υπ1ηρίας, ἢ ἰοῦ, ἢ λεπίδος, καὶ
τῶν μεταλλικῶν λεγομένων · τοῦ γὰρ ἐμπλασ1οῦ Φαρμάκου σκωλή-
κιον ἀναπλάτ1οντα ἐντιθέναι, ὅσον μὴ διασφηνῶσαι, μέχρι αἷμα
καθαρὸν ἀπίοι · εἶτα τὸ αὐτὸ Φάρμακον σπληνίον ποιήσαντα ἐπι-
5 τιθέναι καὶ σπόγγον ὑπὲρ αὐτὸ ὄξει διάβροχον · λύειν δὲ | διὰ πέμ- 28
π1ης, καὶ διαιτᾷν κρέας ὀπ1ὸν καὶ ἄρτον πεπονημένον, οἶνον δὲ
πίνειν σάρκα αὐξῆσαι δυνάμενον, καὶ κατακείμενον προαλείφεσθαι.
Ἁρμόσει δὲ ἂν πόρρω τοῦ Θώρακος ἡ σύριγξ γένηται, διὰ ἡμερῶν 3
νῆσ1ις ἔμετος καὶ διὰ ῥαφανίδων ἐπιτηδευόμενος. Ἄρισ1ον δὲ Φάρ- 4
10 μακον σύριγξι τὸ ἐμὸν κολλύριον · ἔσ1ι δὲ ἰοῦ ξυσ1οῦ δραχμαὶ δύο,
καὶ θυμιάματος ἀμμωνιακοῦ ὀβολοὶ δύο · ὁ μὲν ἰὸς ξηραίνεται · τὸ
δὲ ἀμμωνιακὸν ὄξει διεθὲν, ὡς κόμμι ἐπιχυθὲν τῷ ἰῷ, καὶ μιγὲν

plaies, par exemple les emplâtres à l'aloès, à l'alun, au vert-de-gris, aux
battitures de cuivre, et, en général, aux substances dites métalliques; en
effet, on donne au médicament emplastique la forme d'un petit ver, qu'on
introduit dans la fistule, en prenant soin qu'il ne soit pas assez épais pour
la dilater à l'instar d'un coin; on laisse ce médicament en place jusqu'à
ce qu'il s'écoule du sang pur; ensuite on applique un emplâtre fait avec
le même médicament, et, par-dessus cet emplâtre, une éponge trempée
dans du vinaigre; on défait l'appareil tous les cinq (quatre) jours; on
prescrit un régime composé de viande rôtie et de pain bien travaillé; on
donne à boire du vin capable d'augmenter la quantité de la chair, et,
avant le repas, on fera frictionner le malade dans la position couchée. Si 3
la fistule a son siége loin du tronc, il conviendra de prescrire au
malade, à quelques jours d'intervalle, soit un vomissement à jeun,
soit le vomissement à l'aide du raifort. Le meilleur médicament 4
contre les fistules est mon collyre; il se compose de deux drachmes de
vert-de-gris rapé, et de deux oboles de gomme ammoniaque; on sèche
le vert-de-gris, on dissout la gomme ammoniaque dans du vinaigre, et on
le verse sur le vert-de-gris, comme si c'était une solution de gomme [or-
dinaire]; après le mélange, on donne la forme requise au médicament.

1. ἀλόης] sale Cels. — Ib. ἢ λεπίδος   λεπ. R. — 3. μέν R text.; γρ. μή marg.
e Cels. qui habet vel squamam æris; καὶ   — 4. ἀπείη R.

Mai 28.

5 ἀναπλάτ7εται. Καθιέναι δὲ χρὴ μέχρις αἶμα σ7αθηρὸν ἀποκριθῆναι·

6 ἀπαντᾷ δὲ ὁ τύλος ϖερὶ τῷ κολλυρίῳ. Χρὴ δὲ τὸ κολλύριον ἐνιέντα καταπλάσσειν τοῖς ἀνωτέρω γεγραμμένοις, ὅσα ψύχειν δύναται, ἢ σ7ύφειν ἠρέμα· τὰ γὰρ ϖλησίον τῆς σύριγγος φλεγμαίνειν ϖοιεῖ.

7 Ποιεῖ δὲ καὶ τὸ καυσ7ικὸν φάρμακον, ὅταν βρέξας τις ἐπὶ αὐτῷ ϖά- 5 πυρον ἢ σπόγγον ἐσκελετευμένον καθῇ· ϖαρελθὸν γὰρ ἔκαυσε τὴν σύριγγα· ἐπὶ ἀμφοῖν δὲ, κολλυρίου τε καὶ τοῦ καυσ7ικοῦ, ἐγκλύζειν

8 χρὴ τοῖς ἀνακαθαρτικοῖς, ϖερὶ ὧν εἴρηται· Ἀποτήκει δὲ καὶ σκίλλα τιλτὴ ἐνεψηθεῖσα κονίᾳ, ᾗ χρῶνται οἱ τοὺς ϖηλοὺς ἐργαζόμενοι· τήκει γὰρ ἐρρωμένως καὶ αἱμάτ7ει· καὶ φάρμακα ὑγρὰ ἐγχεόμενα, τὰ μὲν ὡς 10 ἔχει, τὰ δὲ οἴνῳ, ἔσ7ι δὲ ὅτε ὄξει, χρονίων καὶ διατύλων οὐσῶν τῶν

9 συρίγγων. Καὶ ξηρὰ δὲ φάρμακα, ὅταν ϖροανοίξῃ τις ἱπωτηρίῳ τὴν

5 Il faut laisser le médicament en place jusqu'à ce qu'il s'établisse une excrétion de sang ferme; de tous les côtés, les callosités viennent à la ren-
6 contre du collyre. En même temps qu'on introduit le collyre, on applique un cataplasme fait avec les ingrédients que j'ai énumérés plus haut,
et qui peuvent produire un refroidissement ou un resserrement légers; car
notre médicament excite de l'inflammation dans les parties voisines de la
7 fistule. Les médicaments caustiques possèdent également de l'efficacité,
si on introduit un morceau de papyrus ou une éponge desséchée trempés
dans ces médicaments; en effet, ce remède brûle la fistule en passant;
mais, dans les deux cas, qu'il s'agisse du collyre ou du caustique, on
doit, après leur emploi, faire des injections de substances mondificatives;
8 or nous avons parlé plus haut de ces substances-là. La propriété de fondre
[les callosités] appartient aussi à la scille en charpie, qu'on fait bouillir
dans la lessive dont se servent les ouvriers en terre glaise; car ce médicament fond vigoureusement, et donne à la surface ulcérée l'aspect d'une
plaie sanguinolente; il en est de même des injections de substances liquides, lesquelles se font soit avec des médicaments qu'on laisse dans leur
état naturel, soit avec d'autres qu'on dissout dans du vin; quelquefois
aussi on dissout les médicaments dans le vinaigre, quand il s'agit de fis-
9 tules chroniques et remplies de callosités. Si on dilate préalablement la
fistule avec une bougie, les médicaments secs, insufflés dans le trajet

5. ἔτι αὐτό R. — 10. γρ. καὶ αἱματεῖ R marg. — Ib. ἐγχεόμενα R.

σύριγγα, ἐμφυσώμενα διὰ καλάμου, τὰ μὲν τήκει, ἃ δὲ ἐκάθαρεν· ἔσλι
δὲ ἃ σλεγνωτικὰ ὄντα τὸ ρεῦμα ἐπέσχε, ξηρανθὲν δὲ τὸ ἕλκος κατού-
λωσεν. Οἶδα δὲ καὶ τοῖς σηπλοῖς φαρμάκοις, ὥσπερ καὶ τοῖς καυσλι- 10
κοῖς, τύλους ἀφανισθέντας· ἔχριον δὲ τὸ σηπλὸν περὶ τρίχας ὑείας
5 συνδῶν αὐτὰς, ἢ ἀλὶ σχοῖνον χρίων σαρῆγον| εἰς τὴν σύριγγα· τέλος 29
γὰρ τὸ μὴ ὑγιὲς τῆς σαρκὸς, μηδὲ οἰκεῖον ἐξαγαγεῖν, τὴν δὲ συγ-
γενῆ ἀνακαθήραντας ἐᾶσαι συνελθεῖν. Τὸ δὲ λίνον ἐπιτήδειον ταῖς 11
ἐνέδραις σύριγξιν ἀμφισλόμοις, ἢ ἓν σλόμα ἐχούσαις· χρὴ δὲ αὐτὸν
διατρῆσαι. Ἔσλω δέ σοι μηλωτρὶς ἐπὶ ἄκρου τρῆμα ἔχουσα, οἷον 12
10 αἱ βελόναι τὸ κύαρ, ἢ οἷον ἕλικα πρὸς τῷ πέρατι, καὶ εἰς σχῆμα
κοχλίου· ῥινοθήτῳ, εἴ γε διὰ τοῦ σλόματος διεῖραι χρὴ τὸ λίνον, καὶ
ἐρρωμένως ἐσλραμμένως, ὅσον δίσλροφον, ἢ τρίσλροφον. Κἂν μὲν 13
ἀμφίσλομος ᾖ, καθιέναι διὰ τοῦ ὁρωμένου σλόματος τὴν μηλωτρίδα

par un tuyau de plume, ont aussi, les uns la propriété de fondre, d'autres
celle de mondifier; il y en a aussi qui, étant doués de propriétés resser-
rantes, répriment la fluxion et cicatrisent l'ulcère [ainsi] desséché. Il est 10
à ma connaissance qu'on a aussi fait disparaître des callosités avec des
médicaments putréfactifs, tout aussi bien qu'avec les caustiques; moi,
j'enduisais avec le médicament putréfactif des soies de cochon liées ensemble, ou, recouvrant un jonc de sel, je le faisais passer à travers la fistule; en effet, le but du traitement consiste, d'un côté, à faire sortir la
chair qui n'est pas saine et qui n'a pas d'affinité avec l'économie, et, d'un
autre côté, à mondifier celle qui en a pour lui permettre de se réunir.
Le fil convient en cas de fistules à l'anus à double ouverture, ou [aussi] 11
quand ces fistules n'en ont qu'une seule; mais, dans ce cas, il faut vous-
même établir la seconde. Ayez à votre disposition une sonde auriculaire 12
pourvue, à son extrémité, d'un trou semblable au chas des aiguilles, ou
bien une sonde qui ait, à l'un de ses bouts, une espèce de spirale, dont la
forme reproduise à peu près celle d'un coquillage..... (voy. *Notes*), puisqu'on doit faire passer, à travers l'orifice [de la fistule], le fil, qui sera, de
plus, vigoureusement entortillé, par exemple deux ou trois fois. Si la 13
fistule a deux ouvertures, on fera passer la sonde auriculaire avec le

5. ἀλίσχοινον. R. — 7. λινόν R, et sic semper. — 9. ἔχουσα add. 2ᵉ m. R. —
11. γάρ R.

Mai 29.

σὺν τῷ λίνῳ, καὶ διὰ θατέρου, καὶ ἐντὸς εἰς ὃ περατοῦται ἡ σύριγξ, [καὶ τοῦ] σ1όματος ἐκλαβόντα τὸ ἄκρον τῆς μηλωτρίδος τὴν
μὲν ἀρχὴν αὐτῆς τῆς ἀρισ1ερᾶς χειρὸς τοῖς δυσὶ δακτύλοις, λιχανῷ
τε καὶ μεγάλῳ, κατασχεῖν μηδὲν ἐφελκόμενον, μὴ ὅλον σοι τὸ λίνον διεκπέσῃ διὰ τοῦ ἐντὸς τρήματος· τὸ δὲ μετὰ τοῦτο κατὰ ἑκά- 5
σ1ην [τὴν] μηλωτρίδα ἀνακόμισον· ἔσ1αι γάρ σοι τοῦ λίνου τὸ μὲν
ἔξω ἀπαιωρούμενόν ἄκρον· τὸ δὲ διὰ τοῦ ἐντὸς καὶ τῆς ἕδρας ἐξει-
14-15 λημμένον. Σύνδει οὖν αὐτὰ πρὸς ἄλληλα ἀγκύλῃ. Τὴν σάρκα μὲν
16 σφίγγων χαλαρώτατα χρῆσθαι τῷ λίνῳ. Περιπατείτω δὲ καὶ λουέ-
σθω διὰ ἡμερῶν· μὴ πολλὰ δὲ ἐσθιέτω, μηδὲ ὥσπερ εἰ μηδὲν κα- 10
17 κὸν εἶχε διαιτάσθω. Χρὴ δὲ τὸ λίνον ἅπαξ ἢ δὶς τῆς ἡμέρας διέλ-
κειν, μὴ λυομένου τοῦ βρόχου· προσέχειν δὲ τὸν νοῦν ὡς μὴ λάθῃ
σαπὲν τὸ λίνον, ἀλλὰ διὰ τρίτης αὐτὸ ἀλλάτ1ειν· λύσαντα γὰρ χρὴ
τὴν ἀγκύλην, λίνον νεαρὸν τῇ ἔξω ἀρχῇ τοῦ παλαιοτέρου προσδεῖν,

fil à travers l'orifice visible de la fistule, et aussi par l'autre orifice, et on
la fera arriver à l'intérieur, là où aboutit la fistule; ensuite, on se servira
des deux doigts de la main gauche, c'est-à-dire de l'index et du pouce, pour
faire sortir l'extrémité de la sonde de l'orifice [intérieur] et pour la retenir d'abord, sans tirer en aucune façon, de peur qu'il ne vous arrive de
voir passer toute la longueur du fil à travers l'orifice intérieur; plus tard,
on enlèvera chaque jour la sonde; en effet, l'un des bouts du fil pendra
librement à l'extérieur, tandis qu'on aura fait sortir l'autre à travers l'orifice

14 intérieur et le siége. Liez donc l'un à l'autre à l'aide d'un nœud coulant.
15 Vous vous servirez du fil, en serrant la chair d'une manière très-lâche.
16 Que le malade se promène, et qu'il prenne des bains à quelques jours
d'intervalle; mais qu'il ne mange pas beaucoup, et qu'il ne suive pas un
17 régime tel qu'il le ferait s'il n'avait aucun mal. Une ou deux fois par jour,
on tirera le fil à travers la fistule, sans défaire le nœud coulant; mais il
faut faire attention à ce que le fil ne pourrisse pas à votre insu; au contraire, il importe de le changer tous les trois (deux) jours : en effet, après
avoir défait le nœud coulant, on liera un fil nouveau au bout extérieur
de celui qui est plus vieux, on attirera la partie qui est à l'intérieur, jus-

---

1-2. σὺν τῷ ..... ἡ σύριγξ repetit R om. R — 3. αὐτήν R. — 5. δή R. —
post μηλωτρίδος (l. 2). — 2. [καὶ τοῦ] 6. [τὴν] om. R.

, καὶ τὸ ἐντὸς ἕλκειν, μέχρι παρελθὸν τὸ | νεαρὸν διὰ τῆς σύριγγος 30
ὅλης τὴν ἑτέραν ἀρχὴν διὰ τῆς ἕδρας περιβάλῃ, εἶτα συνδεῖν ὁμοίως
καὶ ταῦτα ποιεῖν. Δύναται δὲ τὸ λίνον καὶ ὁ περίπατος τὴν πρὸ 18
τῆς σύριγγος ἐπιφάνειαν ἅμα τε διαιρεῖν, καὶ τὸ διαιρεθὲν ἑπόμενον
5 κατουλοῦται. Οὗτος ὁ τρόπος μακρὸς μέν ἐστιν ἐν θεραπείᾳ, ἄλλως 19
δὲ ἀνώδυνος· τοῖς δὲ βουλομένοις θᾶτ1ον τῷ λίνῳ θεραπεύεσθαι
προσήκει πρίζειν τὴν σάρκα· ἐμπρίζεται γάρ, ἀλλὰ μετὰ ὀδύνης.
Καθιέναι δὲ εἰς τὴν νύκτα σπογγία ἐσκελετευμένα, ὑπὸ ὧν τεινό- 20
μενον τὸ δέρμα λεπ1ὸν ἔσ1αι· τὸ δὲ λίνον εὐπετῶς διὰ αὐτοῦ καὶ
10 τῆς σαρκὸς αἰσθήσεται. Ἐὰν δὲ ἐπιταχύνειν βουληθῇς, χρίε τῶν 21
γεγραμμένων τινὶ φαρμάκων τὸν σπόγγον· ἅμα δὲ τῷ τάχει καὶ
τῇ ὀδύνῃ προσθήσεις.

κε΄. Περὶ γαγγραίνης καὶ σφακέλου. Ἐκ τῶν Γαληνοῦ.

Γαγγραίνας τὰς διὰ μέγεθος φλεγμονῆς νεκρώσεις ὀνομάζουσιν, 1

qu'à ce que le fil nouveau, ayant parcouru toute la longueur de la fistule, ait donné à son autre bout une telle position, que, passant par le siége, il entoure la fistule; ensuite on reliera de la même manière les deux bouts, et on aura recours aux mêmes procédés. Le fil et la pro- 18
menade peuvent diviser la surface qui se trouve au-devant de la fistule, et en même temps la partie divisée se cicatrise successivement. Ce mode de traitement est long, mais, du reste, il est exempt de dou- 19
leur; ceux, au contraire, qui veulent obtenir une guérison plus rapide avec le fil doivent scier la chair; car on peut la scier, mais cela ne se fait pas sans douleur. Vers la nuit, on introduit des éponges dessé- 20
chées, qui aminciront la peau en la tendant : en effet, le fil sentira aisément, même la chair, à travers l'éponge. Si on veut accélérer la guéri- 21
son, on enduira l'éponge de quelqu'un des médicaments énumérés plus haut; cela augmente à la fois la rapidité du traitement et la douleur.

25. DE LA GANGRÈNE ET DU SPHACÈLE. — TIRÉ DE GALIEN.

On donne le nom de gangrènes aux mortifications qui tiennent à l'in- 1
tensité de l'inflammation, non quand elles se sont déjà développées, mais

3. ταῦτα R. — 10. βουληθείης R. — 11. τάχει R.

2 οὐκ ἤδη γεγενημένας, ἀλλὰ γινομένας ἔτι. Καὶ ἢν μὴ ταχέως τις
τὴν τοιαύτην διάθεσιν ἰάσηται, νεκροῦται ῥᾳδίως τὸ παθὸν οὕτω
μόριον, ἐπιλαμβάνει τε τὰ συνεχῆ καὶ ἀποκτείνει τὸν ἄνθρωπον·
ἐπειδὰν γὰρ ἰσχυρῶς φραχθῇ κατὰ τὰς μεγίστας φλεγμονὰς τά τε
στόματα τῶν ἀγγείων οἵ τε πόροι πάντες οἱ κατὰ τὸ δέρμα τῆς 5
κατὰ φύσιν ἀποστερούμενοι διαπνοῆς, τὰ οὕτω κάμνοντα σώματα
νεκροῦται ῥᾳδίως, καὶ πρῶτον μὲν αὐτῶν ἀποσβέννυται τὸ τῆς χροιᾶς
εὐανθὲς ὃ συνῆν ταῖς φλεγμοναῖς, ἔπειτα ἡ ὀδύνη καὶ ὁ σφυγμὸς
οἴχονται, οὐ πεπαυμένης δήπου τῆς διαθέσεως, ἀλλὰ τῆς αἰσθή-
3 σεως νενεκρωμένης. Καὶ ὅταν γε τελέως ἀναίσθητα γένωνται τὰ 10
οὕτω πάσχοντα σώματα, τὸ πάθος οὐκέτι γάγγραιναν, ἀλλὰ ἤδη
σφάκελον ὀνομάζουσι, φθαρείσης ἤδη τῆς ὅλης οὐσίας τοῦ σφακε-
λίσαντος μέλους, ὥστε οὐδὲ ἂν ἰάσαιτό τις αὐτὸν ἤδη συνεστα-
μένον, ἀλλὰ ἔτι ἀρχόμενον, ὅπερ οὐδὲ σφάκελός ἐστιν ὄντως, ἀλλὰ
γάγγραινα μεγάλη πλησίον ἤκουσα σφακέλου· καταχρώμεθα δὲ 15

2 quand elles sont encore en train de se former. Et, si on ne se presse pas
de guérir une pareille maladie, la partie ainsi affectée se mortifie aisément, et le mal envahit les parties voisines et tue le malade : en effet,
lorsque, dans les inflammations très-intenses, les orifices des vaisseaux
sont solidement obstrués, et que tous les canaux qui existent dans la peau
sont privés de leur perspiration naturelle, les parties atteintes d'une
pareille maladie se mortifient aisément, et la couleur vive qui accom-
pagnait l'inflammation est la première à s'éteindre dans ces parties ;
ensuite la douleur et la pulsation s'en vont, non certes parce que la
3 maladie a cessé, mais parce que la sensibilité est abolie. Quand les parties ainsi atteintes sont devenues complétement insensibles, on n'appelle
plus la maladie gangrène, mais on lui donne le nom de sphacèle, attendu que toute la substance de la partie atteinte de sphacèle est déjà
détériorée; on ne saurait donc guérir cette maladie quand elle est déjà
formée, mais [seulement] quand elle ne fait encore que commencer ;
cet état ne constitue pas un véritable sphacèle, ce n'est qu'une gangrène
grave, qui se-rapproche du sphacèle; mais nous appliquons quelquefois,

2. τ. τ. δ.] αὐτήν Gal. — 4. φλέβας R. — 13-14. συνιστάμενον R Gal. —
R. — 9. οἴχουσιν R. — 13. οὐδὲν ἰάσαιτο 14. ὥσπερ R.

ἐνίοτε τοῖς τῶν παρακειμένων παθῶν ὀνόμασιν ἐπὶ τῶν ἀφικνου-
μένων εἰς αὐτὰ, μηδέπω δὲ ἐχόντων τὴν ἐκείνων ἰδέαν τε καὶ φύσιν.
Οὕτω καὶ τὴν μεγίσιην φλεγμονὴν, ὅταν μήτε τὴν εὔχροιαν ἔτι 4
διασώζῃ τὴν ἑαυτῆς, μήτε τὴν ὀδύνην, ἐνίοτε γάγγραιναν ὀνομάζο-
5 μεν, οὐδέπω μὲν οὖσαν ἀκριβῶς γάγγραιναν, εἰ δὲ ἀμεληθείη, μικρὸν ὕσιερον ἐσομένην. Τὴν ὅλην τῆς οὐσίας ἑκάσιου μορίου φθορὰν 5
ὀνομάζουσιν οἱ παλαιοὶ σφάκελον, ἀλλὰ ἐπὶ μὲν τῶν σαρκωδῶν
μορίων καὶ ἄλλοις ὀνόμασι χρῶνται. Λέγει γοῦν Ἱπποκράτης καὶ 6
σαπρὰν σάρκα καὶ μυδῶσαν καὶ σηπομένην καὶ ἄλλα τοιαῦτα ὀνό-
10 ματα, κατὰ δὲ τοῦ φθειρομένου διὰ ὅλης ἑαυτοῦ τῆς οὐσίας ὀσιοῦ τὸ
σφάκελον ἐπιφέρει. Συμβαίνει δὲ τοῦτο τὸ πάθημα τοῖς ὀσιοῖς, ὅταν 7
ἡ περικειμένη σὰρξ αὐτοῖς μοχθηροὺς ἰχῶρας γεννῶσα διαβρέξῃ
τούτοις αὐτὰ καὶ διασήψῃ. Τελέως μὲν οὖν νεκρωθὲν τὸ μόριον, ὡς 8
νυτιόμενον, ἢ τεμνόμενον, ἢ καιόμενον, ἀναίσθητον ὑπάρχειν, τά-
15 χισια χρὴ περικόπιειν κατὰ ὃ ψαύει τοῦ πλησιάζοντος ὑγιοῦς,

par abus, le nom d'une maladie voisine aux cas qui s'acheminent vers
cette maladie, quoiqu'ils ne présentent encore ni sa forme ni sa nature.
Ainsi, lorsqu'une inflammation très-grave n'offre plus ni la vivacité de 4
couleur, ni la douleur qui lui sont propres, nous l'appelons aussi parfois
gangrène; cependant, rigoureusement parlant, ce n'est pas encore une
gangrène, mais c'en sera bientôt une, si on la néglige. Les anciens 5
donnent le nom de sphacèle à la destruction complète de la substance
d'une partie quelconque; mais, quand il s'agit de parties charnues, ils
se servent aussi d'autres dénominations. Ainsi Hippocrate parle de 6
chair putrilagineuse, de chair pétrie d'humidité, de chair qui se pourrit, et emploie encore d'autres dénominations semblables; mais, quand
il s'agit d'un os dont la corruption a envahi toute la substance, il a recours au mot sphacèle. (Voy. Notes.) Or les os sont pris de cette mala- 7
die quand la chair qui les entoure, ayant engendré un ichor malfaisant,
les en imbibe complètement et permet à la putréfaction de les pénétrer. Si 8
donc une partie est complètement mortifiée, de manière qu'elle demeure
insensible quand on la pique, la coupe, ou la brûle, il faut se hâter de la
retrancher, à l'endroit où elle touche à la partie saine voisine; mais une

8. μορίων ἄλλοις R. — 10-11. τὸ σφ. ex em.; τὸν σφ. R; σφ. Gal.

ἀλλὰ τὸ μὲν οὕτω διατεθὲν μέλαν γίνεται, τὸ δὲ ἐν τῷ μεταξὺ
καθεσἸηκὸς ὡς ὁδοιπορεῖν ἐπὶ τὴν νέκρωσιν ὀνομάζεται γάγγραινα.
9 Θεραπεία δὲ αὐτοῦ γίνεται, κενωσάντων ἡμῶν ὅσον οἷόν τε ϖλεῖ-
σἸον τοῦ κατὰ τὸ ϖάσχον μόριον αἵματος ἐσφηνωμένου διὰ ὃ καὶ
ἡ νέκρωσις γίνεται, μὴ δυναμένων τῶν ἀρτηριῶν ὑπὸ σἸενοχωρίας 5
10 διασἸέλλεσθαι, τῷ δὲ ὑπολοίπῳ διαπνοὰς ϖαρασχόντων. Ἢ τοίνυν
φλέϐα τέμνοντα κενῶσαι δεῖ τὸ διεφθαρμένον αἷμα, ὅταν ἡ διάθεσις
ἐν μορίῳ γένηται φλέϐα μεγάλην ἔχοντι δυναμένην ἀκινδύνως τμηθῆναι, ἢ ὅλον τὸ δέρμα ϖολλαῖς τομαῖς βαθείαις διαιρεῖν χρὴ, τέ-
μνοντας ἅμα αὐτῷ τὴν ὑποκειμένην οὐσίαν, ἢ ϖολλαῖς ἀμυχαῖς βα- 10
θείαις ἀποσχάζειν, ἐάσαντα δὲ ἀπορρυῆναι τὸ αἷμα, τῶν φαρμάκων
11 ἐπιτιθέναι τι τῶν ϖρὸς τὰ σηπόμενα χρησίμων. ἘσἸι δὲ ταῦτα διὰ
ὀξυμέλιτος ἄλευρον ὀρόϐων, ἢ αἱρῶν, ἢ, εἰ μὴ ϖαρείη ταῦτα, τὸ
12 τῶν κυάμων, αὐτό.τε μόνον τὸ ὀξύμελι. Σφοδρότερον δὲ αὐτῷ χρῆ-
13 σθαι βουλόμενος, ἁλῶν ἐπεμϐαλεῖς. Ἢ τῶν κυκλίσκων τινὰ λείου 15

partie qui se trouve dans cet état se noircit, tandis qu'on donne le nom
de gangrène à celle qui se trouve dans un état intermédiaire, de manière
9 à s'acheminer vers la mortification. Le traitement d'une telle partie consiste à évacuer une quantité aussi grande que possible du sang qui se
trouve enclavé dans la partie malade, et qui devient la cause du sphacèle, vu que, par défaut d'espace, les artères ne peuvent pas se dilater,
10 puis à rendre le reste de l'organe perméable à l'air. Il faut donc, ou
faire une saignée pour évacuer le sang corrompu, lorsque la maladie a
son siége dans une partie pourvue d'une grande veine qu'on peut saigner sans danger, ou diviser toute l'étendue de la peau par des incisions
nombreuses et profondes, en prenant soin d'inciser en même temps que
la peau les parties sous-jacentes, ou faire des scarifications consistant en
vergetures nombreuses et profondes, laisser couler le sang et appliquer
quelque médicament de la classe de ceux qui ont de l'efficacité contre la
11 pourriture. Or ces médicaments sont la farine d'ers ou d'ivraie, et, si on
n'a pas ces farines à sa disposition, celle de fèves, farines employées avec
12 l'oxymel, ainsi que l'oxymel lui-même appliqué tout seul. Si on veut
13 donner plus d'efficacité à l'oxymel, on y ajoutera du sel. Ou triturez avec

6. ϖαρασχόντος R. — 12. τοιαῦτα Gal. — 14. σφοδροἸέρῳ Gal.

ἀκριβῶς οἷος ὁ Ἀνδρωνός ἐσʆι καὶ ὁ Μούσα καὶ ὁ Πολυείδους καὶ ὁ
Πασίωνος, καὶ ἔτι τούτων μᾶλλον ὁ Βιθυνὸς ὀνομαζόμενος, ὄξει
μιγνύμενοι ϖάντες, ἢ ὀξυμέλιτι. Εἰδέναι δὲ χρὴ τῶν μὲν ἰσχυροτά- 14
των δεῖσθαι Φαρμάκων τὰ σκληρὰ σώματα, τῶν δὲ ἀσθενεσʆέρων τὰ
5 ἀπαλά. Κἂν ἐκτέμῃς δέ ϖοτε σεσηπὸς ἢ νενεκρωμένον μέρος, ἀσφα- 15
λείας ἕνεκα τοῖς εἰρημένοις ἀρτίως χρῶ Φαρμάκοις, ἀποβλέπων εἰς
τὰς τῶν σωμάτων Φύσεις· τινὰ γὰρ τάχιον σήπεται, καὶ βέλτιον
ἀσφαλείας ἕνεκεν, ὅταν ἐκτέμῃς ἢ ϖεριτέμῃς τὸ σεσηπὸς, τὴν οἷον
ῥίζαν αὐτοῦ συνημμένην τοῖς ἀπαθέσι καίειν, ὡς ἐπὶ τῶν αἰδοίων
10 εἰώθαμεν ἐργάζεσθαι ϖολλάκις, ἐνίοτε μὲν αὐτοῖς τοῖς ϖεπονθόσι
μορίοις τὰ καυτήρια ϖροσφέροντες, ἐνίοτε δὲ ϖροϋποβάλλοντες μό-
τους. Μετά γε μὴν τὴν καῦσιν εἰώθαμεν χυλῷ ϖράσου χρῆσθαι· μὴ 16
ϖαρόντος δὲ τούτου, τοῖς εἰρημένοις ὀλίγον ἔμπροσθεν. Ὅταν δέ σοι 17

soin quelque pastille, par exemple, celle d'Andron, de Musa, de Polyide,
de Pasion, et, de préférence à toutes ces pastilles-là, la pastille dite de
Bithynie, pourvu qu'on ajoute du vinaigre ou de l'oxymel, quelle que
soit la pastille qu'on emploie. Sachez que les malades dont la chair est 14
résistante exigent des médicaments très-actifs, et les malades délicats,
des médicaments plus faibles. Si, quelquefois, vous excisez une partie 15
pourrie ou mortifiée, employez, par précaution, les médicaments que
nous venons d'énumérer tout à l'heure, en faisant attention à la nature des parties; car il y en a qui se pourrissent plus vite que les autres,
et, quand vous excisez ou retranchez la portion pourrie de l'organe, il
vaut mieux cautériser par précaution ce qu'on pourrait appeler la racine
de la pourriture, et qui reste attachée aux parties saines, comme nous
avons l'habitude de le faire fréquemment pour les parties génitales,
quelquefois en appliquant immédiatement des cautères sur les parties
malades, d'autres fois en interposant préalablement des tentes. Après la 16
cautérisation, nous avons coutume d'appliquer le suc de poireau, et,
si nous n'avons pas ce suc à notre disposition, nous recourons aux médicaments énumérés un peu plus haut. S'il vous semble, après avoir 17

1. οἷον R; οἷός ἐσʆιν Aët. — Ib. καὶ — 6. ἀρτι Gal. — 7. τάχισʆα Gal. —
Πολ. R. — 2. ἔτι τούτων ὅτι μᾶλλον R. 10. ἐργάζειν R.

Φαίνηται, τούτων γενομένων, πεπαῦσθαι σηπόμενον, ὅπως ἀπο-
πέσῃ θᾶττον ἡ ἐσχάρα, τῷ κεφαλικῷ καλουμένῳ φαρμάκῳ μετὰ
18 μέλιτος χρῶ. Κάλλιον δὲ καὶ καταπλάτ⌊ειν ἔξωθεν διὰ ὑδρελαίου
τὸν ἄρτον ἕψοντας, ἢ κρίθινον ἄλευρον, ἢ μετὰ αὐτοῦ μῖξαι πύρι-
19 νον. Καὶ μὴν καὶ τὸ τετραφάρμακον, ἔτι τε τὸ μακεδονικὸν ἐπιτή- 5
20 δεια, καὶ πάντα ὅσα διαπυΐσκει. Καὶ ἄρτος δὲ μετὰ σελίνου λειω-
θεὶς ἢ ὠκίμου περιρρήσσει καὶ χωρίζει τὰς ἐσχάρας ἀπὸ τῶν ὑγιῶν.
21 Ἐπὶ δὲ τῶν μαλακῶν σωμάτων ἀρκεῖ καὶ τὸ τῶν ὀρόβων ἄλευρον
22 μετὰ μέλιτος ἢ λιβανωτοῦ. Ὁμοίως δὲ ἀφαιρεῖ ἐσχάρας καὶ τὸ τοῦ
23 Μαχαιρίωνος φάρμακον καὶ ἡ Ἶσις ἔμμοτος μετὰ μέλιτος. Ὅταν δὲ 10
ἐκπέσωσιν αἱ ἐσχάραι, καὶ διὰ τῶν ἐπιτυχόντων σαρκοῦνται τὰ
24 τοιαῦτα τῶν ἑλκῶν. Φλεβοτομία μὲν οὐδόλως ὀνίνησι τὴν τοιαύτην
διάθεσιν, ἀλλὰ καὶ βλάπ⌊ει πολλάκις τοὺς ἤδη προκατισχνωμένους,
κενοῦσα μὲν αὐτῶν τὸ χρησ⌊ὸν αἷμα, καταλείπουσα δὲ τὸ διεφθαρ-

fait cela, que la pourriture s'est arrêtée, vous emploierez, pour accélérer la chute de l'escarre, un des médicaments dits *médicaments pour la tête*,
18 avec du miel. Il vaut mieux appliquer aussi, à l'extérieur, un cataplasme
de pain, de farine d'orge, ou de farine d'orge et de farine de froment
19 mélangées, cataplasme qu'on fait cuire dans de l'huile et de l'eau. En
outre, le médicament aux quatre ingrédients et le médicament macédonien conviennent également, ainsi que tous ceux qui favorisent la sup-
20 puration. Du pain, trituré avec du céleri ou avec du basilic, rompt aussi
21 de tous côtés les escarres et les sépare des parties saines. Pour les corps
délicats, il suffit d'employer la farine d'ers avec du miel ou avec de l'en-
22 cens. Le médicament de Machærion et l'Isis, appliqués sur des tentes avec
23 du miel, enlèvent également les escarres. Quand les escarres sont tom-
bées, les ulcères de cette nature se remplissent de chair par l'emploi du
24 premier médicament qui vous tombera sous la main. La saignée n'est,
en aucune façon, utile contre une pareille maladie; au contraire, elle
fait souvent du tort aux malades déjà préalablement amaigris, en évacuant leur bon sang, tandis qu'elle laisse dans le corps le sang corrompu;

---

1. σηπόμενον ex em.; τὸ σηπ. R Gal. ἀναλυθὲν ῥοδίνῳ καὶ μέλι πρόσλαβόν
— 9. ἀφαιρεῖ καλῶς Paul. — 10. φάρμ. Aët. — 14. καταλιποῦσα R.

Mai 30.

μένον · ὠφελήσει δὴ μόνους τοὺς ἰσχυροὺς ἔτι τὴν δύναμιν ἅμα
περιουσίᾳ τοῦ αἵματος. Ποιεῖ πρὸς γάγγραιναν παλαιὰ κάρυα τὰ 25
ἐλαιώδη. Ἀνακαθαίρει δὲ αὐτὰς ἀκαλήφη, καὶ ὁπὸς τιθυμάλλου ἐν 26
καιρῷ καὶ μέτρῳ προσαγόμενος. Ὠφελεῖ δὲ αὐτὰς θέρμων πικρῶν 27
5 ἀφέψημα καταντλούμενον.

|κς'. Περὶ γαγγραινῶν. Ἐκ τῶν Ἀρχιγένους. 30

·Τὸ μὲν γαγγραινούμενον αὐτὸ μέν ἐστι πελιδνόν· ἔχει δὲ κύκλῳ 1
μηλίζοντα καὶ πελιούμενα τρεπόμενά τε εἰς τὸ χλωρόν· τὸ δὲ περὶ
τῷ χλωρῷ λευκόν τε καὶ ῥυσόν, καὶ τὸ περὶ τούτοις μετέωρον καὶ
ἀτρέμα ὑπέρυθρον· μετέπειτα δὲ τὸ μὲν χλωρὸν πελιοῦται, τὸ δὲ
10 λευκὸν χλωρὸν γίνεται, τὸ δὲ ἐρυθρὸν ἀπολευκαίνεται, τὸ δὲ πελιὸν
κατὰ τὴν ἀφὴν ἀναίσθητον καὶ ξηρὸν γίνεται, ἔπειτα μελαίνεται
καὶ σήπεται. Ἐπὶ δὲ μεγέθει φλεγμονῆς καὶ τραύματος σομφότης 2
τε καὶ ψόφος οἱονεὶ πνεύματος ὑπιόντος γίνεται· ἀτὰρ καὶ φλυκτί-

elle sera donc uniquement utile aux malades dont les forces sont encore
intactes, et qui ont, en outre, du sang surabondant. Les vieilles noix 25
huileuses agissent contre la gangrène. L'ortie mondifie les parties affec- 26
tées de cette maladie, ainsi que le suc de *tithymale*, pourvu qu'on l'emploie en temps opportun et en quantité convenable. Une décoction de 27
lupins amers, employée sous forme d'affusion, fait du bien à ces parties.

26. DES PARTIES AFFECTÉES DE GANGRÈNE. —— TIRÉ D'ARCHIGÈNE.

La partie prise de gangrène est elle-même livide, et elle est entourée 1
d'un cercle de couleur pomme, tirant sur le livide, et se changeant en
vert pâle; ce qui entoure la région verte est blanc et ridé, et ce qui environne de nouveau cette dernière région est gonflé et légèrement
rougeâtre; plus tard, la région verte devient livide, et la région blanche,
verte, tandis que la région rouge blanchit, et que la région livide devient
insensible au toucher et sèche; plus tard, elle noircit et pourrit. A la 2
suite d'une inflammation intense ou d'une plaie grave, il survient une
tumeur spongieuse et il se produit un son comme s'il entrait de l'air

2. παλαιά Syn.; τὰ παλαιά Aët.; παλαιάν R. — 3. ὀποὶ τιθυμάλλων Gal.

Mai 30-31.

3 δες ἐπαίρονται. Καὶ ἡ μὲν ἐπινέμεται κατὰ τὸ συνεχὲς, ἡ δὲ διε-
4 σπαρμένη. Εἰ μὲν οὖν ἐκ βάθους, προηγησαμένη περιωδυνία γίνε-
31 ται· πολλὴν δὲ ἔχει σομφότητα καὶ οἷς ἄνωθεν εἰς βάθος | κάτεισιν·
   οἷς δὲ ἐν ἐπιφανείᾳ μένει, ψόφος μὲν οὐδὲ εἷς· φλυκτίδες δὲ ἐπαί-
5 ρονται· πᾶσα δέ ἐστι χαλεπὴ καὶ δυσκράτητος. Ὡς ἐν τοιαύτῃ οὖν   5
   διαθέσει, τὴν ἔμφασιν ἀπολείπουσαν ποσῆς σωτηρίας ἐκλεκτέον,
   ὅσον τὴν ἐπιφάνειαν ἐν νεωτέρῳ σώματι, καὶ μὴ γηραλέῳ, καὶ τὴν
   ἐν σαρκώδεσι, καὶ μὴ περί τισι νευρώδεσιν, ἢ βουβῶσιν, ἢ μα-
   σχάλαις· ἡ [δὲ] ἐν κυρίοις σύνεγγυς τόποις δύσκολος, καὶ ἡ ἐπὶ
6 πλέον πελιουμένη, βραδὺ δὲ μεταβάλλουσα εἰς μέλαν. Χαλεπὸν δὲ   10
   καὶ τὸ μηδὲν ἐν ταῖς κατασχάσεσιν αἷμα ῥεῖν, ἀλλὰ οἷον ἐξυδατω-
7 μένον, σομφότης τε ἐν ταῖς πιέσεσι γινομένη. Οὕτω δὲ τὸ πάθος
   ὀξὺ καὶ χαλεπόν ἐστιν, ὥστε μήτε ἀρχὰς, μήτε μεσότητας εὑρί-

3 par-dessous (*crépitation*); il s'élève aussi des bulles. De plus, il y a une
  espèce de gangrène [continue] qui se propage aux parties voisines, et une
4 autre qui est disséminée. Si la gangrène remonte de la profondeur, elle
  est précédée d'une douleur très-vive; chez les malades où elle descend
  de la surface dans la profondeur, elle présente une spongiosité très-prononcée; chez ceux où elle reste à la surface, il n'y a pas le moindre
  son, seulement il s'élève des bulles; toute gangrène constitue une ma-
5 ladie grave et dont il est difficile de triompher. Comme il s'agit donc
  d'une maladie aussi grave, il faut accueillir les cas qui laissent une
  faible lueur d'espérance de salut : par exemple, si la gangrène n'occupe que la surface chez un individu encore assez jeune, et non chez
  un vieillard; si elle a son siége aux parties charnues, et non dans le
  voisinage de certaines parties nerveuses, que ce soient les aines ou les
  aisselles; mais celle qui existe dans le voisinage de parties importantes
  est grave, ainsi que celle où la coloration livide s'étend très-loin, et qui
6 ne se noircit qu'avec lenteur. C'est encore une circonstance fâcheuse,
  si, pendant les scarifications, il ne s'écoule pas le moindre sang, mais
  un liquide qui semble s'être changé en eau, et s'il surgit une tumeur
7 spongieuse pendant la pression. La maladie est si aiguë et si pernicieuse,
  qu'on ne saurait trouver ni commencement ni période moyenne pour le

6. ποσῆς conj.; πόσης R. — 9. ἢ ἐν R.

σκεσθαι θεραπείας, πλὴν κοινῶς πάντας φλεβοτομητέον. Ἐσθεγνω- 8
μένης δὲ κοιλίας, κενωτέον, καὶ κατασχασθέον τό τε νενεκρωμένον
περιχαρακτέον, οὗ τὸ βάθος ἡ τοῦ αἵματος μηνύει ῥύσις. Τὸ δὲ κα-
τασχασθὲν ἀλὶ λεπτῷ καὶ ἐλαίῳ ἀνατριπτέον σφοδρῶς καὶ ἐπὶ ἱκα- 9
5 νὸν, ἔπειτα καταπλάσσειν φλοιῷ ῥαφάνου σὺν αἰρίνῳ ἀλεύρῳ, ἢ
θερμίνῳ ἀλεύρῳ μετὰ νίτρου ἀφροῦ, καὶ τοῦ μὲν ἀλεύρου δύο μοῖ-
ραι, μία δὲ τοῦ νίτρου. Μετὰ δὲ ὄξους δριμυτάτου καταπλασθέον, καὶ 10
πύρινον δὲ ἄλευρον σὺν δαφνίσι καθαραῖς. Περίχριστοι δὲ ἥ τε 11
σφραγὶς διεθεῖσα ὄξει, καὶ ἡ διὰ τῶν οἰσυπηρῶν, καὶ πᾶσα ἡ ταύ-
10 ταις ἀνάλογος· κατάντλημα δὲ συνεχὲς οὖρον δριμὺ θερμὸν, ῥαφάνου ἀφέψημα, ἢ πράσου, ἢ ἀγριελαίων, ἢ βάτου, ἢ κορίου, ἢ
ὄξος σκιλλιτικόν· ἐνεργεῖ δὲ μᾶλλον θερμόν. Στάσιν δὲ λαβούσης 12
τῆς νομῆς, ἐπὶ τὰς ἀνακαθαιρούσας δυνάμεις βαδιστέον· πάμπολ-
λαι δέ εἰσιν, ἐξ ὧν παραδείγματος χάριν ὀλίγας παραθήσω· φακὸς

traitement; seulement on doit saigner tous les malades sans distinction.
Si le ventre est resserré, on l'évacuera; on pratiquera des scarifications 8
et on entourera d'une incision la partie mortifiée; or l'écoulement du
sang nous indique la profondeur de la mortification. On frottera forte- 9
ment, et pendant longtemps, la partie scarifiée avec du sel fin et de
l'huile; ensuite, on appliquera un cataplasme d'écorce de raifort et de
farine d'ivraie ou de lupin, auxquels on ajoutera de l'écume de soude
brute, en prenant deux parties de farine et une de soude. On préparera 10
les cataplasmes avec du vinaigre très-fort, et on pourra se servir aussi
de farine de froment à laquelle on ajoute des baies de laurier mondées.
Les onguents sont de la terre sigillaire délayée dans du vinaigre, le 11
médicament à la laine en suint, et tout autre médicament analogue; on
emploiera fréquemment, comme affusion, de l'urine âcre chaude, une
décoction de raifort, de poireau, de feuilles d'olivier sauvage, de ronce,
de coriandre, ou du vinaigre scillitique; ce dernier médicament agit
mieux quand il est chaud. Quand l'envahissement de l'ulcère a cessé, 12
on passe aux médicaments mondificatifs; or ces médicaments sont très-
nombreux; j'en citerai quelques-uns pour servir d'exemple : des len-

12. ὄξους σκιλιτικοῦ (sic) R.

Mai 31-32.

γὰρ ἐφθὸς καὶ κατὰ ἰδίαν, καὶ σὺν ῥοᾶς λεπυχάνοις λείοις σὺν μέλιτι, ὀρόβου τε ἄλευρον ὁμοίως σκευασθὲν, καὶ αἶραι, καὶ πράσιον,
καὶ σίαφὶς ἐκγεγιγαρτισμένη, καὶ μαλάχης ἀγρίας φύλλα, μετὰ μελικράτου ἀρνόγλωσσον, ἥ τε αἰγυπία, πᾶσά τε χλωρὰ δύναμις
13 ῥοδίνῳ διεθεῖσα. Μετὰ δὲ τὴν ἔκπ|ωσιν τῶν ἀπαλ|λοτριωθέντων ταῖς 5
32
πυοποιοῖς καὶ πληρωτικαῖς χρησίέον καὶ τὰ μὲν ὑπὲρ τὸ ἔλκος
καταπλασίέον τοῖς ἀποκρουομένοις, τὰ δὲ ἔλκη ἀδήκτοις θεραπευτέον.

κζ'. Περὶ ἐρυσιπέλατος. Ἐκ τῶν Γαλῆνου.

1   Ὅταν μὲν αἱματικὸς εἰς τὸ μόριον κατασκήψῃ χυμὸς, φλεγμονὴ
καλεῖται τὸ πάθος, περὶ ἧς εἴρηται πρόσθεν · ὅταν δὲ παχύτερος 10
καὶ δριμύτερος, ἀποδέρει μὲν τὴν ἐπιδερμίδα, καί ποτε ἐν χρόνῳ
πρὸς τὸ βάθος ἐξικνεῖται τοῦ δέρματος ἡ ἕλκωσις, ἐρυσίπελας δὲ
ὀνομάζεται, διτίὴν ἔχον, ὡς εἴρηται, διαφορὰν, ἤτοι χωρὶς ἑλκώ-

tilles cuites avec du miel, employées soit seules, soit avec des pelures de
grenade triturées, de la farine d'ers préparée de la même manière, de
l'ivraie, du marrube, du raisin sec, dont on a ôté les pepins, des feuilles
de *mauve sauvage*, du plantain avec de l'eau miellée, l'emplâtre égyptien, et toute la classe des emplâtres verts, lesquels doivent être délayés
13 dans de l'huile aux roses. Après la chute des parties qui étaient devenues étrangères, on se servira de médicaments suppuratifs et capables
de remplir, et on appliquera sur les parties au delà de l'ulcère des cataplasmes répercussifs, tandis qu'on traitera les ulcères eux-mêmes avec
des agents exempts de mordication.

27. DE L'ÉRÉSIPÈLE. — TIRÉ DE GALIEN.

1   Lorsqu'une humeur sanguine tombe sur la partie, on appelle cette
maladie inflammation; nous en avons déjà parlé plus haut (ch. 1 et suiv.);
mais, quand il s'agit d'une humeur plus épaisse et plus âcre, elle détache
l'épiderme, et, par l'effet du temps, l'ulcération atteint quelquefois la
partie profonde de la peau; or on appelle cet état érésipèle, et, comme
il a été dit, il y en a de deux espèces, puisque l'érésipèle peut avoir lieu

CH. 27, 11. μέν om. Gal. — Ib. ἐν τῷ χρ. Gal. — 13. ἔχων R.

σεως, ἢ σὺν αὐτῇ γινόμενον. Μιχθέντος δὲ αἵματος ἴσου τῇ χολῇ, 2
τὸ πάθος ἀμφοῖν ἐν μέσῳ τὴν ἰδέαν ἐστὶ καὶ τὴν φύσιν, ἐρυσιπέλα-
τός τε καὶ φλεγμονῆς· εἰ δὲ ἐπικρατοίη τὸ ἕτερον, ἀπὸ μὲν τοῦ
κρατοῦντος ἡ προσηγορία τῷ πάθει, προσκατηγορεῖται δὲ αὐτῷ
5 τὸ μιχθέν. Ἐρυσίπελας μὲν οὖν φλεγμονῶδες ἐπὶ τῇ ξανθῇ χολῇ 3
κρατούσῃ, φλεγμονὴ δὲ ἐρυσιπελατώδης ἐπὶ τῷ αἵματι λέγεται·
ταύτας δὲ τὰς διαθέσεις καὶ φύγεθρά τινες ὀνομάζουσιν. Κοινὸς μὲν 4
οὖν σκοπὸς ἅπασι τοῖς οὕτω παρὰ φύσιν ὄγκοις ἡ κένωσις διττή
τις οὖσα, μία μὲν ἀπωθουμένων ἡμῶν αὐτοὺς εἰς ἕτερα, δευτέρα δὲ
10 διαφορούντων ἔξω κατὰ τὴν ἄδηλον αἰσθήσει κένωσιν. Ἐπεὶ δὲ οὐ 5
τῷ πόσῳ μόνῳ ἀνιᾷ τὸ ἐρυσίπελας, ἀλλὰ καὶ τῷ ποίῳ, σφοδρὰν
ἔχον τὴν φλόγωσιν, ἐμψύξεως δεήσεται περιττοτέρας ἢ κατὰ τὴν
φλεγμονήν· οὐ μὴν ἀκίνδυνός γε ἡ τοιαύτη θεραπεία τῷ παντὶ σώματι διὰ τὸ φέρεσθαι τὴν χολὴν ἐνίοτε πρός τι τῶν ἐπικαίρων μο-

avec ou sans ulcération. Si, à la bile, se trouve mêlée une quantité égale 2
de sang, la maladie tient le milieu entre les deux affections, c'est-à-dire
entre l'érésipèle et l'inflammation, tant sous le rapport de la forme que
sous celui de la nature; si l'une des deux humeurs prédomine, la maladie
reçoit son nom de l'humeur prédominante, tandis qu'à ce nom on ajoute,
comme attribut, celui de l'humeur mêlée à celle-là. On se sert donc de 3
la dénomination d'érésipèle inflammatoire, si c'est la bile jaune qui
prédomine, et de celle d'inflammation érésipélateuse si c'est le sang;
quelques-uns appellent aussi ces maladies des *phygethra*. L'évacuation 4
qui, dans ce cas, est elle-même de deux espèces, est donc une indication
commune pour toutes les tumeurs contre nature de cette classe; par la
première, nous repoussons les humeurs vers d'autres parties, et, par la
seconde, nous les dissipons vers l'extérieur au moyen de l'évacuation
imperceptible aux sens. Comme l'érésipèle n'incommode pas seulement 5
par la quantité, mais aussi par la qualité, puisqu'il est accompagné d'une
ardeur intense, il réclame un refroidissement plus complet, compara-
rativement à l'inflammation; cependant un pareil traitement n'est pas
exempt de danger pour l'ensemble du corps, parce que la bile se porte
assez souvent vers quelque partie importante; or un accident de cette

7. φύγεθλόν Gal. — 10. διαπνοήν Gal.

ρίων, ὅπου γε οὐδὲ ὅταν αἷμα τύχῃ πλεονάζον, ἀκίνδυνον τὸ τοιοῦτον.

6 Προκενώσαντες οὖν τὸ σῶμα χολαγωγῷ φαρμάκῳ, τοῖς ἀποκρουστι-
7 κοῖς χρώμεθα, τὸ πεπονθὸς μέρος ἐμψύχοντες. Ὅρος δὲ ἔστω τοῦ
ψύχειν τῆς χρόας ἡ μεταβολὴ, καὶ τό γε ἀκριβὲς ἐρυσίπελας εὐθὺς
ἅμα ταύτῃ παύεται, τὸ δὲ οὐκ ἀκριβὲς, ἀλλὰ ἤδη πως φλεγμονῶδες, 5
8 πελιδνὸν ἀποφαίνει τὸ δέρμα, ψυχόντων ἐπὶ πλέον. Εἰ δὲ μηδὲ οὕτω
παύοιτο, μελαίνεται, καὶ μάλιστα ἐπὶ τῶν πρεσβυτικῶν σωμάτων,
ὥστε ἔνια τῶν οὕτω ψυχθέντων οὐδὲ τοῖς διαφορητικοῖς φαρμάκοις
ἐκθεραπεύεται τελέως, ἀλλὰ ὑπολείπει τινὰ περὶ τὸ μόριον ὄγκον
9 σκιρρώδη. Μεταβαίνειν οὖν ἄμεινον ἀπὸ τῶν ψυχόντων ἐπὶ τὰ δια- 10
φοροῦντα κατὰ ὃν ἂν καιρὸν ἴδῃς ἠλλοιωμένον τὸ χρῶμα τοῦ πάσχοντος μορίου, πρὶν ἤτοι πελιδνὸν, ἢ καὶ παντάπασι μέλαν γενέσθαι.
10 Ἐμψυχόντων δὲ δεῖται τῶν μετὰ ὑγρότητος ἄνευ στύψεως, ὁποῖόν

nature n'est même pas sans danger, quand il s'agit d'une surabondance
6 de sang. Donc, après avoir préalablement évacué le corps, à l'aide d'un
médicament qui purge la bile, nous avons recours aux répercussifs pour
7 refroidir la partie malade. Le changement de couleur sera la limite jusqu'à laquelle on peut pousser le refroidissement, et l'érésipèle proprement dit cesse immédiatement, dès qu'on obtient ce changement, tandis
que l'érésipèle improprement dit, et qui se rapproche déjà en quelque
sorte de l'inflammation, rend la peau livide, si on pousse trop loin le
8 refroidissement. Si même, dans ce cas-là, on ne cesse pas, la peau noircit, et surtout quand il s'agit de corps de vieillards, de telle sorte que
quelques érésipèles refroidis jusqu'à ce point-là ne guérissent même pas
complétement par l'emploi des médicaments qui dissipent, mais laissent
9 après eux dans la partie une tumeur squirreuse. Il est donc préférable
de passer des refroidissants aux médicaments qui dissipent, dès le moment où on verra que la couleur de la partie malade a changé, avant
10 qu'elle ne devienne soit livide, soit complétement noire. L'érésipèle a
besoin de remèdes réfrigérants, doués d'humidité, mais non d'astrin-

1 τύχῃ] ψύχηται Gal. — 4. ἀκριβῶς   παντ. R. — 13-p. 652, l. 1. στ. ψυχόντων
R. — 10. ψυχ. τε καὶ στυφόντων Gal.,   ὁποῖόν ἐστι R; στ. οἷόν ἐστι Syn., ad.
Aët. — 12. ἢ καὶ παντ. Gal.; ἤτοι καὶ   Eun., Paul.

ἔσ]ιν ἀείζωόν τε καὶ ἀνδράχνη καὶ ψύλλιον, ὅ τε ἀπὸ τῶν τελμά-
των φακὸς καὶ τὸ σ]ρύχνον καὶ ἡ κοτυληδὼν ὅ τε ὑοσκύαμος καὶ ἡ
Θριδακίνη καὶ ἡ σέρις καὶ τὸ γλαύκιον αἵ τε διὰ ὕδατος πάνυ ψυχροῦ κηρωταί. Μίγνυται δὲ καὶ ὁπού τι τούτοις καὶ χυλοῦ μήκωνος 11
5 καὶ κωνείου καὶ μανδραγόρου, καὶ γίνεται σύνθετα ἃ ἐν τοῖς περὶ
Φαρμάκων εἴρηται.

Ψύχουσα κηρωτή.] Κηρὸν καθαρὸν, ὡς ἔνι μάλισ]α, τήξαντας 12
ἐλαίῳ, ποιῆσαι δεῖ κηρωτὴν ὑγρὰν, εἶτα ψύξαντας καὶ ξύσαντας ἐν
Θυίᾳ, μαλάτ]ειν διὰ χειρῶν, ὕδωρ ψυχρὸν παραχέοντας εἰς ὅσον ἂν
10 ἡ κηρωτὴ δύνηται δέχεσθαι, καὶ μή πως περιρρέῃ τὸ ὑγρόν.

Φάρμακα ψυκτικά.] Ἐπί τε τῶν ἑκτικῶν πυρετῶν συνισ]αμένων 13
ἐπὶ μορίοις κυρίοις καὶ ἐρυσιπελάτων καὶ φλεγμονῶν τῶν ἐν αἰ-
δοίοις, ἐν ἀρχῇ πρὶν ὑποφαίνεσθαι νομώδη τινὰ, παρεσκευάσθαι
χρὴ κηρὸν ὡς κάλλισ]ον καὶ ῥόδινον ἐξ ὀμφακίνου χωρὶς ἁλῶν, καὶ
15 ἄμφω τήκεσθαι διὰ ἀγγείου διπλοῦ. Τριπλάσιον δὲ ἔσ]ω τοῦ κηροῦ 14

gence; tels sont la joubarbe, le pourpier, la pulicaire, la lentille des marais, la morelle, le cotylédon, la jusquiame, la laitue, la chicorée, le
glaucium, et les cérats faits avec de l'eau très-froide. On mêle aussi à ces 11
médicaments quelque peu de suc, soit naturel, soit artificiel, de pavot,
de ciguë ou de mandragore, et on forme ainsi des médicaments composés, dont il est question dans les traités sur les médicaments.

Cérat refroidissant. — On fond dans de l'huile de la cire aussi pure 12
que possible, pour en faire un cérat liquide; ensuite, on la fait refroidir
et on la râpe dans un mortier pour la pétrir avec les mains, en ajoutant
autant d'eau froide que le cérat peut en incorporer, prenant garde que
le liquide ne coule de tous les côtés.

Médicaments refroidissants. — Dans les fièvres hectiques tenant à une 13
affection d'organes importants, dans les érésipèles et les inflammations des
parties génitales, ayez sous la main, dès le début, avant que des symptômes
d'ulcération envahissante commencent à se montrer, de la cire aussi
bonne que possible, et de l'huile aux roses préparée avec de l'huile d'o-
lives vertes sans sel, et faites fondre les deux ingrédients dans un vase
double. La quantité de l'huile aux roses doit être le triple de celle de la 14

3. τὸ διὰ τοῦ γλαυκίου Φάρμακον Gal. — 15. Τριπλ. ἢ τετραπλάσιον Gal.

τὸ ῥόδινον, καὶ μιγνύσθω ψυχθείσῃ τῇ κηρωτῇ κατὰ βραχὺ τοσοῦ-
15 τον ὕδατος, ὅσον ἂν ἐν θυίᾳ μαλατλομένη δέξασθαι δύναιτο. Μί-
ξασθαι δὲ εἰ βούλοιο καὶ ὄξους ὀλίγου ἱκανῶς λεπτοῦ καὶ διαυγοῦς,
16 ἔτι δὴ μᾶλλον ὑγραῖνόν τε ἅμα καὶ ψῦχον ἐργάσῃ φάρμακον. Χρὴ
δὲ αὐτὸ συνεχῶς ὑπαλλάτλεσθαι, πρὶν θερμαίνεσθαι σαφῶς.   5

17   Ἄλλο.] Ὀξαλίδος, ἢ ὀξυλαπάθου χυλὸς ἀλφίτων ὀλίγων μιχθέντων ἀναλαμβανέσθω διπλύχῳ ῥάκει ἢ ὀθονίῳ· ψυχρὸν δὲ ἱκανῶς
ἐπιτιθέσθω καὶ τοῦτο δὴ καὶ τἄλλα ὅσα ψύχειν ἐλέχθη, σὺν ἀλφί-
18 τοις πάντα. Καὶ χωρὶς ἀλφίτων ὅλας τὰς πόας ἔξεσλι λειοῦντα
19 χρῆσθαι. Καὶ μὲν δὴ καὶ τὸ διὰ τῶν φοινίκων τῶν λιπαρῶν ἀγαθὸν 10
20 φάρμακον. Ἕψειν δὲ χρὴ τούτων τὴν σάρκα, τὸ ὑμενῶδες πᾶν ἐξαι-
21 ροῦντα, τακερᾶς δὲ ἱκανῶς γενηθείσης λειοῦντα χρῆσθαι. Ξηρότερον δὲ εἰ φαίνοιτό σοι κατὰ τὴν σύσλασιν, ἄμεινον μιγνύναι τῆς
22 προγεγραμμένης κηρωτῆς. Μεταπεσούσης δὲ τῆς φλογώσεως τοῦ

cire, et, quand le cérat sera refroidi, mêlez-y peu à peu une quantité
d'eau aussi grande que le cérat pourra en incorporer pendant qu'on
15 le p̤rit dans un mortier. Si vous voulez y mêler aussi un peu de vinaigre
très-subtil et très-transparent, vous rendrez le médicament encore plus
16 humectant et à la fois plus refroidissant. Mais il faut le changer continuellement, avant qu'il ne devienne manifestement chaud.

17   *Autre médicament.* — Recueillez dans un linge soit usé, soit non usé,
mais plié en deux, du suc d'oseille, ou de patience sauvage, auquel on
ajoute un peu d'alphiton; mais aussi bien ce médicament-là que tous les
autres dont nous avons dit qu'ils refroidissent doivent être appliqués
18 très-froids, en y ajoutant de l'alphiton (*farine d'orge grillée*). On peut
19 aussi employer les herbes entières, sans alphiton, en les triturant. La pré-
20 paration aux dattes grasses est encore un bon médicament. Faites bouillir
la chair de ces fruits, en enlevant toutes les parties membraneuses;
quand cette chair est devenue suffisamment diffluente, on l'emploie en
21 la triturant. S'il vous semble que le médicament a une consistance trop
sèche, ajoutez-y de préférence un peu du cérat que nous avons décrit
22 plus haut. Quand l'ardeur de la partie affectée baisse, appliquez-y, avant

7. ῥάκει τριδαχῷ Gal. — 12. τακερὰς δ' ἱκ. γεννηθείσας R.

πεπονθότος μορίου, καταπλάτlειν αὐτὸ πρὶν πελιδνὸν γενέσθαι διὰ
ὠμῆς λύσεως· εἰ δὲ καὶ πελιδνὸν γενέσθαι φθάσειεν, ἀποσχάζοντα
καταπλάτlειν, αἰονᾶν δὲ τὰ μὲν πλεῖσlα διὰ ὕδατος θερμοῦ· καὶ
θαλάσσῃ δέ ποτε καὶ ἄλμῃ συνοίσει, καὶ αὐτῷ τε τῷ καταπλά-
5 σματι μιγνύναι ὕδωρ, ἢ ὄξος, ἢ ὀξάλμην. Ἐν τούτῳ δὲ τῷ καιρῷ καὶ 23
κοριάννου μετὰ ἀλφίτων ἔνιοι πειραθέντες ἔγραψαν ὡς ἀγαθὸν φάρμακον ἐρυσιπελάτων, εἶτα αὖθις ἕτεροι κατὰ ἀρχὰς χρησάμενοι
μεγάλης βλάβης τῷ κάμνοντι γεγόνασιν αἴτιοι. Καὶ ἡ διὰ τοῦ ῥοδί- 24
νου δὲ κηρωτὴ ἡ λαμβάνουσα τίτανον κατὰ τὸν αὐτὸν τρόπον ἐνίοις
10 γέγραπlαι, καὶ ἄλλα τινὰ τῶν θερμαινόντων ἱκανῶς, ὧν οὐδέν
ἐσlιν ἐρυσιπέλατος ἴαμα πρὶν μεταπεσὸν αὐτὸ παύσασθαι μὲν ὅπερ
ἐξ ἀρχῆς ἦν, ἕτερον δὲ ἐναντίον ἐκείνῳ γενέσθαι· πῶς γὰρ οὐκ
ἐναντίον ἐσlὶ τῷ θερμῷ πάθει τὸ ψυχρὸν, ἢ τῷ ξανθῷ τὴν χρόαν

qu'elle ne devienne livide, un cataplasme de farine d'orge crue, et même,
si la partie était déjà devenue livide auparavant, on y appliquera des cataplasmes, après l'avoir scarifiée, et on y fera des affusions, le plus souvent avec de l'eau chaude; cependant, quelquefois, il sera aussi util s'en
faire avec de l'eau de mer ou de la saumure, et on mêlera, en outre au
cataplasme lui-même, de l'eau, du vinaigre, ou un mélange de vinaigre
et de saumure. Quelques médecins, ayant fait, à cette époque de la ma- 23
ladie, l'essai du coriandre combiné à l'alphiton, ont écrit que c'est un
bon remède contre l'érésipèle; ensuite d'autres, ayant à leur tour employé ce médicament au commencement de la maladie, firent beaucoup
de tort aux malades. Quelques-uns ont également écrit qu'il en était de 24
même pour le cérat à l'huile aux roses, auquel on ajoute de la chaux,
ainsi que pour certains autres médicaments fortement échauffants; mais
aucun de ces médicaments ne saurait être un remède contre l'érésipèle,
avant qu'en se transformant cette maladie ait cessé d'être ce qu'elle
était primitivement, et qu'elle soit devenue une autre maladie, opposée à
la première; en effet, comment une maladie froide ne serait-elle pas le
contraire d'une maladie chaude, et le noir ou le livide le contraire de ce

2. ἀποσχάζειν χρὴ βαθυτέραις χρώμε-　R Gal. — 11. μεταπεσεῖν R. — 13.
νον ταῖς ἀμυχαῖς καὶ Aët. — 6. κοριάνου　ἔσlαι Gal.

25 ἢ ὠχρῷ τὸ πελιδνὸν ἢ μέλαν; Ἐπιμεμιγμένων δὲ τῶν παθῶν ἡ
θεραπεία σοι γινέσθω καθάπερ ἐν ἅπασι τοῖς συνθέτοις, μάλισ]α
μὲν ἀνθισ]αμένῳ πρὸς τὸ κρατοῦν, οὐκ ἐπιλελησμένῳ δὲ οὐδὲ τῆς
ἀπὸ τοῦ μιχθέντος ἐνδείξεως.

32 | κη΄. Περὶ ἐρυσιπελάτων. Ἐκ τῶν Ῥούφου.

1   Ὅσα δὲ ἐπὶ ἕλκεσιν ἐρυσιπέλατα γίνεται, κακοήθη πάντα· καὶ 5
2 τὰ ἀφανιζόμενα ὡσαύτως, καὶ οἷς πυρετοὶ συνεδρεύουσιν. Οὐκ ἀγαθὸν δὲ οὐδὲ τοῦ σ]ήθους κατακεχυμένον ἀφανίζεσθαι μετὰ δυσπνοίας
καὶ νυσ]αγμοῦ καὶ μήλων ἐρεύθους· εἰς γὰρ περιπνευμονίαν τὰ
τοιαῦτα ὁρμᾷ, καὶ διὰ ταχέων ἀποκτείνει.

κθ΄. Περὶ ἕρπητος καὶ φαγεδαίνης καὶ τῶν ὁμοίων. Ἐκ τῶν Γαληνοῦ.

1   Συνίσ]αται δὲ καὶ ὁ ἕρπης ἐκ χυμοῦ δριμέος· ἐπεὶ δὲ αὐτοῦ τοῦ 10

25 qui a une couleur jaune vive ou jaune pâle? Quand les maladies sont
compliquées, vous instituerez un traitement tel qu'on le fait dans tous les
cas composés, en vous opposant principalement à l'élément prédominant, quoique vous n'oubliiez pas non plus l'indication fournie par l'é-
lément surajouté.

28. DE L'ÉRÉSIPÈLE. — TIRÉ DE RUFUS.

1   Les érésipèles qui surviennent aux plaies sont tous de mauvaise nature; il en est de même de ceux qui disparaissent et des érésipèles sui-
2 vis de fièvre. Il n'est pas bon non plus qu'un érésipèle répandu sur la
poitrine disparaisse en s'accompagnant d'une respiration difficile, de
somnolence et de rougeur des pommettes, car de pareils symptômes marchent vers la péripneumonie et tuent rapidement.

29. DE L'HERPÈS, DE LA PHAGÉDÈNE ET DES AFFECTIONS SEMBLABLES. — TIRÉ DE GALIEN.

1   L'herpès tire aussi son origine d'une humeur âcre; mais, comme parmi

Ch. 29, l. 10. αὖ καὶ τοῦ Gal.

δριμέος ὁ μὲν ἧτ1ον, ὁ δὲ μᾶλλον ὑπάρχει τοιοῦτος, ἰσ1έον ὑπὸ μὲν
τοῦ δριμυτέρου τὸν ἐσθιόμενον ἕρπητα συνισ1άμενον, ὑπὸ Ͽατέρου
δὲ τὸν ἕτερον ὃν κεγχρίαν ἔνιοι τῶν μετὰ Ἱπποκράτην τοὔνομα
ἔθεντο, διότι κέγχροις ὁμοίας ἐξοχὰς ἀποτελεῖ κατὰ τὸ δέρμα.
5 Φλέγματι μὲν οὖν δοκεῖ μεμῖχθαι τὸ τοιοῦτον ῥεῦμα, τὸ δὲ ἕτερον   2
ἀκριβῶς εἶναι χολὴν, καὶ διὰ τοῦτο μετὰ ἀναβρώσεως γίνεται, τὸ
συνεχὲς ἀεὶ τοῦ δέρματος ἐπιλαμβάνοντος τοῦ ϖάθους, ὅθεν αὐτῷ
καὶ τοὔνομα. Γεννᾷ μὲν οὖν καὶ τὸν ἕρπητα χολώδης χυμός, ὥσ1ε   3
κατὰ αὐτό γε τοῦτο ταὐτοῦ γένους ὑπάρχει τῷ ἐρυσιπέλατι, καὶ μᾶλ-
10 λόν γε τῷ ἑλκουμένῳ, διαφέρει δὲ τῇ λεπ1ό1ητι τοῦ χυμοῦ · ϖάνυ
γάρ ἐσ1ι λεπ1ὸς ὁ τὸν ἕρπητα γεννῶν, ὡς μὴ μόνον διὰ ϖάντων
διέρχεσθαι τῶν ἔνδον μορίων, ὁπόσα σαρκώδη τὴν σύσ1ασίν ἐσ1ιν,
ἀλλὰ καὶ διὰ αὐτοῦ τοῦ δέρματος ἄχρι τῆς ἐπιδερμίδος ἣν μόνον
ἀναβιβρώσκει τε καὶ διεσθίει τῷ σ1έγεσθαι ϖρὸς αὐτῆς, ὡς, εἴ γε
15 καὶ ταύτην διεξίοι τοῖς ἰδρῶσιν ὁμοίως, οὐκ ἂν ὅλως ἕλκος εἰργά-

les humeurs âcres il y en a qui le sont plus et d'autres qui le sont
moins, il faut savoir que l'herpès avec corrosion provient de l'humeur
la plus âcre, tandis que l'autre humeur donne lieu à l'autre espèce d'herpès, auquel quelques médecins postérieurs à Hippocrate ont imposé le
nom de miliaire, parce qu'il produit sur la peau des excroissances semblables à des grains de millet. Il me semble donc qu'une pareille fluxion   2
consiste dans un mélange inégal de bile et de phlegme, tandis que l'autre
n'est que de la bile; c'est aussi pour cette raison qu'elle est accompagnée
de corrosion, vu que la maladie envahit toujours la partie voisine de la
peau, circonstance dont elle tire aussi son nom (ἕρπω, je rampe). C'est   3
donc aussi l'humeur bilieuse qui produit l'herpès, de sorte que, sous ce
rapport, il est du même genre que l'érésipèle, surtout que l'érésipèle
ulcéré; seulement il en diffère par la ténuité de l'humeur : celle qui
produit l'herpès est très-ténue, de telle sorte qu'elle ne traverse pas
seulement toutes les parties internes qui ont une conformation charnue,
mais aussi la peau elle-même jusqu'à l'épiderme, qu'elle se borne à
ronger et à corroder, parce que cette membrane la retient; si cette
humeur traversait également l'épiderme, comme le font les sueurs,

2. δριμέος R. — 3. ὃν] ᾦ καί Gal. — 12. οὐσίαν Gal.

σατο · κοινὸν γὰρ δὴ τοῦτο τοῖς γινομένοις ἐκ χυμοῦ δακνώδους ἕλκεσιν, ἅπερ αὐτόματα προσαγορεύουσιν, ἴσχεσθαί τε καὶ βραδύνειν
ἐν τῇ διεξόδῳ τὸν ἐργαζόμενον αὐτὰ χυμόν · τῷ δὲ ἧτ7όν τε καὶ
μᾶλλον ἕτερον ἑτέρου χυμὸν ἤτοι λεπ7ὸν ἢ παχὺν ὑπάρχειν αἱ κατὰ
4 βάθος ἐν τοῖς ἕλκεσι γίνονται διαφοραί. Τούτου τοῦ γένους ἐσ7ὶ   5
καὶ ἡ φαγέδαινα καὶ οἱ ἑλκούμενοι τῶν καρκίνων, ἐπὶ ὧν ἁπάντων
ἡ μὲν κοινὴ θεραπεία κωλύσαντα τὸν ἐπιρρέοντα χυμὸν ἰᾶσθαι
τὸ ἕλκος, ἡ δὲ ἰδία κατὰ ἕκασ7ον ἔκ τε τῆς τοῦ μορίου φύσεως εὑ-
5 ρίσκεται καὶ τῆς ἰδέας τε καὶ ποσότητος τοῦ χυμοῦ. Λεπ7ότατος
μὲν οὖν ἐν τοῖς τοιούτοις χυμοῖς ἐσ7ιν ὁ τὸν ἑλκούμενον ἕρπητα   10
γεννῶν, οὗτος δὲ ἐπινέμεται μὲν, ἀναβιβρώσκων τὰ πέριξ, ἀλλά
ἐσ7ι μόνου τοῦ δέρματος ἕλκωσις · παχύτατος δὲ ὁ τὸν καρκίνον,
ἐφεξῆς δὲ τούτῳ κατά γε τὸ πάχος ὁ τὰς φαγεδαίνας ὀνομαζομένας,
6 αἳ σὺν τῷ δέρματι καὶ τῶν ὑποκειμένων ἅπ7ονται. Τῶν τε φαγεδαι-

elle ne donnerait pas du tout lieu à un ulcère : en effet, c'est une propriété commune des ulcères qui proviennent d'une humeur mordicante,
et qu'on appelle ulcères spontanés, que l'humeur qui les produit est
retenue et retardée sur son passage; mais la circonstance que les
humeurs diffèrent l'une de l'autre, eu égard à leur plus ou moins de
ténuité ou d'épaisseur, donne lieu aux différences de profondeur que
4 présentent les ulcères. A ce genre appartiennent aussi la phagédène
et les carcinomes ulcérés; le traitement commun à toutes ces affections consiste à guérir l'ulcère en interceptant l'humeur qui afflue, tandis que le traitement spécial pour chaque cas particulier se déduit de la
nature de la partie, ainsi que de l'espèce et de la quantité de l'humeur.
5 Dans cette classe d'humeurs, celle qui produit l'herpès ulcéré est la plus
ténue, car cette humeur s'étend, il est vrai, en rongeant les parties environnantes, mais c'est uniquement une ulcération de la peau; celle qui
donne lieu au carcinome est, au contraire, la plus épaisse, tandis que
l'humeur qui cause les affections dites phagédènes, affections qui, en sus
de la peau, atteignent aussi les parties sous-jacentes, vient après la pré-
6 cédente, sous le rapport de l'épaisseur. Ce sont des espèces de phagé-

7. περιρρέοντα R.

III.   42

νῶν ἰδέαι τινές εἰσι τά τε χειρώνεια καὶ τηλέφεια καλούμενα, καὶ εἰ
δή τινες ἄλλαι προσηγορίαι γεγόνασιν ἄχρησ῀οι καὶ περίεργοι·
πρὸς γάρ τοι τὴν θεραπείαν ἐπισκοπεῖσθαί σε χρὴ τό τε πλῆθος
τοῦ χυμοῦ καὶ τὴν σύσ῀ασιν καὶ τὴν δύναμιν, οἷον εὐθέως ἐπὶ τῶν
5 ἑρπήτων, ἐπεὶ λεπ῀ός ἐσ῀ιν ὁ χυμός, ἐκ τοῦ γένους ὢν δηλονότι
τῆς ξανθῆς χολῆς, ὅταν ἀναδείρῃ τὴν ἐπιδερμίδα, διαφορηθεὶς ἐπιτρέπει συνουλωθῆναι τῷ ἕλκει. Ἐὰν μὲν οὖν τις φθάσῃ ἐκκαθᾶραι   7
τὸ πᾶν σῶμα μετὰ τοῦ τοῖς ἀνασ῀έλλουσι καὶ ἀποκρουομένοις τοὺς
ἐπιρρέοντας χυμοὺς χρήσασθαι φαρμάκοις, ἰάσατο τὸν ἕρπητα, μη-
10 δέτερον δὲ ἐργασάμενος τούτων, ἀλλὰ μόνοις ἀρκεσθεὶς τοῖς ἐπου-
λοῦσι, τὴν ἡλκωμένην ἐπιδερμίδα ταύτην μὲν ἰάσατο, τὴν συνεχῆ
δὲ αὐτῇ παθεῖν οὐκ ἐκώλυσεν, εἶτα αὖθις πάλιν ἐκείνης ἐπουλουμέ-
νης, ἡ συνεχὴς ἀναδέρεται, καὶ τοῦτο ἐπὶ πλεῖσ῀ον γίνεται, καθάπερ ἕρποντος τοῦ πάθους, ἄχρι περ ἂν ὁ ἐργαζόμενος αὐτὸ χυμὸς
15 ἐκκενωθῇ, ποτὲ μὲν τῷ τὴν ὠχρὰν χολὴν ἐκκαθαίροντι φαρμάκῳ,

dènes que les ulcères dits chironiens et téléphiens, ainsi que ceux qui,
au cas où on les dénommerait, recevraient des dénominations également inutiles et oiseuses; car, en vue du traitement, il faut tenir
compte de la quantité, de la consistance et de la puissance de l'humeur; par exemple, comme, dans l'herpès, l'humeur est ténue, attendu
qu'elle appartient au genre de la bile jaune, cette humeur, après avoir
écorché l'épiderme, permet à l'ulcère de se cicatriser lorsqu'elle s'est
dissipée. Si donc on a préalablement purgé tout le corps, en employant en même temps les médicaments capables de repousser et de   7
répercuter les humeurs affluentes, on aura guéri l'herpès; si, au contraire, on ne pratique aucune de ces deux médications, mais si on se
contente uniquement de l'emploi des cicatrisants, on aura guéri cette
partie de l'épiderme, qui est le siége de l'ulcère ; seulement, on n'aura
pas empêché la portion qui lui est contiguë de s'affecter; puis, pendant que cette dernière partie se cicatrise à son tour, la partie contiguë
s'excorie, et cela a lieu pendant très-longtemps, la maladie rampant,
pour ainsi dire, jusqu'à ce que l'humeur qui la produit ait été évacuée
par un médicament qui purge tantôt la bile pâle, tantôt la bile noire,

6. διαφορηθέν R. — 7. μετὰ τοῦτο R.

ποτὲ δὲ τῷ τὴν μέλαιναν, ἔστι δὲ ὅτε μικτῷ χολήν τε ἅμα καὶ
φλέγμα κενοῦντι, ὥσπερ ἐπὶ θατέρου τῶν ἑρπήτων, ὃν ἀπὸ τῆς
πρὸς τὰς κέγχρους ὁμοιότητος ὀνομάζουσι κεγχρίαν· οὗτος γὰρ
οὐκ εὐθέως ἕλκος ἐργάζεται, καθάπερ ὁ ἕτερος, ἀλλὰ μικρὰς πάνυ
φλυκταίνας ὥσπερ κέγχρους, αἳ καὶ αὐταὶ, τοῦ χρόνου προϊόντος,   5
εἰς ἕλκος τελευτῶσιν, καί τισιν οὐκ ἀλόγως ἔδοξεν ἐπιμίγνυσθαι τῇ
8 χολῇ φλέγματος ἐν τῷ τοιούτῳ πάθει. Ἀρκεῖ δὲ ἐνίοτε κατὰ τοὺς
ἐσθιομένους ἕρπητας, ἐπειδὴ λεπτός ἐστιν ὁ τὸ πάθος ἐργαζόμενος
χυμὸς, καὶ λαπάξαι γαστέρα διὰ τῶν ἐπιτυχόντων, ἢ οὖρα κινῆσαι διὰ
τῶν μετρίως οὐρητικῶν, τοὺς δὲ ἕρπητας τῇ τοῦ ὅλου κενώσει ὁμοίως   10
τοῖς ἐρυσιπέλασιν ἰᾶσθαι, τὰ δὲ περὶ τὸ πεπονθὸς μερός οὐκέτι
ὁμοίως· ἅπαντες γὰρ οἱ ἀναβιβρωσκόμενοι ψύχεσθαι μὲν ἐθέλουσιν
ὡσαύτως τοῖς ἄλλοις ἕρπησί τε καὶ ἐρυσιπέλασιν, οὐ μὴν ὅσα γε
σὺν τῷ ψύχειν φάρμακα καὶ ὑγραίνειν πέφυκε, ταῦτα ἔτι φέρουσιν,

quelquefois aussi par un médicament mixte, qui évacue à la fois la bile
et le phlegme, comme pour l'autre espèce d'herpès, qu'on nomme herpès miliaire, d'après sa ressemblance avec les grains de millet; car cette
espèce ne produit pas immédiatement, ainsi que l'autre, un ulcère,
mais de très-petites vésicules, semblables à des grains de millet, vésicules
qui, par la suite du temps, se terminent elles-mêmes aussi en ulcères; et
certains médecins ont été d'avis, non sans raison, que, dans une pareille
8 maladie, du phlegme était mêlé à la bile. Comme, dans l'herpès avec corrosion, l'humeur qui cause la maladie est ténue, il suffit quelquefois de
relâcher le ventre à l'aide des premiers médicaments qui vous tomberont
sous la main, ou d'exciter l'écoulement des urines par les ingrédients qui
excitent modérément cette évacuation, de traiter les herpès de la même
manière que les érésipèles, pour ce qui regarde la déplétion de l'ensemble
du corps, mais de ne plus s'en tenir au même traitement, pour ce qui
regarde la partie affectée; en effet, tous les herpès esthiomènes veulent
bien être refroidis, de même que l'autre espèce d'herpès et que les
érésipèles, mais tous les médicaments qui, outre leurs propriétés refroi-
dissantes, sont de nature à humecter, ne sont plus supportés par ces affec-

8. ἐσθιομένους om. Gal.

42.

ἀλλὰ μόνον τῶν ψυχόντων καὶ ξηραινόντων ἀνέχονται. Μὴ τοίνυν 9
μήτε θριδακίνην αὐτοῖς, μήτε πολύγονον, μήτε τὸν ἀπὸ τῶν τελ-
μάτων φακὸν, ἢ τὸν ἔλειον λωτὸν, ἢ ἀνθύλλιον, ἢ ἀνδράχνην, ἢ
σέριν, ἢ ἀείζωον, ἤ τι τῶν οὕτως ὑγραίνειν τε καὶ ψύχειν δυναμέ-
5 νων προσφέρειν, ἃ τοῖς ἐρυσιπέλασιν ἦν οἰκεῖα, μηδὲ σπόγγῳ ποτὲ
θαρσήσας ὕδατι ψυχρῷ βεβρεγμένῳ, μήτε σ]ρύχνῳ, καίτοι καὶ τοῦτο
ξηραίνειν πέφυκεν, ἀλλὰ μετρίως· οἱ δὲ ἄρα σφοδροτέρας ἢ κατὰ
σ]ρύχνον δέονται ξηρότητος. Ἐπιπλάτ]ειν οὖν αὐτοῖς κατὰ ἀρχὰς 10
μὲν ἕλικας ἀμπέλου καὶ βάτου καὶ κυνοσβάτου καὶ ἀρνογλώσσου,
10 μετὰ δὲ ταῦτα τήν τε φακῆν μιγνὺς, εἰ δέοι, ποτὲ δὲ καὶ μέλιτος καὶ
ἀλφίτων, καὶ τὸ προγεγραμμένον πρὸς τὰς ἐκ ῥεύματος φλεγμονὰς
κατάπλασμα, περιελὼν αὐτοῦ τὸ ἀείζωον· αὐτὰ δὲ τὰ ἡλκωμένα καταχρίειν φαρμάκοις τοῖς πρὸς ἕρπητα ἐπιγεγραμμένοις ἐν ταῖς φαρ-
μακίτισι βίβλοις. Πολλὰ δέ ἐσ]ι ταῦτα παρὰ πᾶσι, καὶ εἰς κυκλί- 11

tions ; les seuls médicaments qu'ils tolèrent sont ceux qui refroidissent
et dessèchent. Ne leur appliquez donc ni la laitue, ni la renouée, ni la 9
lentille des marais, ni le nénuphar, ni l'*anthyllios*, ni le pourpier, ni
la chicorée, ni la joubarbe, ni aucun des médicaments qui peuvent humecter et refroidir de cette manière-là, quoique ces médicaments fussent
appropriés contre l'érésipèle ; n'ayez pas non plus trop de confiance dans
une éponge trempée dans l'eau froide, ni dans la morelle, bien que ce
dernier médicament soit aussi de nature à dessécher, mais modérément ;
or les affections dont il s'agit ont besoin d'une sécheresse plus violente
que celle de la morelle. Au commencement donc, on emploiera, sous 10
forme de cataplasme, des vrilles de vigne, de la ronce, de l'églantier, du
plantain ; plus tard on y mêlera, s'il le faut, des lentilles cuites, et quelquefois du miel et de l'alphiton ; on aura recours aussi au cataplasme contre les
inflammations par fluxion, et que nous avons décrit plus haut (p. 544,
l. 11), en supprimant, toutefois, la joubarbe, tandis qu'on applique, sous
forme d'onguent, sur les parties ulcérées, les médicaments qui, dans les
livres, portent l'étiquette : *Contre l'herpès*. Il existe un grand nombre de ces 11

3. ἀνθύλλιον ἢ ψύλλιον Gal. — 6. — 13. ἕρπητας Gal., Syn., ad Eun. —
θαρρήσῃς Gal. — 10. μιγνύειν δεῖ Gal. Ib. γεγραμμένοις R.

σκους ἀναπλάσσεται τὰ πλεῖσ]α, καὶ δεῖται χρωμένων ἀνίεσθαι
γλυκεῖ· μὴ παρόντος δὲ, οἴνῳ λεπ]ῷ τε καὶ ὑποσ]ύφοντι, μηδὲν
12 ἐν τῇ γεύσει δριμὺ διὰ παλαιότητα κεκτημένῳ. Καὶ ὀξυκράτῳ δὲ
13 ὑδαρεῖ ποτε χρησάμενος ἀντὶ τούτων οὐδὲν ἧ7]ον ἂν ἔχοις. Ἤδη δὲ
κεχρωνισμένων τῶν ἑλκῶν, μήτε γλυκεῖ λύειν τοὺς κυκλίσκους, μήτε   5
14 ὑδαρὲς ἔτι τὸ ὀξύκρατον ἔσ]ω. Καὶ τῶν οἴνων δὲ ὅσοι σ]ύφουσιν
ἱκανῶς ἀγαθοὶ, μάλισ]α μὲν οἱ μέλανες· εἰ δὲ ἀποροῖμεν αὐτῶν, οἱ
15 λευκοί. Φάρμακα δὲ ἐν τῷ καιρῷ τούτῳ μάλισ]α ἂν ἁρμόσειε τό
τε Πασίωνος καὶ τὸ Πολυείδους καὶ τὸ Μούσα καὶ τὸ Ἄνδρωνος καὶ
16 ὅσα τούτοις ἔοικεν. Τοὺς δὲ τὰ ἐπιπολῆς μόνον ἑλκοῦντας ἕρπητας,   10
εἰ μὴ πάνυ σφόδρα κεχρονικότες εἶεν, οὐδενὶ χρὴ καταχρίειν τού-
των· ἔσ]ι γὰρ ἰσχυρὰ καὶ ξηραίνει σφοδρῶς· ἀλλὰ ἀρκεῖ τοῖς τοιούτοις ἕρπησιν ὅσα κατὰ γλαυκίου δύναμίν ἐσ]ι φάρμακα· λύεσθαι

médicaments chez tous les auteurs, et on donne à la plupart d'entre eux
la forme de pastilles, lesquelles ont besoin, lorsqu'on veut les employer,
d'être délayées dans du vin d'un goût sucré, ou, si vous n'avez pas de
pareil vin à votre disposition, dans du vin ténu et légèrement astringent,
12 auquel l'âge n'a encore donné aucune âcreté au goût. Si, au lieu de ces
vins-là, vous vous servez parfois d'eau faiblement vinaigrée, vous ne perdrez
13 aucun avantage pour cela. Si les ulcères sont déjà devenus chroniques, il
ne faut pas délayer les pastilles dans du vin d'un goût sucré, et l'eau
14 vinaigrée ne devra plus être faible dans ce cas-là. Parmi les vins, tous
ceux qui ont une astringence assez forte sont recommandables dans ces
circonstances, surtout cependant les vins noirs, et, si ces vins-là nous
15 manquent, les vins blancs. Les médicaments qui conviendront surtout à
cette époque sont celui de Pasion, celui de Polyide, celui de Musa,
16 celui d'Andron, et tous ceux qui leur ressemblent. Les herpès qui se
bornent à ulcérer les parties superficielles ne doivent être traités par aucune de ces pastilles, à moins qu'ils ne datent d'une époque extrêmement éloignée, car ce sont des médicaments actifs qui dessèchent violemment; mais les médicaments dont les propriétés correspondent à
celles du glaucium suffisent pour le traitement des herpès de ce genre,

2. λεπ]ῷ τε καὶ λευκῷ καὶ ὑποσ]. Gal.   — 6. δέ om. R. — 11. σφόδρα] τι Gal.;
— 3. ὀξυκρατεῖ R. — 5. μηδὲ..... μηδέ R.   om. Syn., ad Eun.

δὲ μάλιστα μὲν ὕδατι χαίρει· μηδὲν δὲ ἀνύοντος αὐτοῦ, καὶ ὄξος
παραπλέκειν· εἰ δὲ καὶ στρύχνου χυλῷ δεύσειας καὶ ἀρνογλώσσου,
μεγάλως ὠφελήσεις. Γίνεται δέ ποτε καὶ χωρὶς τῆς τοῦ παντὸς 17
σώματος ἰσχυρᾶς κακοχυμίας ἐν μέρεσιν ἕλκη, θεραπευόμενα ῥα-
5 δίως ὑπὸ φαρμάκου μικτὴν ἔχοντος δύναμιν, ἀποκρουστικήν τε καὶ
διαφορητικήν. Δῆλον δὲ ὅτι κατὰ μὲν τὴν γένεσιν τῶν ἑλκῶν ἐπι- 18
κρατεῖν χρὴ τὰ τὴν ἀποκρουστικὴν ἔχοντα δύναμιν· μηκέτι δὲ ἐπιρρέοντος τοῦ μοχθηροῦ χυμοῦ τῷ μορίῳ, τὰ τὴν διαφορητικήν· ἡ μὲν
γὰρ ὀλίγη κακοχυμία, κἂν ἀπώσηταί τις αὐτὴν ἐπί τε τὰ σπλάγχνα
10 καὶ τὰς μεγάλας φλέβας, οὐδὲν ἐργάζεται κακὸν αἰσθητόν· ἡ δὲ
ἀξιόλογος εἴς τι κύριον ἐνίοτε κατασκήπτει μόριον, ὅταν γε μὴ διὰ
ῥώμην τῆς φύσεως ἐκκαθαιρούσης τὸ σῶμα κενωθῆναι φθάσῃ μετὰ
τῶν διαχωρημάτων, ἢ τῶν οὔρων, ἢ καὶ διὰ τοῦ περιέχοντος ὅλον
τὸ σῶμα δέρματος. Ὀπὸς τιθυμάλλου τὰ φαγεδαινικὰ τῶν ἑλκῶν 19

et ces médicaments se prêtent surtout à être dissous dans l'eau; si, cependant, l'eau ne produit aucun effet, il faut y ajouter du vinaigre; si
vous voulez les humecter avec du suc de morelle ou de plantain, vous
obtiendrez un grand effet. Quelquefois il se forme des ulcères aux par- 17
ties, sans qu'il y ait une perversion bien profonde des humeurs dans
tout le corps; ces ulcères se guérissent facilement par l'emploi d'un médicament doué de propriétés mixtes, répercussives et dissipantes. Cepen- 18
dant il est clair que, pendant l'époque de la formation des ulcères, les
substances douées de propriétés répercussives devront prédominer, tandis que, à l'époque où l'afflux de l'humeur malfaisante vers la partie a
cessé, ce sont les ingrédients doués de vertus dissipantes qui doivent
avoir le dessus; car une perversion des humeurs peu grave ne fait aucun
mal appréciable, même quand on la repousse vers les viscères et les
grandes veines; mais une perversion considérable fait quelquefois irrup-
tion sur un organe important, à moins que, en raison de la vigueur de la
nature qui purge le corps, l'humeur pervertie n'ait été évacuée préalablement par la voie des selles, des urines, ou par la peau qui recouvre
tout le corps. Le suc de *tithymalle* est de nature à faire du bien aux 19

---

1. χαίρει om. Gal.; γρ. χλιαρῷ R marg. — 14. ὀποὶ τιθυμάλλων Gal.

20 ὠφελεῖν πέφυκεν, ἐν καιρῷ καὶ μέτρῳ χρωμένων. Χαμαιλέοντος
21 μέλανος ἡ ῥίζα καταπλασθεῖσα ὁμοίως. Σταφυλίνου τοῖς φύλλοις
ἔνιοι χλωροῖς μετὰ μέλιτος τὰ φαγεδαινικὰ τῶν ἑλκῶν καταπλάσ-
σουσιν ὑπὲρ τοῦ καθαρὰ ποιῆσαι.

22-23   Πρὸς ἔρπητας.] Ἀκακίας χυλὸν ὄξει διαλύσας ἐπίχριε. Ἢ γλαυ- 5
24 κίου χυλὸν γλυκεῖ διαλύσας ἐπίχριε. Ἢ σιδίων καὶ κόμμεως ἀνα-
25 τρίψας ἐπιμελῶς καὶ γλυκεῖ ἀναλαβὼν ἐπίχριε. Φλυκταινῶν δὲ
ἐπιγινομένων καὶ ῥηγνυμένων, χρηστέον τοῖς ἐπιγεγραμμένοις τρο-
26 χίσκοις πρὸς ἔρπητας. Μίσυος ὠμοῦ ∠η′, ἁλὸς ὀρυκτοῦ α′, κόμ-
27-28 μεως ∠6′. Τρίβε οἴνῳ καὶ ἀναπλάσας τροχίσκους ἀπόθου. Ἐπὶ δὲ 10
τῆς χρήσεως μυρτίτῃ οἴνῳ διαλύων ἐπίχριε.

29   Ἄλλο φάρμακον ἐπιτετευγμένον.] Ψιμυθίου ∠λη′, στυπτηρίας
σχιστῆς ∠ι6′, λιθαργύρου ∠η′, ἀκακίας η′, κρόκου ∠6′, λιβάνου ∠6′,

ulcères phagédéniques, pourvu qu'on l'emploie en quantité et en temps
20 opportuns. Il en est de même de la racine du carthame à corymbes, em-
21 ployée sous forme de cataplasme. Quelques-uns emploient contre les ulcères phagédéniques un cataplasme de feuilles vertes de carottes, combinées avec du miel, dans le but de les mondifier.
22   *Contre les herpès.* — Dissolvez du suc d'acacia dans du vinaigre et
23 employez-le sous forme d'onguent. Ou dissolvez du suc de glaucium dans
24 du vin d'un goût sucré, et employez-le de même. Ou triturez avec soin
des écorces de grenade et de la gomme, incorporez-les dans du vin d'un
25 goût sucré, et employez-les sous forme d'onguent. S'il survient des vésicules, et si elles se rompent, il faut se servir des pastilles qui portent
26 l'étiquette : *Contre les herpès.* Sulfate de cuivre déliquescent cru, huit
27 drachmes ; sel de roche, une drachme ; gomme, deux drachmes. Tritu-
28 rez avec du vin, formez-en des pastilles, et mettez-les de côté. Quand
vous voulez vous en servir, dissolvez-les dans du vin de baies de myrte,
et employez-les sous forme d'onguent.
29   *Autre médicament couronné de succès.* — Céruse, trente-huit drachmes ;
alun scissile, douze drachmes ; litharge, huit drachmes ; [suc d'] acacia,
huit drachmes ; safran, deux drachmes ; encens, deux drachmes ; deu-

8. ὑπογεγραμμένοις R.

διφρυγοῦς ∠ϛ′, ὀπίου ∠ϛ′ · τρίβε μετὰ ὕδατος. —— Πρὸς τοὺς ἐκδα- 30
ρέντας ἔρπητας λιπαρά. Ψιμυθίου, λιθαργύρου, σΊυπῖηρίας σχι-
σΊῆς, μίσυος ὀπῖοῦ ἀνὰ ∠δ′, ἐλαίου μυρσινίνου κ° ΄Ϛ, οἴνου μέλανος
κ° α′. —— Τὰ ξηρὰ τρίβε οἶνον ἐπιβάλλων ἕως ἀναδαπανῆς τὸν οἶ- 31
5 νον, τὰ δὲ τηκτὰ τῆκε καὶ κατέρα, καὶ διακόψας ἀνελόμενος χρῶ,
ἐμπλάσσων εἰς ὀθόνιον.

Ἄλλο τὸ ἱπωτήριον ἐπιγραφόμενον.] Μολύβου σκωρίας ∠ιϛ′, 32
σποδοῦ κυπρίας, σΊέατος μοσχείου ἀνὰ ∠ιϛ′, κηροῦ λευκοῦ ∠α′,
τερμινθίνης ∠ϛ′, ἐλαίου μυρσινίνου τὸ ἀρκοῦν. Τὰ τηκτὰ κατὰ τῶν 33
10 ξηρῶν. Ἔσῖι δὲ καὶ ἑδρική.

34

λ′. Περὶ σκίρρων.

Ἀντίτυπός ἐσῖι καὶ σκληρὸς ἀκριβῶς ὥσπερ ὀσῖοῦν ὁ τῶν σκιρ- 1
ρουμένων ὄγκος ἀεὶ καὶ μᾶλλον εἰς δυσαισθησίαν προερχόμενος,

toxyde de cuivre, deux drachmes; opium, deux drachmes; triturez avec
de l'eau. —— *Médicament gras contre les herpès excoriés.* Céruse, litharge, 30
alun scissile, sulfate de cuivre déliquescent grillé, de chacun quatre
drachmes; huile aux feuilles de myrte, un demi-cotyle; vin noir, un
cotyle. Triturez les substances sèches en y ajoutant du vin, jusqu'à ce 31
que le vin soit épuisé; faites fondre les ingrédients fusibles, versez-les
dessus, pilez le médicament, enlevez-le du mortier, et employez-le en
l'étendant sur un linge.

Autre médicament portant l'étiquette de Compresseur.—Scorie de plomb, 32
seize drachmes; cendres de Chypre, graisse de veau, seize drachmes;
cire blanche, une drachme; résine de térébenthinier, deux drachmes;
huile aux feuilles de myrte, en quantité suffisante. Versez les ingrédients 33
fondus sur les ingrédients secs. C'est aussi un remède contre les mala- 34
dies du siége.

3o. DES SQUIRRES.

La tumeur des parties affectées de squirre est résistante et dure, 1
exactement comme le serait un os; sa sensibilité s'émousse toujours de

---

1. ἀπό R marg. — 3. μυρσίνου R; καὶ κατέρα conj.; ἑκάτερα R. — Ch. 3o,
it. l. 9. — 4. οἴνῳ ἐπιβάλλων R. — 5. l. 11. ὁ ἐπὶ τῶν Aët.

ὥσ]ε τὰ τελευταῖα καὶ ἀναίσθητοί τινες αὐτῶν ἐγένοντο, καί εἰσιν
2 ἀνίατοι οἱ τοιοῦτοι σαντάπασιν. Ἐπὶ ὧν δέ ἐσ]ι μὲν αἴσθησις, ἀλλὰ
ἀμυδρά, Θεραπεύεται ταῦτα διὰ διαφορούντων φαρμάκων · ἄρχεται
μὲν γὰρ ἡ τῶν σκιρρουμένων διάθεσις ἐκ ῥεύματος φλεγματικοῦ
γλίσχρου τε καὶ σαχέος ἐν μικροῖς σόροις τοῦ μορίου σφηνωθέν- 5
τος, διαφορηθείσης δὲ τῆς ἐν αὐτῷ λεπ]ομεροῦς ὑγρότητος, εἶτα
τῆς ὑπολοίπου ψυγείσης τε καὶ οἷον σῆξίν τινα λαβούσης, καὶ διὰ
3 τοῦτο ψυχρὸν εἶναι τὸ σάθος φασὶ τῆς διαθέσεως. Κοινὸς μὲν οὖν
σκοπὸς ἐκκενῶσαι τὸ σεριεχόμενον ἐν τῷ μορίῳ σαρὰ φύσιν ἄπαν,
ἴδιος δὲ ὁ τρόπος τῆς κενώσεως · ἀποῤῥύψαι γὰρ αὐτὸν χρὴ δυσλύ- 10
4 τως ἐμπεπλασμένον. Ἐὰν οὖν ἀθρόως ἕλκουσί τε καὶ διαφοροῦσι
φαρμάκοις ἐγχειρήσῃ τις κενοῦν ἄνευ τοῦ μαλάτ]ειν τε καὶ χεῖν
τοῖς ὑγραίνουσί τε καὶ Θερμαίνουσιν, ἐν ὀλίγαις μὲν ἡμέραις ταῖς
σρώταις ἀξιόλογον ἐπίδοσιν δόξει λαμβάνειν ἡ Θεραπεία, τό γε
μὴν ὑπόλοιπον τῆς διαθέσεως ἀνίατον ἔσ]αι, διαφορηθέντος ἄπαν- 15

plus en plus, de sorte que quelques-unes de ces tumeurs finissent par
être entièrement insensibles, et celles-là sont complétement incurables.
2 Celles, au contraire, qui ont encore de la sensibilité, mais une sensibilité
faible, sont guéries par les médicaments qui dissipent; en effet, la maladie
des organes affectés de squirre commence lorsqu'une fluxion pituiteuse,
visqueuse et épaisse, s'étant enclavée dans les petits conduits de la partie,
le liquide subtil que cette partie contenait s'est dissipé, et quand celui
qui y restait s'est refroidi et a subi une espèce de congélation; pour cette
3 raison on dit que l'affection qui donne lieu à cet état est froide. C'est
une indication commune d'évacuer tout ce que la partie contient d'éléments contre nature; mais le mode d'évacuation est quelque chose de
spécial [pour chaque espèce de tumeur], car on doit déterger l'humeur
4 tellement empâtée dans la partie qu'elle s'en détache difficilement. Si
donc on essaye d'évacuer par des médicaments qui attirent et dissipent
brusquement, sans avoir ramolli et liquéfié à l'aide des substances humectantes et échauffantes, la guérison semblera faire des progrès considérables pendant les deux ou trois premiers jours, mais ce qui reste
de la maladie sera incurable, attendu que tout ce qu'il y avait de subtil

3. διά om. R. — 4. φλεγματικοῦ om. Gal. — 10. ὁ om. R. — 11. ἕλκοῦσι R.

τος τοῦ λεπ7ομεροῦς. Διὰ τοῦτο οὖν ἐπὶ τῶν σκιρρωδῶν διαθέσεων
οὐδὲν τῶν ἰσχυρῶς θερμαινόντων ἢ ξηραινόντων φαρμάκων ἁρμόττει, μόνα δὲ ὅσα μετὰ τοῦ μαλάτ7ειν ἱκανὰ διαφορεῖν ἐσ7ιν, οἷον
ἐλάφειόν τε σ7έαρ καὶ μυελὸς καὶ σ7έαρ ταύρειον καὶ τράγειον καὶ
5 λεόντειον, ὅπερ καὶ νεύρων ἀγκύλαις καὶ σκίρροις ϖροσφορώτατόν
ἐσ7ι, καὶ ϖαρδάλειον καὶ ἄρκειον, ἔτι τε ϖρὸς τούτοις ἀμμωνιακὸν
θυμίαμα καὶ βδέλλιον καὶ σ7ύραξ. Καὶ ἐρέβινθοι δὲ ϖαρωτίδας καὶ
διδύμους ἐσκιρρωμένους διαφοροῦσιν. Καὶ τὸ τοῦ ἐρυσίμου σπέρμα
ὁμοίως, καί τι τὰς σκιρρώδεις φλεγμονὰς διαφορεῖ. Καὶ αἰγεία κό-
10 προς ϖᾶσι τοῖς σκιρρουμένοις ἁρμότ7ει μετὰ κριθίνου ἀλεύρου ἐν
ὀξυκράτῳ· δριμύτερον δέ ἐσ7ιν ἢ ὥσ7ε μαλακοσάρκους φέρειν· τῷ
δὲ εἶναι τῶν μορίων τὰ μὲν ἀραιότερα φύσει, τὰ δὲ ϖυκνότερα, καὶ
τὴν κένωσιν ἑτέρων δεῖσθαι κατὰ εἶδος βοηθημάτων ἀναγκαῖόν ἐσ7ιν.
Ὅτι μὲν οὖν οὐ δεῖται τῶν ἰσχυρῶς ξηραινόντων φαρμάκων τὸ ϖά-

a été dissipé. Pour cette raison donc, aucun médicament qui échauffe
ou dessèche fortement ne convient en cas de maladies squirreuses;
les seuls médicaments appropriés sont ceux qui, en même temps qu'ils
ramollissent, sont capables de dissiper: telles sont la graisse et la moelle
de cerf, la graisse de taureau, de bouc et de lion (la dernière est aussi
éminemment utile contre les contractures et les squirres des nerfs),
celle de léopard et d'ours, et, de plus, outre ces médicaments, la
gomme ammoniaque, le bdellium et le styrax. Les pois chiches dissipent les tumeurs placées derrière les oreilles et les squirres des testicules. Il en est de même de la graine d'*erysimum*, qui dissipe aussi jusqu'à un certain point les inflammations squirreuses. La fiente de chèvre
convient contre tout squirre, quel que soit son siége, pourvu qu'on
l'associe à la farine d'orge délayée dans du vinaigre et de l'eau; mais ce
médicament est d'une âcreté trop prononcée pour que les malades à chair
molle puissent le supporter: en effet, comme, parmi les parties, il y en a
quelques-unes qui sont naturellement plus rares et d'autres qui sont
plus denses, il en résulte nécessairement que, pour être évacuées, elles
réclament l'emploi de remèdes appartenant à une espèce différente. Nous
venons de dire que la maladie en question n'exige pas l'application de

3-4. οἷον ὁ ἐλάφειος μυελὸς καὶ μόσχειος Gal. — 4. τράγειον] αἴγειον Gal.

θος τοῦτο, προείρηται· περὶ δὲ τῆς κατὰ λεπτομέρειάν τε καὶ πα-
χυμέρειαν διαφορᾶς νῦν εἰπεῖν προσήκει, τῶν πραχθέντων ἐπὶ τοῦ
Κερκυλλίου παιδὸς μνημονεύσαντας· τούτου γὰρ ἐξ ἐρυσιπέλατος
σφοδρῶς ψυχθέντος τε καὶ στυφθέντος ὄγκον σκιρρώδη ἔχοντος ἐν
ὅλῳ τῷ μηρῷ, λεπτομερῆ ἡμῖν ἐφαίνετο δεῖν εἶναι τὰ μέλλοντα θε-   5
ραπεύειν αὐτὸ φάρμακα· διὸ κατήντλουν ἐλαίῳ τὸν μηρὸν, ἐν
σκάφῃ καθίζων βαθείᾳ τὸ παιδάριον ἐχούσῃ πλῆθος ἐλαίου τοῦ
σαβίνου, διότι λεπτομερέστατον πάντων ἐλαίων, ὧν ἴσμεν αὐτό· λουτροῦ δὲ ἀπέσχον ὅτι μὴ διὰ πλειόνων ἡμερῶν ἕνεκα τῆς τοῦ παν-
10 τὸς σώματος ἐπιμελείας. Μετὰ δὲ τὴν εἰρημένην κατάντλησιν τὰ   10
διὰ τῶν μυελῶν τε καὶ στεάτων φάρμακα προσέφερον, ἐνίοτε δὲ
καὶ βδελλίου τοῦ σκυθικοῦ μιγνὺς καὶ μαστίχης αἰγυπτίας καὶ ἀμμωνιακοῦ θυμιάματος λιπαροῦ τε καὶ μὴ παλαιοῦ· καὶ χαλβάνης
11 ὡσαύτως. Κἀπειδὴ διὰ τούτων προπαρεσκεύαστο, λύσας ἀμμωνιακὸν

médicaments fortement desséchants; maintenant nous avons à parler de
la différence que présentent ces médicaments, sous le rapport de la subtilité ou de la grossièreté de leurs particules constituantes, en racontant
ce que nous avons fait à propos du garçon de Cercyllius : ce garçon ayant
sur toute l'étendue de la cuisse une tumeur squirreuse, provenant
d'un érésipèle traité par des remèdes violemment refroidissants et astringents, il me semblait que les médicaments destinés à le guérir devaient être subtils; pour cette raison je faisais sur la cuisse des affusions
d'huile, en plaçant l'enfant sur son séant dans un bassin profond contenant une grande quantité d'huile sabine, parce que cette espèce d'huile
est la plus subtile de toutes celles que nous connaissons; mais je m'abs-
tins de prescrire des bains, si ce n'est à plusieurs jours d'intervalle, en
10 vue des soins que réclame l'ensemble du corps. Après l'affusion que je
viens de décrire, j'appliquais les médicaments aux moelles et aux graisses,
en y ajoutant quelquefois du bdellium de Scythie, du mastic d'Égypte,
de la gomme ammoniaque grasse, et non vieille, ou également du gal-
11 banum. Après avoir préparé l'enfant à l'aide de ces remèdes, je fis dis-

3. παιδαρίου Gal. — 4. ὄγκον τε σκιρ-   — 10. δέ om. R. — 11. τῶν εἰρημένων
ρώδη R. — 6. αὐτά R. — 9. ἀπεῖχον Gal.   μυελῶν Gal.

τὸ λιπαρὸν ὄξει δριμυτάτῳ κατέχρισα τὸν μηρὸν ὅλον ἐν κύκλῳ,
κᾄπειτα διὰ ἡμερῶν αὖθις ὀποπάνακος ἔμιξα, τὸ λιπαρώτατον ἐκ-
λέγων καὶ πρόσφατον. Καὶ ἀσκωλιάζειν δὲ κατὰ θατέρου σκέλους 12
ἐποίουν τὸ παιδάριον, ὅπως ἐπὶ ἐκεῖνο φέροιτο τὸ πλέον τῆς τρο-
5 φῆς. Ὕστερον δὲ, ὡς ἤδη προσέσταλτο μὲν ὁ σκιρρώδης ὄγκος, 13
ἐδεδίειν δὲ μή τι λείψανον μείνῃ, τοὐναντίον εἰργαζόμην, ἐπιχρίων
τῷ τῶν στιλτωτῶν φαρμάκων τὸν μηρόν. Ἐφαίνετο δὲ σαφῶς ἐπὶ 14
μὲν τοῖς διὰ ὄξους ἐπιχρίσμασιν ἀξιολόγως καθαιρούμενος ὁ σκιρρώδης ὄγκος, ἐπὶ δὲ τοῖς χαλαστικοῖς μαλακυνόμενος μὲν, ἐλάτιων
10 δὲ μὴ γινόμενος, ἀλλὰ ἡ μετὰ μέτρου τοῦ προσήκοντος ἐναλλὰξ
αὐτῶν χρῆσις ἐθεράπευσε τὸ παιδάριον · μετὰ γὰρ τὸ λυθῆναι τὴν
σκληρότητα, τῶν διαφορητικῶν ἐστι χρεία φαρμάκων. Οἱ μὲν οὖν 15
ἰατροὶ συνέθεσαν φάρμακα πρὸς ἀμφοτέρους ἀποβλέποντες τοὺς
σκοποὺς, τόν τε τῆς λύσεως τοῦ ἐσκιρρωμένου μορίου τόν τε τῆς

soudre de la gomme ammoniaque grasse dans du vinaigre très-âcre, et je
fis avec ce médicament une onction circulairement sur toute la cuisse;
ensuite, j'y mêlai de nouveau, de temps en temps, à quelques jours
d'intervalle, de l'opopanax, en ayant soin que cette substance fût fraîche
et aussi grasse que possible. J'ordonnai au garçon de sauter à cloche-   12
pied sur l'autre jambe, afin que la plus grande partie de la nourriture
se portât vers ce membre-là. Plus tard, lorsque la tumeur squirreuse 13
s'était déjà égalisée, et que je craignais qu'il n'en subsistât quelque
reste, je faisais le contraire, et j'appliquais sur la cuisse des onctions
avec quelque médicament goudronné. Après l'emploi des onctions au 14
vinaigre, on voyait manifestement la tumeur squirreuse subir une
diminution considérable, tandis qu'après celui des relâchants on la
voyait se ramollir, mais non diminuer de volume : l'enfant fut guéri par
l'administration alternative et bien proportionnée de ces remèdes, car,
après avoir obtenu la résolution de la dureté, on a besoin de médicaments qui dissipent. Tenant compte des deux sources d'indication, celle 15
de résoudre et celle de dissiper le squirre, les médecins ont imaginé
des médicaments composés, et ils n'emploient pas alternativement les

---

1. λιπαρώτατον Gal. — 6. τό R. —   θῆναι Gal. — 14. χύσεως Gal. — Ib.
7. τινί Gal. — 10. οὖ Gal. — 11. χυ-   ἐσκληρυσμένου καὶ σκιρρουμένου Gal.

διαφορήσεως, οὐκ ἐναλλὰξ ἑκατέροις χρώμενοι, καθάπερ ἐμὲ πράτ-
τοντα βλέπετε πολλάκις, ἀλλὰ τὰ δύο διὰ τοῦ συνθέτου φαρμάκου
16 ποιοῦντες. Ἐπὶ δὲ τενόντων καὶ συνδέσμων ἔδοξέ μοι βέλτιον εἶναι
παραμιγνύναι τι τῇ διὰ τῶν μαλαττόντων ἀγωγῇ τῆς τμητικῆς, ὧν
17 ἐν τοῖς μάλισία ὄξος ἐσ]ίν· χρώμεθα δὲ ὡδί πως αὐτῷ. Ὄξει δριμυ- 5
τάτῳ σβέννυμεν λίθον διάπυρον, εἰ μὲν οἷόν τε εἴη, τὸν πυρίτην κα-
λούμενον· μὴ παρόντος δὲ τούτου, τὸν μυλίτην· εἶτα ἀναφερομένου
τινὸς ἀτμοῦ θερμοῦ μετὰ τὸ καταχυθῆναι τοῦ λίθου τὸ ὄξος ἐν
ἐκείνῳ τὸν ἐσκιρρωμένον σύνδεσμον ἢ τένοντα διακινεῖν ἀναγκάζω,
καὶ μετὰ τοῦτο πάλιν ἐπιτίθημι τὸ μαλακτικὸν φάρμακον· πολλὰ 10
γὰρ ἤδη τελέως ἠγκυλωμένα διὰ τούτου τοῦ τρόπου τῆς θεραπείας
ἐν αὐτῷ τῷ διακινηθῆναι ἐθεραπεύθη τελέως, ὡς εἶναι τὸ πρᾶγμα
18 μαγείᾳ παραπλήσιον. Ἐλαίῳ γε μὴν τῶν λεπτομερῶν ἀπὸ ἀρχῆς
τῆς θεραπείας, οὐχ ὕδατι κατήντλουν τὸ πεπονθὸς μέρος ἄχρι
παντὸς ἑκάσ]ης ἡμέρας, ἐναφέψων δὲ τῷ ἐλαίῳ καὶ ἀλθαίας ῥίζαν, 15

deux classes de remèdes, comme vous me le voyez faire souvent; mais
ils obtiennent simultanément les deux résultats à l'aide du médicament
16 composé. S'il s'agit de tendons ou de ligaments, il m'a semblé préférable de combiner au traitement par les ramollissants une partie des
éléments du traitement incisif, traitement dont le vinaigre constitue un des
éléments les plus importants : voici à peu près la manière dont nous l'em-
17 ployons. J'éteins dans du vinaigre très-âcre une pierre incandescente, si
cela se peut une de celles qu'on nomme pyrite, ou, si on n'en a pas de
pareilles, une pierre molaire ; ensuite, quand, le vinaigre étant versé sur la
pierre, il s'en élève une vapeur chaude, je force le malade de remuer le
ligament ou le tendon affecté de squirre dans cette vapeur, et, après cela,
j'applique de nouveau le médicament ramollissant : en effet, par ce mode
de traitement, j'ai guéri complétement plusieurs parties entièrement
contracturées, au moment même où on opérait cette espèce de mouve-
18 ments, de telle sorte que le résultat ressemblait à de la sorcellerie. Toutefois, pendant tout le cours du traitement, à compter du commencement,
je faisais chaque jour des affusions non d'eau, mais de quelque huile composée de particules ténues, faisant bouillir dans cette huile de la racine

2. δεύτερα R text.; γρ. τὰ δύο marg. — 6. σβέννυμι Gal.

ἢ ἀγρίου σικύου, ἤ τι παραπλήσιον τούτοις. Ἡ δὲ διὰ ὄξους θερα- 19
πεία χρήσιμός ἐστιν ἐπὶ προήκοντι τῷ πάθει, προπαρεσκευασμέ-
νου τοῦ μέρους ὑπὸ τῶν μαλακτικῶν. Ἐπενόησα δὲ καὶ σύνθετά τινα 20
φάρμακα διὰ ὄξους, ἃ μεταξὺ τῶν μαλακτικῶν ἐπιτίθημι πρὸς μίαν
5 ἡμέραν· ἡ γάρ τοι τοῦ ὄξους δύναμις, ἐὰν μέν τις μετρίως καὶ κατὰ
τὸν προσήκοντα χρῆται καιρόν, ὠφελεῖ τὰς τοιαύτας διαθέσεις,
τέμνουσα καὶ διαλύουσα τοὺς παχεῖς καὶ γλίσχρους χυμούς· εἰ δὲ
ἀμετρότερον, ἢ οὐκ ἐν καιρῷ τῷ προσήκοντι, τὸ λεπτότερον ἐξαρ-
πάζουσα τὸ κατάλοιπον ἐᾷ λιθοῦσθαι, καὶ μέντοι καὶ μέχρι πλείο-
10 νος εἴ τις αὐτῷ χρῷτο, τῆς οὐσίας ἅπτεται τῶν νεύρων. Διὰ τοῦτο 21
οὖν οὔτε πολλάκις, οὔτε κατὰ ἀρχάς, οὔτε ἐν χρόνῳ πλείονι χρηστέον ἐστὶ τοῖς διὰ ὄξους φαρμάκοις ἐπὶ συνδέσμων τε καὶ τενόντων, ἐπὶ μέντοι σπληνὸς, ἢ τῶν σαρκωδῶν μορίων τοῦ μυὸς σκιρρουμένων ἀκίνδυνος ἡ χρῆσις. Ὥσπερ δὲ ἐν τοῖς ἄλλοις ἅπασιν ὅσα 22

de guimauve, de concombre sauvage, ou quelque autre médicament ressemblant à ceux-là. Le traitement par le vinaigre est utile, à une époque 19
avancée de la maladie, quand la partie a été préparée par les ingrédients
ramollissants. J'ai inventé aussi des médicaments composés au vinaigre, 20
dont j'intercale l'application, que je continue pendant la durée d'un jour
entier, entre celle des substances ramollissantes : en effet, les propriétés
du vinaigre sont profitables aux maladies de ce genre, pourvu qu'on les
emploie avec mesure et en temps opportun, vu qu'elles exercent sur les
humeurs épaisses et visqueuses une action incisive et résolutive; mais,
si on dépasse la mesure, ou si on emploie le vinaigre en temps inopportun, il arrache de la partie ce qu'elle contenait de ténu et laisse ce qui
reste prendre la dureté d'une pierre, et même, si on l'emploie pendant
longtemps, le vinaigre attaque la substance des nerfs. Pour cette raison, 21
il ne faut donc recourir ni souvent, ni dès le début, ni pendant longtemps, aux médicaments au vinaigre, quand il s'agit de ligaments, ou de
tendons; néanmoins, son emploi ne présente aucun danger quand la
rate ou les parties charnues d'un muscle sont affectées de squirre. Mais 22
il existe, pour les tumeurs inflammatoires et les squirres exempts d'in-

10. αὐτῇ R.

μεταπίπ7ειν εἰς ἄλληλα ωέφυκεν ἔσ7ι τι μεθόριον ἀμφοτέρων ἠρέμα
μετέχον, οὕτω καὶ τῶν φλεγμονωδῶν ὄγκων ωρὸς τοὺς ἄνευ φλεγμονῆς σκίῤῥους· ὑπάρχει γάρ τις ἐν τῷ μεταξὺ διάθεσις, ἀνώδυνος
μὲν, εἰ μὴ τοὺς δακτύλους ἐπερείδοις, ὀδυνωμένη δὲ τοῦτο ωρατ-
τόντων· σαφοῦς δὲ διδασκαλίας ἕνεκεν ἤτοι φλεγμονὴν σκιῤῥώδη 5
23 λεκτέον, ἢ σκίῤῥον φλεγμονώδη. Καὶ βοηθεῖν δεῖ τοῖς τοιούτοις,
ωρὸς ἀμφοτέρους ἀποβλέποντα τοὺς σκοποὺς, τόν τε τῆς φλεγμονῆς
καὶ τὸν τοῦ σκίῤῥου.

λα'. Περὶ οἰδημάτων.

1   Ὥσπερ ἐπὶ χολώδει ῥεύματι τὸ ἐρυσίπελας, οὕτως ἐπὶ φλεγμα-
τώδει τὸ οἴδημα γίνεται, χαῦνός τις ὄγκος καὶ εἴκων καὶ βοθρού- 10
μενος κατὰ τὰς τῶν δακτύλων ἐπερείσεις καὶ ἀνώδυνος, ἔχων ἐν
ἑαυτῷ τι τοῦ καλουμένου φυσώδους ωνεύματος, ὅπερ ἀτμώδους ὑγρότητος ἔγγονος ὑπάρχει, καὶ μάλισ7α ἐν ὑδερικοῖς ωάθεσι καὶ φθόαις

flammation, de même que pour tout ce qui est de nature à se transformer l'un dans l'autre, quelque chose de limitrophe, qui tient légèrement des deux objets entre lesquels il se trouve placé : en effet, il y a
une espèce d'état intermédiaire, qui est exempt de douleur, si on n'appuie pas les doigts dessus, mais qui devient douloureux quand on le
fait; en vue de la clarté de notre enseignement, il faut appeler cet état
23 inflammation squirreuse ou squirre inflammatoire. On portera remède
à de pareils états morbides en tenant compte à la fois des deux sources
d'indication, de celle que fournit l'inflammation et de celle que fournit
le squirre.

31. DE L'OEDÈME.

1   De même que l'érésipèle est la conséquence d'une fluxion bilieuse,
l'œdème l'est d'une fluxion pituiteuse; c'est une tumeur spongieuse qui
cède et se déprime quand on appuie les doigts dessus, qui est exempte
de douleur et qui contient dans son intérieur une certaine quantité de
souffle flatulent, souffle qui est le produit d'une humeur vaporeuse;
une pareille tumeur se forme surtout aux pieds dans les affections hy-
dropiques et dans la phthisie, et on la guérit [dans ce cas] compléte-

ἀθροίζεται τοιοῦτον κατὰ τοὺς πόδας, ὅπερ ἐκθεραπεύεται τριβο-
μένων τῶν μορίων, ἐνίοτε μὲν διὰ ὀξυρροδίνου, ποτὲ δὲ διὰ ἁλῶν
καὶ ἐλαίου, καὶ ὅλως τῶν διαφορούντων τε καὶ ξηραινόντων ἀλύπως. Ἐπὶ ὦν δὲ φλέγματος ἐπιρρυέντος οἴδημα γίνεται, καὶ σπόγγος   2
5 ὕδατι βεβρεγμένος ὀλίγον ὄξους ἔχοντι μετὰ ἐπιδέσεως ἀτρέμα σφιγ-
γούσης ἀρχομένης μὲν ἐκ τῶν κάτω μερῶν, εἰς τὰ ἄνω δὲ τελευ-
τώσης, ἰάσατο τὸ πάθος. Ἔστω δὲ ὁ σπόγγος καινός· εἰ δὲ μὴ   3
παρείη τοιοῦτος, ἐκκαθαιρέσθω τῶν ἄλλων τις ἀφρονίτρῳ, καὶ
μᾶλλον τῇ καλουμένῃ κονίᾳ στακτῇ. Μὴ καταστάντος δὲ ἐπὶ τοῖσδε   4
10 τοῦ οἰδήματος, ἐπειδὰν αὖθις ἐπιδέῃς, ἐπέμβαλέ τι βραχὺ στυπτηρίας. Ἀγαθὸν δὲ καὶ τὸ ἀπαλώτατον ἐλλύχνιον ὑγρότητι τοιαύτῃ   5
δευθέν. Ἐπιτήδειον δὲ εἰς ταῦτα φάρμακόν ἐστι καὶ τὸ γλαύκιον,   6
ἔτι τε μᾶλλον τὸ δι᾽ αὐτοῦ συντιθέμενον ἡμέτερον φάρμακον, ὃ καὶ
τὸν ἐπὶ ταῖς λυχνίαις συνιστάμενον ῥύπον λαμβάνει· ὁ γάρ τοι

ment en frottant les parties tantôt avec un mélange d'huile aux roses et
de vinaigre, tantôt avec du sel et de l'huile, et, en général, avec les ingrédients qui dissipent et dessèchent sans incommoder. Dans les cas où   2
l'œdème provient d'un afflux de pituite, la maladie est guérie par une
éponge trempée dans de l'eau qui contient un peu de vinaigre, si on applique cette éponge avec une bande qui serre doucement et qui commence à la partie inférieure, pour finir à la partie supérieure. Cette   3
éponge doit être neuve, et, si on n'en a pas une pareille à sa disposition,
on nettoiera quelque autre avec de l'aphronitron, ou plutôt avec ce qu'on
appelle lessive filtrée. Si, après l'emploi de ces remèdes, l'œdème ne re-   4
vient pas à son état naturel, on ajoute, quand on remet de nouveau la
bande, un peu d'alun [aux autres ingrédients]. C'est encore un bon   5
remède qu'un plumasseau très-doux humecté dans un liquide pareil. Le   6
glaucium est aussi un médicament qui convient contre ces affections-là,
et bien plus encore notre médicament composé qu'on fait avec cette
substance, et dans lequel on met aussi de la crasse qui se forme sur les
chandeliers : en effet, dans de pareilles affections, le but du traitement

3. ἐλαίου καὶ ἁλῶν Gal. — 3-4. καὶ...   βραχύ ex em.; τι βραχείας R; βραχύ τι
ἀλύπως om. Gal. — 8. νίτρῳ τε καὶ ἀφρ.   Syn., Paul., Aët.; καὶ βραχύ Gal. — 13-
Gal.; νίτρῳ Syn., ad Eun. — 10. τι   14. ὁ..... λαμβάνει om. Gal.

σκοπὸς τῆς θεραπείας. ἐπὶ τῶν τοιούτων παθῶν μικτός ἐστι, τὸ
μέν τι διαφορεῖν τῆς οὐσίας αὐτῶν, τὸ δέ τι συνάγειν καὶ σφίγγειν.

7 Ἐγὼ δὲ ἐπὶ κεχρονικότος οἰδηματώδους ὄγκου προϋπαλείψας ἐλαίῳ
τὸ μόριον, εἶτα ἐπιθεὶς σπόγγον ἐκ κονίας καὶ σφίγξας βιαιότερον
οἶδα τελέως ἐκθεραπεύσας τὸ πάθος, οὐκέτι δηλονότι τῆς τοιαύτης 5
ἀγωγῆς σκοπὸν ἐχούσης τὸ μικτὸν τῶν δυνάμεων, ἀλλὰ ἐπὶ τὸ διαφορητικόν τε καὶ τμητικὸν ἀποκλινάσης, ὅπερ ἐπὶ τῶν χρονιζόν-
8 των σχεδὸν ἁπάντων ἴσμεν εὐδοκιμοῦν. Ἶσατις ἥμερος τοὺς οἰδημα-
9 τώδεις ὄγκους διαφορεῖ τε καὶ προσστέλλει θαυμασίως. Γῆ λιπαρὰ
πᾶσα, καὶ μάλιστα ἡ αἰγυπτία, τάς τε παλαιὰς φλεγμονὰς καὶ 10
τὰ χαῦνα τῶν οἰδημάτων καὶ τοὺς ὅλην τὴν ἕξιν οἰδαλέους ὀνίνησι
10 καταχριομένη. Ἄκανθα λευκὴ τὰ οἰδήματα καταπλαττομένη προσστέλ-
λει· ὁμοίως καὶ τοῦ ἀναγύρου τὰ φύλλα.

λϛʹ. Περὶ δοθιήνων.

1   Ἐκ παχέων χυμῶν οἱ δοθιῆνες γίνονται κατὰ ὅλον τὸ σῶμα

est mixte, et consiste, d'un côté, à dissiper une partie de la substance
7 des tumeurs, et, d'un autre, à les contracter et à les resserrer. Quant à
moi, je commence, en cas d'une tumeur œdémateuse qui a persisté pendant longtemps, par oindre la partie avec de l'huile, ensuite j'applique
une éponge trempée dans de la lessive et je serre assez fortement; je suis
sûr d'avoir guéri ainsi complétement la maladie; il est clair qu'un pareil
mode de traitement n'a plus pour but d'employer des médicaments de
propriétés mixtes, mais qu'il se rapproche de la méthode dissipante et
incisive, méthode qui jouit, nous le savons, d'une grande réputation
8 dans presque toutes les affections chroniques. La guède cultivée dis-
9 sipe et contracte admirablement les tumeurs œdémateuses. Toute terre
grasse, et surtout celle d'Égypte, employée sous forme d'onguent, soulage les inflammations anciennes et les œdèmes spongieux, ainsi que les
10 malades dont toute l'habitude du corps est bouffie. Le *cnicus ferox*, employé sous forme de cataplasme, contracte les œdèmes; il en est de
même des feuilles de bois puant.

32. DES FURONCLES.

1   Les furoncles proviennent d'humeurs épaisses, et ils se forment sur

συνιστάμενοι, διττοί πως ὄντες· ἔνιοι μὲν γὰρ, ὡς ἄν εἴποι τις,
ἰονθώδεις καὶ σκληροὶ καὶ δύσπεπτοι, τινὲς δὲ φλεγμονώδεις, ἐπὶ
οἷς καὶ πυρετοὶ συμπίπτουσιν ἐνίοτε, καὶ μέγεθος καὶ ὄγκον ἴσχουσι
καὶ μεταβολὴν εἰς πύον, ὅθεν καὶ ἡ θεραπεία τὸ πλεῖστον ἔχει
5 ταὐτὸ [δ] ἐπὶ τῆς φλεγμονῆς. Πυροὶ μασώμενοι καὶ ἐπιτιθέμενοι δο-   2
θιῆνας διαφοροῦσι καὶ πέττουσιν. Ὠφελεῖ δὲ αὐτοὺς καὶ μαστίχη   3
αἰγυπτία.

⎡ λγ′. Πρὸς δοθιῆνας. Ἐκ τῶν Ἀπολλωνίου.   32

Νίτρον λεῖον ἀναλαβὼν ῥητίνη, εἰς ὀθόνιον ἐμπλάσσων, ἐπιτί-   1
θει. — Ἄλλο. Μάνναν ἀναλαβὼν ῥητίνη, καὶ εἰς ὀθόνιον ἐμπλάσας,   2
10 ἐπιτίθει. — Ἄλλο. Ὕσσωπον τρίψας μετὰ ἀλφίτου ἐν ὕδατι βε-   3
βρεγμένου κατάπλασσε. — Ἄλλο. Σταφίδας ἐκγιγαρτήσας καὶ τρί-   4
ψας, μῖξον ἁλὸς λείου τὸ ἴσον, καὶ κατάπλασσε τοῦτο · ἢ διαχεῖ, ἢ

tout le corps; ils sont en quelque sorte de deux espèces; les uns ressemblent, pour ainsi dire, à des acnés, présentent de la dureté et mû-
rissent difficilement; les autres sont accompagnés d'inflammation, et, à
l'occasion de ceux-là, il survient quelquefois des fièvres; ils sont volumineux, présentent de la tuméfaction, et sont sujets à se transformer
en pus, raison pour laquelle le traitement qu'on leur applique est, pour
la plus grande partie, le même qu'en cas d'inflammation. Du froment   2
mâché et placé sur les furoncles les dissipe et les amène à maturité. Le   3
mastic d'Égypte fait aussi du bien à ces tumeurs.

33. REMÈDES CONTRE LES FURONCLES. — TIRÉ D'APOLLONIUS.

Incorporez dans de la résine de la soude brute triturée, enduisez-en   1
un linge, et appliquez-le. — Autre remède. Incorporez dans de la résine   2
de la poudre d'encens, enduisez-en un linge et appliquez-le. — Autre re-   3
mède. Triturez de l'hyssope avec de la farine d'orge grillée, délayée dans
de l'eau, et faites-en un cataplasme. — Autre remède. Triturez des raisins   4
secs, après en avoir ôté les pepins, ajoutez-y une quantité égale de sel
réduit en poudre impalpable, et faites avec cela un cataplasme; ce mé-

5. ταὐτὸ ἐπὶ R; αὐτῶν τῆς Gal. — Ch. 33, l. 9. Ἄλλο R marg. et sic semper.

Mai 32.

5 ῥήσσει. — Ἄλλο. Στέαρ αἴγειον, ἢ βόειον μετὰ ἁλὸς τρίψας, ἐπι-
6 τίθει. — Ἄλλο. Ὀρίγανον καὶ ἅλας λεάνας σμύρνῃ μῖξον, καὶ ἐπι-
7 τίθει· παραχρῆμα δὲ πεπαίνει. — Σμύρνα καὶ ὀρίγανον· ἴσα μίξας,
8 καὶ ὕδωρ παραχέας, χρῶ. — Ἄλλο. Ἰσχάδας ἐφθὰς τρίψας, καὶ
9 ῥητίνῃ μίξας, ἐπιτίθει. — Ἄλλο. Μυρίκης καρπὸν μετὰ ὀρνιθείου   5
σ⁊έατος λεάνας ἐπιτίθει.

5 dicament disperse, ou fait éclater. — *Autre remède.* Triturez de la graisse
6 de chèvre ou de bœuf avec du sel et appliquez-la. — *Autre remède.* Triturez de l'origan et du sel, ajoutez-y de la myrrhe, et appliquez le mé-
7 lange; ce médicament amène immédiatement à maturité. — Mêlez des
  quantités égales de myrrhe et d'origan, versez de l'eau dessus et em-
8 ployez le mélange. — *Autre remède.* Triturez des figues sèches bouillies,
9 ajoutez-y de la résine, et appliquez-les. — *Autre remède.* Triturez le fruit
  du tamarisc avec de la graisse de poulet et appliquez-le.

3

COLLATION

DES LIVRES XXIV ET XXV

SUR

LE MANUSCRIT D'HEIDELBERG.

(Voyez la Préface.)

———◦———

Comme ce manuscrit donne le plus souvent les mêmes leçons que
A B Mor. ou A B Goup., nous ne signalons pas les endroits où il est
d'accord avec ces sources, lors même que nous n'avons pas adopté la
leçon qu'elles fournissent; nous indiquons, au contraire, les endroits
où le manuscrit confirme les leçons suivies par nous contre l'autorité de
A B Mor. ou de A B Goup. — Nous avons dû aussi rappeler quelquefois
certaines variantes de nos deux manuscrits de Paris, que nous avions
d'abord négligées comme peu importantes, mais qui acquièrent de l'intérêt par suite de la collation du manuscrit d'Heidelberg. — Les leçons
précédées d'une étoile nous paraissent devoir remplacer celles que nous
avions adoptées; il faudra donc corriger le texte en conséquence. —
Les premiers feuillets du manuscrit ayant été arrachés, il ne commence,
dans son état actuel, qu'au mot δεινοί (p. 282, l. 9).

LIVRE XXIV.

P. 282, l. 14, δέ pro τε. — P. 283,
l. 2, βαρέα τε καί. Ib. ἐργασαμένη. 12,
om. καί. — P. 284, l. 4, μακρ. καὶ ϖε-
ρίοδ. — P. 286, l. 8, om. ἔχει. —
P. 287, l. 14, τά..... φερόμενα..... ϖερι-
πλεκόμενα. — P. 288, l. 1, ϖαρέσχον H;
ϖαρέσχεν A B Mor. 12, ὅλος ἐγκ. H; ὅλ.
ὁ ἐγκ. A B Mor. — P. 290, l. 2, μηδέ ἀπ᾽.
— P. 291, l. 6, τῶν om. — P. 293, l. 3,
ἀποφυόμενον. — P. 295, l. 9, * κατιούσ.
ἀπ᾽ ἐγκ. — P. 296, l. 12, ἐγενήθη. 13,
γε. — P. 297, l. 2, αὐτό. — P. 298,
l. 4, αὐτό] οὗτος. 5, τῷ μέν] οὐ. Ib. ἑαυ-
τόν. 12, τοῦ κινοῦντος. — P. 299, l. 1, συν-
άπ7η. 4, ἑξ. — P. 300, l. 8, ϖροάγουσα.
— P. 301, l. 8, ὑμεραγί. 12, αὐτῆς 1ᵃ m.
sic et AB. — P. 302, l. 2, τρία. —
P. 303, l. 8, κατόπ7ρῳ τόπῳ τινί; sic et A
Mor. — P. 305, l. 4, ϖαραρρίπ7ει. —
P. 307, l. 3, αἰσθανόμενος. 8, ὑπό; sic et

B Mor. Gal. — P. 308, l. 2, ἀνατιτραμένοις. 3, μὴν ἑτέρα. 15, διὸ οὖν. —
P. 310, l. 3, ἐν αὐτῷ. 15, διπύρινον. —
P. 312, l. 1, πρόσωπον. 2, αὐτόν. —
P. 313, l. 13, χονδροί, et sic fere semper. — P. 314, l. 11-12, τὸν πνεύμονος πόρον ὡσθίον. — P. 316, l. 8, τε]
δέ. — P. 317, l. 7-8, γλ. ἐνεργασαμέ-
νης ὑποθείσης τε. 14, κυαίων. 14-p. 318,
l. 1, * τὸν τοῦ πν. πόρον. — P. 318,
l. 15, οὐ marg. add. 16, ὅλον τὸν
πν. — P. 319, l. 4, * κατὰ σπωμένου
μὲν αὐτοῦ τοῦ λάρυγγος δὲ ἀνασπωμέ-
νου (κατασπωμένου A B Mor.) 8, ὁ ἀρντ.
10, * τὸν νῶτον. — P. 320, l. 8, ἀπολειπεῖν. 10, τι] τό. — P. 321, l. 1-2,
παρασκευασμένη. 4, ἐΦεξ. ἀλλήλων. 5 ,
μεταξὺ λάρ. 14, τό τε τό. — P. 322,
l. 2, μέν. — P. 323, l. 1, * ἀγγείου; sic et
Gal. — P. 324, l. 1-2, ἄσπερ. —
P. 325, l. 6-7, τ. ο. μεγ. χρ. παρεχομ. 13,
συνδ. τε τῷ. — P. 326, l. 1, πλεύμων,
et sic sæpe. 13, ὄργανον; sic et ΛB. —
P. 327, l. 6, τὸ μὲν ἕξ. 11, ὄντως. —
P. 328, l. 1, ξυνδών. 2, αἱ ἀρτηρίαι. —
P. 329, l. 13, ἐΦ' ἧς. — P. 330, l. 7-8,
τὴν τροφήν. — P. 331, l. 10, παντ. γὰρ
ὅπου μετ. — P. 333, l. 13, εἴσω] ἔξω.—
P. 334, l. 8, ἡ δὲ καί. — P. 335, l. 7,
τὴν τῆς κεφαλῆς τῆς. 8, ἀλλὰ om. —
P. 336, l. 4, ὅτε καὶ ἐπὶ μέν. — P. 337,
l. 5, ἤ. 9, δὴ τούτων τῶν σ]ομάχων. 13,
* μήν. — P. 338, l. 11, Ὁ om. —
P. 340, l. 12, ἡ γασ]ήρ. — P. 342,
l. 2, * εἰτέργασαι (lis. εἶτ' ἔργασαι). 3,
σ]εΦανωτέραν; sic et A. — P. 343, l. 5-
6, ὀλιγισ]ῶν. — P. 344, l. 6, * ὑπαλη-
λιφώς. 13-14. σ]ομάχου Φ. π. μ. π. κ.
αὐτῇ τ. μ. ὑ. τ. α. δ. μ. τ. σ]ομάχου. —

P. 345, l. 4, οὐ. — P. 346, l. 9, * τῶν
τ' ἔξωθεν. — P. 347, l. 1-2, γεγεν. δύναμις. — P. 348, l. 14, κόλον, et sic
semper. — P. 349, l. 5, δωδεκαδάκτυ-
λος οὖσα. 7, παμπόλλων. 12, ὄνομ. ἕν-
τερον. — P. 350, l. 6, Τοῦτον τόν. 11-
12, δύσαυτως. — P. 351, l. 6, σΦιγγ.
τὰ μ. — P. 352, l. 3, τὸ τοῦ περ.; sic
et A B Mor. Ib. μέσον. 4, πρόβλημα. 11,
ἐμπιμπλάναι. — P. 353, l. 14, δέ om.—
P. 355, l. 5, Φυλάτ]ηται; sic et AB. 7, δέ.
12, * Φρεσίν ἐσ]ιν et Gal. — P. 356, l. 1-2,
περιλαμβανόμενος; sic et A B Mor. 9,
δυσαντῷ; sic et A B Mor.—P. 357, l. 9-
10, ὄγκῳ τοῦ ἔμπρ. 2ª m. — P. 358,
l. 1, ὀλίγου δὲ πολλῶν ζῴων. sic et AB.
6, ἂν μίαν; sic et A B. 13, χολιδόχου.
— P. 359, l. 12, δέ om. 15, συνάπ]ε-
ται. — P. 360, l. 3, * εἴρημ. δεσμὸς
ἐσ]ιν et Gal. — P. 362, l. 1, δέ om. —
P. 363, l. 2, τὸν ὁρόν. 3, * ἔμπεμπ. 4,
ὃν ἂν λογισμός. — P. 365, l. 1, προσ-
εσ]αλμένον. 7, δὲ πρός. — P. 366,
l. 2, ἐλατ]ουμένη. 8, κατά. 8-9, τῆς.....
αἰδοίου habet. 11, ἑκάτερα; sic et ABF
Mor. — P. 367, l. 1, αὐτὸ δὲ τό. —
P. 368, l. 12, ἡ κύσ]ις. 14-15, περιτοναίου; sic et A B Gal.—P. 370, l. 3, μή
om. — P. 371, l. 10, τῇ κύσ]ει. —
P. 373, l. 13-14, * γίν. κεφαλῇ.—P. 375,
l. 13, ὑπερέπεσεν; sic et A B Goup. —
P. 376, l. 1-2, τελειότ. καὶ σκληρότ. καὶ
τελειότ. καὶ λευκότ.; sic et A.—P. 378,
l. 10-11, ἡ π. τῇ βαλ. habet.—P. 379,
l. 10, κολοβὸν ἢ κονδόν. 13, ἅπερ καὶ
διὰ τάς. — P. 380, l. 6-7, ἀντικοτεῖν.
13, ἐκλεκτόν. — P. 381, l. 10, ταῖς
om. 11-12, ὑπό....... σαρκίδιον om.
12, * ὁ πέρας ἐσ]ί.

LIVRE XXV.

P. 383, l. 8, ἐΦ' ᾧ. — P. 384, l. 4,
ἀΦειμ. τρίχες om. 6, τέτακται. 14, ὑπόκ.
οἱ ὀΦθαλμοί. — P. 386, l. 11, πᾶσα]
ἢ ὅσα, ut AB. — P. 388, l. 4, δέ post

ὠμοπλ. om. una cum AB. — P. 389,
l. 8, ἐν ᾧ. 9, δέ post ὀσΦύς om. una
cum AB. — P. 390, l. 3, ὑπό] ἐν. 4,
μέσῳ γε ἐπιγ. una cum AB 2ª m. 12,

κτίς. — P. 391, l. 4, ὑποσπόνδυλον. 7,
τῶν δὲ μηρῶν om. una cum AB. 9,
δέ post Ἱπποκρ. om. una cum AB. —
P. 392, l. 2, δέ om. una cum AB. —
P. 393, l. 4, κορωνον (sic). — P. 396,
l. 2, δὲ καὶ αἶδε. 5, τῷ κάτωθεν. —
P. 397, l. 9, προέρχεται. — P. 398,
l. 8, τῶν κάτω πολυειδές. — P. 399,
l. 11, καταυτόν ἐσῖι τόν; sic et Gal. —
P. 400, l. 5-6, ὀδ. ἁπάντων; sic et Gal.—
P. 401, l. 7, δυεῖν.— P. 403, l. 1, μέν]
δέ. 4. * ὡς καὶ τοῦ μήκους ὑπάρχειν ἔλατ-
τον· ἐκ δὲ τῶν πλαγίων μερῶν τοῦ κάτω.
— P. 404, l. 11, ἤ. 13, ἔχον. —
P. 405, l. 3, διήρθρωνται. — P. 407,
l. 1, πάντες οἱ μετά. 11, τάς om. 12,
ἀποφύσεις αὐτοῦ.— P. 408, l. 9, μάλιστα
τὸ κατά. 9-10, ἐπικείμενον. 11, τῆς ῥάχεως. — P. 409, l. 3, συνήρθρωνται.
12, ἤδη τὸ τὸ σῖ. Η; ἤδη τὸ σῖ. AB
1ᵃ m. Mor. — P. 410, l. 6, διὰ τῶν
μυῶν. Ib. τῆς ῥάχις. — P. 411, l. 4,
τίς ταύτης ἔσωθεν. 8, σηραγγ. γε. —
P. 415, l. 6, τῶν om.; sic et A. 7, τῇ
om. 12, πεντεκαίδεκα δὲ τά; sic et Gal.
— P. 417, l. 2-3, ἐν..... δέ om. —
P. 418, l. 9, τῆς τοῦ μηροῦ. — P. 419,
l. 9, *ὑποβέβληται τε τῇ. 12, Παρατέταται.
— P. 420, l. 11, καρδίᾳ καὶ λάρυγγι
καὶ ῥινὶ καὶ κατὰ τοὺς δακτύλους καὶ εἴ
τι. 13, ἀναδείκνυται.— P. 422, l. 11, καὶ
τὸ ταύτῃ. — P. 423, l. 8, τῆς ῥινός. —
P. 426, l. 1, *συνεπεκτείνονται δὲ αὐτῶν
(leg. οὗτοι). — P. 427, l. 13-14, νυνί τε
οὔτε γὰρ ἐκεῖνον.— P. 428, l. 11, ἐς ταυ-
τόν. — P. 429, l. 8, καὶ οἱ. — P. 430,
l. 8, μὲν γὰρ ἕν; sic et Gal. — P. 432,
l. 2, συχνῷ. 13, τῆς αὐτῆς χώρας. —
P. 434, l. 1. κάτω μὲν διάρθρ. — P. 435,
l. 1, τοῖς σιμοῖς una cum AB Mor. 2,
om. καί. 9, τὴν ὠμοπλ. Ib. πρότερος
una cum AB Mor. — P. 436, l. 13,
* καὶ δ. τ. κ. δύο. Ib. δόξειεν.— P. 437,
l. 8, ἔπιοι. — P. 438, l. 9, τὴν ἔκφυσιν.
11, om. σπονδύλου. 13, om. πρῶτον.—
P. 440, l. 12-13, ῥαφῆς. Κάμπ]ουσιν οἱ

μύες οὗτοι σὺν τῷ τραχήλῳ τὴν κεφαλὴν
ἐπειδάν. — P. 441, l. 2-3, μερῶν περὶ
τὸ τῆς κεφαλῆς ἄρθρον ἄλλαι δύο συζυγίαι μικρῶν μυῶν, ἡ μέν. 5, τούτων ἐσῖιν
εἷς. — P. 442, l. 2, Δόξειεν. 3, πλαγίων τε καί. 13, * διφυεῖς. — P. 443,
l. 9, * διφυέσιν. — P. 444, l. 12, * ἐπί τε
τά. 13, * μύες οἱ ἀπό. — P. 445, l. 8-9,
βάσεων τῶν βελ. — P. 447, l. 2, δεδο-
μένον una cum AB. 4, om. Αἱ κιν. δέ.
— P. 449, l. 11, λοξόν· ἔνθα δέ una
cum AB. — P. 452, l. 1, μῦν] ἡμῖν
una cum A. Ib. εὐφωρατότατον. 8, τὴν
ἐπωμίδα. — P. 453, l. 5, ὁ ὑψηλότατος. — P. 454, l. 1, * μύες οἱ ἀπ' αὐτῆς. — P. 455, l. 3, παρεκκλίνων. —
P. 456, l. 1, ὁ προειρημένος ὁ. —
P. 458, l. 5, om. ἄν. 11, τοὺς ε΄ δακτύλους. — P. 459, l. 8, δέ om. una cum
AB. — P. 460, l. 12, * μικρότερός τέ
ἐσῖιν. — P. 464, l. 9, διαφυεῖς. —
P. 465, l. 2, ἀμφότεραι. Ib. αἵ τε. —
P. 466, l. 1, οὐδένα. — P. 467, l. 9,
καταφέρονται μὲν ὁ δὲ ἔνθεν, ὁ δὲ ἔνθεν
τοῦ. — P. 469, l. 7, αὐτῆς. — P. 471,
l. 3, * τοῦτός Η; πρὸς τὸ κύτος AB.
—P. 472, l. 10, ὁ ἐπιπολῆς μῦς. 11, ἐπί
una cum AB Mor. — P. 474, l. 11, * καί
om. — Ib. καθίσλανται. — P. 475, l. 8,
τοῦ σκέλους. 11-12, δυοῖν. Καθήκουσι δὲ
ὁ μὲν ἐφεξῆς τῶν προειρημένων δυοῖν.
12, μετά om. — P. 476, l. 4, ἀνεβαλόμην. — P. 477, l. 1, τις ἄλλος μῦς. —
P. 478, l. 14, ἐγγὺς ἤ. — P. 481,
l. 13-482, l. 1, τῶν ἐν αὐτοῖς τοῖς ποσίν
ἔπιπ. — P. 482, l. 6, ἐκκλίνων. —
P. 483, l. 1, ἐκ τοῦ ν. 2, κοιλίαι αἱ κατά.
— P. 484, l. 2, τρόπον ἕτερον ὄν.
(Voy. l'Errata.) 3, πιστεύσοι. 7, τοῦ
om. — P. 486, l. 1, ὤτων ὀσῖοῖς ἀπό.
—P. 487, l. 14, διατετηρημένων ἐνταῦθα.
— P. 489, l. 14, τὰ ἄλλα τὰ περὶ (lis.
* τὰ παρά) τοῖς ὠσί. Ib. καὶ εἰς τά.
P. 490, l. 6, μέν om. — P. 491, l. 1,
* κτώμενος. Τοιαύτη μὲν οὖν καὶ ἡ τῆς
πέμπης συζυγίας νομή· κείσθω. 7, μέ-

χρι καὶ τοῦ. — P. 492, l. 3, καρώτη-
σιν una cum AB. sic et p. 493, l. 4.
6, καρδίας κοιλίαν. 12, δυεῖν. — P. 493,
l. 1, κοινῇ. 10, αἰτία. — P. 494, l. 4,
λίας. — P. 495, l. 4, γὰρ τὸ μόριον.
— P. 496, l. 8, σχισθεῖσα διχῇ. —
P. 497, l. 2, καὶ τοῦ δευτέρου. —

P. 499, l. 6, οἷον. 8-9, τῷ μὲν ἑτέρῳ
μέρει τῷ μικροτέρῳ προσὶὰ πρόσων, τῷ
δ' ἑτέρῳ. 10, διὰ τοῦ. — P. 501, l. 4,
μεῖζον τούτου. 10, Ἄλλαις δ' αὐτῆς συζυγίαις ἐπιμίγνυται. — P. 502, l. 5, τοὺς
τοῦ βραχίονος. 8, αὐτῇ. — P. 504, l. 9,
ἐκφυομένη. 11, εἰς τὰ σκέλη.

:

SCHOLIES.

[Nous avons supprimé les scholies qui consistent uniquement à indiquer de quel livre non perdu de Galien tel ou tel chapitre a été tiré, ces indications faisant double emploi avec celles que nous avons données nous-mêmes en tête du volume. Nous pouvons dire, du reste, que le scholiaste est en général très-exact.]

LIVRE XXII.

P. 63, l. 7 : ἐκφόρους] ἀντὶ τοῦ εὐτόκους[1] · ἐκφόριον[2] γὰρ λέγεται ἐπὶ[3] τοῦ καρποῦ, ὡς φησιν Εἰρηναῖος[4] · ἄλλοι ἐπὶ λόγου ὃς[5] κρατύνει θύραζε ·

Οὐκ ἔσλι μῦθος ἔκφορος[6] ·

ἐντεῦθεν ὡς ἄφρονες. Ἀλλὰ καὶ ἐπὶ τῆς κομιδῆς εἴρηται[7], ὡς Εὐριπίδης ·

[Ἀλλ'] ἐκφορὰν [γὰρ] τοῦδε θήσομαι νεκροῦ[8] ·

καὶ Ἀρισλοφάνης ·

Ὅταν φίλοι σαρῆσαν ἐπὶ τὴν ἐκφορὰν[9] ·

ὅτι[10] δὲ καὶ ὁ Ἱπποκράτης ἐπὶ τῶν εὐτέκνων μέμνηται τῆς λέξεως δῆλον · ἐν γὰρ α′ Προρρητικῶν[11] φησιν · τῆσι ἐπιφόροισι[12] κεφαλαλγικὰ καρώδεα μετὰ βάρους γενό-

---

[1] Cod. εὐτόνους. Tout le reste de la scholie démontre évidemment que l'auteur a voulu dire εὐτόκους, et nous avons adopté cette interprétation dans notre traduction, bien que nous ne puissions citer aucun autre auteur qui emploie le mot ἔκφορος dans ce sens. Peut-être faut-il lire dans notre texte, comme p. 64, l. 7, εὐεκφόρους; peut-être aussi ces deux mots signifient-ils également qui arrive au bout de sa grossesse, qui mène sa grossesse à bonne fin. — [2] Voy. Steph. Thes. in voce. — [3] Cod. ἀπό. — [4] Voy. t. II, p. 745, note 16. — [5] Cod. ὡς. Voyez, sur ce sens du mot ἔκφορος, ainsi que sur le suivant, Steph. Thes. in voce. — [6] Nous ignorons à quel poëte appartient ce fragment de vers. — [7] Voy. encore Steph. Thes. in voce. — [8] Alc. 422. Cod. ἐκφορὰν τοῦδε θήσομεν νεκροῦ. — [9] Fragment jusqu'ici inconnu d'Aristophane. Au lieu de σαρῆσαν, on pourrait peut-être lire σάρωσιν. — [10] Cod. ὅτε. — [11] I, 103, t. V, p. 541. Le même mot se trouve dans Hippocrate, Coac. 504, 507, 509, 512 et 523; ib. p. 700, 702 et 704. Galien, dans son Commentaire sur le passage cité des Prorrhétiques (t. XVI, p. 737), dit que, suivant quelques interprètes, le mot ἐπίφορος signifiait sur le point d'accoucher, et, suivant d'autres, qui conçoit facilement et accouche fréquemment. Le premier sens est sans doute préférable dans les passages cités d'Hippocrate, et il est, du reste, confirmé par un passage de Xénophon (Cyneg. VII). Voy. aussi Poll. V, 52, et Hésych. in voce. Il est évident, cependant, que notre scholiaste adopte le second sens, et, en outre, on est obligé d'admettre ou qu'il a lu ἐκφόροισι, ou que, dans son opinion, il revient exactement au même de dire ἔκφορος ou ἐπίφορος. — [12] Cod. τοῖσιν ἐπὶ φοροῖσιν.

μενα φλαῦρα[1]. Οὕτω καὶ ὁ Μνησίθεος ἐν τῷ Περὶ κράμβης μονοβίβλῳ[2] φησὶ, διότι ἡ μήτρα ἐκπεφορισμένη[3] ἐστὶ καὶ οὐ δύναται ἐκτρέφειν ἀλλὰ παρὰ τοῦτο[4].

P. 64, l. 1 : Ὅσα μὲν οὖν] ἀπὸ τοῦ ι′[5] τῆς Περὶ [ζώων][6] ἱστορίας βίβλου πρὸ τῶν μέσων· ἔχει[7] συνειληφέναι, οὐ μέντοι καὶ ἐζωοποιηκέναι τὸ σύλλημμα· περὶ δὲ τὸν η′ μῆνα, ἐνίοις δὲ καὶ ἔννατον[8], σάρκα ἀποκυΐσασαι ἀδιαμόρφωτον. Ὁ μέν- 5 τοι Ἀριστοτέλης ἐν τῷ κ′ βιβλίῳ φησὶν[9], ὅτι πολλαὶ καὶ ἐν τοῖς ὕπνοις γυναῖκες δόξασαι τῷ ἀνδρὶ συγγίνεσθαι ἐκύησαν τὴν μύλην, καὶ ὅτι καὶ διηγήματα ἐπαφρόδιτα ποιεῖ τινα περὶ ἵδρωσιν τῆς μήτρας, καὶ ἔστιν ὅμοιον τοῖς ἀκούουσι περὶ ἐδεσμάτων καὶ σιαλοχοοῦσι, καὶ ἐκ τούτου γίνεται ἡ μύλη ὥσπερ καὶ τὰ ὑπηνέμια[10] τῶν ᾠῶν.

P. 65, l. 9 : μύλην] Ἰστέον ὅτι ὁ μὲν Σωρανὸς[11] ἐν τοῖς Γυναικείοις διὰ τὸ σκλη- 10 ρὸν καὶ δυσκίνητον μύλην, ἢ μύλον ὀνομάζεσθαί φησιν· ὁ δὲ Φιλούμενος ἐν τῷ ϛ′ τῶν Γυναικείων[12] λέγει ὅτι τινὲς ἱστοροῦνται κατὰ τὸ σπάνιον τῶν ἐκβεβρωμένην[13] ἐσχηκυιῶν τὴν ὑστέραν ἐπερρωμένου τοῦ λοιποῦ σώματος.

P. 70, l. 9 : Αἷς ἐστιν ἕλκωσις] Ἰστέον ὅτι ὁ μὲν Ῥοῦφος ἐν τῷ[14] Μὴ κυΐσκομένων θεραπείας[15] μονοβίβλῳ περὶ ἐπικνήσεως τάδε φησίν· ὅσαι δ᾽ ἂν κύουσαι καθαίρων- 15 ται, ὃ δὴ καὶ τοῦτο γίνεται διὰ πολυπλήθειαν αἵματος, καὶ ἐπικυΐσκονται· αἱ δὲ καὶ ἀποφθείρουσιν· ὁ δὲ Σωρανὸς ἐν τοῖς Γυναικείοις κεφαλαίῳ περὶ ἐμμήνων λέγει τὴν αὐτὴν τῷ Ῥούφῳ αἰτίαν, ἐπάγων· καὶ διὰ τοῦτό τινες ἐπισυλλαμβάνουσιν[16].

P. 75, l. 12 : ὁ ἀμνειός] Ἔστι δὲ ἀμνειον τὸ ἀγγεῖον[17].

P. 78, l. 4 : ἀρτηρίας] Τὸ περὶ ἀρτηρίας τοῦτο ἐν τῷ ιϛ′ κεφαλαίῳ[18] ἐμνημόνευ- 20

---

[1] Cod. φλαυροῦ. — [2] Peut-être faut-il lire τῇ π. κρ. μονοβ. Nous serions assez portés à croire qu'il s'agit ici de Mnésithée de Cyzique, et que le chap. 4 du livre IV d'Oribase (t. I, p. 278-279) est un autre fragment de ce traité. — [3] Cod. εὐφορισμένος. Quoique nous ne puissions citer aucun autre exemple du verbe ἐκφορίζω, notre correction nous paraît être assez sûre. Du reste, quel que soit le mot dont Mnésithée s'est servi, il signifie justement le contraire du sens que le scholiaste s'efforce d'établir pour ἔκφορος, par conséquent il a fort mal à propos cité ce passage de Mnésithée. — [4] Cod. ἀλλὰ περὶ τοῦτο. — [5] C'est-à-dire le septième, qui, pour notre scholiaste, est le neuvième : en effet, déjà, dans l'antiquité, les derniers livres de l'Histoire des anim. ne se suivaient pas toujours dans le même ordre; Élien (Nat. anim. XVII, VII), et Pollux, X, 184, les citent dans le même ordre où ils sont rangés dans les éditions, tandis que, pour Harpocration (Lex. Rhet. ἔβδομ.) et Athénée, IX, p. 387 B, notre VII° est le IX°, notre VIII° le VII°, et notre IX° le VIII°, et cette différence se retrouve dans nos manuscrits. Voy. l'Aristote de Bekker, p. 581, la traduction française de l'Hist. des an. par Camus, p. XXVI et 722, et la préface de l'éd. du même traité, par Schneider, p. XIV. — [6] ζώων om. Cod. — [7] Mot corrompu, qui cache probablement le nom d'un auteur cité; mais nous ignorons quel est cet auteur. Du reste, on remarquera qu'à commencer par cette citation la scholie se rapporte au chapitre suivant. — [8] Cod. καὶ ὁ ἄτΙον. — [9] Ch. III, III et IV, p. 635, l. 18 sqq. — [10] ὑπαίμια Cod. — [11] La citation n'est pas très-exacte; dans Soranus (chap. CXXI, p. 278) on lit : ὠνόμασται δὲ μύλος ἀπὸ τῆς δυσκινησίας καὶ τοῦ βάρους. — [12] Livre dont on ne connaissait pas le titre auparavant. — [13] Cod. ἐμβρωμένων. — [14] Lisez τῷ τῶν. — [15] Cod. θεραπεῖα. Aucun autre auteur ne cite ce traité de Rufus. — [16] Chap. VI, p. 18. — [17] Le scho- liaste a peut-être voulu dire que ἀμνίον signifiait aussi le vase où, dans les sacrifices, on recueillait le sang de la victime. (Voy. Steph. Thes.) Du reste, cette scholie et celle qui se rapporte au mot σμᾶν (p. 683, l. 3) sont d'une main beaucoup plus récente que les autres scholies tirées du manuscrit 2237. — [18] Nous ne savons pas si ce seizième chapitre cité par le scholiaste est un chapitre d'Oribase ou de Galien; d'après la division actuelle, le passage se trouve dans le dixième chapitre du livre VI de Galien (t. III, p. 445 sqq.).

σεν ἐν τῷ Περὶ χρείας μορίων, ἀποδεχόμενος τὸν Ἡρόφιλον ὀρθῶς περὶ τούτου, καὶ φησὶν ὅτι κατὰ τὸν πνεύμονα μόνον διὰ τὸ ἀνάπαλιν ἡμῖν πρὸς ἀρτηρίας καὶ φλεβός[1] · ἡ δὲ φλὲψ ἀρτηρίας ἔχει πάχος · καὶ τούτου τὴν αἰτίαν ἐπεξέρχεται.

LIVRES INCERTAINS.

P. 83, l. 12 : σιναρόν] τήν τε[2] κεκαυμένην[3] καὶ βεβλαμμένην.

5 P. 85, l. 1 : ἀλινδήσεσι] Ἀλινδεῖσθαί ἐσΊ τὸ κυλίεσθαι· λέγεται δὲ κυρίως ἐπὶ θαλάσσης[4].

P. 87, l. 10 : σκορδινηθῆναι] Σκορδινᾶσθαί ἐσΊ τὸ διατείνεσθαι τὸ σῶμα, καὶ μάλισΊα μετὰ χάσμης[5].

P. 98, l. 2 : ταλασιουργίας] Ταλασιουργίαν φησὶ τὴν ἐν τοῖς ταλάροις ἐργασίαν, 10 ὡς κρόκην ἢ ἔριον[6].

P. 101, l. 8 : χερνής] ἡ ἀπὸ τῶν χειρῶν ζῶσα καὶ πενιχρά· καὶ γὰρ χέρνη ἡ πενία καλεῖται[7].

P. 132, l. 13 : ἐπίπαγον] Ἐπίπαγον καλεῖ κυρίως τὸ συναγόμενον καὶ ἐπιπηγνύμενον ἐπάνω, ὅταν τὸ γάλα ἑψηθὲν[8], ἤ τι τοιοῦτον ὑγρὸν, καὶ τὸ ἐν τοῖς ἀποψυχο-15 μένοις ζωμοῖς ἀποπηγνύμενον.

P. 148, l. 6 : ἀποθεραπείας] Τί ἐσΊιν ἀποθεραπεία, πρωΐὸν ἐρεῖ[9].

P. 153, l. 3 : Τοῖς δὲ λουτροῖς] Τοῦτο ἀπὸ τοῦ Περὶ παιδίου τροφῆς· οἱ δὲ Νηπιοτροφικός· μετὰ τὸ δίμοιρον τοῦ βιβλίου· ἐσΊι δὲ Ἐπισῖολὴ πρὸς Λυκίσκον[10].

P. 156, l. 13 : μηκώνιον] Πολλὰ μὲν τῆς λέξεως τὰ σημαινόμενα· δηλοῖ δὲ κυ-20 ρίως τὸ τῆς πίννης καὶ τῶν ὁμοίων κογχυλίων περίτΊωμα[11].

P. 158, l. 8 : ἔτνη] Ἔσῖι δὲ ἔτνος παντὸς ἀπὸ ὀσπρίου ἐρηριγμένου ἕψημα[12].

P. 160, l. 10 : βαυκαλήσεσιν] ἜσΊι δὲ βαυκαλᾶν τὸ κατακοιμίζειν[13] τὴν τιτθὴν τὸ παιδίον μετὰ ᾠδῆς τινος.

P. 160, l. 12 : γοργονείων] ἜσΊι δὲ τὴν τοῦ προσώπων[14] ἅπερ οἱ ἈτΊικοὶ μορμο-25 λύκας καλοῦσιν.

---

[1] Lisez, d'après Galien, μόνον τὸ ἀνάπ. ἡ μὲν ἀρτηρία φλεβός; cependant les mots τὸ ἀναπ. manquent dans Galien. — [2] Cod. τῇ. — [3] Lisez κεκακωμένην avec Hésychius. Conf. Érot. p. 342. — [4] A notre connaissance, aucun autre scholiaste ou grammairien ne dit que ἀλινδ. s'emploie au propre de la mer. — [5] Conf. Schol. Aristoph. Acharn. 30, et Vesp. 642; Etym. magn. p. 719, l. 10; Mœris, Suidas et Hésych. in voce. — [6] Nous préférons de beaucoup l'opinion de l'Etym. magn. (p. 746, l. 17), qui dérive ce mot de ταλάσια «laines.» — [7] Conf. Arist. Pol. III, IV, p. 1277, l. 38; Schol. ad Il. μ, 435; Eustath. ad Il. p. 912, l. 38; Suidas et Hésych. et les auteurs que citent les éditeurs de ces deux lexicographes. — [8] Lisez ἑψηθῇ ou ἑψηθὲν ᾖ. — [9] Voy. p. 151, l. 6 sqq. Conf. Orib. VI, 16, t. I, p. 582 sqq. et la note p. 655. — [10] C'est encore un livre qu'on ne connaissait pas. — [11] Voyez, sur les diverses significations des mots μήκων et μηκώνιον, Suid., Hésychius et le Trésor. Notre scholiaste se trompe évidemment. Le sens primitif de μηκώνιον n'est pas foie de mollusque, mais suc de pavot. Conf. Steph. l. l.; Eustath. ad Od. p. 1485, l. 46; 1541, l. 31, et 1635, l. 9. Voyez aussi, pour la première signification, t. I, p. 594. — [12] Voy. Bernhardy ad Suidam voc. et notre t. I, p. 570. — [13] Voy. Steph. Thes. — [14] Leçon corrompue. Il faudra peut-être corriger τινὰ τῶν προσώπων ou προσωπείων. Voy. Steph. Thes. γοργώ et γοργόνειον. Voy. aussi Schol. Plat. Gorg. p. 312, et Axioch. p. 395, ed. Teubn.

P. 166, l. 14 : χλαῖναν] Χλαῖνα κυρίως καλεῖται τὸ χειμώνιον ἱμάτιον ἀπὸ τοῦ χλαίνειν[1] ὅπερ ἐσ7ὶ Θερμαίνειν· τρίβων δὲ τὸ κατατετριμμένον ἱμάτιον καλεῖται.

P. 170, l. 10 : σμᾶν] Σμᾶν δέ ἐσ1ιν οἷον ἐπίτριψις ἢ χρίσις[2].

P. 186, l. 4 : Προτρόπου] Πρότροπον ἔλεγον οἶνον τὸν αὐτόματον ἐκ τῶν σ7α-φυλῶν ἀπολειβόμενον· κεῖται δὲ σαφέσ7ερον ἡ λέξις ἐν ἄλλῳ λόγῳ[3].

P. 188, l. 14 : παιδίῳ] Παιδίον καλεῖ πάθος ὁ Γαληνὸς ἐν τῷ Περὶ ἀέρων τόπων καὶ ὑδάτων τμήματι[4] καὶ ἐν τῷ Περὶ τῆς ς' ἐπιδημίας τμήματι ς'[5], ἐπειδὴ κατὰ τὴν τῶν παίδων ἡλικίαν πλεονάζει[6]· τινὲς δὲ καὶ ἡρακλείαν αὐτὴν ἐκάλεσαν, οὐχ ὡς ἐπι-λήπ7ου τοῦ Ἡρακλέος ὄντος, ὡς τινές φασιν· ἀλλοι ἤκασιν[7] οὗτοι· τὴν γὰρ μεγά-

[1] Nous ne savons pas s'il faut lire χλιαίνειν, ou si le scholiaste a inventé un verbe χλαί-νειν pour les besoins de son étymologie. Du reste l'étymologie en question du mot χλαῖνα remonte déjà à Hérodien. (Voy. Etym. Or. p. 166, l. 12.) Cependant tous les auteurs ne sont pas d'accord pour dire que le mot χλαῖνα signifie exclusivement un vêtement chaud. D'après Pollux, VIII, 122 et 124, il désignait indifféremment, chez Homère, aussi bien un vêtement léger qu'un vêtement épais. Voy. toutefois le même auteur, VIII, 48; Ammo-nius e Tryphone, Suidas, Etym. magn. p. 812, l. 21; Schol. Il. β, 183, et Eustath. ad Il. p. 1056, l. 56 sqq. Quant à τρίβων, tous les auteurs disent que c'est un vêtement usé, et, en outre, c'était l'attribut des philosophes. Voy. Schol. Plat. Symp. p. 261, ed. Teubn.; Schol. Aristoph. Nub. 416; Eustath. ad Il. p. 1327, l. 17, et ad Od. p. 1770, l. 64; Suid. et les auteurs que Gaisford cite à ce propos, ainsi que Steph. Thes. — [2] Voy. Steph. Thes. Conf. la note à la scholie de la p. 75, l. 12. — [3] Conf. Poll. VI, xvii; Hésychius, Mœris, Apoll. Lex. Hom. τράπεον; Steph. Thes. et notre note, t. I, p. 595. — [4] C'est probablement τμήματι α' qu'il faut lire, car l'endroit du Commentaire de Galien que le scholiaste cite se rapporte évidemment aux mots suivants d'Hippocrate (t. II, p. 18) : τοῖσί τε παιδίοισιν ἐπιπίπτειν σπασμοὺς καὶ ἄσθματα ἃ νομίζουσι τὸ παιδίον ποιέειν καὶ ἱερὴν νοῦσον εἶναι, mots qui se trouvent au commencement du traité d'Hippocrate. Il semble donc qu'on doit lire, au commencement de la scholie, καλεῖ τὸ πάθος. — [5] Voy. le comm. sur la sentence 7 ; t. XVII[b], p. 341. — [6] Les témoignages qui attestent que l'épilepsie était appelée παιδίον sont assez nombreux. Dans trois passages de son Commentaire sur le liv. VI des Épid. (1, 5, v, 26, et vi, 7; t. XVII, p. 827, t. XVII[b], p. 289 et 341), Galien assure que l'épilepsie portait le nom de παιδίων ou παιδίων πάθος; mais, comme, dans le premier et le dernier de ces passages, il cite les mots d'Hippocrate que nous avons allégués plus haut, et que, dans cet endroit, les manuscrits d'Hippocrate portent invariablement παιδίον, on serait porté à croire que la vraie leçon est παιδίον. Dans un autre endroit (Comm. in Aphor. III, 29, t. XVII[b], p. 643), Galien dit qu'on appelait l'épilepsie παιδικόν. Là même chose se lit chez Étienne (Comm. in Aphor. III, 45; ap. t. II, Dietz, p. 337), tandis que Palladius (ad Epid. VI, ii, 7; ib. p. 165) cite παιδίαν, et Théophile (ad Aphor. V, 7, ib. p. 443) de nouveau παιδίον comme synonyme d'épilepsie. Orion de Thèbes (ad calcem Et. Gud. ed. Sturz, p. 634) donne également le dernier synonyme. Cependant il nous répugne de croire que les anciens auraient appelé l'épilepsie, non pas mal d'enfant, mais enfant, et nous serions assez inclinés à adopter l'opinion de Foës (Œcon. Hippocr.), qui propose de lire παίδειον dans le passage cité d'Hippocrate. — [7] Ce passage est évidemment corrompu; Dietz veut lire εἴκασαν, mais cette correction est inadmissible, parce que le οὐχ ὡς de la ligne précédente exige évidemment un ἀλλά. Pour corriger cette scholie, il faut donc re-courir au passage de Galien (Comm. in Epid. VI, vi, 7, t. XVII[b], p. 341), sur lequel elle a été en partie copiée. On y lit : Ἐπειδὴ κατὰ τὴν τῶν παιδίων ἡλικίαν πλεονάζει· τι-νὲς δὲ ἡρακλείαν αὐτὴν ἐκάλεσαν, οὐχ ὡς ἐπιλ. τ. Ἡρ. ὄντος, ἀλλ' ἐοίκασιν οὗτοι ἐπονομάζειν ἐλλογίμοις ὀνόμασιν αὐτὴν, ὡσαύτως γε γνόντες ἐνδεικτικὸν μεγέθους ὄνομα ποιῆσαι τὴν ἡρακλείαν· ἱερὰν δὲ νόσον ἔνιοι κατὰ ψευδῆ δόξαν ὠνόμασαν, κ. τ. λ. Il semble donc qu'on doit supprimer ὡς τινές φασιν (l. 9) et γὰρ (ib.), et lire (ib.)

λην ὀνομασίαν ἐνδείξασθαι, διότι ἰσχυρὸς καὶ ἀνταγωνισλὴς ὁ Ἡρακλῆς · διὸ καὶ
μεγάλην νόσον αὐτὴν ἐκάλουν[1] · ἱερὰν δὲ νόσον ἔνιοι κατὰ ψευδῆ δόξαν ὠνόμασαν
ὡς ἐκ θείου χόλου γιγνομένην[2]. ἱερὸν γὰρ πέλαγος τὸ μέγα ἔλεγεν[3] · ὅθεν καὶ παρὰ
τῷ ποιητῇ

5   Ἱερὴ ἲς Τηλεμάχοιο[4].

καὶ τὸ παρὰ τῷ τραγικῷ νὺξ ἱερά. Ἐπιφέρει γοῦν

Ὡς μακρὸν ἵππευμα διώκεις[5].

P. 190, l. 13 : Λέγουσι δέ τινες] Ὁ μὲν οὖν Ἱπποκράτης ἐν τῷ β' τῶν Ἐπιδη-
μιῶν[6] φησιν, ὅτι οἱ μακρόβιοι πλείους ὀδόντας ἔχουσιν · ὁ δ' Ἀρισλοτέλης[7] φησὶν[8]
10 ὅτι ὅσοι πλείους ὀδόντας ἔχουσι, μακροβιώτεροι ὡς ἐπὶ τὸ πολύ εἰσιν · οἱ δὲ ἐλάττους καὶ ἀραιόδοντας ἔχουσιν, ὡς ἐπὶ τὸ πολὺ βραχυβιώτεροι γίνονται.

P. 192, l. 4 : Ἐφήμερον] Ἐπὶ τοῦ εὐφθάρτου[9] καὶ εὐμεταβόλα[10].

P. 193, l. 3 : ὀδαξησμούς] Ἐρώτημα · Τί ἐσλιν ὀδαξησμός; Ἀπόκρισις · Ὀδαξησμός[11] ἐσλι κνῆσίς τις τῶν οὔλων[12] μετὰ βραχείας ἀνίας, ὡς φησιν ὁ Γαληνὸς ἐν τῷ
15 τρίτῳ τμήματι τοῦ εἰς τοὺς ἀφορισμοὺς ὑπομνήματος[13].

Ibid. ταρίχου] Μυρία δὲ ἐπὶ τούτοις χρησλέον καὶ ἀφθόνῳ ἀλείμματι δι' ἐλαίου
ἀπέφθου[14] συντακέντος ὀλίγου τοῦ κηροῦ καταχρισλέον.

P. 193, l. 9 : πνιγμός] σπασμός[15].

P. 224, l. 5 sqq. : εἰ γὰρ ὁ μὲν θώραξ, κ. τ. λ.] Προϊὸν[16] ἄζειν καλεῖσθαι τὴν
20 τοιαύτην φησὶν[17] ἐκφύσησιν.

ἀλλ' ἐοίκασιν. Du reste Aristote (Probl. XXX, 1) semble adopter l'explication rejetée par
Galien et notre scholiaste. Au contraire, Érotien, Orion de Thèbes (l. l.), Étienne (l. l.) et
Alex. de Tralles, I, xv, sont de l'opinion de Galien. L'expression ἡρακλεία νόσος se trouve
seulement une fois chez Hippocrate (Morb. mul. I, § 7, t. VIII, p. 32). — [1] Voyez, par
exemple, Hippocr. Épid. II, v, 11, et VI, vi, 5, t. V, p. 130 et 324. — [2] Outre les deux
raisons alléguées par notre scholiaste, les auteurs citent encore plusieurs autres causes qui
ont fait donner à l'épilepsie le nom de maladie sacrée. Ainsi, selon Orion (l. l.), Alexandre
de Tralles, Étienne et Théophile, on l'appelait ainsi parce qu'elle avait son siége dans un
endroit sacré, c'est-à-dire le cerveau; Arétée (De dign. diut. morb. I, iv) et Suidas, parce
qu'elle frappait les gens qui avaient péché contre la lune; Arétée, parce qu'on croyait
qu'elle provenait de l'invasion de notre corps par un démon, ou parce qu'elle avait besoin
de forces divines pour être guérie; enfin, Aristote, parce qu'elle était consacrée à Hercule.
Hippocrate (De morbo sacro init. t. VI, p. 352) ayant combattu l'usage de cette dénomination, on ne la trouve pas dans les autres écrits hippocratiques; mais Hérodote (III,
xxxiii) s'en sert. — [3] Etym. Gud. Eustath. ad Il. p. 789, l. 11, et Arétée (l. l.) disent que le
mot ἱερόν s'emploie dans le sens de grand; mais nous ne connaissons aucun auteur qui ait
donné l'épithète de sacrée à la haute mer, quoique cet auteur paraisse si connu à notre
scholiaste, qu'il ne croit pas nécessaire de le nommer. — [4] Cod. ἱερὴ γειλεμάχιον. Voy.
Od. β, 409, et saepius alibi. — [5] Iph. Taur. 1426. — [6] VI, 1, t. V, p. 132. — [7] Hist. anim.
III, iii, p. 501b, l. 22. — [8] Cod. φασίν. — [9] Cod. 2a m. εὐφθάρτα. — [10] Hés. : ἐφήμερα ·
εὐμετάβολα εὐφθάρτα. Voy. aussi Etym. Gud., Poll. I, 65, et Steph. in voce. — [11] Cod.
1a m. ὀδανισμός, et 2a ὀδαξισμός. Dans la question il y a aussi ὀδαξισμός. — [12] Cod.
οὐλῶν. — [13] Aph. 25; t. XVIIb, p. 630. Cf. Steph. Thes. — [14] Cod. ἀπέμφθου. — [15] Nous
ne connaissons aucun autre scholiaste ou grammairien qui donne σπασμός comme synonyme de πνιγμός. — [16] Voy. p. 235, l. 11. — [17] Φύσιν Cod.

P. 234, l. 14: ἄζουσιν] ἄζειν γὰρ τὸ σΙενάζειν δηλοῖ, ἀλλὰ καὶ τὸ ἐκ τοῦ σΙό-
ματος ἀθρόον ἐκπνεῖν [1].

P. 238, l. 6 : κλαγγώδη] Κλαγγὴ ἡ βοὴ τῶν προβάτων [2].

P. 265, l. 11: ἐλινύουσιν] ἀντὶ τοῦ ἡσυχάζουσιν [3].

LIVRE XXIV.

P. 369, l. 7 : γαργαρεών] ἀντὶ τοῦ ἡ κιονίς · ταὐτὸ γὰρ δηλοῖ γαργαρεὼν καὶ 5
κιονίς, ὡς αὐτός φησιν ἐν τῷ ς΄ τοῦ Κατὰ τόπους [4] · τὴν γὰρ σΙαφυλὴν τοῦ πάθους
λέγει ὄνομα, καὶ οὐ τοῦ μορίου [5].

LIVRE XLIV.

P. 534, l. 9 : Κατὰ μὲν οὖν τὰς ἀρχὰς] Ἔσ]ιν ἀπὸ τοῦ [6] περὶ τῆς Φοινικίνης ἐμ-
πλάσΙρου· αὐτολεξεὶ δὲ τὰ αὐτὰ καὶ ἐν τῷ ια΄ [7] τῆς Κατὰ γένος.

P. 537, l. 6 : Ἐλξίνη] ἀπὸ τῶν Ἁπλῶν, τοῦ οἰκείου ἕκασΙον τόπου · τὸ τῆς 10
ἀράχνης ὕφασμα ἀπὸ τοῦ ια΄ βιβλίου· περὶ μέντοι τοῦ γλαυκίου ἰδικῶς οὐκ εἴρηται,
ἔσΙι [8] δ' αὐτὸ συναγαγεῖν ἀπὸ τῆς δυνάμεως αὐτοῦ.

P. 557, l. 10 : Πολλὰ δὲ τῶν] ἀπὸ τοῦ Ἱπποκράτους τῆς ς΄ Ἐπιδημίας, τμῆμα η΄,
ῥητοῦ οἷόν ἐσΙιν ἐν τοῖς ἄρθροις σκεπΙέον, ἢν μὴ ἐκπνεῖται [9].

P. 558, l. 3 : τὰ ἔξωθεν ἐπιτιθέμενα] ἀπὸ τῆς α΄ τῆς Συνόψεως τῆς Θεραπευτικῆς 15
πρὸς τὸ γ΄ τοῦ λόγου [10].

P. 570, l. 11 : Εἰ μὲν κατά] ἀπὸ τοῦ α΄ τῶν Ἀντύλλου Χειρουργουμένων · κεφάλαιον ὁμοίου.

---

[1] D'après les grammairiens et les lexicographes, ἄζειν se dit proprement du bruit qu'on
fait en soufflant sur ses doigts pour les chauffer. Voyez Hésychius et les interprètes, ainsi que
Steph. *Thes.* — [2] Nous ne connaissons aucun auteur qui ait employé le mot κλαγγή pour
désigner le bêlement des moutons; en général, les grammairiens et les scholiastes reconnaissent que ce mot s'emploie proprement de la voix des grues; quelques-uns ajoutent, des
aigles, et, en général, des oiseaux; cependant ils avouent qu'il s'emploie quelquefois aussi
pour indiquer la voix des hommes, des cochons et des chiens, ou le sifflement que font les
flèches en traversant l'air. Voyez Pollux, V, 86 et 89; Suidas, *Etym. magn.* p. 516;
Schol. Il. α΄, 49; Eustath. *ad. Il.* p. 40, l. 1; p. 181, l. 13; p. 371, l. 3; *ad Od.* p. 1657,
l. 8, et p. 1765, l. 28; Gal. *Us. part.* VII, VII, t. III, p. 535. Voy. aussi, chez Érotien, les
explications que les anciens commentateurs d'Hippocrate avaient données de ce mot. —
[3] Voy. Toup et Bernhardy *ad Suidam*, et Steph. *Thes.* in voce. — [4] Chap. VIII, t. XII,
p. 959 et 960. — [5] Voyez, sur l'emploi du mot σΙαφυλή, aussi bien dans le sens de luette
enflammée que dans celui de luette en général, Pollux, II, 99, et IV, 200, ainsi que les
auteurs cités dans le *Trésor* d'Étienne, aux mots σΙαφυλή et σΙαφυλοφόρος, auxquels on
pourra ajouter Rufus, *Appell. part. corp. hum.* p. 28 (conf. plus bas p. 387, l. 12) et 50, Gal.
Tum. præt. nat. XVII, t. VII, p. 731, et Alex. Aphrod. *Probl.* II, 3. Généralement les auteurs
dérivent l'emploi du mot σΙαφυλή, dans ce sens, de la ressemblance de la luette enflammée
avec un grain de raisin; seul l'*Etym. magn.* (p. 514, l. 49) a une autre étymologie, ἀπὸ
τοῦ συνεχῶς κατασΙάζεσθαι. Du reste, Alex. Aphrod. *l. l.*, l'*Etym. magn.* p. 221, l. 38,
et p. 514, l. 47, et Eustath. *ad. Il.* p. 697, l. 28, disent que le mot γαργαρεών est une imi-
tation du son que produit la luette quand elle imprime des vibrations à l'air. — [6] Cod.
τῶν. — [7] Lisez τῷ α΄. — [8] Cod. ἔσΙω. — [9] *Epid.* VI, VIII, 22, t. V, p. 352. — [10] Dans
le tome IV d'Oribase, nous tâcherons de déterminer quel était le contenu de ce traité.

P. 572, l. 12 : Ἐπὶ δὲ μασίων] ἀπὸ τοῦ γ' τῶν Ἡλιοδώρου Χειρουργουμένων·
κεφάλαιον περὶ φλεγμονῆς καὶ τοπικῶν ἀποσίημάτων.

P. 573, l. 13 : Δεῖ δέ] ἀπὸ τοῦ δ' τῶν Ἡλιοδώρου Χειρουργουμένων· κεφάλαιον
περὶ τῶν ἐν τῇ ἕδρᾳ ῥαγάδων καὶ κονδυλωμάτων.

P. 578, l. 1 : Ἐὰν μὲν οὖν] ἀπὸ τοῦ γ' τῶν Χειρουργουμένων· κεφάλαιον τίνες
τῶν ἀφισίαμένων τόπων ὑποπίπίουσι χειρουργίᾳ, καὶ τίνες διαίτῃ καὶ φαρμακείᾳ;

P. 579, l. 1 : Σχηματιζέσθω] ἀπὸ τοῦ γ' τῶν Χειρουργουμένων, κεφ. τοῦ ὁμοίου.

P. 579, l. 13 : Ἐκληφθέντος] ἀπὸ τοῦ αὐτοῦ.

P. 588, l. 15 : Κατιάδος] Ὅτι κατιάδα τὸ φλεβοτόμον καλεῖ ἐν τῷ ια' τῶν Χειρουργουμένων, κεφαλαίῳ περὶ φλεβοτομίας, καὶ τὴν ἀκμὴν τῆς κατιάδος κόρακα[1]· εἶπε
γὰρ ἐν ἐκείνοις ὅσα ὀφείλει[2] γίνεσθαι πρὸς τὴν παρασκευὴν τοῦ φλεβοτομουμένου
ἐπάγειν[3]· μετὰ δὲ ταῦτα τῷ κόρακι τῆς κατιάδος διαιρείσθω ἡ μᾶλλον διωγκωμένη[4]
φλέψ. Ὁ μέντοι Ῥοῦφος ἐν τῷ Διατριβαῖ κατ' ἰητρεῖον[5] μονοβίβλῳ ὀξυβελὲς καλεῖ
τὸ φλεβοτόμον.

P. 590, l. 1 : Εἰ δὲ ἐν τῷ διαφράγματι] ἀπὸ τοῦ β' τῶν Χειρουργουμένων, κεφάλαιον περὶ φλεγμονῆς διαφράγματος τῶν μυξωτήρων.

P. 590, l. 7 : Ἐν δὲ τοῖς παρισθμίοις] ἀπὸ τοῦ αὐτοῦ, κεφάλαιον περὶ τῆς ἐν τοῖς
παρισθμίοις φλεγμονῆς.

P. 590, l. 11 : ἐὰν μὲν ᾖ παχέα] ἀπὸ τοῦ ε' τῶν Χειρουργουμένων, κεφάλαιον
περὶ τῆς τοῦ ὀσχέου φλεγμονῆς.

P. 598, l. 11 : Θεραπευθείς] ἀπὸ τοῦ Περὶ τῶν παρὰ φύσιν ὄγκων μονοβίβλου
μετὰ ρ' [σίίχους] τῆς ἀρχῆς.

P. 602, l. 1 : Καὶ μέντοι καί] Ὁ μέντοι Γαληνὸς ἐν τῷ Ἱπποκρατῶν Ἀφορισμῶν[6],
τμῆμα τρίτον, ῥητόν· πρεσβυτέροισι δὲ γενομένοισι φησίν· φύματα λέγεται ἐξαιρέτως φλεγμοναί τινες αὐτόματοι, τάχισία μὲν γεννώμεναι[7], τάχισία δὲ εἰς ὀξὺν καὶ
ὑψηλὸν αἰρόμεναι[8], τάχισία δ' ἐκπυϊσκόμεναι, καὶ πλείσίη γε τούτων ἡ γένεσίς
ἐσίιν ἐν βουβῶνι[9] καὶ μασχάλῃ.

P. 603, l. 8 : ἀλῶν] ἀπὸ.....[10]

P. 606, l. 5 : Τοὺς μὲν οὖν] ἀπὸ τοῦ Ἱπποκράτους τῆς β' Ἐπιδημίας, τμήματος
γ', ῥητοῦ· οἱ ἐπὶ βουβῶνι πυρετοί[11].

P. 607, l. 4 : Βουβὼν ὁ μέν] ἀπὸ τῶν Περὶ τῶν ἐκτὸς παθῶν.

P. 607, l. 8 : μολίβδου] ἐν τῷ ξε' βιβλίῳ, κεφαλαίῳ Ῥοῦφου περὶ λιθιάσεως εὑ-
ρήσεις· κοκκίνῳ βάπίουσι τὰ φοινίκια.

---

[1] D'après Hésychius, la pointe du bec des coqs s'appelait aussi κόραξ. — [2] Cod. ὠφείλει.
— [3] Lisez ἐπάγει δέ. — [4] Cod. διογκωμένη. — [5] Cod. ἰτρείοις. Du reste, si μονοβίβλῳ
est un substantif, il faudra lire ἐν τῇ; si on veut conserver ἐν τῷ, on est obligé de sous-
entendre συντάγματι, τεύχει, ou quelque autre mot semblable. — [6] Lisez εἰς Ἱπποκράτους ἀφορισμούς. Du reste, l'endroit cité se trouve Comm. ad Aph. III, 26, t. XVII[b],
p. 636. — [7] Cod. γεννόμεναι. — [8] Cod. ἐρώμεναι. — [9] Cod. βουβώνω. — [10] Le reste
de la scholie est détruit; du reste cette scholie semble être déplacée et se rapporter au mot
ἐχρησάμην (l. 8); elle désignait probablement le traité perdu dont la phrase qui commence
par ce mot était tirée. — [11] L'endroit cité d'Hippocrate est la sent. 5, t. V, p. 108. Ce qui
nous paraît inexplicable, c'est que, dans les fragments qui nous restent du Commentaire
de Galien sur le liv. II des Épid. on trouve (t. XVII, p. 410, sq.) un commentaire sur ce
passage, lequel ne contient pas un seul mot de ce que, d'après notre scholiaste, Oribase
en a tiré.

P. 607, l. 12 : Διονύσιον τὸν κυρτόν] Ὁ Φίλων ἐν τῷ θ΄ Περὶ βιβλιοθήκης κτήσεως[1],
καὶ Ἕρμιππος[2] ἐν τῷ ε΄ Περὶ τῶν διὰ παιδείαν[3] σεμνυνθέντων ἐνδόξων ἀνδρῶν
ἰατρῶν, καὶ ὁ Σωρανὸς ἐν ταῖς Τῶν ἰατρῶν διαδοχαῖς[4] ; φασιν ὅτι καὶ ὀξυτόνως εἴρηται
κυρτὸς, ὡς φοξὸς, διὰ σωματικὴν ἀσθένειαν · βαρυτόνως δὲ ὡς ἵππος, πύργος, ἐπεὶ
ἐκ μεσογαίου πόλεως[5] τῆς Αἰγύπ]ου λεγομένης Κύρτου ὑπῆρχεν · ἢ ὡς φασί τινες,   5
διὰ τὸ ἁλίσκεσθαι τοὺς ἀντιλέγοντας αὐτοῦ ὥσπερ[6] τοὺς ἰχθῦς ὑπὸ τῶν ἁλιευτικῶν
κύρτων[7].

P. 609, l. 7 : ὁ καρπός] Οὕτω καὶ ὁ Γαληνὸς βούλεται ἐν τῷ Περὶ χυμῶν Ἱπποκράτης, τμῆμα γ΄[8].

P. 610, l. 4 : ὀρφνῶδες] σκοτεινόν ·[9] λέγεται ἡ σκοτία.   10

P. 610, l. 6 : Αἱ δὲ ἐπινυκτίδες] ἀπὸ τοῦ Περὶ τῶν ἐκτὸς παθῶν.

P. 611, l. 1 : Καὶ τὸ φύγεθρον] ἀπὸ τοῦ Περὶ τῶν ἐκτὸς παθῶν. Ὁ Ἡλιόδωρος
ἐν τρίτῳ Χειρουργουμένων, κεφαλαίῳ περὶ τῶν κατὰ τοὺς βουβῶνας ἀποσ]ημάτων
φησὶν ὡς οἱ μὲν φύγεθρα, οἱ δὲ φύματα προσηγόρευσαν · φύγεθρα μὲν ὡσανεὶ φύματα ἐρυθρά[10] · φύματα δὲ διὰ τὴν τῶν ἀλγημάτων ἐπίτασιν ὅμοιόν τι φρύξει πασχόν-   15
των τῶν ἀνθρώπων.

P. 611, l. 9 : Αἱ σύριγγες] ἐκ τῶν Περὶ συρίγγων, κεφαλαίῳ[11]. Φησὶν ὁ Ἀντύλ-
λος ὡς κατὰ μεταφορὰν ὠνομάσθαι[12] ἀπὸ τῶν συρίγγων τῶν ἐκ τοῦ καλάμου πεποιη-
μένων · εὐρυχωρία γάρ τίς ἐσ]ι παραπλησία ταῖς ἐν τοῖς[13] καλάμοις κοιλότησιν ·

[1] C'est assurément le même traité que les XII livres Περὶ κτήσεως καὶ ἐκλογῆς βι-
βλίων dont parle Suidas. L'auteur dont il s'agit est le grammairien Herennius Philo, de
Byblus, qui vécut pendant presque toute la durée du $\mathrm{II^e}$ siècle de notre ère (Suidas). D'après
Étienne de Byzance (Κύρτος), le titre du livre de Philon où il avait parlé de Denys était
Περὶ ἰατρικῶν ; ce n'était probablement qu'une subdivision du traité mentionné par Suidas. Philon, d'après Étienne, donne uniquement la seconde explication du surnom κύρτος.
Le mot φασί (l. 3) ne signifie donc pas que tous les trois auteurs cités avaient donné,
chacun en particulier, les trois explications de ce surnom que fournit notre scholie ; mais
probablement l'un celle-ci, l'autre celle-là. — [2] Cod. Ἔρμηππος. Le titre du traité d'Hermippe, donné par notre scholiaste, ressemble tellement à celui d'un traité d'Hermippe
cité par l'Etym. magn. voce Ἀπάμεια (περὶ τῶν ἐν παιδείᾳ λαμψάντων), que nous ne
saurions nous refuser à croire que le traité cité par le scholiaste était une partie du traité
dont parle l'Etym. Or on admet généralement que le traité cité par l'Etym. était d'Hermippe de Smyrne, qui vivait dans le $\mathrm{III^e}$ siècle avant notre ère. (Voy. Hermippi
Smyrnæi fragm. ed. Lozynski, Bonnæ, 1832, in-8°, p. 4 et 25.) Nous ne saurions donc admettre avec Rose (De Aristotelis librorum ordine et auctor. Berol. 1854, in-8°, p. 32) que
la citation de notre scholiaste se rapporte à Hermippe de Béryte, qui vivait sous l'empereur
Hadrien (Voy. Lozynski, p. 20) et qui était le disciple d'Hérennius Philo (Rose, l. l.), dont
nous avons parlé dans la note précédente. — [3] Cod. παιδίαν. — [4] Le livre cité de Soranus est probablement le même que les X livres βίους ἰατρῶν καὶ αἱρέσεις καὶ συντάγ-
ματα que cite Suidas. — [5] Cod. πόλεος.— [6] ὅσπερ Cod. — [7] Cod. κυρτῶν. — [8] Dans
la sect. III de son Comment. sur le livre des Humeurs (§ 26, t. XVI, p. 460), Galien parle,
en effet, des terminthes ; mais, dans cet endroit, il ne dit pas que ces tumeurs tirent leur
nom de leur ressemblance avec le fruit du térébenthinier ; cette étymologie se trouve dans
un autre passage (Comm. II in Epid. III, vii, t. XVII, p. 327), lequel a beaucoup d'analogie
avec notre chap. 18. — [9] Lisez σκοτεινόν · ὀρφνη γὰρ λέγ. C'est une glose copiée dans
Érotien. Conf. Suidas et les auteurs cités dans la note de Bernhardy, Hésychius et l'Etym.
magn. — [10] Pollux (IV, 191) définit le φύγεθρον · φῦμα περὶ βουβῶνα μετὰ πυρετοῦ.—
[11] Peut-être faut-il lire ἐν τῷ..., φησίν. Le numéro du chapitre, ou la désignation du sujet
dont il traitait, manque. — [12] Cod. ὀνομάσθαι. L. ὠνόμασ]αι. — [13] Cod. τοῖς ἐν τοῖς.

ἐσ7ι δὲ κόλπος τετυλωμένος¹ καὶ μὴ δυνάμενος χωρὶς χειρουργίας ἢ φαρμακείας²
πεσεῖν.

P. 619, l. 3 : κατ' ἐπικόπου] Κατ' ἐπικόπου φασὶν ὅταν τι ὑποβληθῇ³ καὶ κατ'
αὐτοῦ⁴ ἡ τομὴ γένηται.

5   P. 621, l. 3 : Ὅταν δ' ἐν τῷ πήχει] ἀπὸ τοῦ γ' τῶν Ἡλιοδώρου Χειρουργουμένων,
κεφάλαιον περὶ τῶν κατὰ τὸν πῆχυν παθῶν.

P. 621, l. 9 : Εἰ δὲ εἰς μάλην] ἀπὸ τοῦ α' τῶν Ἀντύλλου, κεφάλαιον περὶ σύριγγων.

P. 627, l. 2 : Τὰ δ' ἐν τοῖς οὔλοις] ἀπὸ τοῦ β' τῶν Ἡλιοδώρου Χειρουργουμένων,
κεφάλαιον περὶ τῶν ἐν οὔλῳ σύριγγων.

10   P. 627, l. 6 : Ἐπὶ δὲ τῆς ἕδρας] ἀπὸ τοῦ δ' τῶν Ἡλιοδώρου Χειρουργουμένων, κεφάλαιον περὶ⁵ τῶν ἐν ἕδρᾳ σύριγγων.

P. 631, l. 5 : ἑδροδιασ7ολεῖ] ἐν τούτῳ τὸν ἑδροδιασ7ολέα μικρὸν διοπ7ρίου
καλεῖ⁶.

P. 633, l. 5 : Καὶ ἐν δακτύλοις] περὶ τῶν γιγνομένων κατὰ τοὺς δακτύλους· τοῦ
15   αὐτοῦ ἐκ τοῦ⁷ γ' Νᵒ⁸ τῶν Λεωνίδου κεφαλαίων⁹.

P. 633, l. 14 : Τῶν δὲ ἐν τῷ ὀσχέῳ] ἐκ τῆς ε' Νᵒ⁷ τοῦ αὐτοῦ.

P. 635, tit. Μέγητος] Ὁ Γαληνὸς ἐν τῷ ς' τῆς Θεραπευτικῆς¹⁰ σιδώνιον τὸν Μέ-
γητα εἶναί φησιν· ἄλλοι δὲ μαθητὴν αὐτὸν εἶναι Θεμίσωνος ἀναγράφουσιν.

P. 638, l. 10 : κύαρ] Κύαρ ἢ τὸ τῆς βελόνης τρύπημα, ὡς Ἑλλάδιος ὁ τὴν πολ-
20   λὴν χρῆσιν συναγαγὼν δείκνυσιν ἐν τῷ κ σ7οιχείῳ¹¹· κέχρηται δὲ καὶ Ἱπποκράτης
τῇ λέξει¹².

P. 641, l. 10 : Καὶ ὅταν γε] ἀπὸ τοῦ Ἱπποκράτους τὸ Περὶ ἀγμῶν καὶ ἄρθρων,
τμῆμα ζ', ῥητοῦ· ἀτὰρ καὶ γαγγραινοῦσθαι ἱκνέεται.

---

¹ Cod. τετυλωμένοι. — ² Cod. φαρμακίας. Voyez d'autres définitions analogues du
mot σύριγξ plus haut chap. 15, § 28 (p. 599, l. 10); Gal. Comm. III in Hum. § 28, t. XVI,
p. 463, et Defin. med. 421, t. XIX, p. 446. — ³ Cod. ὑποβληθέν. Du reste, on lit dans les
Admin. anat. (VIII, VII, t. II, p. 685) χρώμενος ἐπικόπῳ· καλέσαι γὰρ οὕτως οὐδὲν χεῖ-
ρόν ἐσ7ιν ὁμοίως τοῖς ἀνατομικοῖς τε καὶ χειρουργοῖς τὸ σ7ήριγμα τῶν ὑποβεβλημένων τῇ τομῇ σωμάτων. Conf. Poll. X, 101, et les auteurs cités dans le Trésor d'Étienne
in voce. — ⁴ Cod. αὐτόν. — ⁵ Cod. ἐπί. — ⁶ L. ἑδροδιασ7ολέα τὸ μ. δ. καλεῖ. — ⁷ C'est
douteux s'il y a τοῦ ou τῶν dans le manuscrit. — ⁸ Nous ne savons pas quelle est la valeur
de cette abréviation, qui se trouve dans cette scholie et dans la suivante. Ce que nous
avons représenté dans les deux cas comme un accent aigu a, dans la scholie suivante,
bien plus de ressemblance avec un σ placé au-dessus du N. — ⁹ Toute la dernière partie
de cette scholie, depuis τοῦ αὐτοῦ, a été déplacée et appartient à la page 631, l. 2, ὅταν
δὲ βαθεῖα; en effet, les mots ὅταν ..... ἡμισπαθίῳ (l. 2-9) se retrouvent littéralement
dans Paul d'Égine, et, chez cet auteur, ils sont précédés de ὁ μὲν Λεωνίδης ταυτί φησιν.
En tête du chapitre qui nous occupe, Antyllus et Héliodore sont nommés comme auteurs
originaux, et nous ne savons donc pas dans lequel de ces deux auteurs Oribase a pris le
passage dont il s'agit. Si c'est dans Héliodore, ce médecin en est évidemment le véritable
auteur, puisqu'il est plus ancien que Léonidas. Mais, si Oribase a copié Antyllus pour le
passage dont il s'agit, nous ne pouvons savoir quel est l'auteur original, car il y a de bonnes
raisons pour croire qu'Antyllus et Léonidas sont tous les deux postérieurs à Galien ; mais on
n'a encore aucune donnée pour savoir lequel des deux est le plus ancien. — ¹⁰ Chap. VI,
t. X, p. 454. — ¹¹ Cette glose ne se retrouve pas dans les extraits d'Helladius conservés
par Photius, cod. 279. Conf. du reste Gal. Exeg. et Hésych. — ¹² Vict. acut. App. § 29,
t. II, p. 516, et Morb. II, § 33 ; t. VII, p. 50.

P. 642, l. 6 : Τὴν ὅλην] ἀπὸ τοῦ αὐτοῦ Ἱπποκράτους, τμῆμα β΄, ῥητοῦ· καὶ οὕτω κίνδυνος σφακελίσαι τὸ ὀσίέον τῆς ϖίέρνης.

P. 643, l. 6 : Ἢ τοίνυν φλέβα] ἀπὸ τοῦ Ἱπποκράτους τῆς β΄ Ἐπιδημίας, τμῆμα ε΄, ῥητοῦ· ὅσα σφακελίζει ἀπολαβόντι φλέβα [1].

P. 643, l. 15 : ἢ τῶν κυκλίσκων] ἀπὸ τοῦ αὐτοῦ Ἱπποκράτους τῆς β΄ Ἐπιδημίας, τμῆμα ε΄, ῥητοῦ· ὅσα σφακελίζει ἀπολαβόντι φλέβα [2].

P. 645, l. 12 : Φλεβοτομία] ἀπὸ τοῦ Ἱπποκράτους τῆς δευτέρας Ἐπιδημίας, τμῆμα ε΄, ῥητοῦ· ὅσα σφακελίζει ἀπολαβόντι φλέβα [3].

P. 646, l. 6 : Τὸ μὲν γαγγραινούμενον] ἀπὸ τοῦ α΄ βιβλίου τῆς συνόψεως τῶν χειρουργουμένων, μετὰ τὸ β΄ βιβλίον [4], κεφάλαια τοῦ ὁμοίου.

P. 655, l. 5 : Ὅσα δέ] ἀπὸ τοῦ ϖερὶ τῶν ἐκτὸς ϖαθῶν.

P. 662, l. 3 : Γίνεται δέ ϖοτε] ἀπὸ τοῦ ιδ΄ τῆς Θεραπευτικῆς, ὡς ϖρὸ σν΄ σΤίχους τοῦ τέλους, κεφ. ϖερὶ ἕρπητος.

P. 664, l. 11 : Ἀντίτυπος] ἀπὸ τοῦ α΄ τῆς Θεραπευτικῆς συνόψεως.

P. 666, l. 3-4 : οἷον ἐλάφειον] ἀπὸ τοῦ ια΄ τῶν ἁπλῶν, κεφ. ϖερὶ ϖιμελῆς [5].

P. 668, l. 3 : ἀσκωλιάζειν] κυρίως μὲν τὸ ἐπὶ τοὺς ἀσκοὺς ἄλλεσθαι, ἐφ᾽ οὓς ἀληλιμμένους οἷον ἐπήδων γελοίου ἕνεκέν τινες, καὶ ἐπὶ τοῖς συμπεφυκόσι τοῖς σκέλεσιν ἁλλομένοις [6].

P. 671, l. 9 : Ὥσπερ ἐπὶ χολ.] ἀπὸ τοῦ ϛ΄ τῆς Θεραπευτικῆς συνόψεως.

---

[1] Sent. 20; t. V, p. 132. Cod. om. ε΄. — [2] Scholie un peu déplacée, et qui semble plutôt appartenir aux mots καὶ ἔτι τούτων (p. 644, l. 2). — [3] Voy. ligne précédente. — [4] Lisez μετὰ τὸ ἥμισυ τοῦ βιβλίου. — [5] Cod. om. ϖερί. Cette scholie est probablement encore déplacée, et semble appartenir aux mots ὅπερ καί κ. τ. λ. (l. 5); il est cependant possible aussi que le scholiaste ait trouvé, dans son exemplaire du *Traité des médic. simples*, la mention de l'emploi de graisse de cerf contre le squirre, mention que nous avons vainement cherchée dans les écrits de Galien qui existent actuellement. (Voy. Var.) — [6] Proprement l'ascoliasme était une espèce de jeu ou de danse, à laquelle on se livrait à Athènes en célébrant la fête religieuse appelée Ἀσκώλια, et qui consistait à sauter sur une outre huilée. Comme, pendant ce jeu, on sautait souvent sur un seul pied, on employait aussi par extension les mots ἀσκωλιάζειν et ἀσκωλιασμός pour désigner, en général, le saut sur un seul pied, et, par une extension encore plus large, la marche des boiteux. Voir, pour plus de détails, *Schol. Aristoph. Plut.* 1129; *Schol. Plat. Symp.* p. 258; *Schol. Lucian. Lexiph.*; Tzetzès, *Ad Hes. Opp. et dies*, 366; Pollux, II, 194, et X, 121; *Etym. magn.* p. 155, l. 35; *Et. Gud.* p. 84, l. 15; Suidas, Hésychius et les interprètes; parmi les modernes, Hieron. Mercur., *De art. gymnast.* p. 164; Krause, *Die Gymnastik und Agonistik der Hellenen*, p. 399. Parmi tous ces auteurs, il n'y a que le scholiaste de Platon qui soit, jusqu'à un certain point, d'accord avec notre auteur, puisqu'il dit que quelques-uns désignaient aussi par ces mots le saut à pieds joints.

NOTES.

LIVRE XXI.

Ch. 1, p. 2, l. 5, εἶναι.] La vraie leçon est peut-être ἔσῐι.

P. 3, l. 5 et 6, ἐμφυσήμασι ..... πνευματώσεσιν.] Il semble résulter de plusieurs passages de Galien (*Comment. sur le régime dans les mal. aiguës*, IV, 19; t. XV, p. 770; *Méth. thérap.* XIV, 6-8, t. X, p. 963-972; *Méth. thérap. à Glauc.*
5 II, 8, t. XI, p. 121-125; *Des bons et des mauvais sucs*, 4, t. VI, p. 781) que souvent, pour lui, *pneumatose* est complétement synonyme d'*emphysème*. (Cf. aussi Oribase, XLV, 22.) Cependant, dans l'endroit qui nous occupe, les emphysèmes et les pneumatoses paraissent être désignés comme deux affections différentes. Dans ce cas et dans les cas analogues, πνευμάτωσις est synonyme de ἐμ-
10 πνευμάτωσις, dont voici la définition tirée des *Défin. méd.* attribuées à Galien (258, t. XIX, p. 419) : « Il y a *empneumatose* lorsqu'un gaz, devenu assez abondant, est contenu dans l'orifice de l'estomac (voy. plus bas, p. 702, l. 43 sqq. la note sur le mot σῐόμαχος), et distend cette partie en même temps que l'estomac [lui-même], de manière à ce que la digestion (τὴν οἰκονομίαν) des aliments trouve
15 un obstacle. » Dans divers endroits de Galien (*De la différ. des symptômes*, 4; *Des causes des sympt.* III, 2, t. VII, p. 68, 69 et 215; *Comment. sur le régime des maladies aiguës*, III, 2, t. XV, p. 638; *Antidotes*, II, 10, t. XIV, p. 165), *pneumatose* est synonyme de ce que les *Déf. méd.* appellent *empneumatose*. Du reste, en compulsant les chapitres cités plus haut de Galien (*Méth. thérap.* XIV, 6-8) et d'Ori-
20 base sur l'emphysème, on verra que, d'après ces auteurs, l'*empneumatose* n'est qu'un cas particulier de l'*emphysème*. Remarquons encore que les mots πνευμάτωσις et ἐμπνευμάτωσις doivent avoir été souvent confondus par les copistes. Ainsi le passage du traité de Galien, *Des bons ou mauvais sucs des aliments*, que nous citions plus haut, a été inséré par Oribase dans son livre III (ch. 1; voy.
25 t. I, p. 189, l. 7); or, dans ce passage, les manuscrits d'Oribase ont tous, ainsi que nous l'avons indiqué, ἐμπνευματώσεις. Peut-être même fallait-il préférer, dans cet endroit, la leçon de Galien, et lire, par conséquent, πνευματώσεις.

P. 3, l. 7, τὸ ἀκριϐὲς αἷμα.] Voy. t. II, p. 785, l. 19.

Ch. 4, p. 9, l. 4, οὐ γὰρ δὴ ὑπὸ ψυχροῦ, κ. τ. λ.] Voyez, sur la cause de la so-
30 lidification d'après les anciens, Aristote, *Météor.* IV, vi, p. 382ᵇ, l. 31 sqq. Bekk.; Galien, *Des tempér.* II, 8, t. I, p. 598; cf. aussi Aristote, *De la génér. et de la corrupt.* II, 11, p. 330, l. 10.

Ch. 6, p. 19, l. 11-p. 20, 9, Ἐπιϐλέπειν ... ἐλάτῐων.] Cf. *Liv. incert.* ch. 28, p. 201, l. 4 à p. 202, l. 5.

LIVRE XXII.

Ch. 1, p. 26, l. 6, *ἀλλὰ ἡ μὲν γένεσις οὐχ ἀπλῆ*] Voy. *Réfutations de quelques doctrines de Galien par Syméon Seth* dans *Notices et extraits des manuscrits médicaux*, par M. Daremberg, p. 44 et 228.

P. 36, l. 10, *ὄχημα τροφῆς*.] Voy. l. V, ch. 1; t. I, p. 313, l. 9, et la note, p. 628, l. 23. Dans le Comm. sur un autre passage du même livre hippocratique *De l'aliment* (III, 2, t. XV, p. 266), Galien prétend qu'Hippocrate a appelé la veine cave *véhicule de l'aliment*.

P. 37, l. 1, *τρέφεσθαι μὲν γάρ*] Voy. t. I, p. 628, l. 23 et *Traduction de Galien*, par M. Daremberg, t. I, p. 285, note 2.

Ch. 2, p. 42, l. 15, *τρήματι*] Galien a pris pour un trou le repli du péritoine. 10

P. 50, l. 7, *ἀδενοειδῶν παρασ7ατῶν*] Chez les mâles, les parastates glanduleux, pour Galien, répondent aux canaux excréteurs de la prostate, simples chez les singes, et, chez les femelles, aux ligaments de l'ovaire et aux ligaments ronds réunis. Cette proposition sera démontrée par M. Daremberg dans ses *Études sur l'anatomie de Galien*. 15

P. 52, l. 5, *διατρέφον*.] Il faut probablement lire *τρέφον*.

Ch. 3, p. 54, l. 11, *φρικώδεις τε καί*] Dans le passage de Galien d'où ces mots ont été tirés, on lit *ἀλλὰ φρικ. τε καί*, et l. 10, non *ἀλλὰ ἐγχωρεῖ*, mais *ἐγχωρεῖ δέ*. Voilà ce qui nous a déterminés à conserver la conjonction *τε* et à ne pas la changer en *δέ*, ce qui, du reste, aurait donné une construction bien meilleure. 20

P. 54, l. 13-14, *οὐδαμῶς... κυήσειν*] Ce passage, on n'en saurait douter, est destiné à réfuter l'opinion d'Aristote qui enseignait que la semence ne contribue pas matériellement à la formation du fœtus, mais qu'elle lui fournit seulement l'âme, la forme et le principe du mouvement. (Voy. *Gén. des anim.* I, II et XX; II, III et IV; p. 716, l. 4; 729, l. 9; 736, l. 24; 737, l. 7; 738ᵇ, l. 24). Galien, il est vrai 25 (*De la sem.* I, 3, t. IV, p. 516), réprimande vertement certains philosophes péripatéticiens de son temps qui avaient prétendu que, d'après Aristote, la semence du mâle, après avoir fourni au nouvel être en voie de formation le principe du mouvement, était de nouveau rejetée du corps de la femelle, et ne devenait pas une partie de la substance corporelle de ce nouvel être; on est, en effet, obligé 30 de reconnaître que, dans aucun passage des œuvres d'Aristote, le fait de la sortie de cette semence n'est affirmé d'une manière expresse et péremptoire. Cependant, dans la suite de son argumentation (*De la sem.* I, 4 et 5, p. 521, 530 et 531), Galien semble reconnaître lui-même, comme étant l'opinion d'Aristote, « que, plus ou moins de temps après la copulation, la semence est rejetée peu à peu, et sans 35 qu'on s'en aperçoive, des organes génitaux de la femelle. » On se demande donc en quoi consistait l'erreur de ces philosophes péripatéticiens, contemporains de Galien, et qu'il s'attache à réfuter avec tant d'âpreté? Probablement, ces philosophes avaient prétendu que la semence était rejetée, peu après la copulation, d'une manière facile à constater et sans avoir subi le moindre changement appréciable. 40

P. 56, l. 8, πλέον] Nous préférons πλέονα.

P. 59, l. 2-3, χάσκει μὲν τὸ κατὰ εὐθὺ τῆς μὴ συνειληφυίας] Quoique l'opinion erronée exprimée dans cette phrase dépende évidemment de ce que la plupart des médecins de l'antiquité croyaient que la femme a un utérus bicorne (voy.
5 entre autres, Galien, *Ut. des part.* XIV, 4, t. IV, p. 150 sqq.; plus haut, ch. 3, p. 49, l. 11; et plus bas, XXIV, 29, p. 367, l. 5), cette opinion ne se trouve clairement énoncée dans aucun ouvrage d'un médecin ancien qui soit publié jusqu'à ce jour. Voyez cependant Hipp. *Epid.* II, III, 17, et VI, VIII, 6, t. V, p. 116 et 344 (ὅτι μετὰ τὰ γυναικεῖα τὰ μὲν δεξιὰ, τὰ δὲ ἀριστερὰ χάσκων); Ga-
10 lien, *Comm. in Epid.* II, *l. l.*; cf. aussi le passage correspondant du comm. sur la dernière partie du liv. VI des *Epid.* (sect. VII et VIII, et dernière partie de la sect. VI) que Rasarius a publié en latin sous le nom de Galien, Venise, 1562, in-8°, et dans les cinq dernières éditions latines de Galien données par les Juntes. Nous ne connaissons que le comm. inédit d'Étienne sur les *Aphorismes* d'Hippo-
15 crate (V, 48), où l'opinion dont il s'agit est exposée sans obscurité. Voici le pas- sage d'après le manuscrit de la bibliothèque de l'Escurial (Σ-II-10): Ἡ εἰπὲ ὅτι τότε συμμύει ἀκριβῶς τὸ στόμιον τῆς μήτρας καθ' ἣν δίδυμά εἰσι τὰ κυοφορούμενα· τότε γὰρ κατὰ πᾶν μέρος ἀκριβὴς γίνεται ἡ μύσις. Εἰ μέντοι ἕν ἐστι ζωογονούμενον, ἐκεῖνο τὸ μέρος μύει τοῦ στομίου καθ' ὃν κόλπον ἐστὶ τὸ ἔμβρυον κατ' εὐθύ· τὸ δὲ
20 ἕτερον στόμιον, καθ' ὃ οὐδὲν ἔχει ὁ κόλπος, ἐκεῖνο τὸ μέρος χαλαρὸν καὶ ἀνεῳγὸς μένει· πολλάκις γὰρ μετὰ τὴν κυοφορίαν λαγνεύουσαι αἱ γυναῖκες καὶ συνουσιάζου- σαι ἀνδρὶ πέμπεται καὶ ἀκοντίζεται ἐν τῇ μίξει τὸ σπέρμα διὰ τοῦ ἀνεῳγμένου καὶ χαλαροῦ στομίου.καὶ φέρεται ἐπὶ τὸν κόλπον. Τοῦτο οὖν τὸ σπέρμα ἐκεῖσε φερόμε- νον σαρκίον γίνεται ἀσχημάτιστον καὶ ἄμορφον ὅπερ ἐπιγέννημα ὀνομάζεται.
25   **P. 59, l. 4.**] Peut-être la leçon véritable est-elle ἀνεστομωμένη ἔσται ou μενεῖ.

P. 59, l. 7-10, ὡς... δύσχρους] Peut-être faut-il reléguer ce membre de phrase dans les variantes; il semble une glose ajoutée après coup. D'ailleurs, l'aphorisme lui-même d'Hippocrate se trouvait déjà énoncé un peu plus haut (l. 4 et 5), du moins pour le fond de la pensée. Quant aux mots ὡς . . . . πᾶσι, qui proviennent
30 évidemment d'Oribase lui-même (voy. les var.), leur sens nous paraît douteux; on pourrait aussi prendre δῆλα dans le sens de δηλονότι, alors il faudrait mettre une virgule au lieu d'un point avant ὡς, et transporter celle qui est maintenant après τοῖς πᾶσι avant ces mots. Alors on traduirait : *de façon qu'il dit, bien en- tendu, que, pour tous les fœtus, la multiplicité et la vigueur, etc.* (Voy. l. 13 de la
35 traduct.)

Ch. 5, p. 63, l. 6, διὰ τὸ τρέφειν, κ. τ. λ.] On sait qu'en Grèce, chaque fois qu'un enfant venait au monde, le père avait le choix de le repousser ou de l'ac- cueillir; dans le premier cas, le nouveau-né était exposé et périssait ordinaire- ment. (Voy. Hermann, *Griechische Privalalterthümer*, § 11 et 32.) Aristote a pro-
40 bablement voulu dire qu'en Égypte cette coutume n'existait pas.

Ch. 6, p. 65, titre.] En lisant ce chapitre, ainsi que les endroits parallèles de Soranus, d'Aëtius et d'Actuarius, que nous avons cités dans la *Table des cha- pitres*, on se convaincra facilement que, sous le nom de môle, les anciens décri- vent, non l'affection qui porte encore ce nom, mais la grossesse extra-utérine.

P. 66, l. 9.] Probablement, il faut lire διὰ τὸ ἔμψυχον τὸ συλληφθὲν εἶναι.

Cʜ. 8, p. 71, l. 7, ἴτριον] Voy. t. I, p. 562.

Cʜ. 9, p. 78, l. 9, ὑποφέρονται] Nous préférons ὑποφαίνονται.

P. 79, l. 3, ὁ φυσικὸς Ἐμπεδοκλῆς] Cette opinion ne se trouve pas dans les fragments d'Empédocle recueillis jusqu'ici; mais elle devait être exprimée dans le 5 passage du II° livre des Φυσικά dont Galien a cité quelques vers. (Voy. 262-4, éd. de Karsten; 276-8 éd. de Stein.)

LIVRES INCERTAINS.

Cʜ. 2, p. 82, l. 7, ὁ νόμος] Voyez Meyer et Schoemann, *Der attische Process*, p. 468.

P. 83, l. 1, η' καὶ ι'] Pollux (I, 58) et le schol. d'Hésiode interprètent les vers 10 cités de ce poëte de telle manière que, selon eux, Hésiode aurait recommandé de marier les jeunes filles à quinze ans; mais l'un des éditeurs les plus récents des *Œuvres et jours*, D. J. van Lennep (Amstelod. 1847, in-8°, p. 155 et 156) a jugé, non sans raison, que cette explication était inadmissible. Sa sagacité lui a fait trouver la seule explication qui soit raisonnable et qui est donnée ici par 15 Rufus, bien que le chapitre actuel de Rufus lui fût entièrement inconnu.

P. 85, l. 4, μικρός] On pourrait aussi admettre que ce mot se rapporte à l'espèce de balle dont Rufus recommandait aux jeunes filles de se servir. (Voy. VI, 32, t. I, p. 528, sqq.)

P. 87, l. 5, ἄνευ τῶν κρισίμων χρόνων] Le sens de cette phrase est que les an- 20 nées critiques, eu égard à la puberté, avaient entre elles les mêmes rapports de nombre que les jours critiques dans les maladies; or, d'après tous les anciens, le 14° et le 17° jour sont distingués parmi les autres.

Cʜ. 4, p. 92, l. 8, θερμῶδες] Il nous paraît contraire à l'analogie de la langue grecque d'admettre l'existence d'adjectifs terminés en ώδης et dérivés d'un autre 25 adjectif; or, ce qui semble le plus naturel c'est de dériver θερμώδης de θερμός, *chaud*, quoique, à la rigueur, on pût aussi le dériver de θέρμη, *chaleur*. Dans la plupart des éditions d'Arétée, on trouve encore ce même adjectif θερμώδης au chap. III, l. II, *De cur. morb. acut.*; mais, à propos de ce passage, M. Ermerins a changé, non sans quelque apparence de raison, θερμώδεες en θερμῷ. Nous ne 30 nous rappelons pas d'autre exemple d'un adjectif en ώδης dérivé d'un autre adjectif, si ce n'est γλισχρώδης, qu'on trouve chez Hippocrate (*Des plaies de la tête*, § 19, t. III, p. 252); encore la leçon est-elle également douteuse (voy. Oribase, ch. 23 du l. XLVI). — Peut-être faut-il lire θειῶδες au lieu de θερμῶδες dans le passage qui nous occupe. 35

P. 92, l. 9, λείποντες.] C'est probablement λείπονται qu'il faut lire.

P. 93, l. 1, οἱ δὲ ἐχῖνοι] Voyez l'opinion un peu différente d'Aristote (*Hist. des anim.* IV, v, et *Gén. des anim.* V, III, p. 530ᵇ, l. 7 et p. 783, l. 20.)

P. 93, l. 7, ὑγραίν. τε καί] Supprimez τε, ou changez ce mot en γε.

P. 94, l. 9, καῦσους.] Il aurait peut-être mieux valu traduire *ardeur* au lieu de *fièvre ardente;* en effet, quoique le mot καῦσος signifie ordinairement *fièvre ardente*, il a aussi quelquefois le sens d'*ardeur*, par ex. chez Dioscoride, où on lit dans le chap. sur l'huile aux roses (I, LIII): καῦσον σβέννυσι στομάχου.

5 P. 94, l. 14, τούτων] Nous ne savons pas s'il faut rapporter ce pronom à ἐψανά (l. 12), ou à μύξαι, contenu dans μυξῶδες (l. 13).

P. 95, l. 13, κυδώνια καὶ τὰ μῆλα] On pourrait peut-être aussi faire une autre correction et lire κυδώνια μῆλα. Dans ce cas, on supprimerait dans la traduction les mots : *et les pommes.*

10 Ch. 6, p. 98, tit.] Il nous paraît presque certain que ce chapitre est de Rufus et non de Galien, comme il est dit dans le manuscrit. La principale raison de cette opinion, c'est que le chap. dont nous parlons est évidemment celui qui est annoncé à la fin du chap. 3 (p. 89, l. 8); or le chap. 3 est attribué, dans le manuscrit lui-même, à Rufus. En second lieu, la dernière partie de notre cha-
15 pitre 6 (à partir de τῶν δὲ συμπιπτ. p. 103, l. 13) se trouve pour la seconde fois dans notre manuscrit; mais alors il vient immédiatement après les derniers cha-pitres du XXIVᵉ livre d'Oribase (voy. plus bas, p. 378-382). On devrait donc, d'après la règle que tout chap. sans nom d'auteur provient toujours de la même source que celui qui le précède immédiatement, attribuer cette fois-ci notre chap.
20 à Lycus, ou encore à Soranus, si on tient compte de ce que, dans le manuscrit, le petit chap. de Lycus, qui est le dernier du livre XXIV, ne forme pas un chap. à part, mais seulement la dernière partie du chap. de Soranus, ϖ. γυναικείου αἰδοίου. On pourrait peut-être nous objecter que l'emploi du verbe μέμφομαι comme passif (p. 109, l. 6), indique une époque postérieure à Rufus; mais cette
25 particularité peut facilement tenir à un changement de rédaction que s'est permis Oribase.

P. 99, l. 1, εἰ δὲ καί] Il faut peut-être lire ἤδη δὲ καί.

P. 103, l. 7 et 8] Il faut peut-être lire ξηραινομένου.

P. 104, l. 1, ὑποθήκας] La variante au bas de la page semble indiquer que la
30 véritable leçon est ὑποχείριον, pris dans le sens de *conseil* ou *précepte;* mais, comme nous ne connaissons aucun exemple d'un pareil emploi du mot ὑποχ., nous n'a-vons pas voulu mettre ce mot dans le texte.

P. 104, l. 8, τῆς Ποντικῆς ῥίζης] Conf. t. II, p. 897.

P. 107, l. 1, φύλλα κράμβης ϖλατέα] Nous pensons qu'il s'agit ici d'une espèce
35 particulière de chou à feuilles larges, comme celle dont parlent Pline (XX, XXXIII; conf. XIX, XLI) et Caton (*R. R.* CLVII).

P. 107, l. 5, ϖρὸ βραχύ] Nous avons trouvé un second exemple de cette expres-sion dans le manuscrit G, qui commence ainsi notre chap. 26 (p. 195) : ϖερὶ δὲ τῆς διαπλάσεως τῆς κεφαλῆς εἰρήκαμεν ϖρὸ βραχὺ ϖερὶ τούτων· τὰ νῦν δὲ ἐροῦ-
40 μεν ϖοικιλώτερά τε καὶ ἀναγκαιότερα. Ἢ τοίνυν μικρά, κ. τ. λ. (Conf. aussi les pré-positions ou adverbes ἀποπρό, διαπρό et ϖεριπρό.)

Ch. 7, p. 109, l. 3, διὰ τὸ ἐξαναλῶσαι, κ. τ. λ.] On pourrait aussi traduire : *parce qu'ils ont épuisé leur nature pour* [*produire*] *les fruits.*

Ch. 8, p. 110, l. 3] Il faut probablement lire ἀρρενωπότεροι.

P. 111, l. 2, λαθμᾶσθαι] En relisant le passage, il nous a paru à peu près sûr qu'il fallait lire σταθμᾶσθαι et traduire : pour *avoir voulu, à toute force, préciser rigoureusement le temps,* etc.

P. 111, l. 9, Καιρός, κ. τ. λ.] Conf. VI, 38, t. I, p. 547, l. 10 et la note p. 668.

Ch. 10, p. 113, tit. ἐκ τῶν Γαληνοῦ] Ces mots ne se trouvent pas dans le manuscrit, par la raison que le chap. 9 (de notre texte, p. 112) y est présenté comme la dernière partie du chap. 8 (p. 109-112); or le chap. 8 porte aussi dans le manuscrit l'indication qu'il provient de Galien; l'auteur n'avait donc pas besoin de répéter cette indication pour le chap. suivant, vu qu'il provenait du même auteur.

Ch. 11, p. 115, l. 15, περὶ τοῦ μὴ ταχύγηρον γίνεσθαι] Il semble que Galien ait eu ici en vue quelque médecin qui avait proposé comme troisième but de l'hygiène celui de retarder la vieillesse; cependant ni dans le livre de Galien, dont ce chapitre est tiré, ni dans aucun autre de ses écrits, on ne trouve la mention d'un médecin qui ait divisé ainsi l'hygiène en trois parties. Voy. cependant *De subfig. empir.* (ch. 4, ed. Junt. VII, Cl. isag. f° 32 a) et *De part. med.* 1 et 5 (Junt. Cl. sp. f° 16 h et 17 d e).

P. 117, l. 8-10, Ῥηθήσεται, κ. τ. λ.] Ces mots se rapportent à un chapitre qui, dans le manuscrit, est intercalé entre nos chapitres 11 et 12. Il a pour titre Πῶς δεῖ γινώσκειν τὸ ὑγιεινὸν βρέφος ἄρτι γεγεννημένον, ἐκ τῶν Γαληνοῦ. Nous l'avons omis parce qu'il est complétement identique avec Aët. IV, 2.

Ch. 12, p. 117, l. 13.] Soranus (ch. 70) nous apprend que les sages-femmes se servaient ordinairement, pour couper le cordon, d'un clou, d'un roseau, d'un tesson de poterie, d'une croûte de pain ou d'un fil, parce qu'il était de mauvais augure d'employer le fer dès le moment de la naissance.

Ch. 13, p. 120.] Nous avons beaucoup de peine à croire que ce chapitre soit véritablement de Galien, tant le style, le choix des mots et la distribution des matières nous paraissent différents de ce qu'on trouve dans les autres écrits de cet auteur. Pour le moment, nous n'en citerons pour preuve que les trois mots δόλιχοι (p. 124, l. 12), κοψίχοι (p. 126, l. 8) et μελικράς (p. 128, l. 9), qui nous semblent difficiles à concilier avec la répulsion que, dans plusieurs passages de ses écrits (voy. par exemple, l'endroit cité, t. I, p. 583, l. 24), Galien montre pour les mots vieillis ou peu usités : en effet, Galien lui-même déclare (*Fac. des alim.* I, 28, t. VI, p. 542-543) que le premier de ces trois mots était déjà tombé en désuétude de son temps; le second est une forme peu usitée de κόσσυφος, et le troisième est certainement beaucoup moins employé que μελίκρατος.

P. 122, l. 9-10, τὰς μὲν κριθὰς . . . . . καχρυδίας] Voy. t. I, p. 556 et 618. Théophraste (*Hist. des plant.* VIII, IV, 3) mentionne aussi le πυρὸς καχρυδίας.

P. 124, l. 1-2, πνιγομένῳ τινὶ ὑπὸ γάλακτος] Voy. t. II, p. 833 et 834.

P. 124, l. 13, τὰ Σινωπικὰ κάρυα] Nous ne croyons pas qu'aucun autre auteur de l'antiquité ait mentionné les *noix de Sinope*. Peut-être est-ce la même chose que les noix d'Héraclée ou du Pont, c'est-à-dire que les *noisettes*.

CH. 14, p. 128.] Dans le manuscrit, le présent chapitre ne forme pas une partie du texte, mais se trouve placé à la marge. En tête, on lit ἐκ τῶν Ὀριϐασίου.

5   CH. 15, p. 132, l. 2, τὸ ὀγδοημόριον] Voyez note sur τεταρτημόριον, t. I, p. 619.

P. 132, l. 7, ἐξουρεῖται] ἐξουρέω n'est peut-être pas composé de ἐξ et de οὐρέω, *j'urine*, mais dérivé de ἐξ et de οὐρός, sérum (*se changer en sérum*).

P. 132, l. 13-14, ἢ καὶ τὸ γραῶδες] Les conjonctions ἢ καὶ semblent
10   prouver que les mots cités en tête de cette note sont une glose; mais ἐπίπαγος étant un mot plus connu que γραῶδες, il nous paraîtrait étonnant qu'on eût employé un mot moins connu pour en expliquer un autre qui le fût davantage.

P. 133, l. 6, γαλακτισμοῦ] Nous avons cru devoir changer ici γάλακτος en γαλακτισμοῦ, quoique nous ne puissions citer aucun autre exemple de l'emploi
15   du dernier mot; mais, comme l'emploi du mot ἀπογαλακτισμός pour *sevrage* est incontestable, on est presque forcé d'admettre que γαλακτισμός a signifié *allaitement*.

CH. 17, p. 138, l. 4, προμασώμεναι] Voyez p. 153, l. 10. On sait que cette coutume, qui peut avoir de très-grands inconvénients, est encore fort en usage
20   chez les nourrices, surtout à la campagne.

P. 140, l. 14, παιδίων] Il est probable qu'il faut lire παίδων, comme à la page suivante, l. 6. (Voy. les auteurs que nous avons cités à propos du chap. 13, l. VI, t. I, p. 653, l. 30-p. 654, l. 14.)

CH. 18, p. 143, l. 12, Τῆς μὲν οὖν τῶν περιτ7. κεν.] Ce commencement de
25   chapitre nous fournit une preuve irrécusable que, dans notre manuscrit, l'ordre des chapitres d'Oribase a été interverti par le compilateur. Il est clair, en effet, que le chapitre actuel était précédé, dans Oribase, d'un ou de plusieurs chapitres *sur les résidus*, et ces chapitres faisaient autrefois aussi partie de la compilation dont les restes nous ont été conservés dans notre manuscrit (voy. la pré-
30   face); mais ils manquent actuellement parce que des feuilles ont été arrachées. Pour le prouver, il suffit de dire que l'index du l. IV de cette compilation, livre dont tout ce que nous publions, p. 1-272 du présent volume, a été tiré, donne pour titres des chapitres ρϟη'-σϐ'· ρϟη' ἐκ τῶν Μνησιθέου περὶ τῶν περιτ7ωμάτων. ρϟθ' πόσα εἴδη περιτ7ωμάτων; σ' περὶ τῶν τῆς γασ7ρὸς περιτ7ωμάτων ἐκ τῶν Γα-
35   ληνοῦ. σα' περὶ τοῦ τῶν κώλων περιτ7ώματα (sic). σϐ' περὶ τοῦ καθ' ἕκασ7ον μόριον περιτ7ώματος καὶ περὶ πλήθους καὶ περὶ διαφορᾶς χυμῶν Γαληνοῦ. Nos chapitres 17 et 18 sont les 38 et 39 du livre IV de la compilation. Les chapitres perdus de Galien *Sur les résidus* ont été probablement tirés, en grande partie, du livre I *De la conserv. de la santé*, ch. 3 et 12-14, t. VI, p. 7-8 et 63-77.
40   P. 145, l. 9, Διαϐαδίσαι τοιγαροῦν] Voy. t. II, p. 882, note.

P. 147, l. 14, ἢ ἔφαγεν..... ἢ ἀφρ.] Nous préférons εἰ ἔφ. et ἢ εἰ ἀφρ.

P. 150, l. 13-151, 4, ἐπειδήπερ .... αὐτοῖς] Voy. VI, 37, t. I, p. 540, l. 1-4.

Cн. 19, p. 153, l. 5, τρὶς τῆς ἡμέρας] Conf. sur cette question, ch. 17, p. 138 et 139; ch. 20, p. 156, l. 4 et suiv.; Galien, *Conserv. de la santé*, I, 10, t. VI, p. 49; voy. aussi Oribase, X, 7, t. II, p. 396, l. 2 sqq. et Soranus, 77.

P. 154, l. 5, μελιτισμούς] Pour traduire ce mot, nous avons pris pour guide Cornarius qui l'interprète ainsi dans le chap. de Paul d'Égine cité par nous 5 dans la table des chapitres. Cependant, comme ce mot est très-rare, le sens reste douteux, et nous sommes même disposés à croire que μελιτισμός signifie l'*acte de donner du miel à lécher*. Seulement, si on voulait lui attribuer ce sens dans le passage qui nous occupe, il faudrait changer aussi κακῶς en καλῶς.

Cн. 20, p. 156, l. 9, Ἀλκμαίων οἴεται] C'est un fragment à ajouter à ceux qui 10 ont été recueillis par M. A. Unna dans *Philol. hist. Studien von Petersen*, 1ᵉˢ Heft; Hamb. 1832, p. 41 et suiv. Voyez, du reste, le *fragm.* 25, p. 82.

P. 159, l. 2, Ἤδη δὲ καὶ τόδε γινώσκειν, κ. τ. λ.] Il y a ici une allusion ma- nifeste à Platon, *Lois*, l. II, p. 666 a. Nous avons vu plus haut (p. 141, l. 6) que Galien était plutôt de l'opinion de Platon. 15

P. 160, l. 12 et 13, γοργονείων et παιδίον] Voy. les *scholies*.

Cн. 21, p. 166, l. 11, σπερματικοὺς λόγους] C'est là une expression tirée de la physique stoïcienne (or Athénée appartenait à cette secte) et qui signifie les lois immuables d'après lesquelles Dieu, ou l'âme du monde, agit dans la nature et sur la nature. Voy. Zeller, *Philosophie des Grecs*, en allem. t. III, p. 85-87. 20

Cн. 22, p. 169, l. 14, τὰ δὲ οὖλα πρὸς τοὺς ὀδόντας] On pourrait peut-être aussi traduire : *on frottera les gencives contre les dents*. Seulement, dans ce cas, il faudra prendre le mot *gencives* dans un sens un peu large et y comprendre la face intérieure des lèvres.

P. 173, l. 7-8, καὶ πρὸς ὑγ..... χρήσιμον] On pourrait aussi interpréter ce 25 passage : ....*modéré, c'est un déjeuner suffisant et utile non-seulement pour la santé, mais aussi pour pouvoir attendre convenablement le reste du jour, qu'une quantité mo- dérée d'alphiton blanc*, etc.

P. 176, l. 5, Προπίνειν δὲ πρὸ τοῦ δείπνου] Le même conseil est donné par Plistonicus (dans Athén. II, 45 d). Du reste, en lisant les notes de Casaubon et 30 de Schweighaeuser sur Athénée II, 17 (51), on verra que l'habitude de prendre du vin avant le repas n'était pas très-répandue dans les temps antérieurs à Alexandre le Grand, et que, par conséquent, en conseillant de boire de l'eau avant le dîner et au commencement de ce repas, Dioclès et Plistonicus se conformaient aux habitudes de leur temps. 35

P. 178, l. 6, ἅμα τῇ ἡμέρᾳ] Il est difficile de concilier ce précepte avec le commencement de ce chapitre (p. 168, l. 11), où Dioclès recommande aux jeunes gens et aussi à ceux d'un âge moyen de faire une petite promenade avant le jour. (Voy. plus bas, p. 184, l. 7, et 187, l. 4.)

P. 179, l. 9 et 10, ῥάφανος et γογγύλη] Il faut probablement lire ῥαφανίς 40 et γογγυλίς; car l'emploi du mot γογγύλη comme substantif, au lieu de γογγυλίς, appartient à une époque beaucoup plus récente que celle de Dioclès. Dans le *Trésor*, il est vrai, on cite Dioclès lui-même entre les auteurs qui ont employé le

mot γογγύλη comme substantif dans le sens de *navet*, et on donne pour preuve un passage de cet auteur conservé par Athénée (II, p. 59 a); mais, à notre avis, le mot γογγύλη, dans ce passage, est un adjectif et signifie *rond*. L'emploi du mot ῥάφανος, dans le sens de *raifort*, est aussi très-rare chez les auteurs contempo-
5 rains de Dioclès (voy. le *Trésor*). Chez les auteurs attiques, ce mot signifie presque toujours *chou*; chez Théophraste, par exemple, il n'a jamais d'autre signification. Mais il ne saurait être question ici du *chou*, puisque Dioclès en parle une ligne plus bas.

CH. 23, p. 184, l. 5.] La véritable leçon est peut-être τῇ διὰ ἑαυτοῦ.

10 CH. 24, p. 188.] Le style de ce chapitre nous semble tellement différent de celui du précédent, que nous doutons fort qu'il provienne en effet d'A-
thénée. Les mots ἐγὼ δὲ οὔτε ἀπιστεῖν ἔχω, κ. τ. λ., que nous lisons p. 191, l. 2 et 3, nous porteraient à croire que le chapitre est de Rufus. (Voyez t. II, p. 799, l. 41.)
15 P. 190, l. 11, φέροντα] Il faut lire φύοντα.

CH. 25, p. 193, titre.] Les mêmes raisons qui nous ont fait douter de l'authenticité du chapitre 13 (voy. p. 695, l. 28) nous inspirent aussi de la mé-
fiance contre l'indication ἐκ τῶν Γαληνοῦ, que donne le manuscrit.

CH. 26, p. 195, l. 4-5, Περικλεῖ τῷ Ἀθηναίῳ] Voyez fragm. 1 des Θρᾷτται,
20 fragm. 10 de la Νέμεσις et fragm. 3 des Χείρωνες du poëte comique Cratinus,
et Plutarque, *Pericl.* 3 et 13, qui nous a conservé ces fragments.
P. 197, l. 9-12, Ἐπισκέπτου..... αὐτῆς] Conf. ch. 31, p. 205, l. 3-6.

CH. 28, p. 201, l. 4 à p. 202, l. 5, Ἐπιβλέπειν..... ἐλάττων] Conf. XXI, 6,
p. 19, l. 11 à p. 20, l. 9.

25 CH. 31, p. 205, l. 3-6, καὶ τὰς..... αὐτῆς.] Conf. ch. 26, p. 197, l. 9-12.
P. 209, l. 5, ἄπνοια δὲ καὶ ἀφωνία] Au lieu de ces mots, on lit, chez Galien,
ἔμπαλιν δὲ οὐδὲν ἧττον ἢ ἰσχουρία παραπλήσιόν τι δόξει δηλοῦν ἀπνοίᾳ τε καὶ ἀφω-
νίᾳ, καίτοι γε. On voit donc qu'en abrégeant, Oribase a changé ici notablement
le sens des paroles de Galien.

30 CH. 36, p. 211, l. 10, ἄγει] Nous aimerions mieux lire ici ἐπάγει.
P. 211, l. 11, ἡ δὲ λιποθ..... συγκοπήν] Galien paraît établir ici une différence graduelle entre trois états distincts : la lipothymie, l'ἔκλυσις et la syncope.
(Voy. cependant *Thérap. à Glauc.* I, 15, t. XI, p. 47. Cf. aussi Gorrée, *Déf. méd.*
voc. συγκοπή.)

35 CH. 39, p. 214, l. 2, λίθος ἔσχε τι κοῖλον] Voy. Choerili *Fragmenta*, fragm. 9,
ad calc. Hesiodi ed. Dübner, dans la *Biblioth. græca* de Didot.

CH. 41, p. 217, l. 10, τὸ δικτυοειδὲς πλέγμα] Voy. XXIV, 1, p. 286 sqq.

P. 218, l. 2, αἰσθητικὸν αἰσθητικῶν]. Aristote dit (*Part. des anim.* IV, 10, p. 687, l. 21), en parlant de la main, ὄργανον πρὸ ὀργάνων.

Cʜ. 43, p. 221, l. 11, Ἀβιάσ7ως] Nous préférons ἀβίασ7ος.

P. 222, l. 6, σημαίνει] Nous aimerions mieux lire ἐπισημαίνει.

P. 223, l. 3 et 6, ἥ τε ἐκτ. μ. τ. μεσοπλ. μυῶν..... τῶν μεσοπλ. μ. ἡ ἐντὸς μοῖρα] Conf. XXV, 47, p. 463; voy. aussi Galien, *Mouv. des muscles*, II, 8.

P. 227, l. 12, τις τένων πλατός] Dans les carnassiers, les *droits* se portent souvent jusqu'à l'extrémité antérieure du sternum, confondant leurs attaches avec celles des *sterno-costiens*. (*Leçons d'anatomie comparée* de Cuvier, éd. Duvernoy, t. I, p. 323.)

P. 230, l. 3, ἀναβάτης] Peut-être faut-il lire ἀμβάτης (voy. les variantes); car cette forme éolique semble avoir passé dans les autres dialectes.

P. 230, l. 5, προαιρέσεως ἔργον] Conf. *Mouv. des muscles*, II, 5 et 6, t. IV, p. 440-450, où Galien raconte, entre autres (p. 448), l'histoire d'un esclave qui s'était tué en retenant sa respiration.

P. 232, l. 11, τῷ λάρυγγι] Nous avons longtemps hésité à admettre la leçon de F, τῇ φάρυγγι, attendu que, chez les anciens, le mot φάρυγξ servait tout aussi bien à désigner le larynx que la cavité qui porte encore le nom de pharynx. Voy. Foës, *OEconom. Hippocr.*; Gorrée, *Definit.*; Jean Philopone, *in Arist. De anima*, II, ᴠɪɪɪ; Suidas et le *Trésor*. Ce qui nous a empêchés d'adopter la leçon de F, c'est que nous avons vainement cherché, dans Galien, des passages où il emploie le mot φάρυγξ comme synonyme de λάρυγξ. Plus bas (XXIV, 6 et 13, p. 308, l. 14 et p. 328, l. 8), il est vrai, on trouve deux exemples d'un pareil emploi du mot φάρυγξ, mais le premier passage provient d'un livre perdu, et il est donc permis de supposer que ce mot a été ajouté ou changé, soit par Oribase, soit par les copistes. Dans le second passage, le mot manque dans le texte publié de Galien (voy. les var.), et on est donc en droit de faire une supposition analogue.

Cʜ. 44, p. 233, l. 4, καὶ οἱ τὸν τῆς ἐκφυσήσεως] Il semble qu'il faut lire οἱ τῆς ἐκφ. et changer, dans la traduction (l. 5), les mots : *ceux qui meuvent le cartilage*, en ceux-ci : *les muscles*; c'est-à-dire les *intercostaux*. (Voy. p. 232, l. 2-3.)

P. 237, l. 8, ὑπερῴα..... οὐρανίσκος] Il semble résulter de la comparaison de ce passage avec ce que nous lisons, p. 240, l. 10, que, dans tous les cas où ὑπερῴα et οὐρανός ou οὐρανίσκος ne sont pas synonymes, le premier de ces mots signifie le *palais osseux*, et les deux autres le *voile du palais*. (Voy. aussi *De la voix et du souffle*, Gal. ed. Junt. VII, Cl. spur. fol. 61 h.)

P. 245, l. 7, αὐτῇ] Nous aimerions mieux lire αὐτῇ. Il semble que le substantif qu'on doit sous-entendre après ἡ δὲ ἐν τῷ λάρυγγι (l. 5) est ἀντιάς, et que Galien a appelé ici *amygdale* ce que, à la page précédente (l. 12), il appelait des *corps glanduleux*; c'est probablement le sac du larynx, qu'on trouve chez la plupart des animaux. (Voy. Cuvier, *Leçons d'anat. comp.* t. VIII, p. 780 sqq.)

Cʜ. 45, p. 265, l. 11, et p. 266, l. 9, ἐλινύουσιν..... ἀκάματον] Galien ajoute *comme dit Hippocrate*, parce qu'il se sert d'un mot qui n'était plus usité.

P. 270, l. 2, *ἐπὶ δὲ τοῦ κατὰ τὴν ἕδραν μῦς*] Il semblerait, d'après ce passage, que Galien ne connût qu'un seul muscle du siége; cependant, nous verrons plus bas (XXV, 53, p. 469 et 470) qu'il ne connaissait pas seulement le sphincter interne, mais aussi le sphincter externe et les releveurs de l'anus.

LIVRE XXIV.

Cʜ. 3, p. 292, l. 4.] Nous aimerions mieux lire *αὐτά*.

P. 292, l. 13.] C'est probablement *μόνον* qu'il faut lire.

Cʜ. 4, p. 298, l. 8-10, *Ἐπὶ δὲ τὸν αὐτὸν... περιοσίου*] Voy. Daremberg, trad. de Galien, *Utilité des parties*, X, 2, et note 1 et 2 de la p. 613 du t. Iᵉʳ.

P. 302, l. 12, *Γλαύκωσις*] Voyez, sur les interprétations de ce mot, le savant Mémoire de M. Sichel *Sur le glaucôme*, Bruxelles, 1842, p. 124 et suiv.

P. 304, l. 1, *ἕτερος*] Il faut lire *ὁ ἕτερος* ou *ἅτερος*.

Cʜ. 5, p. 305, l. 6, *χιτὼν ὑμένος παχύτερος*] Dans Rufus, on lit (*De appell. part. corp. hum.* p. 43) : « On appelle *membranes* les enveloppes minces, et *tuniques* les enveloppes plus épaisses. » Galien (*Util. des part.* IV, 9, t. III, p. 291), bien qu'il entre dans plus de détails encore sur les différences que ses contemporains établissaient entre la signification des mots *ὑμὴν*, *χιτὼν* et *μῆνιγξ*, les tient tous pour synonymes; mais, dans le passage qui nous occupe (voy. aussi ch. 18, p. 343, l. 2), il semble être d'un autre avis.

Cʜ. 9, p. 314, l. 4.] L'obscurité de ce passage tenait à une faute du texte, que nous avons corrigée dans l'*Errata*.

P. 318, l. 5, *τὴν γὰρ ἐπιγλωτίδα*] Pour bien comprendre ce passage, il faut savoir que, entre *πνεύμονα* et *τήν*, Oribase a omis quelques lignes de Galien, où il expose quelle est, selon lui, la véritable utilité de l'épiglotte. On voit, du reste, par le ch. 1 du liv. XXV (p. 387, l. 8) que Rufus s'en tenait à l'opinion généralement reçue, quant à la fonction de l'épiglotte.

Cʜ. 11, p. 323, l. 6, *ἐδείκνυτο*] Le IVᵉ et le Vᵉ livre du traité de Galien, de l'*Utilité des parties*, sont consacrés aux organes de la digestion, et le VIᵉ et le VIIᵉ à ceux de la respiration; il est donc tout simple que Galien, toutes les fois qu'il renvoie de l'un des deux livres cités en dernier lieu au IVᵉ ou au Vᵉ, emploie le verbe *dire* ou *montrer* au prétérit. Oribase avait changé cet ordre, et, dans son livre XXIV, les chapitres qui regardent les organes de la respiration précèdent ceux qui regardent les organes de la digestion. Cependant, dans tous les passages de Galien où il existe un pareil renvoi (voyez, outre le passage qui nous occupe, ch. 12 et 13, p. 324, l. 7, et p. 330, l. 13), Oribase a laissé le verbe tel qu'il le trouvait chez Galien, au lieu de le mettre au futur. Il est donc facile d'expliquer cette négligence de l'auteur des *Συναγωγαί*, mais il est plus difficile d'expliquer un quatrième passage que nous trouvons plus haut (ch. 8, p. 311, l. 6). Ici, le texte d'Oribase est tiré du XIᵉ livre de l'*Utilité des parties*, et le

passage auquel Galien renvoie se trouve dans le IX°. Galien a donc eu raison de
dire περὶ ὧν ἔμπροσθεν εἴρηται, mais nous ne comprenons pas pourquoi Oribase
a changé cela en περὶ ὧν εἰρήσεται, attendu que, chez lui, le passage auquel il
renvoie précède également celui dont nous parlons; en effet, il se lit ch. 1, p. 285,
l. 9 sqq.; mais peut-être faut-il lire εἴρηται.   5

Cʜ. 12, p. 325, l. 4.] Il faut peut-être lire τραύμ. τοῖς μεγ.

Cʜ. 17, p. 339, l. 13, ὁ στόμαχος τῆς γαστρός] Primitivement, στόμαχος sert
à désigner tout col étroit placé au-devant d'une cavité, comme si c'était un isthme
(voy. Gal. De usu part. IV, 1, t. III, p. 267). C'est de cette manière qu'Hippocrate
appelle souvent le col de l'utérus, ὁ στόμαχος τῆς ὑστέρας, et le col de la vessie,   10
ὁ στόμαχος τῆς κύστεως. C'est ainsi encore que plus bas (ch. 26, p. 361, l. 2),
Galien appelle la veine splénique une espèce de col. Aristote, d'après Foës (Œcon.)
et Gorrée (Définit. méd.), a commencé, et ceux qui sont venus après lui ont continué à donner spécialement le nom de στόμαχος au canal qui, avant eux, était
toujours appelé οἰσοφάγος (voy. Galien, Loc. aff. V, 5, t. VIII, p. 333). Cepen-   15
dant Foës indique déjà deux passages de la collection hippocratique (De corde,
p. 268, l. 27 de son éd., et De anat. t. VIII, p. 538-540, éd. Littré), où στόμαχος a le sens d'œsophage. On lit dans le second de ces passages : οἰσοφάγος δὲ ἀπὸ γλώσσης τὴν ἀρχὴν ποιεύμενος ἐς κοιλίην τελευτᾷ ὃν δὴ καὶ ἐπὶ
σηπτικῆς κοιλίης στόμαχον καλέουσιν. Ici M. Littré, dans sa traduction, paraît   20
attacher, contrairement à l'affirmation de Galien (voy. plus bas, l. 24), le sens
d'orifice de l'estomac au mot στόμαχος; nous croyons, au contraire, avec Foës,
que les mots ἐπὶ σηπτικῆς κοιλίης στ. doivent se traduire : col aboutissant à
la cavité septique; or cette cavité septique, c'est l'estomac. D'après Galien, ses
contemporains ont commencé à désigner par le nom de στόμαχος l'orifice de l'es-   25
tomac, orifice que les anciens appelaient plutôt καρδία. Néanmoins on a continué
en même temps à se servir du mot στόμαχος pour indiquer l'œsophage tout entier.
Galien déclare encore, à plusieurs reprises, que l'emploi du mot στόμαχος dans le
sens d'orifice de l'estomac est un abus, mais que, malgré cela, non-seulement le
vulgaire, mais aussi les médecins les plus illustres employaient le mot en ques-   30
tion dans ce sens. Il se laisse entraîner lui-même et appelle assez souvent l'orifice
de l'estomac στόμαχος. (Voyez, à l'appui de notre opinion, Galien, San. tu. VI, 10
et 14; Al. fac. II, 22 et 26, t. VI, p. 431, 444, 600 et 607; Sympt. caus. I, 7,
t. VII, p. 127; Loc. aff. III, 11, et V, 6, t. VIII, p. 199 et 339; Meth. med. VIII,
5, XII, 8 et XIII, 17; t. X, p. 573, 871 et 922; adv. Erasistrateos Rom. deg.   35
9; De venæ sect. 1, t. XI, p. 242 et 251; Sec. loc. II, 1 et VIII, 1, t. XII, p. 538
et t. XIII, p. 118; Comm. in Vict. acut. I, 44 et II, 12, t. XV, p. 503 et 540.)
— Les auteurs latins, à commencer par Celse (voyez Foës et Gorrée, l. l.), ont
assez souvent employé le mot stomachus dans le sens d'estomac.—Chez les auteurs
byzantins, on trouve des exemples où στόμαχος signifie évidemment estomac; le   40
le plus ancien existe, à notre connaissance, dans le traité d'Étienne Sur les urines,
que l'un de nous (M. Bussemaker) a publié dans la Revue de philologie (vol. I, nᵒˢ 5
et 6; le passage en question se trouve nᵒ 5, p. 426). Quant à l'expression orifice
de l'estomac, les anciens ne prenaient pas ces mots dans un sens très-rigoureux;

ils n'entendaient pas par là un plan, un cercle, une coupe de l'estomac, mais une partie de cet organe douée d'une certaine capacité. Cela ressort, entre autres, d'un passage du *Comm. de Galien sur le traité du régime dans les maladies aiguës* (I, 17, t. XV, p. 460), où on lit : « Lors donc que l'orifice de l'estomac est re-
5 lâché et faible, les aliments ingérés y restent longtemps et se portent à sa sur-
face. » C'est uniquement en songeant à cette circonstance qu'on peut se rendre compte de la singulière expression τοῦ σ]ομάχου τὸ σ]όμα employée par Archigène (VIII, 1, t. II, p. 151, l. 4). Le renversement de l'orifice de l'estomac (ἡ τοῦ σ]ομάχου ἀνατροπή, Gal. *Sec. loc.* VIII, 3, t. XIII, p. 140) signifie ou l'inap-
10 pétence ou la disposition à être pris de nausée après le repas. Or, d'après ce que rapporte Galien dans un autre passage (*Comm. I in Vict. acut.* l. l.), les malades disaient eux-mêmes : *j'ai l'orifice de l'estomac renversé.* C'est probablement à cette même croyance populaire que nous devons l'expression encore plus bizarre pour nous autres modernes d'*orifice de l'estomac couché sur son propre dos* (σ]όμαχος
15 ὕπ]ιος ou ὑπ]ιούμενος), expression que nous trouvons dans les deux derniers en-
droits cités et dans un grand nombre d'autres passages de Galien.

Cʜ. 18, p. 346, l. 1, δείκνυται] Il semble que ce mot est de trop.

P. 346, l. 10.] Il semble qu'au lieu de ἐνίοτε, il faut lire ἐνίων·τε, en ajoutant avec le manuscrit d'Heidelberg, τε avant ἔξωθεν (l. 9).

20 Cʜ. 20, p. 350, l. 1 et 9.] Nous aurions peut-être mieux fait de lire ἐπιγά-
σ]ριον.—Voy. var. pour la l. 9.

P. 350, l. 11-12, δύσλυτος] Nous préférons δυσλύτως.

Cʜ. 22, p. 353, l. 10, μεσάραιον] Voy. Rufus, *Appell. part. corp. hum.* p. 38.

Cʜ. 24, p. 356, l. 3, ὑφ' ὧν ὁ ϑώραξ διαφράτ]εται] Oribase a abrégé si ma-
25 ladroitement qu'il a fait un contre-sens anatomique, dont Galien ne s'est pas rendu coupable.

Cʜ. 30, p. 368, l. 4-5 du français.] On pourrait aussi traduire *un muscle*; dans ce cas, on devrait supprimer dans la parenthèse les mots *et bulbo.*

LIVRE XXV.

Cʜ. 3, p. 398, l. 11, ἡ σ]υλοειδὴς ἀπόφυσις ἣν ἐγὼ βελονοειδῆ τε καὶ γραφιοειδῆ
30 καλῶ] Ce passage trouve son explication dans les mots suivants du traité *De l'ut. des part.* (VII, 19, t. III, p. 592) : τῶν ἐκφύσεων ἃς οἱ μὲν ἀλεκτρυόνων πλέκτροις εἰκάζουσιν, οἱ δὲ γραφίων πέρασι καὶ προσαγορεύουσι βαρβαρίζοντες σ]υλοειδεῖς· ἔνεσ]ι δὲ εἰ βούλοιο, γραφιοειδεῖς τε καὶ βελονοειδεῖς ὀνομάζειν αὐτάς. On voit que Galien reproche à certains médecins d'avoir forgé un mot barbare composé du
35 mot latin *stilus* (un stylet pour écrire, lequel s'appelle en grec γραφίον) et du grec εἶδος. Il faudrait donc proprement écrire σ]ιλοειδής; aussi le manuscrit d'Heidelberg, ainsi que A, porte, dans le passage qui nous occupe, σ]ιλλοειδής.

Il n'en est plus de même lorsqu'il s'agit de l'apophyse styloïde du cubitus (voy. plus bas, ch. 17, p. 414, l. 1), qui tire son nom de sa ressemblance avec une colonne (σ7ύλος). Mais le manuscrit d'Heidelberg a, de nouveau, dans ce passage, σ7ιλοειδής, et A σ7ιλλοειδής. Rufus (*Appell. part. corporis humani,* p. 35) appelle les apophyses de l'os temporal σ7ηλοειδεῖς, ce qui indiquerait, si la leçon provient 5 véritablement de Rufus, qu'il comparait ces apophyses à des colonnes sépulcrales (σ7ήλη).

Cн. 16, p. 413, l. 6.] Lisez τροχιλιώδης, même en dépit des manuscrits.

Cн. 23, p. 419, l. 5, τέτρωρον] Nous ne connaissons aucun autre auteur qui donne ce nom à la surface articulaire de l'astragale. Toutefois l'origine de cette 10 dénomination singulière nous paraît facile à deviner. C'est que les anciens se servaient des astragales des ruminants (moutons, chèvres et antilopes) en guise de dés. Voyez, entre autres, Arist. *Hist. anim.* II, 1, p. 499, l. 28-30; Rufus, *Apell. part. corp. hum.* p. 70; Cœlius Calcagninus, *De talorum ludo;* Hyde, *Historia talorum,* in *Syntagma dissert.* Oxon., t. II, 1767, p. 310 sqq.; Welcker, dans le 15 *Musée rhénan pour la philologie;* nouv. sér. I, p. 568; Vœmel, *De Euripide jactu talorum,* Francof. 1847.

Cн. 25, p. 422, l. 13, οἱ κυνικοὶ καλούμενοι σπασμοί] Voyez, sur cette maladie, Arétée, *De dignot. morb. diut.* I, 7 (p. 79); Aëtius, VI, 30; Paul. III, 18; conf. aussi Gorrée, *Défin. méd.* 20

Cн. 29, p. 426, l. 7, αὐτοῦ] Nous aimerions mieux lire αὐτῷ.

Cн. 30, p. 430, l. 8.] Il faut probablement lire μὲν γὰρ ἕν. (Voy. les var. du ms. d'Heidelberg.)

Cн. 34, p. 441, l. 13, ὑοειδοῦς] Rigoureusement parlant, ce mot devrait toujours être prononcé, sinon écrit, ὑψιλοειδοῦς. C'est par un abus que, dans les lan- 25 gues modernes, on appelle l'os dont il s'agit, *hyoïde,* car il tire son nom de sa ressemblance avec la lettre Υ ou ῦ ψιλόν (voy. Rufus, *De appell. part. corp. hum.* p. 37); le mot hyoïde, ne pouvant être dérivé que de ῦς, signifierait, par conséquent, *qui ressemble à un cochon.*

Cн. 53, p. 469, l. 7, αὐτοῦ] La leçon des manuscrits, αὐτῆς, nous paraît 30 maintenant préférable, et il faut traduire *siége* au lieu de *rectum.*

Cн. 58, p. 495, l. 10.] Il faut peut-être lire τρίτη au lieu de πρώτη. (Voy. ch. 59, p. 496-499.)

Cн. 59, p. 497, l. 6.] Il faut peut-être lire ὑπό.
P. 498, l. 7-11, διασπειρόμενον..... ὠτός] Pour qu'on se rende bien 35 compte de la manière dont nous avons constitué le texte de ce passage, nous donnerons intégralement la leçon de nos diverses sources. Gal. ed. porte : διασπειρό-

μενον ἐν ἑκατέρωθεν· τοῦτο γὰρ ἀεί, κἂν μὴ λέγω, ὑπό σου ἐνθυμούμενον βούλομαι·
τῷ δὲ ἑτέρῳ τῶν μερῶν πρόσω φερομένῳ αὐτὴ τρίτη ἢ συζυγία, καθ'·ἣν ὁ λόγος ἐσ7ὶ
προσχώροις ἐκφύσεσιν ἀναμίγνυται, ἀπονεμήσεις τέ τινας ἄλλοις τε τοῖς ἐκεῖ οὖσι
σώμασι καὶ τοῖς πλατέσι μυσί, τοῖς δὲ καὶ τούτοις πρόσω τοῦ ὠτὸς πέμπει. —

5 Gal' : διασπειρόμενον ἐν κατὰ ἕτερον δηλονότι μέρος· τοῦτο γὰρ ἀεί, κἂν μὴ λέγω,
ὑπό σου ἐνθυμούμενον βούλομαι· τῷ δὲ ἑτέρῳ μέρει τῷ πρόσω φερομένῳ συμπλέκεταί τε καὶ ἀναμίγνυται ταῖς πλησιαζούσαις ἐκφύσεσι τῆς τρίτης συζυγίας περὶ ἧς
ὁ λόγος ἐσ7ὶν, ἀπονεμήσεις τε πέμπει τινὰς τοῖς τε ἄλλοις αὐτόθι σώμασι καὶ τοῖς
πλατέσι μυσίν, ἔτι τε καὶ τοῖς προσθίοις τοῦ ὠτός. — Gal.ᴬᴮ : διασπειρόμενον, ἐν

10 κατὰ ἕτερον μέρος· τοῦτο γὰρ ἀεί, κἂν μὴ λέγω, ὑπό σου ἐνθυμούμενον βούλομαι·
τῷ δὲ ἑτέρῳ μέρει τῷ πρόσω φερομένῃ τῆς τρίτης συζυγίας συμπλέκεται καὶ ἀναμίγνυται ταῖς πλησιαζούσαις ἐκφύσεσι, ἀπονεμήσεις τε πέμπει τινὰς τοῖς τε ἄλλοις
αὐτόθι σώμασι καὶ τοῖς πλατέσι μυσίν, ἔτι τε τοῖς προσθίοις μυσὶ τοῦ ὠτός.

P. 499, l. 1-2, κατὰ ἕτερον εἰρήσεται λόγον] Galien désigne ici les *Adminis-*
15 *trations anatomiques;* et le passage auquel il fait allusion se trouve dans le liv. XV,
selon le ms. arabe.

P. 505, l. 1, ἐκάσ7η] Peut-être fallait-il préférer la leçon de Gal.', ἐκείνη (voy.
les variantes au bas de la page 504), car on se rend difficilement compte de ce
que signifierait ἐκάσ7η. Ἐκείνη, au contraire, se rapporte aux mots ὥσπερ ἐν ταῖς
20 ἀνατομικαῖς ἐγχειρήσεσιν ἤδη εἴρηται, qui, chez Galien (il se réfère, en effet, à
la fin du XVᵉ livre de ses *Administr. anat.*), viennent après χερσίν (p. 504, l. 12),
mais qu'Oribase a omis.

Cн. 60, p. 508, l. 4.] Il vaut peut-être mieux lire φερομένης.

P. 517, l. 9, ἤκατε] Nous ne savons comment il faut corriger ce mot cor-
25 rompu ; nous avons traduit en l'omettant. On pourrait peut-être le changer en
καθά.

P. 520, l. 1, φλέβες ἃς οὐρητῆρας ὀνομάζουσιν] D'après Galien (*Anat. adm.* VI,
13, t. II, p. 580-581), quelques médecins appelaient les urétères des *canaux*,
d'autres leur donnaient le nom de *vaisseaux*, d'autres encore celui de *veines*,
30 d'autres, enfin, les appelaient des *artères.* M. Littré (*Hippocrate*, t. I, p. 207 sqq.)
a rassemblé un grand nombre de passages de divers auteurs anciens, prouvant
abondamment que, dans l'antiquité, le mot φλέψ était complétement synonyme
de *canal.* Les mots ἐφεξῆς δὲ αὐτῶν signifient, probablement, que les urétères
prennent leur origine dans la cavité des reins, près de l'endroit où les veines ré-
35 nales s'y insèrent. Du moins, c'est là ce qu'affirme Galien (*l. l.*), et, sur ce
point, il est à peu près d'accord avec le livre hippocratique, *De la nature des os,*
p. 274, éd. Foës.

Cн. 61, p. 529, l. 4-13.] Pour bien comprendre ce passage, il faut faire attention à la variante de la ligne 12, et suppléer du texte de Galien entre ἥπατι et
40 καί (l. 5) le membre de phrase suivant : μίαν ἄζυγῆ, ταύτῃ δ' ἐφεξῆς ἑτέραν ἄζυγῆ,
et après ἀρτηριῶν (l. 12) ὀλιγάκις ἐθεασάμεθα τὴν μὲν ὑψηλοτέραν εἰς γασ7έρα καὶ
σπλῆνα, τὴν δὲ ταπεινοτέραν εἰς ἧπάρ τε καὶ μεσεντέρια διανεμομένην. Reste à savoir quelle est l'artère dont il est question l. 10-11 : ἑτέρα..... φλεβί.

P. 530, l. 8, Ἐπὶ μὲν οὖν τῶν τελείων ζῴων, κ. τ. λ.] Dans le traité correspondant de Galien, cette phrase forme la transition entre ce qui précède et le chapitre suivant, qui traite de la distribution des vaisseaux chez le fœtus. Oribase, bien qu'il laisse complétement de côté ce chapitre, a néanmoins conservé la phrase qui lui sert d'introduction.

LIVRE XLIV.

CH. 2, p. 538, l. 12, Συνίσ]αντα δὲ τῆς, κ. τ. λ.] Si on compare ce passage   5
avec un autre de Galien (*Nat. fac.* III, 13, t. II, p. 191), on verra que cet auteur appelle surtout *rheumatiques* les affections qui ne sont pas produites par une cause occasionnelle manifeste, affections que des médecins plus modernes auraient probablement regardées comme provenant d'une dyscrasie ou d'une cachexie quelconque. De la même manière, dans le *Commentaire sur Aphor.* V, 22   10
(t. XVII^b, p. 808), Galien appelle *ulcères rheumatiques* ceux que Théophile, dans son *Commentaire* sur le même Aphorisme (ap. Dietz, t. II, p. 454), nomme *ulcères avec afflux.*

P. 546, l. 6, τὸ διὰ χαλκίτεως] Voyez la recette de cet emplâtre, qui s'appelait aussi Φοινικίνη, dans Galien (*Sec. gen.* I, 4, t. XIII, p. 375). Conf. en outre,   15
Nic. Myr. (X, 43), qui a encore un autre emplâtre au cuivre pyriteux [1].

CH. 4, p. 557, l. 4, τῷ δὲ διὰ ζύμης καὶ τῷ διὰ τῶν κεκαυμένων ὀσ]ρέων.] Nous ne savons s'il s'agit ici du cataplasme au ferment dont il a été question plus haut (IX, 25, t. II, p. 344; conf. la *Table des chapitres,* p. 913), ou de l'emplâtre au ferment dont on trouve des recettes chez Aët. (XV, 14), Paul. Ægin. (VII, 17),   20
et Nic. Myr. (X, 60, 62 et 112). Pour l'emplâtre aux *coquilles d'huîtres brûlées,* nous n'avons trouvé de recette que chez Actuarius (*Meth. med.* VI, 8).

P. 557, l. 9, τῇ κατὰ ϖλάτος ἀγωγῇ] Voyez Daremberg, note sur Galien (*Thérap. à Glauc.* II, 9), dans le tome II de la traduction des *OEuvres anatomiques, physiologiques et médicales de Galien,* p. 773.   25

P. 558, l. 7, τὸ διὰ τῶν ἐχιδνῶν] C'est la fameuse thériaque, dont on trouve la recette chez Galien (*Antid.* I, 6, t. XIV, p. 32 sqq.), et dans un grand nombre d'autres endroits.

P. 558, l. 8, ἥ τε ἀθανασία καλ. καὶ ἡ ἀμβρ.] Pour l'*Immortalité,* cf. Galien (*Sec. loc.* VIII, 7, et *Antid.* II, 8, t. XIII, p. 203, et t. XIV, p. 148). Pour l'*Am-*   30
broisie, cf. Celse (V, 23, 2); Galien (*Sec. loc.* VII, 3, et *Antid.* II, 8 et 10, t. XIII, p. 64, et t. XIV, p. 149 et 159). Aëtius a encore des recettes d'un collyre (VII, 106) qui s'appelle *immortalité,* et de deux emplâtres (XIV, 2, et XV, 14) qui s'appellent *ambroisie* et *immortalité.* Enfin, le même auteur (XII, 28)

---

[1] Dans le second volume, nous avions indiqué pour toutes ces diverses espèces de recettes, comme sources de renseignements, outre Galien, Oribase (*Synopsis., Ad Eunapium*), Aëtius, Paul d'Égine, Actuarius, Nicolaus Myrepsus, Celse, Scribonius Largus, Marcellus; mais, comme on peut généralement, à l'aide des indices, trouver facilement ces passages, et que, d'ailleurs, les formules données par ces divers auteurs diffèrent peu de celles de Galien, nous renonçons à ce luxe de citations et nous ne parlerons de ces auteurs que dans les cas exceptionnels.

mentionne un cérat dit *immortalité*, dont on trouve la recette chez Al. de Tralles (III, 7).

P. 558, l. 9, τὸ ἡμέτ..... διὰ τ. καλαμ.] Voyez Galien (*San. tu.* IV, 7, t. VI, p. 282).

5   Сн. 5, p. 561, l. 6, τῆς διατρίτου] Voyez les *Notes* du t. I, p. 644, l. 37.

P. 561, l. 7, τὴν τετραφάρμ.] Voyez t. II, p. 834.

P. 561, l. 7, τὴν τοῦ Ἀζαν.] Voyez Galien (*Sec. gen.* V, 2, t. XIII, p. 785). En outre, dans la *Synops.* (III) et chez Aët. (XV, 21), on trouve un cérat de l'Aza-nien, et, chez Paul (VII, 19), un acope de l'Azanien.

10   P. 561, l. 9, τῇ Ἰνδῇ καὶ τῇ Ἀθηνᾷ] On trouve des recettes de l'*emplâtre indien* chez Galien (*Sec. gen.* IV, 13, t. XIII, p. 741); de la *Minerve* (*l. l.* VI, 10, p. 906).

P. 561, l. 10, μελαγχλ. τροχ.] Voy. Gal. (*Sec. gen.* IV, 13, t. XIII, p. 745). En outre, Paul (VII, 17) et Nic. Myr. (X, 123) ont encore un emplâtre vert-
15 noirâtre.

P. 561, l. 10, τῷ διὰ καδμείας] Conf. t. II, p. 894.

P. 561, l. 13, τῆς Ῥοδίας] Voy. *Synops.* (III), Aët. (XIV, 36), Paul (VII, 13) et Nic. Myr. (XXXVI, 64 et 81). En outre, Galien (*Sec. gen.* I, 17, t. XIII, p. 448) a un *emplâtre blanc* de Rhodes.

20   P. 562, l. 13, τῷ τε σφαιρίῳ] Voy. Aët. (XV, 34), Paul (VII, 17) et Nic. Myr. (X, 158).

P. 562, l. 13, τῇ ϖαρύγρῳ] Voy. t. II, p. 907.

P. 562, l. 13-14, τῷ διὰ μολυβδ.] Voy. Paul (VII, 17) et Nic. Myr. (X, 139). Ga-lien (*Sec. gen.* I, 11, t. XIII, p. 408-409) parle, en général, des *emplâtres à la ga-*
25 *lène*, mais il ne donne pas de recettes, et il dit qu'on se servait peu de la galène pour faire des emplâtres, parce que cette substance leur donnait une couleur cen-drée au lieu d'une couleur blanche.

P. 562, l. 14, τῷ διὰ ᾠῶν] Voy. Aët. (XV, 28 et 30) et Paul (VII, 17). Galien (*Sec. gen.* VII, 4, t. XIII, p. 960) mentionne simplement des *cérats aux œufs* sans
30 donner de recette.

P. 562, l. 14, τῷ διὰ μέλιτος] Voy. Oribase (*Ad Eun.* IV, 125), Aët. (XV, 14), Paul (VII, 17) et Nic. Myr. (X, 109). En outre, Galien (*Sec. gen.* VII, 12, t. XIII, p. 1013) a un *acope* au miel, et Aëtius (V, 127) un cérat au miel.

P. 563, l. 2, τῇ διὰ χυλῶν] Voy. Galien (*Sec. gen.* VII, 10, t. XIII, p. 996 et
35 suivantes).

Сн. 6, p. 564, l. 7, Τὰ μὲν οὖν κ. τ. λ.] Voyez, pour ces abcès, les premiers chapitres du livre XLV, t. IV.

P. 565, l. 7, ἄδηλον] Il faut probablement lire εὔδηλον.

P. 567, l. 2-3, σημαίνει] Nous serions portés à lire ἐπισημαίνει.

40   Сн. 7, p. 569, l. 5, καθαίρει] Il faut sans doute lire καθαιρεῖ (*détruisent les chairs luxuriantes*).

P. 569, l. 12, ἤ τε βάρβ. καὶ ϖ. αἱ δ. ἀσφ.] Dans le t. II d'Oribase (p. 892), nous avons montré que, pour Galien, *emplâtre barbare* est un nom collectif ser-

vant à désigner tous les emplâtres dont le bitume de Judée était le principal
ingrédient (voy. aussi plus bas, ch. 15, p. 592, l. 9). Cependant Galien nous
avertit (*Sec. gen.* II, 22, t. XIII, p. 559) que Héras ne donne le nom d'*emplâtre
barbare* qu'à un seul des emplâtres de cette classe, emplâtre dont Galien rapporte aussi la recette d'après le même Héras; les autres médicaments de cette   5
classe portaient, chez Héras, le nom d'*emplâtres noirs.* Il paraît donc que notre
auteur a suivi Héras pour ce point de la nomenclature des médicaments. Du
reste, Celse (V, 19, 1), Scribonius Largus (207), Nic. Myr. (X, 35) et l'auteur
De Dynam. (ed. Junt. VII, Cl. sp. fol. 35 f) ne connaissent aussi qu'un seul emplâtre barbare.   10

P. 569, l. 13, ἡ διὰ ἰτεῶν] Conf. t. II, p. 892.

P. 569, l. 13, ἡ φαιά] *Emplâtre brun* était le nom d'une classe de médicaments
dont on trouve de nombreux exemples chez Galien (*Sec. loc.* IV, 8, t. XII, p. 753;
Sec. gen. III, 9, et VI, 7-10, t. XIII, p. 650 et 886-914). En parlant d'un emplâtre
brun, κατ' ἐξοχήν, notre auteur a voulu probablement désigner l'emplâtre brun   15
simple, dont on trouve la recette chez Galien (*Sec. gen. l. l.* p. 908). Le faux
Galien (*De Dynam.* fol. 31 h) décrit un *onguent brun.*

P. 569, l. 14, ἡ τοῦ ἁλιέως] Voy. Galien (*Sec. gen.* III, 9, et V, 2 et 4, t. XIII,
p. 645-646, 785-786 et 804). Galien (*l. l.* VII, 12-13, p. 1025, 1026 et 1032) a
aussi des *acopes du pêcheur.*   20

P. 570, l. 1, αἱ διὰ ἁλῶν] Voy. Galien (*Sec. gen.* VI, 14 et 17, t. XIII, p. 927 sq.
et 942 sqq.).

Cн. 8, p. 572, l. 1, σχηματισθῇ] Il faut sans doute lire συσχηματισθῇ.

Cн. 9, p. 578, l. 4, σύῤῥηξιν] En comparant ce passage avec le ch. 14, p. 587,
l. 11 et 13 et p. 589, l. 14, nous étions en droit de conclure, ce nous semble, 25
que le mot σύῤῥηξις signifie plus spécialement, du moins pour Héliodore, la rupture interne des abcès. Néanmoins (p. 589, l. 12) Héliodore appelle évidemment
aussi ῥῆξις la rupture interne d'un abcès. On pourrait donc admettre que ῥῆξις
signifie en général la rupture de ces tumeurs, qu'elle se fasse à l'intérieur ou à
l'extérieur.   30

P. 578, l. 7, θαλίας] Voy. l'*Index* de Schneider sur Théophraste.

Cн. 11, p. 582, l. 12, ὑπὸ..... ὑπομήκους] Peut-être faut-il lire ὑποτετραγώνου
τ. ἐκτ. ὑπομήκους τε σχημ.

P. 583, l. 6, ὑποπέσῃ] Nous ne connaissons pas d'exemple d'ὑποπίπτειν dans
ce sens; cependant, nous n'avons pas voulu changer ὑποπέσῃ en συμπέσῃ. Voyez 35
aussi plus haut, ch. 8, p. 577, l. 13.

P. 583, l. 11, ἐν τῷ περὶ τῶν τοῦ κρανίου λόγῳ] Cette citation se rapporte au
liv. XLVI, ch. 11, que nous publierons dans le t. IV d'Oribase.

P. 585, l. 1, σύνεσθιν] Ce mot pourrait bien être corrompu.

Cн. 13, p. 587, l. 4, πλήθει] Ce mot est probablement superflu.   40

Cн. 14, p. 588, l. 2, παρέδρου δίφρου] Nous avons traduit πάρεδρος par *petit,*

45.

dans la supposition que cet adjectif servait à désigner une chaise qu'on plaçait à côté d'une autre.

P. 590, l. 4, ἐλλυχνιωτοί] Nous ne savons si ce mot signifie ici *fait de mèches* ou *en forme de mèches*. D'un côté, il existe plusieurs passages où ἐλλύχνιον ou ἐλ-
5 λύχνια semble signifier des plumasseaux faits avec les mêmes fils dont on fait les mèches (voy. ch. 5, p. 562, l. 3 et ch. 31, p. 672, l. 11). D'un autre côté, on lit dans l'*Introd.* attribuée à Galien (ch. 20, t. XIV, p. 795) : μότων δὲ εἴδη πέντε, στρεπτὸς, ξυστὸς, τιλτὸς, ἐλλυχνιωτὸς, πριαπισκωτός. Les noms des trois premières espèces de tentes et de la cinquième se rapportent à la forme et non à la
10 matière des plumasseaux. Probablement qu'il en est de même pour la quatrième.

P. 590, l. 9, μύλων] Il faut peut-être lire μυλῶν.

Ch. 15, p. 591, l. 5, πυουλκῶν] Voy. Daremberg, note sur Galien (*Thérap. à Glauc.* II, 10) dans Œuvres de Galien, t. II, p. 773.

P. 591, l. 6, τὸ διὰ χ. κεκαυμ. συντ. ἡμέτ. Φάρμ.] Dans le traité *Sec. gen.* (V,
15 14, t. XIII, p. 852), Galien transcrit la recette d'un *médicament au papier brûlé* d'après Apellès ; mais il ne donne aucune recette d'un pareil médicament inventé par lui-même. (Voy. cependant *Sec. loc.* I, 8, t. XII, p. 466.)

P. 592, l. 3, τὸ τοῦ Μαχαιρ.] Voy. Galien (*Sec. gen.* V, 3, t. XIII, p. 796).

P. 592, l. 4, τὸ τοῦ Ἐπιγόνου καὶ ἡ Ἴσις] L'emplâtre d'Épigone et l'*Isis* sont
20 un même médicament. On l'appelait *Isis* parce qu'il provenait des sanctuaires de l'Égypte ; et médicament d'Épigone, attendu qu'Épigone l'avait divulgué, en y ajoutant, selon quelques-uns, deux, selon d'autres, trois ingrédients ; il portait aussi le nom de *médicament d'Hermon, l'archiviste du sanctuaire.* Voy. Galien (*Sec. gen.* II, 2 et 12, V, 2 et 3, t. XIII, p. 492 sq. 518, 774 sqq. et 794 sqq.).
25 Il y a encore d'autres emplâtres appelés *Isis.* (Voy. Galien, *l. l.* IV, 13, p. 736 et 747.)

P. 592, l. 10, διὰ λιθαργ. τε κ. ἰοῦ μ. πλ. ἐψ.] Galien a sans doute voulu parler des emplâtres appelés *oranges*, de deux couleurs ou à deux faces (κιῤῥὰ, δίχρωμα, διπρόσωπα), et qu'on obtenait en soumettant à une cuisson prolongée
30 un mélange contenant du vert-de-gris. (Voy. *Sec. gen.* II, 6, t. XIII, p. 503.)

P. 596, l. 6, τὸ ἡμέτ. κιῤῥὸν ὃ χ. κηρ. σκευάζ.] Voy. Galien (*Sec. gen.* II, 12, t. XIII, p. 519). Dans des temps plus récents, on appelait ce médicament ἀκήρατον. (Voy. Paul, VII, 17 ; Nic. Myr. X, 146.)

35 Ch. 16, p. 601, l. 6.] Il faut sans doute lire, avec Galien, τήν γε πρ.

Ch. 17, p. 607, l. 11, Αἴγυπτον] Hérodote (II, LXXVII) assure que, après les Libyens, les Égyptiens sont les mieux portants de tous les hommes. De même, dans les livres précédents d'Oribase (voy. V, 3, IX, 15 et 17, t. I, p. 325, l. 13, et t. II, p. 313, l. 2, et p. 314, l. 9 et 13), nous avons déjà rencontré plus d'un pas-
40 sage où il est question de l'Égypte comme d'un pays très-salubre. Néanmoins, il ne manque pas non plus, dans l'antiquité, de témoignages du contraire, dans lesquels, sinon l'Égypte, du moins l'Éthiopie est citée comme un foyer de peste. (Voy. Thucydide, II, XLVIII ; Strabon, XVII, p. 830 ; Galien, *Differ. febr.* I, 6, t. VII, p. 290 ; et le faux Galien, *De ther. ad Pis.* 16, t. XIV, p. 281.) Quoi qu'il en soit,

il paraît que l'assertion d'Hérodote a fait plus d'impression sur les modernes que celle des auteurs qui disent le contraire, et même la plupart des médecins de ce siècle croient que la peste qui régna dans le vi° siècle, du temps de Justinien, fut la première épidémie de véritable peste (c'est-à-dire de *peste à bubons*) qui ait jamais eu lieu. Mais Arétée (*De dignot. morb. acut.* II, 3, p. 35, éd. Ermerins) et Galien (*Comm. III in Epid.* II, 10, t. XVII, p. 441) témoignent de l'insalubrité de l'Égypte et paraissent croire à l'antiquité de la peste. La preuve de cette antiquité se trouve explicitement (sans compter le passage de Rufus qui nous occupe) dans le *Commentaire* de Théophile *sur les Aphorismes d'Hippocrate*, commentaire qui a été publié deux fois en latin dans le xvi° siècle (à Venise, 1549, in-8°, et à Spire, 1581, in-8°; voy. aussi l'édit. grecque de Dietz, t. II, p. 253). — Conf. de plus, Daremberg, *Note sur l'antiq. et l'endémicité de la peste en Orient, et particulièrement en Égypte*, dans le *Bulletin de l'Académie de médecine*, 1846, t. XI 2.

P. 608, l. 3, σύσ7ασιν] Voy. t. I, p. 661, l. 29.

P. 608, l. 9-10, ἕλκος τὸ λοιμῶδες] Voy. LI, ch. 41 et 42.   51

Ch. 23, p. 616, l. 3, τῇ ἐξῆς.] Il faut probablement lire τὴν ἐξῆς.

P. 618, l. 11, ϖαραλλάξαι ϖροελούμεθα] Nous proposons de lire ἀπαλλάξαι ϖροελόμεθα, et de traduire : *nous nous sommes proposé d'enlever.*

P. 621, l. 6, ἐκκόπ7εσθαι] Il faut peut-être lire ἐκκοπ7έσθω.

P. 622, l. 14, ἀνακολουθοῦντες] Nous proposons αὖ ἀκολουθούντως.   20

P. 626, l. 1, αὐτῷ μόνον.] Faut-il lire αὐτὸ μόνον? Conf. p. 617, l. 2.

P. 629, l. 7, τῇ ὀξείᾳ] Nous avons vainement cherché d'autres exemples où ἡ ὀξεῖα soit employé comme substantif pour désigner un instrument de chirurgie. Nous ne savons donc pas s'il s'agit ici d'un instrument tranchant en général, ou de quelque instrument spécial.   25

P. 630, l. 11, καθὼς ἐδηλώθη] Voy. dans le t. IV, liv. XLVI, ch. 22.

P. 631, l. 12, μονοσ7όμιον.] Il faut peut-être lire μονόσ7ομον.

Ch. 24, p. 637, l. 5, ἐπὶ αὐτῷ] Peut-être vaut-il mieux supprimer la préposition.

P. 638, l. 11, κοχλίου ῥινοθήτῳ] il faut peut-être lire κοχλιαρίου τρητοῦ.   30

Ch. 25, p. 642, l. 7, σφάκελον] Voyez Foës, *Œcon. Hippocr.* et Daremberg, *Œuvres choisies d'Hippocr.* 2° éd. t. II, p. 268 et suivantes.

P. 642, l. 10-11, σαπρὰν..... ὀνόματα] Dans l'*Œconom.* de Foës, aux mots σαπρός et μυδᾶν, on trouve des exemples de l'emploi des expressions σαπρὰ σάρξ et μυδῶσα σάρξ pour désigner la gangrène; mais il ne paraît pas qu'Hippocrate se   35 soit servi de l'expression σηπομένη σάρξ. Peut-être les mots καὶ σηπομένην sont une glose de σαπρὰν, mais peut-être aussi Galien a-t-il voulu désigner par ces mots les passages où Hippocrate parle, sous le nom de σηπεδών, de certaines affections assez semblables à la gangrène. Nous ne savons pas quelles expressions Galien avait en vue en ajoutant les mots καὶ ἄλλα τοιαῦτα ὀνόματα; une d'elles pourrait   40 bien être ὑγρὴ σάρξ, expression dont Hippocrate se sert conjointement avec celle de μυδῶσα σάρξ (*Plaies de la téte*, § 15, t. III, p. 242).

P. 644, l. 1-2, οἷος... ὀνομαζόμενος] Pour les pastilles d'Andron et de Polyide, conf. t. II, p. 890. On trouve des recettes de celles de Musa chez Galien (*Sec. gen.* V, 12, t. XIII, p. 832), de Pasion chez Oribase (*Synops.* III), de Bithynie chez Galien (*l. l.* p. 836).

Ch. 26, p. 648, l. 6, ἀλεύρῳ] Ce mot semble superflu.

P. 648, l. 8-9, ἥ τε σϕραγίς] Nous ne nous rappelons aucun autre endroit où la terre de Lemnos ou terre sigillaire soit appelée σϕραγίς sans addition de l'épithète λημνία; mais il y avait plusieurs médicaments composés qui s'appelaient σϕραγίς (voy. t. II, p. 890). Galien (*Sec. gen.* V, 11, t. XIII, p. 826) décrit encore un *sceau coracin (noir?)*; il a aussi parmi les médicaments oculaires (*Sec. loc.* IV, 8, t. XII, p. 751) un *sceau du Napolitain* et un *sceau de Paccius*, et, dans un autre passage, (*Ib.* VII, 5, t. XIII, p. 91 et 100) deux *sceaux anodins* sans nom d'auteur.

P. [648, l. 9, ἢ διὰ τῶν οἰσυπηρῶν] Voyez, sur *la pastille à la laine en suint*, t. II, p. 889. Nic. Myr. (X, 76, 77 et 104) a encore trois emplâtres à la laine en suint.

P. 649, l. 4, ἡ Αἰγυπτία] Archigène a sans doute en vue l'*emplâtre égyptien brun*, dont il existe de nombreuses recettes chez Galien (*Sec. gen.* III, 9, VI, 4, 8, 9 et 12, t. XIII, p. 643, 645, 649, 883, 890-906 et 919 sqq.). On trouve aussi chez Galien (*Sec. loc.* III, 1, t. XII, p. 639) un *médicament égyptien* contre les maladies des oreilles.

P. 649, l. 4, ϖᾶσά τε χλ. δύν.] D'après Galien (*Sec. gen.* II, 4 et 6, t. XIII, p. 496 et 503; cf. aussi p. 470-496), on appelle *verts* les médicaments où le vert-de-gris cru entre en assez grande quantité pour que sa couleur prédomine sur celle des autres ingrédients. Voy. aussi Celse, V, 19, § 4, 8 et 17, Scribonius Larg. § 201-206.

Ch. 29, p. 664, l. 5, καὶ διακόψας] Nous pensons qu'il faut lire καὶ δὴ κόψας.

Ch. 31, p. 672, l. 7 sqq., Ἔσϑω, κ. τ. λ.] Voy. t. II, p. 864.

P. 672, l. 13, τὸ διὰ αὐτοῦ συντιϑ. ἡμέτ. ϕάρμ.] Nous croyons qu'il s'agit ici de la *pastille au glaucium*, que Galien (*Sec. loc.* III, 1, t. XII, p. 608) ordonne de préparer en triturant du glaucium avec de l'eau de pluie, et en le séchant et le modelant ensuite. Il semble donc que la crasse des chandeliers soit une substance ajoutée spécialement pour le cas actuel, et non un élément normal de la recette. Il est clair qu'il ne saurait être question ici des *collyres au glaucium*, dont nous avons déjà parlé, t. II, p. 889.

Ch. 32, p. 674, l. 5, Πύροι μασώμενοι] Galien a ἀλλὰ καὶ ϖυροὺς μασώμενοι ϖολλοὶ τῶν ἀγροίκων δοϑιῆσιν ἐπιτιϑέασιν.

TABLE DES CHAPITRES.

EXTRAITS DU LIVRE XXI (*PARTIE INÉDITE*).

[PHYSIOLOGIE ET PATHOLOGIE GÉNÉRALE.]

Pages.

Chap.

1. Des éléments, selon Hippocrate, tiré de GALIEN (Gal. *Comm. in Hum.* I, § 1, t. XVI, p. 25; Act. *Meth. med.* I, 2) 1

2. De la différence des tempéraments (Act. *Meth. med.* I, 3) 3

3. Du tempérament des âges 5

4. Du tempérament des parties 8

5. Moyens de reconnaître la structure du corps qui représente le meilleur tempérament (*Synops.* V, 43; Aët. IV, 53; Paul. I, 60; Act. *Meth. med.* I, 3) 11

6. Moyens de reconnaître les corps mal tempérés (*Synops.* V, 44; Aët. IV, 54-62; Paul. I, 61; Act. *Meth. med.* I, 3 et 4) 13

7. De la structure du corps, tiré de MNÉSITHÉE 23

EXTRAITS DU LIVRE XXII (*PARTIE INÉDITE*).

[PHYSIOLOGIE DE LA GÉNÉRATION.]

1. Des forces et des fonctions naturelles, tiré de GALIEN (Gal. *Comm. in Alim.* II, § 1-3; t. XV, p. 229 sqq.; Act. *Meth. med.* I, 6) 26

2. Du sperme, tiré de Galien 40

3. De la gestation des fœtus de sept mois 53

4. Quand commence et quand finit la sécrétion du sperme, tiré d'A-THÉNÉE 62

5. Des fœtus de huit mois, tiré d'ARISTOTE le philosophe 63

6. De la môle (Sor. 121; Aët. XVI, 80; Paul. III, 69; Act. *Meth. med.* II, 22 et IV, 8) 65

7. De la conception et de la superfétation (Sor. 23) 69

8. De la formation du fœtus, tiré de GALIEN (Sor. 21-23) 71

9. De la configuration [du fœtus], tiré d'ATHÉNÉE 78

EXTRAITS DE LIVRES INCERTAINS (*PARTIE INÉDITE*).

[HYGIÈNE. — PATHOLOGIE ET SYMPTOMATOLOGIE GÉNÉRALES. — PHYSIOLOGIE.]

Chap.   Pages.

1. De l'habitude, tiré d'ATHÉNÉE...
2. Du régime des jeunes filles, tiré de RUFUS (Sor. 9 et 10)...........   80
3. De la grossesse...   82
4. Du régime des femmes..   89
5. Régime pour les femmes, tiré d'ATHÉNÉE...................................   89
6. Des signes de la conception et du régime [des femmes enceintes],
   tiré de GALIEN (RUFUS) (*supra* XXII, 3; Sor. 14, 16-18 et 24; Aët.
   XVI, 8, 12 et 26; Paul, I, 1)..   97
7. Préparation pour avoir des enfants, tiré d'ATHÉNÉE (voy. t. I; VI, 38).   98
8. Des rapports sexuels, tiré de GALIEN (*ad Eun.* I, 13)................   107
9. Autre chapitre sur les rapports sexuels, tiré de RUFUS..............   109
10. De la surabondance d'un sperme formé d'humeurs mauvaises, tiré de
    GALIEN (*ad Eun.* I, 13; Paul. I, 38).....................................   112
11. Du but de l'hygiène, tiré de GALIEN (Aët. IV, 1)......................   113
12. De la manière d'élever les enfants (Sor. 70-72 et 77-79; Aët. IV, 3)..   114
13. Du choix d'une nourrice (Sor. 73, 75, 76, 78; *Synops.* V, 2 et 4;
    Aët. IV, 4; Paul. I, 2 et 4)...   117
14. De la nourrice (Aët. IV, 6)...   120
15. Du lait de la nourrice et de la manière de reconnaître le meilleur
    lait, tiré de MNÉSITHÉE DE CYZIQUE (*Synops.* V, 3; Paul. I, 3)....   128
16. De l'épreuve du lait, tiré de GALIEN (XIV, 63; t. II, p. 592, sqq.; Sor.
    74; Aët. IV, 5)..   129
17. De l'éducation de l'enfant jusqu'à quatorze ans.......................   134
18. Régime pour l'âge consécutif à la quatorzième année.................   137
19. Régime des enfants, tiré de MNÉSITHÉE D'ATHÈNES (Sor. 77; Paul. I, 7).   143
20. De la manière d'élever l'enfant, tiré de RUFUS (Sor. 71 (p. 164), 77,   153
    78 et 83; *Synops.* V, 5; Paul. I, 5).....................................   154
21. Du régime salubre, tiré d'ATHÉNÉE (Sor. 92; *Synops.* V, 14: Aët. IV,
    29; Paul. I, 14)...   161
22. Du régime salubre, tiré de DIOCLÈS.....................................   168
23. Régime approprié aux saisons, tiré d'ATHÉNÉE (*ad Eun.* I, 10).....   182
24. Des efflorescences chez les enfants (Sor. 84 et 87; *Synops.* V, 6 et 9;
    Aët. IV, 9 et 20; Paul. I, 6 et 9)...   188
25. Des aphthes chez les enfants, tiré de GALIEN (Sor. 86 et 91; Gal. *Sec.
    loc.* VI, 9; t. XII, p. 988, sqq.; *Synops.* V, 10-12; Aët. IV, 12, 15
    et 24; Paul. I, 10-12; Act. *Meth. med.* II, 10; IV, 14 et VI, 7)...   193
26. De la conformation de la tête et des moyens de la reconnaître (*Synops.*
    V, 45; Paul I, 62)...   195
27. Moyens de reconnaître le tempérament des yeux.......................   198

Chap.   Pages.

28. Quels sont les signes généraux des mauvais tempéraments........ 200
29. Question : Combien y a-t-il d'espèces de parties? — Réponse : quatre. 203
30. Question : Combien existe-t-il d'espèces de signes [de la bonne confor-
    mation] du cerveau? — Réponse : cinq..................... 204
31. Des organes des sens.................................... 205
32. Des fonctions directrices................................ 205
33. Des autres parties, et que la faiblesse tient au mauvais tempérament. 206
34. Des causes des symptômes............................... 208
35. Du tremblement.. 209
36. De la peur, de la colère et de l'anxiété..................... 211
37. Du mauvais tempérament................................ 212
38. Des médecins qui doutent de leur art...................... 213
39. De ceux qui ne persistent pas dans leurs traitements.......... 214
40. De la lésion de l'âme.................................... 214
41. Des forces de l'âme..................................... 215
42. Du mouvement du poumon et de la poitrine................. 219
43. De la cause de la respiration............................. 221
44. De la voix... 230
45. Du mouvement des muscles.............................. 248

LIVRE XXIV.

[SPLANCHNOLOGIE.]

1. Du cerveau et des méninges, tiré de GALIEN.................. 273
2. De la diminution de volume du cerveau.................... 289
3. De la moelle épinière................................... 290
4. Des yeux... 294
5. Du nez... 304
6. De l'organe de l'odorat................................. 306
7. Des oreilles... 309
8. De la langue et des parties qui y adhèrent................. 309
9. Du larynx et de l'épiglotte.............................. 311
10. De la luette... 319
11. De la trachée-artère.................................... 320
12. De la plèvre et des membranes qui divisent la poitrine......... 323
13. Du poumon... 326
14. Du thymus.. 331
15. Du cœur.. 332
16. Du péricarde.. 338
17. De l'œsophage... 338
18. De l'estomac.. 340
19. Des intestins.. 346

Chap.   Pages.
20. Du péritoine.. 349
21. De l'épiploon... 351
22. Du mésentère.. 353
23. Du pancréas... 354
24. Du diaphragme... 355
25. Du foie... 355
26. De la rate.. 356
27. Des reins... 360
28. Des vessies [urinaire et biliaire]........................ 362
29. De l'utérus... 363
30. Des parties génitales de l'homme........................ 365
31. De la matrice et du membre génital de la femme, tiré de SORANUS... 367
32. Des parties génitales externes de la femme................ 369
33. Que le membre viril de moyenne grandeur n'atteint pas l'orifice de l'u-
    térus, tiré de LYCUS................................... 382

LIVRE XXV.

[NOMENCLATURE. — OS. — MUSCLES. — NERFS. — VAISSEAUX.]

1. Des noms des parties de l'homme, tiré de RUFUS.............. 383
2. Des os, tiré de GALIEN................................... 392
3. Des os de la tête....................................... 394
4. De l'os zygomatique.................................... 399
5. Des os de la mâchoire supérieure........................ 399
6. Des dents... 401
7. De la mâchoire inférieure.............................. 402
8. De l'os lambdoïde...................................... 403
9. De l'épine du dos...................................... 404
10. Du sacrum.. 407
11. Du coccyx.. 408
12. Des os de la poitrine.................................. 408
13. Des omoplates.. 410
14. Des clavicules.. 411
15. Du membre supérieur et du bras........................ 411
16. De l'avant-bras....................................... 412
17. Du carpe... 414
18. Du métacarpe et des doigts............................. 415
19. Des os sans nom....................................... 416
20. Du fémur... 416
21. De la jambe.. 417
22. De la rotule.. 418
23. Des os du pied.. 419

Chap.   Pages.

24. Des muscles des lèvres.................................... 420
25. Des muscles situés sous la peau du cou et qui mettent en mouvement les joues.. 422
26. Des muscles du nez...................................... 423
27. De l'épanouissement musculaire situé sous la peau du visage...... 424
28. Des muscles de l'œil.................................... 424
29. Des muscles qui meuvent les paupières..................... 425
30. Des muscles qui meuvent la mâchoire inférieure............... 428
31. Des muscles qui, venant de la tête, s'implantent sur les omoplates.. 431
32. Des muscles qui meuvent l'omoplate........................ 433
33. Des muscles qui meuvent la tête........................... 435
34. Des muscles de la trachée-artère.......................... 441
35. Des muscles du larynx................................... 442
36. Des muscles propres de l'os lambdoïde qu'on appelle aussi hyoïde.. 444
37. Des muscles qui meuvent la langue......................... 445
38. Des muscles du pharynx.................................. 447
39. Des muscles qui meuvent le cou........................... 448
40. Du muscle situé sur la surface concave de l'omoplate et qui dilate
la poitrine... 450
41. Des muscles qui meuvent l'articulation de l'épaule............. 451
42. Du petit muscle situé sur l'articulation mobile de l'épaule........ 454
43. Des muscles qui meuvent l'articulation mobile du coude......... 454
44. Des muscles situés à l'avant-bras.......................... 457
45. Des muscles de la main.................................. 460
46. Des muscles situés au-dessous des clavicules................. 462
47. Des muscles de la poitrine................................ 462
48. Des muscles de l'épine du dos............................. 464
49. Des muscles de l'abdomen................................ 466
50. Des muscles qui descendent aux testicules................... 467
51. Des muscles situés au col de la vessie....................... 468
52. Des muscles du pénis.................................... 468
53. Des muscles du siége.................................... 469
54. Des muscles qui meuvent l'articulation de la hanche............ 471
55. Des muscles qui meuvent l'articulation du genou.............. 474
56. Des muscles de la jambe qui meuvent tout l'ensemble du pied ainsi
que les doigts.. 477
57. Des muscles qui existent aux pieds......................... 480
58. De la distribution des nerfs............................... 482
59. Des nerfs provenant de la moelle épinière................... 496
60. Des veines.. 505
61. Des artères... 525

LIVRE XLIV.

[TUMEURS CONTRE NATURE.]

Chap.

Pages.

1. De l'inflammation, tiré de GALIEN (*Synops.* VII, 23; *ad Eun.* III, 41; Aët. XIV, 31; Paul. IV, 17; Act. *Meth. med.* II, 12, et IV, 16)... 531

2. De la diathèse fluxionnaire (*Synops.* VII, 24; *ad. Eun.* III, 42)..... 538

3. Des abcès qui compliquent l'inflammation (Act. *De urin. diff.* 5; *De urin. caus.* I, 5 et 19).................................... 547

4. Des tumeurs qui suppurent dans l'état fluxionnaire, chapitre qui contient aussi le cataplasme aux figues sèches (*Synops.* IV, et VII, 26; *ad. Eun.* III, 43; Aët. XIV, 32; Paul. IV, 18, et VI, 36; Act. *Meth. med.* II, 2).................................... 551

5. De l'inflammation.................................... 558

6. Des abcès (Paul. IV, 18).................................... 564

7. Traitement des abcès.................................... 568

8. Traitement chirurgical des abcès, tiré des écrits d'ANTYLLUS et d'HÉLIODORE (Paul. VI, 34).................................... 570

9. Des abcès cachés, tiré d'HÉLIODORE (Aët. X, 4).................. 578

10. Manière d'opérer les abcès des espaces intercostaux.............. 579

11. De l'excision des côtes.................................... 582

12. [De l'abcès] du péritoine et de l'espace intermédiaire entre les téguments du ventre et le péritoine.................................... 585

13. De l'abcès du foie et de la rate (Cels. IV, 8).................. 586

14. De l'abcès du rectum et de ceux de [quelques] autres parties...... 587

15. Des sinus et des fistules, tiré de GALIEN (*Synops.* VII, 30; *ad. Eun.* III, 45; Aët. XIV, 53 et 54; Paul. IV, 48 et 49; Act. *Meth. med.* IV, 16).................................... 591

16. Des inflammations et des abcès des glandes (*Synops.* VII, 31; *ad. Eun.* III, 46; Aët. XIV, 30; Paul. IV, 22).................................... 600

17. Du bubon, tiré de RUFUS.................................... 607

18. Du terminthe (Gal. *Comm. in Hum.* III, 26; t. XVI, p. 461; *Comm. in Epid.* II, 11, 7; t. XVII, p. 327; *Comm. in Epid.* VI, III, 37; t. XVII^b, p. 108; *Exeg.* voce; *Synops.* VII, 36; Aët. XIV, 62; Paul. IV, 24; Actuarius, *Meth. med.* II, 35).................................... 609

19. Des vésicules, tiré de DIOCLÈS.................................... 610

20. De l'épinyctis, tiré de RUFUS (Cels. V, 28, 15; *Synops.* VII, 37 et 41; *ad Eun.* III, 54; Aët. XIV, 61; Paul. IV, 9; Act. *Meth. med.* II, 27, et IV, 15).................................... 610

21. Du phygéthron.................................... 611

22. Des fistules, tiré d'ANTYLLUS (Cels. V, 28, 12; Aët. XIV, 55; Paul. VI, 77).................................... 611

23. Traitement chirurgical des fistules, tiré d'ANTYLLUS et d'HÉLIODORE (Cels. V, 28, 12; Aët. VIII, 28, et XIV, 11 et 55; Paul. VI, 77 et 78; Act. *Meth. med.* IV, 6).................................... 615

Chap.
24. Des fistules, tiré de Mégès (Hippocr. *De fist.* S 4 ; t. VI, p. 450 ; Cels.
V, 28, 12 ; Paul. VI, 78)   635

25. De la gangrène et du sphacèle, tiré de Galien (Cels. V, 26, SS 31 et 34 ;
VII, 33 ; *Synops.* VII, 27 ; Aët. XIV, 56 ; Paul. IV, 17 ; Act. *Meth.*
med. II. 31 ; IV, 16, et VI, 8)   640

26. Des parties affectées de gangrène, tiré d'Archigène   646

27. De l'érésipèle, tiré de Galien (*Synops.* VII, 32 ; *ad Eun.* III, 47 et 48 ;
Aët. XIV, 59 ; Paul. IV, 2 ; Act. *Meth. med.* II, 30 et IV, 16 ; Cels.
V, 26, SS 31 et 33)   649

28. De l'érésipèle, tiré de Rufus   655

29. De l'herpès, de la phagédène et des affections semblables, tiré de
Galien (*Synops.* VII, 33 ; *ad Eun.* III, 59 ; Aët. XIV, 60 ; Paul. IV,
20 ; Act. *Meth. med.* II, 32)   655

30. Des squirres (*Synops.* VII, 34 ; *ad Eun.* III, 50 ; Aët. XV, 3 et 4 ; Paul.
IV, 32 ; Act. *Meth. med.* II, 38, et IV, 16)   664

31. De l'œdème (*Synops.* VII, 35 ; *ad Eun.* III, 51 ; Aët. XV, 1 ; Paul. IV,
27 ; Act. *Meth. med.* II, 30, et IV, 16)   671

32. Des furoncles (*Synops.* VII, 41 ; *ad Eun.* III, 53 ; Paul. IV, 23 ; Act.
Meth. med. II, 34 ; Cels. V, 28, 8)   673

33. Remèdes contre les furoncles, tiré d'Apollonius (*Synops.* VII, 41 ; *ad*
Eun. III, 53 ; Paul. IV, 23)   674

INDICATION DES PRINCIPALES NOTES[1].

Pages.

A

Alcméon (Passage inédit d')... 697
Ἀθανασία................. 705

C

Χιτών................... 700
Cordon ombilical (Incision du). 695

E

Égypte (État sanitaire de l').... 708
Empédocle (Passage inédit d'). 693
Emplâtre barbare........... 706
————— brun............. 707
————— vert............. 710

G

Γογγυλίς................. 697

L

Λάρυγξ.................. 699

M

Μελιτισμός............... 697
Môle.................... 692
Μότοι ἐλλυχνιωτοί.......... 708

O

ᾠδης (Adj. terminés en)....... 693
Οὐρανίσκος............... 699
Οὐρητῆρες............... 704

P

Parastates glanduleux........ 691

Pages.

Périclès (forme de sa tête)..... 698
Peste..................... 708
Φάρυγξ.................. 699
Pneumatose............... 690

R

Ῥαφανίς................. 697
Rheumatiques (Affections)..... 705
Ῥῆξις.................... 707

S

Σαπρὰ σάρξ............... 709
Semence (son influence sur la
  formation du fœtus)........ 691
Σφραγίς.................. 710
Στόμαχος................. 701
Στυλοειδής................ 702
Σύρρηξις................. 707

T

Τέτρωρον................. 703

U

Utérus bicorne............. 692

V

Vin avant le repas........... 697

Y

Ὑμήν.................... 700
Ὑοειδής.................. 703
Ὑπερῴα.................. 699

[1] Voir, dans le premier volume, la note qui accompagne cette indication.

TABLE

DES

MATIÈRES CONTENUES DANS CE VOLUME.

Pages.

Préface... I
Liste des manuscrits et des imprimés qui ont servi à constituer le texte
    du troisième volume d'Oribase............................... X
Indication des livres et des chapitres de Galien, etc., d'où Oribase a tiré
    ses extraits... XII
Collection médicale, extraits du livre XXI (partie inédite) : Physiologie et
               pathologie générales...................... 1
——————————— extraits du livre XXII (partie inédite) : Physiologie
           de la génération...................... 26
——————————— extraits de livres incertains (partie inédite) : Hygiène.
         — Pathologie et symptomatologie générales. —
         Physiologie.............................. 80
——————————— livre XXIV : Sphlanchnologie................. 273
——————————— livre XXV : Nomenclature. — Os. — Muscles. —
         Nerfs. — Vaisseaux...................... 383
——————————— livre XLIV : Tumeurs contre nature............ 531
Collation du manuscrit d'Heidelberg............................ 676
Scholies... 680
Notes.. 690
Table des chapitres... 711
Indication des principales notes................................. 718

CORRECTIONS ET ADDITIONS [1].

TOME PREMIER.

P. 432, l. 11; p. 433, l. 3, 6, 11; p. 434, l. 8; p. 435, l. 1, au lieu de ἀναδή-σας pour ἀναδήρας, lisez ἀνασειρώσας, mot qui manque dans les lexiques, mais qui est justifié par Aëtius (I, f° 7 v°, l. 44; f° 8 v°, l. 16, 31, 33; f° 9 v° l. 1; f° 11, l. 15 et 20), Photius (Lex. σείρωσις · δέσμευσις), Hésychius (διηθήσεως · σειρώσεως, ἐκτήξεως), et qui signifie : *exprimer un médicament à travers un sachet dont le col est lié par un fil.*

P. 547, l. 4, au lieu de μὴ κατεργασθέντι, lisez, avec M. Littré (*Journal des Savants*, 1852, p. 520), ἡμιέργῳ, et voy. t. III, p. 112, l. 3.

TOME DEUXIÈME.

P. 408, l. 15, au lieu de *grossier,* lisez *écru.*

P. 421, l. 10, lisez : ϖαράγοιτο. Ἀνεπιτήδειοι, et, par conséquent, dans le français (l. 12), *ne peut pas* au lieu de *peut.*

P. 467, l. 5, il faut lire ἀκροχλίαρα.

TOME TROISIÈME.

TEXTE.

P. 16, l. 13, lisez ἔσ]αι τὰ τῆς ἐτέρας.

P. 54, l. 5, lisez ῥᾳδίως κολλωμένου, et ajoutez, en tête des variantes : 5. κολ-λουμένου F.

P. 64, l. 7, après ϖολλά ajoutez ῥᾳδίως, et de même, dans la traduction, après *enfants* (l. 10), ajoutez *avec facilité.*

P. 85, l. 8, lisez ἀλλὰ.

P. 93, l. 4, lisez συκαλίδες.

P. 94, l. 12, lisez ἐψανῶν.

P. 118, l. 5, lisez γλίσχρασμα χρὴ καί.

P. 123, l. 5, et p. 128, l. 9, lisez μελικράς.

P. 126, l. 7, lisez ϖυκία καὶ ϖερκία.

P. 131, l. 2, lisez ἐχούσῃ, et dans les var. ἐχούσῃ ex em.

---

[1] Voir la note correspondante dans le tome II.

P. 131, l. 7, lisez καθαρόν, et ajoutez, dans les variantes, après παχύ F : — 7. καθαροῦ F.

P. 134, l. 3, lisez σπερμίον ou σπερμεῖον.

P. 139, l. 4, lisez τούτῳ, et ajoutez, dans les variantes, avant 9 (col. 1, l. 2) : 4. τούτοις F.

P. 152, l. 6, lisez ἐλάττονι, et ajoutez, dans les variantes, avant 7 (col. 1, l. 2) : 6. ἔλαττον F.

P. 160, l. 12, lisez γοργονείων, et, dans la traduction, au lieu de *par* . . . . . *vision*, lisez : *en leur montrant des masques ou quelque autre objet [effrayant]*. (Voyez les *Scholies*.)

P. 212, l. 6, lisez θυμουμένοις.

P. 220, l. 6-7, lisez χαλεπήν.

P. 233, l. 4, lisez οἱ τῆς; supprimez, dans la traduction (l. 5), les mots *qui meuvent le cartilage*, et ajoutez, dans les variantes, après 4 : οἱ τὸν τῆς F V. — Ib. (Voy. les *Notes*.)

P. 312, l. 5, lisez Σύγκειται.

P. 313, l. 15, lisez ὁ ἐλάττων ἔνδον; dans la traduction, au lieu de *Là où finit*. . . . . *intérieur* (l. 17 et 18), lisez *sur l'extrémité interne du plus petit des deux*, et ajoutez, dans les variantes : 15. ὁ ἐλ. ὁ ἔνδον A B Mor.

P. 314, l. 4, lisez ταύτῃ; dans la traduction, au lieu de *que la* . . . . . *précédent cartilage* (l. 6-7), lisez *dans cette région-là qu'en bas à sa base*, et ajoutez, dans les variantes, après Ras. : — 4. ταύτης A B Mor. Gal.

P. 316, l. 9, lisez ἔργον; changez, dans la traduction (l. 10), les mots *former l'organe* en *accomplir la fonction*, et ajoutez, dans les variantes : 9. ὄργανον A B Mor.

P. 347, l. 8, lisez Ἐπεί.

P. 352, l. 4-5, lisez σλήριγμα.

P. 366, l. 11, lisez ἑκατέραν.

P. 374, l. 1, lisez πλεισλοδυναμοῦν.

P. 404, l. 9, lisez ἱερόν.

P. 433, l. 6, lisez Ἦ.

P. 472, l. 11, lisez δεύτερος.

P. 483, l. 5, lisez ἀλλήλαις.

P. 484, l. 2, lisez τρόπον ἕτερον ὄν.

P. 569, l. 11, lisez σπληνίον.

P. 591, l. 8, supprimez la virgule après ἐμπλασλά.

VARIANTES.

P. 31, col. 2, l. 1, au lieu de Ib. καί, lisez : l. 8. καί ante ἀλλοιώσει.

P. 32, col. 2, l. 1, lisez : 11. ἢ παραβλάβητον· ἢ pourrait bien être la véritable leçon, alors il faudrait prendre μή (l. 10, texte) dans le sens de μήποτε «peut-être.»

P. 41, col. 2, l. 3, après πάλιν ajoutez τέλεον.

P. 73, col. 1, l. 1, lisez : οἱ ex em.; om. F Gal.

P. 119, col. 1, l. 1, lisez ἀπομάτλειν.

P. 131, col. 2, l. 2, au lieu de εἰς τό F, lisez τήν] τό F.

P. 269, au lieu de Gal., lisez F.

P. 271, col. 2, l. 1, supprimez Ib.

P. 277, col. 2, l. 3, au lieu de Φύσις, lisez Φύσιν.

P. 287, col. 1, l. 2, lisez ὀρθόν.

P. 293, col. 2, l. 2, lisez om. A Mor.

P. 331, col. 2, l. 1, supprimez Gal.

P. 334, col. 1, l. 1-2, lisez : δὲ καί A B Mor.

P. 363, col. 2, l. 3, après 4, ajoutez : ἐκκρινομένου] ἐκπέμπεται Gal. — Ib.

P. 371, var. 10, après Sor. ajoutez Goup.

P. 399; p. 407, col. 2, l. 1; p. 408, col. 1, l. 2; p. 410, col. 2, l. 1; p. 412, après ἐπίΦ.; p. 417, col. 1, l. 2 et col. 2, l. 1 et 2; p. 418, col. 1, l. 2, au lieu de Gal., lisez Gal. ed.

P. 407, col. 1, l. 2, lisez A B 1ª m. Mor.

P. 414, au lieu de ἐπιδιαρθρ.; lisez ἀπόΦ. ἐπιδιαρθρ.

P. 422, col. 1, l. 2, lisez ὄπισθεν.

P. 445, au lieu de D, lisez B.

P. 465, après 2, ajoutez ἀμφότεραι Galᵃ. — Ib.

P. 497, col. 1, l. 3, avant 11, ajoutez : 6-7. ἀπό ..... κινήσεις om. Galᵃ Galᵃˢ.

P. 497, col. 2, l. 2, avant Galᵃˢ, ajoutez Galᵃ.

P. 516, col. 2, l. 2, après πλαγία, ajoutez ἡ δέ.

P. 546, avant ἠψημένω, ajoutez 11.

TRADUCTION.

P. 25, l. 11, au lieu de *rétracté*, lisez *tiré en bas*.

P. 68, l. 2, au lieu de *la môle*, lisez *ces productions*.

P. 128, l. 2, lisez : *l'aneth ainsi que la graine et la racine de cette herbe*.

P. 146, l. 11, lisez *qu'il ne s'écoule*.

P. 165, l. 14, au lieu de *ses*, lisez *nos*.

P. 233, l. 10, au lieu de *plus loin les livres anatomiques*, lisez : *l. XXIV, 9, p. 311-315*.

P. 265, l. 12, au lieu de *le premier de ces mouvements*, lisez *la première de ces positions*, et l. 15-16, au lieu de *ce mouvement*, lisez *cette position*.

P. 296, l. 1-2, au lieu de *elle*, lisez *la rétine*.

P. 312, l. dern., au lieu de *partout*, lisez *toujours*.

P. 316, l. 3 et 4, au lieu de *abaissement brusque*, lisez *courant d'air brusque venant d'en bas*, et, au lieu de *cet abaissement*, lisez *ce courant d'air montant*. Le même changement devra être fait dans le passage parallèle de la traduction de Galien publiée par M. Daremberg.

P. 325, l. 6, lisez *entières*.

P. 352, l. 8, après *estomac*, ajoutez (*œsophage et duodénum*).

P. 403, l. 5-6, lisez, conformément au manuscrit d'Heidelberg : *épaisseur, que ces deux dimensions restent même au-dessous de la longueur ; de l'extrémité inférieure de ses parties latérales proviennent*.

P. 405, l. 8, après *épinière*, ajoutez [*Voy. XXIV, 3, p. 291, l. 2 sqq.*].

P. 431, l. 11, au lieu de *des* lisez *deux*.

P. 447, l. 6, lisez *apophyses*.

P. 458, l. 6, supprimez *aussi*.

P. 459, l. 7-8, lisez : *le dernier muscle s'appuie* [*sur l'extrémité du ligament articu-laire en contact avec le cubitus*], *et, dès sa première origine, il longe cet os d'un bout, etc.* (Voy. Gal. p. 54, ed. Dietz.)

P. 464, l. 6, après *abdomen*, ajoutez (*Voy. p. 227, l. 12*).

P. 471, l. 4, lisez *en dedans qu'en dehors.* (Voy. var. d'Heidelberg.)

P. 485, l. 14, lisez *une*.

P. 491, l. 1, lisez : *continuité. Voilà quelle est la distribution de la cinquième paire; car.* (Voy. var. d'Heidelberg.)

P. 497, l. 9, au lieu de *elles*, lisez *ils*.

P. 499, l. 16, au lieu de *origine*, lisez *sortie*.

P. 607, l. 1, lisez *ce malade*.

P. 616, l. 7, au lieu de *traîne après la chair*, lisez *est flottante sous la peau*.

P. 626, l. 14-15, 16-17, au lieu de *si elles sont grandes*, lisez *si ces vaisseaux sont grands*, et, au lieu de *si les...... petites*, lisez *s'il s'agit de vaisseaux de moindre volume*.

SCHOLIES.

P. 681, notes, l. 18, au lieu de *Ch. iii, iii et iv*, lisez *Ch. iii, §§ 3 et 4*.

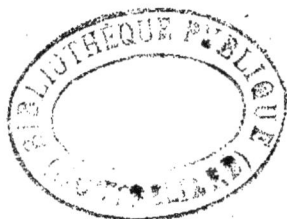

À PARIS,

CHEZ J. B. BAILLIÈRE et FILS,

LIBRAIRES DE L'ACADÉMIE IMPÉRIALE DE MÉDECINE, RUE HAUTEFEUILLE, nº 19;

A Londres, chez H. Baillière, 219, Regent-street;

A New-York, chez H. Baillière, 290, Broad-way;

A Madrid, chez C. Bailly-Baillière, 11, Calle del Principe.